LE

CUISINIER

ET

LE MÉDECIN

OU

L'ART DE CONSERVER OU DE RÉTABLIR SA SANTÉ

PAR UNE ALIMENTATION CONVENABLE.

PARIS, IMPRIMERIE ADMINISTRATIVE DE PAUL DUPONT,

45, RUE DE GRENELLE-SAINT-HONORÉ

LE
CUISINIER

ET LE

MÉDECIN

ET LE MÉDECIN ET LE CUISINIER

ou

LE CUISINIER MÉDECIN ET LE MÉDECIN CUISINIER

ou

L'ART DE CONSERVER OU DE RÉTABLIR SA SANTÉ
PAR UNE ALIMENTATION CONVENABLE

GUIDE INDISPENSABLE

A TOUTES LES PERSONNES QUI VEULENT CONNAITRE LEUR TEMPÉRAMENT, LE GOUVERNER EN SANTÉ OU EN MALADIE,
SELON LES RÈGLES DE L'HYGIÈNE,

Suivi d'un

LIVRE DE CUISINE

D'ÉCONOMIE DOMESTIQUE ET D'HYGIÈNE ALIMENTAIRE APPLIQUÉE SELON LES DIVERS TEMPÉRAMENTS

INDIQUANT PAR ORDRE ALPHABÉTIQUE

LE MODE DE PRÉPARATION DE TOUS LES ALIMENTS FRANÇAIS ET ÉTRANGERS,
LES QUALITÉS ET LES PRIX DE TOUS LES VINS, LIQUEURS ET BOISSONS,
L'INDICATION DE TOUS LES VÉGÉTAUX ET ANIMAUX QUI SERVENT A L'ALIMENTATION,
LA MANIÈRE DE DÉCOUPER TOUTES LES VIANDES RÔTIES, GIBIERS, ETC.; LE SERVICE DE LA TABLE, ETC.

LES PROPRIÉTÉS DE TOUTES LES SUBSTANCES ALIMENTAIRES, DES EAUX MINÉRALES, LEUR INFLUENCE SUR LES DIVERS
TEMPÉRAMENTS, LES MALADIES RÉSULTANT DES ABUS ET EXCÈS, ET LE MOYEN DE S'EN PRÉSERVER,

PAR

UNE SOCIÉTÉ DE MÉDECINS, DE CHIMISTES, DE CUISINIERS ET D'OFFICIERS DE BOUCHE,

SOUS LA DIRECTION DE

Mr L.-M. LOMBARD

DOCTEUR EN MÉDECINE DE LA FACULTÉ DE PARIS.

L'hygiène, c'est la santé,
La santé, c'est la vie.

PRIX : Broché, **10** fr. — Relié en percaline, **12** fr.

PARIS

L. CURMER, RUE DE RICHELIEU, 47 (AU PREMIER).

ET CHEZ TOUS LES LIBRAIRES DE FRANCE ET DE L'ÉTRANGER.

M DCCC LV.

PRÉFACE.

L'art de la cuisine mérite plus d'honneur qu'on ne lui en accorde généralement. La pratique de cette science exige des connaissances étendues, variées, un goût sûr, un tact parfait; elle s'exerce sur un vaste domaine, dont les trois règnes de la nature sont tributaires ; maître de ces trésors, le cuisinier les réunit, les amalgame, les divise à son gré, leur fait prendre des formes nouvelles, et, pour ces transformations, il appelle à son aide la chimie et les puissants auxiliaires dont elle dispose.

Si des sommités de l'art nous descendons aux préparations qui se renouvellent chaque jour pour nos besoins et nos jouissances, il n'en est aucune qui n'ait à se perfectionner et à acquérir des qualités nouvelles par l'application des ressources infinies que la science met tous les jours à sa disposition.

On a compris la nécessité et l'importance de l'analyse appliquée à l'art culinaire; tout a été décomposé, et la connaissance des principes de chaque substance a permis des améliorations et des emplois nouveaux.

Les maîtres de la science se sont mis à l'œuvre, et de leurs ingénieuses expérimentations il est résulté une science nouvelle : la science culinaire ! Après Carême et Plumerey, les travaux de MM. Chevreul, Payen et Grandval, les découvertes d'Appert, l'art de conserver les substances alimentaires, perfectionné sans cesse et appliqué à la dessiccation des légumes, les immenses travaux pour l'amélioration du chocolat, arrivés aujourd'hui au dernier degré de perfection possible, les analyses faites sur les vins français et étrangers, l'excellente fabrication des liqueurs, ont mis en lumière l'importance de cet art que nous traitons, comme tous les biens que la Providence nous envoie, en indifférents et en ingrats!

Mais si la science culinaire s'est développée, l'hygiène a souvent été méconnue dans ses évolutions, et, cependant, qu'est-ce qu'une bonne cuisine sans un régulateur et un guide?

Le mets le plus exquis, le plus étudié, le mieux préparé, peut jeter des perturbations profondes dans l'économie, si l'on ne fait attention, dans son emploi, aux prédispositions de ceux qui doivent en faire usage.

Quelle que soit la résistance que l'on oppose en général aux conseils du médecin, en tout ce qui concerne l'alimentation, il n'en est pas moins certain qu'attendre, pour l'appeler, que la maladie soit déclarée, est un acte d'imprudence; la plus grande partie des maladies serait évitée, si, par une prévoyance sage et l'étude de l'alimentation, les accidents, qui viennent à se déclarer étaient combattus à temps.

Nous avons pensé qu'il y avait une lacune dans la librairie et qu'il était possible de la combler. Nous avons appelé le concours de la médecine au point de vue de l'hygiène, et nous lui avons demandé ses appréciations, ses conseils, ses prévisions, certains qu'avec un guide aussi sûr, beaucoup de maladies seraient détournées, beaucoup de convalescences seraient mieux dirigées, et qu'enfin, la plupart des affections chroniques, qui demandent des soins constants, seraient conduites avec plus de prudence et de succès.

Est-ce à dire que nous ayons retranché de la cuisine toutes les préparations énergiques ou d'un effet plus ou moins irritant? Nous nous sommes abstenus de ces rigueurs; nous avons exploré dans ses détails les plus secrets le vaste champ de l'art culinaire; nous en avons élargi les limites et nous avons soumis toutes choses à l'appréciation et à l'examen, en avertissant seulement du danger, quand il devait se présenter.

Nous sommes sûrs que toutes les personnes qui tiennent à bien vivre, que tous les gourmands pour lesquels l'étude des choses de la table s'allie au plaisir de la dégustation, que toutes les mères de famille, pour la direction de leur maison et l'éducation hygiénique de leurs enfants, que tous les convalescents, que toutes les personnes atteintes de maladies chroniques, et, par conséquent, soumises à un régime particulier, qui doit prolonger leur existence, prendront pour conseiller et pour guide le livre que nous leur offrons.

Voici sur quelles garanties nous nous appuyons :

M. le docteur L.-M. Lombard, de la Faculté de Paris, a pris la direction du livre ; un autre médecin, auquel ses travaux spéciaux donnaient une aptitude toute particulière, s'est chargé du Traité des tempéraments qui précède le Dictionnaire ; cette partie hygiénique et médicale a été faite avec le plus grand soin et les détails les plus minutieux.

Nous avons puisé dans le GUIDE AUX EAUX de M. le docteur Constantin James, tous les renseignements sur les eaux minérales, plus spécialement sur celles dont on fait usage sur nos tables.

Pour ce qui concerne la partie culinaire, chaque spécialité nous a donné ses renseignements, qui ont été comparés et contrôlés avec soin ; nous avons emprunté aux maîtres de l'art leurs meilleurs enseignements, en soumettant les recettes aux appréciations de deux chefs de cuisine distingués de ce temps-ci. M. Chevet nous a donné tous les documents nécessaires pour le découpage des viandes, et toutes nos figures ont été faites sous ses yeux. Les fromages ont été décrits avec un soin particulier et inusité jusqu'à ce jour. Les vins ont été l'objet de longues et sérieuses études, leur nomenclature est complète ; l'indication de leurs propriétés soumises à un rigoureux examen, n'a fait défaut que lorsqu'il a été impossible de se renseigner sûrement. La liste des fruits est au grand complet, et celle des légumes, empruntée aux meilleures sources, ne laisse rien à désirer. Nous avons donc épuisé pour ce livre tout ce qu'il est possible de recueillir, et nous pensons qu'en ouvrant ces pages, elles répondront toujours à l'interrogation que l'on aura à leur adresser.

L. CURMER.

TABLE DES CHAPITRES

ET DE LEURS SOMMAIRES.

CHAPITRE IER.

DES TEMPÉRAMENTS EN GÉNÉRAL

ET DES PRÉDISPOSITIONS ORGANIQUES INDIVIDUELLES, OU IDIOSYNCRASIES.

CHAPITRE II.

DES CONSTITUTIONS.

CHAPITRE III.

DES TEMPÉRAMENTS SELON LES AGES.

CHAPITRE IV.

DES TEMPÉRAMENTS DANS LES SEXES.

CHAPITRE V.

DES TEMPÉRAMENTS ET DE LEURS MODIFICATIONS SUIVANT LES CLIMATS.

CHAPITRE VI.

DES MODIFICATIONS APPORTÉES AUX TEMPÉRAMENTS PAR LA NOURRITURE.

CHAPITRE VII.

DES TEMPÉRAMENTS DANS LES MALADIES.

CHAPITRE VIII.

DE L'HYGIÈNE CONSIDÉRÉE PRINCIPALEMENT AU POINT DE VUE DE LA DIGESTION ET DE LA NUTRITION.

CHAPITRE IX.

PHÉNOMÈNES QUI PRÉCÈDENT LA DIGESTION.

CHAPITRE X.

PHÉNOMÈNES PROPREMENT DITS DE LA DIGESTION.

CHAPITRE XI.

PHÉNOMÈNES QUI SUIVENT LA DIGESTION.

CHAPITRE XII.

VARIABILITÉS DE LA DIGESTION;

SES RÈGLES D'HYGIÈNE EN RAISON DES AGES, DES SEXES ET DES TEMPÉRAMENTS.

CHAPITRE XIII.

RÈGLES D'HYGIÈNE ET VARIABILITÉS DE LA DIGESTION SUIVANT LES CLIMATS ET LES SAISONS.

CHAPITRE XIV.

RÈGLES D'HYGIÈNE ET VARIABILITÉS DE LA DIGESTION SUIVANT LES PROFESSIONS.

CHAPITRE XV.

RÈGLES D'HYGIÈNE ET VARIABILITÉS DE LA DIGESTION

DANS LES AFFECTIONS AIGUËS, LA CONVALESCENCE ET SUIVANT LES CONSTITUTIONS MALADIVES.

CHAPITRE XVI.

INFLUENCE DES FONCTIONS DE L'ORGANISME SUR LA DIGESTION.

RAPPORTS SYMPATHIQUES DE LA DIGESTION AVEC CHACUNE D'ELLES.

CHAPITRE XVII.

DES ALIMENTS VÉGÉTAUX ET ANIMAUX

CONSIDÉRÉS AU POINT DE VUE DE LEURS PROPRIÉTÉS RELATIVEMENT NUTRITIVES, DES MALADIES QUE DÉVELOPPENT LEUR ABUS OU LEUR USAGE EXCLUSIF.

CHAPITRE XVIII.

PREMIÈRE CLASSE D'ALIMENTS.

ALIMENTS COMPOSÉS EXCLUSIVEMENT OU DANS DES PROPORTIONS TRÈS-GRANDES DE FÉCULE AMYLACÉE.

CHAPITRE XIX.

DEUXIÈME CLASSE D'ALIMENTS.

SUBSTANCES AZOTÉES.

CHAPITRE XX.

TROISIÈME CLASSE D'ALIMENTS.

ALIMENTS DONT LA NATURE SE RAPPROCHE DE CELLE DE LA FÉCULE ET QUI CONTIENNENT DE LA GOMME, DU MUCILAGE ET DE LA GÉLATINE.

CHAPITRE XXI.

QUATRIÈME CLASSE D'ALIMENTS.

ACIDES VÉGÉTAUX UNIS A UNE SUBSTANCE MUCILAGINEUSE OU GÉLATINEUSE SUCRÉE.

CHAPITRE XXII.

CINQUIÈME CLASSE.

ALIMENTS DONT LA BASE EST HUILEUSE OU GRASSE.

CHAPITRE XXIII.

DES BOISSONS.

LE
CUISINIER
ET
LE MÉDECIN

ou

L'ART DE CONSERVER OU RÉTABLIR SA SANTÉ
PAR UNE ALIMENTATION CONVENABLE.

CHAPITRE IER.

DES TEMPÉRAMENTS EN GÉNÉRAL
ET DES PRÉDISPOSITIONS ORGANIQUES INDIVIDUELLES,
OU IDIOSYNCRASIES.

SOMMAIRE. — Tempérament. — Constitution propre. — Idiosyncrasies. — Tempérament selon les stoïciens. — Hippocrate et ses doctrines. — Galien. — Stahl. — Cabanis et Richerand. — Haller. — Hallé. — Division des tempéraments. — Tempérament sanguin. — Caractères moraux du tempérament sanguin. — Hommes illustres doués du tempérament sanguin. — Caractères physiques du tempérament sanguin. — Tempérament bilieux. — Caractères physiques du tempérament bilieux. — Caractères moraux du tempérament bilieux ; hommes illustres doués de ce tempérament. — Caractères moraux du tempérament bilieux dans les classes diverses de la société.—Fréquence du tempérament bilieux ; maladies qui lui sont propres. — Tempérament mélancolique. — Caractères physiques et moraux du tempérament mélancolique. — Hommes illustres doués du tempérament mélancolique.— Le Tasse. — Pascal. — J.-J. Rousseau. — Gilbert. —Zimmermann. — Tempérament lymphatique. — Caractères physiques du tempérament lymphatique. — Caractères moraux du tempérament lymphatique. — Hommes illustres doués du tempérament lymphatique. — Maladies propres au tempérament lymphatique. — Tempérament nerveux. — Caractères physiques du tempérament nerveux. — Caractères moraux du tempérament nerveux. — Maladies propres au tempérament nerveux. — Tempérament musculaire ou athlétique. — Caractères physiques du tempérament musculaire. — Caractères moraux du tempérament musculaire. — Maladies propres au tempérament musculaire. — Résumé.— Tempéraments partiels, composés, anomalies. — Réalité de l'existence des tempéraments.

Tempérament.

Qu'entendent les médecins par le mot *tempérament ?*

Cette question n'est pas aussi simple qu'elle le paraît d'abord. Des définitions nombreuses du mot tempérament ont été proposées, puis tour à tour acceptées ou rejetées, et les anciens comme les modernes n'ont pas été bien d'accord sur son acception.

C'est cependant des premiers qu'il nous est venu. Ils supposèrent que les corps orga-

nisés étaient formés d'éléments divers associés pour les constituer, et dans des proportions telles, qu'ils se tempéraient les uns les autres. Assurément, l'organisme le plus
heureux serait celui qui offrirait, dans ses éléments constitutifs, les rapports les plus
convenables au libre et complet exercice des fonctions vitales ; à lui seul conviendrait
la dénomination de *tempérament*. Mais cet équilibre parfait ne se rencontre jamais, ou
du moins presque jamais dans l'organisation. Presque toujours celle-ci présente des
différences, des disproportions entre les diverses parties qui la composent, ainsi que des
degrés dans l'énergie relative de certains organes, et en supposant que cela ne fût pas
à un moment donné, il en surviendrait bientôt par le seul fait du maintien de l'existence.

Constitution.

Il faut, sans doute, pour que l'homme jouisse de la santé, c'est-à-dire de l'accomplissement entier et facile des fonctions organiques, que les parties qui composent son
être soient le plus possible dans de justes rapports de volume, de composition. Mais
ces rapports comportent une certaine latitude. La prédominance de tel organe, de tel
ou tel système d'organes peut exister sans dommage pour la santé ; seulement, elle
modifie l'économie tout entière, imprime des différences marquées aux résultats de
l'organisation, et établit entre les hommes une diversité frappante dans leur apparence
extérieure, dans le caractère de leurs facultés morales et intellectuelles comme de
leurs facultés physiques. Cette diversité est infinie, car il n'est pas une partie du corps
qui ne puisse offrir quelque particularité et des proportions variables entre chacune
d'elles. Chaque individu est différent d'un autre, et possède, comme on dit, sa *constitution propre*, mais ces différences n'ont pas un égal degré d'importance.

Idiosyncrasies.

Il faut rapporter les unes à l'organisation primitive de l'homme ; ce sont celles qui
distinguent les races humaines. Les autres donnent plus ou moins d'activité ou d'énergie
à telle ou telle fonction organique, mais n'ont pas d'action sur l'économie générale, ou
bien elles sont si légères, qu'elles n'impriment pas de caractère nouveau à cette fonction. D'autres, au contraire, sont assez considérables, quoique ne portant que sur un
organe isolé, pour que certains individus présentent, soit dans les fonctions de cet
organe, soit dans la manière dont eux-mêmes sont affectés par les agents extérieurs,
des phénomènes plus ou moins différents de ceux qu'on observe en pareille circonstance chez la plupart des autres hommes. On désigne par le terme d'*idiosyncrasies*
ces constitutions individuelles.

Il est enfin des différences plus générales ou plus profondes qui affectent l'économie
tout entière, distinguent les hommes les uns d'avec les autres, et donnent à chacun
une physionomie physique et morale particulière. Ce sont ces différences qui constituent
le tempérament.

Les anciens, avons-nous dit, n'étaient pas toujours d'accord sur la valeur de ce mot.
On ne trouve, en effet, dans les temps les plus reculés, que quelques idées vagues et
éparses sur les tempéraments ou constitutions. Pour les stoïciens, ils sont formés par
les émanations diverses qui constituent l'essence de l'âme ; d'abondantes vapeurs ignées
disposent à la colère ; la prédominance des vapeurs aqueuses produit la pusillanimité.

HIPPOCRATE ET SES DOCTRINES.

C'est d'Hippocrate que date la doctrine des tempéraments. On en trouve les éléments dans son *Traité de la nature de l'homme*. Ne tenant point compte des organes et de leurs fonctions qu'il ne connaissait pas, il regarde le corps humain comme un composé de quatre humeurs, le *sang*, la *bile*, la *pituite* et l'*atrabile*. Comme preuve de cette proposition, il allègue que l'administration d'un médicament qui agit sur la bile, détermine d'abord le vomissement de cette humeur, puis de la pituite, ensuite de la bile noire; enfin, au moment de la mort, on finit par vomir le sang.

La prédominance de l'une de ces quatre humeurs se manifeste par les qualités *du chaud, du froid, du sec et de l'humidité*; et chacune de ces humeurs et de ces qualités prédomine dans chaque saison, dans chaque âge. « La pituite augmente, dit-il, dans « l'homme pendant l'hiver. C'est aussi l'humeur du corps la plus analogue par sa « nature à l'hiver, car c'est la plus froide......

« Dans le printemps, la pituite est forte encore, mais le sang augmente alors : les « froids diminuent et les pluies viennent. Le sang doit donc prendre de l'accroisse- « ment, car il est, par sa nature, analogue à la constitution de cette partie de l'année, « puisqu'il est chaud et humide.

« Dans l'été, le sang abonde encore, mais la bile s'accroît et s'étend jusqu'à l'au- « tomne, tandis que le sang diminue, car l'été est contraire à sa nature.

« Le sang devient très-faible dans l'automne, car cette saison est sèche et commence « à refroidir le corps. Mais l'atrabile est, dans l'automne, plus abondante et plus « forte.

« Quand l'hiver revient, l'atrabile refroidie diminue. La pituite augmente de nou- « veau par l'abondance des pluies et par la longueur des nuits. Le corps humain a « donc constamment ces quatre humeurs en tout temps ; mais elles augmentent ou « diminuent chacune, à raison de la saison régnante, favorable ou contraire à leur « nature.

« Comme l'année entière a toujours et le chaud, et le froid, et le sec et l'humide, « rien dans ce monde ne peut subsister un seul instant, à moins que ces quatre choses « ne s'y trouvent; et si une seule manquait, tous les êtres actuels seraient détruits ; la « même loi qui a servi à les former tous servirait à les détruire. De même, le corps de « l'homme, s'il manquait d'une seule des choses qui le constituent, ne pourrait point « vivre. Dans l'année, tantôt l'hiver domine, tantôt le printemps, ou l'été, ou l'au- « tomne; dans l'homme, c'est ou la pituite, ou le sang, ou la bile, ou l'atrabile qui « domine (1). »

Il continue, et à l'appui de cette doctrine, il apporte des preuves tirées de l'action des médicaments, de l'espèce, de la durée et de la terminaison des maladies, suivant la nature et la succession des saisons. D'après Hippocrate, toutes les maladies sont dues aux quatre humeurs, et les médicaments doivent être divisés en quatre classes ; en ceux qui agissent sur le *sang*, sur la *pituite*, sur la *bile* et sur l'*atrabile*. « Le remède « entré dans le corps, ajoute-t-il, agit principalement sur l'humeur qui est la plus « analogue à sa nature; il attaque ensuite et purge les autres. »

Nous avons donné avec quelque étendue les idées tout humorales d'Hippocrate sur les tempéraments, et la raison, la voici: c'est que, malgré les modifications qu'elles ont subies par le progrès des sciences, elles ont fourni la base de toutes les doctrines qui ont été successivement professées depuis cette époque. De nos jours encore, quel que soit le système des auteurs qui se sont occupés des tempéraments : humoristes, soli- distes ou physiologistes n'ont guère fait que mettre leur langage en harmonie avec l'esprit de leur époque et reproduire, presque sous les mêmes dénominations, les traits des tempéraments décrits par le père de la médecine.

(1) Hippocrate, *De la Nature de l'homme*, d'après l'édition de Foës.

GALIEN.

Nous devons reconnaître que cette doctrine, à l'état d'embryon dans le livre hippocratique *De la nature de l'homme*, fut surtout développée et fixée par Galien. Ce commentateur du maître, dont les idées ont si longtemps régné dans le monde médical, admit neuf tempéraments. Il prit pour base *les qualités primordiales des quatre éléments, le chaud, le froid, le sec et l'humide*. Que l'une de ces qualités vînt à prédominer, elle constituait un tempérament ; de là quatre tempéraments *simples*, désignés sous les noms de *chaud, froid, sec* et *humide*. Elles formaient quatre combinaisons : le *chaud avec le sec*, le *chaud avec l'humide*, le *froid avec le sec* et le *froid avec l'humide*. A chacune de ces combinaisons correspondait la prédominance d'une humeur : celle de la *bile* à la première, celle de l'*atrabile* à la seconde, celle du *sang* à la troisième, et celle de la *pituite* à la quatrième ; enfin de là résultaient quatre autres tempéraments : le *bilieux* ou *cholérique*, le *mélancolique* ou *atrabilaire*, le *sanguin* et le *pituiteux* ou *phlegmatique*. Le neuvième tempérament résultait de la combinaison exacte de toutes les propriétés qui peuvent appartenir à l'espèce humaine, de la juste proportion des mélanges, et était appelé *tempéré* ou *parfait, temperamentum ad pondus*, tempérament pondéré.

Chacun de ces tempéraments était apprécié par l'habitude extérieure du corps, par un état spécial des fonctions physiques et morales, un genre propre de maladie. A chacun d'eux était rattaché un des âges de la vie, une des saisons de l'année, un des climats du globe ; au tempérament sanguin, la jeunesse, le printemps, les climats tempérés ; au tempérament atrabilaire, l'âge mûr, l'automne et les pays équatoriaux ; au tempérament bilieux, l'âge adulte, l'été et les climats chauds ; au tempérament pituiteux, la vieillesse, l'hiver et les pays humides et froids.

Aux tempéraments en général, Galien rattachait aussi les fonctions des organes en particulier, principalement celles du cerveau, du cœur, du foie, du poumon, des organes de la génération, et même de la peau qu'il considérait comme le siége du tempérament tempéré.

Il admettait les idiosyncrasies, et il appliquait cette doctrine à la connaissance des maladies.

Ainsi de l'équilibre ou de la juste proportion des quatre éléments, le *feu*, l'*eau*, l'*air* et la *terre*, et des qualités primitives attachées à ces éléments, le *froid*, le *chaud*, le *sec* et l'*humide*, résulte une *juste température* qui constitue l'état sain ; mais de la disproportion excessive entre les éléments et les qualités primordiales résulte une *intempérie* qui suspend ou altère plus ou moins les fonctions et constitue la maladie.

De là cette conséquence : que, pour conserver la santé, il faut appliquer les semblables à leurs semblables, employer la chaleur pour entretenir le chaud, et les choses humides pour conserver l'humidité, etc. De là encore cette règle thérapeutique qu'il faut traiter les contraires par leurs contraires ; et enfin que les aliments comme les médicaments sont distingués en *chauds, froids, secs* et *humides*.

Longtemps ces théories brillantes ont joui du plus grand crédit. Rien de plus séduisant, en effet, de plus entraînant et qui plaise autant à l'imagination que ces idées de *quatre éléments*, de *quatre qualités primordiales*, de *quatre tempéraments*, de *quatre âges*, de *quatre saisons* qui se correspondent et semblent simplifier l'étude de la nature. Elles ne sont plus aussi complétement admises par les modernes. Les progrès de la science ne le permettaient pas ; mais il faut reconnaître qu'elles ont laissé des traces ineffaçables, et que le tableau des tempéraments que nous tracerons bientôt, sauf quelques détails, a peu changé pour le fond. Comme eux, nous distinguons, dans la pratique, des tempéraments bilieux, des pituiteux, des sanguins et des mélancoliques. La différence qui nous sépare des anciens est qu'en nommant ainsi ces tempéraments, ils croyaient les nommer par leurs causes, tandis que nous ne pensons tirer leurs noms que de leurs effets évidents. Toutes les découvertes des modernes, tous nos progrès dans la physique nous ont fait faire un pas de plus ; on a ajouté quelque chose à cette doctrine ; on en a écarté des vues erronées ; on a entrevu qu'il était possible de lui donner des bases plus solides et plus conformes à l'état actuel des connaissances humaines ; mais à peine a-t-on rectifié les observations de ces hommes illustres.

Entre cette doctrine et celle adoptée par les médecins de notre époque se placent les travaux d'hommes célèbres, qui n'ont guère fait que mettre leur langage en harmonie avec les systèmes en faveur au moment où ils écrivaient, et reproduire, comme nous l'avons dit, presque avec les mêmes dénominations, les traits caractéristiques des tempéraments décrits par les anciens.

STAHL.

Ainsi procèdent Stahl, Boerhaave, F. Hoffmann, Cullen, etc. Le premier a établi sa théorie des tempéraments sur des rapports physiques faciles à saisir. Il les déduit de la texture des solides et des différents degrés de consistance des humeurs, ou plutôt d'une certaine proportion entre les fluides et le calibre des vaisseaux dans lesquels ils circulent, et de la difficulté plus ou moins grande qu'ils éprouvent à les parcourir. De ces circonstances dépendent la nature de l'esprit et les inclinations de l'âme qui répondent à chaque tempérament ; et celles-ci tiennent au sentiment de bien-être ou de malaise que lui fait éprouver l'exercice plus ou moins pénible de la circulation.

Il dit que le tempérament sanguin exige des solides d'une texture spongieuse et un sang riche et délié qui puisse y circuler librement. Les fonctions vitales s'exécutant avec une grande facilité, l'âme en conçoit un sentiment de sécurité qui donne un caractère gai, décidé et franc. Ce tempérament se fait reconnaître par une figure pleine, des membres charnus et un teint fleuri.

Si, avec la même constitution des solides, le sang, au lieu de molécules actives et rouges, contient une trop grande quantité de molécules aqueuses et froides, qui amollissent les organes et leur ôtent la faculté d'exécuter leurs fonctions avec énergie, il en résulte un tempérament lymphatique, rendu sensible par le ton lâche des chairs et la couleur pâle de la peau. L'exercice pénible des fonctions vitales rend l'âme incertaine et faible. L'homme flegmatique est presque indifférent à tout ; il sent qu'avec des organes sans consistance il ne peut presque rien. De là son caractère indolent, timide, incapable.

La méfiance et la timidité caractérisent le tempérament mélancolique. Les vaisseaux qui forment le tissu des solides dans ce tempérament sont amples et spacieux, mais les humeurs sont épaisses. La nature craint qu'elles ne perdent leur aptitude à circuler et ne subissent tôt ou tard un arrêt funeste. Aussi les actes extérieurs de l'individu sont-ils empreints de cette sollicitude continuelle qui déborde de toutes parts. On reconnaît ce tempérament à une teinte rembrunie et à une certaine maigreur occasionnée par le resserrement des solides.

Comme dans le tempérament mélancolique, la texture des solides, propre au tempérament bilieux, est compacte et serrée ; le calibre des vaisseaux est moins grand, mais le sang y étant très-fluide et très-mobile par la grande quantité des parties sulfureuses qu'il contient, il y circule avec rapidité, et toutes les autres fonctions s'exécutent avec promptitude. Aussi l'audace et la vivacité sont les qualités distinctives des individus doués de ce tempérament, et, quoique maigres, ils ont le visage vif et vermeil.

CABANIS ET RICHERAND.

Cette ingénieuse théorie a eu moins de partisans que celle des humoristes absolus. Boerhaave, cet homme si justement célèbre, revient à la division des tempéraments adoptée par les anciens ; Hoffmann, Cullen y mêlèrent une partie des idées de Stahl ; seulement, aux quatre tempéraments primitivement admis, des auteurs plus modernes, et notamment Cabanis et Richerand, en ont ajouté deux autres.

La prédominance des humeurs avait décidé de l'espèce des tempéraments ; la prédominance des systèmes d'organes devint un nouvel élément dont on fit usage pour leur appréciation. Ces auteurs admirent un tempérament *nerveux* dû à la prédominance du système de ce nom, et un tempérament *musculaire* ou *athlétique*, résultat de la prédominance du système musculaire. Tels sont les six espèces de tempéraments admis par Cabanis et Richerand. Au surplus, humoristes et solidistes étaient d'accord en ce point, que, si le tempérament tempéré des anciens était un être de raison plus aisé à concevoir qu'à rencontrer, chacun des six tempéraments n'était pas plus facile à démontrer à l'état de pureté ; que, presque toujours, ils se confondaient entre eux ; les éléments de l'un se mêlant à ceux des autres dans des proportions plus ou moins grandes, plus ou moins variées, et se prêtant à toutes les combinaisons ; que de là naissaient des tempéraments mixtes plus nombreux encore que les tempéraments primitifs et désignés sous les dénominations de tempéraments *bilieux-sanguins*, *nervoso-sanguins*, *lymphatico-nerveux*, etc., etc.

HALLER.

C'est au célèbre Haller, dont les écrits ont précédé ceux de Cabanis et de Richerand, que sont dus, parmi les modernes, les premiers efforts pour sortir de l'ornière tracée par les anciens. Il prit, pour base de sa distinction des tempéraments, le degré de force et d'irritabilité des parties solides, n'admettant plus qu'ils pussent se différencier uniquement par les qualités particulières ou la prédominance des humeurs. Mais ce physiologiste se borna à émettre quelques vues sur ce sujet, sans chercher à l'approfondir, et ce n'est qu'à la fin du siècle dernier, que la doctrine des tempéraments prit une base solide dans les travaux de Hallé.

HALLÉ.

Ce médecin définit les tempéraments : «Des différences entre les hommes, constantes, « compatibles avec la conservation de la vie et le maintien de la santé, caractérisées « par une diversité de proportions entre les parties constituantes de l'organisation, « assez importantes pour avoir une influence sur les forces et les facultés de l'éco- « nomie entière. »

Il place les fondements anatomiques des tempéraments 1° dans les systèmes généraux qui sont répandus dans toutes les parties, systèmes sanguin, nerveux et musculaire ; 2° dans les principales régions du corps et les principaux organes. Aussi, distingue-t-il les tempéraments en *généraux* et en *partiels* ; parmi les tempéraments généraux, il reconnaît les quatre des anciens, qu'il explique par les proportions des systèmes sanguin et lymphatique. Dans le système sanguin, il comprend les artères, les veines et les capillaires qui contiennent les liquides rouges ; dans le lymphatique, les liquides blancs contenus dans les vaisseaux lymphatiques, les glandes, les ganglions lymphatiques et le système aréolaire.

Les systèmes lymphatique et sanguin, réunis dans de justes proportions, constituent un tempérament mixte qui correspond au tempérament *sanguin* des anciens.

L'excès du système lymphatique donne lieu à un tempérament qui représente le *pituiteux* ou *lymphatique*.

La prédominance du système sanguin sur le lymphatique correspond au *bilieux* et au *mélancolique*.

Telle est la manière dont Hallé considère les quatre tempéraments des anciens; mais il en distingue trois autres encore résultant des rapports entre les systèmes nerveux et musculaires : 1° le tempérament nerveux par suite de la prédominance de ce système; 2° le tempérament musculaire ou athlétique produit par la prédominance contraire; 3° enfin un tempérament mixte dû à un heureux équilibre entre les deux systèmes, et qui se trouve fréquemment réuni au tempérament sanguin.

Les tempéraments partiels sont divisés en deux classes, suivant qu'ils dépendent de dispositions spéciales des systèmes lymphatique et sanguin dans certaines régions du corps, ou de l'action prédominante de certains organes. Dans la première classe se rangent les dispositions qui naissent de la prédominance soit sanguine, soit lymphatique, vers telle ou telle partie, et ordinairement dans un rapport marqué avec l'âge et le sexe. Dans la deuxième, on en trouve presque autant en quelque sorte que d'organes importants. Cependant, pour constituer de véritables tempéraments partiels, il fallait que la prédominance de l'organe fût manifeste, constante et régulière. Conformément à cette règle, il en distinguait trois principaux : le *pituiteux* ou *catarrheux*, caractérisé par l'abondance de la sécrétion muqueuse, et que les anciens n'avaient point séparé du tempérament lymphatique; le *sec* ou *bilieux* proprement dit, caractérisé par la surabondance de la bile, et que décèlent la couleur jaune du visage, du blanc des yeux, et la fréquence des embarras gastriques; enfin, le *mélancolique*, produit par un état particulier des viscères de l'abdomen et par un mode de sensibilité spéciale du centre nerveux de cette cavité. Ce tempérament représentait l'atrabilaire des anciens. On pourrait encore en signaler un grand nombre d'autres, dont chacun reconnaîtrait pour cause l'activité prédominante d'une fonction exercée par un des organes de l'économie, comme le foie, l'estomac, le cœur, les poumons, les parties génitales elles-mêmes.

Ainsi les huit tempéraments généraux sont tirés de la proportion et de la prédominance réciproque des systèmes sanguin et lymphatique, nerveux et musculaire, de la proportion relative des humeurs sanguine et lymphatique. Cette prédominance organique a reçu le nom *d'idiosyncrasie*.

Les tempéraments mixtes sont tirés de la prédominance locale du sang, ou de la lymphe et de l'activité d'un organe particulier.

Telle est la doctrine de Hallé dont nous n'avons dû présenter que les résultats les plus généraux. De cet examen et de celui des travaux qui ont précédé ou suivi les siens, il résulte que, tout en différant sur les noms et sur les explications qu'ils ont donnés des différences remarquées entre les hommes, les médecins de tous les temps ont toujours observé et signalé à peu près les mêmes nuances.

Division des tempéraments.

Nous croyons donc, quoi qu'on en ait dit, qu'il y a quelque chose de vrai dans la distinction des tempéraments qui nous a été transmise jusqu'à ce jour. Si elle a été si universellement admise, c'est qu'elle exprime réellement des différences qui, tout en se fondant et en disparaissant en partie chez la plupart des individus, n'en existent pas moins chez beaucoup et constituent des types dont se rapprochent plus ou moins une grande partie des hommes de notre race. Nous croyons enfin rester dans les bornes de la vérité en adoptant ces types sans les multiplier ni les restreindre. La division adoptée par Cabanis et Richerand nous semble encore la plus complète, quoi qu'en aient dit quelques auteurs plus modernes, et c'est celle que nous suivrons. Si le tempérament mélancolique ou atrabilaire n'était qu'un état morbide, un état hypocondriaque qui s'ajoutât au tempérament bilieux ou à tout autre, il ne se montrerait pas aussi fréquemment et avec des caractères aussi tranchés; il ne permettrait pas le libre exercice de la vie, et bientôt l'état maladif du sujet déterminerait des accidents mortels. Sans doute la plupart des hommes célèbres, et ils sont nombreux, qui nous ont offert ce type, étaient d'une faible organisation, mais presque tous sont arrivés à un âge avancé, et quelques-uns se sont livrés aux travaux et aux excès les plus grands sans que leurs jours aient paru en être abrégés. Quant au tempérament nerveux, qui n'est qu'une modification physiologique particulière, il nous paraît moins facile encore de ne pas l'admettre comme un type des mieux tranchés. Quel appareil, en effet, est plus généralement répandu? Quelle est la partie du corps qui n'en ressente pas l'influence? Et si l'on attribue l'existence de l'état organique appelé tempérament à la prédominance d'un système d'organes, comment ne pas admettre que le système nerveux, le plus étendu de tous, s'il est prédominant, ne donnera pas naissance à cet état particulier qu'on désigne sous le nom de tempérament? Le tempérament musculaire ou athlétique pourrait peut-être, à plus juste titre, être rangé dans cette catégorie de constitution particulière, formée par la prédominance de volume d'un appareil puisqu'il peut se rencontrer avec les caractères généraux des tempéraments, ou sanguin, ou bilieux, ou lymphatique; mais il faut reconnaître que cette prédominance de volume imprime un cachet tellement net à certains individus, leur donne un caractère tellement à part, qu'il y a nécessité de les considérer comme formant un type auquel peuvent se rattacher mille nuances différentes au moral et au physique; il mérite par cela même le nom de tempérament. Ainsi, à l'exemple de Cabanis et de Richerand, nous en admettons six : le SANGUIN, le BILIEUX, le MÉLANCOLIQUE, le LYMPHATIQUE, le NERVEUX et le MUSCULAIRE OU ATHLÉTIQUE.

TEMPÉRAMENT SANGUIN.

Le tempérament sanguin est celui de la jeunesse plutôt que celui de l'adolescence qui est trop voisine du premier âge. On y voit réunies la force de l'âge mûr et la délicatesse des formes du printemps de la vie. Il est caractérisé par une peau douce, blanche et légèrement rosée, par un teint vermeil, des formes prononcées sans être dures. La physionomie est animée, les chairs sont consistantes, l'embonpoint médiocre, les cheveux ordinairement blonds ou châtains et souples, les yeux bleus ou bruns, le regard doux; tout l'ensemble du corps est brillant de santé, et la force s'annonce avec douceur comme l'aurore d'un beau jour. Ce tempérament se distingue par l'activité de la circulation; le sang est riche et abondant, le pouls fort et développé. Les fonctions organiques sont faciles et régulières; aussi les individus qui en sont doués jouissent-ils, en général, d'une santé rarement interrompue par des maladies, et ces maladies n'ont rien de bien alarmant; modifiées par la constitution, elles auront principalement leur siége dans le système circulatoire; ce seront la pléthore, les congestions sanguines, les inflammations, les hémorragies; arrivées à un degré modéré, elles se termineront par les seules forces de la nature et exigeront l'emploi des tempérants, des émissions sanguines, en un mot de la médication antiphlogistique.

Caractères moraux du tempérament sanguin.

Les hommes chez lesquels cet excès des forces de la circulation s'observe, sont doués d'une force musculaire assez grande et d'une susceptibilité nerveuse assez vive; aisément affectés par les impressions que les objets extérieurs font sur eux, ils passent rapidement d'une idée à une autre; leurs sensations sont vives, l'intelligence, l'imagination développées ; les passions violentes, mais passagères ; le caractère aimable, enjoué, généreux, mais léger, inconstant. Ils aiment les plaisirs de la table et de l'amour. Bons, sensibles, mais volages, chez eux le dégoût suit de près la volupté ; les plaisirs des sens l'emportent sur les méditations de l'esprit. A cet amour extrême du plaisir, les hommes sanguins joignent cependant, quand les circonstances l'exigent, une grande élévation de sentiments et de caractère, et ils peuvent donner les preuves des talents les plus remarquables dans tous les genres. Facilement entraînés par le torrent de leur imagination, par la fougue de leurs passions, ils se montrent capables de grands travaux en même temps que de grandes erreurs et de fautes graves. Ils sont sublimes ou dangereux, opiniâtres au besoin, s'il faut vaincre de grandes résistances.

Hommes illustres doués du tempérament sanguin.

Ce que l'histoire nous a transmis des traits physiques et moraux de certains personnages célèbres le fait voir assez. Quels hommes, en effet, se sont montrés plus inconstants et plus légers, et en même temps plus habiles et profonds politiques à certains moments de leur vie ? plus grands orateurs ou généraux plus illustres qu'Alcibiade et Marc-Antoine dans l'antiquité, Henri IV, le duc de Richelieu et Mirabeau parmi les modernes ? Aucun assurément ne présente un type plus parfait du tempérament sanguin que la plupart de ces grands hommes, et tous sont rangés cependant parmi les génies les plus vastes de l'humanité.

Caractères physiques du tempérament sanguin.

Si la physionomie morale de ce tempérament est bien dessinée dans les vies de ces personnages, les traits physiques existent dans les belles statues de l'Antinoüs et de l'Apollon du Belvédère. Cet ouvrage immortel du ciseau grec en est la manifestation matérielle la plus admirable, alors que le développement modéré du système lymphatique coïncide avec l'énergie du système sanguin, et que ces deux ordres d'organes vasculaires sont dans un juste équilibre, conditions nécessaires pour que les caractères spécifiques de ce tempérament se présentent dans toute leur vérité. Dans ce merveilleux chef-d'œuvre rien ne paraît prédominer : os, muscles, vaisseaux, nerfs, tout est dans de justes proportions. Il représente l'homme dans son type le plus parfait ; il n'a rien de trop énergique ni de trop faible ; c'est l'homme physique accompli, dans lequel il n'y a rien de trop et assez de tout. Phidias, inspiré, a créé quelque chose de divin. Ce cerveau ne peut être le siége de passions trop violentes et trop impétueuses, quoiqu'il puisse les éprouver toutes. Ses facultés intellectuelles, fortement développées, ne l'entraînent point cependant dans le vague des hypothèses et des conjectures ; son sang circule avec activité dans des vaisseaux facilement dilatables, mais il n'est ni trop fibrineux ni trop animalisé ; ses fonctions organiques se font aussi librement ; les aliments sont absorbés en quantité convenable pour la réparation de ce beau corps, mais ils n'y déposent point la graisse ; les membres ont tout ce qu'il faut pour exécuter, avec le plus de facilité possible, tous les mouvements nécessaires à cet ensemble ; la physionomie, elle-même, représente, dans tous ses traits, cette égalité parfaite du corps ; en un mot, il donne l'idée du *tempérament tempéré* des anciens, qui n'est autre chose que le tempérament sanguin contenu dans de justes limites et apparaissant dans toute sa vérité.

Le tempérament sanguin est très-répandu dans les pays septentrionaux ou à climat modéré, et surtout en France. On l'observe principalement après le développement de tous les organes, depuis la vingtième jusqu'à la quarante-cinquième année.

TEMPÉRAMENT BILIEUX.

Caractères physiques du tempérament bilieux.

La dénomination donnée à ce tempérament ne convient pas, si l'on s'attache à la signification précise du mot bilieux. Il a pour caractère principal, en effet, non pas la sécrétion augmentée de la bile, quoique l'action du foie y soit peut-être plus considérable que dans les autres, mais la coloration foncée de la peau, des poils et des yeux. C'est à la teinte brune du *pigmentum*, substance qui donne à ces diverses parties la couleur qui leur est propre, qu'est due cette coloration particulière. Aussi les individus doués de ce tempérament ont-ils la peau d'un brun jaunâtre, les cheveux noirs, droits et roides, quelquefois crépus, les yeux très-foncés ou d'un noir étincelant, le système pileux abondant et rude, le visage sec, brun, la physionomie hardie, exprimant l'intelligence et la fermeté ; les formes sont accentuées, l'embonpoint médiocre, les muscles prononcés, quoique n'ayant pas un grand volume ; le corps est agile et dispos, le pouls fort, dur et fréquent ; les veines sous-cutanées sont saillantes.

Caractères moraux du tempérament bilieux ; hommes illustres doués de ce tempérament.

En même temps que la sensibilité est vive et facile à émouvoir, la puissance de l'attention est considérable ; les passions sont violentes, les mouvements de l'âme brusques et impétueux, le caractère ferme et inflexible. Les individus de ce tempérament se distinguent par une ambition insatiable. Dévorés par la soif de la gloire et des honneurs, ils sont doués d'une opiniâtreté invincible pour les satisfaire.

C'est parmi eux aussi que l'on retrouve la plupart des grands hommes qui se sont illustrés par leurs crimes ou leurs vertus, ceux qui ont été l'effroi ou l'admiration de l'univers, ceux qui ont honoré l'humanité par leur grand caractère ou qui l'ont désolée par leur ambition sans frein. Tels on nous représente Alexandre, Catilina, Jules César, Brutus, Mahomet, Sixte-Quint, Cromwel, le cardinal de Richelieu, Charles XII, le czar Pierre. Tous, d'après leurs historiens, étaient maigres et grêles, tous remarquables par le développement du cerveau et par conséquent par la grosseur de leur tête. Plutarque nous apprend que Périclès était représenté la tête couverte d'un casque, parce qu'elle était trop disproportionnée avec le reste de son corps, qui, du reste, était bien fait. Il nous rapporte ce que disait à ce sujet le poëte Téléclidès, qui vivait de son temps : « Tantôt on le voit assis au milieu de la ville, fatigué de la « pesanteur de sa tête, et ne sachant quel parti prendre dans le désordre où il a mis « l'Etat, et tantôt on voit sortir de cette tête monstrueuse des tonnerres et des éclairs « avec un bruit épouvantable. » Tous ces hommes étaient aussi susceptibles des émotions les plus profondes, avides du pouvoir et de la domination.

Il ne faut pas s'étonner de trouver avec le même tempérament, des hommes qui paraissent si différents, dont les uns ont excité l'amour et l'admiration du genre humain, les autres la haine et l'effroi de leurs contemporains. Les passions sont la cause de tout ce que l'homme fait de grand en bien ou en mal : poëtes, héros, criminels, conquérants sont des hommes passionnés qui ne diffèrent les uns des autres que par le but qu'ils donnent à leur énergie ou à leurs facultés. La même passion d'ailleurs les agitait tous : comme l'amour chez les sanguins, l'ambition est chez les bilieux la passion dominante.

Pour la satisfaire rien ne leur coûtera, dissimulation profonde, constance opiniâtre, cruauté même. Cromwel, pour s'élever au souverain pouvoir, fera périr sur l'échafaud son roi légitime Charles Ier, et chassera en les injuriant les membres du parlement *crou-pion*, dont il aura été l'agent ou le complice. Sixte-Quint, parvenu lentement à la prélature, marche pendant vingt ans le dos courbé, parle sans cesse de sa fin prochaine, trompe les compétiteurs qui croient élire un mourant, puis tout à coup se redresse et s'écrie : *Ego sum papa*, je suis pape, les frappant ainsi de stupeur et d'effroi. Les historiens nous apprennent que ces hommes à jamais célèbres, présentaient tous les traits qu'on a coutume d'assigner au tempérament bilieux.

Caractères moraux du tempérament bilieux dans les diverses classes de la société.

Les nuances morales de ce tempérament seront mieux senties encore, si, quittant les hautes régions du pouvoir et de la société, et les personnages qui en occupent le faîte, nous descendons dans la foule pour observer ceux que les circonstances de la vie ont placés dans des conditions si diverses, nous voyons des hommes doués des plus belles facultés, tantôt prendre une direction vicieuse, tantôt rester dans l'ignorance la plus profonde. Que de degrés en effet, que de différences entre les individus, depuis le philosophe voué aux sciences spéculatives. jusqu'à l'homme que les circonstances de la vie ont forcé de s'occuper continuellement d'intrigues ou de spéculations indignes, jusqu'à celui dont tous les moments sont employés à des travaux rudes et ingrats; et cependant les uns et les autres ont le même tempérament, les uns et les autres sont distingués par des dispositions égales, les conditions d'existence seules ont été changées. Cela suffit pour changer aussi les hommes, tant est grande l'influence exercée par une mauvaise direction des facultés intellectuelles, tant est fort le milieu dans lequel ils s'agitent.

Pour mieux nous faire comprendre, recourons aux exemples : tel individu dont l'organisation intellectuelle est des plus vigoureuses, passe cependant ses jours, emploie ses facultés et ses passions à des occupations futiles. Il cause continuellement, il crie, il s'agite, il déblatère contre ses concurrents, il se tourmente et se creuse la tête à rechercher des formules, à inventer des fadaises. Un autre également doué est entraîné pendant les plus beaux jours de sa vie, à l'époque où doit se décider son avenir, vers une passion dominante, vers le jeu ou la débauche. Un troisième adonné à un commerce infime ne peut s'occuper que de petits projets, petits objets et petits détails. Un quatrième enfin, habitant de la campagne et cultivateur sur une petite échelle, abandonné aux soins de la nature, invinciblement fixé au sol, isolé, solitaire, ne peut exercer qu'un petit nombre de facultés et de passions.

On est porté à n'accorder l'esprit ou le génie qu'aux riches, aux grands dignitaires, aux fonctionnaires élevés, aux favoris de la fortune, en un mot, à refuser ces avantages au contraire à ceux qui sont pauvres, malheureux ou méprisés.

Mais la nature heureusement ne tient pas compte de ces distinctions, elle venge victorieusement les déshérités de la fortune. A eux souvent sont départis les hautes et belles intelligences; et les causes en sont faciles à saisir. N'est-ce pas la naissance qui donne le plus ordinairement la richesse, et par suite les dignités, avantages tout à fait indépendants de l'esprit? Le hasard n'est-il pas encore un aveugle et puissant dispensateur des positions sociales? « Il y a même, dit La Bruyère, des stupides, et j'ose dire des « imbéciles qui se placent en de beaux postes, et qui savent mourir dans l'opulence, « sans qu'on les doive soupçonner en nulle manière d'y avoir contribué de leur travail « ou de la moindre industrie; quelqu'un les a conduits à la source d'un fleuve ou bien « le hasard seul les y a fait rencontrer, on leur a dit : Voulez-vous de l'eau? puisez, « et ils ont puisé. »

Souvent même le génie est un obstacle à la richesse. Absorbé dans ses réflexions profondes, l'homme de génie laisse aux hommes vulgaires le soin des intérêts privés et la combinaison des petits moyens qui conduisent sûrement à la fortune. Souvent encore il est repoussé des autres hommes auxquels il porte ombrage. Une trop fréquente observation n'a-t-elle pas prouvé que celui qui par ses ardentes recherches a dérobé le feu du ciel, doit, comme le Prométhée de la fable, s'attendre à toutes les persécutions, à tous les maux qu'engendre l'envie, à voir la race perverse des hommes irritée de son audace, le traiter de furieux et d'insensé.

Fréquence du tempérament bilieux; maladies qui lui sont propres.

Le tempérament bilieux est plus fréquent dans l'homme que dans la femme. Il est plus répandu chez les peuples du Midi que dans les autres climats. Dans les pays du Nord, où les caractères extérieurs qui résultent de la coloration des cheveux et de la peau se modifient et s'adoucissent un peu, il s'allie plutôt avec le tempérament lymphatique qu'avec le sanguin. Il est aussi plus répandu et plus développé dans les pays libres ou dans ceux qui depuis longtemps sont agités par des révolutions politiques, comme l'Angleterre, la France ou l'Espagne, que dans ceux qui ont toujours été courbés sous le joug du despotisme. On l'observe encore dans les grandes villes plutôt que dans les campagnes, dans les classes de la société qui cultivent les sciences et les beaux-arts, ou qui sont adonnées aux plaisirs et à la mollesse, que parmi celles qui sont livrées aux fatigues d'un travail manuel. Les maladies auxquelles sont sujets les individus de ce tempérament ont un caractère marqué de véhémence. Presque toutes ont leur siége dans les voies digestives ou dans les organes hépatiques; elles changent brusquement de face, elles se terminent par une mort prompte ou par des crises subites. Les plus ordinaires sont les affections du foie, les inflammations intestinales, les hémorrhoïdes, souvent encore les hémorragies des fosses nasales et des poumons.

Nous n'aurions pas achevé la description du tempérament bilieux, si nous ne parlions pas de l'une de ses transformations les plus fréquentes. Supposons, en effet, que tous les caractères qui lui sont assignés soient portés au plus haut degré d'intensité; supposons qu'il s'y joigne une extrême susceptibilité, alors les individus remplissant ces conditions seront irascibles, fougueux et s'emporteront à propos de la plus petite contradiction, du moindre sujet de discussion : tout leur portera ombrage, le regard, la parole, le geste. Ainsi nous sont dépeints par Homère, Achille et quelques autres de ses héros; ainsi nous apparaissent Quélus, Maugiron, Saint-Luc, ces favoris efféminés d'Henri III, et les duellistes fameux de toutes les époques.

TEMPÉRAMENT MÉLANCOLIQUE.

Voisin du tempérament bilieux et n'en étant peut-être que l'exagération, le mélancolique reconnaîtrait pour causes, au dire des auteurs, soit une affection morbide de quelqu'un des organes de l'abdomen, soit une exaltation de la sensibilité physique et morale produite par la prédominance du système nerveux, ou pour mieux dire du cerveau lui-même. Que nous considérions ce tempérament comme un état maladif résultant de circonstances variées, telles que les maladies héréditaires, de longs chagrins, des études opiniâtres, l'abus des voluptés, etc., etc., ou bien comme une manière d'être physique et morale bien caractérisée, bien nette, produite par la prédominance exagérée du cerveau chez un individu doué déjà du tempérament bilieux, il n'en reste pas moins démontré par des exemples fameux qu'il forme un type parfaitement tranché.

Les anciens, qui l'admettaient sans conteste, avaient remarqué son extrême fréquence et en faisaient le partage de la plupart des hautes intelligences qu'ils admiraient. Ils représentaient Orphée assis au bord de la mer, les yeux fixés sur le sable, plongé dans une méditation profonde; il s'agite, il se tourmente, il est dévoré du désir de pénétrer les secrets de la nature; enfin il étend ses regards sur l'immensité des eaux, les élève vers l'Olympe et semble implorer le secours des dieux immortels; alors plein de trouble et d'anxiété, torturé par l'angoisse, désolé de son impuissance, il laisse échapper des larmes de douleur et d'amertume.

Non est magnum ingenium sine mixtura dementiæ.

Il n'y a pas de grand esprit sans un mélange de folie, disait Sénèque. Aristote avait prétendu avant lui que tous les grands hommes de son temps étaient mélancoliques.

Caractères physiques et moraux du tempérament mélancolique.

Ceux donc qui sont, nous le dirions presque, affectés de ce tempérament, outre qu'ils présentent la plupart des traits extérieurs du bilieux, se distinguent par une couleur plus foncée de la peau, une figure maigre et pâle; l'habitude du corps est sèche, le regard inquiet et sombre, la physionomie mobile et expressive, mais agitée par le soupçon et la méfiance; ils ont le ventre paresseux, les excrétions difficiles, le pouls dur et serré; ils manquent d'énergie physique et sont presque toujours débiles et souffrants. Le malaise général influe sur la teinte des idées, l'imagination devient sombre, l'esprit irritable. Alliant l'intelligence la plus élevée aux faiblesses d'un caractère timide, on les voit présenter les contrastes les plus saillants. Nobles, dignes, dévoués à l'humanité, ils sont en même temps susceptibles jusqu'au ridicule, envieux, cruels, haineux, profondément misanthropes. Dans les relations du monde, nous les voyons fuir les hommes, se retirer à l'écart pour méditer sur des impressions profondes, tenaces; leur gravité est dure et repoussante; leurs travaux sont l'ouvrage de la méditation, ils en portent l'empreinte. Parmi eux se rencontrent les plus grands visionnaires, les plus déterminés fanatiques; comme leurs erreurs sont le résultat de méditations prolongées, ils ne les reconnaissent pas facilement. Défiants d'eux-mêmes, ils sont jaloux par défiance; leurs passions n'ont point de bornes, et leur inimitié est implacable. Aussi ne sachant point haïr ni aimer à demi, ils deviennent des adversaires dangereux ou des amis dévoués.

L'histoire des hommes célèbres dans la politique, dans les sciences, les lettres et les arts, nous offre des exemples fameux du caractère que nous avons essayé de tracer. Elle nous fait connaître aussi des mélancoliques d'un caractère tout opposé, d'un sens exquis, d'un tact délicat. Ceux-ci sont pleins d'enthousiasme pour le beau et le réalisent dans leurs œuvres : recherchant le monde, mais remplis de réserve vis-à-vis des hommes, observant leurs actions, les analysant avec soin, et saisissant jusqu'aux nuances les plus fines des sentiments qu'on leur exprime, ils les interprètent de la manière la plus défavorable et voient tous les objets à travers le voile de leur imagination malade.

Hommes illustres doués du tempérament mélancolique.

Tibère, Louis XI sont des types du premier caractère. Leurs portraits, tracés de main de maître par leurs historiens, nous les montrent dans la solitude qu'ils recherchent par instinct, se livrant à la débauche la plus crapuleuse et la plus effrénée, commettant avec délices les actes de cruauté les plus atroces; perfides, défiants, soupçonneux, et joignant à tous les dérèglements de l'imagination la méfiance et la timidité.

Le Tasse, Pascal, J.-J. Rousseau, Zimmermann, Robespierre nous offrent l'image du second. Après avoir constaté que les maladies les plus communément observées chez les individus affectés du tempérament mélancolique sont l'hypocondrie, la manie et l'aliénation mentale, nous emprunterons, pour terminer ce que nous avions à en dire, les traits principaux tracés par Richerand dans l'histoire de quelques-uns des hommes célèbres que nous venons de nommer.

LE TASSE.

« Il est, dit-il, extrêmement difficile de peindre ce tempérament d'une manière « générale ou abstraite. Quoique le fond du tableau reste toujours le même, les traits « excessivement nombreux sont susceptibles d'une infinité de variations ; il vaut donc « mieux recourir à l'histoire des hommes illustres qui l'ont offert dans toute sa vérité. « Ceux qui suivent se présentent parmi plusieurs autres et méritent par leur juste célé- « brité de fixer plus particulièrement nos regards. Le Tasse, né sous le climat heureux « de l'Italie, est proscrit et malheureux dès l'enfance. Auteur à vingt-deux ans du plus « beau poëme épique dont puissent se glorifier les modernes, il est atteint, au milieu « des jouissances d'une célébrité précoce, de l'amour le plus violent et le plus infortuné « pour la sœur du duc de Ferrare, dont il habite la cour. Cette passion excessive fut « le prétexte des plus affreuses persécutions, et le suivit jusqu'à sa mort, arrivée vers « la trente-deuxième année de son âge, la veille d'une pompe triomphale, qui lui était « préparée au Capitole.

PASCAL.

« L'auteur des *Lettres provinciales* et des *Pensées* jouissant, comme le Tasse, d'une « grande célébrité presque au sortir de l'enfance, fut conduit à la mélancolie, non « point comme celui-ci par les revers d'un amour malheureux, mais par une frayeur « vive et profonde qui lui laissa l'idée d'un abîme ouvert sans cesse à ses côtés ; idée « qui ne le quitta qu'à sa mort, arrivée huit ans après cet accident funeste.

J.-J. ROUSSEAU.

« Personne, peut-être, n'a présenté le tempérament mélancolique à un plus haut « degré d'énergie que le philosophe de Genève. Il suffit, pour s'en convaincre, de lire « avec quelque attention certains endroits de ses immortels écrits, et surtout les deux « dernières parties de ses *Confessions* et les *Rêveries du promeneur solitaire*. Tour- « menté par des défiances et des craintes continuelles, son imagination si féconde lui « représente sans cesse tous les hommes comme ses ennemis. A l'entendre tout le « genre humain est ligué pour lui nuire ; *les rois et les peuples se sont réunis contre* « *le fils d'un pauvre horloger ;* les enfants, les invalides entrent comme exécuteurs de « ces complots affreux. Mais laissons parler lui-même l'homme du dix-huitième siècle, « qui en fut le plus éloquent et le plus malheureux : *Me voici donc seul sur la terre,* « *n'ayant plus de frère, de prochain, d'amis, de société que moi-même ; le plus* « *sociable et le plus aimant des humains en a été proscrit par un accord unanime.* « Tel est le début de sa première promenade. Plus loin, il ajoute : *Pouvais-je croire* « *que je serais tenu sans le moindre doute pour un monstre, un empoisonneur, un* « *assassin? Que je deviendrais l'horreur de la race humaine et le jouet de la canaille?* « *Que toute salutation que me feraient les passans serait de cracher sur moi? Qu'une* « *génération tout entière s'amuserait, d'un accord unanime, à m'enterrer tout* « *vivant?* Il est inutile de multiplier les citations quand il s'agit des ouvrages d'un « philosophe qui, malgré ses erreurs, fera éternellement les délices de tous ceux qui « aiment lire et penser.

« L'histoire de J.-J. Rousseau, comme celle de presque tous les mélancoliques qui

« se sont illustrés dans la carrière des lettres, nous présente le génie aux prises avec
« l'infortune, et luttant péniblement contre l'adversité ; une âme forte logée dans un
« corps débile, d'abord douce, affectueuse, expansive et tendre, aigrie par le senti-
« ment d'une condition malheureuse et de l'injustice des hommes. Jusqu'au moment
« où, tourmenté du désir de la célébrité, Rousseau s'élança dans la carrière épineuse
« des lettres, doué d'un tempérament sanguin, on le voit présentant toutes les qualités
« propres à ce tempérament, doux, aimant, généreux et sensible, quoique inconstant ;
« son imagination féconde ne lui présente que des images riantes, et, dans cette illu-
« sion du bonheur, il vit d'agréables chimères ; mais, graduellement détrompé par les
« dures leçons de l'expérience, profondément affligé de sa misère et des torts de ses
« semblables, son physique s'use, se ruine et s'épuise ; avec lui le moral change, et
« son exemple peut être donné comme la preuve la plus frappante de l'influence réci-
« proque du moral sur le physique et du physique sur le moral.

GILBERT.

« Gilbert vient à Paris avec les germes d'un talent fait pour ce grand théâtre. Pauvre
« et rebuté par ceux en qui il avait fondé son espoir, il se mêle au rang de leurs détrac-
« teurs et se signale bientôt parmi les plus redoutables, par une vigueur digne d'une
« meilleure cause. Poursuivi sans relâche par la misère, le spectacle du bonheur dont
« jouissaient ses ennemis et auquel il se croyait appelé, le pousse au désespoir et le
« jette dans un état d'exaltation voisin de la démence. Il se croit poursuivi par les
« philosophes qui veulent lui enlever ses papiers ; pour les soustraire à leur prétendue
« rapacité, il serre ses manuscrits dans une armoire dont il avale la clef. Cet instru-
« ment s'arrête à l'entrée du larynx, gêne l'entrée de l'air et suffoque le malade, qui
« meurt à l'Hôtel-Dieu, après trois jours des plus cruelles souffrances.

ZIMMERMANN.

« Zimmermann, usé de bonne heure par l'étude, médecin déjà célèbre à un âge peu
« avancé, vit dans la solitude avec une imagination ardente, jointe à la plus grande
« susceptibilité ; abandonné à lui-même, dévoré par la soif de la gloire, il se livre au
« travail jusqu'à l'excès, donne le *Traité sur l'expérience* et l'ouvrage sur la *Solitude*,
« qui offre si bien la peinture de son âme. Forcé d'abandonner cette solitude qu'il
« aime, il porte, dans les cours où sa réputation l'appelle, un fonds inépuisable d'a-
« mertume et de tristesse que les événements politiques viennent encore augmenter.
« Arrivé par degrés au dernier terme de l'hypocondrie, il meurt assiégé de terreurs
« pusillanimes, digne de tous les éloges et de tous les regrets. »

TEMPÉRAMENT LYMPHATIQUE.

Il existe, entre les liquides et les solides, des rapports qui établissent des uns aux
autres certaines proportions plus ou moins considérables, selon les différentes époques
de la vie, les sexes, les climats et les situations diverses des hommes. De là, les combinaisons variées dont nous avons déjà étudié les résultats, en tenant compte des influences exercées par le cerveau, centre du système nerveux, les prédominances d'organe
ou de systèmes d'organes. Ces rapports existent également entre les liquides, et l'on
comprend que les proportions peuvent en être telles, qu'il y ait prédominance des uns
sur les autres, et production, par conséquent, de tel ou tel ensemble de phénomènes
qui, observés dans un nombre plus ou moins grand d'individus, constituent les tempéraments.

Ces deux ordres de rapports et de proportions se retrouvent dans le tempérament lymphatique ; et des divers systèmes d'organes qui ont action sur l'économie, celui-ci est le plus influent peut-être, puisqu'il forme une masse plus considérable que le sanguin. Son excès sur ce dernier, et en général l'excès des liquides sur les solides, nous donnent la mesure du tempérament des enfants, des femmes, des habitants du Nord et des pays bas et humides, des hommes faibles livrés à la mollesse, de ceux qui s'exercent peu ou fuient le grand air, des ouvriers enfouis dans les mines ou qui se livrent à des travaux souterrains.

Caractères physiques du tempérament lymphatique.

Le tempérament lymphatique est donc celui qui domine dans ces classes nombreuses ; il a des caractères différents du sanguin, dont il ne s'éloigne pas absolument, mais il est en tout l'opposé du bilieux et du mélancolique. Les chairs sont molles, les cheveux en général blonds et fins, les yeux bleus ; la peau est fine et unie, blanche et souvent décolorée ; le système pileux est fort épais, le pouls faible, lent et mou ; les ailes du nez, les joues, les lèvres, les lobes de l'oreille sont quelquefois d'une assez grande épaisseur et dénotent alors une disposition aux scrofules ; les formes, en ce cas, sont un peu lourdes ; le plus ordinairement elles sont arrondies et peu exprimées ; des masses de tissu cellulaire embrassent toutes les parties du corps, effacent les enfoncements qui répondent aux attaches musculaires, remplissent les cavités en ôtant aux articulations ce qu'elles ont de raboteux ou d'inégal, et donnent aux membres de la femme ces surfaces uniformes et polies, ces contours gracieux qui la caractérisent. Les fonctions générales sont plus ou moins languissantes, les mouvements d'une lenteur souvent désespérante. Aussi l'obésité ou l'accumulation de la graisse dans les aréoles du tissu tégumentaire qui donne au corps un volume quelquefois si considérable, un aspect si disgracieux, est-elle l'un des traits les plus marqués de ce tempérament.

Caractères moraux du tempérament lymphatique.

Les individus qui le présentent sont, pour la plupart, d'un caractère apathique ; leur physionomie est douce, souvent sans expression. Les sensations sont peu vives, peu profondes ; elles n'excitent que faiblement l'intelligence ; aussi les idées sont peu nombreuses, peu rapides, mais assez nettes. Portés invinciblement à la paresse, inactifs, indolents, ils répugnent aux travaux de l'esprit et du corps. La circulation s'effectuant avec lenteur, l'imagination est froide, et s'ils n'ont pas de passions violentes, ils ne sont pas souillés de vices honteux. Ils sont doués de ces *vertus* dites *de tempérament* dont les possesseurs ne devraient pas être bien fiers : le calme et la tranquillité d'esprit, l'indifférence pour les plaisirs de l'amour, la frugalité, la tempérance, l'amour de la paix, sinon la timidité, toutes qualités négatives propres à concourir au bien-être de ceux qui les possèdent, mais sans influence sur le bonheur de ceux qui les entourent. Ennemis de tout ce qui les arrache au repos qu'ils aiment, ils fuient les affaires publiques et le tracas qu'elles donnent. Ce n'est point non plus parmi eux qu'il faut chercher les hommes qui ont exercé un grand empire sur leurs semblables ou qui ont bouleversé le monde par leurs intrigues ou leurs conquêtes.

Hommes illustres doués du tempérament lymphatique.

L'histoire, on le comprend, nous a laissé la mémoire de peu d'hommes illustres de ce tempérament. Elle nous a transmis cependant le portrait d'un personnage qui nous en offre le modèle, c'est celui de Pomponius Atticus, ami de Cicéron. Ce pacifique citoyen de Rome sut en effet rester l'ami de tous les hommes influents de son époque, et, au milieu des guerres civiles de César et de Pompée, qui désolaient son pays, se concilier tous les partis qui divisaient la République pour la détruire. Parmi les modernes, nous citerons le sceptique Michel Montaigne, ce douteur imperturbable, ce raisonneur indifférent qui soumit tout à l'analyse, qui fit passer au creuset de son investigation moqueuse, même le sentiment; mais le système lymphatique n'était pas chez lui prédominant à ce point, que son organisation ne pût subir l'influence d'un système nerveux remarquablement développé.

Maladies propres au tempérament lymphatique.

Les maladies observées chez les individus de ce tempérament sont nombreuses. Elles attaquent les glandes, se portent sur les membranes muqueuses : ce sont la scrofule, le carreau, le rachitisme, les dartres, les hydropisies, la phthisie pulmonaire, le coryza, les aphthes, les diarrhées, les flueurs blanches, etc. Les prédispositions à ces maladies, qui presque toutes procèdent d'une faible constitution congéniale ou héréditaire, doivent être combattues de bonne heure par un régime tonique, une hygiène bien entendue et tous les moyens internes ou externes qui peuvent relever les forces.

La statuaire nous présente les dispositions extérieures de ce tempérament dans la Vénus à la coquille. On y reconnaît la mollesse, les formes arrondies, les surfaces polies et gracieuses, en même temps que l'air de nonchalance et de langueur qui le caractérisent.

TEMPÉRAMENT NERVEUX.

Comme le mélancolique, le tempérament nerveux, nous dit-on, est rarement naturel ou primitif, mais le plus ordinairement acquis. Il dépend d'une vie sédentaire et trop inactive, de l'habitude du plaisir, de l'exaltation des idées entretenue par la lecture des ouvrages d'imagination, de la fréquentation trop assidue du théâtre, où le jeu des passions, la peinture et la mise en scène des sentiments de l'amour excitent un développement précoce des sensations, etc., etc. Il ne nous appartient pas assurément de nier l'influence de ces causes sur la production de ce tempérament. Mais est-ce là tout? Nous sera-t-il possible de négliger l'un des principes de la vie, inhérent à chaque partie du corps, les embrassant toutes et leur imprimant la sensibilité ou le mouvement, le système nerveux enfin, centre de la vie animale, comme le sang l'est de la vie? Faudra-t-il ne tenir aucun compte de son action, du fluide excitateur, dont il est la source et qu'il distribue de toutes parts dans les organes; de ce fluide qui s'attache en quelque sorte à chaque fibrille, se combine avec chaque molécule vivante, comme la chaleur latente avec tous les corps de nutrition et de calorification, comme l'électricité avec toute la matière (1)? Faudra-t-il admettre que le système nerveux, dont l'action est si générale qu'elle se lie à tous les tempéraments, ne pourra pas, lorsqu'il est prédominant, établir entre les individus les différences caractéristiques qui constituent le mode d'organisation appelé tempérament, et ne considérer ce mode que comme une production anormale, premier degré d'un état de maladie? Non, certes. Le tempérament nerveux, à notre avis, est essentiel et primitif comme le sanguin; et si l'expression matérielle la plus vraie de celui-ci est l'état du sang que nous ne savons apprécier d'une manière un peu exacte que depuis ces derniers temps, l'expression matérielle la plus vraie de celui-là es assurément l'action nerveuse, dont il est facile au moins de constater les effets, si nous n'en connaissons pas bien l'essence ou le mode d'exercice.

(1) H. Royer Collard, *Mémoire*. Paris, 1852.

Caractères physiques du tempérament nerveux.

C'est chez les femmes qu'apparaissent surtout les formes extérieures et les dispositions morales qui caractérisent la susceptibilité nerveuse ; d'une constitution molle où les liquides excèdent la proportion des solides, les enfants et les femmes ont cette humidité modérée qui prête à leurs organes, sans trop les énerver, toute la souplesse dont ils ont besoin. Aussi, plutôt faibles que robustes, plutôt mobiles que capables de se mouvoir, les femmes conservent la constitution et les formes grêles de l'enfance. La stature est petite, l'embonpoint assez souvent médiocre, la prédominance extrême du système nereux s'alliant volontiers chez elles à un développement modéré du lymphatique. L'élégance, la grâce, la légèreté des mouvements, la vivacité des sensations les caractérisent et indiquent cette prédominance.

Caractères moraux du tempérament nerveux.

Si nous nous occupons des dispositions morales, nous trouverons l'exaltation de la sensibilité, la promptitude et la versatilité des déterminations et des jugements ; elles y joindront les passions douces, parce qu'elles sont plus analogues à leur constitution physique. Ainsi la compassion, la bienveillance, l'amour, sont les sentiments qu'elles éprouvent, qu'elles font naître le plus habituellement. La colère, la haine et les violents transports de l'âme, dont les éclats échappent quelquefois, ne semblent pas en effet pouvoir s'allier avec la grâce des allures, le charme de la voix, la douce expression du regard et du sourire qui attirent et retiennent. Mobiles et impressionnables, rien ne cadre mieux avec la flexibilité de leurs organes que le passage brusque d'un sentiment à un autre, que la succession rapide des affections les plus disparates ; de sorte qu'il n'est pas rare de les voir rire et pleurer plusieurs fois à de courts intervalles. D'un esprit vif et pénétrant, elles sont peu capables de réflexions prolongées ou de méditations profondes, mais elles saisissent avec finesse et promptitude les moindres rapports des objets habituels de la vie. Placées par leur éducation et les exigences d'un monde corrompu dans une position fausse, elles sont promptement forcées à la dissimulation, et chez elles la ruse remplace bientôt la finesse ; la coquetterie, le désir de plaire ; la pruderie, l'aimable pudeur.

Maladies propres au tempérament nerveux.

Si des circonstances particulières propres à surexciter les passions vaniteuses, comme l'amour de la toilette ou des distinctions puériles, le désir de briller dans la société et d'effacer des rivales, viennent à se présenter ; si de jeunes femmes sont jetées de trop bonne heure dans le monde ou, s'adonnant à la lecture d'écrits dangereux, fixent leur imagination sur des images qui nourrissent dans leur cœur le souvenir d'un bonheur perdu sans retour, on voit naître les affections spasmodiques et les maladies les plus simples se trouvent compliquées tout à coup de crises nerveuses. C'est dans ces circonstances que le tempérament nerveux peut être considéré moins comme une constitution naturelle du corps que comme le premier degré d'une maladie. Arrivé à ce point, il ne se présente guère que dans les sociétés parvenues à ce haut degré de civilisation, nous dirions plutôt de corruption, qui ont signalé les sociétés romaine et française à leur époque de décadence. C'est alors que les dames romaines devinrent sujettes aux *maux de nerfs* que les dames françaises furent prises de vapeurs. C'est alors que médecins et charlatans surent acquérir, à peu de frais, réputation, fortune et considération.

Quoique ce tempérament appartienne plus spécialement aux femmes, deux hommes célèbres du xviiie siècle, les deux plus remarquables à plus d'un titre, Voltaire et Frédéric de Prusse, en ont offert les traits les plus saillants. Impressionables et susceptibles à l'excès, tous les deux avaient apporté en naissant cette sensibilité, cette prédominance du système nerveux qui les caractérisent; mais l'histoire de leur vie si brillante et si agitée montre assez combien les circonstances au milieu desquelles ils vécurent contribuèrent à développer leurs dispositions natives (1).

TEMPÉRAMENT MUSCULAIRE OU ATHLÉTIQUE.

La prédominance du système musculaire, congéniale ou acquise, est tellement évidente chez certains hommes, avec elle coïncident d'une façon si palpable certaines manières d'être au physique et au moral, certains modes d'action des fonctions organiques ou intellectuelles, que, sans admettre qu'un système aussi peu important pour la vie de nutrition puisse être aussi l'origine d'un état dans lequel il donnerait à ces fonctions générales une impulsion exclusive, nous sommes obligés cependant de reconnaître son influence prépondérante et de le considérer comme le signe d'un tempérament réel. Tempérament voisin très-proche du sanguin, il est l'opposé du nerveux. Il semble en effet qu'à mesure que l'homme acquiert de la force musculaire, il perde de la susceptibilité nerveuse. C'est le sanguin modifié dans le sens de la force physique et brutale, de façon que si les individus de ce tempérament se livrent par circonstances à des travaux qui exercent beaucoup les organes de la locomotion, les muscles, abreuvés de sucs et disposés à acquérir un développement proportionné à celui du système sanguin, augmentent de volume, et il en résulte le musculaire ou athlétique caractérisé par tous les signes extérieurs de la force et de la vigueur. Il était commun chez les anciens où des hommes faisaient métier d'être forts.

Caractères physiques du tempérament musculaire.

On le retrouve de nos jours parmi les bouchers, les vidangeurs, les forts de la halle, etc. Les individus doués de cette constitution, presque exclusive à l'homme, ont la tête petite, le col large et renfoncé surtout en arrière, les épaules carrées, les cheveux épais, le front étroit, la face prononcée, les traits gros et lourds, la barbe touffue, la poitrine ample, les hanches solides, le corps velu, le ventre peu saillant, les membres gros; les muscles sont proéminents; les mains, les pieds, les genoux, toutes les articulations paraissent petites et sont si peu gorgées de tissu cellulaire, que les attaches des muscles et les tendons se dessinent à travers la peau qui les recouvre.

Caractères moraux du tempérament musculaire.

Ces athlètes si admirablement doués au physique le sont moins au moral. Ils ont généralement la sensibilité obtuse, l'intelligence médiocre, les passions difficiles à émouvoir; les affections douces, l'exaltation des idées, les efforts de l'imagination leur sont inconnus; leur seul mérite est d'être forts, aussi remplissent-ils dans la société un rôle très-ordinaire. Ils n'en sont pas moins utiles; bornés, robustes et paisibles, ils supportent facilement de longs travaux; ils courbent docilement la tête sous le joug, heureux encore de ne point sentir tout le poids de leurs chaînes; ne s'abandonnant à l'amour que par besoin physique, ils font en ce genre des prodiges; grands mangeurs, buveurs insatiables; leur digestion est facile et rapide; ils ont besoin de réparer promptement les pertes occasionnées par leurs rudes travaux et leurs exploits érotiques.

(1) Richerand, *Eléments de Physiologie.* Paris; 1811.

Maladies propres au tempérament musculaire.

Les maladies qui les affligent sont en général inflammatoires et marchent avec rapidité; elles sont presque toujours accidentelles et la suite de travaux trop fatigants ou de la misère. Ceux que la naissance place dans un rang élevé ou met seulement au-dessus des premiers besoins vivent d'ordinaire assez longtemps.

Le fort Samson chez les Juifs, l'Hercule Farnèse chez les Grecs, nous présentent les modèles des attributs physiques de cette constitution particulière du corps, et ce que la fabuleuse antiquité nous raconte des exploits du demi-dieu, nous donne l'idée des dispositions morales qui l'accompagnent. Dans le récit de ses douze travaux, sans calcul, sans réflexion, et, comme par instinct, on le voit courageux parce qu'il est fort, cherchant les obstacles pour les vaincre, certain d'écraser tout ce qui lui résiste; mais joignant à de si grandes forces si peu de finesse, qu'il est trompé par tous les rois qu'il sert et par toutes les femmes qu'il aime (1).

Résumé.

Telles sont les divisions auxquelles on peut rattacher tous les hommes, et que nous croyons devoir admettre. Assurément nous ne les donnons pas comme parfaitement exactes, nous ne prétendons pas que les descriptions qu'elles renferment soient complètes, et bien des traits, surtout ceux tirés des facultés morales ou intellectuelles, sont le résultat, non d'un état général de l'organisation, mais d'une conformation particulière du cerveau. Mais pour être autorisés à les réunir comme signes distinctifs d'un même tempérament, il suffit que le mode d'organisation particulière, désigné sous ce nom, puisse sinon les créer, du moins avoir part à leur développement ou à leur modification, en influant sur le mode d'activité du centre nerveux; il suffit que certains caractères moraux coïncident souvent avec certains caractères physiques groupés en plus ou moins grand nombre sur un individu ou une collection d'individus.

TEMPÉRAMENTS PARTIELS, COMPOSÉS; ANOMALIES.

Nous observerons encore qu'il est très-rare de rencontrer des individus qui présentent ces caractères dans toute leur pureté. Mêlés, confondus, présents ici, absents ailleurs, ils forment des anomalies, des exceptions, ou donnent naissance à des tempéraments partiels, à des tempéraments composés. Imitant cet artiste qui avait emprunté aux plus belles femmes de la Grèce les perfections qu'elles lui offraient séparément pour les réunir et en former la statue de Vénus, les physiologistes ont pris ces caractères sur une masse considérable d'individus qui avaient entre eux de grandes ressemblances, et ils ont créé des abstractions qu'il est difficile de réaliser, parce que tous les hommes sont à la fois sanguins et bilieux, sanguins et nerveux, bilieux et nerveux, etc. Ils ont établi des tempéraments composés de ces éléments combinés ensemble, comme ils les observaient dans la nature, en leur laissant des noms également composés et en rapport avec leurs combinaisons. Mais ce n'est pas tout. Les caractères distinctifs des types principaux se trouvent souvent si bien mêlés, fondus ensemble, équilibrés en un mot, qu'ils n'existent pas ou qu'on ne saurait reconnaître de tempérament déterminé, et il faut bien se résigner à laisser ainsi en dehors de toute classification un très-grand nombre d'individus. Il ne faut pas croire non plus que les apparences extérieures, semblables chez différents hommes, annoncent toujours un tempérament analogue. Il faut tenir

____

(1) Richerand. *Eléments de Physiologie*. Paris, 1811.

compte de la constitution particulière, des prédominances organiques spéciales qui expliquent ces différences sous un extérieur identique. Ainsi il est des personnes que leur aspect pâle et blême semblerait devoir faire classer dans le tempérament lymphatique. Leur peau est blanche, les vaisseaux sont petits, tout l'appareil extérieur indique une constitution humide, et chez elles le système sanguin prédomine dans l'abdomen : ce sont des femmes très-abondamment réglées, ce sont des hommes hémorroïdaires. D'autres, au contraire sont très-peu réglées et elles ont le teint vermeil, les membres forts, enfin tous les signes extérieurs du tempérament sanguin. Ce sont ces anomalies plus apparentes que réelles qui constituent ce que les auteurs ont désigné sous le nom de tempérament *partiel*, qui rendent souvent difficile la détermination des caractères constitutifs ou différentiels des tempéraments principaux, et qui ont fait naître, quand elles auraient dû lui servir de preuves, les objections opposées à la doctrine qui les consacre.

Réalité de l'existence des tempéraments.

Il existe donc des tempéraments; contester leur réalité, c'est contester l'évidence; et, quoi qu'on en ait dit, les types dits sanguin, bilieux, mélancolique, nerveux, lymphatique et musculaire en présentent d'une manière plus ou moins tranchée les caractères sérieux et positifs. Ces caractères peuvent être modifiés, amoindris ou renforcés par l'âge, le sexe et les circonstances comme par le climat, les professions, les habitudes, l'alimentation, etc., mais ils ne peuvent être complétement changés. Ils se marquent dès le plus bas âge, de manière à ne pouvoir être méconnus; ceux même qui, comme le bilieux et le mélancolique, sembleraient ne devoir appartenir qu'à l'adulte, se retrouvent quelquefois dans l'enfant, et ils ne sont pas effacés par la vieillesse. Plusieurs, comme le sanguin, le bilieux et le lymphatique, sont inhérents à l'organisation, sont nés avec elle, en ont suivi le développement et ne s'acquièrent jamais. On observe du reste que le sanguin ne s'allie pas avec le mélancolique, ni le bilieux avec le lymphatique, quelles que soient les modifications apportées par les influences extérieures, ou même le travail organique résultant du cours ordinaire de la vie. Cette proposition n'a pourtant rien d'absolu, s'il est vrai que ces tempéraments ne peuvent s'allier ensemble; nous ne voulons pas dire que, pris isolément, ils ne puissent être changés ou modifiés. La nature, inépuisable dans ses productions, présente des nuances variées à l'infini; et, quand nous considérerons les individus du même tempérament au point de vue des âges et des sexes, du climat, des professions, de la nourriture et des mœurs, etc., etc., nous verrons ces variétés se multiplier sans cesse, tout en conservant la physionomie du type primitif.

CHAPITRE II.

DES CONSTITUTIONS.

SOMMAIRE. — Constitutions individuelles ou spéciales. — Constitutions faibles. — Constitutions fortes — Coïncidence du tempérament et de la constitution.

Un autre point mérite encore un sérieux examen, c'est de déterminer la distinction qu'on doit établir entre le tempérament d'un homme et sa *constitution*. Le tempérament est une chose variable, il peut être modifié, changé même quelquefois. L'âge seul suffit pour substituer un tempérament à un autre dans l'individu pris en lui-même et isolément. Il en est de même des agents hygiéniques, comme le climat, la profession, les habitudes, l'alimentation, les mœurs, l'habitation, l'influence réciproque du moral sur le physique ou du physique sur le moral. Il n'en est pas ainsi de la constitution; chaque homme est doué primitivement et originellement de la constitution spéciale, distincte du tempérament proprement dit, et à laquelle se rattachent la bonne santé ou les maladies héréditaires. La constitution peut être modifiée par le régime, mais non détruite; elle est, en un mot, le fond organique de l'individu, tandis que le tempérament ne représente que certaines grandes différences qui le caractérisent particulièrement.

Constitutions individuelles ou spéciales.

Les traits qui les distinguent peuvent être de natures diverses, étendus ou restreints, généraux ou spéciaux, et c'est à ces différences qu'on a donné le nom de *constitution indi-viduelle*. Ainsi, elles peuvent présenter le caractère général de force ou de faiblesse, et à des degrés différents, elles peuvent se marquer spécialement par une prédominance organique ou une disposition morbide. C'est en ce sens qu'on a admis une constitution génitale ou érotique, produite par l'activité de la fonction génératrice, et d'autres de même ordre tout à fait indépendantes de la nature du tempérament; des constitutions goutteuses, apoplectiques, phthysiques, scrofuleuses, rachitiques, etc., résultant d'une conformation particulière liée à des prédispositions morbides, ou même à un état con-général de maladie.

Sous le rapport de la faiblesse ou de la force, et il est bon de remarquer que par le mot de force, nous n'entendons pas la puissance plus ou moins grande des muscles, mais bien la continuité de la santé, la résistance plus ou moins énergique, opposée aux influences morbifiques; sous le rapport de la faiblesse ou de la force, disons-nous, les hommes diffèrent dans des proportions infinies. Il peut donc exister, à cet égard, presque autant de constitutions que d'individus. Mais, sans descendre à ce détail, nous pouvons établir d'une manière générale qu'il existe une constitution forte et une constitution faible, que tel qui est doué de la première, s'il sait en user modérément et dans les conditions convenables pour la conserver, a toutes les chances de pousser loin sa carrière, et pendant son cours de résister aux influences morbifiques; que tel autre, qui est affligé de la seconde, vieillira plus vite et sera plus accessible aux maladies. Ces prédispositions différentes peuvent être originelles, héréditaires ou acquises. Si elles sont transmises par les parents ou contractées dans le sein de la mère, il sera possible de les modifier; si elles sont acquises, il faudra les corriger ou les maintenir. On sent, en effet, que, par des soins bien entendus, par un régime approprié, on fortifie une constitution primitivement faible, comme par l'abus des choses de la vie et par des influences pernicieuses, on affaiblit une constitution primitivement forte.

Constitutions fortes. — Constitutions faibles.

Mais en quoi consiste la force, en quoi la faiblesse? Trois conditions organiques sont nécessaires pour que la première nous apparaisse: un développement régulier des principaux appareils de l'économie, des proportions convenables entre ces organes et une suffisante énergie du système nerveux; la faiblesse résulte des conditions contraires. Ceci convenu, il sera facile d'observer les circonstances déterminantes des constitutions faibles ou fortes et leurs degrés différents. On verra que rien n'est plus fréquent que les disproportions entre les organes, et que presque toujours il y a des inégalités de force entre eux, soit par suite d'un vice originel, soit par l'effet du cours de la vie; que dans un même individu, tantôt un organe est seul fort, tantôt seul faible, ou bien qu'un organe est fort et l'autre faible, de telle sorte que la constitution sera à la fois forte sous un rapport et faible sous un autre. Et ceci n'est pas de la théorie, c'est de l'observation; aussi, devons-nous en conclure qu'il faut bien se garder de considérer d'une manière générale et exclusive l'état de force ou de faiblesse de l'économie tout entière, mais savoir l'apprécier dans chacun des organes en particulier. Est-il nécessaire d'ajouter que de ces disproportions si fréquentes, il résulte : que plus l'organe faible est important, plus ses fonctions sont continues, plus enfin sa nature ou sa situation l'exposent aux influences délétères des agents extérieurs, plus grands aussi seront les chances de maladie et les risques de mort accidentelle.

Il ne sera pas plus difficile, dans la généralité des cas, de déterminer le degré de force ou de faiblesse de la constitution. C'est par les signes extérieurs provenant du degré de développement des organes, et par la manière dont ils accomplissent leurs fonctions, qu'il sera reconnu. Si donc toutes les parties qui entrent dans la composition du corps sont bien conformées, régulièrement développées, si l'habitude extérieure, le volume des os et des chairs, l'état des articulations, des systèmes et appareils organiques sont d'apparence satisfaisante; si, enfin, l'exercice des fonctions est régulier, facile et énergique, il y a lieu de croire que la constitution est assez forte. Mais, d'autres fois, ces signes extérieurs manquent ou sont infidèles, et l'on ne peut décider de la force ou de la faiblesse de la constitution que d'après la somme connue des résistances opposées par l'organisme aux influences destructives des agents extérieurs, d'après la rapidité avec laquelle se recouvre la santé, lorsqu'elle a été dérangée par la maladie ; et dans ce cas encore, est-il nécessaire de tenir compte de l'âge de l'individu aussi bien que de sa manière de vivre; la faculté de résistance n'étant pas la même à toutes les époques de la vie, et sa manière de vivre ayant pu contribuer à entretenir, à ménager ou à augmenter ses forces comme à les épuiser.

Coïncidence du tempérament et de la constitution.

De tout ce qui précède, il résulte aussi que la constitution forte doit coïncider avec le tempérament sanguin et avec le bilieux, que la constitution faible, au contraire, doit se rencontrer avec le tempérament lymphatique, et surtout avec le nerveux. C'est ce que l'on observe, en effet, sans que, pour cela, il soit possible d'établir une liaison nécessaire entre la faiblesse ou la force de constitution et la nature du tempérament; de nombreux exemples viendraient bientôt contredire et renverser une pareille théorie, en la ramenant aux proportions plus modestes d'un fait d'observation.

Nous n'entrerons pas plus avant dans l'examen des constitutions individuelles ou spéciales ; nous ne chercherons pas à caractériser celles qui résultent, soit de la prédominance des organes, soit des prédispositions morbides; ce serait aborder des détails fastidieux et inutiles : il nous suffit d'avoir établi, de manière à être compris, la distinction qui existe entre le tempérament et la constitution, distinction capitale à notre avis, et que l'on avait négligée ou plutôt confondue jusque dans ces derniers temps. Il faut ajouter, d'ailleurs, que les recherches faites sur cet important sujet n'ont pas un caractère assez positif, ne sont pas assez nombreuses pour qu'on puisse sortir des généralités que nous venons d'indiquer. En dehors de cette forme bien nette, bien tranchée de force ou de faiblesse de la constitution, rien n'est assez arrêté pour en faire l'objet d'une appréciation convenable. Nous allons donc reprendre l'étude des variations des tempéraments suivant les âges, les sexes, le climat, les professions et tous les agents extérieurs qui ont sur eux une si puissante influence.

CHAPITRE III.

DES TEMPÉRAMENTS SELON LES AGES.

SOMMAIRE. — Ages. — Division des âges. — Rapports des âges avec les tempéraments. — Enfance. — Caractères et maladies de l'enfance. — Tempérament de l'enfance. — Adolescence. — Puberté précoce, tardive. — Effets de la puberté chez les femmes. — Maladies propres à l'adolescence. — Mode d'éducation des adolescents; ses défauts. — Tempérament de la jeunesse; maladies. — De la virilité. — De la virilité confirmée et commençant à décliner. — Fonctions organiques. — Age viril à son déclin; fonctions organiques. — Tempéraments des diverses périodes de l'âge viril; maladies. — De la vieillesse. — Caractères de la caducité. — Caducité; fonctions organiques. — Maladies de la vieillesse.

Ages.

Les changements successifs qui s'opèrent dans les corps vivants, depuis le moment de la naissance jusqu'à celui de la mort, ont reçu le nom d'*âges*. Progressivement amenés par le temps, peu appréciables d'un jour à l'autre, ils partagent cependant la vie en époques différentes qu'il est facile de caractériser, et nous remarquerons à ce propos que le temps qui s'écoule, les années qui s'accumulent ne nous servent à fixer les âges que par leur coïncidence avec les évolutions des organes. Ce n'est pas, en effet, sur la durée ou la succession du temps que nous pouvons fonder cette distinction, mais bien sur les mutations organiques qui se produisent entre le commencement et la fin de l'existence, quelle qu'en soit la durée naturelle. Qu'importe à l'être qui meurt au terme de sa carrière d'avoir vécu un plus ou moins grand nombre d'années? N'a-t-il pas toujours parcouru tous les âges de la vie, et ceux-ci, longs ou courts, diffèrent-ils autrement que par la rapidité de leur marche?

L'âge se détermine donc uniquement par certains caractères physiques et moraux propres à certaines périodes de la vie et dont la durée est variable. Ces caractères se modifient peu à peu, présentent des changements successifs, appréciables seulement à des intervalles assez éloignés, et forment ainsi des époques distinctes que l'on a désignées sous les noms d'*enfance, adolescence, virilité* et *vieillesse*. Il est difficile, assurément, sinon impossible, de séparer nettement les uns des autres les phénomènes appartenant aux âges contigus, de dire quelles nuances existent entre le terme de l'enfance et l'origine de l'*adolescence*; à quels signes nous pouvons reconnaître la fin de celle-ci et le commencement de la virilité, etc., etc. ; mais les caractères distinctifs des âges seront bien nets, bien tranchés, si nous les considérons au milieu même de l'époque correspondante à chacun d'eux. Ainsi nous ne confondrons pas le faible enfant avec le fougueux jeune homme, celui-ci avec l'adulte, et l'homme vigoureux de l'âge mûr avec le tremblant vieillard.

Division des âges.

Les rapports des âges avec les phénomènes d'accroissement du corps, comme avec les fonctions de la génération, sont manifestes ; ils montrent la vie partagée, sous ces deux points de vue, en trois grandes divisions. Dans la première se range l'âge de l'accroissement auquel correspond l'époque d'inactivité des organes de la génération; dans la seconde apparaissent ensemble l'état stationnaire du corps et l'énergie des fonctions reproductrices ; dans la troisième, enfin, se produisent les phénomènes du décroissement ou de la détérioration, en même temps que disparaissent les facultés génératrices.

Rapports des âges avec les tempéraments.

Mais ces rapports et les traits physiques et moraux qui différencient les âges ont une connexité non moins évidente avec ceux qui constituent les *tempéraments* et les *constitutions*. L'enfance n'est-elle pas l'époque du tempérament lymphatique, de la mollesse des tissus, de la prédominance, enfin, des fluides blancs qui abreuvent toute l'économie ? La jeunesse ne se distingue-t-elle pas par le trop plein du système sanguin, par l'activité de la circulation dans les vaisseaux veineux, artériels et capillaires ? C'est dans l'âge viril que se fixent enfin les caractères propres du tempérament réel, définitif de l'individu ; c'est à cette époque qu'il se montre tel qu'il doit rester, bilieux, nerveux, sanguin, athlétique ou de tout autre nuance particulière. Vient ensuite la vieillesse, modifiant mais ne détruisant pas d'une manière absolue le tempérament propre ; quelques traces restent encore jusqu'à ce que l'âge avancé, chargeant le corps d'embonpoint, l'abreuvant à nouveau de fluides blancs, ramène le tempérament lymphatique, se rapproche ainsi de l'enfance, et montre, par ce caractère commun entre beaucoup d'autres, que les deux âges extrêmes de la vie se touchent sous bien des rapports.

Enfance.

Au moment de la naissance, le corps de l'enfant est d'un rouge foncé ; sa peau est fine, recouverte d'un enduit butyreux ; il est ramassé sur lui-même, arrondi et potelé ; sa consistance est faible, molle ; les tissus sont pénétrés de lymphe ; la prédominance des fluides blancs sur le sang rend leur constitution essentiellement lymphatique ; mais bientôt l'épiderme du nouveau-né tombe en petites écailles, le rouge de la peau devient moins vif, les rides s'effacent ; pendant les premiers mois de sa vie, il semble n'avoir besoin que de nourriture et de sommeil. Peu à peu son entendement se développe ; il cherche à reconnaître les objets qui l'entourent ; il les regarde fixement. Borné d'abord aux sensations pénibles, qu'il exprime par des cris et des pleurs, il s'accoutume aux effets des agents extérieurs, et les souffrances qu'il éprouve s'effacent graduellement. Dès le deuxième mois il devient sensible aux impressions agréables, et il commence à les exprimer par des sourires. Du sixième au septième mois commencent la première dentition et ses orages, la mollesse universelle des tissus va en diminuant ; à mesure que les dents sont plus nombreuses, l'enfant se nourrit d'aliments plus substantiels, et ses forces augmentent ; le corps, en grandissant, devient plus vigoureux, la graisse et la sérosité se résorbent, et quoique le tempérament demeure lymphatique, cependant la prédominance des fluides blancs sur le sang devient d'autant moins marquée que l'enfance approche davantage de son terme.

Caractères et maladies de l'enfance.

Chaque âge présente assez généralement des caractères particuliers, résultant de la prédominance d'organes. Ceux de la digestion sont robustes dans l'enfance et conservent leur prédominance. Le ventre est donc saillant, la poitrine étroite et le crâne trèsdéveloppé. Aussi l'enfant mange beaucoup et digère vite ; sa nutrition est très-active. Le cerveau, qui présente un volume relatif fort considérable, fonctionne avec une grande activité ; c'est à cette époque de la vie, et surtout pendant les années qui précèdent celle de la puberté, que l'on apprend avec la facilité la plus grande et le plus grand nombre de choses, c'est l'époque de la mémoire que rien ne distrait. Si les impressions sont fugitives, elles reviennent fréquemment, et la somme des connaissances acquises n'en est pas moins considérable.

Ceux qui ont la tête très-volumineuse sont très-sujets aux convulsions; ils ont des dispositions remarquables; plus précoces que les autres enfants, ils sont plus spirituels, plus vifs, plus intéressants. Du reste, les maladies les plus communes à cet âge sont les affections spasmodiques, les inflammations du cerveau et de ses enveloppes, l'épilepsie, le coma; celles qui ont leur siége dans l'abdomen, comme les diarrhées opiniâtres, la constipation, les vers intestinaux, le carreau, etc. Les maladies des organes contenus dans la poitrine sont, au contraire, plus rares et plus irrégulières.

Tempérament de l'enfance.

Les enfants sont généralement lymphatiques et nerveux. On en trouve toutefois d'exclusivement nerveux ou lymphatiques, plus rarement de sanguins, constitution la plus opposée à cette époque de la vie; mais, de quelque espèce que soit le tempérament, il se marque par des nuances qui dépendent de l'âge. L'enfant et l'adulte nerveux ou sanguins diffèrent l'un de l'autre; l'un est plus fort que l'autre; celui-là connaît peu parce qu'il a peu vu; celui-ci sait plus puisqu'il a plus d'expérience.

L'enfant est faible, il en a le sentiment; tout lui est trouble et agitation, tout lui fait peur : le bruit, la solitude, l'obscurité; il tremble devant le plus faible animal; il s'épouvante de la chute d'une feuille.

Cependant il est, comme l'adulte, le jouet de ses désirs, qu'il ne sait pas borner. L'enfant nerveux, surtout, présente quelquefois un remarquable développement de facultés et de passions; la haine, la jalousie, la dissimulation, la colère, la mélancolie même le tourmentent et l'agitent. Ces dispositions sont dues presque toujours à des causes morales, et l'on en a observé les effets, dès les premiers mois de la naissance. Plus tard les résultats en sont désastreux, et ils influent souvent sur le reste.

Adolescence.

L'homme, en Europe, arrive ordinairement à la puberté vers sa quatorzième année. Alors la prédominance cérébrale commence à disparaître, les autres parties du corps prennent de l'accroissement; la poitrine se développe, les organes de la génération se prononcent, l'estomac a une force considérable; le travail de la nature n'est plus dans le système lymphatique, c'est vers le système sanguin que se portent tous ses efforts; c'est de lui que toutes les parties vont recevoir une impulsion nouvelle, un mode de vie différent. La puberté succède à l'enfance, accompagne l'adolescence et précède la jeunesse; c'est l'âge où la nature donne à chaque individu, nonseulement tout ce qu'il lui faut pour être, mais de quoi donner l'existence à d'autres. Elle rend plus saillants les traits caractéristiques et propres à chaque sexe; elle établit entre eux les différences qui jusqu'alors étaient peu sensibles. L'homme et la femme ne paraissent pas différer, en effet, dans les premières années de leur vie; ils ont à peu près le même aspect, la même délicatesse d'organes, le même son de voix; soumis aux mêmes besoins, confondus dans les mêmes jeux, quelques nuances à peine dans les formes extérieures peuvent servir à les distinguer. A l'époque de la puberté, cesse cet état équivoque; non-seulement les sexes sont séparés par leurs organes spéciaux qui prennent un développement rapide, mais les traits généraux qui les caractérisent viennent frapper les yeux les moins exercés; ce changement s'opère aussi bien au moral qu'au physique; l'un prend cet aspect de la force qui plaît et qui protége; l'autre, tout en conservant ses formes délicates et arrondies, ajoute à cet heureux ensemble l'éclat et la fraîcheur qui séduisent et attirent. Bientôt le jeune homme a perdu cette mollesse, cette douceur, ce poli des formes qui lui étaient communs avec la jeune fille ; ses muscles se dessinent, ils acquièrent plus de saillie et tendent à donner à chaque partie du corps une apparence plus déterminée ; comme les muscles, la charpente osseuse augmente de volume et de solidité ; ce n'est plus le même individu ; son aspect change, son œil s'anime ; tous les traits de sa physionomie se prononcent ; le son de sa voix, d'abord rauque et inégal, devient plus fort et plus grave ; une taille plus élevée, des mouvements plus assurés, une démarche plus fière et plus ferme lui donnent déjà cette attitude qui dénote l'être le plus parfait et le plus puissant de la création. D'autres idées se présentent à son esprit, d'autres désirs se font sentir ; il change d'inclinations ; les jeux de l'enfance n'excitent plus en lui la même ardeur ; il lui faut des exercices plus pénibles ; il sent le besoin d'essayer ses forces qui augmentent chaque jour, et d'en faire un continuel usage pour les augmenter encore ; tout, en un mot, tend au même but ; accroître une vigueur qui lui est nécessaire pour remplir le rôle auquel il est appelé : l'adolescent, enfin, se fait homme.

Puberté précoce, tardive.

Le sexe, le climat, la manière de vivre influent sur les phénomènes plus ou moins précoces de la puberté ; la femme y arrive un ou deux ans plutôt que l'homme. Dans les pays méridionaux, ils se présentent longtemps avant l'époque où ils se manifestent dans les contrées septentrionales. Ainsi les filles sont pubères à dix et même à neuf ans dans les climats les plus chauds de l'Afrique, de l'Asie et de l'Amérique, tandis que dans le nord de l'Europe, en Suède, en Russie, en Danemark, elles ne le sont que de la dix-septième à la dix-huitième année ; mais un grand nombre de causes tant physiques que morales peuvent encore hâter ou reculer l'époque de la puberté dans l'un et dans l'autre sexe.

C'est ainsi qu'une nourriture abondante ou trop succulente, l'usage des aliments ou des boissons échauffantes la rendent plus précoce, et c'est à cette cause principalement qu'il faut attribuer les différences que l'on observe entre les habitants des villes et ceux de la campagne, entre les enfants du riche et ceux du pauvre. Combien de causes morales peuvent d'ailleurs amener les mêmes résultats dans les grandes villes ! La fréquentation des spectacles, l'aspect d'images voluptueuses, les sons d'une musique molle et efféminée si propres à exciter les passions, l'abus des odeurs dont l'action sur les organes de la reproduction est si frappante, etc., ne sont-ils pas autant de modificateurs puissants bien propres à avancer cette époque ?

C'est ainsi, d'un autre côté, que le séjour dans des habitations humides et peu aérées, l'usage d'aliments peu nourrissants, mal préparés ou pris en trop petite quantité, les affections tristes de l'âme, les maladies de l'enfance, les scrofules, le rachitisme surtout, sont autant de causes qui troublent les opérations de la nature, s'opposent au développement de l'individu, et conséquemment reculent l'époque de la puberté.

Effets de la puberté chez les femmes.

En dehors de ces circonstances, la jeune fille, en France, commence à en ressentir les effets dès qu'elle a atteint sa douzième année. En s'avançant vers cet âge, la femme semble s'éloigner moins que l'homme de sa constitution primitive. Délicate et molle, elle conserve toujours quelque chose du tempérament propre à l'enfance. La nature, cependant, développe déjà chez elle les principaux organes qui doivent servir à la reproduction de l'espèce, et elle donne un caractère particulier à toutes les parties du corps qui doivent concourir à cette œuvre, but principal et complément de son existence.

« Tout son corps, dit un auteur (1), éprouve une secousse générale qui va frapper
« avec une force particulière ces deux parties opposées par leur siége et différentes
« par leurs fonctions, dont l'une est l'instrument immédiat de la génération, et l'autre
« le nourrit, l'augmente et le fortifie. Alors toute la masse cellulaire s'ébranle aussi et
« se modifie; elle s'arrange autour de ces deux parties qu'elle rend plus saillantes
« comme autour de deux centres d'où elle envoie des productions aux différents or-
« ganes qui leur sont soumis. Les productions qui partent du centre supérieur, après
« avoir arrondi le col et lié les traits du visage, vont se perdre agréablement sur les
« épaules et se prolongent vers les bras pour leur donner ces contours fins, déliés et
« moelleux qui se continuent jusqu'aux extrémités des mains. Les productions qui par-
« tent de l'autre centre vont modifier à peu près de la même manière toutes les parties
« inférieures. Le principe actif ou la force intérieure qui opère ce développement im-
« prime en même temps aux humeurs un mouvement de raréfaction qui donne à toutes
« les parties de la consistance, de la chaleur et du coloris; tout s'anime dans la femme;
« ses yeux, auparavant muets, acquièrent de l'expression ; tout ce que les grâces
« légères et naïves ont de piquant, tout ce que la jeunesse a de fraîcheur brille dans sa
« personne. »

Mais ce n'est point aux formes extérieures que se borne ce changement; il se produit
encore dans les parties qui leur servent de soutien. La poitrine, et le bassin prennent un
développement considérable et rapide. Les organes de la génération qui y sont contenus
augmentent en volume ; ceux qui sont placés à l'extérieur, parvenus en peu de temps à
l'état où ils doivent rester pour toujours, deviennent plus apparents; les vaisseaux uté-
rins sont gonflés et distendus ; un sentiment de pesanteur plus ou moins fatiguant, des
douleurs dans la région lombaire, de la lassitude, de l'engourdissement dans les membres
inférieurs annoncent assez constamment la menstruation. Enfin l'écoulement périodique
s'établit, et la jeune pubère, étonnée, voit apparaître avec cette nouvelle fonction un
enchaînement de rapports physiques et moraux, source de nouveaux besoins et de
nouvelles impressions qui s'accompagnent souvent aussi de maux difficiles à combattre
et à surmonter.

Le tempérament propre à la puberté n'est pas encore bien défini ; le cerveau joue
toujours un grand rôle, et les organes thoraciques continuent à se développer; lorsque
ceux-ci ne prennent pas l'accroissement qui leur est nécessaire, le cerveau conserve sa
prédominance, et ces organes sont très-disposés aux maladies; ils sont fatigués par le
moindre exercice, qui devient facilement extrême à cet âge, tandis que le cerveau, qui
jouit d'une activité extraordinaire, a besoin d'organes robustes pour le servir. Cependant,
si l'on peut attribuer à la puberté un tempérament spécial, il sera à la fois nerveux
et sanguin, comme celui de l'enfance est en général nerveux et lymphatique.

Maladies propres à l'adolescence.

Les maladies propres à cet âge, et qui sont la conséquence d'une disposition particulière de l'économie, viennent confirmer cette manière de voir. Nous avons observé,
en effet, que le développement complet des organes de la génération, la sécrétion d'une
humeur nouvelle, et l'évacuation d'un sang surabondant chez les femmes, amenaient
un nouvel ordre de fonctions, et modifiaient celles qui existaient déjà. Il semble que,
dans l'un et dans l'autre sexe, un nouveau principe vivifiant circule dans toutes les
parties de l'organisme et distribue plus abondamment les matériaux de la vie. Le
système sanguin, surtout, paraît recevoir un plus grand degré d'énergie. Aussi les
hémorragies nasales sont plus fréquentes à cette époque de la vie qu'à toutes les autres,

(1) Roussel , *Système physique et moral de la femme.*

les affections morbides ont un caractère inflammatoire des plus marqués, et elles sont jugées le plus ordinairement par des pertes de sang plus ou moins abondantes.

Mais, outre ces sortes d'affections qui peuvent être communes à l'un et à l'autre sexe, il en est de particulières aux filles; c'est de l'utérus qu'elles semblent partir pour étendre leur influence, comme par une sorte d'irradiation, sur tout leur système sensitif. Il n'est pas rare de voir alors les maladies hystériques, hypocondriaques, mélancoliques, etc., se développer, ouvrir cette scène tumultueuse de mouvements irréguliers qu'on appelle *attaques de nerfs, vapeurs*, et donner naissance aux désordres les plus bizarres des fonctions du cerveau qui, le plus souvent, ne semble affecté que par réaction sympathique. Est-il nécessaire de faire observer combien les jeunes personnes ont besoin, dans ces circonstances, de ménagements et de précautions, combien les soins et la modération en tout genre deviennent importants et les excès dangereux? C'est alors que les impressions physiques et morales les plus légères peuvent troubler la nature, changer la direction de ses forces et les porter ou les concentrer vers des organes sur lesquels elles peuvent devenir funestes.

Mode d'éducation des adolescents; ses défauts.

Ces observations nous amènent naturellement à la critique du mode d'éducation adopté à l'égard des jeunes pubères. C'est de la quatorzième à la dix-huitième année que l'on surexcite les efforts intellectuels, sans faire attention que la nature, occupée d'un grand travail à cette époque de la vie, ne doit pas être chargée de travaux étrangers; qu'il ne lui faut laisser que le moins possible d'obstacles et de résistances à vaincre. Les grands efforts de l'esprit ne peuvent être réunis aux grandes révolutions de l'organisme, et, à l'époque de la puberté, le jeune homme est moins capable d'exercer sa mémoire, son imagination et surtout son jugement. Qu'on se persuade bien, d'ailleurs, qu'une forte et habituelle contention d'esprit, en dirigeant vers le cerveau la plus grande partie de l'énergie vitale, diminue d'autant l'activité des autres organes, ralentit leur action et empêche le développement physique de l'individu. Cependant c'est par les avantages du corps qu'il doit briller à cet âge plutôt que par les connaissances acquises.

Est-ce à dire que le jeune pubère doit croupir dans une oisiveté absolue? Bien loin de là. Ce serait tomber dans un excès non moins dangereux; il lui faut un exercice modéré du corps et de l'esprit. Le premier facilite l'accroissement de ses organes et leur procure cette vigueur qui rend les mouvements plus énergiques et plus fermes; le second remplit le vide de l'imagination et l'empêche de se livrer à la séduction des sens, de s'abandonner à ces rêveries involontaires, à ces élans du cœur qui ne sont presque toujours que l'expression d'une passion qui peut devenir funeste lorsqu'elle naît avant que l'homme soit arrivé au complet développement de ses facultés physiques et morales.

Tempérament de la jeunesse; maladies.

Vers la vingtième ou vingt-cinquième année, le tempérament sanguin est plus prononcé; les orages de la puberté ont disparu; le travail intellectuel a pu s'accomplir sans de trop grands efforts, sans danger pour l'organisation; l'homme est devenu plus fort, plus énergique; il possède un grand nombre de connaissances; il a le sentiment de sa valeur; il rompt bientôt les liens qui l'ont retenu depuis son enfance, et il est propre à tout. Sous l'empire de ses passions et dirigé par elles, il s'élève et grandit par la lutte, ou, s'il ne peut la supporter, s'il se trouve accablé sous le poids de ses maux, il prend souvent des résolutions extrêmes. C'est le temps des crimes; c'est le temps des vertus; c'est aussi le temps du génie. Celui qui n'est pas à cet âge bon ministre, bon général, bon médecin, ne le sera jamais, a dit Zimmermann ; et, sans adopter entièrement l'opinion de cet homme célèbre, qui a dit vrai pour les hommes qui ne s'occupent que des sciences exactes, mais non pour les sciences d'observations comme la médecine ou la diplomatie, etc., nous devons reconnaître que les plus grands noms laissés dans l'histoire appartiennent à de jeunes hommes. Alexandre, Jules César, Napoléon dominaient le monde à trente ans.

Le tempérament sanguin est donc généralement celui de la jeunesse, mais on retrouve tous les autres à cet âge. Quant aux maladies, nous avons vu qu'elles se liaient pendant l'adolescence aux modifications plus ou moins rapides qu'amène la puberté ; qu'elles sévissaient plus spécialement sur le poumon, les glandes lymphatiques, le système osseux, et que ces organes étaient aussi ceux qui se trouvaient alors soumis à l'évolution la plus étendue dans l'ordre naturel des fonctions ; qu'ainsi la pneumonie chronique, les tubercules du poumon, l'inflammation lente et la suppuration des glandes de l'aisselle, de l'aine et du cou ; le ramollissement, les déviations, les tumeurs et la carie des os n'étaient pas rares à cet âge ; qu'à cette série déjà longue il fallait ajouter ces fièvres nerveuses presque interminables dues à l'activité d'accroissement qui signale cette époque, et surtout cette funeste habitude d'onanisme souvent produite par la violence des premiers désirs, ou les jouissances dont les rêves, le hasard, les mauvais exemples ont amené la découverte. C'est encore à cet âge que la fièvre typhoïde est plus fréquente.

Après la puberté et pendant la jeunesse s'observent d'autres maladies ayant un caractère inflammatoire plus tranché ; ce sont : la pneumonie, la pleurésie, dites fluxions de poitrine, les maux de gorge, l'hémoptysie qui chez le jeune homme remplace l'épistaxis de l'enfant. Ce sont encore les affections aiguës du cerveau et de ses enveloppes, la fièvre inflammatoire et les névroses ; leur marche est le plus souvent aiguë et elles se jugent par des crises spontanées comme des hémorragies ou dos sueurs. Ajoutons, pour terminer, que les maladies beaucoup moins multipliées dans la jeunesse que dans l'enfance, l'emportent encore en nombre et en fréquence sur celles de l'âge viril, époque à laquelle l'homme a pris tout son développement.

De la virilité.

L'âge viril est le plus étendu, le plus important de la vie ; pendant sa durée, la destinée de l'homme s'accomplit dans ses points les plus essentiels. C'est à cette époque de développement complet de l'organisme, des forces physiques et morales, que se fixent définitivement les traits caractéristiques de son tempérament propre et le plus fréquemment ceux du tempérament bilieux qui domine dans cette période de l'existence. La taille est arrêtée, le corps moins élancé, moins élégant que dans la jeunesse, est plus ample et plus fort. La barbe s'épaissit, les cheveux, le teint se rembrunissent, la peau devient plus ferme et perd son éclat. La physionomie, plus vigoureusement caractérisée, a pris son type distinctif, et réflète avec plus d'énergie les passions qui agitent l'âme.

Les organes digestifs, ceux de la respiration, le cœur, les vaisseaux absorbants et les appareils de la sécrétion se consolident et se fortifient. Le système lymphatique est proportionnellement moins développé que dans les âges précédents, et les glandes sécrétoires situées dans l'abdomen ont une étendue considérable. Aussi tous les viscères renfermés dans cette cavité, comme dans le bassin, ne tardent-ils pas à présenter cette prédominance abdominale qui est comme le caractère distinctif de l'âge mûr.

Les organes des sens ont acquis tout leur développement ; les cavités de la face qui les renferment et qui doivent offrir à l'épanouissement de la substance nerveuse chargée de la perception des influences extérieures une surface suffisamment étendue, s'étant, par cela même, augmentées, le crâne paraît avoir diminué de volume. Il a perdu cet aspect proéminent qui lui était particulier dans les premières années de la vie, et qu'il avait en partie conservé dans la jeunesse. Le cerveau et le système nerveux en général sont dans une juste proportion avec les autres organes, comme l'indiquent les quantités bien connues, qui établissent les différences existant entre la masse cérébrale et celle de tout le corps. Ainsi, ces différences, qui étaient à la naissance comme 1 est à 12, et chez l'enfant de douze ans comme 1 est à 25, ne sont plus chez l'adulte que dans le rapport de 1 à 35. L'appareil nerveux a donc cessé d'être prédominant, il est devenu plus consistant et plus ferme. Il en est de même des organes de la locomotion; ils présentent entre eux l'équilibre qui existe entre les dimensions des grandes cavités; les os sont plus épais, les muscles devenus plus forts et plus robustes, rouges et consistants, sont vigoureusement accusés et presque entièrement dépourvus de graisse et de sérosité. Les organes de la génération chez l'homme et chez la femme sont aussi arrivés au plus haut degré de leur consistance et de leur accroissement, et c'est à cette époque de la vie seulement qu'existe pour les deux sexes une véritable aptitude à la reproduction de l'espèce.

De la virilité confirmée et commençant à décliner.

Tel est l'aspect, tels sont les organes de l'adulte dans les périodes de la virilité croissante et de la virilité confirmée, depuis trente jusqu'à quarante-cinq ans environ; mais vers l'époque du déclin, à quarante ans chez les femmes, à cinquante ans chez les hommes, tous les signes d'un affaiblissement graduel se prononcent. La peau a perdu sa souplesse, elle commence à se flétrir, à se rider; les cheveux et la barbe deviennent gris, les dents s'allongent et paraissent moins solides dans leurs alvéoles, le ventre augmente de volume, le corps engraisse et le tempérament tend à redevenir lymphatique; les organes abdominaux s'accroissent, l'action du système nerveux s'affaiblit, les muscles deviennent moins épais, moins fermes, moins rouges, et s'ils paraissent quelquefois plus volumineux, c'est que la graisse s'accumule plus facilement entre leurs faisceaux; tout annonce, enfin, que le sang perd chaque jour de sa richesse et de ses proportions pour laisser les fluides blancs prédominer de nouveau. Mais ce sont principalement les organes de la génération qui donnent l'indication la plus manifeste de la décadence prochaine de la virilité. La déformation et la flaccidité des seins, l'allongement et la coloration brunâtre des mamelons, la flétrissure de l'utérus, de la vulve et de ses annexes, dénoncent chez la femme les labeurs de la maternité, en même temps qu'ils démontrent la nécessité du repos. Les signes du déclin, moins prononcés chez l'homme, sont cependant assez manifestes aux yeux de celui qui veut les reconnaître, pour l'engager à une abstention, ou, du moins, à des ménagements, plus nécessaires encore pour lui que pour la femme. Qui ne sait, en effet, les dangers d'excitations trop vives, des plaisirs trop émouvants, dont la répétition fréquente n'est plus de cet âge?

Fonctions organiques.

C'est pendant la durée de la virilité que les fonctions organiques atteignent leur complète énergie. Si l'estomac digère moins vite que dans l'enfance et la jeunesse, il le fait avec facilité et sans lenteur, aidé qu'il est par l'abondance de la sécrétion biliaire; l'homme peut alors, sans grand inconvénient, enfreindre les règles rigoureuses du régime dans sa manière de vivre; il peut en supporter plus aisément les écarts, ou, du moins, ceux-ci ne sont pas aussi dangereux qu'à tout autre âge. La nutrition est active, et fournit au corps tous les éléments nécessaires pour réparer ses pertes journalières; mais elle cesse de l'accroître en hauteur pour l'augmenter dans le sens de l'épaisseur, produisant cet effet dans chaque organe en raison de son énergie d'action. Aussi, la chaleur produite par l'adulte est-elle considérable et le met-elle à même de résister mieux que le vieillard et le jeune homme à toutes les vicissitudes atmosphériques et toutes les variations de température auxquelles il se trouve exposé.

C'est encore l'âge de la méditation, des travaux approfondis. Généralement fixé dans le plus grand nombre de ses idées, dans ses occupations, l'homme voit alors tout le cours de sa vie, il fortifie, il mûrit, il étend ce qu'il a conçu. Ses organes sont plus forts et se lassent moins, ils sont plus capables d'application soutenue; les sensations sont moins vives, mais plus durables; son attention est plus persévérante, son jugement plus mûr, sa volonté plus forte; il réfléchit, compare et exécute. Les illusions de la jeunesse s'évanouissent; l'ambition, l'amour de la gloire, la soif des richesses et des honneurs les remplacent; bientôt, la famille et les sollicitudes qu'elle entraîne font naître dans son cœur l'égoïsme, et, l'isolant des autres hommes, en produisent des intérêts opposés, et lui permettent à peine d'écouter le cri de sa conscience qui cherche à l'en éloigner. Poëte ou orateur, philosophe ou homme d'État, il sait prendre tous les tons, se servir de tous les modes pour parvenir. Tous les moyens d'expression tirés de la physionomie, du geste, de la voix et de la parole, sont perfectionnés; ils ne laissent rien à désirer pour la manifestation de la pensée par laquelle il charme; agite, instruit ou gouverne le monde. C'est aussi le visage de l'adulte qui fournit au peintre le mouvement des passions, c'est sur lui qu'il parvient à saisir l'expression de la colère, de la terreur, de la menace et de la pitié, comme celle de la méditation, du jugement et de la volonté. Les forces physiques sont également parvenues au plus haut degré d'énergie. La marche, la course, le saut sont fermes et assurés; la fatigue est mieux et plus longuement supportée, elle est moins nuisible que chez le jeune homme dont elle peut arrêter le développement.

Les fonctions des organes de la génération participent à cet état général de perfection. Nous l'avons dit, c'est à cette époque de la vie seulement qu'existe pour les deux sexes une véritable aptitude à la reproduction de l'espèce. Les fluides fécondants sont complétement élaborés; les menstrues sont régulières, les seins suffisamment développés, et ils indiquent chez la femme le complément d'organisation nécessaire pour concevoir et allaiter. La loi chez tous les peuples civilisés s'est conformée aux prescriptions de la nature à cet égard en fixant pour le mariage un âge en rapport avec les aptitudes requises, et elle a voulu par cette mesure assurer autant que possible à la société les avantages qu'elle a droit d'attendre d'une institution qui en est la base.

Âge viril à son déclin; fonctions organiques.

Au déclin de l'âge viril les fonctions s'affaiblissent, l'appétit est moins vif et les digestions sont plus lentes, plus difficiles, la sécrétion biliaire est moins active, l'embonpoint que prend le corps à cette époque s'y localise en quelque sorte; d'où suit l'augmentation plus spéciale du volume du ventre, la prédominance apparente des organes abdominaux indiquent assez que la nutrition véritable languit. C'est une accumulation graisseuse produite par les exhalations intérieures, se portant sur un point plutôt que sur un autre, et qui annonce un commencement de faiblesse. Aussi la chaleur diminue, les sensations deviennent moins nettes et moins précises, l'attention se fixe avec plus de difficulté, la mémoire est moins sûre et moins heureuse, la pensée en un mot a moins de ressort; le jugement seul paraît se fortifier par le progrès de l'âge. Quant à l'expression des idées, elle a perdu cet entrain, cette énergie qui la caractérisaient précédemment; la voix est moins forte, la parole moins nette et la physionomie moins mobile; les forces physiques diminuent également. L'adulte qui s'avance vers la vieillesse marche avec plus de lenteur, ne saute plus, ne court qu'autant qu'il y est forcé et se fatigue facilement.

Tempérament des diverses périodes de l'âge viril; maladies.

L'âge viril se partage en plusieurs périodes pendant lesquelles le tempérament subit des modifications qui leur correspondent. Sanguin et bilieux dans la première, il devient plus spécialement bilieux dans la seconde, et tend à reprendre le caractère lymphatique dans la troisième ou au déclin. Quant aux maladies, on peut dire qu'elles suivent les modifications imprimées aux tempéraments ; moins nombreuses qu'à toute autre époque de la vie, elles affectent plus spécialement les organes de la respiration dans la première période, qui s'étend de vingt-cinq à trente ans, et elles conservent la forme aiguë propre à la jeunesse. C'est dans cette période encore que se développe assez fréquemment la phthysie pulmonaire héréditaire ; la période suivante est marquée particulièrement par des prédispositions aux maladies de l'estomac et du tube digestif, comme l'irritation gastrique, la fièvre bilieuse, les embarras gastriques et intestinaux, la jaunisse, le choléra-morbus sporadique, l'inflammation du foie ; et chez la femme l'inflammation utérine, la fièvre puerpérale et l'engorgement aigu des seins.

Mais c'est le déclin de l'âge viril qui semble être assiégé par tous les maux qui accablent l'espèce humaine. Ainsi se précipitent à l'envi les affections catharrales, la goutte, le rhumatisme, la diarrhée, le catharre de la vessie, la gravelle, les hémorrhoïdes et tout le cortége des affections organiques des viscères de l'abdomen. Que n'a-t-on pas dit et écrit sur les orages de cette époque de la vie chez les femmes, si justement appelée *âge critique*, et qui n'a d'autre cause que l'état de plénitude sanguine produite par la cessation des règles? Que d'alternatives de bien et de mal, que de secousses jusqu'à ce que l'utérus, siége ordinaire de surexcitations de toute espèce, et qui va rentrer pour ainsi dire dans le sommeil de la première enfance, soit parvenu, après bien des oscillations, au calme qu'il doit garder pendant le reste de l'existence. Pendant toute cette période, la femme est tour à tour affaiblie par des pertes excessives ou surexcitée par la trop grande abondance du sang qui ne trouve plus son écoulement ordinaire ; elle est pour ainsi dire en proie à toutes les maladies, et c'est alors que se produisent particulièrement les convulsions, les spasmes, les dépravations du goût et de l'odorat, les bouffées de chaleur, les sueurs générales ou partielles, l'inappétence, le vomissement, les coliques, les maux de reins, la faiblesse, les épanchements séreux, le cancer du sein et de la matrice.

De la vieillesse.

Nous avons vu l'homme passer par degrés insensibles de la virilité confirmée à la virilité décroissante. Les traits caractéristiques de cette dernière sont peu distincts de ceux qui appartiennent à la verte vieillesse ; tout ce que nous venons de dire de l'âge adulte vers son déclin peut donc s'appliquer à celle-ci, mais tout est encore plus prononcé. La faculté reproductrice est abolie, les forces sont de plus en plus diminuées, les organes se détériorent, la pensée s'affaiblit et l'imperfection des diverses fonctions est de plus en plus marquée.

C'est de la vieillesse avancée, de la caducité, et même de la décrépitude que nous aurons à nous occuper. Une observation générale a dû frapper nos lecteurs, c'est que l'homme qui, dès la vingtième année de sa vie, a cessé de croître en hauteur, augmente dans toutes ses autres dimensions pendant les vingt années qui suivent; après quoi il dépérit et perd chaque jour des forces qu'il avait acquises, mais ce dépérissement n'est pas plus accéléré que n'avait été la croissance ; ayant mis de trente à quarante ans pour atteindre le *summum* de sa vigueur, il emploie le même espace de temps pour arriver à sa fin, lorsqu'aucun accident ne vient la précipiter. Il suit en cela la loi qui préside à la destinée des êtres les plus élevés de la création. La durée de la vie peut en effet se mesurer par celle de l'accroissement. Un cheval qui ne croît que pendant six à sept ans ne vit que vingt-cinq ou trente ans; l'homme qui est trente ans à croître vit quatre-vingt-dix ans; les poissons vivent des siècles, parce qu'ils n'atteignent leur complet développement qu'après un grand nombre d'années.

Caractères de la caducité.

L'homme devenu vieux diminue donc de volume, il se rapetisse, il s'émacie. Son corps se courbe, sa peau se ride, ses membres deviennent grêles, sa tête s'incline en avant; sa face devient maigre, terreuse, se couvre de rides; à peine si les traits qui la distinguaient naguères peuvent se reconnaître; petite, ratatinée par la chute des dents et le rapprochement des mâchoires, elle paraît plus petite encore par l'ampleur du front, agrandi lui-même par le développement des sinus et l'état de calvitie du crâne. Les yeux sont rentrés, chassieux et larmoyants; les joues creuses, la bouche est enfoncée, la barbe rare et blanche. Le tempérament bilieux ou sanguin qui a pu exister dans l'âge viril a disparu, il est remplacé par le tempérament lymphatique; les fluides blancs ont définitivement prédominé; il s'y joint quelquefois une sorte d'excitabilité nerveuse qui n'est que le résultat d'une disposition maladive du cerveau.

Les organes de la digestion présentent le même dépérissement. Les dents usées, ébréchées, chassées de leurs alvéoles tombent, et cèdent aux gencives durcies leur rôle de mastication. L'estomac et les intestins sont vastes, mous et comme amincis; le rectum est large, distendu, sans résistance; les glandes de l'abdomen, le foie, les reins ont perdu leur activité et les sécrétions sont languissantes ou annulées.

Les organes des sens ont participé à l'état général d'affaiblissement; l'aplatissement de l'œil, la densité de ses milieux, notablement diminuée, lui ont fait perdre de sa force de réfraction. La sécheresse du pavillon de l'oreille, l'accumulation du cérumen dans le conduit auditif ont altéré la finesse de l'ouïe. Le goût seul conserve ses qualités particulières, l'olfaction n'est pas non plus complétement abolie. Quant aux instruments du tact et du toucher, leur détérioration est sensible. La peau est sèche et écailleuse, sa consistance semble cornée dans diverses régions, et la roideur des articulations des doigts et de la main devient un obstacle à leur complet exercice.

Les organes génitaux, enfin, sont chez l'un et l'autre sexe dans un état d'atrophie qui leur donne l'aspect de petitesse et d'inertie existant par défaut de développement dans l'enfance.

Caducité; fonctions organiques.

Les fonctions sont en rapport avec ce dépérissement des organes. Les digestions sont lentes, difficiles et s'accompagnent de malaise, de toux et de pituite. L'appétit est diminué; cependant les vieillards, conservant des habitudes de gourmandise, sont pour la plupart enclins aux plaisirs de la table; ils dépassent les limites des besoins naturels, et dès lors ils éprouvent les inconvénients attachés à la surcharge de l'estomac; aussi les éructations, les flatuosités, la diarrhée deviennent des accidents ordinaires et les rendent attentifs à tout ce qui concerne l'acte si important pour eux de la défécation; c'est avec la même sollicitude qu'ils surveillent la sécrétion urinaire; et, en effet, l'abondance de cette sécrétion, comme celle des membranes muqueuses, augmentée par le défaut de transpiration de la peau, explique assez l'attention qu'ils y apportent. La nutrition souffre; de là ce degré d'amaigrissement et d'atrophie appelée sénile, qui reconnaît pour cause la prépondérance du mouvement de désagrégation, sur celui d'assimilation des corps étrangers, appelés à renouveler incessamment toutes les parties constituantes de l'économie.

Les sensations s'affaiblissent, puis s'émoussent, et enfin s'oblitèrent par le fait de la caducité. La vue devient presbite ou longue; souvent la cécité est la suite de la paralysie du nerf optique ou de l'opacité du cristallin; si ces accidents graves ne se produisent pas, la vision est non moins fréquemment altérée par le larmoiement ou l'ophthalmie chronique. L'ouïe s'émousse; d'abord dur d'oreille, le vieillard d'ordinaire devient sourd. Le sens du toucher n'est pas mieux à l'abri de cet affaissement général. La roideur des articulations, l'état corné de la peau, le défaut de sensibilité, par conséquent, expliquent l'espèce d'imperfection à laquelle il finit par arriver. Les sensations du goût et de l'olfaction seules restent à peu près intactes. On le comprend, réduit à l'état d'immobilité presque absolue, la vie de relation, chez le vieillard, a cessé pour ainsi dire; mais la vie organique continue, et pour l'entretenir il est nécessaire que les sens qui se lient à la digestion conservent en quelque sorte leur intégrité.

Quant aux perceptions elles sont de plus en plus limitées. La mémoire est courte pour les objets présents, elle conserve seulement le souvenir du passé et en rappelle les faits avec précision; de là le rabachage si souvent reproché à la vieillesse. L'attention ne se fixe plus, mais elle se concentre; aussi le vieillard est réfléchi et méditatif; son jugement est sain, ses conseils sont souvent précieux. C'est à l'observation de ce fait qu'était dû chez les anciens le respect dont il était entouré; c'est aussi la dernière faculté qu'il abandonne; elle persiste jusqu'au moment de l'oblitération complète de la pensée qui se manifeste par l'état d'enfance ou de démence sénile. Les sentiments sont de plus en plus personnels ou plutôt égoïstes. La peur de manquer le rend avare; la conviction de sa faiblesse, défiant et parcimonieux; les qualités morales disparaissent à leur tour, et il devient sinon un fardeau, du moins un embarras pour sa famille et ses amis. Ramené aux faiblesses de l'enfance, il s'emporte et s'attendrit, gronde et caresse en même temps; inconstant, plein de manies, il ne sait plus avoir de résolutions; son intelligence s'éteint et l'idiotisme de la décrépitude l'accompagne enfin jusqu'aux portes du tombeau.

Nous avons dit que les organes de la génération tendaient chaque jour à s'atrophier. Aussi, dès la première vieillesse, l'homme, que son imagination dépravée ne pousse pas à des actes immoraux et incompatibles avec la faiblesse de son âge, devient-il continent. Mais si, méconnaissant l'état de ses forces, ou excité par des pratiques intempestives, il s'abandonne aux jouissances de l'amour, il se voit bientôt cruellement déçu et puni de son imprudence. L'ébranlement causé par des efforts prolongés épuise le peu de forces qui lui restent; les vertiges, l'hébétude d'esprit, la longueur des fonctions digestives, souvent l'apoplexie, viennent l'avertir ou plutôt le châtier. Il s'aperçoit enfin, mais trop tard, qu'un plaisir si laborieusement obtenu est, par sa vivacité même et la violence de la commotion qu'il excite, incompatible avec l'épuisement et la débilité du vieil âge.

La verte vieillesse ou première époque est ordinairement remarquable par le bon état de la santé. C'est une des périodes de la vie la moins exposée aux infirmités qui affligent l'espèce humaine. Mais cet état de verdeur se dissipe, la caducité et la décrépitude le remplacent plus ou moins promptement; et la série des maux qui les accompagnent viennent assaillir l'homme réputé assez heureux pour y atteindre.

Maladies de la vieillesse.

Les maladies de cet âge sont caractérisées par l'expression du tempérament lymphatique qui prédomine de nouveau, c'est-à-dire par une teinte adynamique qui se lie volontiers soit à une excitation fugitive du cerveau, soit à l'allanguissement de l'influx nerveux. Elles ont aussi leur cause dans l'état de stagnation du sang veineux comme dans l'espèce d'excitation des organes abdominaux particulière aux vieillards. Ainsi, la faiblesse se dénote par les fièvres adynamiques, si ordinaires à cet âge, ou par la forme de cette espèce que toutes leurs maladies revêtent si facilement. Elle se dénote encore par le scorbut, la gangrène, les hernies, les chutes de matrice et du fondement, les varices des jambes, l'anévrisme passif, etc., etc. La disposition lymphatique rend compte de l'abondance des glaires, de la pituite, des crachats, du catarrhe pulmonaire chronique, du catarrhe vésical, et chez la femme, de la leucorrhée ou flueurs blanches. C'est à elle qu'il faut encore rapporter les dartres, le rhumatisme chronique, la goutte, etc., etc. Il nous serait facile de ranger ainsi, sous les divers titres que nous venons d'énoncer, un grand nombre de maladies qui frappent les vieillards, mais nous ne voulons pas paraître systématique; nous nous contenterons de signaler l'excitabilité temporaire du cerveau, comme cause évidente de la fièvre cérébrale et de l'apoplexie qui moissonne tant de vieillards vers l'âge de soixante ans; de reconnaître la prédominance des viscères abdominaux comme un état spécial de l'âge avancé qui rend raison des affections aiguës et chroniques de l'estomac, des maladies organiques du foie et des reins, de la gravelle et de la plupart des changements morbides qui s'attaquent aux organes contenus dans la cavité abdominale.

Enfin, nous ferons remarquer que les maladies de la vieillesse marchent avec lenteur; que plusieurs, comme les dartres, les hémorroïdes, les ulcères chroniques, etc., ne peuvent être guéris sans quelque danger, et que la plupart sont incurables. Il sera donc utile de s'en tenir presque toujours dans le traitement de ces maladies, ou plutôt d'avoir recours, comme moyens préservatifs, aux règles d'une hygiène bien entendue, ainsi qu'aux soins d'un régime approprié, et le plus ordinairement tonique. Il sera utile surtout, de se préserver des charlatans et de leurs élixirs de longue vie, qui n'ont d'autre effet que de la rendre plus courte.

Tels sont les changements apportés par l'âge dans les tempéraments; nous venons de voir qu'ils sont nombreux, et que chaque époque de la vie se caractérise, pour ainsi dire, par la substitution d'un tempérament à un autre. Voyons quelles sont les différences produites par les sexes; si considérables qu'elles soient, elles ne donneront pas lieu à un développement aussi long, et elles nous permettront d'arriver promptement à l'examen abrégé des modifications apportées, par les agents hygiéniques, à l'organisation humaine.

CHAPITRE IV.

DES TEMPÉRAMENTS SELON LES SEXES.

SOMMAIRE. — Organisation de la femme et de l'homme. — Différences dans les fonctions des sens. — Rapports observés par les anciens; idées différentes chez les modernes.

Organisation de la femme différente de celle de l'homme.

Les différences qui distinguent l'homme de la femme ne s'arrêtent pas aux organes de la génération, elles comprennent tout l'organisme. Peu apparentes dans les premières semaines de la vie intra-utérine, elles se prononcent de plus en plus par le développement graduel des caractères spéciaux à chacun des sexes. Par défaut d'observation, les anciens et quelques rêveurs, parmi les modernes, avaient considéré la femme comme un organisme humain avorté, comme un être imparfait. Ils n'avaient pas vu que le développement des organes de la génération, des systèmes osseux et glandulaire ne s'arrêtait pas ainsi qu'ils le pensaient, mais qu'il se faisait d'une manière différente, qu'il présentait un accroissement plus considérable pour certaines parties, moins grand pour d'autres. La femme, dans son organisation, est donc aussi parfaite que l'homme ; ce sont deux êtres faits l'un pour l'autre, unis par la nature dans un but commun, la reproduction et l'entretien de l'espèce. Les différences de configuration que nous avons à constater, n'établissent donc pas la supériorité d'un sexe sur l'autre, elles ne font que les caractériser.

La taille de l'homme est, en général, plus élevée que celle de la femme, le poids de son corps est plus considérable d'un tiers environ. Remarquons ici que la fécondité des femmes est en raison inverse de l'élévation de leur taille, les femmes grandes ayant ordinairement moins d'enfants que les autres. Le contour des formes est plus mou, plus arrondi chez la femme, plus arrêté, plus saillant chez l'homme. L'une a la peau fine, blanche, transparente, en quelque sorte ; celle de l'autre, au contraire, est rude, ferme au toucher, habituellement couverte de poils ; ses os et ses muscles sont plus développés, dépourvus de tissu cellulaire, ils sont vigoureusement accentués ; le volume des organes est plus fort, leur texture plus serrée, plus compacte ; les parties supérieures de son corps (la tête et la poitrine) sont plus vastes, le ventre et les hanches moins développés, les membres plus longs et plus musculeux, tandis que, dans la femme, la tête, les épaules et la poitrine sont étroites et faibles, l'abdomen et les hanches larges, et les membres beaucoup moins longs et moins forts ; il en résulte que le milieu du corps se trouve chez elle plus bas que chez l'homme, que les organes contenus dans l'abdomen sont plus grands, et ceux de la poitrine plus petits. La tête, avons-nous dit, est plus petite ; le cerveau, par conséquent, est moindre chez la femme, mais l'un et l'autre sont plus volumineux et plus pesants en proportion du reste du corps ; le crâne est aussi, proportionnellement, plus grand que la face ; il en est de même de la masse du cerveau par rapport aux nerfs, mais la tête est plus arrondie, moins saillante en avant que celle de l'homme ; le front est plus étroit, moins élevé ; l'occiput, au contraire, est plus proéminent ; ces dispositions correspondent au développement du cerveau dont les lobes antérieurs sont moindres et les lobes postérieurs plus forts chez l'une que chez l'autre.

Différences dans les fonctions organiques et dans les fonctions des sens.

De ces différentes organisations dérivent des différences dans les fonctions. Les forces nutritives sont moins énergiques, mais, sous certains rapports, plus actives chez la femme que l'homme ; ainsi, la nutrition s'opère avec une moins grande quantité de substances ; les diverses périodes de l'existence : accroissement ou croissance, puberté et décroissement, se succèdent avec plus de rapidité, et, malgré les dangers de l'enfantement, sa vie est généralement plus longue que celle de l'homme. Ses mouvements ont moins de force et de durée, mais ils sont plus souples, plus moelleux, et la disposition de ses muscles lui donne en grâce et en légèreté ce qu'elle lui ôte en vigueur.

Les différences dans les fonctions des sens entre les deux sexes ne sont pas moins tranchées ; et ces différences apparaissent d'autant plus, que les individus chez lesquels on les observe appartiennent à une civilisation plus avancée et à une classe plus élevée de la société. Moins fortes, moins étendues, moins violentes chez la femme que chez l'homme, les sensations sont plus délicates, plus faciles à faire naître, et deviennent bientôt douloureuses, si elles sont trop fortement excitées. Les facultés intellectuelles ont moins de force et de tenue, mais elles ont plus de vivacité, plus de souplesse. L'attention est moins puissante, le raisonnement moins sûr ; cette faculté d'abstraire et de généraliser qui constitue le génie se rencontre plus rarement encore chez la femme que chez l'homme, mais la sagacité dans l'observation, la perspicacité dans les détails lui sont familières. Elle apprécie les faits, et surtout ceux qui la touchent, avec rapidité et justesse. Les sentiments moraux se traduisent avec plus de vivacité que d'énergie; les désirs sont plus délicats, moins grossiers, les penchants plus doux et plus durables, les passions plus vives et moins profondes, elle a plus de vanité que d'orgueil; le besoin de plaire, la bienveillance, la pudeur, la gaîté sont, en quelque sorte, son apanage; curieuse des choses personnelles, à leur recherche incessante, elle les découvre et les divulgue; elle à plus que l'homme, enfin, ce besoin d'expression extérieure qui fait sa loquacité, et que favorise encore la facilité d'élocution qui lui est particulière. Par ses qualités physiques et morales, comme par ses fonctions dans la société, elle paraît donc moins apte que l'homme à la culture des sciences et des arts, et ce n'est que dans les genres légers, dans ceux qui demandent plus de grâce et de facilité que de force et de puissance, qu'elle s'est montrée vraiment supérieure. Les études suivies, les méditations sérieuses, les occupations profondes de la pensée enfin, sont aussi incompatibles avec sa nature que les travaux physiques qui demandent un déploiement de forces un peu continu.

Ces différences bien marquées dans les hautes classes de la société s'effacent dans les classes inférieures, et plus encore chez les peuples barbares ou sauvages, qui vouent les femmes aux travaux les plus rudes; existant à peine dans l'enfance, presque nulles dans la vieillesse, elles cessent de caractériser les sexes, et la constitution de la femme se rapproche beaucoup alors de celle de l'homme. Tous les tempéraments peuvent donc se manifester dans l'une comme dans l'autre, mais il en est qui semblent appartenir d'une manière plus spéciale à chacun d'eux. Ainsi, l'homme est plus habituellement sanguin, ou nerveux et sanguin, ou encore sanguin et lymphatique, tandis que la femme est plus fréquemment nerveuse et lymphatique ou lymphatique seulement.

Rapports observés par les anciens; idées différentes chez les modernes.

Les anciens, ces profonds observateurs, n'ont pas laissé échapper ces rapports; les modèles qu'ils nous ont laissés sont complétement d'accord avec la nature. Les statues d'Apollon, d'Antinoüs, d'Hercule et de Jupiter sont des modèles parfaits des tempéraments sanguin, musculaire et nervoso-sanguin. La Vénus nous offre tous les caractères du tempérament lymphatique.

Dans ce chef-d'œuvre, le crâne est étroit, la poitrine peu développée, les hanches larges et l'abdomen un peu proéminent. Il semble que l'artiste ait voulu faire sentir que le but principal de l'existence de la femme était l'entretien de sa race. Dans ces contours gracieux, on reconnaît la constitution la plus favorable à la reproduction de l'espèce; sa Vénus est brillante de santé comme de beauté.

Mais dans nos idées actuelles, nous ne donnons pas à la femme, que nous regardons comme la plus belle, tout à fait les mêmes formes que celles exprimées par l'artiste grec. Nous voulons un crâne plus développé, et l'abdomen un peu moins proéminant, de sorte que nos Européennes réunissent à la plupart des qualités exprimées dans Vénus, des passions et une intelligence plus développées; mais elles ne peuvent, par cela même, avoir une santé aussi florissante que les femmes qui se rapprochent le plus du modèle laissé par le ciseau de Praxitèle.

Il en est de même de la constitution, que nous considérons comme la plus utile et la plus désirable pour l'homme. Ce n'est point celle de l'Apollon qui est le type du *tempérament tempéré* des anciens, de l'égalité dans toutes les fonctions, de la santé et du bien-être; c'est celle qui nous offrirait la prédominance simultanée du crâne et de la poitrine, parce qu'elle nous représente, outre la santé, une grande force physique réunie à une grande force morale, et que ces dispositions bien caractérisées sont, dans l'état actuel de la société, les causes de la supériorité de l'homme et de l'empire qu'il exerce sur ses semblables.

Le tempérament le plus désirable et le plus utile est donc pour l'homme le nerveux et sanguin, et pour la femme le nerveux et lymphatique. Mais il ne faut pas que ces tempéraments soient trop prononcés, ils disposent, la femme surtout, à des excès compromettants; l'on sait combien les affections du ventre et du cerveau sont fréquentes chez elle.

Finissons, à propos des tempéraments dans les sexes, par une remarque faite ailleurs, c'est que la femme conserve ordinairement la constitution de son enfance, tandis que l'homme en change presque toujours, soit par les effets naturels de l'âge, soit par les circonstances qui naissent du cours ordinaire de la vie.

CHAPITRE V.

DES TEMPÉRAMENTS ET DE LEURS MODIFICATIONS SUIVANT LES CLIMATS.

SOMMAIRE. — Action du climat sur l'organisme. — Diversité des races humaines. — Modifications des races par le climat. — Influence du climat sur le tempérament. — Production du tempérament bilieux par le climat des régions méridionales. — Production du tempérament sanguin par le climat des régions septentrionales. — Production du tempérament lymphatique par le climat humide.

Action du climat sur l'organisme.

On appelle climat un ensemble de phénomènes météorologiques qui embrasse une étendue plus ou moins considérable du globe, et dont la réunion exerce une influence plus ou moins grande sur les êtres organisés vivants qui l'habitent. De toutes les causes qui peuvent modifier l'organisme humain, aucune n'est plus puissante, disait le père de la médecine, que l'action longtemps continuée de l'air, des eaux et des lieux. N'est-ce pas encore ce que nous voulons désigner par les mots action du climat? Nulle influence n'est en effet plus grande que celle-ci, nulle ne peut apporter de changements plus profonds, puisqu'elle va jusqu'à dénaturer complétement les dispositions natives de l'homme; elle passe assurément avant celle de l'exercice, du genre d'alimentation, des habitudes, etc. , et nous n'en voulons d'autre preuve que ce fait, à savoir, que le climat a produit les diverses races de l'espèce humaine. Cette proposition est pour nous à l'état de démonstration absolue; car deux hypothèses seulement se présentent à l'esprit pour en expliquer l'existence : ou la création d'un seul homme qui aurait été la source de toutes les variétés actuellement connues, ou la naissance spontanée de plusieurs espèces en divers lieux du globe. Dans la première hypothèse, ce sera toujours le climat qui aura modifié l'organisme primitif d'une seule famille, comme dans la seconde il aurait produit dès l'origine des races différentes ; et nous devons avouer que nous sommes porté à nous ranger du côté de cette dernière opinion, qui nous paraît avoir pour elle toutes les probabilités, comme elle satisfait à toutes les conditions du raisonnement.

Diversité des races humaines.

Quand on considère en effet les caractères physiques et distinctifs des races assez nombreuses répandues sur le globe ; quand on étudie un peu attentivement les individus qui les composent, individus qui nous sont présentés comme identiques, on reconnaît qu'ils diffèrent entre eux par des particularités d'organisation portées fort loin. La conviction de la diversité primitive des races, résultant de cet examen, sera d'autant plus forte qu'on aura mieux observé les effets du changement de climat sur chaque individu. S'il est un peu considérable, il ne tarde pas à devenir funeste à l'immense majorité de ceux qui s'exposent à en subir l'influence. C'est ainsi que les habitants des régions polaires ne peuvent faire en France un séjour de quelques années, peut-être de quelques mois, sans y périr, et que les Européens qui vont habiter l'Inde ou les Antilles y succombent assez rapidement, et dans une proportion effrayante, malgré les ressources d'une civilisation avancée ; car s'ils sont transportés dans un lieu où ces ressources manquent, tous périssent, comme cela n'est que trop prouvé par des exemples fameux.

Alors même que les arrivants se trouvent dans les meilleures conditions de fortune et d'hygiène, il est constaté que la mortalité est du cinquième par chaque année dans les Antilles ; qu'elle est un peu moindre dans l'Inde pendant les premières années de séjour, mais qu'elle atteint bientôt, et même surpasse l'autre, et que ceux qui survivent finissent par éprouver une altération profonde dans leur constitution. Qui ne voit que cette altération doit faire dégénérer promptement l'individu, et après quelques générations éteindre complétement la race. C'est ce qui semble résulter des observations faites par les médecins les plus éclairés qui ont habité l'archipel américain et l'Inde anglaise. Dans aucun de ces deux pays on ne pourrait citer, disent-ils, un certain nombre de familles européennes parvenues sans mélange à la troisième génération : les maladies des voies digestives et des viscères abdominaux sont mortelles à leurs enfants dès la première jeunesse et les font disparaître du sol. Si ces observations sont vraies, s'il est bien constaté qu'il est impossible aux races humaines actuellement existantes de se perpétuer dans des climats différents de ceux où elles sont établies, il est également bien manifeste que dans l'origine il a dû y avoir formation de chacune d'elles dans les régions qu'elles habitent.

Modifications des races par le climat.

Il faudra encore accepter, pour ce qu'ils valent, et l'opinion qu'une seule famille primitivement créée s'est répandue sur la surface du globe en subissant les modifications d'organisation produites par les climats, et les arguments apportés à l'appui. Il faudra, entre autres, sinon rejeter comme apocryphe cette prétendue faculté de l'homme d'habiter les climats les plus opposés, grâce à la flexibilité de son organisation, à la souplesse de son tissu cellulaire qui lui permet de se ployer sans danger à leur action, quelle qu'elle soit ; du moins la considérer comme l'attribut de toutes les races humaines prises ensemble, et non comme le privilége de chacun des individus qui les composent.

Enfin, et à l'appui de ce qui vient d'être dit, il est bon de remarquer que si les climats exercent une influence si souvent délétère sur les étrangers, ils sont salubres en général sur les indigènes. La preuve de cette action salutaire ressort de ce que nous savons sur la longévité des habitants des régions polaires si funestes aux voyageurs qui les visitent, comme sur la beauté de la race d'hommes qui habitent la presqu'île orientale des Indes, tandis que son séjour est presque toujours mortel pour les Européens qui y abordent.

Influence du climat sur le tempérament.

Après avoir constaté ces modifications profondes, il nous sera facile d'admettre que le climat exerce sur le tempérament l'influence la plus marquée. C'est ainsi que nous pourrons en quelque sorte tracer sur la carte la topographie des modifications qu'il subit, suivant les degrés de latitude auxquels nous nous arrêterons. Nous saurons que les tem-péraments bilioso-lymphatique et bilieux sont prédominants dans les contrées méridionales ; que le bilieux est celui du plus grand nombre des habitants du midi de l'Europe et du nord de l'Afrique, et le bilioso-lymphatique celui des peuples répandus dans les régions intertropicales. « Le Français, dit M. Rochoux, qui débarque pour la première « fois dans une des îles de l'archipel américain, est frappé du ton de pâleur fiévreuse « qui règne sur tous les visages des blancs, du calme ou plutôt de l'expression de « froideur qui les caractérise et de l'admirable lenteur des mouvements de tout le « monde. L'image d'une souffrance maladive l'affecte plus désagréablement encore que « celui de l'indifférence qu'il croit voir sur tous les traits. Rien de gai, pas une seule phy- « sionomie épanouie. Les plus belles figures, quand il s'en trouve, perdent tout à cette « fâcheuse disposition. Bientôt le temps familiarise le nouvel arrivant avec ces impres- « sions. Il change peu à peu lui-même, il perd cette vivacité, cette alacrité qui nous « est si familière; déjà ses traits ne sont plus ce qu'ils étaient, et il ne tardera pas à pro- « duire sur ceux qui le verront l'effet qu'il a éprouvé. On dit alors qu'il est acclimaté. »

Que veulent dire ce changement d'aspect, cette altération particulière de la constitution? Comment expliquer les modifications apportées par le climat au tempérament de l'étranger ; comment apprécier la manière dont il détermine la constitution particulière du plus grand nombre des indigènes?

Production du tempérament bilieux par le climat des régions méridionales.

Nous avons vu que les tempéraments athlétique, mélancolique et nerveux, s'ils ne provenaient pas de dispositions natives, pouvaient naître des habitudes et des exercices auxquels on se livre; n'est-il pas admissible par analogie que l'action si puissante des phénomènes météorologiques, particuliers aux régions méridionales, déterminera les modifications organiques qui nous occupent. On sait que l'influence de la chaleur sur la production des maladies bilieuses est telle, que leur fréquence est extrême pendant l'été, et qu'elles disparaissent, ou du moins qu'elles deviennent infiniment plus rares pendant l'automne. On sait encore que la sécrétion biliaire acquiert une prodigieuse activité dans les climats chauds, en même temps que la sécrétion cutanée est elle-même considérablement augmentée. Or, un accroissement marqué de la transpiration ne peut pas exister sans entraîner une diminution proportionnelle dans les liquides qui servent à humecter les aliments. Si donc les sucs gastriques sont moins abondants, et que la bile soit mélangée d'une moins grande quantité de sérosité, les surfaces intestinales seront plus vivement excitées, les forces digestives languiront et les affections intestinales aussi bien que les maladies des voies biliaires seront des plus communes. *Il est peu d'habitants des colonies*, dit M. Levacher, *qui ne soient plus ou moins affectés d'hypertrophie, de granulations ou de quelque état anormal du foie.* On comprend dès lors que les influences extérieures restant les mêmes pendant toute l'année dans les pays chauds, doivent, en augmentant l'énergie du système biliaire, donner de nouvelles forces à son action sur toutes les parties de l'organisme, et faire prédominer ainsi le tempérament bilieux soit dans l'état de santé, soit dans l'état de maladie.

Production du tempérament sanguin par le climat des régions septentrionales.

Si le tempérament bilieux est prédominant dans les contrées méridionales, nous trouverons que le sanguin est l'attribut des habitants des climats froids, quelles que soient les différences considérables qu'ils offrent entre eux ; qu'il appartient aux Lapons, aux Esquimaux et aux Groënlandais, dont tout le monde connaît la petite taille, comme aux

Suédois, aux Norwégiens et aux Canadiens, si remarquables par leur haute stature et leur constitution vigoureuse ; que le tempérament lymphatique règne au contraire dans les pays froids et humides, comme la Hollande et certaines parties de l'Allemagne.

Si nous cherchons ensuite l'explication des modifications apportées à la constitution générale de ces peuples divers par les influences du climat, il nous sera facile de concevoir, quant au tempérament sanguin, si généralement départi aux nations septentrionales, qu'il est la suite nécessaire de la réaction continuelle et très-énergique des forces circulatoires contre les effets du froid extérieur ; non pas que la circulation soit naturellement très-active chez les hommes du Nord, mais le mouvement qu'ils se donnent sans cesse l'accélère. Toute l'énergie que nous avons reconnue dans le système cutané de l'habitant des tropiques se retrouve ici dans l'appareil pulmonaire. La calorification est puissante chez l'homme aussi bien que chez les animaux, et cette calorification ne peut s'effectuer que par l'activité soutenue du cœur et des vaisseaux. Ici encore, il en est des effets de cette action continue sur les organes de la circulation, comme de ceux obtenus sur les muscles soumis à l'empire de la volonté ; dans les deux cas, l'exercice augmente les forces des organes exercés. La température du sang croît en raison du mouvement et de l'intensité du froid. Nous savons, par le témoignage des voyageurs, que les Groënlandais ne se garantissent ni le cou ni la tête, qu'ils sont toujours légèrement couverts, qu'ils portent une culotte comme vêtement, et qu'ils sont toujours sans feu dans leur cabane. Le paysan norwégien travaille en plein air, la poitrine nue ; il est couvert de sueur et le givre s'attache à sa chevelure et à sa barbe ; il se roule alors dans la neige pour se rafraîchir. Les maladies des peuples du Nord sont en rapport avec leur tempérament : elles ont leur siége dans le système sanguin et leur caractère est essentiellement inflammatoire.

Ce que nous venons de dire des habitants des régions septentrionales peut s'appliquer aux montagnards.

Production du tempérament lymphatique par le climat humide.

Quant au tempérament lymphatique, si répandu parmi les peuples qui vivent sous un climat humide, il est analogue à l'état des végétaux qu'on y rencontre. La nature aqueuse des plantes, le peu de densité du corps ligneux dans les arbres qui croissent sous l'influence d'une atmosphère brumeuse, nous font comprendre la mollesse, le peu de fermeté des tissus dans le corps de l'homme soumis aux mêmes influences. Les animaux, comme les plantes, absorbent par leurs surfaces et s'imprègnent d'humidité. Ils en sont bientôt saturés, et cet excès ralentit nécessairement l'activité des fonctions organiques.

Si le développement du système lymphatique est considérable, si la prédominance dépasse les bornes assignées à ce que nous appelons tempérament, qu'elle soit exagérée au point de produire une altération notable des liquides ou de tout autre système, comme celui des ganglions, par exemple, la maladie existe, et ce passage a lieu dans la conversion du tempérament lymphatique en scrofules. La constitution scrofuleuse a des rapports nombreux, en effet, avec ce tempérament ; elle en est, en quelque sorte, l'exagération. Les individus qui ont cette constitution ont la peau fine, satinée, transparente, blafarde, rosée, la face large, la mâchoire inférieure carrée, les lèvres épaisses, gonflées ; les yeux sont grands, les cils très-longs et la sclérotique (blanc de l'œil) est nacrée ; ils sont, dès leur naissance, souvent affectés de différentes espèces d'ophthalmies, d'éruptions pustuleuses sur le cuir chevelu, sur la face et derrière les oreilles. Ne sont-ce point là les caractères extérieurs, mais poussés à l'excès, assignés aux individus affectés du tempérament lymphatique ? Comme confirmation de cette manière de voir, nous ajouterons que si nous avions à examiner les phénomènes physiologiques observés dans l'une et dans l'autre, nous serions frappés de ce fait que beaucoup leur sont communs et qu'ils confirment l'analogie dont nous constatons l'existence entre le tempérament et la constitution. Nous ajouterons, enfin, que les scrofules sont des plus fréquentes dans les contrées humides, comme la Hollande, par exemple, et dans certaines localités où se rencontrent les conditions atmosphériques de ce pays.

CHAPITRE VI.
DES MODIFICATIONS APPORTÉES AUX TEMPÉRAMENTS PAR LA NOURRITURE.

SOMMAIRE. — Influence des aliments sur l'organisme. — Effets de la privation modérée des aliments. — Effets de l'excès des aliments. — Influence des principes constituants des aliments. — Alimentation rafraîchissante. — Alimentation relâchante et peu réparatrice — Alimentation relâchante et un peu plus réparatrice. — Alimentation tonique et médiocrement réparatrice — Alimentation moyenne. — Alimentation tonique et très-réparatrice. — Alimentation aphrodisiaque.

Influence des aliments sur l'organisme.

L'étude fort abrégée que nous venons de faire de l'influence des climats sur l'économie animale nous a montré combien elle était puissante. Celle des aliments ne l'est pas sans doute à un aussi haut degré, mais elle amène aussi des modifications si prononcées, qu'elle contribue plus que celle d'aucun autre agent extérieur à changer les constitutions individuelles; et si nous l'envisageons d'une manière générale, nous voyons que les aliments agissent, ou suivant la quantité dont on fait usage, ou suivant leurs principes constituants.

Effets de la privation modérée des aliments.

Les aliments pris en trop petite quantité produisent des effets analogues à ceux causés par l'abstinence complète, et nous n'avons pas à nous en occuper. Mais lorsqu'ils sont pris en quantité médiocre, on ne peut nier que cette demi-abstinence ne puisse avoir des avantages incontestables pour la santé. Les privations modérées favorisent l'accélération des fluides, augmente l'énergie des organes digestifs, facilitent et activent le jeu de toutes les fonctions. La tempérance a été préconisée avec juste raison par les philosophes et les moralistes de toutes les époques. Ils en ont fait ressortir les merveilleux effets, soit au physique, soit au moral, et il faut reconnaître qu'elle est favorable aux productions de l'esprit. Les hommes doués des plus hautes facultés intellectuelles n'auraient pu, sans elle, produire leurs ouvrages immortels; l'illustre Newton, pendant la composition de son *Optique*, s'était astreint pour toute nourriture à l'usage du pain, de l'eau et d'une très-petite quantité de vin.

Effets de l'excès des aliments.

L'ingestion d'une grande quantité d'aliments dans l'estomac peut avoir, au contraire, les résultats les plus funestes. Nous ne parlons pas seulement de ceux pris accidentellement, et dont l'effet immédiat peut être une indigestion quelquefois mortelle; nous voulons parler de l'habitude de manger trop. Elle est ordinairement suivie, chez les grands mangeurs, d'une constitution particulière : les aliments qu'ils engloutissent ne leur profitent pas; ce n'est pas ce que l'on mange qui nourrit, dit-on communément, c'est ce qu'on digère, et l'on a raison. L'assimilation chez eux se fait mal, ils restent maigres, leurs selles sont abondantes, et la quantité trop considérable de substances habituellement ingérées fait naître des inflammations intestinales chroniques, détériore leur constitution et détermine la plupart des maladies qui les affligent. Il ne suffit pas, en effet, d'accumuler dans l'estomac une masse surabondante d'aliments pour obtenir une nutrition convenable, il faut encore que les organes digestifs soient disposés à les élaborer; que l'absorption se fasse régulièrement, que toutes les parties enfin de l'organisme soient dans des conditions favorables pour se les approprier.

D'autres fois, l'absorption se fait chez les grands mangeurs avec une extrême facilité, et leurs organes, le tissu cellulaire surtout, sont rapidement surchargés d'une énorme quantité de sucs nourriciers. Est-ce à dire que, dans ces cas, l'embonpoint ou plutôt l'obésité soit la preuve nécessaire d'une nutrition active? L'observation a trop souvent démontré le contraire. Cet embonpoint se rencontre chez des individus dont la nutrition est ralentie. L'activité de cette fonction dépend, en effet, de la rapidité des mouvements organiques, pour qui répare promptement et par une digestion facile les pertes de tous genres amenées par une vie laborieuse : d'où il faudra conclure que les organes se décomposent et s'assimilent de nouveaux éléments sans difficulté, que, par conséquent, la nutrition est réellement active. Mais ceux qui mangent beaucoup engraissent souvent par cela même qu'ils sont affaiblis par leurs excès. Aussi, bien loin de déployer cette vigueur, cette alacrité qui distinguent l'homme bien portant, on les trouve lourds, apathiques, disposés à l'apoplexie et à toutes les congestions internes. L'absorption est languissante, la diète même ne vient pas à son aide; l'individu, comme on le dit vulgairement, se nourrit de sa graisse : il est assez ordinaire de voir succomber les vieillards obèses à la suite d'inflammations chroniques du poumon ou des intestins. Sous ces influences, se développent assez vite les tempéraments lymphatique ou sanguin, et toutes les maladies auxquelles ils prédisposent.

Influence des principes constituants des aliments.

Mais ce n'est pas seulement par l'excès ou par la privation des aliments que sont produites les modifications plus ou moins profondes de l'organisme, c'est encore par leurs principes constituants; et, en ce sens, on pourrait dire que chaque espèce de substances alimentaires présente un mode d'action différent. Nous ne voulons pas, certes, entrer dans l'examen détaillé de chacune d'elles, ce serait, sinon impossible, du moins, fort difficile et de peu d'utilité; nous nous contenterons de faire ressortir les effets produits par certains groupes de substances, dont l'assemblage donne naissance à telle ou telle nature d'alimentation, exerçant une influence marquée sur l'organisme; il nous semble que l'on pourrait, jusqu'à un certain point, ranger, sous des dénominations peu nombreuses et acceptées par l'un des plus illustres professeurs de l'École médicale de Paris, la plupart des substances qui servent à la nourriture de l'homme.

Alimentation rafraîchissante.

Elle est produite par la classe des aliments qui contiennent un principe légèrement acide, et elle se compose en grande partie de végétaux, et surtout de fruits rouges ou de la famille des aurantiacées. Pris en quantité modérée, ils séjournent peu dans les voies digestives, excitent l'appétit et favorisent la digestion; pris avec excès, ils peuvent, au contraire, amener des accidents, tels que des selles trop abondantes, des supersécrétions muqueuses intestinales, et quelquefois des affections graves du tube digestif. Ils ralentissent les mouvements du cœur, diminuent la chaleur animale et produisent un sentiment de calme et de fraîcheur. On prétend qu'ils diminuent l'embonpoint; c'est à cause de cette propriété plus ou moins réelle que tant de jeunes filles, jalouses de rendre leur taille plus élégante et plus fine, font abus de vinaigre et détruisent les forces de l'estomac. Ces aliments contiennent peu de substance réparatrice; aussi, les personnes qui s'en nourrissent sont faibles et se fatiguent facilement.

Il est à croire que leur usage longtemps continué finirait par donner à la constitution un caractère tout particulier; mais aucune expérience n'est venue, jusqu'à ce jour, confirmer cette conjecture, et l'on conçoit, du reste, que personne n'ait voulu se soumettre indéfiniment à une alimentation de cette espèce. Elle est des plus favorables dans certaines maladies, et on la prescrit avec avantage dans les affections de nature inflammatoire, surtout dans celles des voies digestives. On en fait usage encore dans les hémorragies, et avec un remarquable succès dans certaines espèces de scorbut. Mais autant elle peut être utile pour combattre la pléthore, ainsi que toutes les maladies auxquelles elle prédispose, autant elle serait nuisible dans celles qui reconnaissent pour cause l'inertie de tous les systèmes organiques, comme les scrofules ou autres affections chroniques. C'est pour la même raison que les personnes d'une constitution lymphatique et molle doivent l'éviter avec soin.

Alimentation relâchante et peu réparatrice.

Elle se compose de deux espèces de substances : celles qui renferment une grande quantité de mucilage, et celles également nombreuses, dans lesquelles prédomine les principes de la graisse, comme les huiles, le beurre, les corps gras en général et le lait. En proportions variées dans les corps de la nature, elles sont plus ou moins nourrissantes, et ont une action plus ou moins énergique sur l'organisme. Leur effet primitif, lorsqu'elles sont portées dans le tube intestinal, est un relâchement marqué de cet organe et une diminution progressive des forces digestives. Difficilement assimilées, rendues en grande partie par les selles, elles agissent à la manière des laxatifs; aussi, la circulation et la calorification sont-elles ralenties ou affaiblies par leur usage habituel, la nutrition est assurément moins active, bien qu'elles développent un embonpoint souvent considérable. La sensibilité devient obtuse, partant les impressions extérieures moins vives. Cette alimentation éteint l'ardeur des passions, rend le caractère doux, mais amoindrit l'activité de l'intelligence. Elle fait, de ceux qui l'aiment, des hommes lourds, paresseux, mous et sans vigueur. Elle occasionne l'engorgement des viscères, donne à l'individu un aspect pâteux, bouffi, un sang pauvre et une inertie insurmontable; elle produit, en un mot, le tempérament *lymphatique*. C'est dire qu'elle prédispose à toutes les affections qui en sont la suite ordinaire, comme les scrofules, les écoulements chroniques muqueux, les engorgements des glandes, etc., et qu'avec elles apparaît un caractère général d'atonie qu'on ne peut méconnaître. Si, comme la précédente, elle est utile dans les affections inflammatoires, on devra aussi l'éviter dans les mêmes circonstances de mollesse et d'anémie des tissus. Mais on devra la préférer aux acides, lorsqu'on voudra donner une nourriture un peu plus abondante ou un peu plus forte.

Alimentation relâchante et un peu plus réparatrice.

Les substances gélatineuses forment cette troisième classe d'aliments, très-voisine de la précédente, mais spécialement tirée du règne animal. Elles sont très-abondantes dans les chairs des jeunes animaux, comme le veau, l'agneau, le poulet, etc., et sont en grande partie excrétées. D'une digestion facile, elles sont cependant plus nourrissantes que celles de la classe qui précède, rendent le sang plus riche et n'accélèrent pas la circulation; elles réparent promptement les pertes occasionnées par les maladies ou une diète prolongée, et sont éminemment utiles dans la convalescence des affections aiguës. On doit les éviter avec le même soin que les précédentes dans les cas où celles-ci sont nuisibles.

Alimentation tonique et médiocrement réparatrice.

C'est dans les substances végétales et amères qu'il faut chercher ce genre d'alimentation. On sait, en effet, que le principe amer est essentiellement tonique, et c'est lui que nous rencontrons dans le quinquina, la gentiane, le houblon, etc.; le sucre, lorsqu'il est pur et sans mélange, le principe âcre des crucifères, celui qui est développé par la fermentation dans la choucroûte, paraissent jouir des mêmes propriétés. Introduits dans l'estomac, ces aliments déterminent sur la membrane muqueuse de cet organe et des intestins un resserrement tonique qui augmente son activité et favorise la digestion. La nutrition se fait mieux, les selles sont plus fermes et moins abondantes, la circulation est plus vive, la chaleur animale est plus développée; aussi, l'absorption est plus active, la graisse moins abondante, les tissus deviennent plus serrés, plus fermes, et quoiqu'il y ait une plus grande quantité d'aliments absorbés, l'embonpoint diminue sensiblement.

L'action tonique des substances dont il est question est si bien reconnue, que leur emploi s'est vulgarisé; il est passé dans la médecine usuelle des gens du monde et du peuple. Qui ne sait, en effet, combien il est utile aux personnes dont les chairs sont molles, la peau blafarde, les muscles effacés, qui sont atteintes d'affections glanduleuses, de leucorrhées ou flueurs blanches, de scrofules et de toutes les maladies dont le caractère principal est la langueur et l'anémie.

Alimentation moyenne.

Parmi les substances alimentaires la fécule, et après elle l'albumine, lorsque cette dernière n'a pas été rendue tout à fait concrète par une trop grande cuisson, donnent une nourriture moyenne, c'est-à-dire assez réparatrice, ni trop tonique, ni trop délayante. La nature, en les répandant d'une manière si libérale, a semblé indiquer à l'homme le mode d'alimentation qui lui était le plus convenable. Elles réparent ses forces sans développer beaucoup de chaleur animale, les soutiennent sans les augmenter trop vivement, et n'impriment à ses organes et aux fonctions dont ils sont chargés aucun changement bien appréciable. Aussi ne sont-elles presque jamais nuisibles à moins qu'on n'en fasse usage avec excès ou tout à fait exclusivement. Pour les rendre plus propres à la nutrition, la nature les a encore unies aux principes les plus disparates. Tantôt c'est le principe acidule qui se trouve joint au principe muqueux et au principe sucré; tantôt c'est le mucilage ou le principe amer ou âcre; ailleurs c'est, comme dans la chair des animaux, la gélatine et l'osmazôme, etc.; et par là ne semble-t-elle pas avoir voulu nous enseigner les règles à suivre pour obtenir ce qu'elle considère comme la condition la plus favorable au développement et au maintien de l'espèce, une alimentation moyenne? C'est en l'imitant que nous pouvons atteindre ce but; c'est en unissant le régime végétal au régime animal, celui qui nourrit peu avec celui qui nourrit beaucoup, le tonique et l'excitant avec le délayant; c'est en faisant prédominer l'un ou l'autre ou en les maintenant dans un rigoureux équilibre, suivant les circonstances et les prédispositions individuelles, que nous établissons les règles d'une diététique bien ordonnée selon les tempéraments et les constitutions. L'alimentation moyenne, ou plutôt l'usage des substances féculentes qui en forment la base, offre cependant chez certains sujets quelques inconvénients. Ces substances développent des gaz intestinaux. Quel que soit le mode de formation de ces gaz, ils ne se produisent pas moins avec une abondance gênante dans les voies digestives. Il faut alors faire un usage modéré de ces substances et savoir choisir entre elles. Ils sont dus, presque toujours, à une idiosyncrasie dont il faut se rendre compte : telles fécules donnent naissance à une grande quantité de gaz; telles autres se digèrent parfaitement, et c'est à l'usage de ces dernières qu'il est bien de s'arrêter.

Alimentation tonique et très-réparatrice.

Ce genre d'alimentation se rencontre surtout dans le régime animal, et les chairs du mouton, du bœuf, du pigeon, du faisan, de la perdrix, de la caille, du canard, de l'oie, du lièvre, du chevreuil, etc., dites viandes noires, nous fournissent principalement les principes qui le produisent. La chair de ces animaux, lorsqu'ils sont adultes, renferme de l'osmazôme, substance fortement azotée, et c'est à elle que sont dus les effets toniques communiqués à l'organisme. Aussi la manière de la préparer influe-t-elle sur les effets qu'elle produit. Rôtie ou grillée, l'osmazôme se développe et elle est essentiellement tonique; bouillie ou cuite en vase clos, l'osmazôme s'unit au bouillon, et elle n'est guère plus nourrissante ou plus active que celle du veau ou du poulet.

Mis en contact avec la membrane de l'estomac et des intestins, ces aliments excitent son activité, sont absorbés en majeure partie, et sous un petit volume, fournissent une grande proportion d'éléments réparateurs; aussi, les selles sont peu abondantes, le sang est plus riche, plus épais, la circulation est activée, et il se développe une grande chaleur. La respiration est large, l'absorption régulière, la nutrition active, les organes augmentent de volume, et un véritable embonpoint, sans bouffissure cette fois, apparaît bientôt sous leur influence. L'homme soumis à cette alimentation, acquiert des forces qui tendent à s'épancher au dehors. Il est apte et ardent aux plaisirs de l'amour, susceptible des passions les plus vives; ambitieux, plein de courage et d'audace, souvent emporté, il est capable des actes de vertu les plus sublimes comme des actions les plus criminelles. Léger, vigoureux, agile, il offre tous les caractères distinctifs du tempérament sanguin. S'il ne sait point s'arrêter à temps, si l'alimentation devient plus généreuse encore, la constitution pléthorique ne tarde pas à se développer, et, avec elle, les affections essentiellement inflammatoires, les hémorragies, les maladies aiguës, d'autant plus violentes que l'individu sera plus jeune, plus fort et plus adonné aux plaisirs de la table. La goutte, la gravelle viennent à la suite, ainsi que l'ont prouvé les observations intéressantes d'un illustre physiologiste de notre époque, et l'on conçoit sans peine qu'un régime aussi éminemment réparateur est l'un des moyens les plus efficaces que l'on puisse opposer aux scrofules, aux engorgements chroniques, aux écoulements muqueux et à toutes les affections qui procèdent d'un tempérament lymphatique ou d'une constitution molle et affaiblie.

Alimentation aphrodisiaque.

Est-il bien vrai qu'une alimentation de cette espèce existe dans la nature ? Nous sommes disposés à croire qu'il n'en est rien, et si nous en faisons mention en ce moment, c'est que nous n'avons pas voulu rompre le cadre tracé par la main de nos maîtres. Il faut donc reconnaître que les propriétés spéciales attribuées à certains aliments n'ont rien de réel. On a cru remarquer que les peuples ichthyophages étaient essentiellement procréateurs. Les truffes, les artichauts ont été, comme bien d'autres substances, dotées par le vulgaire de vertus aphrodisiaques. Mais tout cela ne doit-il pas être rejeté dans le domaine des fables? Pour nous, il est bien avéré qu'aucune de ces substances, poissons, truffes, artichauts, n'ont la plus petite part des propriétés exceptionnelles qu'on leur a prodiguées, et il nous semble que les gens éclairés, comme les médecins, ne doivent admettre dans ce genre que ce qui est manifestement confirmé par des observations bien faites et de tous points inattaquables.

Telles sont les considérations générales que nous avions à présenter sur les effets de la nourriture à propos des tempéraments et constitutions. Nous aurons à revenir sur les aliments en général dans un des chapitres suivants, et nous entrerons dans plus de détails, tant sur les divers modes d'alimentation que sur l'action des substances nutritives en raison de leur état de crudité ou de cuisson, et des principes différents qu'elles pourront renfermer.

CHAPITRE VII.

DES TEMPÉRAMENTS DANS LES MALADIES.

SOMMAIRE. — De la congestion et de ses effets. — Ce qu'il faut entendre par le mot *exercice* des organes. — Effets de l'exercice sur les organes : Exercice modéré, immodéré. — Effets du repos. — Phénomènes congestionnels. — Effets de l'exercice immodéré d'un organe sur le autres. — Des tempéraments considérés comme causes de maladies. — Action du tempérament nerveux sur les maladies. — Action du tempérament sanguin sur les maladies. — Action du tempérament lymphatique sur les maladies. — Action du tempérament athlétique sur les maladies. — Influence du tempérament sur les maladies. — Indications fournies par le tempérament, pour prévenir et traiter les maladies. — Indications fournies par les tempéraments nerveux et mélancolique. — Indications fournies par le tempérament sanguin. — Indications fournies par le tempérament lymphatique. — Indications fournies par le tempérament nervoso-sanguin. — Indications fournies par le tempérament bilieux. — Indications fournies par le tempérament athlétique. — Des modifications possibles dans les tempéraments. — Causes déterminantes de la prédominance des tempéraments.

De la congestion et de ses effets.

Pour que nos lecteurs puissent se rendre compte de l'influence exercée par les tempéraments dans les maladies, il est nécessaire que nous entrions dans quelques explications techniques que nous chercherons à rendre aussi claires que possible. Elles ne nous obligeront pas moins à employer le langage médical et à faire quelques excursions dans le domaine de la physiologie. Dans l'impossibilité où nous sommes d'agir autrement, nous comptons sur leur indulgence et leur attention.

Sans nous arrêter aux divers systèmes qui ont régné tour à tour dans le monde médical, nous acceptons comme vrai et reconnu de tous ce principe : qu'il n'existe pas de maladie sans lésions d'un ou de plusieurs organes. Sans nier encore que ces lésions peuvent ne pas être appréciables, qu'elles peuvent dépendre de diverses causes, nous admettons aussi qu'elles sont, en général, ou un effet ou une suite de congestions.

Ceci posé : quelles sont les causes les plus fréquentes de ces congestions? Il est manifeste qu'elles résident principalement dans l'exercice immodéré des organes ; et, si nous arrivons à démontrer, que la connaissance des effets de l'exercice comme du repos immodéré, donne l'explication du mode d'action de ces causes, sur la plus grande partie des affections aiguës et chroniques, il nous sera facile de concevoir la manière dont le tempérament agit sur la maladie et la maladie sur le tempérament. Arrêtons-nous donc un moment à cet examen.

Ce qu'il faut entendre par le mot exercice *des organes.*

Il ne faut pas restreindre l'acception du mot *exercice* au sens étroit de mise en mouvement des forces musculaires; il faut l'étendre à tout ce qui est action d'organe ou d'appareils d'organes. Tout organe qui agit, qui remplit ses fonctions est, en effet, à l'état d'*exercice*. Ainsi, le cerveau qui pense, les poumons qui respirent, le cœur qui bat, l'estomac et les intestins qui digèrent, sont, le cerveau, les poumons, le cœur, l'estomac et les intestins agissant, c'est-à-dire s'*exerçant*. Or, dans tous les organes en action, les phénomènes sont les mêmes; tous ont des alternatives d'exercice et de repos; tous peuvent fonctionner immodérément, mais chacun à sa manière et suivant sa forme, sa texture et son mode de composition. Le cœur et les poumons, à l'état normal, ont de rapides instants de repos et d'exercice alternatifs; mais, dans le saut, dans la course, dans tous les mouvements qui exigent de grands efforts, ils sont presque toujours en action; ils n'ont presque plus de moments de repos. Les organes des sens, au contraire, et le cerveau ont successivement, et à volonté, de longs intervalles de repos ou d'exercice. Il en est autrement pour les appareils digestifs ou sécrétoires situés dans la cavité abdominale; la volonté ne peut interrompre leur travail, mais elle décide du temps où elle leur fournit leurs matériaux d'action; elle en règle la quantité ou la qualité, et, sous cette influence, ils sont en repos ou en exercice pendant un espace de temps plus ou moins considérable.

Effets de l'exercice sur les organes. — Exercice modéré, immodéré.

Quel est maintenant l'effet de l'exercice sur ces divers organes? La réponse est facile. S'il est modéré, s'il est en proportion avec les forces de l'organe en action, celui-ci augmente de volume et d'énergie, parce qu'il est dans des conditions favorables de circulation et de nutrition; si, encore, par l'ordre naturel de ses fonctions, cet organe entraîne l'exercice également modéré d'un autre appareil, ce dernier éprouve les mêmes phénomènes d'accroissement et de vigueur. Et telle est, en passant, la raison pour laquelle on a tant vanté et si fréquemment prescrit l'exercice musculaire. Son influence s'étend non-seulement sur les muscles, mais encore sur le cœur et les poumons dont il augmente l'action, et ceux-ci portent à leur tour dans tout l'organisme le mouvement et la chaleur qui le fortifient. Si l'exercice imprimé à un organe est, au contraire, porté plus loin que ses forces, s'il est immodéré par conséquent, celui-ci peut devenir promptement le siége de congestions, et, par suite, d'inflammations plus ou moins aiguës.

L'exercice est-il porté plus loin encore, est-il très-violent? Il produit dans le tissu de l'organe en action une congestion également violente, et cette congestion est d'autant plus forte que l'exercice a été plus extrême ou que l'organe est relativement plus faible. Que d'exemples n'en pourrait-on citer? Le cerveau, surexcité, devien le siége de congestions qui le désorganisent et entraînent souvent la mort? Qui n'a observé, à la suite de passions exaltées, des apoplexies foudroyantes et des manies furieuses? Les organes de la circulation et ceux de la respiration ne sont-ils pas le siége de maladies graves déterminées par l'excès des mouvements musculaires? N'est-ce pas fréquemment à la suite de courses prolongées, de sauts périlleux, d'efforts considérables et souvent renouvelés, qu'apparaissent les congestions pulmonaires, les hémoptysies, les inflammations du cœur, les anévrismes? Interrogeons tous les organes, et nous trouverons les mêmes effets produits par les mêmes causes. Si l'exercice auquel ils sont soumis est trop considérable, s'il est trop continu, si un repos proportionné à son intensité ne vient pas rétablir le calme dans la circulation, ces organes deviennent inévitablement le siége de congestions, et, par suite, d'inflammations. Articulations, muscles, organes de l'abdomen, cœur, poumons, cerveau sont donc, à la suite d'exercices immodérés et continus, frappés d'affections inflammatoires dont la congestion est l'origine et la cause.

Effets du repos.

Le même effet se produit sur un organe qui reste trop longtemps en repos. Certes, le repos n'est pas ici la cause directe des accidents qui surviennent, mais il en est l'origine indirecte. Que se passe-t-il, en effet? Un organe est longtemps resté dans l'inaction ; il s'est en quelque sorte atrophié ; mais pourquoi? C'est que, sous l'influence de cette inertie malencontreuse, la circulation s'est ralentie, la nutrition s'est mal faite, et que son volume et son énergie ont diminué en raison du peu d'activité de ces fonctions ; qu'il a pu même devenir incapable de remplir le rôle dont il est chargé dans l'économie. Un organe aussi faible est difficile à mettre en action ; mais supposez que ses excitants soient assez énergiques pour le forcer à agir, l'exercice qui serait des plus légers pour un organe fort, devient, pour cet organe faible, un exercice immodéré qui détermine la congestion et ses suites. Ce n'est pas ordinairement pendant l'activité de la jeunesse que l'apoplexie frappe ses victimes ; ce n'est pas à cette époque où le cerveau se livre à un travail incessant ; c'est lorsque l'homme, depuis longtemps adonné au repos intellectuel, exerce tout à coup le cerveau et même avec modération. Le moindre accès de colère suffit alors pour produire dans cet organe les effets d'un exercice immodéré. Qui n'a été également témoin des accidents causés par le travail relativement excessif des organes gastriques à la suite d'un long repos? Les individus que l'on a longtemps soumis à une diète rigoureuse deviennent souvent victimes d'une indigestion causée par une très-petite quantité d'aliments introduits dans l'estomac, et ce n'est que par une augmentation graduelle et habilement ménagée des substances alimentaires pendant la convalescence qu'on parvient à les éviter.

Si nous insistons aussi longuement sur les phénomènes congestionnels et inflammatoires, ce n'est pas, encore une fois, que nous fassions de la phlegmasie la cause unique et universelle des maladies qui frappent l'espèce humaine ; mais il n'est pas douteux que les affections inflammatoires ne soient de beaucoup les plus nombreuses et en même temps celles qui offrent le plus de danger ; il n'est pas douteux non plus que cet état de l'économie appelé inflammation ne soit principalement caractérisé par la congestion des tissus. Il est donc raisonnable de chercher dans l'étude de ces phénomènes l'explication des changements ou des effets apportés par les tempéraments dans leur production, et nous allons en continuer l'examen.

Phénomènes congestionnels.

Pour nous, il est donc constaté que, quel que soit l'organe en action, les conséquences de son exercice immodéré seront les mêmes. Ainsi, qu'un muscle agisse, on le verra rougir, se gonfler, faire saillie ; les artères qui s'y rendent battront plus fortement, les veines seront distendues par le sang, la chaleur animale y sera plus développée. Les mêmes phénomènes se manifestent si le cerveau est surexcité ; les battements des carotides sont visibles ; les jugulaires gonflent, la face rougit et s'anime, la tête tout entière devient chaude, quelquefois brûlante ; que la surexcitation continue, un sentiment de lassitude se déclare dans l'organe, et si le repos ne vient apporter un temps de relâche proportionné à la durée des phénomènes, ils se perpétuent, augmentent d'intensité et produisent bientôt une irritation incessante, une véritable inflammation ou des épanchements sanguins. Et ce qui a lieu dans les muscles et le cerveau s'observe également dans le cœur, les poumons, les organes digestifs, etc., lorsqu'ils ont été soumis à un exercice immodéré. Le repos, lorsqu'il est poussé à l'excès, amène les mêmes résultats; c'est que, dans ce cas, comme nous l'avons dit précédemment, il est la cause, non pas immédiate, mais indirecte, de la maladie; il affaiblit l'organe et rend immodéré pour lui un exercice qui serait léger pour un organe fort.

Effets de l'exercice immodéré d'un organe sur les autres.

Ce n'est pas tout; l'exercice immodéré d'un organe ne s'arrête pas à produire des effets funestes sur lui-même; ces effets s'étendent plus loin, gagnent d'autres appareils, et il est facile de se rendre compte des lois comme des causes d'enchaînement d'un grand nombre de phénomènes morbides, si l'on fait attention aux influences des organes les uns sur les autres. Que l'un d'eux soit mis en action par un exercice un peu violent, le cœur ne tarde pas à éprouver des mouvements plus précipités; et si l'exercice du premier devient immodéré, bientôt celui du second le devient aussi. Une course rapide, une passion violente, une méditation profonde, une digestion laborieuse ne sont-ils pas, chaque jour, l'occasion de palpitations vives? Or, si l'on réfléchit que le cœur surexcité augmente la rapidité de la circulation dans tous les organes, on comprend qu'il devienne une double cause de congestion et pour lui et pour ceux-là, lorsqu'ils s'exercent ou se sont exercés d'une manière immodérée.

Cette influence du cœur, en effet, est une cause puissante de congestions dont on ne se fait pas une idée aussi nette qu'elle le mérite. Atteint lui-même, il les détermine ailleurs et les multiplie, et si le repos de tous les organes ne vient pas arrêter dès le début le mouvement fluxionnaire qui se porte vers lui, sa congestion est bientôt suivie d'autres et nombreuses congestions qui s'augmentent encore en raison de leur propre intensité. C'est ainsi que la maladie d'un organe entraîne souvent celle d'un autre, ou qu'elle en devient cause, tant leurs fonctions sont dépendantes et liées entre elles. La connaissance de ce phénomène nous donne l'explication des causes qui déterminent la fatigue plus prompte et bientôt le dérangement réciproque des fonctions de plusieurs organes qui s'exercent à la fois.

L'estomac vient-il à s'exercer fortement pendant que le cerveau est lui-même en travail? La circulation augmente dans l'un et dans l'autre, d'abord parce qu'ils sont en exercice tous les deux, ensuite parce qu'ils activent les mouvements du cœur. De là des congestions variables dans leurs effets, suivant les rapports des organes, la lenteur ou la promptitude de leur action. Les inquiétudes, les chagrins lents et concentrés troubleront la digestion ou la rendront imparfaite; le cerveau déjà malade, fatigué et siége de congestions, sera continuellement sollicité par le sentiment qui en résulte; et de ces causes diverses naîtront, pour l'un l'hypocondrie et des névroses de toutes espèces, pour l'autre des affections nerveuses, quelquefois des gastrites chroniques et des cancers; pour le cœur, enfin, des mouvements fébriles, des palpitations et des affections anévrismatiques plus ou moins profondes.

Observez encore ce qui se passe dans un individu qui exerce fortement ses muscles aussitôt après un repas copieux; le cœur précipite ses mouvements, une sensation de gêne envahit l'épigastre; l'estomac est douloureux à la pression; il est sous l'influence d'une inflammation prochaine; si l'un des organes était légèrement affecté auparavant, il devient le siége d'un mouvement fluxionnaire plus intense, et l'on voit se déclarer sous son influence des pneumonies graves et des apoplexies foudroyantes.

Nous pourrions pousser plus loin nos investigations, mais il nous semble que, d'après cet exposé, fort incomplet cependant, il nous est possible de nous rendre compte de la cause et de l'enchaînement des phénomènes d'un grand nombre de maladies aiguës ou chroniques; il nous semble encore pouvoir en conclure que, pour éviter ces maladies, il faut proportionner l'exercice des organes à leur force ; que, pour les empêcher ou en arrêter le développement, il est nécessaire de reposer et les organes qui en sont le siége et ceux qui, par leur action, pourraient entraîner l'exercice des premiers ; de sorte que la distribution méthodique du repos et de l'exercice des organes serait, à notre gré, l'une des bases de l'hygiène et de la thérapeutique. Il nous semble pourtant que, ces prémices acceptées, il nous sera facile de démontrer comment le tempérament devient cause de maladies, comment il influe sur leur marche et sur leur caractère, et comment il fournit des indications tant sur les moyens de les prévenir que sur ceux de les traiter.

DES TEMPÉRAMENTS CONSIDÉRÉS COMME CAUSES DE MALADIES.

L'organisation de l'homme est des plus compliquées ; chez lui prédomine l'organe encéphalique ; ses besoins sont nombreux ; ses rapports avec les agents extérieurs sont innombrables. Continuellement en action pour repousser ce qui lui est nuisible, pour s'approprier ce qui lui est utile, sa vie est un combat perpétuel dont le but est le plaisir et la réalité les chagrins. Embrassant le passé, le présent et l'avenir, il se livre tour à tour de l'emportement des plaisirs à l'austérité des privations ; il passe successivement de la joie au désespoir, de la crainte à l'espérance ; il tourmente ses semblables, il tourmente les animaux qui l'entourent, il se tourmente lui-même. De ces contrastes et de ces dispositions natives résultent des excès de toute nature, et de ces excès naissent les maladies sans nombre qui viennent l'affliger.

N'est-ce pas là l'enchaînement de causes et d'effets que nous avons à observer et à décrire ? L'organisation de l'homme ne détermine-t-elle pas ses rapports avec les objets qui l'entourent ; ces rapports ne favorisent-ils point ses excès, et ceux-ci à leur tour ne sont-ils pas les causes déterminantes de ses maladies ? Voyons donc l'influence du tempérament à cet égard.

Action du tempérament nerveux sur les maladies.

A l'époque de civilisation avancée où nous vivons, alors que toutes les passions sont excitées, tous les appétits considérablement développés, l'individu doué du *tempérament nerveux* se livre aux pensées profondes, aux méditations soutenues, aux désirs concentrés. Le cerveau fatigué d'un travail incessant, exalté par les déceptions, est bientôt le siége d'affections graves : tels sont l'épilepsie, les convulsions et le coma dans le jeune âge ; les spasmes chez la femme ; la mélancolie, l'hypocondrie et les innombrables variétés de monomanie chez les adultes. A l'appui de cette manière de voir, nous aurions à citer les causes d'aliénation mentale dont nous voyons de si fréquents exemples dans les grandes villes. Si nous interrogeons les tableaux analytiques fournis par les grands établissements où sont renfermés les malheureux frappés de cette terrible affection, nous voyons, parmi les causes les plus ordinaires et les plus nombreuses de ces désordres de l'intelligence, soit un amour exalté, soit une ambition excessive ou trompée, soit encore des peines et des inquiétudes continues, partage presque exclusif des individus chez lesquels prédomine le système nerveux.

Un autre ordre d'affections se présente encore avec le tempérament nerveux. Les organes de la poitrine et de l'abdomen sont faibles, sans énergie ; aussi deviennent-ils souvent malades, d'abord, parce que le moindre exercice les fatigue, et qu'obligés d'obéir à une tête active, ils commettent inévitablement des excès ; ensuite parce que l'exercice trop continu du cerveau trouble, empêche même les fonctions des organes abdominaux. De là, une prédisposition constante aux maladies, de là, cette fréquence des affections lentes de l'abdomen qui s'observe chez les individus de ce tempérament.

Action du tempérament sanguin sur les maladies.

Le sanguin dont la poitrine est largement développée, jouit habituellement d'une santé vigoureuse; il peut plus qu'un autre se livrer impunément à des travaux excessifs, mais, lorsque ces travaux dépassent ses forces, et l'on sait qu'il est fréquemment disposé à en abuser, tous les accidents qui résultent des congestions dans les organes immodérément exercés, ne tardent pas à se produire. Alors se déclarent les pneumonies, les cardites, les rhumatismes aigus. Si l'on réfléchit d'autre part qu'il supporte difficilement les travaux de l'esprit, on conçoit, s'il est forcé par des circonstances impérieuses à s'y livrer avec quelque suite, ou si ses passions sont puissamment excitées, que le cerveau devienne également le siège de congestions inaccoutumées, et par cela même quelquefois mortelles.

Action du tempérament lymphatique sur les maladies.

Les individus chez lesquels prédomine le *tempérament lymphatique* sont, pour la plupart, adonnés aux plaisirs de la table ; et ils obéissent en cela aux lois de leur organisation. Le ventre est développé, l'appétit ne l'est pas moins. S'ils savaient se contenter d'aliments simples, les affections abdominales seraient moins fréquentes; mais l'art du cuisinier ne leur permet pas cette sobriété. Ils aiment les bons vins, les mets de haut goût, ils en font excès, ils forcent leurs organes à agir sans besoin ; c'est un exercice immodéré auquel ils se livrent; c'est d'eux que l'on a dit : *il en meurt plus par le ventre que par le glaive.*

Si l'abdomen est volumineux, souvent le cerveau est petit ou faible, les organes de la poitrine sont peu développés, aussi, l'exercice violent ou continu de l'un ou des autres devient-il quelquefois l'occasion de maladies graves. Le littérateur lymphatique et gourmand, le lymphatique gourmand et sédentaire sont généralement hypocondriaques.

Le *nervoso-sanguin* et le *nervoso-lymphatique*, lorsque ces tempéraments sont très-prononcés, sont également disposés aux maladies qui sont la suite d'excès, ou plutôt d'exercice immodéré de leurs organes prédominants et inférieurs, c'est-à-dire du poumon ou de l'abdomen.

Action du tempérament athlétique sur les maladies.

La santé reste bonne chez l'individu doué du *tempérament athlétique*. Cette constitution se rencontre en général dans les classes laborieuses, et, si leur position ne forçait pas la plupart des hommes qui les composent à se livrer à des travaux trop rudes, s'ils n'allaient pas au delà de leurs forces, ils seraient rarement atteints de maladies. Ces hommes robustes, peu accessibles aux chagrins, sans excitations vives, sans craintes qui les troublent, couleraient paisiblement de longs jours. Ceux qui sont dans l'aisance, arrivent ordinairement à un âge avancé, et l'apoplexie, qui souvent termine leur vie, n'est due, presque toujours, qu'à un excès de santé.

Résumant en peu de mots tout ce qui vient d'être dit, il serait possible de conclure que le *tempérament est cause fréquente de maladie,* que *l'excès d'exercice des organes forts comme des organes faibles, prédispose aux affections les plus variées.*

Qu'ainsi, les hommes chez lesquels prédomine le système nerveux, sont fréquemment victimes des excès de leurs facultés et de leurs passions, c'est-à-dire de l'exercice immodéré du cerveau.

Que les sanguins sont affectés de cardite, de pneumonie, de rhumatismes aigus, c'est-à-dire d'affections résultant de l'exercice immodéré du cœur et du poumon.

Que les lymphatiques peuvent être atteints plus fréquemment que d'autres d'inflammations intestinales, hépatiques, etc., c'est-à-dire de maladies produites par l'exercice immodéré du tube digestif, du foie, etc., etc., et ainsi de suite.

Qu'il en est de même pour les organes faibles. Qu'ainsi, les poumons étant peu développés, si, par suite de certaines circonstances, ils remplissent leurs fonctions comme s'ils étaient dans une vaste poitrine, leur exercice devient immodéré, et ils se trouvent prédisposés aux congestions, à la phthisie.

Qu'un phénomène tout pareil se produit dans un cerveau faible, qu'un idiot peut devenir épileptique, qu'il peut être frappé d'apoplexie à propos d'une frayeur, d'un rêve, en un mot, de l'exercice très-léger, mais cependant immodéré, quant à lui, des facultés intellectuelles et des passions.

Influences du tempérament sur les maladies.

Nous parlerons ici des modes de constitution les plus prononcés. Trois seulement nous fourniront les exemples dont nous avons besoin pour montrer la manière dont le tempérament peut agir sur les maladies. Tout le monde sait que les affections aiguës frappent avec intensité et promptitude les hommes robustes, à large poitrine, à poumons développés, que le début de ces affections est rapide, et qu'elles se terminent en peu de temps, soit par la résolution, soit par la mort. Que ceux, au contraire, dont la poitrine est étroite, les poumons gênés, ont des maladies plus lentes, et qui affectent volontiers la forme chronique. Tout le monde sait encore que chez les individus dont le système nerveux est prédominant, la maladie présente facilement une marche irrégulière, qu'elle revêt avec promptitude le caractère *ataxique*. Ce qui veut dire que, lorsque ces individus sont atteints d'une maladie quelconque, les symptômes cérébraux se développent rapidement, et qu'ils menacent la vie en frappant d'effroi ceux qui les observent.

Or, comment expliquer ces phénomènes? Si nous avons été compris, chacun pourra s'en rendre compte. On conçoit, en effet, que l'homme doué du tempérament sanguin est plus sujet qu'un autre aux affections aiguës, c'est-à-dire *inflammatoires*. Possédant de vastes poumons, un cœur robuste, le sang chez lui, se forme en quantité plus grande, il est projeté avec plus de force. Qu'une congestion existe déjà dans un organe, elle est bientôt augmentée et par l'abondance du sang qui y arrive et par la rapidité avec laquelle il s'y porte; elle est transformée en maladie inflammatoire, elle en présente les caractères et les dangers.

Quant aux individus chez lesquels prédomine le système nerveux, on comprend avec quelle facilité le cerveau devient le siége de symptômes plus ou moins graves. Cet organe dont l'importance est si grande dans l'économie, s'exerce presque toujours au delà de ses forces. Qu'une affection se déclare, il devient malade, sinon dès le début, au moins dans son cours; son activité si grande à l'état sain, se développe encore par l'effet du mal, ses fonctions si multiples, si variées, se troublent ou s'affaiblissent; elles se manifestent dans l'état de maladie, sous des formes plus variées encore, et revêtent souvent un caractère tellement grave, qu'elles amènent d'une manière presqu'instantanée les résultats les plus funestes.

Les maladies de l'homme à tempérament *sanguin* auront donc, en général, le caractère des affections aiguës, mais elles seront franches et régulières, elles ne présenteront pas ces désordres dans les symptômes que l'on observe si fréquemment chez les individus à tempérament *nerveux*; elles seront, par conséquent, moins dangereuses. Est-ce à dire que l'un soit appelé à vivre plus longtemps que les autres? Cela devrait être, mais les passions, la négligence, l'insensibilité quelquefois, viennent rétablir l'équilibre, et les hommes robustes finissent aussi promptement que les faibles. Pour vivre longtemps, il faut savoir proportionner l'exercice des organes à leurs forces ; il faut, par conséquent, être modéré dans son travail, comme dans ses plaisirs, il faut dominer ses passions sans les amortir, il faut enfin s'étudier, se connaître et agir dans la limite de ses forces et de sa constitution. C'est ce que ne savent pas la plupart des hommes sanguins. Robustes et forts, peu sensibles par suite, emportés et énergiques, ils se livrent à toute la fougue de leur tempérament. S'ils tombent malades, ils se refusent à y croire, ils ne sentent pas leur mal, ils continuent leurs travaux, lors même qu'ils sont gravement atteints. La maladie marche, et souvent il n'y a plus de ressources ; lorsque les soins sont réclamés, déjà la congestion a désorganisé les tissus.

Les *lymphatiques*, moins sensibles encore, sont également affectés de maladies à périodes régulières, mais à marche lente, à forme presque toujours chronique. Soumis à un régime convenable, il semblerait que leurs maux seraient faciles à combattre ; ni le temps, ni l'étoffe ne manquent. Mais chez eux prédominent les organes de l'abdomen, et avec eux la gourmandise qu'ils engendrent. Enclins à exercer ces organes, ils les surchargent, les fatiguent, et presque toujours ceux-ci jouent un rôle important dans leurs maladies.

Indications fournies par le tempérament pour prévenir et traiter les maladies.

Ces indications sont tirées évidemment de la manière dont se comportent les organes chez les individus doués de telle ou telle constitution. Nous avons admis que la plupart des maladies sont dues à l'excès d'exercice de ces organes, excès qui détermine la congestion de leurs tissus. Pour les prévenir, il faut donc diminuer les causes productrices des excès, il faut proportionner l'exercice des organes à leurs repos. Pour les guérir, il ne suffit plus de régler l'exercice de l'organe malade, il faut en obtenir autant que possible le repos absolu.

C'est dans le régime que nous trouverons les moyens d'amener ces résultats. Pour chaque tempérament existent des règles à suivre, et c'est en s'y conformant, qu'il est possible d'éviter les maladies auxquelles il est disposé, comme de calmer celles qu'il a produites. Examinons donc celles qui conviennent à chacun d'eux, et ne perdons pas de vue qu'elles ont pour objet principal, non-seulement de modérer ou d'empêcher l'exercice des organes prédominants, mais aussi de donner du mouvement et de l'activité à ceux qui en manquent.

Indications fournies par les tempéraments nerveux et mélancolique.

Commençons par les tempéraments les plus disposés aux affections de toute nature, par ceux qui sont le plus fréquemment frappés, en raison même de leur extrême sensibilité. Nous savons combien le tempérament *nerveux*, et surtout le *mélancolique*, sont disposés aux excès et aux maladies. Lorsqu'ils sont très-prononcés, ils s'accompagnent presque toujours de malaise, d'insomnie, et si l'individu chez lequel ils prédominent se laisse aller aux penchants qui l'entraînent, bientôt surgissent les affections les plus graves, les manies les plus bizarres, les désordres d'intelligence les plus exagérés.

Pour atténuer l'effet de ces mauvaises dispositions, il est donc nécessaire d'entraver l'exercice du cerveau ; il faut éviter de pousser jusqu'à la fatigue l'étude et la méditation ; il faut, au besoin, les proscrire tout à fait. Il faut éloigner surtout les causes qui excitent les grandes passions, si faciles à jeter de profondes racines dans le cœur et si difficiles à détruire. Par contre, il est indispensable de faire exercer le système musculaire, de le fatiguer même par la marche, la course, les voyages, les travaux physiques, la chasse, les occupations agricoles. Le séjour dans un climat tempéré, l'habitation d'une campagne riante, à sites pittoresques, l'éloignement des grandes villes et de leurs agitations favorisent le repos dont son esprit a besoin ; le froid, comme les grandes chaleurs, lui sont nuisibles ; l'humidité l'est moins, et les bains tièdes lui sont même avantageux en assouplissant la peau, en modérant l'action du cerveau. Ses aliments seront tirés du règne végétal ; les fruits, les fécules formeront la base de sa nourriture ; il y joindra les chairs des jeunes animaux, les viandes blanches, le lait, toutes les substances enfin qui donnent un chyle abondant, exercent et développent les organes de l'abdomen. Mais il faudra tenir compte de la manière dont seront supportés ces divers aliments qui sont assez généralement mal digérés par les personnes nerveuses.

Seront proscrits, comme essentiellement nuisibles, le thé, le café, les aromates, les liqueurs spiritueuses qui agissent directement sur le cerveau, l'excitent et ramènent ses spéculations dangereuses. Le vin même sera pris en petite quantité, étendu d'eau et aux heures de repas seulement. Ceux-ci seront fréquents, peu copieux et suivis de repos ou de distraction. Il ne faut pas que l'exercice du système nerveux vienne troubler la digestion. Le sommeil est, par-dessus tout, nécessaire ; tout devra donc tendre à le favoriser. C'est pour cela que les bains sont si utiles ; c'est pour cela qu'il faut insister sur l'exercice des muscles, qu'il faut les fatiguer sans excès, et qu'une alimentation rafraîchissante, en détruisant la constipation, vient aider à la détente générale qui produit le repos de l'esprit et du corps.

Assurément tous ces moyens n'agissent qu'en diminuant l'excitation cérébrale et n'ont pour but que d'affaiblir la prédominance du système encéphalique ; mais s'ils sont utiles pour prévenir, ils sont insuffisants pour combattre les maladies graves auxquelles sont sujets les individus à tempérament nerveux ou mélancolique. Laissons aux médecins le soin de prescrire, dans ce cas, le traitement indiqué ; disons seulement que ces malheureux sont plus difficiles que d'autres à traiter ; qu'agités de terreurs paniques, ils sont poursuivis par les idées les plus bizarres ; qu'affectés de passions profondes et concentrées, ils se tourmentent, se surexcitent et aggravent promptement leurs affections les plus légères. Aussi les premiers soins à donner consisteront-ils à éloigner d'eux les objets de leur haine, à leur éviter les émotions vives, et à les environner, autant que possible, d'objets agréables, de distractions douces. C'est à ce traitement moral qu'il faut même se borner dans les affections chroniques du cerveau. Tantôt il faut substituer subitement une passion à une autre, pour la conduire ou la modérer ; tantôt il faut changer lentement la série des idées dominantes. La gloire des Pinel et des Esquirol n'a pas d'autre fondement ; ils ont su voir les premiers que la violence et les châtiments, bien loin d'adoucir ou de modifier la position des aliénés confiés à leur soin, ne faisaient que l'aggraver ; ils ont appris aux aliénistes qu'il fallait substituer la bonté aux mauvais traitements, la douceur et la société aux terribles angoisses du cabanon et de l'isolement.

Indications fournies par le tempérament sanguin.

L'individu chez lequel prédomine le tempérament *sanguin* est, en général, peu disposé aux maladies ; les excès lui sont moins nuisibles, et s'il est vrai qu'il peut, sans de graves inconvénients, se livrer à de rudes travaux physiques, il ne doit pas rechercher ceux qui dépassent ses forces. Les travaux intellectuels lui sont pénibles ; son cerveau n'est guère capable de méditations prolongées ; et si par hasard ou par suite de circonstances impérieuses ses passions viennent à être surexcitées, cet organe si peu énergique est bientôt troublé dans ses fonctions. Disons toutefois que cette constitution est l'une des plus heureuses ; que son développement doit être favorisé, et qu'il faut songer à en arrêter les progrès dans les cas seulement où il se prononce au point de diminuer les forces de l'intelligence et la sensibilité morale. Pour atteindre ce but, il faudra faire reposer les muscles, exciter graduellement le cerveau, le forcer à l'étude, le fatiguer même ; il faudra encore pousser au développement des passions généreuses et réprimer les appétits matériels. Le régime sera composé d'aliments tirés du règne végétal, de fécules nourrissantes, de viandes gélatineuses ; les boissons légèrement alcooliques, la bière, le cidre seront d'un usage journalier. Tout sera combiné, en un mot, pour diminuer, autant que possible, la prédominance des organes thoraciques, et, par conséquent, pour produire à leurs dépens l'exercice du cerveau et des organes de l'abdomen.

C'est en suivant ces préceptes que l'on peut combattre avec succès les maladies propres au tempérament sanguin. Presque toujours inflammatoires, elles exigent surtout le repos des organes prédominants qui sont essentiellement disposés à ressentir les effets de la congestion. Aussi les praticiens insistent-ils avec énergie sur les moyens antiphlogistiques et principalement sur les émissions sanguines, générales ou locales. C'est à elles qu'ils ont recours dès le début, et toujours ils ont le soin de les proportionner à l'intensité de la congestion comme au degré de prédominance auquel sont parvenus les systèmes vasculaire ou respiratoire.

Indications fournies par le tempérament lymphatique.

S'il est utile de favoriser le développement modéré du tempérament sanguin, il faut combattre avec énergie le *lymphatique*, ordinairement si prononcé dès le jeune âge. Nos mœurs, les besoins de notre société, les difficultés incessantes de la vie exigent l'activité du corps comme celle de l'esprit. Or, rien n'est moins actif, rien n'est moins intelligent que ces jeunes êtres aux formes lourdes, aux mouvements apathiques, que l'on voit se livrer avec délices aux incitations de leur gloutonnerie ; chez eux les organes de l'abdomen sont prédominants ; ils obéissent en aveugles aux appétits qu'ils déterminent ; ils les exercent presque continuellement. C'est le contraire qui doit avoir lieu. Lorsque, dans l'enfance, se prononce cette constitution, il faut en prévenir le développement par la frugalité, par des repas rares et peu copieux ; mais il faut en même temps les composer de viandes fibrineuses, de mets de haut goût, de boissons excitantes du cerveau et de la circulation. Il faut insister surtout sur les exercices physiques, éviter le sommeil prolongé, forcer l'étude jusqu'à la fatigue, et exalter au besoin les passions utiles et généreuses. Après l'avoir enrayée par ces moyens, il arrive souvent qu'elle se prononce de nouveau à l'époque de la vieillesse. Il est nécessaire alors d'en arrêter les progrès et surtout les fâcheux effets par l'exercice en plein air, par la marche prolongée. Il n'est plus temps à cet âge de compter sur l'exercice des fonctions cérébrales ; on sait combien leur surexcitation peut être dangereuse. Il ne reste donc qu'à insister sur tout ce qui peut fortifier les organes de la locomotion, sans permettre que ceux de l'abdomen soient mis en grande activité, ce à quoi le vieillard n'est déjà que trop disposé. Il faut reconnaître, du reste, que l'intelligence et les passions prennent peu d'empire sur le lymphatique, qu'elles troublent difficilement sa vie, et que leur influence se fait peu sentir dans le cours de ses maladies.

Chez lui s'exercent principalement les organes de l'abdomen ; aussi voit-on, dès le début, la plupart de ses maladies se compliquer d'affections abdominales, celles-ci devenir prédominantes, jouer le rôle principal et entraver tous les efforts dirigés contre les premières. Qu'en conclure ? C'est qu'il faut avec soin veiller au régime, insister de bonne heure sur la diète, et employer avec persistance les adoucissants, tant externes qu'internes.

Indications fournies par le tempérament nervoso-sanguin.

L'un des tempéraments les plus désirables pour l'homme est, sans contredit, le *nervoso-sanguin*. Avec lui se développent les facultés intellectuelles dans de justes proportions, les forces musculaires jusqu'au degré convenable pour affermir la santé. Il ne faut donc chercher à le modérer où à l'arrêter que lorsqu'il se prononce de manière à disposer à tous les excès, à produire l'insomnie, le malaise et les tourments qui l'accompagnent. Dans ce cas, comme dans tous les autres, il est nécessaire d'enrayer, autant que possible, l'action des organes prédominants. Tous les excitants du cerveau ou des organes thoraciques seront proscrits, les passions seront amorties, les méditations prolongées seront défendues; il faudra favoriser, au contraire, l'exercice du ventre par l'usage des végétaux qui n'activent ni le cerveau ni la circulation, mais qui excitent les sécrétions de l'intestin sans le fatiguer. Il faudra faire usage des fruits acides, des gommeux, des mucilagineux, des fécules, des substances animales gélatineuses et des viandes blanches, dont les propriétés sont analogues. Les repas devront être fréquents, le sommeil et le repos respectés.

Indications fournies par le tempérament bilieux.

Si ce tempérament est désirable pour l'homme, s'il favorise la santé, le *bilieux* se trouve dans des conditions toutes contraires. Plus qu'aucune autre, il dispose aux maladies lorsqu'il est très-prononcé. Aussi faut-il se hâter d'appliquer les mêmes règles, si l'on veut modérer son développement ou l'empêcher tout à fait chez le jeune homme. Pour cela, il faut diminuer l'exercice de l'abdomen et du cerveau et augmenter celui des organes musculaires. Ainsi seront recommandés l'exercice en plein air, les travaux agricoles, le sommeil proportionné à l'exercice, l'usage des viandes fibrineuses très-animalisées, du bon vin pris en petite quantité, des repas modérés. On insistera surtout sur les travaux physiques, mais en les graduant, en les proportionnant aux forces ; et cette indication est essentielle : le bilieux est faible; il s'agit de lui donner des forces et non de les dépasser ; aller jusque-là ce serait l'exposer aux affections pulmonaires, si communes, et, pour lui, si faciles à contracter.

Indications fournies par le tempérament athlétique.

C'est par un excès de forces, au contraire, que pêche l'individu doué du tempérament *musculaire* ou *athlétique*. Lorsque cette constitution est très-prononcée et qu'elle tend à se développer encore, il est à craindre que l'individu ne tombe dans l'imbécillité et même l'idiotisme. Il est donc urgent de chercher à en arrêter le progrès. Il n'arrivera jamais sans doute, quels que soient les efforts tentés, à briller par les travaux de l'esprit. Il devra renoncer à la culture des sciences et des arts, mais il pourra se rendre utile par des travaux d'un ordre moins relevé, et son passage dans le monde sera encore fructueux pour la société. Quoi qu'il en soit, lorsque cette constitution se prononce dès le jeune âge, il faut chercher à la prévenir par le repos des muscles et des organes de l'abdomen et par l'exercice du système nerveux. Il faut, s'il est possible, surexciter le cerveau, l'éclairer, l'habituer à l'étude, et condamner pour ainsi dire à l'inaction tout l'appareil musculaire ou locomoteur. C'est par des moyens semblables que l'on parviendra à corriger, jusqu'à un certain point, une aberration de la nature, à arracher à l'abrutissement et à mettre au rang des créatures intelligentes un pauvre être qu'elle avait destiné aux misères du crétinisme.

Des modifications possibles dans les tempéraments.

De tout ce qui précède, il semblerait résulter qu'il est possible à l'homme de développer son tempérament primitif, de le changer et de lui en substituer un autre. Sans adopter complétement cette proposition, il faut admettre d'abord que *le tempérament peut être profondément modifié* ; puis, que ces modifications ne s'obtiennent qu'en favorisant ou en déterminant l'exercice ou le repos de tel ou tel assemblage d'organes. Le raisonnement et les faits s'accordent pour le prouver.

Voyez ce qui se passe suivant les âges, les climats, le genre de vie, les professions et même les maladies, etc., etc. L'homme tend à parcourir une série de changements successifs pendant le cours ordinaire de la vie, et c'est ce qui constitue le tempérament des âges. Ces changements se produisent encore par d'autres causes, et notamment par celles que nous venons d'énumérer. Mais sans entrer dans le détail de chacune de ces causes et de leurs effets, ce qui serait revenir sur ce qui a été dit, arrêtons-nous aux résultats généraux fournis par l'observation, et nous verrons la règle que nous avons posée recevoir sa constante application.

Que, dans un pays chaud, où les aliments sont en général des excitants du système nerveux, où la nourriture est peu coûteuse, facile à se procurer et prise en petite quantité, où les professions n'exigent pas un exercice considérable des organes musculaires, la liberté vienne à s'établir ; que ce pays soit livré aux agitations qu'elle engendre, aux tumultes du forum ; que les sciences et les beaux arts y fleurissent ; que tout, en un mot, y favorise l'exercice des organes cérébraux, le tempérament nerveux s'y trouvera bientôt très-répandu et très-développé ; le peuple qui l'habite atteindra souvent le plus haut degré de gloire et de prospérité ; mais que, par une cause quelconque, le despotisme y règne à son tour ; qu'il y comprime les efforts de l'intelligence, y égalise toutes les conditions sous son terrible niveau ; vous verrez s'éteindre le flambeau des lumières, les nobles aspirations feront place aux appétits matériels ; le désir des jouissances physiques, le luxe, la débauche deviendront des distractions nécessaires ; les organes abdominaux seront longuement exercés ; les corps et les esprits s'affaibliront sous la main qui les abrutit ; le tempérament lymphatique s'y multipliera ; les forces de la nation seront anéanties comme celles des individus, et ces peuples célèbres qui gouvernaient le monde tomberont bientôt dans la misère et dans l'oubli.

Dans les pays froids se rencontrent, sous l'influence de causes différentes, des phénomènes analogues. Là se présentent des difficultés à surmonter, des obstacles à vaincre. Il est difficile de s'y nourrir, et l'homme pour y vivre, pour se préserver des rudes atteintes de l'atmosphère, devra se livrer à des travaux pénibles qui développeront le tempérament *sanguin*. Que, par d'heureuses circonstances, la liberté triomphe ; que les sciences et les beaux arts soient encouragés, ce ne sera plus le tempérament *nerveux* pur, mais le *nervoso-sanguin*, bien préférable au premier, que l'on y rencontrera fréquemment. Si les hommes, au contraire, sont maintenus dans la servitude et l'ignorance qui la suit, s'ils sont courbés sous une verge de fer et nourris d'aliments grossiers mais abondants, on en fera un peuple de barbares robustes, d'athlètes hébétés. On verra se multiplier le tempérament musculaire.

Causes déterminantes de la prédominance des tempéraments.

Ainsi peuvent s'expliquer les causes auxquelles doit être attribuée la prédominance de tel ou tel tempérament dans chaque pays, chez telle ou telle nation. Si l'on réfléchit, en effet, que tous les individus qui les composent sont soumis aux mêmes influences physiques et morales, que chacune de ces influences agit avec la même intensité, avec la même persistance ; que les constitutions se transmettent de père en fils ; que les individus appartenant à la même famille ont à peu près le même tempérament, on conçoit qu'après un certain nombre de générations, les hommes d'une même contrée soient doués d'une constitution déterminée. On conçoit également que c'est par le mélange des nations les unes avec les autres, par les émigrations volontaires ou forcées qu'ont disparu, chez les peuples modernes, ces caractères tranchés qui, plus encore que les lois et les coutumes, ont maintenu entre les anciens peuples des séparations insurmontables, des inimitiés auxquelles étaient dues leurs guerres sans fin et leurs exterminations sans pitié.

Si nous parcourons maintenant, dans un même peuple, les diverses classes de la société, nous observerons que le tempérament nerveux prédomine chez les littérateurs, les savants, les artistes, chez les hommes enfin qui, par la méditation ou par l'énergie de leurs passions, exercent plus spécialement les organes cérébraux; que, chez les ouvriers, au contraire, dont le travail est tout physique, qui pensent peu, mènent une vie sobre et exercent continuellement les organes de la locomotion, prédomine le tempérament sanguin; qu'enfin les hommes sédentaires, livrés à la mollesse et à la bonne chère que, dans la verte vieillesse, ceux qui, n'ayant plus rien à faire ni à espérer, se livrent aux plaisirs de la table et à l'inaction, engraissent, prennent du ventre et deviennent promptement lymphatiques.

C'est en exerçant ou en reposant tel ou tel assemblage d'organes que les maladies elles-mêmes modifient le tempérament. Ainsi, dans certaines affections aiguës ou chroniques, telles que les manies furieuses et quelques autres espèces d'aliénation mentale, le cerveau, continuellement en action, s'exalte aux dépens des organes de la respiration et de la digestion qui s'exercent peu; il augmente d'énergie, tandis que les autres en perdent. D'autres fois, au contraire, le système nerveux est réduit à l'inaction la plus complète; les facultés intellectuelles sont nulles, tandis que les fonctions pulmonaires et digestives acquièrent un degré d'activité extraordinaire; c'est ce que l'on observe chez les épileptiques et les idiots.

De la connaissance de ces faits, sera-t-il permis de tirer cette conséquence extrême, que *l'homme peut, à son gré, changer son tempérament et en acquérir un déterminé?* Non, sans doute; mais on pourra, sans exagération, considérer comme vraie la proposition suivante : *Pour modifier son tempérament, pour le développer dans une direction déterminée, il faut exercer les organes que l'on veut rendre prédominants, et condamner les autres au repos.*

Nous ne chercherons pas à faire ressortir combien serait féconde, dans ses effets, l'application de cette règle à l'hygiène et à la philosophie; nous n'examinerons pas de quelles conditions elle doit être entourée pour réussir. Disons seulement que c'est en suivant les âges, en observant avec soin quel est le tempérament primitif qu'il sera possible d'obtenir quelque succès; et que l'énumération des préceptes à l'aide desquels on parviendrait à développer chaque tempérament en particulier, serait des plus fastidieuses, puisque le principe, quelque rigoureux et limité qu'il paraisse, est d'une application générale

CHAPITRE VIII.

DE L'HYGIÈNE CONSIDÉRÉE PRINCIPALEMENT AU POINT DE VUE DE LA DIGESTION ET DE LA NUTRITION.

SOMMAIRE. — Digestion. — Chyme. — Chyle et déjections. — Résumé.

Digestion.

La fonction par laquelle les animaux convertissent en un liquide spécial, destiné à les nourrir, les aliments de toute espèce qu'ils introduisent dans leur estomac, a reçu le nom de *digestion.*

Cette fonction appartient aux animaux seuls, et elle constitue le caractère essentiel de l'animalité. Tandis que les végétaux, en effet, s'accroissent ou se nourrissent par une absorption tout extérieure, c'est à l'intérieur de leur tube digestif que les animaux, excepté les *infusoires*, vont puiser les éléments de leur réparation ; aussi, le tube digestif forme-t-il quelquefois à lui seul, tout l'animal, et, c'est à l'existence des organes de la digestion ou à leur absence, qu'est attaché le caractère qui le distingue du végétal.

La digestion, en conservant dans la série des animaux son caractère commun de fluidifier, altérer et animaliser les substances alimentaires dont ils font usage, produit ce résultat à l'aide d'opérations et d'organes qui présentent entre eux des différences importantes, dont nous n'aurons pas à nous occuper. Nous dirons seulement que chez l'homme et les animaux supérieurs, elle s'accomplit sous l'influence d'actions successives des diverses parties d'un appareil digestif très-compliqué ; que cet appareil est formé de l'assemblage d'un grand nombre de cavités distinctes qui s'étendent de la bouche à la partie inférieure du tube digestif ; qu'enfin, cette fonction ne s'exécute qu'avec le concours d'annexes nombreux, tels que les glandes salivaires, le pancréas et le foie, qui versent leurs produits dans les cavités diverses dont il vient d'être question. Les opérations qui précèdent la digestion sont : la préhension, la gustation, la mastication et la déglutition. Nous reviendrons, plus loin, sur ces actes préliminaires.

Chyme.

Les aliments, après avoir traversé l'œsophage, parviennent dans l'estomac, y séjournent, s'y mélangent avec les liqueurs qui y sont versées, s'y altèrent et s'y trouvent essentiellement changés dans leur état et leur composition. La digestion stomacale les dissout et les convertit en une espèce de pulpe grisâtre et homogène nommée *chyme.* Celui-ci sort de l'estomac pour pénétrer dans le duodénum et parcourir le reste du tube digestif ; le *chyme* doué de qualités différentes, suivant l'espèce d'alimentation qui le fournit, prend toujours un caractère d'animalité approprié à l'individu qu'il doit nourrir.

Chyle et déjections.

Il se divise bientôt en deux parties, dont l'une reste liquide et constitue le *chyle* destiné à réparer les forces de l'animal. Transportée par les vaisseaux chylifères dans le torrent de la circulation, celle-ci est bientôt assimilée, tandis que l'autre ainsi dépouillée de tout ce qu'elle conservait d'utile, continue son trajet dans le reste de l'intestin pour être expulsée au dehors à titre d'excrément.

RÉSUMÉ.

On voit, d'après ce simple aperçu, que l'important phénomène de la digestion doit être examiné chez l'homme dans l'ensemble de ses caractères essentiels, et que, pour y parvenir, il est nécessaire de les diviser suivant leur importance respective et l'ordre de leur succession. Ainsi, les uns ont le caractère de phénomènes préparatoires, tels sont la faim, la soif, qui indiquent le besoin d'aliments ; la recherche, la préhension de ces aliments et le jugement qu'on en porte, la mastication, l'humectation et le ramollissement dans la bouche de ceux qui sont solides ; enfin, la déglutition qui les porte jusque dans l'estomac. D'autres ont le caractère de phénomènes essentiels, c'est la digestion proprement dite, c'est-à-dire le changement auquel sont soumis dans l'estomac les aliments convertis en chyme, et éprouvant une nouvelle altération dans l'intestin grêle par l'absorption du chyle. Les derniers, enfin, offrent le caractère d'actes subséquents à la digestion. Celle-ci, en effet, se termine au développement du chyle ; les phénomènes qui suivent, et peuvent en paraître la continuation, comme l'absorption de ce liquide d'une part et l'expulsion des excréments de l'autre, ne lui appartiennent en aucune façon. Nous suivrons, dans l'examen de cette fonction, cette division toute naturelle, et nous l'étudierons dans l'ordre suivant lequel nous venons de l'analyser.

CHAPITRE IX.

PHÉNOMÈNES QUI PRÉCÈDENT LA DIGESTION.

SOMMAIRE. — § 1er. De la faim et de la soif. — La faim. — La soif. — Privation des boissons. — Abstinence. — Du siége anatomique de la faim et de la soif. — De l'appétence des aliments. — Influence des climats. — Influence des saisons. — Combinaison et variété nécessaires des aliments solides et liquides. — Appropriation des aliments au tempérament, au climat et à la saison. — La cuisine est une science. — Carême. — Plumerey. — De la stimulation et de la réparation. — Le café. — La vue, l'odorat. — § 2. Préhension des aliments, gustation. — Le goût. — Répugnances, dépravations. — Modification du goût par l'âge ou l'exercice. — De la déglutition. — § 3. Mastication des aliments, insalivation. — Conformation des mâchoires. — Action des dents. — Mastication. — Glandes salivaires. — Pharynx. — Salive. — § 4. Déglutition. — Œsophage, estomac.

DE LA FAIM ET DE LA SOIF.

Deux sensations internes, distinctes l'une de l'autre, plus ou moins vives, suivant qu'elles sont arrivées à un degré d'intensité plus ou moins grand, viennent rappeler à l'homme et aux animaux le besoin de réparation, et leur font désirer les aliments. La faim, dont les physiologistes ont établi le siège dans l'estomac, réclame l'ingestion des substances solides ; la soif, qu'ils ont rapportée à l'arrière-gorge, réclame celle des liquides.

La faim.

Le besoin de réparation se fait-il sentir, s'il n'est que commençant, la sensation produite sur le cerveau sera faible elle-même, elle ne provoquera pas même le désir, elle réveillera seulement le souvenir de l'aliment, souvenir agréable, surtout vers la fin des maladies. A mesure que le besoin grandit, la sensation se développe, elle amène l'appétence, puis l'appétit, et si le désir n'est pas satisfait, viennent la faim et ses impérieuses injonctions. Alors, depuis le point où naît la volonté formelle de réparer les pertes par une nourriture suffisante jusqu'à celui qui inspire les résolutions les plus funestes, elle entraîne l'individu dans une succession de douleurs et d'actes qui témoignent à la fois et de la violence de ses appels et de son influence sur le moral.

La soif.

La soif se développe, lorsque, par une cause quelconque, l'économie fait une perte de liquides aqueux ; et la sensation qu'elle fait éprouver a, comme celle de la faim, des degrés infinis, depuis l'impression agréable qui rappelle le souvenir des boissons aimées jusqu'aux souffrances les plus intolérables. Ce besoin, dans les habitudes ordinaires de la vie, dépend de la quantité des pertes en liquides ; ainsi, plus vif et plus impérieux pendant les chaleurs de l'été, il est moindre dans les autres saisons. La soif naît aussi de l'état d'irritation de l'arrière-bouche, qui résulte directement d'une action prolongée de la parole, ou sympathiquement de l'usage d'aliments excitants, ou abondants, ou solides et peu aqueux. Dans ce cas, elle n'a pas le caractère d'acuité qui l'accompagne ordinairement, c'est plutôt une sensation obtuse, rapportée à l'estomac, résultant de la plénitude de cet organe, et annonçant le besoin d'étendre les aliments qui y sont accumulés. L'habitude de la sobriété en limite les exigences d'une manière remarquable ; certains individus passent des journées et même des semaines sans en ressentir les atteintes, et ceux qui mènent une vie rangée, régulière, qui sont soumis à une diète plutôt végétale qu'animale, l'éprouvent rarement, ou la satisfont à peu de frais.

Privation des boissons.

La privation des boissons rend plus prompts les effets de l'abstinence : les animaux privés de nourriture et de boisson meurent longtemps avant ceux dont on continue de satisfaire la soif. D'un autre côté, cette privation n'entraîne pas aussi nécessairement le sentiment de la soif que celle des aliments produit la faim. Aussi, la première de ces sensations présente-t-elle beaucoup plus de variétés suivant les individus que la seconde. Comme nous l'avons dit, elle est nulle ou peu prononcée chez certaines personnes, qui pourraient rester longtemps privées de boissons, tandis que chez d'autres, elle est fréquente, impérieuse, et portée quelquefois au point de constituer un état maladif. Elle est fréquente dans l'enfance, plus modérée dans l'âge adulte, et rare dans la vieillesse.

Abstinence.

L'abstinence trop longtemps prolongée, rend impossible la réparation. Il est une limite qu'il ne faut pas dépasser, sinon, quoique la vie persiste quelque temps encore, la mort devient inévitable. Des faits trop nombreux ont prouvé la certitude de cette énonciation, et des expériences récentes ont démontré que, pour tout animal, la perte de plus des *quatre dixièmes* de son poids devenait la cause immanquable de sa mort. Ni l'action de la chaleur, ni celle des aliments, combinées ou isolées, ne peuvent l'empêcher. Ces effets extrêmes de l'abstinence sont des plus remarquables, et il est important, pour les médecins comme pour les gens du monde, d'y apporter la plus grande attention ; ils montrent avec quel soin, à la fin des maladies aiguës qui ont causé de grandes déperditions, soit par leur durée, soit par l'excessive activité imprimée aux mouvements de la vie, il faut surveiller et saisir le moment où il convient de revenir aux aliments. Souvent à cette époque, une diète trop prolongée a jeté l'organisation dans un état de faiblesse tel, que tout mouvement de réparation devient impossible. La mort a saisi le malade vraiment guéri, selon la belle expression d'un savant professeur.

Chez les personnes en santé, la faim et la soif font éprouver des sensations qu'il faut toujours respecter ; et pour certaines, la simplicité de leurs goûts, leur sobriété constante ont donné à ces sensations une telle perfection, un tel développement, qu'elles les dirigent merveilleusement dans le choix de leurs aliments et dans la mesure de leur quantité.

Du siége anatomique de la faim et de la soif.

On ne connaît la condition organique, le siége anatomique de la faim ni de la soif. Ces deux sensations sont bien l'expression de l'état organique qui provient du besoin de réparation ou de la déperdition des fluides aqueux de l'économie, mais naissent-elles, soit à l'état de vacuité de l'estomac qui amène ce besoin, soit de l'état particulier de l'arrière-gorge par lequel se traduit cette déperdition ? La chose est probable, disent la plupart des physiologistes, c'est le sentiment commun ; et ils ont conservé à ces deux sensations le siége que leur avait assigné l'instinct.

Ici, comme dans beaucoup d'autres circonstances, l'instinct nous paraît s'être trompé. Les philosophes et les phrénologistes (physiologistes localisateurs) ont émis dans ces derniers temps une opinion différente. Les premiers ont fait de l'instinct qui porte l'homme à rechercher les aliments une faculté primitive du moi, et les seconds ont placé cette faculté dans le cerveau en lui donnant la dénomination d'*alimentivité*. Cette dernière opinion est certainement la plus probable ; nous ne rapporterons pas les preuves à l'appui, nous nous contenterons de faire remarquer que depuis longtemps M. le docteur Magendie avait rejeté celle qui rapporte la faim à tel ou tel état particulier de l'estomac : « La faim résulte, a-t-il dit, comme toutes les autres sensations internes, de l'action du système nerveux ; elle n'a d'autre siége que ce système lui-même, et d'autres causes que les lois générales de l'organisation. Ce qui prouve bien la vérité de cette assertion, c'est qu'elle continue quelquefois, quoique l'estomac soit rempli d'aliments ; c'est qu'elle ne peut pas se développer, quoique l'estomac soit vide depuis longtemps ; enfin, c'est qu'elle est soumise à l'habitude, au point de cesser spontanément, quand l'heure habituelle du repas est passé. » Et tous les raisonnements, qui viennent d'être apportés pour prouver que la faim n'est pas le résultat de tel ou tel état particulier de l'estomac, sont applicables à cette opinion qui veut que la soif ne soit pas le résultat de tel ou tel état particulier de l'arrière-gorge, mais qu'elle ait son siége, comme la faim, nulle part ailleurs que dans le système nerveux.

De l'appétence des aliments. — Influence des climats.

La faim et la soif, expressions d'un instinct merveilleux, manifestation d'une faculté cérébrale, ne s'en tiennent pas à avertir l'homme qu'il a besoin de réparer ses forces, elles le dirigent encore dans le choix de ses aliments. A l'habitant du Nord, elles indiquent les viandes fortes, les végétaux fermentés, les liqueurs chaudes ou alcooliques ; à l'habitant du Midi, les fécules amylacées, les fruits acidules et frais, les boissons limpides et froides.

Chaque jour l'Anglais absorbe, sans gloutonnerie et pour l'exercice régulier de la digestion, plusieurs livres de bœuf ou de mouton, plusieurs bouteilles de vin chaud d'Espagne ou d'eau-de-vie. L'habitant de l'Inde se contente pendant vingt-quatre heures d'une poignée de riz et d'un verre d'eau. L'Arabe du désert n'a pour toute provision, dans ses courses immenses, qu'un petit sac de farine et une petite outre remplie d'eau. Quatre ou cinq boulettes grosses comme une noix, d'une pâte qu'il fait dessécher au soleil, lui suffisent pour toute sa journée. Dans nos pays tempérés, la chair et les végétaux en parties à peu près égales, les boissons de chaleur moyenne servent à notre alimentation journalière; ainsi, les vins de Bourgogne et de Bordeaux, le plus souvent étendus d'un tiers ou d'un quart d'eau pour être ramenés à un degré d'excitation convenable, remplissent merveilleusement cette condition.

Influence des saisons.

Les saisons comme les climats influent d'une manière remarquable sur les sensations de la faim et de la soif. Il en est de même des températures passagères, des conditions atmosphériques qui entourent l'individu. La capacité digestive est loin d'être la même chez tous les hommes, et quoique l'on ait évalué approximativement de deux à quatre kilogrammes la quantité d'aliments, solides ou liquides, nécessaires à la réparation des pertes de chaque jour, il s'en faut de beaucoup que cette moyenne soit rigoureusement exacte.

Combinaison et variété nécessaire des aliments solides et liquides.

Les matières propres à réparer les pertes du corps et celles qui ne le sont pas, se trouvent intimement mélangées et combinées dans tous les aliments solides, comme dans quelques aliments liquides, et cette combinaison paraît être une des conditions essentielles à leur assimilation. Des expériences souvent répétées ont manifestement démontré qu'aucun animal ne peut être nourri avec une substance simple. Il semble même que les fonctions digestives ont pour objet principal d'extraire des substances végétales et animales les éléments réparateurs, et de les modifier de manière à ce qu'ils soient absorbés. Nous verrons plus loin quels sont ces éléments, et de quelle façon ils peuvent être réunis, deux à deux, trois à trois, associés à des sels, à des acides, à des résines, etc., etc., pour composer toute la série des aliments. Contentons-nous de constater que la plupart des substances dont nous faisons notre nourriture ont besoin de subir quelque préparation avant d'être introduites dans le canal alimentaire. C'est là le point de départ de l'art de la cuisine et de toutes les professions qui s'y rattachent. Pour tout artiste qui veut se rendre utile et acquérir une gloire immortelle, se présente un double but : rendre les aliments agréables et de facile digestion. Hors de là, point de salut, et les recettes qui ne remplissent pas ces conditions, quelque brillantes qu'elles paraissent, ne sont que des inventions de sauvages. Tel mets se digère difficilement, tel autre pas du tout, à moins d'être soumis à la cuisson. Ainsi, les fécules, qui servent d'aliments à plus de la moitié de l'espèce humaine, ne posséderaient aucune des qualités propres à la nutrition, si elles n'étaient d'abord modifiées par l'action du feu. Ce fait seul constitue la cuisine, cuisine simple et bornée, il est vrai, mais déjà devenue un art de première nécessité, et elle ne pouvait, elle ne devait pas s'arrêter à ces premiers éléments; il ne suffit pas, en effet, de disposer l'aliment de manière à lui communiquer les facultés réparatrices, il faut encore et presque toujours le rendre stimulant. Or, c'est dans le plus ou moins d'habileté à remplir cette condition essentielle que réside tout entier l'art du cuisinier; c'est là qu'il peut déployer son génie, et il faut le dire, les combinaisons à essayer demandent le concours des facultés les plus élevées de l'esprit, car ce n'est que par l'observation et par la méditation qu'il parviendra à remplir les indications et le dosage d'une stimulation savante.

Appropriation des aliments au tempérament, au climat et à la saison.

Du reste, il ne s'agit pas uniquement dans cet art de satisfaire au goût de l'homme pour tel ou tel mets et de le rendre plus ou moins agréable, ce qui déjà est un mérite hautement apprécié ; il s'agit encore d'appliquer à propos la stimulation à telles circonstances dans lesquelles se trouve l'individu, et il est fort important que les propriétés excitantes, communiquées aux aliments, soient appropriées au tempérament de celui qui en fait usage, au climat qu'il habite, à la saison, enfin à ses dispositions particulières, ou habituelles ou accidentelles. Or, il nous semble que l'art qui exige la connaissance des doses, des nuances et des combinaisons au moyen desquelles s'obtient la stimulation éclairée que nous venons de dépeindre, est un art sérieux et de premier ordre.

La cuisine est une science. — Carême, Plumerey.

Certes, envisagée de ce point de vue, la cuisine devient une science, et sa pratique est l'une des plus nobles parmi les professions. Un caractère commun à l'art culinaire et à l'art médical, c'est que la bonne cuisine, comme la bonne médecine, est celle qui fait vivre. Dans cette carrière, comme dans celles qui sont réputées plus nobles, il se rencontre donc des hommes distingués, des hommes illustres, ainsi *Carême, Plumerey* et quelques autres ont poussé l'art et la science au plus haut point de perfection ; et laissant bien loin derrière eux leurs contemporains et leurs devanciers, ils y ont acquis une gloire impérissable. Tout le monde, en effet, peut donner aux aliments les qualités qui les font digérer, il appartient à l'artiste seul de leur communiquer celles qui stimulent sans échauffer, qui excitent sans irriter, qui, en un mot, *approprient* les substances à l'individu.

De la stimulation et de la réparation.

Nous venons d'insister sur la stimulation, et ce n'est pas sans motifs. Il importe, en effet, de bien distinguer ce phénomène de celui de la réparation ; l'un et l'autre sont étroitement liés, mais ils ne se confondent point. Donnons quelques exemples pour bien nous faire comprendre. La faim nous rappelle le besoin de réparation ; si elle est pressante, nous sommes tristes, inquiets, moroses. A peine avons-nous pris quelques cuillerées de potage, que cette tristesse se dissipe, que la morosité a disparu. Est-ce à dire que le besoin de réparation ait été satisfait ? Non, certes, mais la stimulation portée sur le système nerveux nous a rendu notre gaieté, elle nous a disposés à prendre allégrement les mets plus solides qui sont nécessaires pour réparer nos forces. Autre exemple : un malade est atteint d'une inflammation vive, il a été saigné plusieurs fois, soumis à une diète rigoureuse, le mal a cessé, mais les forces ont disparu, le froid gagne les extrémités, le pouls est à peine sensible, il est près de mourir. Qu'allez-vous faire ? Donnerez-vous pour relever les forces un aliment très-réparateur, même très-stimulant ? Agissez ainsi, et vous tuerez votre malade. Un bouillon, même léger, sera trop substantiel ; une cuillerée d'eau ou de limonade vineuse suffira. Il sera ranimé par elle. C'est qu'il faut à ce malade de la stimulation et non de la réparation ; il ne s'agit pas de réparer les pertes amenées par la maladie ou la vigueur nécessaire du traitement, mais d'exciter le mouvement de la vie en produisant la chaleur. Combien de malades ont été sauvés par cette distinction bien comprise des différences qui séparent les deux besoins, combien d'autres ont péri, parce qu'on n'avait pas su l'établir ! Nous pourrions multiplier à l'infini les faits qui viennent à l'appui de la justesse de cette observation ; nous nous contenterons d'en rapporter deux encore, qui se rencontrent dans les habitudes ordinaires de la vie.

L'homme privé de sommeil et qui fait excès des plaisirs de l'amour s'épuise promptement, et ne peut reprendre ses forces par l'usage des aliments les plus réparateurs, s'ils ne jouissent en même temps de qualités stimulantes appropriées ; les travaux intellectuels poussés à l'excès amènent un résultat analogue, mais réclament une application différente du principe de stimulation. L'épuisement produit par les excès vénériens est assez ordinairement réparé par les bouillons concentrés et rendus stimulants au moyen de l'ambre ou de la vanille ; celui qui est déterminé par les travaux de l'esprit cède presque instantanément à l'excitation qui résulte de l'usage du café.

Et, à propos de cette infusion tant appréciée, il est bon de remarquer que c'est au besoin de stimulation que doit être rapporté le goût si général et si prononcé de tous les peuples du globe pour les boissons fermentées et alcooliques. Il ne s'agit point ici des habitudes vicieuses contractées par quelques individus, mais du besoin naturel de cette espèce de boisson éprouvé par la plupart des hommes. Ce besoin se différencie dans ses nuances suivant les climats, les saisons, les tempéraments et les dispositions individuelles. Quelle variété infinie dans la préparation de ces liquides, que de degrés différents dans le mode et l'intensité de leur action stimulante ! Il n'est pas douteux, à coup sûr, qu'ils sont utiles ou nuisibles suivant qu'ils sont bien ou mal administrés, et il importe à la santé comme à la plénitude de la vie de savoir déterminer l'espèce de boisson qui convient à chacun de nous. Beaucoup de maladies, assurément, cèdent à l'application bien entendue de cette espèce de stimulation.

La continuité des pertes, résultat de l'action vitale et du mouvement, amène la nécessité de les réparer. S'ensuit-il que le besoin s'en fasse sentir incessamment ? Loin de là. La manifestation de la faim et de la soif, ainsi que la satisfaction de ces besoins, sont tellement sous l'influence des règles auxquelles elles sont soumises, que, de deux individus se trouvant dans les mêmes conditions extérieures, l'un sera obligé de prendre deux et trois repas dans la journée, tandis que l'autre se contentera d'un seul. On ne peut, en effet, se rendre raison de ces différences que par la puissance de l'habitude ; elle est si grande qu'elle finit par modifier les organes et leurs rapports sympathiques ; elle diminue ou augmente leur capacité et leur énergie ; elle les soumet aux nécessités de l'exactitude ou les empêche de sentir les inconvénients de l'irrégularité. Cette puissance a pourtant ses limites, et l'homme bien portant ne peut guère dépasser vingt-quatre heures sans éprouver le besoin de réparer ses pertes. Une plus longue abstinence fait naître la douleur ; mais reconnaissons que chaque individu ne contracte guère que celles imposées par ses occupations, et que la régularité qui en résulte est presque toujours une garantie de bonne santé. Laissons donc chacun à celles qui lui conviennent, et voyons, l'heure du repas arrivée, par quelles phases successives s'exercent les fonctions digestives.

La vue, l'odorat.

Sentinelles avancées de ces fonctions, deux sens, la *vue* et l'*odorat*, reçoivent l'impression première produite par l'aliment et la transmettent au cerveau, qui perçoit et juge. Ils régularisent les mouvements et l'action un peu aveugle des instruments chargés de le diviser, et, par les services qu'ils leur rendent, appartiennent à ces fonctions mêmes ; mais leur rôle ne se borne pas là ; ils ont sur la digestion une action directe, immédiate, qu'il est facile de constater. Supposez un aliment, un potage riche en suc, par exemple, ou mieux un gigot de mouton cuit à point, duquel s'écoule, sous le tranchant du couteau, un jus rose et succulent ; son aspect et son odeur vont produire une sensation agréable et vive, et les effets de cette dernière seront instantanés sur les organes de la digestion. L'appétit était-il confus, à peine éveillé, il devient net et distinct; le désir de prendre l'aliment, rendu plus énergique, arrive à l'état de passion; l'excitation se répand dans la bouche, gagne l'œsophage et l'estomac. Les liquides auxiliaires de la digestion sont sécrétés en abondance; ils inondent les parois des premières cavités ; membranes muqueuses, glandes salivaires, sécrétions buccales et gastriques, tout est mis en mouvement sous l'influence d'une simple perception cérébrale, réfléchie dans les organes de la digestion. Qui n'a éprouvé ces premières sensations, si agréables et si vives à la fois, en présence d'un bon dîner servi savamment ? C'est parce que leur influence salutaire n'a pas été suffisamment appréciée que certaines habitudes ont prévalu dans quelques grandes maisons. Ainsi, les plats ne seront pas même présentés aux convives; ils passent directement de la cuisine aux mains de l'officier servant, et ne satisfont en aucune manière aux exigences de la vue et de l'odorat.

Mais, ce qui est pis encore et ce qui se rencontre plus généralement, c'est la manie de servir tous les mets à la fois. L'action du sens explorateur devient alors presque inutile; toutes les odeurs se confondent. tous les aspects se nuisent, et rien n'est plus contraire à toutes les règles d'une hygiène éclairée. Nos pères et nos maîtres étaient plus sensés : ils voulaient que les mets fussent servis un à un, deux à deux tout au plus, et leurs conseils étaient d'accord avec les règles d'une bonne physiologie comme avec celles d'une bonne gastronomie.

PRÉHENSION DES ALIMENTS, GUSTATION.

Le goût.

L'aliment une fois saisi par la main est porté à la bouche et reçu dans cette cavité par l'écartement plus ou moins considérable des deux mâchoires. Après ces premiers temps, un surveillant nouveau, c'est-à-dire un troisième sens, le *goût*, vient contrôler, et par conséquent réformer ou confirmer le jugement des deux premiers. Pour produire ce contrôle, il fallait donner un attrait à la fonction, et la sensualité, qui est de tous les temps et de tous les âges, contre laquelle la raison humaine n'est pas toujours suffisamment prémunie, a été un des premiers avantages attachés à l'exercice de la gustation. Elle est un des attraits puissants et toujours écoutés par lesquels la nature prévoyante recommande la conservation individuelle. Le goût, seulement rapproché du tact par l'analogie d'organisation et le mode d'exercice, est uni de fin ou de but avec la vue et surtout avec l'odorat en qualité de juges communs des propriétés nuisibles ou utiles des aliments et des boissons. Ces sens explorateurs servent donc essentiellement à la digestion, et c'est avec raison qu'un physiologiste leur a donné la dénomination de sens *nutritifs*.

Ce contrôle n'est pas inutile, croyez-le bien; la bouche est la cavité qui d'abord reçoit les aliments, et, ses limites franchies, ils ne peuvent être rejetés que par un effort violent et désespéré. Il était donc essentiel qu'ils fussent, dès le début, soumis à une inspection sévère; que leur aspect, leur odeur, leur température et leur saveur offrissent toute garantie de leurs vertus bienfaisantes, et le concours des trois sens n'était pas de trop pour arriver à quelque certitude à cet égard. Telle substance admise par le goût et l'odorat est repoussée par la vue, telle autre dont l'aspect et l'odeur séduisent se trouve rejetée par le goût; telle autre enfin que l'aspect et la saveur font désirer est condamnée par l'odorat. Or, que l'un de ces surveillants vienne à capituler ou à être gagné par les autres, tel plat de légumes, de coquillages ou de poisson qui aurait été refusé sera admis avec faveur ; il s'attaquera bientôt aux sources de la vie, et il y portera le désordre et la maladie.

Des répugnances et des dépravations du goût.

Dans cet accord des trois sens, le rôle du goût est donc d'apprécier la température et la saveur de l'aliment; mais, en outre, ses relations avec l'estomac et l'action digestive sont des plus intimes. Il est rare de lui voir admettre ce que l'estomac repousse, et que ce qui le flatte ne nous soit pas profitable. Ses répugnances doivent être respectées. Ce que l'on prend avec dégoût se digère bien mal, en effet, si mal que, la plupart du temps, les efforts du vomissement ne tardent pas à l'expulser. Cette influence du goût sur l'estomac et de cet organe sur le goût se démontre encore par les effets qu'amènent la plupart des lésions directes ou sympathiques de la digestion. Les uns suivent presque toujours les autres. Ainsi, le dégoût des aliments, les *dépravations* de ce sens accompagnent presque toujours ces lésions. C'est ce que prouvent les sensations amère, fade, salée, nauséeuse, que l'on rencontre en même temps que les maladies gastriques et intestinales; et cette appétence d'aliments réputés mauvais d'une nourriture insuffisante ou absurde, si fréquente dans la grossesse, l'aménorrhée (absence des règles), la chlorose (pâles couleurs) et l'hystérie (convulsions spasmodiques). Le retour du goût à l'état naturel signale presque toujours le retour à la santé.

Modifications du goût par l'âge et l'exercice.

L'étendue et la délicatesse de la gustation sont loin d'être les mêmes dans toutes les circonstances. Très-imparfait dans le premier âge de la vie, le goût se forme avec lenteur ; cette imperfection ne cesse pas, même dans la jeunesse. Ce n'est pas l'époque de ce sens ; le jeune homme mange avec plaisir parce qu'il a faim, mais il montre une grande indifférence dans tout ce qui tient à la recherche des mets et des boissons. C'est dans l'âge mûr que le goût reçoit tout son développement, et il n'est pas altéré par la vieillesse ; il semble, au contraire, y acquérir une perfection nouvelle. L'exercice donne encore, comme on sait, au chimiste, au distillateur, au cuisinier, une rare précision dans les jugements qu'ils portent des saveurs d'une foule de substances simples ou composées, et mille nuances qui échappent au commun des hommes sont découvertes par le tact merveilleux qui est devenu leur partage. Mais, sans arriver à cette perfection peu ordinaire, la plupart des hommes se servent de ce sens avec avantage dans la dégustation des substances qui leur paraissent suspectes. Dans ce cas, le sens agit avec prudence ; une faible portion est déposée sur le bord des lèvres ; le bout de la langue en attire quelque parcelle et l'humecte ; l'impression est recueillie avec attention et lenteur, puis transmise au cerveau qui décide. Ils s'en servent encore, lorsqu'il s'agit de déguster un mets ou une boisson qu'ils savent de bonne qualité et dont ils veulent prolonger la sensation ; mais pour satisfaire leur sensualité, leur manière de procéder est tout autre alors ; au lieu d'agir avec lenteur, ils introduisent largement et hardiment la substance savoureuse qu'ils appètent, afin que l'action du goût, prolongée par celle de l'odorat, s'exerce sur une large surface.

De la dégustation.

La dégustation des aliments pris chaque jour est rapide et presque immédiatement suivie de la déglutition pour les boissons et les substances liquides. Plus l'impression produite sur le goût est agréable et vive, plus les opérations préliminaires de la fonction s'exécutent avec vigueur et alacrité. L'individu qui mange un mets succulent le mâche avec activité, s'applique à en démêler la saveur ; il se complaît dans l'impression produite par elle. En même temps, les liquides humectants inondent la bouche, et l'estomac lui-même, sympathiquement excité, se trouve mieux disposé pour le recevoir. Les boissons et les aliments liquides, s'ils présentent des conditions convenables d'aspect, d'odeur, de saveur et de température, vont directement du vase qui les contient à travers la bouche, l'arrière-bouche et l'œsophage, se répandre dans l'estomac, et ils y arrivent rapidement ou par petites gorgées, suivant que le désir de les savourer ou d'en éviter le goût est plus ou moins prononcé.

MASTICATION DES ALIMENTS ; INSALIVATION.

Les aliments solides introduits dans la bouche et retenus par ses parois y sont mâchés, c'est-à-dire divisés ou triturés et broyés, et cette division mécanique, si importante pour leur digestion, est aussi une des conditions nécessaires à leur pénétration par la salive et les autres fluides que contiennent la bouche et l'arrière-gorge.

Conformation des mâchoires ; action des dents.

Les deux mâchoires, qui en sont les instruments passifs, sont admirablement disposées pour les fonctions qu'elles ont à remplir. La supérieure est surtout remarquable par sa résistance et sa grande solidité, tandis que l'inférieure joint à beaucoup de force des mouvements multipliés et étendus. Munies chacune de dix dents chez l'enfant, savoir : de quatre incisives, de deux canines et de quatre molaires, et de seize dents chez l'adulte, savoir : de quatre incisives, de deux canines et de dix molaires, quatre petites et six grosses ; elles se correspondent par leur rapprochement, de manière à ce que les premières, aplaties, tranchantes, taillées en biseau, s'entrecroisent à la manière de branches de ciseaux, les supérieures passant devant celles d'en bas ; les secondes, solides et en cônes, serrent fortement leurs pointes, et les molaires, enfin, larges et mamelonées, s'engrènent respectivement par leurs inégalités plus ou moins nombreuses.

Disposées de cette manière, les mâchoires sont mises en mouvement par les muscles nombreux qui forment les parois des joues ou qui s'étendent de la mâchoire inférieure à la partie moyenne et inférieure du cou.

Les aliments mous ou peu résistants, tels que les fruits, par exemple, placés au niveau des dents incisives, sont donc ainsi coupés par elles dans l'élévation de la mâchoire. Ceux qui offrent une ténacité plus grande sont soumis à l'action des canines et sont déchirés par elles. Enfin les substances les plus dures, les plus sèches et les plus cassantes, mises entre les dents molaires, sont d'abord écrasées et brisées, puis broyées comme par une meule de moulin.

Mastication.

La mastication exige le concours, non-seulement des muscles qui impriment le mouvement, mais encore de parties accessoires, telles que les lèvres en avant, les joues sur les côtés, le voile du palais en arrière, la langue en dedans. Chacune de ces parties, par leurs actions diverses, retiennent les aliments dans la bouche et les ramènent sous les arcades dentaires à mesure qu'ils en sont écartés par le rapprochement des mâchoires. Ce mouvement se répète jusqu'à ce que les aliments aient été suffisamment divisés ; mais l'habitude, l'intensité du besoin, la consistance et la sapidité de l'aliment font varier à l'infini le temps de la mastication.

Action des incisives, des canines, des molaires.

Les personnes pressées par la faim, les gens actifs et nerveux mâchent vite et précipitamment ; ils ne font que *tordre et avaler*, comme on le dit vulgairement. Le mangeur patient et attentif, qui aime à savourer les mets, l'indolent ou le gourmand mâchent avec mesure et lenteur. Le défaut d'appétit, la satiété font mâcher avec nonchalance. De ces diverses manières de mâcher, la plus imparfaite et la seule qui offre des inconvénients est celle du mangeur distrait ou avide ; elle nuit à la digestion.

Glandes salivaires ; pharynx.

Divisés et mâchés, les aliments se pénètrent de plus en plus des fluides qui humectent la bouche, et spécialement de la salive qui y est versée dans des proportions considérables. Les glandes qui sécrètent ce liquide sont nombreuses, en effet ; ce sont les parotides, les sous-maxillaires et les sub-linguales ; et chacune d'elles l'apporte par ses canaux multiples avec d'autant plus d'abondance que la mastication est plus active et plus prolongée, que les aliments sont plus sapides et plus consistants. Unie aux mucosités fournies par la membrane muqueuse des parois de la bouche et de la surface de la langue, la salive pénètre les aliments, les ramollit, délaie et lie entre elles leurs parties divisées et forme une pâte dont la masse, réunie vers l'arrière bouche, se présente en bol pour parvenir au pharynx (partie supérieure du canal qui fait communiquer la bouche avec l'estomac).

Salive.

La salive ne sert pas uniquement à ramollir et à lier ensemble les substances alimentaires, à humecter les passages par lesquels elles doivent cheminer et à en favoriser le glissement. Il est manifeste que ce ne sont pas là les seuls usages de cette humeur dont il se sécrète une si grande quantité, sécrétion qui n'est pas employée tout entière à pénétrer les aliments, mais dont une partie va dans l'estomac se réunir aux liquides exhalés par cet organe pour satisfaire aux exigences de la digestion. La salive imprime encore aux substances alimentaires des modifications particulières, comme un commencement d'animalisation ; effet dont il est facile de se rendre compte, si l'on fait attention aux matières azotées, aux matières salivaire et albumineuse qu'elle y ajoute. A l'appui de ce sentiment, il suffirait de faire remarquer combien ces substances paraissent avoir changé de nature par la pénétration de la salive, et qu'elles ont contracté par elle une saveur et une odeur particulières ; mais s'il est vrai, comme l'affirment quelques physiologistes modernes, et comme il est d'observation vulgaire, que les aliments liquides sont moins nuisibles que les solides, ne faudra-t-il pas admettre que cela dépend de ce que l'assimilation des substances tient à une pénétration intime par les liquides dont la salive est le principe le plus abondant ? On voit par là combien il est important de donner à la mastication une durée suffisante, et, par conséquent, de communiquer aux aliments une insalivation convenable, afin de rendre la digestion plus facile et plus prompte.

DÉGLUTITION.

Les aliments ainsi divisés, suffisamment imprégnés des liquides que renferme la bouche, réduits en une pâte molle et ductile, sont réunis en une seule masse au-dessus de la langue, entre cet organe et la voûte palatine. Les lèvres et les joues, par leurs contractions ; les arcades dentaires, par leur rapprochement ; la langue, surtout, par ses mouvements étendus et variés, opèrent ce rassemblement. Amenés à cet état, ils produisent une sensation confuse qui avertit de leur aptitude à être soumise à une élaboration nouvelle. Ils sortent de la cavité buccale, franchissent l'isthme du gosier, traversent le pharynx, parviennent à l'œsophage et sont enfin transmis à l'estomac.

De l'œsophage et l'estomac.

Cette action si rapide et si simple en apparence, que nous exerçons instinctivement et presque toujours sans nous en douter, la *déglutition*, est un phénomène très-compliqué et qui exige le concours d'un grand nombre de parties. La bouche et l'arrière-bouche, en effet, donnent passage à la fois à l'air que nous respirons et aux aliments qui marchent vers l'estomac; de l'arrière-bouche à l'ouverture du larynx, surtout, l'air et les aliments suivent inévitablement le même trajet. Or, la respiration ne peut, sous peine de mort, se suspendre, comme la déjection, pendant plusieurs heures; quelques minutes d'arrêt suffisent même pour amener la suffocation. Les aliments devaient donc traverser rapidement le pharynx pour ne pas compromettre l'existence, et, à cet effet, il existe sur ce point un système musculaire assez énergique dont l'action se répète avec vitesse sous l'influence de la volonté, et pousse le bol alimentaire au delà de l'ouverture du larynx, qui est elle-même fermée par la contraction des muscles de la glotte et par l'abaissement de l'épiglotte. Au delà de ces limites nul danger n'existe plus. Aussi le bol ne reçoit plus d'impulsions que celles résultant de son poids, des contractions de l'œsophage déterminées par sa présence et des sécrétions muqueuses; la progression se ralentit, et lorsque nous avalons des aliments trop chauds, durs, secs ou mal mâchés, nous sentons parfaitement bien, en effet, que leur trajet est lent et successif. Un nombre plus ou moins considérable de bols, ainsi transportés de la bouche à l'estomac, compose le repas.

CHAPITRE X.
PHÉNOMÈNES PROPREMENT DITS DE LA DIGESTION.

SOMMAIRE. — § 1er. Ingestion des aliments, digestion stomacale. — Phénomènes proprement dits de la digestion. — Cardia. — Modifications sous l'influence de l'ingestion des aliments. — Suc gastrique. — Symptômes qui accompagnent la digestion. — § 2. Chymification. — Mucus et suc gastriques. — Nature du suc gastrique. — Mode d'action du suc gastrique. — Variations dans la chymification. — Recherches sur la chymification. — § 3. Déplétion de l'estomac. — Le pylore. — Séjour des aliments dans l'estomac. — § 4. Digestion intestinale; Chylose. — Duodenum. — Chylification. — Mode d'action de la bile. — Mode d'action du suc pancréatique. — Récapitulation. — Marche des aliments à travers les voies digestives.

INGESTION DES ALIMENTS. — DIGESTION STOMACALE.

Phénomènes proprement dits de la digestion.

Les aliments arrivés à l'état que nous venons de décrire entrent et s'accumulent dans l'estomac; avant qu'ils aient été portés dans sa cavité, ce viscère est presque complétement vide, ses deux faces intérieures d'une couleur pâle, blanchâtre, sont humides, presque contiguës l'une à l'autre, elles ne contiennent ordinairement qu'un peu de mucus ou de salive. Au moment du repas, les bouchées se succèdent l'une à l'autre en franchissant le cardia (ouverture supérieure de l'estomac), descendent dans l'estomac et le distendent.

C'est dans le grand cul-de-sac qu'elles s'accumulent d'abord, puis, dans la partie moyenne, mais la portion qui avoisine le pylore (ouverture inférieure de l'estomac) ne paraît accessible qu'aux aliments chymifiés ; elle se contracte et s'oppose à ce que la masse alimentaire soit en contact avec l'anneau pylorique jusqu'au moment où le chyme commence à se former. Le grand cul-de-sac de l'estomac paraît donc destiné à servir de réservoir aux aliments, tandis que la portion pylorique serait plus spécialement chargée de présider à leur chymification.

Cardia.

Les aliments confiés à l'estomac sont retenus dans sa cavité par un double obstacle ; le premier est au cardia, à travers lequel ils ne peuvent remonter à cause des bouchées nouvelles qui arrivent successivement. La puissance musculaire de l'œsophage, d'ailleurs, l'emporte de beaucoup sur celle de l'estomac, et les contractions de ce canal, d'autant plus énergiques que la réplétion du viscère est plus considérable, s'opposent au retour des aliments et suppléent, jusqu'à un certain point, à une valvule (repli de la membrane qui s'oppose au reflux des liquides) qui manque à cet orifice, mais qui aurait pu être nuisible, en rendant le vomissement impossible.

Le second obstacle qui s'oppose à la sortie des aliments est au pylore. Celui-ci est muni d'une valvule circulaire et d'un véritable sphincter, et déjà nous savons qu'avant la production du chyme, la portion pylorique elle-même est contractée.

Mais ce n'est pas tout ; au moment du passage des aliments de l'estomac dans la portion intestinale qui le suit (duodénum), le pylore semble animé d'une sensibilité élective, d'une faculté de discernement qui se traduisent par des contractions irrégulières et péristaltiques, commençant au duodénum, se prolongeant dans la portion pylorique, et dont l'effet est de repousser les aliments non chymifiés vers le cul-de-sac de l'estomac. Si la réplétion est par trop considérable, les mouvements convulsifs de la paroi de ce viscère sont provoqués par la distension forcée des tuniques membraneuse et musculeuse qui la composent, les aliments expulsés franchissent le cardia au moment du relâchement de l'œsophage, et ils sont rejetés avec force par la bouche.

Modifications sous l'influence de l'ingestion des aliments.

L'estomac distendu éprouve des changements notables dans sa position et dans ses rapports, tout aussi bien que dans sa forme, qui s'arrondit sans cesser d'être un peu en cône ; et, comme ses parois s'appliquent exactement sur la masse alimentaire, celle-ci varie suivant la quantité des substances ingérées ; refoulant les viscères et la paroi antérieure du ventre, celui-ci fait une saillie plus ou moins considérable ; le gros intestin, la vessie s'évacuent sous l'influence de cette pression ; le diaphragme est repoussé en haut, et il en résulte une gêne plus ou moins prononcée dans la respiration, la parole, le chant, etc., gêne qui, après un repas copieux, peut être poussée très-loin, et détermine alors une tension douloureuse du ventre. Sous l'influence de cette distension, toute la surface interne de l'estomac prend une couleur rouge, plus ou moins intense, la circulation y est activée, et au lieu d'une petite quantité de mucus épais et visqueux, de toutes parts pleuvent abondamment des fluides exhalés ou sécrétés qui se mêlent aux aliments, et parmi lesquels se trouve le *suc gastrique* destiné à opérer la chymification.

Suc gastrique.

Ce mélange des humeurs fournies par l'estomac avec la masse alimentaire est favorisé par les mouvements imprimés à ce viscère par l'acte de la respiration, et surtout par ceux qui lui sont propres. Des expériences pleines d'intérêt ont démontré de plus que son état de turgescence et la sécrétion du suc gastrique ne sont notables l'un et l'autre qu'autant que les substances introduites y exercent une stimulation spéciale propre aux aliments, de sorte que l'organe tout entier, comme le pylore, semblerait doué d'une sorte d'instinct qui lui fait apprécier les qualités distinctives des substances qu'il reçoit.

Symptômes qui accompagnent la digestion.

Aussitôt après l'ingestion de ces substances, l'atonie générale causée par le besoin d'aliments fait place à un sentiment de force et de bien-être presque instantané, l'épigastre est le siége d'une chaleur douce qui s'irradie à tout le reste du corps, la circulation s'accélère, la respiration se précipite, et lorsqu'une suffisante quantité a été ingérée, on en est averti par un sentiment de plénitude et de satiété auquel il faut savoir obéir. Si l'état de réplétion a été porté trop loin, l'estomac, en effet, est mal à l'aise, douloureux ; ses mouvements provoquent la nausée, et le sentiment de plénitude et de satiété devient une souffrance qui produit le dégoût, jusqu'à rendre insupportable l'idée des aliments. Chez les personnes bien portantes, la chymification se fait avec rapidité et à leur insu, le sentiment de plénitude comme la gêne de la respiration disparaissent peu à peu, mais les choses ne se passent pas toujours aussi bien. Tantôt la face rougit, et l'économie tout entière paraît après le repas être sous l'influence d'une excitation vive ; tantôt la face pâlit, un léger frisson se fait sentir et la chaleur diminue, la digestion s'accompagne d'un affaiblissement marqué dans l'action des sens, d'un refroidissement général et d'un affaissement sensible des facultés intellectuelles. Enfin, la voix est moins forte, la parole est plus difficile, il y a disposition au repos. La plupart des animaux se livrent au sommeil après s'être repus.

CHYMIFICATION.

Mucus et suc gastriques.

Nous avons dit qu'après l'ingestion des aliments, la surface interne de l'estomac rougissait, qu'une abondante sécrétion d'humeurs était fournie par ses parois, et que cette sécrétion paraissait due à l'activité de la circulation surexcitée par la présence et la nature des substances ingérées. Nous avons ajouté que les liquides épanchés étaient du *mucus* et du *suc gastrique* ; nous insisterons sur l'examen de ces deux fluides, parce que la digestion stomacale n'est bien connue que depuis le moment où ils ont été étudiés dans leurs propriétés et leur action. Et, d'abord, remarquons qu'ils diffèrent essentiellement par leur origine, leurs usages et leurs qualités : sans doute, le mucus contribue à la dissolution des aliments, mêlés d'ailleurs à la salive et à d'autres liquides de natures variées, mais sa principale fonction est de lubréfier la surface interne de l'estomac, de la protéger contre les causes d'irritation, et surtout contre l'action corrosive du suc gastrique. Ce qui prouve la justesse de cette opinion, c'est que cette sécrétion venant à manquer ou à être considérablement diminuée, le suc gastrique s'attaque aux parois de l'estomac : il ramollit la membrane muqueuse d'abord, et il finit bientôt par dissoudre les membranes musculaire et péritonéale, de manière à perforer l'intestin. Il serait sécrété par la membrane muqueuse, tandis que le suc gastrique paraît être le résultat de l'exhalation artérielle, qui se fait à la surface interne de l'estomac, exhalation, du reste, qui n'a lieu qu'à la condition, pour cette surface, d'être stimulée par la présence des substances alimentaires.

Pour étudier les propriétés du suc gastrique, dont le rôle est si important dans le phénomène de la digestion, il était indispensable d'en obtenir une quantité suffisante dans des conditions de pureté et de bonne santé qui ne laissassent rien à désirer. Une circonstance particulière fournit au docteur Beaumont, des États-Unis, la possibilité d'en observer les effets dans les conditions les plus favorables. Une plaie fistuleuse de l'estomac chez un jeune Canadien lui permit d'examiner pendant plusieurs années l'intérieur de l'organe dans l'état de plénitude et de vacuité. « Ayant compris, dit M. Blandlot, « tout l'avantage qu'on pouvait tirer de ce cas pour des recherches physiologiques, le « docteur Beaumont prit le parti d'attacher à sa personne, en qualité de domestique, ce « jeune homme, dont la santé générale et les fonctions digestives en particulier « s'étaient complétement rétablies, la fistule persistant. Il le garda à son service pen- « dant près de sept années, pendant lesquelles il effectua un grand nombre de recher- « ches et d'expériences. »

De son côté, le docteur Blondlot, comprenant l'importance d'une observation directe, mais dont les occasions sont rares chez l'homme, établit des trajets fistuleux de l'estomac chez de jeunes chiens, en s'opposant à la cicatrisation de plaies faites à dessein à cet organe. « Pour rendre l'ouverture permanente, dit-il, j'ai imaginé d'y introduire « une petite canule en argent, munie d'un double rebord, de manière qu'une fois « placée, elle ne put ni sortir, ni pénétrer plus avant dans l'estomac; un petit bouchon « empêchait la matière introduite d'en sortir. Quinze jours après avoir fait une première « expérience, je la répétai sur un autre chien, également jeune et bien portant; le « succès fut le même. Je conservai ces animaux dans un état de santé parfaite pendant « trois mois, utilisant leur fistule, non-seulement pour obtenir du suc gastrique en « abondance, mais aussi pour faire sur la chymification dans l'estomac des recherches « particulières. Je finis par sacrifier, dans un but particulier, le chien sur lequel j'avais « répété l'expérience. Quand au premier, il est encore en ma possession; et quoique « depuis deux ans, j'utilise souvent sa fistule pour extraire du suc gastrique ou du chyme, « ou pour introduire dans l'estomac des tubes, des sondes, des thermomètres, etc., il « n'en jouit pas moins de la santé la plus parfaite; non-seulement il a achevé sa crois- « sance, mais il est devenu gras, vif, alerte, et jouit d'un excellent appétit. »

Il résulte de ces citations que les expériences qui ont été faites sur le suc gastrique et ses effets, sur le phénomène de la digestion lui-même, l'ont été dans les meilleures conditions, et que, sauf le trajet fistuleux, ce sont les fluides et les fonctions d'un organe bien portant qui ont été étudiés.

Nature du suc gastrique.

Quoi qu'il en soit, le suc gastrique se présente, quand il est à l'état de pureté, sous la forme d'un liquide clair, transparent, inodore, un peu salé, légèrement acide, et pouvant se conserver pendant des mois, peut-être pendant un grand nombre d'années; mais il est très-difficile de se le procurer dans cet état de pureté parfaite; le plus habituellement, il est mêlé au mucus gastrique, et, dans ce cas, son apparence est celle d'une liqueur blanc-grisâtre, un peu trouble, semi-liquide et transparente, semi-consistante, filante et muqueuse. Chez l'homme et dans les circonstances ordinaires de la digestion, il est mélangé au mucus gastrique et à des liquides en plus ou moins grande quantité, qui sont de qualités très-variables. Les chimistes ne sont pas d'accord sur les principes constituants du suc gastrique, et l'état peu avancé de la chimie organique donne raison de ce désaccord. Ce qui paraît hors de doute, c'est qu'il renferme plusieurs acides libres, et notamment les acides hydrochlorique et acétique.

Ce qui est fort probable encore, c'est que ses propriétés chimiques, ou son acidité tout au moins, varient suivant un grand nombre de circonstances; c'est qu'elle ne sont pas les mêmes chez tous les individus, et que les différences admises nous semblent prouvées jusqu'à un certain point. Comment expliquer, en effet, en supposant le suc gastrique d'une identité parfaite chez tous les sujets, la manière si diverse dont s'opère la digestion suivant chacun d'eux, tant sous le rapport de la facilité que sous celui de la rapidité? Comment concevoir que certaines substances digestives pour les uns, soient réfractaires pour les autres? Nous ajouterons que ce suc doit varier encore suivant l'état de l'innervation, suivant la manière plus ou moins parfaite dont s'exécutent la respiration et les fonctions réparatrices du sang; qu'enfin, ses qualités et sa quantité sont soumises à la nature des aliments comme à l'excitation produite par eux, suivant qu'ils sont plus insolubles ou de plus difficile digestion.

Mode d'action du suc gastrique.

Sans chercher à résoudre ces questions, nous pouvons admettre comme certain que le suc gastrique agit comme dissolvant des substances alimentaires, soit par l'eau qu'il renferme pour les unes, soit par ses acides pour les autres, et que celles qui ne sont pas solubles dans ce suc ne peuvent être digérées. Des expériences nombreuses, authentiques, l'ont prouvé jusqu'à la dernière évidence. Dans ces digestions artificielles, les aliments plongés dans le suc gastrique, en ayant soin de boucher le flacon qui les contient et de le tenir dans le bain-marie à une température aussi rapprochée que possible de l'estomac (de 38 à 40°), en l'agitant de temps à autre, les aliments ainsi mélangés, disons-nous, ont été dissous et sont entrés dans une combinaison nouvelle, de telle sorte qu'ils ont offert une substance particulière, qui présentait complétement l'aspect du chyme. Que ce chyme soit absolument identique à celui qui se forme dans l'estomac, c'est ce que nous n'oserions affirmer, la chimie n'ayant pas encore péremptoirement démontré cette identité; mais les apparences et les propriétés extérieures sont tout à fait les mêmes. Pour nous, il n'y a pas de doute, le suc gastrique est l'agent actif de la digestion stomacale.

Son action s'exerce sur la masse alimentaire de la circonférence vers le centre et par couches successives; cette action commence dès l'instant où il est mis en contact avec la substance, et elle ne cesse que lorsque la masse confiée à l'estomac est convertie en une pulpe uniforme. La bouillie liquide résultant de ce travail est portée vers le pylore par portion, et, à mesure qu'elle se forme, les couches successivement enlevées laissent une nouvelle surface en contact avec les parois de l'estomac et avec le suc gastrique; cette surface est attaquée et dissoute à son tour, puis transportée vers le pylore jusqu'à ce que toute la masse ait été complétement élaborée.

Le suc gastrique ne peut dissoudre qu'une quantité déterminée d'aliments; que ceux-ci se présentent en trop grande abondance, ils ne sont pas attaqués en totalité, de là un trouble dans les fonctions de l'estomac, une *indigestion*. Le moyen d'y porter remède, dit-on, c'est d'exciter cet organe par l'ingestion de certaines substances stimulantes, soit liquides, soit solides; cela signifie qu'on détermine la production d'une plus grande quantité de suc gastrique, et qu'on obtient ainsi la solution des parties alimentaires restées entières.

Les mouvements propres de l'estomac et ceux auxquels il est soumis favorisent, comme nous l'avons déjà dit, cette combinaison chimique. Le jeune Canadien, dont il a déjà été question, en a rendu la preuve facile. « Au moyen de la fistule qu'il portait « à l'estomac, on se procurait aisément, dit M. Beaumont, du suc gastrique que l'on « faisait passer à travers une sonde dans une bouteille de gomme élastique. Un morceau « de poulet placé avec ce suc dans une bouteille entretenue dans un bain de sable à la

« température de l'estomac, et agitée de temps en temps, se dissolvait plus prompte-
« ment que si le vase était laissé en repos. »

Variations dans la chymification.

La chymification s'opère avec d'autant plus de rapidité que le sujet est plus jeune,
que l'estomac est dans un état de santé plus parfait, que les aliments ont été préalablement mieux triturés dans la bouche et plus imprégnés de salive. Ajoutons que les morceaux les plus gros sont ceux qui séjournent le plus longtemps dans l'estomac, parce
que le suc ne les décompose que par couches successives; mais que cependant, pour
que la digestion soit facile, il est nécessaire qu'ils présentent un certain volume (les
aliments liquides sont plus difficilement digérés que ceux qui sont solides et d'une certaine consistance), et qu'enfin la rapidité de la chymification dépend aussi de la nature
des substances ingérées. Les épices, les boissons fermentées, les liqueurs alcooliques ne
favorisent en effet la digestion, que parce qu'elles sont des stimulants énergiques de la
surface intérieure de l'estomac, et qu'elles provoquent une sécrétion plus abondante et
plus acide du suc gastrique; et il est à remarquer que les liquides ainsi versés dans
l'estomac pour le stimuler ou pour favoriser la dissolution des aliments n'y font pas un
long séjour; outre qu'ils passent rapidement dans l'intestin inférieur (duodenum), ils
sont encore absorbés par les vaisseaux lymphatiques de cet organe. Le chyme n'est
donc autre chose que l'aliment dissous par le suc gastrique; il se présente assez ordinairement sous la forme d'une pulpe homogène, rougissant le papier de tournesol; de consistance, de couleur et même d'odeur variables, suivant la nature des aliments digérés.

Recherches sur la chymification.

La formation de ce chyme ou digestion stomacale a de tout temps exercé l'imagination
des physiologistes; aucune théorie n'avait pu satisfaire aux conditions diverses, nécessaires
à la solution du problème; la dernière en date, celle qui consiste à ne la considérer que
comme une action chimique pure et simple résultant de la dissolution des aliments par
le suc gastrique, est-elle plus satisfaisante? Nous avouerons que la digestion réduite à
une simple opération de laboratoire nous paraît quelque chose de grotesque. On fait de
l'estomac une cornue, mais c'est une cornue qui a son mouvement propre, qui mesure
elle-même le degré de chaleur dont elle a besoin, la puise dans le sang et la dispense à
son gré, qui est en rapport continuel avec le centre nerveux, y trouve des inspirations
si précises qu'elle se montre presque l'égale du centre même de la pensée; c'est, il faut
l'avouer, une cornue peu ordinaire, une cornue comme les chimistes n'en ont jamais
vu et n'en verront jamais; c'est enfin une fiction, une chimère telle qu'ils n'en ont pas
encore créée d'aussi étrange. Pour nous, la digestion restera une action vitale, un phénomène qui a pour condition la vie des animaux; sous l'influence de cette action l'estomac sécrète le dissolvant, le suc gastrique, fluide vivant qui acidifie, dissout et divise
les aliments, qui les transforme et les vivifie. Exhalation probable du sang artériel, il lui
reporte les éléments de réparation générale qu'il a séparés et retenus de l'aliment, comme
le sang artériel lui-même porte aux organes les éléments de réparation que chacun d'eux
sépare et retient de ce liquide pour se les approprier. « Parti des sources de la vie, il
« ramène à la vie les matériaux propres à la perpétuer. »

DÉPLÉTION DE L'ESTOMAC.

Avant de passer à l'état de chyme, les aliments arrivés dans l'estomac sous forme de pâte alcaline y séjournent dans le grand cul-de-sac et dans sa partie moyenne, qui leur servent en quelque sorte de réservoir. Là se fait leur mélange avec les fluides gastriques; là se prépare la chymification qui a lieu principalement dans la portion pylorique, où ils sont poussés par les mouvements péristaltiques; mis en contact avec cette dernière partie, réduits en bouillie claire, assez fortement acide, chymifiés enfin, ils sont portés vers le pylore par une suite de contractions alternatives des fibres longitudinales et circulaires de la tunique musculaire de l'estomac, et la portion du chyme qui doit être expulsée franchit cet orifice.

Le pylore.

On sait le rôle qu'on a fait jouer au pylore dans le phénomène que nous venons de décrire; beaucoup de physiologistes l'ont considéré comme un organe de surveillance posé entre l'estomac et le duodenum. Sans lui accorder le tact exquis, le rôle *actif et éclairé* qu'ils lui ont prêtés, on ne peut nier cependant qu'il n'y ait certains rapports entre les fibres et les éléments du chyme; garni d'un véritable sphyncter (anneau musculeux), il ne livre passage, en général, qu'aux aliments suffisamment élaborés. Ainsi le flot qui se présente est-il incomplétement divisé, faiblement imprégné, le passage lui est refusé et il retourne vers la région moyenne pour y subir une nouvelle division; une espèce de trituration; qu'il se présente de nouveau sans avoir reçu les modifications convenables, il peut encore être repoussé, pourvu qu'il soit *attaquable par le suc gastrique*. Cette condition est si essentielle qu'un morceau de viande pourra être cent fois renvoyé vers les parties éloignées du pylore pour être soumis à l'action des fluides de l'estomac, tandis que le passage sera promptement livré à des corps réfractaires, tels qu'un petit pois, un grain de raisin, une cerise rendus indigestibles par leur enveloppe; aussi les aliments ne sortent pas de l'estomac suivant l'ordre dans lequel ils entrent. D'observations faites à l'Hôtel-Dieu dans des cas d'ouvertures au dehors du tube digestif, il résulte que les aliments qui sortent les premiers sont ceux qui sont le moins nourrissants, ceux qui le sont le plus sortent les derniers; ainsi les substances végétales avant les substances animales; celles qui ne se digèrent pas, les pièces de monnaie par exemple, avant toutes les autres. En vertu de quelle loi les aliments non chymifiés sont-ils repoussés du pylore, tandis que la bouillie chymeuse seule est admise à le traverser par portions successives? Nous l'ignorons; reste encore en ce point plus de mystères à pénétrer que nous n'avons pu en découvrir.

Séjour des aliments dans l'estomac.

Quelle est la durée moyenne du séjour des aliments dans l'estomac? On a observé qu'elle était de trois, quatre ou cinq heures; mais elle varie suivant un grand nombre de circonstances, comme l'âge, la solubilité plus ou moins grande des substances ingérées, l'activité des sécrétions gastriques, l'état général de la santé, etc., etc. A mesure que la déplétion de l'estomac s'opère, il revient sur lui-même, reprend son volume primitif et la respiration devient plus facile; tout sentiment de plénitude disparaît, une douce chaleur se répand dans l'économie, le pouls se développe, une sensation de bien-être remplace la gêne des poumons, le spasme de la peau et les frissons, quand ils ont eu lieu; ces phénomènes du reste sont rares, la plus grande partie des mangeurs n'éprouvent aucun frisson après leur repas et n'ont pas conscience de ce qui se passe en eux.

DIGESTION INTESTINALE; CHYLOSE.

Duodenum.

Sortis de l'estomac, les aliments chymifiés sont accumulés dans le duodenum en y

parvenant par portions successives. Cette première partie de l'intestin grêle se distingue
par sa position horizontale hors de la cavité du péritoine, par son ampleur, par sa fixité,
et surtout par l'ouverture des conduits qui y versent la *bile* et le *suc pancréatique*. On
l'a considéré comme un second estomac, siége d'une élaboration plus importante que
celle du premier, puisque c'était dans cette cavité que s'opérait la *chylification* (formation du chyle); mais son importance a été sous ce rapport fort exagérée; ses fonctions
sont celles du reste de l'intestin; seulement elles sont plus actives par suite des modifications apportées au chyme à mesure qu'il sort de l'estomac pour être mêlé aux fluides
sécrétés par le foie et le pancréas.

Chaque flot de cette bouillie reçu dans la première courbure du duodenum est poussé
dans les seconde et troisième courbures par les flots qui suivent et par les mouvements
ondulatoires de l'organe, qui ont lieu sous l'influence des fibres longitudinales et transversales de sa tunique musculeuse. Le chyme n'y séjourne pas longtemps comme dans
l'estomac, il n'y a pas de barrière qui s'oppose à sa marche; seulement il s'avance
lentement, s'étend de proche en proche et s'y mélange avec les fluides bilieux et pancréatique; la sécrétion de ces humeurs, surtout celle de la bile, est augmentée par
l'excitation communiquée au foie et au pancréas, tant par *les qualités franchement
acides du chyme* que par la compression qu'exerce sur la vésicule biliaire l'estomac
distendu; à cette sécrétion s'ajoute celle des fluides qui s'exhalent en abondance à la
surface du duodenum; le chyme en est pénétré, il prend une couleur jaunâtre, sa
saveur amère et son odeur aigre diminuent beaucoup; il est moins fluide : c'est ici que
commence la chylification.

Chylification.

Comment s'opère cette transformation nouvelle de l'aliment? Il faut avouer que nous
sommes moins avancés peut-être sur la théorie de cette opération que sur celle de la
chymification. On ne peut guère douter qu'elle ne soit comme ailleurs en grande partie
chimique, mais la chimie organique, en ce qui touche les phénomènes de la vie est si
peu avancée qu'elle n'éclaircit rien et qu'elle n'a pas encore acquis le droit d'intervenir.
La physiologie seule peut jusqu'à un certain point nous donner quelque lumière sur le
degré d'influence exercée sur la chylification par la bile, l'humeur pancréatique et les
fluides sécrétés à la surface de l'intestin.

La bile a été considérée de tout temps comme l'agent principal de la chylification;
cette opinion toutefois a été attaquée par quelques chimistes. Ils nient que la bile prenne
part à cette opération et la regardent comme un liquide purement excrémentitiel tout
aussi bien que les fluides muqueux de l'intestin, la salive et le suc pancréatique. Ce
sont, disent-ils, des excrétions rejetées au dehors par le canal digestif avec les matières
alvines, comme les urines contenues dans la vessie le sont par les voies urinaires. Avec
Haller et la plupart des physiologistes nous admettrons des idées toutes différentes.

Nous nous étonnerons d'abord qu'un organe chargé d'une simple excrétion soit situé
si haut dans la cavité de l'abdomen, si près des appareils les plus importants dans la
fonction digestive, qu'il verse son produit au point le plus élevé, au commencement
de l'intestin, par lequel passent les matières alimentaires divisées, vivifiées par le suc
gastrique, qu'il le verse au moment même où passent ces matières et qu'il le mélange
ainsi aux substances d'où le chyle est tiré.

Plus on approfondit cette opinion, plus elle semble étrange. Comment la bile, le suc
pancréatique sont, comme l'urine, comme les matières fécales, rien autre chose que des
excréments! et leurs organes sont profondément situés, loin de toute communication
avec le dehors, et les canaux qui les apportent ont leurs orifices dans la portion du
canal qui renferme l'élément essentiellement réparateur pour le souiller, pour qu'ils

soient transportés avec lui dans le torrent de la circulation! Mais, dit Haller, si la bile n'avait aucun usage dans la digestion, l'excrétion s'en serait faite au voisinage du rectum : c'est ainsi que procède la nature. Les reins et l'urine qu'ils sécrètent sont placés tout à fait en dehors de l'appareil digestif; le gros intestin et le rectum en occupent la partie la plus inférieure, au voisinage de l'anus. Il n'est pas d'organe éliminateur qui ne soit en communication directe avec le dehors. Pourquoi cette exception grossière, cette bizarre anomalie à propos du pancréas et du foie?

Et l'organe dans lequel sont versés ces deux excréments, la bile et le suc pancréatique, est-il au moins placé et conformé de manière à favoriser le plus promptement possible leur expulsion? Point. La position et la conformation du duodenum sont telles, au contraire, qu'il les retient en contact avec le chyme, qu'il en favorise le mélange. Cette opinion ne peut donc supporter un examen un peu sérieux ; la bile et le suc pancréatique ne sont pas des excréments ; ils servent à la formation du chyle, mais dans quelle proportion et de quelle manière?

Mode d'action de la bile.

Voici ce qui est le plus probable : la bile, mélangée au chyme, diminue légèrement son acidité ; de plus, elle se décompose ; puis, en s'unissant par ses fluides comme par ses sels, son corps sucré, son alcali, avec la partie la plus soluble du chyme, elle achève son animalisation, et, au moment où le chyle va s'en trouver séparé, elle en favorise le départ. D'un autre côté, sa matière coagulable, son huile colorée, son principe amer et âcre, s'unissant aux débris non assimilables des aliments, produit les excréments. Ceux qui n'admettent pas cette explication la combattent en faisant observer que le chyme se forme, qu'il est recueilli par les vaisseaux chylifères même dans les cas où il y a obstacle au cours de la bile par l'obstruction des canaux qui l'apportent au duodenum, ou, chez les animaux, lorsque, par une ligature, on a intercepté son passage entre le foie et l'intestin ; qu'ainsi la bile n'est pas essentielle à la formation de ce fluide.

Sans nier la valeur de cette objection, nous ferons remarquer que nous ne faisons pas de la bile le chylificateur unique, mais l'un des liquides employés à cette transformation ; que sa coopération nous semble prouvée par les faits cliniques, les plus irrécusables de tous. Il n'est pas de malade, en effet, qui, étant affecté d'une suspension ou d'une privation de la sécrétion biliaire, ne présente en même temps une lésion plus ou moins grave de la digestion ou de la nutrition. Ce fait est d'observation vulgaire. Qui n'a vu, chez les personnes affectées de jaunisse, sans trouble de la circulation, sans le plus petit mouvement de fièvre, l'appétit diminuer, se pervertir ou s'annihiler ? La digestion se ralentit, les matières décolorées cheminent lentement à travers l'intestin devenu paresseux. La défécation est difficile et rare ; la nutrition est incomplète ; le relâchement de la peau, du tissu cellulaire et des muscles le prouve suffisamment. Que conclure, sinon que la bile est nécessaire à la chylification? Les savants procèdent d'une tout autre manière ; ils nient cette nécessité et prétendent que ces désordres sont expliqués par la présence dans le sang du fluide excrémentiel, explication merveilleuse, en vérité ! Un excrément qui se mêle et séjourne dans l'économie sans y produire d'autres désordres que la diminution de l'appétit, le ralentissement de la digestion et l'allanguissement de la nutrition ! Voyez donc ce qui se passe dans le cas où les autres excréments, l'urine, le pus, par exemple, sont supprimés ou résorbés ; c'est la destruction des tissus ; c'est l'anéantissement des forces ; c'est la mort qu'ils amènent et non de simples désordres fonctionnels. Persistons donc, et admettons que la bile active la formation du chyle, qu'elle lui donne un dernier degré d'animalisation, et qu'elle lui communique une facilité d'assimilation qu'il ne possède jamais lorsque sa sécrétion se trouve pervertie ou supprimée.

Mode d'action du suc pancréatique.

Le rôle du suc pancréatique dans la digestion est plus obscur encore que celui de la bile. Les hypothèses ont été nombreuses ; les unes ont voulu qu'il servît à séparer le chyle des excréments ; d'autres qu'il diminuât l'âcreté de la bile ; celui-ci prétend qu'il délaye le chyme et dissout les aliments parvenus au duodenum sans être chymifiés ; celui-là qu'il aide à leur assimilation. Sans nous arrêter à ces explications qu'il est difficile d'établir sur des faits positifs, contentons-nous des probabilités que fournissent les éléments dont il est composé, et les phénomènes de la digestion intestinale. Dès l'abord admettons que, tout en étant, moins que la bile assurément, mais jusqu'à un certain degré, utile à la digestion, il n'y est pas absolument indispensable, puisque, chez l'homme, les altérations du pancréas ne paraissent pas avoir de conséquences bien sérieuses ; puis, en cherchant nos preuves dans l'anatomie comparée, le fait bien constaté que cette glande est proportionnellement beaucoup plus volumineuse chez les animaux qui vivent de végétaux que chez ceux qui se nourrissent de substances animales, nous fera présumer que le suc pancréatique fournit au chyle les principes azotés qui lui manquent par suite d'une alimentation exclusivement végétale, et qu'ils en favorisent ainsi l'assimilation.

RÉCAPITULATION.

Il n'est pas hors de propos, après avoir constaté les effets des liquides divers qui ont été mélangés aux aliments jusqu'à leur arrivée dans l'intestin grêle, de récapituler les diverses parties qu'ils ont parcourues. Ainsi, du moment où ils ont été pris entre les lèvres, ils se sont arrêtés dans trois cavités où ils se sont successivement imprégnés de liquides nombreux ; la *bouche* d'abord, où ils ont été mélangés avec la *salive* et le *mucus* ; puis l'*estomac*, où ils ont subi l'action énergique du *suc gastrique* ; et enfin le *duodenum*, où ils ont rencontré la *bile* et le *suc pancréatique*. Dans ce trajet, bien court, puisqu'il est au plus la vingt-cinquième partie de celui qu'ils ont à parcourir, trajet pendant lequel deux organes, l'*arrière-bouche* et le *pylore* ne leur ont livré passage qu'après examen, ils ont déjà subi bien des modifications, ils ont été profondément altérés, ils sont parvenus enfin à ce degré d'animalisation qui les rend propres à entretenir la vie, ou plutôt à se laisser dépouiller des éléments nécessaires à la réparation.

C'est dans l'intestin grêle que se fait principalement ce départ entre les parties assimilables et celles qui ne le sont pas. Aussi, voyez le nombre considérable de vaisseaux de nature différente qui se rencontrent dans cette portion la plus longue du tube digestif ; chylifères, absorbants y sont par milliers, et chacun a sa fonction distincte. Aux uns appartient le soin de transporter les liquides dans le torrent de la circulation ; aux autres celui de recueillir et de charrier les matériaux essentiellement propres à la réparation. Et ce que nous disons n'est pas une vaine hypothèse ; des expériences nombreuses ont prouvé le partage qui se fait entre les vaisseaux absorbants et les vaisseaux chylifères. Que l'on mélange, en effet, dans les aliments, des matières colorantes, des substances fortement odorantes, des liqueurs alcooliques, elles seront rapidement entraînées dans les systèmes veineux ou absorbants ; on les y reconnaîtra, soit à l'odeur, soit à la couleur, soit même à la saveur qu'elles leur auront communiquées. Les vaisseaux qui transportent le chyle, au contraire, seront restés à l'abri de cette impression ; celui-ci aura toujours le même aspect avec son odeur, avec sa couleur et sa saveur propres. Un autre ordre de preuves résulte de la structure même de l'estomac. Cet organe est dépourvu de vaisseaux chylifères, et cependant l'absorption des boissons proprement dites, comme celle des boissons alimentaires, y est très-active. Plusieurs expérimentateurs, et parmi eux l'un des plus célèbres, M. Magendie, ont constaté que ces liquides disparaissaient de l'estomac, dont l'ouverture pylorique était interceptée par une ligature, presque aussi rapidement que lorsque celle-ci restait libre.

Et cette propriété d'absorption est spéciale aux vaisseaux veineux. Ce qui le prouve, c'est que les lymphatiques, fort nombreux le long du tube digestif, et auxquels, à défaut des chylifères, on pouvait l'attribuer, n'ont pas présenté de traces des matières colorantes non plus que des matières odorantes avec lesquelles avaient été nourris des animaux, tandis que les veines s'en trouvaient pénétrées. Le sang de ces vaisseaux sentait le musc et le camphre qui avaient été administrés, et la sérosité était teinte en bleu lorsqu'ils avaient pris de l'indigo.

Marche des aliments à travers les voies digestives.

Cette heureuse disposition, qui existe depuis l'estomac jusqu'à la fin du gros intestin, puisque le tube digestif tout entier est muni de vaisseaux veineux, explique la possibilité de nourrir quelque temps encore certains malades dont les fonctions de l'estomac sont complétement anéanties, et permet aux absorbants de dépouiller l'aliment de ses parties liquides et solubles pendant toute la durée de son trajet.

C'est, comme nous l'avons dit, d'une manière lente et progressive que s'effectue la marche des matières alimentaires à travers les voies digestives. Le chyme mêlé à la bile et au suc pancréatique, sorti du duodenum pour passer dans l'intestin grêle, s'achemine dans ce long canal par une progression incessante, mais non continue et régulière, jusqu'à la valvule cœcale ; il y est agité par les mouvements péristaltiques et exposé dans tous les sens à l'action des vaisseaux absorbants et chylifères. Retardé dans son cours par les nombreux circuits de l'intestin, par les directions diverses qu'il doit suivre, souvent contre son propre poids, retardé encore par les valvules qui se dressent le long de son passage, il laisse à ces vaisseaux, dont les premières bouches se rencontrent vers la fin du duodenum, la possibilité de s'emparer de toutes les parties chyleuses qu'ils rencontrent, et le dégagement du chyle ne se fait pas d'une manière sensible ; on ne le voit pas suinter de la masse ; on ne peut l'exprimer par la pression ; il a lieu par un travail insaisissable qui paraît être le partage exclusif des bouches absorbantes des chylifères, et auxquelles, par conséquent, il nous faut accorder un sentiment tactile semblable à celui que nous avons dû reconnaître au pylore. A mesure donc que la masse chymeuse s'avance, elle se trouve de plus en plus dépouillée de ses éléments réparateurs ; profondément modifiée par son mélange de plus en plus intime avec la bile, le suc pancréatique et le mucus sécrété tout le long de l'intestin, par la neutralisation successive qu'amène la réaction acide, elle change de couleur, de consistance et de composition même. Peu différente d'elle-même, d'un point à un autre point rapproché, elle est complétement dissemblable d'une extrémité à l'autre de l'intestin grêle ; et dans cette dernière portion du tube digestif, lorsqu'elle s'approche du gros intestin, elle n'est plus qu'un résidu ayant déjà toutes les apparences des excréments.

Cette partie de la fonction dont le siége se trouve dans le duodenum et l'intestin grêle constitue la digestion intestinale ; accompagnant d'abord celle de l'estomac, elle finit par lui succéder. Plus profonde, moins sensible que la première, se confondant d'ailleurs avec elle pendant une grande partie de sa durée, puisqu'elle a lieu en même temps, il n'est guère facile de la distinguer, et peut-être moins facile encore de préciser les phénomènes qui la caractérisent. Cependant il semble qu'on pourrait rapporter à cette période de la digestion ce développement, cette accélération du pouls et des mouvements respiratoires, cette augmentation de chaleur générale, de rougeur de la face, ce sentiment de forces acquises, cette surexcitation des sens et de l'intelligence que

nous éprouvons à la suite d'un repas convenablement pris, sensations ou plutôt phénomènes qui s'expliqueraient, du reste, par la formation du chyle et par son mélange
avec le sang.

CHAPITRE XI.

PHÉNOMÈNES QUI SUIVENT LA DIGESTION.

SOMMAIRE. — § 1er. Passage des matières alimentaires dans le gros intestin (Côlon). — Marche
des matières alimentaires à travers le gros intestin. — Modifications du résidu chymeux. Cœcum. —
§ 2. Défécation. — Fréquence plus ou moins grande des selles. — Constipation.

PASSAGE DES MATIÈRES ALIMENTAIRES DANS LE GROS INTESTIN (COLON).

La masse chymeuse qui a traversé l'intestin grêle et s'est dépouillée successivement
de ses éléments réparateurs devient de moins en moins capable de servir à la chylose;
mêlée encore à quelques débris des fluides vivants employés à la digestion, elle arrive
à travers la valvule cœcale dans le gros intestin, ne pouvant bientôt plus rien fournir à
la nutrition, elle prend tous les caractères de l'excrément et s'y accumule pour être
expulsée en dehors, tels sont les phénomènes qui se passent dans cette portion du tube
digestif, et qu'il nous reste à décrire pour avoir terminé ce que nous avions à dire de
la fonction elle-même.

La structure anatomique des organes nous donne souvent l'explication du rôle qu'ils
ont à remplir. Ainsi l'intestin grêle, dont l'action s'exerce sur une pâte demi-liquide,
par un travail lent et précis et sans qu'il soit besoin d'une force musculaire énergique,
devait être d'une longueur considérable, d'une structure délicate et frêle, mais d'une
grande contractilité; il devait surtout être pourvu de la plus grande quantité possible
de vaisseaux absorbants, et c'est là son caractère distinctif. Le gros intestin, au contraire,
qui doit recevoir une matière plus épaisse, plus dure, et s'emparer des derniers éléments
liquides de réparation qu'elle contient, sera de moindre longueur, mais plus gros que
le précédent; commençant à la valvule cœcale et finissant à l'anus, il part de la région
iliaque droite, monte du même côté, le long du flanc jusqu'au-dessous du foie, traverse
derrière la paroi abdominale et gagne le flanc gauche, d'où il se plonge dans le bassin et
s'ouvre en dehors, occupant ainsi tout le parcours du ventre; ses tuniques seront plus
denses, douées d'une contractilité plus énergique; aussi trois couches de fibres musculaires plus courtes que l'intestin le plissent dans le sens longitudinal et y déterminent une
suite de bosselures prononcées; le mouvement péristaltique y est plus puissant et les
matières, dirigées au besoin avec force vers l'anus, surmontent l'obstacle apporté par
ce sphincter pour être rejetées au dehors.

Mais revenons au point de départ. La matière des aliments dépouillée, comme nous
l'avons dit, est parvenue à l'extrémité inférieure de l'intestin grêle; là elle s'engage entre
les lèvres de la valvule cœcale par le même mécanisme, qui lui a fait parcourir tout le
reste du canal. Le passage des matières est favorisé par la disposition anatomique de
cette partie, qui présente une espèce de cavité en entonnoir, dont les deux lèvres appliquées l'une contre l'autre s'écartent par l'effet de la pression exercée sur elle du côté

de l'intestin grêle. Après avoir franchi la valvule, ces matières sont reçues dans la cavité du cæcum, où elles séjournent plus ou moins longtemps.

Marche des matières alimentaires à travers le gros intestin.

La fonction en effet change ici de caractère; plus de loi qui régisse d'une manière rigoureuse le parcours des matières; tantôt elles sont expulsées au bout de vingt-quatre ou trente-six heures, tantôt elles restent dans le cæcum pendant un ou deux septénaires, sans trouble notable de l'économie. Telles personnes éprouvent deux fois par jour le besoin d'aller à la selle, telles autres ne s'y présentent qu'une fois par semaine tout au plus. Donc, après s'y être accumulées et y être restées un temps plus ou moins long, les matières sont poussées par les contractions du cæcum vers le côlon ascendant, où elles progressent contre leur propre poids; dans ce trajet elles tendent à refluer vers l'intestin grêle, mais elles sont contenues par la valvule, qui présente du côté du cæcum un bourrelet saillant et s'oppose au retour des matières contenues dans le côlon comme au reflux vers l'intestin grêle de celles contenues dans le cæcum.

Ainsi pressées d'une part et contenues de l'autre, elles sont forcées de s'engager dans la seule voie qui leur soit ouverte, et elles parcourent toute la longueur de cette partie du tube digestif, favorisées à la fois et retenues dans leur marche ascendante par les cellules et les rétrécissements successifs qui s'y rencontrent; leur progression, bien que ralentie par la direction verticale de bas en haut de cette portion de l'intestin, ne s'en fait pas moins, lentement et d'une manière irrégulière, il est vrai, mais avec persistance, et elle est favorisée par les mucosités que verse la tunique interne; elles s'avancent peu à peu sous l'influence du mouvement péristaltique des fibres longitudinales et circulaires de l'intestin, et poussées aussi par les contractions alternatives, tant du diaphragme que des muscles propres de l'abdomen; profondément remuées, elles sont, comme dans l'intestin grêle, longtemps soumises à un mouvement de va-et-vient pour qu'elles puissent présenter toutes leurs parties aux bouches absorbantes du gros intestin. Cet organe est en effet pourvu d'une quantité innombrable de pores qui le rendent le siége d'une absorption des plus actives, et c'est dans sa cavité que les matières fécales sont dépouillées du peu de parties chyleuses qu'elles renfermaient encore; exprimées enfin de tout ce qu'elles pouvaient contenir de parties assimilables elles se rendent peu à peu dans le *rectum* (dernière partie du canal alimentaire), où elles sont retenues par un muscle circulaire (sphincter) qui en ferme l'orifice, et où elles s'accumulent parfois de manière à le distendre progressivement et à y former une masse d'un ou d'eux kilogrammes.

Modifications du résidu chymeux. Cæcum.

En sortant de l'intestin grêle, le résidu chymeux est, comme nous l'avons dit, jaune ou verdâtre, de consistance assez ferme, peu odorant, mais il subit de nouvelles modifications par son séjour dans le cæcum. Cet organe serait, d'après l'opinion des physiologistes modernes, un réservoir semblable à l'estomac dans lequel s'accomplirait définitivement la digestion; il s'y sécrète un liquide acide et dissolvant qui se mêle aux restes des aliments qui n'auraient pu être digérés. « Dans ce dernier effort la nature tend « à extraire des substances alimentaires ce qu'elles peuvent contenir encore de soluble. « C'est enfin dans le cæcum que se produit le véritable excrément intestinal, sous la « forme d'une bouillie molle, brune ou jaune verdâtre, avec son odeur fécale particulière provenant d'une huile volatile, qui, suivant toutes les apparences, est sécrétée « par cet organe. La plupart du temps aussi il s'y opère une décomposition provoquée « par la chaleur, et qu'accompagne un développement de gaz hydrogène sulfuré. »

Nous avons suivi la marche des matières dans le côlon; nous savons qu'elles s'y accumulent, y deviennent plus consistantes et plus sèches; à mesure que les résidus non dissous des aliments mêlés avec le mucus intestinal, avec la graisse, la résine, le principe colorant et le mucus de la bile, s'avancent vers la fin du canal, ils s'imprègnent de plus en plus de l'odeur stercorale qui les caractérise, et ils constituent les excréments proprement dits, dont l'expulsion se fait, suivant les habitudes et les individus, à des époques bien différentes.

DÉFÉCATION.

Les *matières fécales* accumulées dans le gros intestin qui leur sert de réservoir sont poussées vers le rectum et y séjournent jusqu'à ce que la distension qu'elles y opèrent produise une sensation de pesanteur, de malaise et de gêne, qui excite l'action spéciale du diaphragme et des muscles abdominaux, et détermine l'acte de la défécation. Nous n'avons pas l'intention de donner le nom et de décrire le mécanisme de chacune des forces mises en mouvement pour produire cette dernière opération, ainsi que toutes celles qui l'ont précédée. Les personnes désireuses d'en acquérir la connaissance trouveront dans les livres de physiologie les descriptions les mieux faites pour satisfaire leur curiosité. Il nous suffit d'avoir exposé d'une manière sommaire les différentes phases de la fonction digestive, d'en avoir étudié la nature et mis en évidence les faits les plus saillants, ceux surtout qu'il importait de connaître et de comprendre pour la bien diriger. Nous ne terminerons pas cependant sans avoir ajouté quelques mots aux considérations précédentes, à propos de la fréquence ou de la difficulté des selles suivant les âges, les sexes et les constitutions.

Fréquence plus ou moins grande des selles.

Faisons observer d'abord que, plus fréquente chez les uns, assez rare chez les autres, l'excrétion en est d'autant plus facile qu'elle a lieu plus souvent, et d'autant plus pénible, d'autant plus douloureuse, qu'elle se produit à de plus longs intervalles; l'habitude a sur elle la plus grande influence, et c'est à celle-ci qu'il faut en attribuer les retours périodiques : cela veut dire qu'elle est ordinairement sous l'empire de la volonté. Elle y échappe cependant quelquefois, et dans ce cas elle s'effectue, non-seulement sans qu'il y ait effort d'expulsion de la part de l'individu, mais encore malgré qu'il s'y s'oppose par tous les moyens à sa disposition. Parmi les circonstances qui produisent ce résultat, il convient de mettre en première ligne le besoin à satisfaire trop longtemps retenu et qui devient insurmontable, l'extrême liquidité des matières et toutes les causes morbifiques ou autres qui peuvent diminuer la contractilité musculaire du sphyncter de l'anus ou exalter la sensibilité du rectum.

Le besoin de la défécation est encore déterminé, surtout chez les sujets jeunes et robustes, uniquement par la présence des aliments dans le tube digestif. Il est à présumer, dans ce cas, que leur contact avec la muqueuse suffit pour stimuler la contractilité de l'intestin, qu'ils excitent ses mouvements péristaltiques et y provoquent une sécrétion plus abondante de liquides ou de mucosités. Un repas copieux, plus souvent encore une substance alimentaire de certaine espèce, amènent le besoin. Un grand nombre de personnes ne l'éprouvent qu'après avoir pris leur tasse de café au lait, le matin. Certaines émotions morales, la peur par exemple, ont la plus grande influence à cet égard et provoquent rapidement la défécation.

La quantité des matières excrétées peut-elle être évaluée d'après la quantité des aliments ingérés? Cette question n'est pas aussi oiseuse qu'elle le paraît d'abord. La réponse est négative. Il est de règle en effet que les excréments sont d'autant moins abondants que les substances alimentaires dont on a fait usage contenaient plus de principes assimilables , et *vice versâ*. D'où la conséquence que les végétaux en général déterminent des garde-robes plus copieuses que les aliments fournis par le règne animal. D'où cette autre conséquence, qu'il est facile de combattre par un régime diététique approprié certaines constipations qui font le désespoir de quelques sujets nerveux, surtout des femmes, lorsque ces constipations ne se lient pas à un état véritablement morbide.

Constipation.

L'âge influe manifestement sur le nombre et le rapprochement des selles. L'enfant se fait remarquer par la rapidité de ses digestions; chez lui, la tunique musculeuse de l'intestin est plus contractile, les matières sont plus liquides, aussi les selles sont fréquentes; mais à mesure que les années viennent, la force de contractilité s'affaiblit, le séjour des matières se prolonge, l'absorption se fait plus longtemps, les fèces se durcissent et les garde-robes sont plus rares, plus difficiles. C'est ce qui se produit chez le vieillard, c'est ce qui le tourmente et le désole. L'influence du sexe n'est pas moindre. Beaucoup de femmes sont constipées; elles ont souvent besoin de recourir aux lavements. D'où cela provient-il? plus encore du genre de vie que de toute autre cause, et la preuve, c'est que nous rencontrons en ce genre beaucoup d'hommes qui sont femmes; se rapprochant d'elles par leurs habitudes, ils en ont les défauts et les infirmités. La constipation enfin est souvent liée à la constitution, et le genre de vie le plus propre à la dissiper n'a pas toujours la puissance de la diminuer. Le tempérament nerveux et le mélancolique en souffrent surtout; le tempérament lymphatique y est moins sujet que les autres, sans néanmoins en être à l'abri.

L'excrétion des gaz qui se forment par suite du séjour des matières dans le gros intestin est des plus irrégulières; tantôt ils s'échappent bruyamment ou en silence, tantôt ils imprègnent les fécès et s'y incorporent; d'autrefois ils sont expulsés par l'action seule du rectum, plus souvent avec le concours du diaphragme et des muscles de l'abdomen; leur fréquence est en raison de la difficulté de la digestion, de la nature des aliments, etc.

Parmi les causes qui provoquent la constipation se place l'habitude dangereuse, et pourtant commune, de résister au besoin d'aller à la selle; aussi la meilleure prescription hygiénique que l'on puisse donner à propos de l'expulsion des matières fécales, c'est d'obéir au besoin de la défécation aussitôt qu'il se fait sentir; et la manière la plus certaine de suivre cette prescription, c'est de prendre l'habitude de satisfaire périodiquement ce besoin à l'heure où il est le plus probable qu'aucun empêchement n'y sera apporté.

CHAPITRE XII.

VARIABILITÉS DE LA DIGESTION.

DES RÈGLES D'HYGIÈNE EN RAISON DES AGES, DES SEXES ET DES TEMPÉRAMENTS.

SOMMAIRE. — § 1er. Règles d'hygiène et variabilités de la digestion selon les âges. — Enfance. —Jeunesse, âge mûr. — Vieillesse. — Verte vieillesse. — Régime du vieillard. — Vieillards cacochymes. — Régime du vieillard débile. — § 2. Règles d'hygiène et variabilités de la digestion selon les sexes. — Jeunes filles, âge de la puberté. — Régime alimentaire. — Femmes, âge de retour. — Régime alimentaire. — § 5. Règles d'hygiène et variabilités de la digestion selon les tempéraments. — Régime des bilieux. — Régime des lymphatiques. — Régime des personnes nerveuses. — Régime des mélancoliques. — Régime des sanguins.

La digestion varie suivant les âges, les sexes et les tempéraments. Le régime alimentaire subit, ou plutôt devrait subir les mêmes variations. *Chaque âge a son régime,* est une vérité dont personne ne doute, mais qui ne reçoit pas toujours son application d'une manière convenable; et cela n'est pas complétement la faute de ceux qui président à ce régime. Que veut dire, en effet, le mot enfance, sous le rapport du régime à suivre; s'applique-t-il à toutes les périodes de la vie, depuis la naissance jusqu'à l'âge de puberté? et l'alimentation sera-t-elle la même pour le petit être qui compte quelques jours à peine et pour celui qui est âgé de plusieurs mois; pour l'enfant d'un à trois ans et pour celui de quatre à huit? Évidemment non. L'alimentation qui convient au premier serait insuffisante pour le second, et celle qui fortifie l'enfant d'un an serait une cause de mort pour le nouveau-né. Il est donc des époques de la vie pendant lesquelles le régime alimentaire doit éprouver des changements; ce sont les époques de transition, de passage d'un âge à un autre. L'importance de ce fait a été trop souvent négligé ou méconnue; il faut le rappeler aux mères, aux parents, il faut que le médecin en fasse le sujet de ses recommandations; mais l'on ne doit pas s'étonner qu'il ait échappé à ceux qui n'en ont pas fait l'objet habituel de leur observation.

Souvent la santé de toute la vie dépend de la manière dont on a gouverné ces époques de dégradations insensibles d'un âge à un autre. C'est pendant ce passage, surtout, que le mode d'alimentation doit être rigoureusement réglé suivant les exigences variables des organes de la digestion. Combien d'enfants ont succombé, parce que la transition du lait aux aliments solides n'a pas été suffisamment ménagée; combien de jeunes filles de treize à seize ans n'ont pas vécu, parce qu'à cette époque où s'opèrent de si profondes modifications dans l'économie, elles n'ont pas été soumises à l'influence bienfaisante du grand air et de l'exercice, si propres l'un et l'autre à ranimer les forces languissantes des organes digestifs. A d'autres époques de la vie, des changements analogues, sinon aussi tranchés, se produisent également, et s'ils échappent à l'observation, c'est que les organes sont moins susceptibles, c'est que les fonctions générales s'exercent depuis un temps plus long, et que les dégradations amenées par le temps s'opèrent moins rapidement. Des dangers graves menacent cependant quelquefois l'âge appelé critique.

RÈGLES D'HYGIÈNE ET VARIABILITÉS DE LA DIGESTION SELON LES AGES.

Enfance.

Dans la première enfance, les seuls aliments digérés sont les liquides alimentaires, et spécialement le lait de la nourrice ingéré par succion. Les premiers jours de la vie sont une continuation de l'état qui a précédé la naissance, et sont consacrés à un repos presque total, à un sommeil qui, chez un enfant bien portant, n'est interrompu que par le besoin de prendre le sein. L'enfant dort, tette et digère sans cesse; ses fonctions digestives sont pour ainsi dire continuellement en exercice, et l'absorption, qui n'a pas moins d'activité, lui permet de recommencer presque aussitôt qu'il a fini. Pendant l'usage exclusif du lait, le séjour des excréments dans les intestins dure peu, leur consistance est molle, ils sont jaunâtres et ils ont peu d'odeur. L'allaitement, qui a commencé quelques heures après la naissance, doit être continué pendant toute la durée de la première année, si le lait de la nourrice est resté suffisamment réparateur et en assez grande quantité. Rien ne convient mieux à la santé présente et au développement futur du jeune nourrisson. Bien des préjugés sont répandus à cet égard, et les conseils de l'entourage ne manquent pas. Il faut se hâter de fortifier la constitution, il faut prévenir les scrofules, les affections tuberculeuses, le rachitisme, les ramollissements des os, etc., etc., et c'est par la nourriture, par les aliments toniques que l'on atteindra ce but. Ne sont-ce pas là les conseils que l'on entend donner chaque jour, et ne voyons-nous pas, dès les premiers mois de la vie, prodiguer le potage gras, les viandes à sucer, le vin même. Rien de plus nuisible, cependant, et la manie d'empâter les enfants, de les nourrir à l'excès, et trop tôt, de substances excitantes, de matières animales, a fait naître plus de maladies qu'elle n'en a prévenu. Ce qui est nécessaire avant tout à un sujet faible, jeune ou vieux, que l'on veut fortifier, c'est de lui procurer une bonne digestion, et les seuls aliments qui donnent des forces sont ceux qui se digèrent bien; or, pour le jeune enfant, la substance alimentaire qui a par-dessus tout cette propriété, c'est le lait de sa mère ou de sa nourrice; qu'on s'en tienne donc à son usage exclusif, tant que les forces ou l'état de santé de celle qui le donne le permettront.

Et dans le cas où l'allaitement ne peut pas se continuer de la part de la mère ou de la nourrice, soit que la diminution du lait résulte d'un état de maladie, soit qu'elle tienne à une grossesse nouvelle, à un manque de soins ou à toute autre cause, le mieux sera encore d'avoir recours à une nourriture lactée. Si l'enfant n'a pas dépassé les trois ou quatre premiers mois de la vie, il sera nécessaire de lui chercher une nouvelle nourrice; si, au contraire, il avait atteint cet âge, peut-être vaudrait-il mieux recourir à l'allaitement artificiel, avec la condition, toutefois, qu'il soit livré aux soins d'une garde intelligente et attentionnée, et que le lait de vache ou de chèvre dont il doit faire usage soit fourni toujours par le même animal. Il faut encore que cet animal soit sain et dans des conditions hygiéniques convenables, ce qui est rare dans les grandes villes, et surtout à Paris. Mais si ces conditions sont remplies, il n'est pas douteux que, pour l'enfant fort, âgé de trois ou quatre mois, cette alimentation ne soit préférable à de nouveaux essais d'allaitement. Nous avons vu élever ainsi un certain nombre d'enfants, et leur santé ne laissait rien à désirer; elle ne le cédait point à celle d'autres enfants restés à la mamelle pendant toute l'année.

Passer du lait et des petits potages accommodés au lait à une nourriture plus substantielle, à des substances plus excitantes, est chose importante et difficile déjà, et la transition doit se faire avec ménagement. Elle est le plus souvent insensible, lorsque des idées fausses ne viennent pas l'entraver; il suffit de régulariser les repas, d'aller graduellement aux aliments demi-liquides, aux bouillies avec la farine de froment séchée au four, de fécule, de crème de riz, puis aux panades, aux œufs à la coque peu cuits, aux soupes grasses et maigres, et enfin aux viandes blanches, aux sucs de viandes rôties. Le régime se complète par l'eau pure ou très-légèrement sucrée comme boisson, et il est plus fortifiant qu'aucun de ceux si imprudemment préconisés par les donneurs de conseils. Après la pousse des dents, la nature réclame des aliments plus substantiels. La mastication et l'insalivation deviennent utiles, et la digestion se rapproche peu à peu des caractères que nous lui avons assignés. Cependant, il est nécessaire que, pendant les deux premières années au moins, le régime des enfants se compose d'aliments faciles à diviser; cette nécessité résulte de la conformation anatomique des instruments chargés de cette division. Les dents et les muscles qui meuvent les mâchoires ne peuvent donner aux tissus résistants le degré de trituration nécessaire pour qu'ils soient aisément digérés; ils passent dans l'estomac en morceaux grossiers, et se retrouvent le plus ordinairement dans les selles. Que ce fait se renouvelle chaque jour, et l'estomac comme les intestins seront bientôt irrités, ils ne digèreront plus, la santé sera détruite presque sans retour.

Que l'alimentation soit donc dirigée avec méthode, et la transition s'opérera sans trouble. Le premier repas au lait sera d'abord remplacé par un petit potage. Après quelques jours, un second potage sera joint au premier, et, en quelques semaines, l'usage exclusif du lait aura fait place aux aliments demi-liquides. Pris en quantité convenable, ces aliments suffiront pendant longtemps à la nutrition, et il faudra procéder avec plus de lenteur encore à l'usage des substances solides. C'est par degrés insensibles qu'il conviendra d'arriver à un genre de nourriture si différent du premier; des mois, des années même seront employés à cette transition. L'enfant de trois à six ans, habitué à manger quatre fois par jour, devra faire un ou deux de ses repas avec un potage, et il ne devra pas être gorgé, comme cela arrive si souvent, de pâtisseries, de graisses, de mets de haut goût, de sauces et des eaux chaudes, qui détruisent l'estomac. A peine si l'eau sera teinte de vin, si peu convenable à cet âge. C'est à l'activité de l'adulte, à la faiblesse du vieillard qu'il convient de réserver les effets réparateurs d'une liqueur généreuse, dont l'action stimulante est plutôt nuisible qu'utile à la première enfance.

Jeunesse, âge mûr.

S'habituant peu à peu au régime de la famille, le jeune élève prend ses repas aux mêmes heures que ses parents; un quatrième seulement, plus léger que les autres, composé de pain et de fruits mûrs ou de compote, entre déjeuner et dîner, pourra être continué pendant quelques années. Plus tard, pendant la jeunesse et durant toute la période de l'accroissement, la digestion jouit de toute son activité; l'appétit a les allures de la faim, il est vif et impérieux, il se renouvelle à chaque instant, tous les mets paraissent bons; la chose essentielle, c'est qu'ils soient abondants et sains. Le jeune homme ne s'inquiète pas de ce qu'il mange, son estomac est bon et digère sans qu'il s'en aperçoive. Aussi, les conseils de l'hygiène ne sont pas faits pour lui; à quoi bon! Tant qu'il n'a pas pris sa place dans le monde, tant qu'il mène la vie de garçon, il est peu disposé à suivre les avis du médecin qui, seulement, lui vient en aide dans les grandes circonstances; il se livre d'ailleurs à une activité musculaire, qui est pour lui le préservatif de bien des maux.

Mais dans l'âge suivant, et après le terme de l'accroissement du corps, lorsqu'il se trouve enchaîné par le devoir, excité par l'ambition, exalté par la poursuite et la mise en œuvre de ses projets, les conseils de l'hygiène lui deviennent nécessaires. Plus raisonnable, plus modéré, il est dans de meilleures conditions pour les recevoir. L'appétit, d'ailleurs, décroît sensiblement, la quantité des aliments nécessaires à la réparation devient de moins en moins considérable, les intervalles des repas s'allongent, les digestions ne cessent pas de se faire aisément, mais elles sont moins promptes, elles perdent de leur extrême facilité. Pour l'homme arrivé à l'âge mûr, les repas se réduisent à deux, le déjeuner et le dîner; les digestions deviennent longues et les selles n'ont guère lieu qu'une fois en vingt-quatre heures. Quels conseils d'hygiène donner en ces circonstances? il est manifeste qu'ils dépendront des conditions individuelles de manière de vivre, de tempérament, de profession, etc., etc., et qu'ils ne peuvent être formulés à propos de l'âge, puisque c'est l'époque de la vie où l'individu est arrivé à son *summum* de force et de puissance.

Vieillesse.

Il n'en est pas ainsi pour le vieillard; le passage de l'âge mûr à la vieillesse est une époque de transition qu'il faut surveiller avec soin, non pas que les changements qui se produisent dans l'organisme s'opèrent brusquement; qu'il y ait, à proprement parler, un âge critique; mais, pour la plupart des hommes, la manière de vivre ne reste pas la même; chacun aspire au repos, chacun rêve les douces et paisibles jouissances de la vieillesse, et, pour y atteindre, les soixante premières années de la vie se seront passées au milieu d'études arides, de travaux incessants; le but est entrevu, on y touche; on s'arrange pour mener une existence tranquille sans les inquiétudes et l'activité dévorante des années qui viennent de s'écouler; mais la mort vient frapper et tout faire évanouir. N'est-ce point là ce qui se passe tous les jours sous nos yeux? Combien de commerçants, d'industriels, d'hommes d'affaires qui, après une longue existence passée au milieu de privations de toute nature pour arriver à l'aisance, à la richesse, meurent par les effets mêmes du repos ou du nouveau genre de vie qu'ils avaient tant convoité! Dès longtemps habitués aux travaux du corps et de l'esprit, ils avaient trouvé la santé dans les efforts mêmes d'activité surabondante par lesquels ils s'étaient signalés. Ils ont atteint le port, et ils ne veulent plus remuer un membre, étreindre une idée; ils sont avides de repos et de jouissances matérielles pour lesquels ils ne sont plus faits; imprudents qui ne savent pas que les habitudes contractées engagent, que la frugalité du passé exige la sobriété de l'avenir, que celui qui a marché longtemps doit marcher encore! Chacun doit donc mesurer la réparation aux pertes qu'il est appelé à faire, et cela d'après le genre de vie qu'il veut embrasser. C'est en cela que consiste toute la sagesse du vieillard. L'homme actif qui se retire du mouvement des affaires doit à l'avance être fixé sur la nature des occupations de son goût, destinées à remplacer les travaux dont il est las, et ses projets à cet égard, s'il veut qu'elles lui soient profitables, ne doivent pas être complétement contraires à ses habitudes; il n'est pas nécessaire de faire observer que, l'activité du corps diminuant, l'alimentation devra suivre une progression décroissante.

Ce que nous venons de dire pour les hommes de mouvement s'applique aux hommes d'étude. Pour eux, le repos absolu de l'esprit, s'il leur était possible, deviendrait l'occasion d'un ennui mortel, d'une torpeur qui les jetterait dans l'accablement physique, dans le dégoût de la vie. Mais que, par une heureuse exception, dans un moment de sagesse irréfléchie, ils viennent à quitter la ville et cherchent à la campagne un demi-repos de l'intelligence, un exercice léger du corps, ils y trouveront une diversion salutaire à leurs longues fatigues d'esprit; ils sentiront renaître en eux une puissance de méditation nouvelle et jusqu'alors inconnue. Au contraire de ce qui a lieu pour les gens actifs voués au repos, ils pourront prendre une nourriture plus variée, plus substantielle et plus abondante; c'est que, plus énergiquement stimulés par l'air vif de la campagne , par le mouvement inusité auquel ils se livrent , le besoin de réparation se fera mieux sentir, et ce qui était excès à la ville ne sera plus que satisfaction légitime à la campagne.

Verte vieillesse.

Écoutons ce que dit à cet égard un auteur moderne : « Le vieillard , s'il a bien su
« remplir son âge d'homme, devra rester l'esclave des habitudes gymnastiques qu'il
« se sera faites , quand même elles seraient le fruit d'un travail journalier commandé
« par les exigences de la vie commune. Le mépris de cette règle d'hygiène a causé
« bien des victimes. Que de vieillards, parvenus par une vie laborieuse à une aisance
« qui les satisfait, ont cru que le repos absolu devait être pour eux la récompense de
« leurs succès financiers, et ont trouvé une mort déplorable au milieu des loisirs dont
« l'ennui même trompait leurs désirs. A l'âge où les besoins de développement indi-
« viduel sont nuls, où la réparation journalière se borne à l'entretien des organes,
« quelle imprudence de cesser brusquement, en renonçant au travail , la gymnastique
« constante qu'il impose, et cela souvent en augmentant l'abondance ou la délicatesse
« de sa table, sous prétexte de pouvoir se donner quelques plaisirs obtenus au prix de
« longues privations. L'obésité, la goutte, les maladies organiques des viscères, la
« foudroyante apoplexie ont retiré de la vie bien des imprudents qui croyaient seule-
« ment se retirer des affaires qui avaient occupé leur âge mûr. La marche, le billard,
« l'équitation, les voyages, les travaux modérés de la campagne, le jardinage doivent
« offrir leurs ressources à ces malheureux que le repos absolu tuerait. Qu'ils n'ou-
« blient pas non plus de surveiller, avec le plus grand soin, la somme journalière de
« leurs aliments. La vie ne se borne pas seulement à des actes musculaires; malheur
« à ceux qui sont parvenus à l'arrière-saison sans avoir pu donner à leur cerveau un
« exercice au moins égal à celui de leurs bras. Ils sont privés d'un moyen puissant
« d'embellir leurs loisirs quand ils cessent de se livrer au travail manuel ; et la culture
« ou seulement la connaissance générale des lettres et des sciences, en abrégeant pour
« eux des journées ordinairement si longues, contribuerait aussi à prolonger leur vie ,
« en remplaçant, par l'augmentation de l'exercice intellectuel, la diminution de l'exer-
« cice musculaire. »

Dans la vieillesse, donc, peu d'aliments deviennent nécessaires , et presque toujours l'imperfection de la mastication exige qu'ils soient pris parmi les plus mous et les plus faciles à digérer. Malgré cette précaution encore, l'absence de l'insalivation et l'affai-blissement graduel de l'estomac et des intestins rendent les digestions de plus en plus lentes et pénibles. Le vieillard ne mange plus qu'une fois par jour, et, dans ce repas unique, il ne consomme pas, tant s'en faut, la moitié des aliments qui lui étaient au-trefois nécessaires pour réparer ses pertes; les selles deviennent rares, quelques-uns n'en ont plus qu'après plusieurs jours d'intervalle. Tous, cependant, n'éprouvent pas une diminution immédiate de leurs forces. Une fois la transition opérée, l'homme est à peu près dans les habitudes qui lui resteront jusqu'à sa mort ; et pas plus pour cet âge que pour ceux qui l'ont précédé , il n'y a de règles absolues d'hygiène de la digestion. Ainsi, l'homme doué d'une constitution robuste dont la vie a été active, qui a conservé dans sa vieillesse la liberté de ses mouvements, qui n'est atteint d'aucune maladie organique, n'a pas besoin des soins minutieux, de la surveillance attentive, des exci-tants modérés qui sont nécessaires au vieillard affligé d'une faible constitution. Toutes les grandes fonctions ont à peu près conservé leur intégrité; la circulation, restée suffisamment active, porte encore la chaleur aux parties les plus éloignées du corps; les organes digestifs sont pleins d'énergie, ils reçoivent et élaborent une masse assez considérable d'aliments pour que les vaisseaux absorbants trouvent à y puiser les ma-tériaux d'une abondante réparation ; le système cérébro-spinal continue à émettre une quantité suffisante de fluide nerveux ; et les vieillards dans ces conditions, qui ne sont point rares autant qu'on le pense, sont doués d'une vigueur qui leur permet encore, si elle n'est pas productive, de prétendre à tous les avantages d'une vie active et bien remplie. Est-ce à dire qu'ils sont exempts de tous maux? Hélas, non. Tout autant, et peut-être plus que d'autres, ils sont tourmentés par la goutte, par les hémorroïdes, les affections de la vessie ou les névroses des intestins. Cela signifie-t-il aussi qu'ils peuvent sinon repousser, du moins dédaigner les conseils de l'hygiène? Moins encore. Quelque robuste que soit le septuagénaire, son existence est soumise à des lois qu'il ne peut éluder sous peine de mort. Les irrégularités, les plaisirs, les folies de la jeunesse lui sont interdits. L'exercice régulier des fonctions qui concourent à l'entretien de la vie sont pour lui d'une nécessité absolue. On sait que les hommes de cet âge qui contractent l'habitude des plaisirs de la table, auxquels ne les dispose que trop la perfection du sens du goût qu'ils ont en partage, voient bientôt leur santé s'altérer et se détruire par suite des indigestions fréquentes qu'ils ne manquent pas de se donner. Certes, la tempérance est utile à toutes les époques de la vie, mais elle est pour les vieillards une nécessité, une vertu de leur âge, et si nous avions à formuler le régime à suivre par le plus robuste d'entre eux, nous procéderions ainsi :

Régime du vieillard.

Régularité invariable pour l'heure et le temps du sommeil, pour l'heure et la quantité des repas ; régularité invariable dans la variété même et le choix journalier des aliments ;

Activité des fonctions digestives maintenue par l'exercice de tous les jours, par les promenades et les distractions ;

Exercice régulier des poumons, activité de circulation entretenue par le séjour à la campagne prolongé plusieurs mois chaque année, pendant la belle saison ;

Éloignement absolu de tout ce qui peut rompre cette régularité ; ne point oublier qu'elle est tellement nécessaire qu'elle établit entre le vieillard et le jeune homme une distance incommensurable. Et cette nécessité est si impérieuse que nous avons vu des vieillards robustes de corps et d'esprit, vigoureux par les organes digestifs, se courbaturer, se rendre malades par le moindre écart de régime, par la moindre irrégularité, tandis que des jeunes gens de constitution délicate et chétive peuvent résister même à des excès portés assez loin. Pour ces hommes, donc, si heureusement doués, et qui ne forment pas, comme nous l'avons dit, des exceptions rares, mais une classe assez nombreuse, point de règles hygiéniques autre que celles dont nous venons de faire l'énumération. Laissons-les jouir du bien-être physique, du calme intellectuel que leur procure leur santé vigoureuse ; nous avons à nous occuper d'une autre classe plus nombreuse encore de vieillards à constitution affaiblie qui réclament toute l'attention de l'hygiéniste, et qui ne peuvent, à travers les mille dangers qui les entourent, prolonger leur vie que par les soins les plus minutieux.

Vieillards cacochymes.

Bien différents des premiers, ceux-ci n'ont pas cette énergie des fonctions qui caractérise les autres. La circulation ralentie parvient à peine aux extrémités du corps ; l'arbre cérébro-spinal fournit une innervation peu abondante qui se dissipe avec rapidité ; les digestions, sans vigueur, ne s'exercent que sur de petites quantités d'aliments et ne produisent pas suffisamment de matériaux pour une réparation étendue. Aussi la nutrition diminue, la calorification est languissante ; la peau du vieillard débile est froide et flétrie ; elle ne peut réagir contre l'impression du froid ; il faut lui venir en aide par les vêtements chauds et ouatés, par la chaleur habituellement maintenue à un degré de température constamment le même. Pour lui, rien de plus grave, en effet, que l'action débilitante de l'hiver; sous son influence, il tombe dans une torpeur dont il ne peut être tiré que par une sorte d'incubation. Les organes digestifs eux-mêmes en suivent les variations; ils languissent ou se raniment selon que la température extérieure s'abaisse ou s'élève; les aliments substantiels ne peuvent être assimilés; ils y séjournent et les irritent, et, chez le vieillard, la première condition pour bien digérer est de se trouver dans un milieu suffisamment chaud; mais, pour arriver à cette digestion facile et profitable, le but si désiré du cacochyme, il ne suffit pas qu'il ait chaud, il faut aussi que la nourriture à ingérer soit tendre et facile à diviser; ce soin est important. Or, la privation des dents, le peu d'énergie des muscles de la mâchoire s'opposent à ce que la mastication soit bien faite. Comment remédier à cet inconvénient grave? On a cru que les viandes hachées, les bouillies, les purées transmises à l'estomac seraient de facile digestion, et il n'en est rien. On avait oublié qu'il ne suffit pas que les aliments soient bien triturés par un mécanisme quelconque pour être bien digérés; qu'il fallait encore qu'ils fussent bien pénétrés de la salive et du mucus sécrétés dans la bouche. Rien ne peut donc remplacer complétement l'effort de division effectué par les dents; mais il peut, jusqu'à un certain point, y être suppléé par l'addition d'un ratelier qui rétablisse la mastication.

De cette nécessité de bien diviser les aliments pour faciliter le travail de l'estomac résulte-t-il pour tous, et spécialement pour le vieillard, l'obligation de mâcher longuement? Il doit apporter à cette opération une sage lenteur en rapport avec sa prudence ordinaire; une demi-heure est à peine suffisante pour la trituration du repas le plus léger; mais ce ne sont pas seulement les muscles moteurs des mâchoires qui s'affaiblissent progressivement. Cette diminution dans leur énergie contractile, cette atonie profonde s'étendent à tout le système musculaire. Ainsi, l'estomac, comme les membres, n'a plus la même vigueur; ses fibres musculaires atteignent rapidement les limites de leur activité; elles ne poussent plus l'aliment vers le duodenum, elles ne peuvent parvenir à lui faire franchir l'orifice pylorique. C'est là une nouvelle cause ajoutée aux précédentes, qui rend les digestions du vieillard mauvaises, difficiles, souvent douloureuses. C'est aussi un enseignement précieux et dont il faut savoir tirer parti pour diriger son régime.

Régime du vieillard débile.

Ainsi, l'estomac est débile, peu contractile. De quelle nature seront les aliments? en quelle quantité et à quels moments doivent-ils être pris? Manifestement il faut une alimentation légèrement stimulante; n'étant pas suffisamment excité, l'estomac resterait inerte; il faut qu'elle ne soit pas trop abondante. Arrivé à une trop grande distension, il ne se contracterait plus. La santé du vieillard dépend presque toujours de l'accomplissement de ces conditions, de la mesure exacte, en quantité et en qualité, des aliments consommés à chaque repas. Ainsi, nous avons vu que celui qui est resté robuste et actif peut, sans inconvénient, n'en prendre qu'un dans les vingt-quatre heures. La manière de se comporter à l'égard du vieillard débile est toute différente : à ce dernier, il faudra moins d'aliments à la fois, mais ses repas seront plus fréquents, composés d'un petit nombre de mets et en petite quantité. Le déjeuner sera servi de bonne heure : un potage et quelques fruits cuits, ou bien une tasse de thé, une tasse de chocolat et quelques tartines de beurre suffiront. Vers le milieu du jour, un peu de viande tendre ou du poisson; à dîner, un second potage et quelque peu de viande; le soir, quelques légumes ou des fruits. Ajoutez à chaque repas du vin vieux en petite quantité, bu pur ou coupé, suivant les habitudes. Tel est le régime alimentaire qui convient, et encore doit-il être surveillé avec soin. Supprimez un repas s'il est nécessaire ; l'estomac surchargé a besoin de repos, et il retrouve des forces pour le repas suivant. Quelquefois ajoutez-en un ; l'estomac éveillé, devenu plus actif, a besoin d'une alimentation un peu plus abondante.

De l'affaiblissement des fibres musculaires résulte encore, et trop souvent, l'atonie de l'extrémité inférieure du tube digestif ; de là des constipations opiniâtres, des accumulations de matière qu'il faut surveiller pour y porter remède. Si les lavements ne suffisent pas, le rectum devra être débarrassé par des moyens mécaniques ; c'est la seule manière vraiment efficace de faire disparaître les maux de tête, les toux sèches, l'accélération et la plénitude du pouls, qui en sont la conséquence. Ici s'arrête ce que nous avions à dire à propos de l'hygiène de la digestion du vieillard ; mais ce ne serait pas être dans le vrai que de laisser de côté les considérations résultant de l'examen des fonctions des autres appareils. La digestion se lie à tous les actes de l'organisme ; les fonctions de la génération, les fonctions de l'appareil respiratoire, celles de l'appareil locomoteur, celles de la peau, etc., etc., ont une influence considérable sur elle, et il sera, par exemple, de grande importance, tant que la température le permet, que le vieillard respire l'air du dehors et prenne de l'exercice dans la mesure de ses forces. Il sera fort essentiel que celui qui jouit d'une santé robuste, qui a conservé une partie de son ancienne vigueur, soit bien convaincu qu'il doit s'abstenir à tout jamais des actes qui ont rapport à la reproduction de l'espèce, qu'il n'en faut plus parler, qu'il faut ne plus y penser. Nous n'en faisons même pas mention à propos du vieillard cacochyme ; la faiblesse de sa constitution le met à l'abri des prétendus besoins ressentis par l'autre et des pensées qui s'y rattachent. Quant aux soins qui regardent la peau, nous ne saurions trop recommander qu'elle soit maintenue dans un état de propreté, quelquefois d'excitation qui conserve sa souplesse et facilite la transpiration insensible dont elle est le siége constant. A cet effet, nous pensons que les lotions rapides, que le renouvellement journalier et l'extrême propreté du linge, que les frictions régulièrement faites suffiront amplement et pourront suppléer aux bains dont l'usage chez le vieillard, indépendamment de la difficulté de les prendre, peut entraîner quelques inconvénients, soit par le trouble qu'ils apportent à une digestion difficile qui n'est pas encore terminée, soit par le refroidissement qu'ils peuvent produire, quelles que soient les précautions prises.

RÈGLES D'HYGIÈNE ET VARIABILITÉS DE LA DIGESTION SELON LES SEXES.

Nous avons peu de choses à dire sur les différences qui peuvent exister entre les sexes sous le rapport de la digestion. La femme aussi bien que l'homme, la jeune fille aussi bien que le jeune homme, sont doués de facultés digestives appropriées au genre de vie qu'ils mènent. Les différences, au contraire, sont considérables, s'il s'agit du régime alimentaire. Celles qui existent, en effet, entre la manière de vivre de l'homme et de la femme, entre la nature des organes qui prédominent chez celui-ci et chez celle-là sont tellement profondes, sont si tranchées, que ce qui convient à l'un ne saurait convenir à l'autre. Les occupations actives, les travaux quelquefois accablants et les pertes qui en résultent exigent que l'homme fasse usage des stimulants et d'une nourriture plus substantielle ; la vie sédentaire de la femme ne réclame ni une alimentation abondante, ni une stimulation puissante. Que fera-t-elle, par exemple, de l'excitation produite par les boissons ? D'où proviendraient les dépenses qui en justifient l'usage ? Le régime alimentaire, c'est-à-dire les moyens de réparation, sont réglés sur les pertes de l'économie, et comment pourraient-ils être impunément employés sur une large échelle, lorsque celles-ci se produisent dans des limites si étroites.

Jeunes filles. — Age de la puberté.

Si nous pouvons nous en tenir à ces généralités pour ce qui regarde l'un et l'autre sexe pendant la plus grande partie de la vie, il est certaines époques dans celle de la femme qui exigent un examen plus attentif. Ainsi, à l'approche de la puberté, la jeune fille se trouve dans des conditions telles, que la surveillance la plus assidue devient nécessaire. L'importance capitale de l'évolution qui se prépare, le travail intérieur qui se fait pour créer les éléments à l'aide desquels doit s'établir la domination de l'utérus sur le reste de l'économie, amènent pour elle une époque de transition pleine de dangers. Rien alors ne doit être négligé pour maintenir l'activité de la digestion : régime approprié, régularité des repas, exercice du corps, surexcitation des fonctions de la peau, il faut que tout soit mis en usage pour concourir à assurer l'intégrité de cette fonction. Point de médication qui puisse remplacer ces prescriptions de l'hygiène, et les habitudes de la vie, les exigences de notre époque viennent trop souvent en contrarier l'application. N'est-ce pas pour satisfaire à ces exigences que s'accumulent pendant cette période de la vie les occupations intellectuelles, les enseignements abstraits, les lectures qui développent la surexcitabilité nerveuse, un redoublement d'application aux études qui nécessitent une vie sédentaire, et peuvent devenir pour la jeune fille qui se forme l'occasion de maladies graves? Le retentissement s'en fait sentir bien vite sur les fonctions digestives, et bientôt aussi le trouble de celles-ci se propage vers les organes de la génération; il en retarde, entrave ou accélère l'évolution, il suspend ou précipite l'apparition des menstrues.

Qu'il soit donc bien entendu que, de treize à seize ans, la jeune fille a besoin, avant tout, d'exercice et de distractions. Un sommeil réparateur, un réveil matinal, le bain tiède ou le bain froid, suivant la saison, la promenade au grand air rendent la digestion régulière et facile; que la vie soit, en conséquence, arrangée de telle sorte, que l'étude vienne après chacune de ces choses; le travail de l'esprit est à cette époque moins nécessaire que le développement du corps, et les belles proportions, l'harmonie des traits, la souplesse de la taille ne seront acquises qu'à ce prix. Si dans les grandes villes, à l'époque de la puberté, la vie la mieux ordonnée ne préserve pas toujours d'indispositions plus ou moins graves, si le régime le mieux disposé n'empêche pas la digestion de languir, l'inappétence, les courbatures, les palpitations, les syncopes de se produire, quels désordres ne doivent pas amener une vie sédentaire et la privation des mouvements du corps. Nous ne saurions trop insister sur ces préceptes, vulgaires peut-être, mais dont l'observation est si essentielle pour la santé de la femme et pour la beauté des formes; nous nous adressons aux parents, aux mères surtout; que leur sollicitude soit éveillée, il s'agit de l'avenir tout entier des objets de leur plus vive affection.

Régime alimentaire.

Quel régime adopter pour obtenir ce que nous cherchons? Sera-t-il nécessaire d'avoir recours à l'usage exclusif du vin, des viandes succulentes, des toniques et des amers? Non, assurément, mais il ne faut pas les proscrire. Les bouillons gras, les viandes noires, leurs sucs mêlés dans de justes proportions à la nourriture douce tirée des végétaux, suffiront amplement aux exigences d'une réparation modérément active et à une stimulation qui demande moins encore. Il sera utile de donner comme boisson le vin étendu d'eau. Mais il faut se garder de l'usage malheureusement trop répandu des infusions de thé et de café, des alcoolats sucrés, déguisés sous le nom de crèmes, d'élixirs, etc., etc., chez la jeune fille du monde; aucune cause, aucun prétexte ne justifie cette stimulation. Une fois les règles bien établies, depuis un an ou deux, la jeune fille pourra, sans grands inconvénients, passer au bal quelques nuits d'hiver, se laisser aller sans trop d'emportement aux impressions émouvantes de la lecture ou de la scène, prendre les habitudes d'une vie plus sédentaire, se permettre enfin, dans les réunions de famille, les petits écarts de régime qu'entraîne l'exemple et la friandise. Nos conseils ne sont point ceux d'un anachorète isolé du monde et de ses exigences; nous savons combien celles-ci sont impérieuses et que, pour être écouté, il faut transiger avec elles.

Femmes. — Age de retour.

Il est une autre époque de la vie chez la femme où les conseils de l'hygiène ne sont pas moins nécessaires; nous voulons parler de *l'âge de retour* ou *temps critique*, expression qui ne manquerait pas de justesse, si elle servait seulement à indiquer l'influence que la cessation menstruelle exerce sur l'économie, mais qui, dans l'esprit du vulgaire, désigne une époque fort dangereuse à passer pour les femmes. Cependant, les médecins se sont accordés depuis longtemps à considérer l'exagération de ces craintes comme mal fondée; pour eux, cette cessation est un phénomène naturel, le plus ordinairement exempt d'accidents, et qui, même pour beaucoup de femmes, pour celles surtout qui étaient fatiguées et affaiblies par des règles trop abondantes, est le commencement d'une santé meilleure. A l'appui de cette opinion consacrée, du reste, par les faits, il convient de transcrire la description donnée par un auteur des changements qui surviennent à cette époque de la vie dans tout le système organique : « La « masse des forces des autres organes, dit-il, s'accroît aux dépens de celles de la ma- « trice, qui n'a plus de vie particulière, et qui restera désormais sans influence. Les « femmes acquièrent un fonds de vie inépuisable. Le temps des périls est passé ; elles « ne sont plus sujettes aux maux particuliers à leur sexe ; elles acquièrent la consti- « tution de l'homme au moment où celui-ci commence à la perdre, et sont sujettes aux « mêmes affections. La voix éprouve une altération; les seins se flétrissent; l'embon- « point diminue. la peau se ride, perd sa douceur, son coloris et sa souplesse. » Dans ce tableau dont les derniers traits seulement sont exagérés et pris à la vieillesse plutôt qu'à la cessation des menstrues, dans ce tableau, disons-nous, rien de bien effrayant pour les femmes et qui justifie les craintes de dangers chimériques.

Il faut reconnaître, cependant, que, chez quelques-unes, cette époque ne se passe pas sans troubles. Ainsi, au lieu d'une diminution progressive dans la quantité du sang évacué et dans la durée du temps pendant lequel il s'écoule, cette quantité devient de plus en plus grande, le temps de l'écoulement se prolonge, et les époques sont si rapprochées l'une de l'autre, qu'elles semblent se confondre, elles ne sont plus marquées que par une augmentation du flux sanguin. D'autres fois, après des irrégularités, après une suppression accidentelle, après quelques pertes plus ou moins longues, les règles cessent pour ne plus revenir; mais, pendant cette période de temps, les digestions ont été mauvaises, il s'est déclaré des irritations intestinales, des flux de ventre ou de la constipation; il y a eu du malaise, des engourdissements, des douleurs de reins, des bouffées de chaleur. Plus rarement enfin, on voit survenir des symptômes graves, des maladies dont le germe existait depuis longtemps se manifestent tout à coup; d'autres restées stationnaires s'aggravent et prennent une marche rapide. Ce sont ces cas, dont le nombre est fort exagéré, qui ont fait donner à cette époque le nom de temps critique. En réalité, ce temps n'est guère plus à redouter qu'un autre; l'observation démontre que la mortalité des femmes n'y est pas sensiblement augmentée, qu'un grand nombre d'entre elles le traversent sans éprouver la plus légère altération dans leur santé, et que d'autres, en nombre moindre, mais assez considérable encore, sont affligées d'in--

commodités plus ou moins fâcheuses. S'il en est quelques-unes qui soient assujetties à des maladies graves, c'est que presque toujours elles en étaient affectées à l'état latent et que, pour elles, la cessation des règles a été une crise dont il aurait été bon de conjurer la menace plusieurs années à l'avance, par un genre de vie approprié.

Régime alimentaire.

Le temps critique est donc une époque de transition sérieuse, moins par lui-même que par le genre de vie et les maux qui l'ont précédé ; et c'est à l'hygiène qu'il convient de s'adresser pour obtenir les moyens d'en écarter les dangers. Ses conseils les plus ordinaires, ses règles les plus générales sont applicables dans la plupart des cas ; ainsi, le séjour à la campagne, l'exercice au grand air, l'habitation d'appartements bien éclairés, bien aérés ; l'éloignement des objets qui excitent la contention de l'esprit et les mouvements violents du cœur, la régularité des repas, la sobriété sont recommandés comme les plus sûrs et les premiers à suivre. Il est cependant nécessaire de les préciser davantage ; quelques points méritent une attention spéciale. La pléthore sanguine, par exemple, est une suite ordinaire de la diminution, de la suspension ou de la cessation des règles ; la première indication dans ce cas ne sera-t-elle point d'éloigner tout ce qui peut la produire ou l'entretenir, tout ce qui peut exalter la sensibilité, exciter les organes de la génération et y déterminer l'afflux du sang. Un régime alimentaire doux, humectant, peu succulent convient, sous ces rapports, et, par conséquent, il est nécessaire de supprimer le café, les épices, les viandes et les mets de haut goût, les vins généreux, etc., etc. Il faut entretenir une douce transpiration, établir, s'il est possible, une révulsion qui empêche la concentration des forces vers l'utérus, et les vêtements chauds, les camisoles de flanelle, quelque répugnance qu'on ait à les employer, deviendront des auxiliaires indispensables. Nous ne reviendrons pas sur ce que nous avons dit de l'habitation à la campagne, de l'exercice en plein air, etc., etc., que nous avons recommandés, et qui font partie des prescriptions générales de l'hygiène, mais nous insisterons sur la nécessité, sinon de s'abstenir tout d'abord, au moins de se priver peu à peu des rapprochements sexuels ; nous sommes convaincus qu'il y a danger à en continuer l'usage, et nous ne sommes pas éloignés de croire qu'ils sont à cette époque une cause assez fréquente de cancer. Nous savons combien ce sujet est délicat, avec quelles précautions on doit l'aborder vis-à-vis d'une femme intelligente, dont le cœur a trouvé pendant des années dans l'amour tout ce qui faisait le charme de son existence ; elle ne peut chasser le sentiment tendre qui l'avait rempli jusque-là. Mais qu'elle y réfléchisse, et tout en conservant l'affection profonde qu'elle pouvait avoir pour le père de ses enfants, elle devra modifier les habitudes anciennes par l'introduction graduée d'habitudes nouvelles. Nous rappellerons aussi que s'il résulte de l'approche du temps critique la nécessité parfois d'avoir recours à quelques moyens thérapeutiques, dont l'usage est regardé par certaines personnes comme absolument indispensable, moyens que le médecin est obligé d'employer ou de permettre pour rassurer l'imagination de quelques femmes effrayées ; s'il y a, disons-nous, nécessité de purger, de saigner, de dépurer, cela signifie simplement que d'autres organes, ou bien les organes de la génération eux-mêmes souffrent de la cessation des règles, et non qu'il faille maintenant débarrasser l'économie d'un vice ou d'un principe morbifique quelconque, qui trouvait avant à s'échapper avec le sang excrété.

RÈGLES D'HYGIÈNE ET VARIABILITÉS DE LA DIGESTION SELON LES TEMPÉRAMENTS.

Les règles de l'hygiène de la digestion pour les tempéraments ne sont pas nombreuses ;

nous avons déjà, dans le chapitre VI, assez longuement parlé de l'espèce d'alimentation nécessaire à chacun d'eux, il nous reste donc peu de chose à dire à cet égard.

Régime des bilieux.

Les bilieux mangent beaucoup, digèrent vite et ont le ventre très-serré. Cette courte phrase renferme à peu près tout ce qu'il y a de spécial dans les fonctions digestives de l'individu chez lequel prédomine la constitution bilieuse; ajoutons cependant que ce tempérament s'associe volontiers à un développement considérable du système nerveux, et que, par cela même, le bilieux est doué d'une activité puissante. Son régime ne doit pas être exclusivement tiré du règne animal, il a besoin, pour modérer l'énergie de calorification qui le caractérise, de se rafraîchir avec les végétaux herbacés et les fruits de chaque saison. Mais il lui faut éviter les excès en ce genre. Sujet aux embarras gastriques, prédisposé aux sécrétions exagérées de la bile qui remonte vers l'estomac et rend la bouche amère et pâteuse, il devra faire un usage modéré de ces substances, dont l'effet le plus ordinaire est de fatiguer les premières voies et de surexciter la sécrétion biliaire.

Régime des lymphatiques.

Contrairement aux bilieux, les lymphatiques n'ont pas d'appétit, mangent peu, boivent à peine et digèrent très-lentement. Chez eux le ventre est libre, souvent même relâché. C'est pour eux qu'est faite la nourriture tonique, substantielle et réparatrice. Ce tempérament est celui de l'enfance, et, pendant les premières années de la vie, rien de plus gracieux, de plus frais, de plus charmant pour la forme que le petit être qui en est doué. Séduit par les apparences, chacun d'admirer cette délicate créature, toute rose et toute blanche, dont l'avenir est si sombre cependant; menacée de la scrofule, elle apparaît toute brillante de santé aux yeux du vulgaire. Les avis du médecin qui demande un régime tonique franchement animalisé, qui proscrit de bonne heure les farineux et le laitage, qui veut l'emploi des amers, des légers purgatifs, des bains d'eau salée, sont repoussés comme intempestifs; on se rit de ses prévisions, de ses craintes anticipées; puis vient le temps de la maladie, et ses progrès sont si rapides, elle a jeté des racines si profondes, que la guérison n'est plus possible.

Un régime approprié aurait tout prévenu; les bouillons, les potages gras, quelques parcelles de viandes tendres unies aux œufs, aux potages maigres, l'eau rougie, enfin, une nourriture à la fois légère et substantielle suffit à toutes les exigences de constitution et de développement, surtout si elle s'accompagne de mesure dans la quantité et de régularité dans la distribution des repas. Plus tard, le tempérament lymphatique, peu sensible aux effets de la stimulation, supporte énergiquement toutes les espèces d'excitants; mais les écarts de régime lui sont funestes, et lorsque les aliments sont pris en trop grande quantité, ils déterminent d'abondantes sécrétions intestinales; passée en habitude, l'intempérance occasionne un empâtement dont on ne peut atténuer les effets que par les purgatifs répétés.

Régime des personnes nerveuses.

Dans le tempérament nerveux, les exigences sont d'une nature toute différente; au lieu de viandes fortes, de boissons toniques et chaudes, c'est la diète adoucissante végéto-animale et légèrement stimulante qui convient. Doué d'une énergie de calorification considérable, il peut consommer beaucoup, et la digestion reste facile et complète, tant qu'il dépense les matériaux de combustion et la chaleur produite, c'est-à-dire tant que la vie est active, tant que les circonstances permettent le développement d'une riche organisation et le laissent marcher à la conquête des hommes et des richesses. Alors la stimulation d'un régime fortifiant suffit pour réparer les pertes énormes de chaque jour. Les forces épuisées se reproduisent avec plus de puissance et d'énergie ; mais que ces circonstances viennent à changer, que l'horizon se rétrécisse, que des habitudes sédentaires succèdent à l'activité et au mouvement ; si le régime reste le même, vous voyez l'irritation envahir les voies digestives, se propager dans toutes les directions et se calmer à grand'peine par la diète exclusivement végétale et douce, par les bains généraux fréquemment répétés. C'est que la modération en toutes choses convient essentiellement à cette constitution ; c'est que la sobriété lui est tellement salutaire qu'elle présente, plus qu'aucune autre, des exemples de longévité pour peu que le régime soit dirigé dans cette voie.

Régime des mélancoliques.

Chez les mélancoliques, la digestion devient un travail ; c'est une maladie, une sorte de fièvre locale de l'estomac. La constipation est fréquente et opiniâtre ; des éructations, ou gaz rendus par la bouche, des flatuosités ou gaz intestinaux fatiguent l'individu et attestent l'imperfection du travail digestif, même dans les meilleures conditions, sous le rapport de la qualité et de la quantité des substances alimentaires ingérées. Plus encore qu'aux bilieux, la nourriture végéto-animale est nécessaire au tempérament mélancolique ; il faut que les fruits, les végétaux herbacés, les boissons acidules viennent adoucir l'ardeur des sécrétions intestinales et aider aux sécrétions de mucosités nécessaires à l'expulsion des excréments.

Régime des sanguins.

Le tempérament sanguin, le plus heureux de tous, tient le milieu par ses exigences entre le lymphatique et le nerveux. Ses besoins sont variés, et pour bien se développer, il lui faut une alimentation qui comprenne la diète adoucissante végéto-animale, légèrement stimulante, et les viandes toniques et stimulantes, les légumes herbacés et les farineux. Sous le rapport de la stimulation, ce sont les boissons fraîches, les vins acidules qui lui conviennent. C'est le tempérament omnivore, celui qui est le plus répandu dans les climats tempérés, comme la France et le midi de l'Allemagne. L'individu doué de cette constitution a besoin d'exercice, d'air et de mouvement. Placé dans ces conditions, faisant usage d'aliments variés, d'une nourriture mixte, il digère facilement, à l'abri des constipations du mélancolique ou du nerveux, et des hypersécrétions muqueuses du lymphatique. Quant aux athlètes, on sait qu'ils mangent et boivent beaucoup. En outre de la nécessité pour eux d'une digestion fort étendue qui corresponde aux besoins de la nutrition, la capacité seule de leurs organes digestifs exige l'ingestion d'une masse considérable d'aliments.

Nous venons de nous occuper des divers tempéraments admis par les auteurs, mais le lecteur sait qu'en dehors de ces types il en existe d'autres infiniment moins tranchés et en plus grand nombre que les premiers ; ce sont les tempéraments mixtes. Il en est d'eux comme des caractères indécis, sans tendance ni aptitude bien prononcées, qui reçoivent leur direction des circonstances du dehors. Ils se trouvent sous l'influence des conditions qui les entourent ; ils inclinent du côté où ces conditions agissent avec le plus d'énergie, c'est-à-dire que l'habitation, le genre de vie, l'alimentation les font entrer facilement dans une voie plutôt que dans une autre, et que la prédominance se dessine, suivant qu'ils mangent peu ou beaucoup de telles substances ou de telles autres, qu'ils sont dans un logement sec ou humide, lumineux ou obscur, enfin qu'ils appartiennent à telle ou telle classe de la société. Rien à prescrire, par conséquent, pour le régime, si ce n'est que chacune de ces conditions, quand cela est possible, doit être ordonnée dans le sens le plus favorable au développement intellectuel, moral et physique de l'individu.

⸺⸺

CHAPITRE XIII.

RÈGLES D'HYGIÈNE ET VARIABILITÉS DE LA DIGESTION SUIVANT LES CLIMATS ET LES SAISONS.

SOMMAIRE. — Effets de l'atmosphère sur l'organisme. — Effets de l'air chaud. — Effets de l'air froid. — Effets de l'air très-froid. — Air sec ; air humide et chaud ; air humide et froid. — Vicissitudes atmosphériques. — Effets des climats sur la digestion. — Exposition des lieux. — Qualité des eaux. — Régime alimentaire suivant les climats. — Effets des saisons sur la digestion. — Effets des saisons sur les constitutions maladives. — Hiver. — Eté. — Irrégularité des saisons.

Effets de l'atmosphère sur l'organisme.

Les effets des diverses conditions de l'atmosphère sur l'organisme tiennent à tant de causes différentes, varient tellement selon que les individus qui les éprouvent y sont habituellement ou accidentellement soumis, selon les circonstances d'âge, de sexe et de santé dans lesquelles ils se trouvent, qu'il est difficile de les étudier et de déterminer d'une manière absolue l'influence qui les produit. Si nous examinons, par exemple, celle qui résulte des divers degrés de température, nous voyons qu'elle varie non-seulement en raison de ces circonstances, mais encore en raison de la sensibilité particulière à chacun d'eux, des différences dans la faculté de calorification et de refroidissement provenant de la disposition acquise par l'habitude, et enfin du peu de stabilité des positions dans lesquelles se maintiennent les sujets de l'observation. Quelles différences ne remarquons-nous pas, en effet, dans les phénomènes produits par la température, suivant que l'individu soumis à son influence sera plus ou moins couvert, vêtu d'étoffes bonnes ou mauvaises conductrices du calorique, dans des conditions de chaleur animale plus ou moins favorables ? On a prétendu, par exemple, que l'homme, à l'état de santé, n'éprouve une sensation de chaleur ou de froid qu'autant qu'il se trouve exposé à une température au-dessus ou au-dessous de 14 à 15° au-dessus de 0. N'y a-t-il pas ici erreur provenant de la difficulté d'observation que nous venons de signaler ? Et quand on a jugé ainsi, n'était-ce pas d'après le sentiment qu'on éprouve lorsqu'on se livre au mouvement, à l'air libre, et qu'on est tenu à l'abri par des vêtements bien chauds ? Il est manifeste qu'un individu soumis, sans être suffisamment couvert et dans une complète immobilité, à l'action d'une température aussi basse, serait bientôt transi de froid. Supposez, au contraire, que le même individu, dans des conditions identiques, à l'état de nudité absolue, soit plongé dans un milieu porté à la température de 34 à 36° au-dessus de 0 centigr., sa peau restera à peu près insensible à toute variation qui ne s'en éloignera pas trop, par la raison fort simple que cette enveloppe est elle-même au niveau de ce degré de chaleur, tandis que la température plus élevée des organes internes est d'environ 40°. Apporter à l'examen des faits une pareille précision serait, assurément, le moyen d'arriver à des résultats plus exacts ; mais ce n'est pas avec cette rigueur d'expérimentation que nous avons à procéder dans l'étude des phénomènes produits par la température de l'atmosphère sur l'organisme ; c'est avec les ressources qu'il possède pour résister au froid et au chaud et pour maintenir ses organes à leur température ordinaire, que l'homme s'expose aux intempéries des climats et des saisons, et c'est dans ces conditions que nous avons à en examiner les effets.

Nous tenons donc pour constant, et cela est prouvé par des expériences irrécusables, que l'homme, dans l'état sain, est doué d'une température de 39 à 40° centigrades, qu'il conserve dans les climats les plus extrêmes. Par quel mécanisme, par quelles combinaisons se produit ce phénomène remarquable ? Il faut, pour qu'il en soit ainsi, que l'homme porte en lui-même un foyer énergique de combustion, et c'est, en effet, ce qui existe. Pendant un temps assez long, les médecins et les chimistes l'ont placé exclusivement dans les poumons, mais on est d'accord maintenant pour reconnaître qu'il est partout où la chaleur se produit ; qu'il est dans le mouvement intime de composition et de décomposition, dans les phénomènes de la nutrition aussi bien que dans ceux de la respiration ; mais pour que la chaleur animale, produit de cette combustion incessante, soit constamment maintenue à un même degré, il est nécessaire que les phénomènes de nutrition et de calorification soient, au contraire, dans un état de variation perpétuelle. Si la température extérieure vient à baisser, n'est-il pas indispensable, en effet, que la combustion devienne plus active pour maintenir l'équilibre ; et si, au contraire, elle s'élève, cette même combustion ne devra-t-elle pas diminuer dans les mêmes proportions. « La quantité d'oxygène inspirée par le poumon, dit « M. Liebig, depend non-seulement du nombre des inspirations, mais aussi de la tem- « pérature et de la densité de l'air. En effet, la capacité de la poitrine d'un animal « restant toujours la même, il y entre par chaque inspiration un même volume d'air ; « mais le poids de cet air, et conséquemment aussi de l'oxygène qu'il renferme, varie « nécessairement, car la chaleur dilate l'air et le froid le contracte. Dans deux volumes « égaux d'air froid et d'air chaud, il y a donc un poids inégal d'oxygène. Ainsi, un « homme adulte absorbant à $0 + 15°$ quatre-vingt-douze centièmes de mètre cube « d'oxygène, ce volume pèsera 1,015 grammes, et le même volume absorbé dans le « même temps à la température de 0°, aura un poids de 1,100 grammes. » La digestion est chargée de fournir à l'organisme des éléments nouveaux de combustion au fur et mesure que les éléments anciens sont détruits ; et l'oxygène étant absorbé en quantité plus considérable en hiver, et dans les pays froids, qu'en été, et dans les pays chauds, la digestion devra être plus ou moins active et puissante pour fournir à la calorification les éléments qui la produisent. Aussi voit-on que les habitants des régions septentrionales usent d'une nourriture plus animalisée, plus abondante, de boissons spiritueuses, et en consomment une quantité bien plus considérable que les habitants des pays méridionaux. La raison en est simple, c'est que, chez les premiers, la déperdition du calorique est rapide, ils ont besoin de matériaux plus abondants pour suffire aux nécessités de la calorification. Les méridionaux sont considérés comme très-sobres quand on les compare aux habitants des régions moins favorisées par les influences bienfaisantes du soleil ; et cependant, sous les deux latitudes, chacun de ces peuples obéit à la loi de la nécessité.

Effets de l'air chaud.

Étudier les effets de l'air dans les états divers où il se trouve, c'est nous mettre à même d'en constater l'influence dans les climats et les saisons. Or, nous savons qu'au 24e degré au-dessus de 0 centigr., l'air fait sur nos organes l'impression d'un corps chaud; nous savons aussi que la plus haute température du corps humain ne va pas au delà de 40°. L'air sera donc réputé chaud lorsqu'il sera parvenu à 24° au-dessus de 0 et au delà. Quel est son mode d'action lorsqu'il est à ce degré de température? Ce n'est pas en se combinant avec nos tissus qu'il agit, mais bien en faisant sur eux une impression vive qui est une véritable stimulation, et qui modifie l'organisme par les mouvements qu'elle lui imprime, par les changements qu'elle y détermine. L'effet de la chaleur sera donc de provoquer l'expansion des fluides, le relâchement, la dilatation des solides. Aussi la transpiration devient abondante, le plus léger mouvement détermine des sueurs excessives, et la faiblesse, la langueur en sont les suites inévitables. L'air étant plus dilaté contient moins d'oxygène sous un volume donné; d'où la fréquence de la respiration et une augmentation marquée de l'exhalation pulmonaire. Pour réparer les pertes occasionnées par ces sécrétions abondantes et qui se produisent sur des surfaces aussi vastes que la peau et les poumons, il est nécessaire que les vaisseaux absorbants de l'intestin travaillent sans relâche, qu'ils redoublent d'énergie; aussi la digestion est lente et pénible, la soif est vive, le ventre est resserré, plus souvent encore relâché; il semble que toutes les forces de l'économie soient concentrées sur le tube digestif. De là probablement la fréquence des maladies gastriques observées dans les pays chauds. Cependant la nutrition ne paraît pas alors douée d'une grande énergie; les sensations sont obtuses, les hommes mous et paresseux; l'activité des fonctions intellectuelles est ralentie; la lassitude, une espèce d'abasourdissement cérébral rendent le repos nécessaire, le besoin de sommeil impérieux.

Effets de l'air froid.

Les effets de l'air froid sont autres. Et d'abord cet air a divers degrés; dès que la température est descendue à 5° au-dessous de 0 centigrades, on commence à éprouver la sensation de froid; si le thermomètre descend jusqu'à 15 ou 18° au-dessous de 0, le froid est extrême, et, dans ces conditions différentes, les effets ne sont pas les mêmes. Par un froid modéré, l'air peut encore contenir une certaine quantité de vapeurs, ce qui modifie son action; par un froid excessif, il est complétement dépouillé d'humidité; la vapeur s'est condensée et précipitée à la surface du sol. Si le froid est modéré et sec, il devient piquant et incommode; la peau frissonne; elle prend l'aspect de la chair de poule, et pâlit d'abord; la réaction a lieu si l'impression du froid continue, le nez, les oreilles, les mains, les pieds prennent une couleur violacée; c'est l'effet de la stase sanguine résultant de l'inertie de la contractilité des solides que le froid paralyse. Aussi, les lèvres sont pâles, elles se sèchent, se gercent; les yeux sont larmoyants; le nez laisse écouler un fluide sero-muqueux; les éternuments se succèdent; le sang est refoulé vers les viscères intérieurs, surtout vers les poumons. De là les rhumes, les fluxions de poitrine, les oppressions et toutes les inflammations pulmonaires si fréquentes sous cette température.

Le froid, qui commence par resserrer la peau, amène, chez les individus vigoureux, bien nourris et bien vêtus, une réaction salutaire; la constriction cesse, une chaleur douce se répand sur tout le corps, soit par l'effet de l'exercice, soit par suite d'un effort de l'organisme lui-même, et l'action tonique de l'air froid produit alors des effets bienfaisants : l'appétit est vif, la soif modérée, la digestion énergique. On mange plus, on digère mieux; les selles sont mieux liées et moins fréquentes; l'absorption intestinale se fait avec rapidité, à en juger du moins par la promptitude des digestions et la sécheresse des matières fécales; les urines sont abondantes en raison même de la diminution apportée à la sécrétion de la peau. La nutrition paraît se faire avec une force digne de remarque, et la vigueur, l'énergie, l'alacrité, qui caractérisent l'individu qui est sous l'influence d'un froid modéré, ne proviennent que de l'assimilation prompte et facile fournie par elle. Le sang est riche en principes réparateurs; aussi les sensations, sans être vives, laissent aux passions toute leur énergie; la réflexion est plus profonde, l'attention plus soutenue; c'est l'époque des travaux intellectuels. La vigueur augmentée rend plus dispos, plus avide de mouvement, plus actif; c'est aussi l'époque des affaires et des plaisirs.

Effets de l'air très-froid.

Si l'air médiocrement froid est bienfaisant, si ses effets sont salutaires, il n'en est pas de même de l'air excessivement froid. Bien loin d'augmenter la vigueur, il débilite, peut causer la mort partielle et même la mort générale. Les symptômes éprouvés d'abord sont : la coloration de la peau, qui devient rouge, puis violette, ensuite la distension, surtout aux parties extrêmes où la circulation est ralentie; plus tard la distension, qui détermine la rupture de l'épiderme. Bientôt après, le sang sera comme exprimé de cette enveloppe, qui prendra une teinte pâle et blafarde; ce dernier effet se produit souvent de prime abord; il annonce la tendance de la circulation à s'arrêter complétement et l'imminence de la congélation. Alors le sang, refoulé, s'accumule dans les viscères, les congestions pulmonaire et cérébrale se forment peu à peu, un engourdissement général s'empare du corps; les yeux, momentanément hagards, deviennent immobiles, la vue s'obscurcit et se perd; le cou se roidit, la tête s'incline à droite ou à gauche; la roideur s'étend au tronc, les jambes fléchissent, et des convulsions épileptiformes terminent cette scène de désolation. Quelquefois, au contraire, on n'éprouve qu'un affaiblissement graduel, une tendance irrésistible au sommeil, un assoupissement invincible qui précède la mort. *Quiconque s'assied, s'endort*, disait dans la retraite de Moscou le chirurgien Solander à ses compagnons; *et qui s'endort ne se réveille plus*. Il ne faut pas oublier que le froid extrême peut tuer subitement en congestionnant le cerveau ou les poumons, ou bien encore en déterminant l'asphyxie.

Air sec, — Air humide et chaud, — Air humide et froid.

Les effets de la sécheresse et de l'humidité atmosphériques sont très-différents, suivant que l'air est sec ou humide, suivant qu'il est humide et chaud ou froid et humide. L'air sec, froid ou chaud, ne paraît pas agir autrement que par la température. Il n'en est pas de même de l'air humide. Celui qui approche de l'état de saturation, quelle que soit sa température, a sur nos organes une influence des plus remarquables. S'il est chaud, il a perdu de sa pesanteur, et ses effets dépendent à la fois du calorique, de la vapeur qu'il renferme et de son peu de densité. De toutes les conditions atmosphériques, c'est celle qui débilite, qui relâche le plus. Les fonctions ne s'exécutent plus qu'avec lenteur; tous les tissus s'amollissent; leur action est languissante; il semble que l'enveloppe du corps soit gonflée par les forces expansives du calorique et de la vapeur; sa surface est inondée d'une sueur abondante, et cette transpiration paraît d'autant plus copieuse que, n'étant point vaporisée par l'air, chargé lui-même d'humidité, elle se condense en gouttelettes sur toute sa périphérie. Le système gastro-intestinal participe à l'atonie générale; les substances alimentaires, imparfaitement élaborées, sont digérées avec lenteur; l'appétit est nul, la soif plus encore, ce qui dépend de l'absorption considérable d'humidité qui se fait par l'appareil pulmonaire. Les matières fécales, abondantes et humides, dénotent le peu d'activité de l'absorption intestinale. La faiblesse du pouls décèle le ralentissement de la circulation; les mouvements respiratoires sont pénibles, peu fréquents, et la nutrition se fait mal, quoique le volume du corps paraisse quelquefois augmenté. Cela tient à l'accumulation des liquides dans les tissus, accumulation qui, comme nous l'avons dit ailleurs, est due le plus souvent à un relâchement des solides, à un défaut d'énergie dans les fonctions organiques. Cet allanguissement se communique à toute l'économie, et l'appareil cérébral n'en est pas plus exempt que les autres. Les fonctions intellectuelles sont comme engourdies; les impressions sont obtuses; la sensibilité générale est affaiblie. Le système musculaire, amolli, n'exécute que des mouvements pénibles et lents; il se fatigue bientôt, et c'est probablement à cause de cette débilité de tous les appareils, de ce sentiment universel de faiblesse, que l'on dit de l'air qu'il est lourd et accablant, quoiqu'il soit, en réalité, moins dense et plus léger. Nous avons étudié précédemment les effets de l'air humide et chaud sur les tempéraments, sur l'état général de la santé; nous avons vu quelles affections il favorise, quel caractère il imprime aux maladies régnantes; nous n'avons pas à y revenir. Rappelons seulement que, sous son influence, les inflammations du foie, des membranes muqueuses, et plus spécialement celles du tube digestif, sont des plus fréquentes.

Si l'action de l'humidité chaude est pernicieuse, celle de l'*humidité froide* l'est bien plus encore. Dans aucun cas, pour aucune affection, elle ne peut être utile; l'humidité unie à la chaleur peut être avantageuse dans quelques affections caractérisées par une grande surexcitation, dans la plupart des maladies aiguës des organes de la respiration et dans d'autres phlegmasies encore; l'humidité unie au froid sera toujours nuisible; elle trouble toutes les fonctions de l'organisme; elle dérange leur harmonie; elle est la cause incessante d'une foule de maladies. L'impression qu'elle cause à la peau est plus vive que celle d'un froid sec à un degré même plus bas; elle pénètre, comme on dit, et paraît s'appliquer à toute la surface du corps; elle a donc tous les mauvais effets du froid en outre de ceux qui lui sont particuliers; c'est ce qui paraît bien lorsque règnent des brouillards à basse température; plus que le froid lui-même, ils produisent les engelures, et quelquefois de plus profondes congélations. Dans ces circonstances, l'effet habituellement tonique du froid modéré disparaît entièrement; il est annulé par l'action débilitante de la vapeur; la transpiration cutanée n'a plus lieu; la circulation est moins active, les digestions languissent, l'appétit devient nul, les viscères de l'abdomen remplissent mal leurs fonctions; les déjections alvines sont abondantes, les sécrétions urinaires augmentent considérablement; celles des membranes muqueuses sont plus excitées encore; l'économie tout entière est frappée de malaise et de débilité. Cette constitution atmosphérique est donc la plus fâcheuse de toutes, et rien ne doit être négligé pour en annihiler les effets désastreux.

Vicissitudes atmosphériques.

L'inconstance de l'air, dont on se plaint si amèrement et si injustement, est une chose non-seulement utile, mais nécessaire; il serait impossible de vivre en restant toujours soumis à la même température. Il est manifeste d'abord que, dans des conditions pareilles, tous les moyens d'existence nous seraient enlevés; mais, indépendamment de cette considération qui est en dehors de nous, et qui passe avant toutes les autres, il est certain que la température la plus saine, mais toujours la même, développerait, chez l'individu qui la subirait, une constitution exagérée qui deviendrait la source de maladies mortelles. Aussi n'est-il pas de pays où le changement de saisons ne se fasse sentir, et, quelque uniforme qu'y soit la température, elle y éprouve encore des variations, même quotidiennes, ne fût-ce que celles de la nuit au jour. Lors donc que le changement d'air se fait d'une manière graduelle, s'il est de peu de durée, passât-il du chaud au froid humide, son effet sur l'organisme sera presque nul; il sera même plus avantageux que nuisible. Il faut dire d'ailleurs que l'habitude de vivre au milieu des variations atmosphériques donne la faculté de résister à leur action destructive, tout aussi bien que celle de vivre dans des pays insalubres rend leur action délétère moins dangereuse. Ne voit-on pas les habitants de certaines contrées malsaines jouir d'une santé supportable malgré les miasmes pestilentiels qui les entourent, tandis que les étrangers qui les visitent sont mortellement atteints ? Les vicissitudes de l'atmosphère ne seront pas plus dangereuses pour celui qui y est habituellement soumis, pourvu cependant qu'il soit dans des conditions hygiéniques convenables.

Mais le passage subit d'une température à une autre, et surtout du chaud au froid, du sec à l'humide, produit des effets tout différents. Il peut faire naître la plupart des maladies, et ces effets se comprennent ; ils sont d'autant plus marqués que le changement est plus prompt. Dans ce cas, le sang est refoulé vers le centre, la transpiration est arrêtée, les membranes muqueuses sont appelées à suppléer à cette fonction. Surprises par cet appel inattendu, fatiguées par l'excès de travail auquel elles se trouvent soumises, elles s'irritent et s'enflamment. Il en est ainsi des autres organes, des poumons, des bronches, des intestins, etc., etc. Quelle que soit la partie où se produise la concentration des fluides déterminée par l'impression subite du froid, il s'y déclare une inflammation plus ou moins vive, plus ou moins grave, dont la cause est dans le changement de température.

Le passage subit du froid à la chaleur, quoique moins dangereux, offre cependant des inconvénients souvent assez graves. Supposons que la température s'élève tout à coup d'un assez grand nombre de degrés, la pression atmosphérique diminue, les veines se dilatent, surtout celles de la périphérie du corps ; l'air inspiré, contenant, sous le même volume, moins d'oxygène, l'hématose devient incomplète ; la circulation s'active pour y suppléer, elle acquiert une grande vitesse ; aussi quelquefois apparaissent les hémorragies, les attaques d'apoplexie cérébrales et pulmonaires, etc. Le passage du temps humide au temps sec est le seul changement subit qui ait le moins d'inconvénients.

De ces prémisses assez étendues, tirons les conséquences.

Effets des climats sur la digestion. — Exposition des lieux.

Passant du nord au midi, nous pourrions en quelque sorte établir une échelle régulière d'alimentation qui aurait pour base les divers degrés de température ; mais nous devons tenir compte des circonstances de lieux, de lumière, d'air et d'eau, qui peuvent modifier cette température. Ainsi, dans tous les climats, si les lieux sont abrités des vents du nord et reçoivent ceux de l'orient ; si les eaux y abondent, les habitants auront la fibre molle, les tissus abreuvés de fluides, les sécrétions intestinales habituellement surabondantes ; ils seront sujets aux dyssenteries, aux diarrhées, aux fièvres intermittentes, etc. La nourriture devra être réparatrice, tonique, pour contre-balancer les influences débilitantes du climat.

Si, au contraire, les lieux sont exposés aux vents froids du nord, la fibre est sèche, la contractilité musculaire énergique ; il y a tendance aux inflammations. Le régime alimentaire devra avoir pour but de maintenir et non d'exciter ; il suffira que l'individu soit stimulé par les aliments, par des boissons fermentées, prises avec modération, à moins que la rigueur du climat ne nécessite l'usage des spiritueux, et, dans ce cas, leur emploi devra être modéré.

L'exposition au levant ou au midi, plus saine et plus douce que celle du nord, maintient la fibre dans des conditions moyennes, ni trop relâchée ni trop tendue ; aussi les hommes y ont le teint fleuri ; les productions du sol y sont abondantes et de bonne qualité. Le régime alimentaire doit être mixte, ni trop tonique ni trop relâchant, approprié, par conséquent, aux habitudes modérées et faciles, au caractère doux, à l'esprit vif des habitants de ces heureux climats.

Si l'exposition se trouve à l'occident, fermée aux courants salutaires des vents d'est, à l'abri de ceux du nord, elle est dans les conditions les plus mauvaises; le froid et l'humidité y déciment la population, et pour résister aux maladies nombreuses que ces vents y engendrent, pour maintenir l'harmonie des fonctions, il est nécessaire d'employer toutes les ressources de l'hygiène. Il faut que le régime, l'habitation, les vêtements, les combinaisons savantes du chauffage, les moyens de stimulation habilement unis à ceux d'une réparation convenable, soient tous ensemble ou tour à tour employés à combattre les détestables conditions de l'atmosphère.

Qualités des eaux.

Les qualités des eaux n'ont pas moins d'influence sur les organes digestifs, et, par suite, sur la santé générale. Qu'elles soient, en effet, stagnantes comme celles des marais, des lacs, des étangs, elles se trouveront en contact avec des végétaux dont les détritus, ainsi que ceux des animaux morts qu'elles pourront contenir, les satureront de miasmes putrides; ces eaux peuvent, en outre, renfermer des principes minéraux nuisibles à la santé, et leur usage agira sur la muqueuse intestinale, en viciera les sécrétions, et pourra avoir, sur toute l'économie, une action désastreuse. Sous l'empire de ces circonstances, on voit se développer des engorgements ou obstructions, des fièvres opiniâtres, des hydropisies, conséquences de ces engorgements et de ces fièvres. Un régime tonique et l'usage des liqueurs stimulantes ne suffiront pas toujours à prévenir ces accidents; ce sera à la thérapeutique qu'il faudra demander les moyens de les combattre; et de tous ces moyens, le changement de lieu sera le plus efficace.

Les eaux de source elles-mêmes peuvent être chargées de principes délétères. Dans leur parcours souterrain, elles se sont trouvées en contact avec des couches de chaux, des gisements de métaux, dont elles auront dissous des quantités suffisantes pour altérer les fonctions des organes digestifs, et, par suite, amener dans toute l'économie des perturbations profondes, quelle que soit, du reste, l'heureuse disposition des lieux.

Il n'en est plus de même si, aux avantages de l'exposition topographique, se joint l'usage d'eaux pures, légères, insipides, coulant sur le sable ; l'homme alors est dans les meilleures conditions de salubrité, il éprouve des besoins de stimulation et de réparation, et à quelque degré de latitude que se trouve son habitation, s'il peut satisfaire convenablement à ces mêmes besoins, il a toutes les chances d'une vie longue et exempte d'infirmités. Cela ne veut pas dire cependant qu'il puisse se soustraire impunément à l'observance de cette grande loi du rapport qui doit exister entre la nature de l'alimentation et celle du climat. Que l'habitant du midi se livre aux intempérances des peuples du Nord, qu'il prenne leurs habitudes des mets échauffants et des boissons fermentées, il succombera bientôt à la surexcitation des organes digestifs incompatible avec la région qu'il habite. Que l'homme du Nord, au contraire, se contente de la vie frugale, des mets sucrés ou mucilagineux, des boissons acidules et aqueuses ou légèrement toniques, des condiments, des stimulations peu énergiques de l'Espagnol ou de l'Italien, et il ne pourra résister aux rigueurs, à l'âpreté de son rude climat.

Voulez-vous des preuves à l'appui de ce que nous avançons? Nous nous contenterons d'en fournir une seule, mais qui sera concluante. Examinez le régime habituel d'une femme du Nord. Certes, dans tous les pays du monde, la constitution de la femme diffère de celle de l'homme, et nos habitudes de civilisation comme le genre de vie qui en résulte augmentent encore cette différence. Son régime alimentaire, ses habitudes sédentaires, son éducation, la prédominance de son système nerveux, la soustraient, en partie, à l'influence puissante des climats : il semblerait qu'à Saint-Pétersbourg, à Londres, comme à Paris, elle doit vivre de la même manière, absorber ici et là pareille nourriture. Il n'en est rien cependant; la quantité de viande et de boissons stimulantes nécessaires à la nourriture d'une femme du Nord est, en moyenne, dit un auteur moderne et dont la véracité n'est pas douteuse, le double de celle qui convient à une Française du centre ou du Midi. « Voici, continue-t-il, le menu d'une journée, tel « que je l'ai souvent observé pour des femmes du Nord vouées à un genre de vie « tout à fait sédentaire : vers huit heures ou neuf heures, le matin, une infusion « concentrée de thé, mêlé à un tiers de lait sucré à point, avec une demi-douzaine de « tartines minces de pain de froment ou de pain de seigle couvert de beurre. (Deux « bols de ce breuvage, le pain et le sucre, forment un poids de 8 à 900 grammes.)

« A midi, nouveau repas, composé de deux ou trois plats de viande, de quelques « légumes, d'un peu de pain et de vin très-étendu d'eau (8 à 900 grammes).

« Vers trois heures et demie ou quatre heures, goûter de belles pêches ou d'une « demi-livre de raisin avec quelques bouchées de pain (en somme, 6 à 700 grammes).

« A six heures, dîner composé d'un potage, de trois plats de viande, de légumes, d'un « ou deux entremets sucrés, de fruits, d'un peu de pain et d'eau et de vin (en somme, « 12 à 1,400 grammes). Enfin, le soir à neuf heures, quelques petites tasses du même « thé que le matin avec un nuage de lait, des gâteaux secs et des tartines minces de « pain de seigle (en somme, 7 à 800 grammes). Tel est le régime modéré d'une femme « bien portante, dont les organes ont reçu l'impulsion des climats froids. Quelle femme « du midi de la France supporterait ces cinq repas ? »

Régime alimentaire suivant les climats.

Partant donc de ce principe, que les moyens de réparation doivent être proportionnés à la température des climats, et tenant compte des modifications que le genre de vie, l'exposition des localités, les habitudes, les professions, les dispositions indivi-duelles, etc., etc., doivent y apporter, nous pensons que la nourriture doit être d'autant plus stimulante et réparatrice, que l'on s'avancera le plus vers le Nord. Nous pensons, par exemple, sur le fait du régime alimentaire le plus convenable aux peuples qui l'habitent, que l'alimentation forte, tonique et stimulante qui leur plaît, est en même temps celle qui est la plus conforme aux prescriptions d'une bonne hygiène. Certes, l'abus des excitants leur est nuisible, comme il l'est aux autres peuples, mais à un moindre degré, et ce qui serait pour le méridional gloutonnerie, excès dans le boire et le manger, reste pour eux tempérance et satisfaction légitime d'un besoin. Les habitants des pays tempérés sont, à cet égard, dans les conditions les plus favorables; ces con-ditions tiennent à la fois de celles du Nord et de celles du Sud, et elles font de la modé-ration en tout une loi nécessaire. Au total, le régime alimentaire d'un adulte doit se composer en moyenne de 2 à 4 kilogrammes de nourriture solide pour chaque journée, et la viande y figure pour un sixième environ dans nos climats, tandis qu'elle est pour plus du tiers dans le régime des peuples du Nord et pour la moitié environ dans celui des Anglais. L'influence des climats reste donc parfaitement établie, mais elle est moindre pour les hommes auxquels une intelligence cultivée permet des occupations moins actives, et qui amènent, par conséquent, une moindre dépense de force. Dans la France entière, dans toute l'Europe tempérée et chaude, le régime alimentaire de ces hommes est à peu près le même. Deux repas suffisent de vingt-cinq à quarante ans. Plus tard, il n'est besoin que d'un repas de viande précédé d'un léger déjeuner.

Nous venons de nous occuper d'un régime approprié aux habitants du Nord et à ceux du centre de l'Europe. Quelques détails sont nécessaires sur celui qui convient dans les pays chauds de ce continent. Il est manifeste que, pour les habitants de cette partie du monde, il existe une espèce et un degré de stimulation auxquels il faut avoir égard. La température élevée qui y règne ralentit le mouvement de combustion en même temps qu'elle accélère la perte de l'innervation ; il résulte de ce double fait que l'épuisement des forces s'accompagne fréquemment du manque d'appétit et du dégoût des aliments ; ce qui paraît contradictoire, mais ce qui s'explique par le défaut d'oxygénation du sang et d'une excitation suffisante du système nerveux ; or, le moyen d'y remédier, c'est de produire cette stimulation absente, et cet effet ne s'obtient que par l'emploi des condiments et des spiritueux aromatiques. Les pertes abondantes amenées par les sueurs ne peuvent, en effet, être réparées par les liqueurs grossièrement stimulantes des peuples du Nord, comme l'eau-de-vie, le gin, le rack ou telle autre, qui porteraient l'incendie dans les veines du méridional ou le jetteraient dans l'abrutissement ; elles ne peuvent l'être non plus par les boissons aqueuses et acidulées qui, loin de diminuer la soif, l'augmentent, ainsi que l'épuisement nerveux ; il faut donc que son régime soit composé d'une nourriture légère et substantielle, relevée par des condiments et des boissons légèrement toniques. Nous voyons aussi que cette alimentation est celle qui lui plaît, et dont il fait le plus ordinairement usage. Ici, comme ailleurs, les impulsions de l'instinct de conservation ont précédé les prescriptions de la science, et s'y sont trouvées conformes.

Effets des saisons sur la digestion.

L'activité des organes de la digestion dans les pays tempérés est, ainsi que nous l'avons précédemment établi, profondément modifiée par la succession des saisons, par les variations de la température, par les divers degrés de saturation aqueuse de l'atmosphère. A l'état d'abaissement ou d'élévation de la température, à celui de sécheresse ou d'humidité de l'air, correspondent le besoin plus ou moins vif, la sensation plus ou moins profonde de pertes à réparer, d'organes à stimuler. Tous les climats viennent tour à tour exercer leur influence et nous la faire sentir, nous passons des hivers les plus froids aux étés les plus chauds, de 12 à 15 degrés au-dessous de zéro à 28 ou 30 degrés au-dessus ; nous éprouvons successivement les effets de l'air chaud et humide, de l'air humide et froid, d'une atmosphère chaude et sèche, ou sèche et froide, des émanations marécageuses envoyées par les pays éloignés, et suivant les circonstances extérieures, nous avons besoin tantôt d'une alimentation tonique et substantielle, tantôt d'une alimentation légère et stimulante, d'autres fois, enfin, d'une alimentation douce et rafraîchissante.

Qui n'a éprouvé, à l'époque de l'hiver, le besoin des viandes noires, du gibier et des vins généreux? Qui n'a ressenti, avec les chaleurs de l'été, le dégoût des substances animales et le désir des fruits, des viandes légères assez énergiquement épicées, des vins légers et acidules ; et avant l'époque des hautes températures, celui des légumes frais, des plantes faiblement acides? Ainsi, chaque saison apporte le besoin d'aliments différents, composés d'autres éléments de réparation ; le plus sage est de se laisser aller à ces inspirations simples qui naissent des circonstances extérieures et des nécessités de l'organisme. Pour les constitutions heureuses qui s'accommodent de tous les changements de saison, de toutes les variations de température, nulle règle à prescrire que celle d'obéir mais avec modération et retenue, aux instincts qui les guident.

Effets des saisons sur les constitutions maladives. — Hiver.

Il en est autrement pour les constitutions nerveuses, cacochymes ou maladives, c'est pour celles-ci que sont faites les prescriptions de l'hygiène, c'est sur elles que sévissent toutes les rigueurs que l'hiver entraîne. Avec les premiers froids apparaissent les irritations intestinales, le malaise général, l'abaissement de l'intelligence, l'anéantissement des forces.

Tout ce cortége de maux qui pèse sur ces malheureux a quelquefois été avantageusement modifié par une hygiène bien entendue. Il a suffi d'un mode de chauffage
mieux compris, d'une douce chaleur également répandue dans la chambre habitée, d'un
courant d'air chaud remplaçant, pour renouveler celui de l'appartement, cette brusque
invasion de froid humide qui s'y précipite par la baie d'une croisée intempestivement
ouverte; de vêtements légers et chauds, où une couche de ouate s'étend sous un drap
fin, doublé d'une étoffe de soie, remplaçant les vêtements lourds et épais qui ne préservent pas et font naître ou augmentent la fatigue générale par leur poids même; il a
suffi, disons-nous, de ces changements fort simples dans la manière de se vêtir et de
chauffer les appartements pour obtenir des modifications profondes dans leur constitution et un mieux être qu'ils n'espéraient plus. C'est que la circulation plus active et
se faisant bien sous l'influence de cette chaleur artificielle, les foyers de combustion
interne trouvaient plus d'aliments et dans des conditions meilleures, c'est que l'oxygénation du sang, et par suite la génération du sang artériel, le réparateur par excellence,
se produisait plus rapidement et en quantité plus considérable. Quelques hivers ainsi
passés permettaient au jeu des organes de se rétablir, à la santé de se fortifier et au
patient de reprendre peu à peu les habitudes ordinaires de la vie. Ce à quoi il devait
faire attention, c'était de ne rien presser, d'attendre du temps et des soins assidus que
les phénomènes de nutrition et de calorification puissent mieux s'exécuter, et, alors, il
recherchait de lui-même l'exercice au grand air, la lutte contre le froid modéré et la
réaction salutaire qu'elle amène.

Été.

Mais ce n'est pas l'hiver seulement qui détermine, chez les personnes affligées de cette
espèce de constitution, les maux qui suivent le trouble des fonctions digestives; les
chaleurs de l'été produisent aussi leur allanguissement et le malaise qui en résulte.
L'estomac, dans ces circonstances, est le siége de douleurs vives et rapides, d'éructations, de chaleurs; les mains et les pieds sont brûlants; le sommeil est agité, de courte
durée et peu réparateur, la peau est chaude et sèche. Ni les purgatifs, ni les armes
tirées de l'arsenal pharmaceutique n'apporteront de soulagement à cet état de malaise,
ils ne feront que l'aggraver; quelques soins hygiéniques, au contraire, amèneront un
rapide bien-être; tantôt, il suffira de promenades matinales au grand air, et de quelques
affusions d'eau fraîche qui les précéderont; tantôt, de bains frais de cinq minutes
répétés dans le jour, ou encore de simples compresses d'eau froide appliquées sur le
ventre et gardées pendant le sommeil; mais, en aucun cas, il ne faudra avoir recours
à ces médicaments incendiaires, qui, sous le nom de digestifs, de stomachiques, irritent
la muqueuse, y font naître des inflammations et détruisent les forces de l'estomac.

Irrégularité des saisons.

Il est rare que nos saisons se succèdent avec une régularité si parfaite, que nous
n'ayions à nous occuper que des effets produits par le froid ou la chaleur. Loin de là,
tel hiver est pluvieux, les brouillards sont permanents, mais la température ne descend
pas au-dessous de zéro; tel été reste humide, sans soleil, sans chaleur, ou bien est
alternativement et par de brusques variations, froid ou chaud, sec ou humide. Que se
passe-t-il dans des circonstances si diverses? Si les saisons se suivent normalement,
si la chaleur succède au froid par degrés insensibles, si l'humidité cesse peu à peu
pour faire place à la sécheresse, il est manifeste que les organes digestifs passant, par
degrés successifs, d'un surcroît d'excitation à une activité moindre, resteront dans des
conditions favorables, et n'auront pas besoin d'être surveillés bien attentivement pour
y être maintenus. Mais qu'au lieu de ce passage régulier de l'hiver au printemps, et de

celui-ci à l'été, surviennent d'une semaine à l'autre, du jour au lendemain, des variations brusques de température, de sécheresse ou d'humidité; que, pendant les journées des mois de mars ou d'avril, nous éprouvions les chaleurs de la canicule avec la fraîcheur et l'humidité du soir et du matin, ainsi qu'on l'observe si fréquemment; que d'autres fois, après une succession graduée de la douce température du printemps aux rigueurs de l'hiver, nous fassions un brusque retour pour retrouver les rudesses de celui-ci, il est certain que l'économie humaine, qui ne marche que graduellement et par nuances insensibles d'une habitude à une autre, ne pourra supporter ces vicissitudes si rapides de l'atmosphère; le refroidissement instantané de la peau, sa transpiration arrêtée ou augmentée tout à coup, la perspiration pulmonaire diminuée ou surexcitée, auront de funestes retentissements sur les voies digestives. C'est dans de pareilles circonstances, qu'il importe de diriger avec soin l'exercice des fonctions intestinales, d'en maintenir l'équilibre, et il nous semble qu'avec quelques précautions il sera facile de pourvoir à toutes les indications nécessaires.

S'il s'agit, en effet, des irrégularités qui se produisent lorsqu'on passe de l'hiver au printemps, prenez pour principe qu'il ne faut rien retrancher des vêtements, rien diminuer de la stimulation communiquée aux substances alimentaires, tant que le thermomètre ne sera pas monté dès le matin à dix degrés au-dessus de zéro. La quantité des aliments peut être diminuée d'un tiers ou d'un quart. Point trop de hâte dans l'usage des primeurs; il vaut mieux se contenter de bonnes viandes, cuites à point, de poisson, des légumes de la saison, de fruits cuits, que de faire usage de végétaux aqueux, sans saveur et sans sucs. S'il survient de la lassitude spontanée, de l'inappétence (manque d'appétit), des céphalalgies (douleurs de tête), déterminées par les transitions brusques d'une température à une autre, qui caractérisent cette époque de l'année, luttez hardiment, diminuez la quantité de vos aliments, supprimez-les, faites diète, mais ne cessez pas vos occupations, prenez de l'exercice, l'air et le mouvement suffiront pour vous guérir.

Si ces irrégularités se perpétuent, s'il n'est pas question d'été, comme nous en sommes témoins si fréquemment, mais d'alternatives incessantes de chaud et de froid, de sec et d'humide, point de transaction, soyez ferme, continuez un régime sévère; la sobriété est indispensable, ne cédez pas aux envies si ordinaires des *crudités, des fruits rouges, muqueux, sucrés, des melons*; ils produisent les diarrhées, les dyssenteries, le choléra; ils sont essentiellement indigestes. Leurs mauvaises qualités peuvent être modifiées, cependant; que les cerises, pêches, abricots, etc., etc., soient donc préalablement soumis à deux ou trois bouillons, qu'ils soient saupoudrées de sucre, que les melons soient servis comme entremets et mangés au sucre, ils garderont leur parfum, et perdront leur action délétère. Ce sont là de petites précautions qui éviteront de grands inconvénients. N'oublions pas que, pendant les étés orageux, les boissons glacées, les glaces, amènent quelquefois des accidents graves, tout à fait analogues à ceux de l'empoisonnement. Il est prudent de s'en abstenir. Tout cela provient de la mauvaise disposition des organes, qui tient elle-même aux perturbations des saisons, mais ce n'est pas le seul motif (quoiqu'il nous paraisse bien suffisant) qui doive nous encourager à être sobres; nous avons encore, pour nous y inviter, à nous rappeler que les aliments eux-mêmes sont malsains ou de bonne qualité, suivant qu'ils sont soumis à des conditions atmosphériques bonnes ou mauvaises; qu'ainsi, les fruits et les légumes ne mûrissent pas dans les années humides et froides, qu'ils sont aqueux et sans saveur dans les années humides et chaudes, et qu'ils n'acquièrent ni l'arome, ni les qualités excitantes qui les distinguent dans les années chaudes et sèches. Voilà de bien petits détails, mais nous n'avons pas d'autre prétention que celle d'être utile, et, pour y arriver, il ne faut pas craindre quelquefois d'être minutieux.

CHAPITRE XIV.

RÈGLES D'HYGIÈNE ET VARIABILITÉS DE LA DIGESTION SUIVANT LES PROFESSIONS.

SOMMAIRE. — Cultivateurs. — Cultivateurs propriétaires. — Ouvriers. — Bourgeois. — Employés, gens du monde. — Hommes de lettres, savants. — Régime alimentaire du cultivateur. — Régime alimentaire de l'ouvrier. — Régime alimentaire des hommes de bureau. — Régime alimentaire des hommes d'étude. — Régime alimentaire de l'homme du monde.

Les professions diverses auxquelles l'homme en société est tenu de se livrer exercent sur les fonctions digestives, et par conséquent sur le développement du corps et l'accroissement des forces, une influence tantôt favorable, tantôt nuisible. Cette influence, qui varie d'ailleurs par son intensité, par le temps qu'elle dure, par la nature des désordres qu'elle détermine ou du bien-être qu'elle procure, prend sa source dans les circonstances physiques au sein desquelles sa profession le place, ou dans les actes dont elle exige la répétition. Ainsi le cultivateur aisé qui trouve dans le travail du corps, dans l'exercice au grand air, dans la régularité des habitudes et dans des goûts simples, dans une nourriture saine et abondante, le complet emploi de ses facultés, se fait remarquer par un appétit vigoureux, par une digestion active et régulière. L'homme de lettres, au contraire, le savant, le philosophe qui manquent le plus souvent de l'excitation salutaire produite par le grand air et la lumière, qui sont privés d'exercice, dont le travail exige chaque jour pendant un temps assez long l'immobilité absolue et l'inclinaison du corps en avant, se plaignent de leur manque d'appétit, des difficultés incessantes de leur digestion. De telle sorte que, sous le rapport de l'activité de cette fonction, chaque homme pourrait, pour ainsi dire, être classé suivant la profession qu'il exerce et dans l'ordre où nous allons examiner chacune d'elles.

Cultivateurs.

Au premier rang se présente le cultivateur. Son genre de vie, ses occupations actives mais régulières, son travail point trop hâté, incessant et mesuré, le milieu dans lequel il respire, qui baigne tout son corps, et dont les agitations mêmes produisent une excitation salutaire, l'influence vivifiante et tonique du soleil, toutes les circonstances enfin qui l'entourent sont faites pour contribuer à la puissance de ses facultés digestives. Aussi les aliments les plus communs suffisent-ils la plupart du temps pour maintenir en lui la force et la santé. C'est avec un pain grossier, des soupes abondantes en légumes, mais peu fournies de beurre ou de graisse, c'est avec le laitage, les fromages maigres, les légumes farineux, quelques fruits, cinq ou six fois par an la viande de boucherie, un peu plus fréquemment le lard mêlé aux légumes, l'oignon cru ou l'ail, que se nourrissent nos paysans du centre et du midi de la France. Ils ne connaissent d'assaisonnement que le poivre et le sel; leur boisson est l'eau pure ou aiguisée avec le suc des fruits sauvages; et cependant c'est de cette population que sortent nos soldats et nos marins; c'est elle qui fournit à la consommation générale les aliments de toute nature, les matières premières dont elle a besoin.

Cultivateurs propriétaires.

Au-dessus d'elle existe une classe plus aisée, dont les mœurs sont à peu près les mêmes, et qui, par conséquent, se trouve dans des conditions plus favorables encore pour une bonne digestion; c'est celle des propriétaires qui exploitent leurs biens. Leurs facultés digestives sont d'autant plus puissantes que leur manière de vivre est plus voisine de celle du paysan; mais déjà la richesse devient pour eux une cause d'affaiblissement; la possibilité de satisfaire à des passions plus vives, les veilles prolongées, une nourriture trop excitante, l'abus des boissons fermentées et alcooliques sont autant de causes de désordre dans les fonctions intestinales. De toutes les positions où se trouve l'habitant de la campagne, la plus favorable sans contredit à l'accomplissement parfait de la digestion est celle de l'homme exerçant une profession libérale : prêtres et notaires, s'ils savent se préserver des excès de la table, trouvent dans l'exercice au grand air, dans le travail intellectuel et dans le calme des passions, de puissants auxiliaires pour la conservation des forces de l'estomac.

Ouvriers.

Les ouvriers des villes employés aux travaux de force, qui exigent des mouvements étendus du corps, seraient aussi dans d'assez bonnes conditions à cet égard, si le mauvais exemple, leur éducation imparfaite, leur habitation généralement insalubre ne les disposaient à la corruption et aux maladies. Assurément l'air moins pur et moins tonique ne vivifie plus avec la même énergie; le sang des poumons n'excite plus à la peau une transpiration aussi abondante; mais, si les influences matérielles sont moins favorables, les influences morales sont plus funestes encore, et c'est dans celles-ci que nous trouverons la cause de cet appauvrissement de l'espèce humaine remarqué dans les grandes villes. Ce fait est manifeste, surtout parmi les artisans occupés de travaux sédentaires : couturières et tailleurs, brodeuses et tisseurs, ouvriers des manufactures, etc., etc., hommes et femmes ne prennent de la civilisation qui les entoure que les vices et les désordres; rarement ils profitent des lumières qu'elle donne; aussi voyons-nous s'éteindre parmi eux la notion du devoir, s'affaiblir le sentiment de la famille, se montrer la dégradation des races, sévir les maladies et la mort.

Bourgeois.

Plus robuste, plus saine d'esprit et de corps, vit à côté et au-dessus de la classe ouvrière, la bourgeoisie travailleuse, celle qui exerce dans nos grandes villes le commerce de détail et l'industrie; cette partie laborieuse de nos populations urbaines possède l'aisance et s'efforce par le travail, par l'ordre, par les habitudes d'économie, par la simplicité des mœurs, d'arriver à l'indépendance. C'est dans cette classe que se recrutent les hommes d'élite qui marchent à la tête du pays; c'est elle qui a fourni la plupart des esprits sérieux qui depuis soixante ans l'ont illustré. C'est aussi dans cette portion de la société que les bonnes mœurs, la vie régulière, l'alimentation bien choisie, le contentement de l'âme, l'exercice modéré du corps et de l'intelligence, maintiennent les digestions faciles, et par suite la santé florissante, la vigueur et la gaîté. Heureuse si les sots conseils d'une vanité ridicule ne viennent pas y causer de cruels ravages et en bannir l'aisance avec l'amour du travail !

Employés ; gens du monde.

Une autre classe intéressante est celle des employés des grandes administrations ou du commerce. Soumis à une occupation sédentaire, ils joignent à une activité moyenne du cerveau l'attitude vicieuse du corps qu'ils tiennent courbé sur un bureau; ils sont fréquemment obligés de travailler ainsi, immédiatement après le repas, et, par suite de cette circonstance, comme par la position du corps et son immobilité, ils se trouvent dans des conditions mauvaises qui déterminent facilement des troubles dans la digestion. Les gens du monde se mettent pour la plupart dans des conditions plus fâcheuses encore; joignant aux habitudes de l'oisiveté le goût effréné des plaisirs, ils tombent promptement sous l'empire d'une susceptibilité maladive qui les rend incapables de toute occupation sérieuse et les prédispose aux affections les plus bizarres. Leur manière de vivre les tient éloignés de tout ce qui excite la digestion; faisant du jour la nuit, ils ne respirent jamais l'air pur et vif du matin, ne reçoivent pas la tonicité des rayons du soleil et se mettent avec grand soin à l'abri de l'excitation salutaire du vent qu'ils redoutent. Les exercices du corps sont remplacés par la violence et l'étendue des mouvements qui par cela même durent peu et sont plus nuisibles que l'inaction. Le calme de l'esprit est chassé par les surexcitations des passions et la tension incessante du cerveau qui détruisent la santé.

« Si elle (la santé) s'use seulement en pensant beaucoup ou fortement, dit Lancisi, « premier médecin de deux papes et longtemps témoin des agitations d'une cour ora « geuse, on comprend combien les passions doivent lui nuire. Il y a entre elle et la « simple contention la même différence qu'entre les convulsions et un fort exercice. « L'ambition des hommes, l'amour des distinctions, le désir de la fortune que le luxe « rend nécessaire, sont trois principes qui, animant sans cesse l'homme du monde, « tiennent son âme dans une agitation continuelle suffisante à elle seule pour détruire « la santé, et l'exposent d'ailleurs à des revers très-fréquents, à des mortifications, à « des chagrins, à des colères, à des humiliations, à des dépits qui empoisonnent tous « ses moments. Ce qui aggrave le danger de toutes ces impressions fâcheuses, c'est « souvent la nécessité de les contraindre et de les masquer. L'homme qui n'est heureux « qu'autant qu'il peut compter sur un emploi, sur une dignité, sur un bénéfice, sur « une distinction, sur une faveur, sur un sourire même, que cent personnes, plus « accréditées ou plus méritantes que lui, ambitionnent aussi, vit au milieu d'un monde « d'ennemis dont chaque démarche lui est suspecte; la crainte, la défiance, la jalousie, « l'inimitié habitent continuellement dans son cœur, et troublent absolument toutes ses « fonctions. »

On comprend que les fonctions digestives puissent être troublées par la réunion de circonstances de cette nature; l'alimentation, d'ailleurs, est également vicieuse. Trop variée, trop stimulante, elle est une cause nouvelle de désordres, et l'estomac, plus qu'aucun autre organe, devait se ressentir de la manière de vivre des gens du monde. Ce sont, en effet, les affections nerveuses ou organiques de ce viscère qui se présentent le plus habituellement à l'observation du médecin appelé auprès des heureux de la terre, c'est à les prévenir par le régime, par les prescriptions diététiques bien entendues, que doit s'appliquer l'hygiéniste.

Hommes de lettres, savants.

Semblables en cela aux gens du monde, les hommes voués à l'exercice des professions libérales, et, plus particulièrement encore, ceux qui s'adonnent à l'étude des sciences et des lettres, sont assez fréquemment sous l'influence de mauvaises digestions.

Ils manquent, comme eux, des excitations de l'air et de la lumière, des bénéfices de l'exercice du corps, et plus souvent qu'eux, ils sont fatigués par l'obligation où ils se trouvent de se tenir, comme les gens de bureau, longtemps courbés dans une position qui gêne le libre exercice des organes de la digestion. Mais s'ils éprouvent tous ces inconvénients, si la tension habituelle du cerveau et l'augmentation extrême de la sensibilité affaiblissent le ressort de l'estomac et des intestins, aussi bien que des instruments de la locomotion, il leur reste encore des fiches de consolation, des moyens de résistance qui échappent aux gens du monde. Le premier, c'est qu'ils sortent habituellement d'une souche vigoureuse, et qu'ils n'ont pas complétement perdu la constitution saine et robuste qui leur avait été transmise; le second, c'est que, pour eux, la tempérance est presque toujours une vertu nécessaire; le troisième enfin, c'est qu'ils peuvent retrouver dans un sommeil réparateur et suffisamment prolongé une partie des forces qu'ils ont perdues. L'homme du monde n'est homme du monde qu'à la condition de se coucher à trois ou quatre heures du matin, tandis que l'on peut être un grand littérateur, un poëte illustre, un savant célèbre, tout en passant au lit sept ou huit heures de la nuit. Le travail intellectuel, d'ailleurs, est un préservatif puissant contre les passions insensées qui viennent troubler celui-là, et l'une des causes les plus ordinaires de l'énervation qu'il éprouve. Les excès en tous genres sont inconnus à l'homme d'étude, qui les rejette comme incompatibles avec ses occupations. Les muses sont chastes et sobres. Il reste donc à peu près avéré pour nous que ce dernier se trouve dans des conditions moins défavorables que le premier pour l'exercice régulier des fonctions digestives; c'est ce qui ressortira, du reste, avec plus de netteté de la revue que nous allons passer des différents états de la société que nous venons d'indiquer successivement.

Régime alimentaire du cultivateur.

Nous l'avons dit, l'habitant de la campague qui se livre à la culture, se trouve dans les circonstances les plus favorables, par ses habitudes de régularité comme par son travail et le milieu qui l'entoure, pour le maintien de sa santé, pour l'exercice complet et intégral de ses facultés digestives. Est-ce à dire qu'aucune règle de l'hygiène de la digestion ne lui soit applicable, qu'aucun conseil ne lui soit utile? tant s'en faut. Et, d'abord, nous ferons observer que l'aisance et la tempérance sont deux éléments dont il faut soigneusement tenir compte dans l'appréciation des influences inhérentes aux professions; que dans tous les états, le chiffre de la mortalité est toujours en raison inverse de celui du salaire (des statistiques et des expériences nombreuses ont prouvé la vérité de cette assertion); que chez les ouvriers, la fréquence des maladies est également en rapport direct avec le bas prix des journées, et que, par conséquent, les forces du travailleur se mesurent sur la quantité et la qualité des éléments de réparation qu'il absorbe. Ceci posé, il est manifeste que, pour l'homme dont le travail se fait au grand air, dont les repas sont réglés, dont la dépense intellectuelle est bornée et trouve chaque jour sa réparation dans un sommeil paisible, l'hygiène de la digestion ne se compose pas d'observances délicates, de soins minutieux, mais qu'elle est renfermée tout entière dans un régime alimentaire proportionné aux pertes de l'individu, tant sous le rapport de la quantité que sous celui de la qualité; que ce régime peut, en quelque sorte, se calculer, pour tous les travailleurs d'un même atelier agricole, avec l'exactitude rigoureuse apportée à la mesure du combustible nécessaire pour produire dans une machine donnée une somme de chaleur donnée. Or, comment se nourrissent la plupart de nos paysans? Avec du pain noir, quelques légumes, quelques fruits sans saveur; ils se désaltèrent avec de l'eau croupie, chargée de sels calcaires, le plus souvent aiguisée du suc de fruits pourris. Faut-il s'étonner de la lenteur, de la paresse, de l'inertie de ces pauvres diables? Ce qui serait à bon droit beaucoup plus surprenant, ce serait de leur

voir faire une dépense considérable de forces, d'énergie ; ce serait d'obtenir de leur part
une activité suffisante du cerveau. Pour arriver à ce résultat, il faut des matériaux de
réparation plus abondants et d'une qualité meilleure ; il faut du bon vin, de la bonne
viande, du bon pain ; alors, la machine humaine bien nourrie, comme la machine à
vapeur bien chauffée, décuplera les produits de l'agriculture, accumulera les merveilles
des noces de Cana, donnera au pays l'abondance qui lui manque. Mais n'allons pas
au delà du but que nous nous sommes proposé ; constatons seulement que nos ouvriers
de la campagne sont nourris, en général, d'une manière insuffisante, et que le premier
souhait à faire, pour l'amélioration de leur hygiène, est une nourriture plus substantielle
et plus abondante ; que leur boisson, n'a pas les qualités propres à satisfaire la soif
ardente qu'ils éprouvent par suite de leur travail, à certaines époques de l'année ; que
cette boisson, consommée entre les repas, devrait être rendue légèrement acide ou
tonique par l'addition d'une petite quantité de vinaigre, de vin ou d'eau-de-vie ; et
mieux que tout cela par une infusion légère de café : qu'elle apaiserait ainsi plus facilement la soif et relèverait les forces. Mais nous savons que nos vœux bien modestes
seront difficilement exaucés ; du temps seul et d'une aisance mieux répartie, dépend le
bien-être de nos populations rurales.

Régime alimentaire de l'ouvrier.

Si les circonstances extérieures au milieu desquelles vivent les ouvriers de la campagne, si leurs habitudes régulières, le calme dont ils jouissent leur assurent les bénéfices d'une digestion facile, leur donnent les garanties les plus certaines du maintien
de la santé, il n'en est plus ainsi de l'ouvrier des villes. La classe nombreuse des
artisans qui exercent des professions sédentaires nous offre surtout l'exemple du
danger existant pour elle dans l'inobservation des règles de l'hygiène telles que nous les
comprenons, telles que nous nous efforçons de les faire adopter. Si nos préceptes, en
effet, ont été bien saisis, on se rend compte de la différence que nous avons établie
entre le besoin de réparation et celui de stimulation. Nous pensons et nous avons
démontré que les stimulants avaient pour but principal de renouveler l'excitation
nerveuse épuisée, tandis que l'aliment proprement dit, quelle que fût sa nature, était
appelé à réparer les pertes occasionnées par le travail manuel ou intellectuel. Or, pour
les classes ouvrières, la stimulation alcoolique ou celle des viandes noires ne peut
être employée qu'à renouveler les pertes du centre nerveux déterminées par un travail
qui exige un grand développement de force ou de mouvement. Elle ne peut être appliquée à l'ouvrier qui exerce une profession sédentaire, dont le corps est immobile
pendant toute la durée de son travail. L'usage du vin pur et des liqueurs fermentées lui est inutile ou plutôt nuisible ; il ne peut qu'entraver le jeu des organes
de la digestion. Les viandes de bonne qualité, les légumes et les fruits, arrosés d'eau
rougie, suffisent à ses besoins ; leur quantité même doit être réglée. Il est bon de
quitter le repas avant d'être rassasié, et si le précepte vulgaire de se lever de table sur
son appétit est applicable à quelqu'un, c'est surtout à celui qui exerce une profession
sédentaire. Le régime doit être en rapport avec le genre de vie et la nature des pertes.
Or, dans ces circonstances, ni le travail du corps ni la tension de l'esprit n'entraînent de pertes assez considérables pour justifier une alimentation ou trop stimulante ou trop abondante. A partir de vingt à trente ans, l'ouvrier astreint à une occupation sédentaire doit donc se contenter de deux repas dans les vingt-quatre heures,
dont un seul à la viande ; et c'est une pratique sage que de les aller chercher à quelque
distance, ainsi que cela a lieu dans un certain nombre d'ateliers. Le corps, mis en
mouvement une ou deux fois par jour, reprend sa souplesse, l'esprit est plus dispos.

et ce temps donné à l'exercice au grand air profite même au travail de l'atelier, qui est repris avec plus de goût et d'ardeur, qui est exécuté avec plus de promptitude.

Régime alimentaire des hommes de bureaux.

La classe des hommes de bureau, des expéditionnaires, etc., se rapproche de la précédente à plusieurs égards. Immobile comme elle pendant ses heures de travail, elle se trouve soumise, jusqu'à un certain degré, aux mêmes influences, et, par suite, affectée des mêmes indispositions, des mêmes désordres dans les organes digestifs. Cette assimilation, toutefois, est loin d'être complète, et si les gens de bureau sont sujets aux mêmes maladies que les artisans sédentaires, c'est à eux-mêmes qu'ils doivent s'en prendre ; c'est qu'ils ne veulent pas faire usage de leur raison, de leur intelligence, plus développée cependant, pour se préserver des maux que peuvent faire naître les quelques mauvaises conditions dans lesquelles ils se trouvent. Assurément l'attitude vicieuse du corps qu'ils sont obligés de garder pendant la durée de leur travail ; la tête penchée sur la poitrine, et celle-ci inclinée sur les organes digestifs ; la compression de l'abdomen et des viscères qu'il contient déterminée par cette inclinaison et augmentée par la position assise, le travail de l'esprit, assez peu actif toutefois, ajouté à cette attitude mauvaise, à cette gêne des fonctions intestinales, sont autant de circonstances peu favorables dont l'effet doit de temps à autre porter le sang au cerveau et renvoyer vers les viscères abdominaux des sympathies fâcheuses.

A cette série d'incommodités physiques nous pouvons ajouter une série plus considérable encore d'affections morales. L'éducation plus relevée, plus rapprochée de celle des classes savantes, est la cause de souffrances inconnues des artisans ; l'envie, l'ambition trompée s'allient avec la stabilité des positions ; la monotonie des habitudes fait perdre leur ressort aux centres nerveux ; le sommeil de l'esprit entraîne l'inertie du corps, et la paresse intellectuelle vient s'ajouter à la nonchalance physique. De cette insouciance acquise résulte l'inhabileté pour améliorer une position souvent médiocre ; point de recherches pour se procurer une occupation supplémentaire ; point d'aptitude à faire naître un travail fructueux. De cette gêne de toute la vie, de cette renonciation forcée à une existence plus large naissent l'étroitesse des vues, les petitesses d'une vie laborieuse, mais exiguë, mise en parallèle avec l'éclat d'une grande position acquise par un collègue plus heureux. Sans doute ce sont là de fâcheuses conditions morales venant compliquer les circonstances matérielles défavorables que nous avons signalées ; mais faisons observer d'abord qu'un esprit bien fait pourrait facilement les éviter, et ajoutons que les circonstances matérielles seraient victorieusement combattues par une hygiène appropriée. Les occupations des gens de bureau sont telles, en effet, qu'elles leur laissent une grande partie de leur temps libre ; leur journée de travail commence à dix heures du matin pour finir à cinq ; il leur est donc facile de prendre chaque jour de l'exercice au grand air, qui maintiendra l'équilibre des fonctions et deviendra un moyen de conserver leur santé. Un assez grand nombre ont reconnu les avantages d'une habitation qui remplisse ce but ; ils se sont logés dans un quartier éloigné du siége habituel de leurs occupations, hors de la ville même ; ils n'ont pas tardé à en ressentir tous les bons effets : économie, digestions faciles, santé parfaite ont été le résultat de simple changement d'habitudes sédentaires. Logés à Passy, à Grenelle, aux Thernes, ils occupent un appartement bien sec, bien aéré ; ils ont un petit jardin qu'ils cultivent ; ils se lèvent de bonne heure, font de l'exercice un bout de temps, commencent ou achèvent un travail supplémentaire qui améliore leur position ; puis, une demi-heure avant de partir, ils font un déjeuner léger, mais substantiel, où ne paraît pas la viande. Le trajet obligé du domicile au bureau hâte la digestion et leur rend le travail facile. Au retour, l'appétit est excité par le voyage nouveau que leur impose l'éloignement du logis, et ils digèrent à merveille un dîner plus nourrissant, composé de viande et de légumes savoureux. Cet exemple devrait être suivi par tous; l'employé le plus pauvre peut, comme le plus aisé, le mettre en pratique; il y trouverait santé et économie.

Les inconvénients d'une vie sédentaire se font sentir aussi dans les rangs les plus élevés de l'administration supérieure. Une nourriture trop abondante, trop tonique, le manque d'exercice après les heures de travail déterminent des accidents qu'il est facile de conjurer. Il suffit de diminuer la quantité des aliments, de faire une promenade chaque jour, pour voir se dissiper les aigreurs, les digestions difficiles, pour ranimer l'appétit et rendre au corps et à l'esprit la vigueur qu'ils n'avaient plus.

Le régime se composera d'un seul repas à la viande, précédé d'un déjeuner léger au thé ou au café, avec le beurre et les œufs frais. En suivant ces prescriptions fort simples, on aura plus fait pour sa santé qu'en épuisant toutes les ressources de la thérapeutique et de la pharmacie.

Régime alimentaire des hommes d'étude.

Les désordres de l'estomac et des intestins seraient, au dire des auteurs, le partage inévitable des hommes adonnés aux travaux de l'esprit. Sans adopter cette proposition d'une manière absolue, il faut reconnaître du moins qu'elle est en rapport avec le genre de vie qu'ils mènent. Chez aucun, en effet, ne se trouvent réunies, comme chez eux, toutes les conditions propres à troubler l'activité harmonique de la digestion; surexcitation du cerveau fréquemment prolongée pendant la nuit, inaction du corps, position courbée, absence de la stimulation nécessaire aux fonctions des poumons et de la peau par la promenade au grand air, négligence et précipitation dans l'ingestion des aliments, travail intellectuel trop rapproché de la fin des repas, dégoût des distractions du monde et de la fatigue quelquefois salutaire qu'il procure, telle est l'énumération fort abrégée des circonstances peu favorables au milieu desquelles vit habituellement la grande majorité des hommes voués à l'étude.

Certes, avec de telles habitudes, il est difficile que les fonctions digestives s'exécutent bien, mais il ne peut être question de les changer et surtout de conseiller l'abandon des études. Ce dont il s'agit, c'est de faire accorder la libre activité du cerveau avec celle de l'estomac; c'est que, au lieu de se nuire, l'un aide à l'autre, et qu'une digestion prompte et facile ajoute à la lucidité et à la pénétration de l'intelligence. Pour atteindre ce but, il est nécessaire, de diriger son attention sur l'estomac, de veiller à ce que ses fonctions s'exercent dans les meilleures conditions possibles, de ne négliger aucun des soins qui peuvent y aider, et d'éviter toutes les circonstances qui peuvent y nuire. Et d'abord, il faut que les heures de repas soient fixées, on doit s'y conformer d'une manière régulière, et le mieux, pour obtenir ce résultat, sera de laisser aux autres le soin de l'exécution des ordres donnés une fois pour toutes. Ceci fait, le nombre des repas sera réglé; deux suffiront presque toujours. Le premier ne sera pris qu'à dix ou onze heures; le travail du matin est le plus fructueux; il se fait au sortir du sommeil, à l'abri des importunités des oisifs et lorsque le repos est venu rafraîchir la mémoire. Le long temps, d'ailleurs, qui s'est écoulé du repas de la veille à celui du lendemain, a laissé aux organes de la digestion l'espace suffisant pour les soulager de leurs fatigues. Après quelque excès du travail de l'esprit, dont le retentissement s'est fait sentir sur l'estomac et les intestins, il est fort à propos de prolonger ce repos par la suppression d'un repas, du dîner surtout, qui serait remplacé par un simple potage, par une tasse de lait ou tout autre aliment léger. Cette abstinence de quelques heures relèvera mieux les forces que l'usage des viandes stimulantes ou des liqueurs alcooliques.

Le déjeuner sera composé de substances légères qui réparent les pertes en stimulant les organes, comme le café au lait, le thé, le chocolat, les légumes, les œufs frais, les fruits. Le travail qui a précédé le repas et qui a pu se prolonger jusqu'au moment de le prendre, ne doit pas venir interrompre immédiatement la digestion. Il ne faut s'y remettre qu'après une demi-heure ou une heure de repos, et il peut être continué pendant quelque temps encore. Il est à désirer, cependant, que la journée de travail finisse avant le dernier repas. Celui-ci sera surveillé comme le déjeuner; il est important que rien n'y paraisse que ce qui convient. Il faut que l'estomac ne reçoive que des aliments de facile digestion, et non de ces petits fruits secs, de ces amandes, de ces pâtisseries sucrées, de ces petits fours dont on le remplit, tout en causant et sans s'en apercevoir, bien au delà de ce qui est nécessaire. Les substances qui conviennent le mieux sont les viandes grillées, bouillies et rôties, les poissons, les légumes verts, les fruits blanchis ou en compote; elles offrent aux organes digestifs des éléments de réparation que l'on peut mesurer en quelque sorte. Au dîner, figureront donc un ou deux plats de ces viandes simplement préparées, un plat de légumes et quelques fruits. Un ordinaire ainsi composé est bien suffisant pour fournir aux besoins d'un homme dont les pertes s'effectuent aux dépens du système nerveux bien plus qu'à ceux des autres appareils. Il devra bannir comme indigestes, comme échauffants, les légumes farineux, tels que pois, haricots, lentilles, les sauces épicées, les roux, les mets de haut goût. Son alimentation doit être riche et succulente, mais point excitante; il faut que les viandes rôties soient cuites à point, que les légumes bien savoureux, bien nourris dans leur cuisson, soient doux et veloutés au goût; mais pas de poivre qui happe à la langue, pas d'épices qui surexcitent le palais et les muqueuses de l'intestin. L'homme habile saura trouver encore dans cette cuisine de quoi exercer ses talents; à ces préparations bien entendues, à ces mets artistement composés, il convient de joindre l'usage d'un vin de deux à trois ans, d'un bon cru bordelais ou bourguignon, suivant les dispositions et les préférences individuelles, qu'il faudra boire mêlé à moitié ou à deux tiers d'eau. Après le dîner, et pendant les quelques heures qui précèdent le coucher, il est utile que les soins donnés au monde, la promenade, les distractions viennent apporter une diversion nécessaire au travail de la journée. Assurément nous pensons que, réglée de cette manière, la vie du savant, de l'homme de lettres, du penseur, offrirait toutes les chances d'une longue durée, surtout s'il évitait les veilles, ces travaux de la nuit qui sont rarement profitables, parce qu'ils ne sont pas d'aussi bon aloi que ceux du matin, parce qu'ils manquent du degré d'inspiration qui les fait accepter. Il est à remarquer, du reste, que les plus illustres parmi ces hommes d'élite se sont fait, pour la plupart, une hygiène appropriée à leur constitution; ils savent se faire vivre longtemps. Cent cinquante noms de savants pris au hasard, moitié parmi les membres de l'Académie des sciences, moitié parmi ceux de l'Académie des inscriptions et belles-lettres, ont donné dix mille cinq cent onze années d'existence, ce qui fait un peu plus de soixante-dix ans de vie moyenne pour chacun d'eux, plus du double de celle accordée au commun des hommes dans les pays les plus avancés en bien-être et en civilisation.

Régime alimentaire de l'homme du monde.

L'homme du monde, plus que le penseur, a besoin d'une sage direction des fonctions digestives. Il est rare, en effet, que, comme celui-ci, il ait le bénéfice d'une bonne constitution transmise; presque toujours, il reçoit, au contraire, par le fait de la génération, des dispositions maladives, ou pis encore, il apporte en naissant le germe d'affections qui se développent avec l'âge. S'il est assez heureux pour ne pas être atteint de ces fâcheuses prédispositions, la manière dont il est élevé ne tarde pas à les faire éclore, et c'est sur les organes de la digestion que se portent les premières impressions malfaisantes qui vont le poursuivre. Dès la première année de sa vie, son régime est tout autre que celui du commun des hommes; on élève la quantité de ses aliments, on leur donne des qualités plus riches et plus stimulantes, de telle sorte que, dès le début, le sang est vicié par les éléments trop énergiques de réparation dont on l'accable. Aussi, contracte-t-il une constitution particulière, qui réclame des règles spéciales sous le rapport hygiénique de la digestion. Ses organes sont plus faibles, plus délicats, mais capables, cependant, de supporter un degré d'excitation que ne pourrait accepter le paysan le plus robuste. Celui-ci est en mesure, s'il est admis à la table du maître, d'engloutir, sans en être indisposé, un lièvre tout entier ou un pâté volumineux; mais qu'il goûte de huit ou dix mets, qu'il boive de plusieurs sortes de vins, qu'il dîne, en un mot, comme les convives ordinaires de la maison, il en sera malade. C'est que l'homme habitué à un régime substantiel, à une alimentation succulente, mais douce, ne peut impunément se nourrir tout à coup des viandes de boucherie les plus épicées, des gibiers du plus haut goût, des jus de viande, des glaces, des truffes, des aromates, des sucreries, des pâtisseries, des crèmes, etc., etc., et en même temps, des vins les plus alcooliques. Et par contre, l'homme du monde ne saurait trouver dans la nourriture du paysan le degré d'excitation et de réparation suffisantes pour le maintien de sa santé. Il faut donc admettre comme vrai que, pour ces organisations spéciales, la variété dans les mets, la richesse dans les viandes deviennent des aides nécessaires de la digestion; qu'en avançant dans la vie, elles s'émoussent de plus en plus, ont besoin de stimulants plus énergiques, et qu'il arrive une époque où certains individus ne peuvent manger un œuf frais, un potage maigre, sans éprouver les spasmes les plus violents de l'estomac, tandis qu'ils digèrent sans peine une tranche de bœuf rôti, du mouton ou même du jambon. Ne pas accepter ces anomalies serait s'exposer aux erreurs les plus graves, aux mécomptes les plus dangereux.

« L'homme du monde (dit Tissot), nourri et abreuvé de choses chaudes et de haut « goût, qui, par l'impression flatteuse qu'elles font sur les papilles de la langue, le « déterminent souvent à en prendre au delà du besoin, commence par souffrir les « maux que produit la trop grande quantité; son estomac sensible, parce que les nerfs « le sont trop, éprouve une irritation qui lui donne un malaise général; le chyle, com-« posé d'une matière trop stimulante, porte l'agitation dans les vaisseaux; la vitesse « du pouls, quelques heures après le repas, est une preuve de son effet; et celui de la « fièvre étant d'user les ressorts, cette fièvre qui se produit tous les jours affaiblit iné-« vitablement. Tous les organes de la sécrétion étant irrités, toutes les fonctions se « dérangent, et le désordre s'établit dans toute l'économie animale.

« Le moment d'un nouveau repas arrive; on se met à table, quoique le besoin réel « n'existe pas; mais on est trompé par l'inquiétude de l'estomac, qu'on devrait calmer « avec un peu d'eau fraîche et qu'on prend pour la faim; on veut manger; la variété, « l'odeur, la couleur, la saveur des mets y invitent; on paraît décidé par un plat, on « est servi, on le goûte, on le renvoie, on en essaye un grand nombre, on mange de « quelques-uns, l'ensemble fait un volume, qui, composé de plusieurs choses diffé-« rentes, offre les plus grands obstacles à la digestion; de là, un long séjour sur « l'estomac, une corruption plutôt qu'une digestion, une irritation continuelle, qui est « un obstacle à ce sentiment de bien-être qui caractérise la santé. »

Ce tableau, qui est de la plus exacte vérité, ne détournera pas les riches de leurs habitudes et de leurs goûts. La richesse n'a d'utilité qu'autant qu'on en use, et parmi les jouissances qu'elle procure, celles de la table ne sont pas les moindres; il en est donc ici pour l'homme du monde qui recherche les plaisirs, comme pour le savant ou l'homme de lettres qui ne sont occupés que de leurs chères études, il ne s'agit pas de les priver de ce qui fait toute leur joie, mais de les diriger, de leur apprendre à user avec modération et habileté des sources de bonheur qu'ils ont à leur disposition. Dans l'intérêt donc de ses jouissances, le riche doit borner le nombre des mets qui paraissent sur sa table. Le cuisinier le plus méritant ne réussit pas dans toutes ses préparations, et tout ce qu'on peut attendre de lui, c'est qu'il excelle dans un certain nombre. Deux ou trois plats de gras au plus, autant de maigre, bien étudiés, bien arrivés, doivent satisfaire aux exigences les plus sévères, et le gourmand le plus déterminé n'a pas besoin d'une plus grande variété d'aliments. Le dîner, composé de viandes succulentes, de poissons de choix, de légumes artistement relevés, sera donc suffisant et au delà ; une seule espèce de vin du meilleur cru viendra le compléter à l'ordinaire. C'est pour les grands repas, où il s'agit de faire montre de sa fortune, que seront réservés les mets de toute nature, variés à l'infini, séduisants par l'aspect, mais médiocres au fond ; c'est dans ces mêmes circonstances que seront prodigués les vins illustres de toutes les provenances, les alcools et les liqueurs.

Doit-il être question du déjeuner? La vie de l'homme du monde entraîne si peu de pertes, que les besoins de réparation sont minimes. Ce repas ne devra donc être qu'une collation légère à peine capable d'interrompre le repos de l'estomac, qui sera d'autant plus fort pour supporter les gigantesques fatigues du dîner, qu'on l'aura laissé plus longtemps dans l'inaction. Les règles de la tempérance, d'ailleurs, qui sont applicables aux riches comme aux pauvres, veulent que la faim soit apaisée, mais jamais irritée, et ce précepte facile à suivre par ceux-ci reçoit rarement son application de la part de ceux-là. Provoqués par l'aspect engageant des mets qui leur sont servis, ils vont au delà des bornes ; l'estomac prend des habitudes de surcharge dont il se défait avec peine, et la faim plus que satisfaite, ils éprouvent encore une sorte d'excitation qu'ils prennent pour les invitations de l'appétit. Alors apparaissent les irritations et les névroses des entrailles, la goutte, les affections calculeuses, les maladies du foie et de la vessie, maux inévitables, lorsqu'à des habitudes sédentaires, à une vie de mollesse et de plaisirs, s'ajoute l'excitation d'une nourriture trop abondante et excitante à l'excès.

CHAPITRE XV.

RÈGLES D'HYGIÈNE ET VARIABILITÉS DE LA DIGESTION

DANS LES AFFECTIONS AIGUËS, LA CONVALESCENCE ET SUIVANT LES CONSTITUTIONS MALADIVES.

SOMMAIRE. — Affections aiguës. — Maladies chroniques; convalescence. — Phénomènes de la convalescence. — Durée de la convalescence. — Soins à donner au convalescent. — Constitutions maladives. — Irritations; névroses. — Irritation chronique des intestins. — Névrose intestinale. — Régime alimentaire en cas d'irritations chroniques. — Régime alimentaire en cas de névrose. — Constitution scrofuleuse. — Régime alimentaire des scrofuleux. — Diabète. — Régime alimentaire des diabétiques.

Affections aiguës.

Dans l'état de maladie, les fonctions digestives se trouvent, la plupart du temps, brusquement interrompues, et cela d'une manière si radicale, que le vomissement, en cas d'invasion rapide, vient débarrasser l'économie des matières alimentaires contenues dans l'estomac. La diète, convenablement dirigée, est donc le premier de tous les moyens auxquels on doive recourir dans les maladies aiguës; elle doit être extrêmement sévère, au moins pendant les premiers jours, quoiqu'il faille prendre en considération l'âge, les habitudes et certaines organisations qui ne se prêtent pas facilement à une abstinence absolue. Cependant, disons tout d'abord qu'elle est recommandée avec moins d'insistance depuis quelques années qu'elle ne l'était autrefois. A cet égard, les idées des médecins se sont modifiées, et, parmi quelques hommes éminents de cette époque, il en est qui ne craignent nullement d'alimenter les individus qui sont affectés de fièvres graves.

« Ainsi, l'un des professeurs de la faculté de Paris fait, après le premier septe-
« naire, administrer l'eau de gruau comme boisson habituelle de ces malades, et, dès
« le huitième ou neuvième jour, on joint à cette boisson alimentaire du bouillon, des
« panades et autres potages légers. Un régime analogue est permis dans les fièvres
« éruptives (rougeole, scarlatine, etc., etc.), tandis que, au contraire, s'il s'agit d'un
« état de fièvre produit par une inflammation locale nettement dessinée, la diète est
« jugée avantageuse pendant toute la durée de l'orgasme (irritation). Cette période
« passée, on commence l'alimentation qu'on augmente graduellement, mais qui doit
« être dosée de telle manière que le malade, après avoir mangé, éprouve encore la
« sensation de la faim. Le régime subit ainsi des modifications très-distinctes, suivant
« qu'il s'agit de pyrexies exanthémateuses (état fébrile résultant d'éruptions) ou d'in-
« flammation avec réaction fébrile.

« Pour expliquer sa conduite, ce professeur s'autorise d'expériences intéressantes et
« de faits curieux. On interprète faussement, dit-il, les phénomènes que produit la
« diète absolue. Tout animal privé d'aliment devient *autophage* (mangeur de soi-même)
« et se nourrit de sa propre substance, ainsi que l'a prouvé M. Bernard de Ville-

« franche. Ce physiologiste a pris des lapins qui, quoique rongeurs, mangent au be-
« soin de la viande. Il les a nourris d'abord avec des végétaux verts, et il a vu que leur
« sang et leurs urines acquéraient promptement des propriétés alcalines (renfermant
« de la soude); il les a fait passer ensuite au régime animal; aussitôt le sang a perdu
« la soude qu'il contenait, et les urines sont devenues acides. Ce premier résultat
« constaté, les mêmes animaux ont été replacés, par le régime herbacé, dans les con-
« ditions premières, puis assujettis immédiatement à une diète rigoureuse. Alors on
« s'est assuré que les urines et le sang reprenaient les propriétés que leur avait don-
« nées l'usage de la viande ; l'animal s'était nourri de sa chair; il y avait eu, comme
« nous le disions plus haut, véritable *autophagie*. Mais si le sang ainsi revivifié offre,
« pendant quelque temps, un certain degré de richesse qu'il n'avait pas auparavant,
« cet état ne saurait être durable, et, la diète étant prolongée, ce liquide subit des
« altérations semblables à celles qu'on lui remarque dans les fièvres graves. C'est ce
« qui résulte clairement des faits observés par M. Guerlain chez des aliénés qui, dans
« une pensée de suicide, refusaient toute espèce de nourriture. Ces individus, comme
« les naufragés de *la Méduse* et de *l'Alust*, passaient par tous les degrés des fièvres
« ataxiques et adynamiques.

  « Voilà pourquoi ce professeur n'est pas partisan de la diète excessive dans les
« pyrexies (états fébriles), où les sucs de l'économie sont déjà modifiés d'une ma-
« nière fâcheuse. Il insiste en particulier sur la nécessité d'une alimentation modérée
« et donnée de bonne heure dans la dothinentérie. (fièvre typhoïde). A cet égard,
« dit-il, on ne doit pas s'en rapporter aux sensations des malades. Il arrive souvent
« qu'ils ne sentent pas plus le besoin de la réfection que l'escarre qu'ils portent au
« sacrum ; il faut donc sentir pour eux et leur faire prendre les aliments comme on
« leur fait prendre les médicaments. Le régulateur de l'alimentation, en pareil cas,
« c'est son effet physiologique; mais encore ne faut-il pas s'en laisser imposer par les
« premiers phénomènes auxquels elle donne lieu. L'habitude de l'abstinence ôte à
« l'estomac la faculté de digérer. Certains malades vous disent qu'ils ne peuvent manger
« et même qu'ils souffrent en mangeant. Cette circonstance n'est pas une contre indica-
« tion à l'alimentation, et, si l'on continue, on voit qu'au bout de quelques jours, tel
« individu, qui ne pouvait supporter deux grammes d'aliments, finit par en tolérer un
« kilogramme. Il convient aussi de se mettre en garde contre l'interprétation erronée
« du petit mouvement fébrile qui résulte de la stimulation produite par le chyle chez
« l'individu qu'on alimente pour la première fois après une longue maladie. Ce n'est
« encore là qu'une excitation passagère, qui disparaît aussitôt que les organes com-
« mencent à reprendre leurs habitudes fonctionnelles. Enfin, il est à désirer qu'on ne
« confonde pas les symptômes de l'inanition avec ceux de l'irritation. Trop souvent on
« attribue à celle-ci ce qui n'est que le fait de celle-là. Alimentez le malade, et vous
« ne tardez pas à voir les douleurs d'estomac céder, la langue perdre sa rougeur,
« l'haleine son acidité, le pouls sa fréquence ; les forces se relèvent, et, grâce à l'in-
« fluence salutaire d'un régime réparateur, le sommeil, jusque-là troublé et inter-
« rompu, retrouve son calme et sa régularité. (*France médicale*, 15 novembre). »

  Cette doctrine était nôtre depuis longtemps, lorsque nous l'avons trouvée ainsi développée dans le journal de médecine la *France médicale*. Regardée comme nouvelle par
quelques-uns, nous avons cru devoir transcrire l'article tout entier, mettant de cette
manière sous l'égide d'un professeur illustre ce qui n'aurait peut-être pas été accepté
venant de nous-même. Ajoutons que nous lui avons vu produire les meilleurs effets et
qu'elle ne nous appartient pas plus qu'au maître qui la professe. M. Bretonneau, de
Tours, et d'autres écrivains, l'avaient préconisée déjà. Quoi qu'il en soit, elle mérite
toute l'attention du malade et du médecin, qui reste seul juge du moment opportun
pour la mettre en pratique, et qui, seul aussi, peut en diriger l'application.

L'alimentation dans les maladies est surtout nécessaire de bonne heure chez les jeunes enfants, les jeunes gens et les personnes débiles.

Maladies chroniques ; convalescence.

Dans les maladies chroniques, le régime se présente comme le plus puissant modificateur de tout l'organisme ; c'est dire quelle est l'importance de son action. Pour l'homme malade, en effet, les moindres erreurs en ce genre peuvent être mortelles, et, à vrai dire, elles sont peut-être l'une des plus grandes causes de mortalité. Malheureusement, les difficultés d'application sont nombreuses ; elles tiennent aux modifications continuelles qu'il doit subir suivant la gravité, le ralentissement ou la recrudescence et les époques diverses de la maladie. Approprié à chacun de ces états, il est utile ou nuisible en raison de la manière dont il est suivi, et si la nourriture doit être mesurée la plupart du temps avec parcimonie, il est fâcheux d'avoir à constater que plusieurs fois on a aggravé des maladies par une abstinence trop rigoureuse. La question devient très-délicate, appliquée aux convalescences.

Dans cet état intermédiaire à la maladie qui a cessé et à la santé qui n'existe pas encore, on ne saurait apporter trop de prudence dans la diète à observer, et, avant tout, il faut se rendre compte de ce que l'on entend par le mot *convalescence*. Il suppose toujours une certaine gravité dans la maladie. Le malaise ou la faiblesse qui se remarque après une indisposition n'en mérite pas le nom.

Phénomènes de la convalescence.

La convalescence est en rapport direct avec la maladie qui l'a précédée ; longue et sans fin à la suite des affections chroniques, elle imprime à la physionomie ce caractère de morbidesse qu'elle tient de la nature même de la maladie primitive. Pour que les forces et l'embonpoint reviennent à leur degré antérieur, il faut plusieurs mois ; l'estomac et les intestins restent paresseux, l'appétit nul, et souvent il se passe une année entière avant que le malade ait complétement recouvré la santé. Quelques-uns même, les vieillards surtout, conservent, pendant un temps indéterminé, le ressentiment du mal qui les a si profondément atteints.

A la suite des maladies aiguës, les phénomènes de la convalescence sont plus variés et plus nombreux. Le premier qui se présente et l'un des plus remarquables est l'amaigrissement rapide de tout le corps, et spécialement de la figure, dont la pâleur augmente. La cessation de la fièvre et le refroidissement qui en est la suite produisent la diminution des solides et des liquides. Le rétablissement instantané des sécrétions, en augmentant les pertes, donne raison de ce phénomène. Le convalescent, à cette époque, en même temps qu'il éprouve le bien-être qui résulte de la cessation de la fièvre et de la douleur, sent mieux sa faiblesse ; c'est en chancelant et avec effort qu'il parvient à quitter son lit. La voix reste sans force ; les facultés intellectuelles participent de cet affaiblissement général, et l'esprit est incapable de la moindre contention. La fatigue, les maux de tête, des accidents graves quelquefois, en sont la suite. La susceptibilité nerveuse augmente, et, bien que disposé aux idées riantes, on le trouve impatient et irascible, vivement impressionné au moral et au physique à propos de rien ou de peu de chose.

C'est par degré et avec quelque lenteur que se rétablissent les fonctions digestives ; l'appétit se fait attendre, la langue ne se nettoie pas ; le pain paraît fade, le vin amer ; en général, cependant, le désir des aliments précède la faculté de les digérer, et c'est ce qui rend dans la convalescence les indigestions si fréquentes. Les selles sont rares et sèches, la respiration courte et haletante au moindre mouvement et même sous l'influence de la parole; le pouls est accéléré; il ne reprend son type normal qu'après un certain nombre de jours; ce n'est pas une contre-indication à une alimentation légère; la fréquence du pouls est due à la faiblesse; le froid persiste, même dans les saisons chaudes, et cependant le sommeil détermine des transpirations plus ou moins abondantes; la sécrétion des urines est également augmentée. L'épiderme et les cheveux tombent à la suite des maladies graves, principalement après les affections éruptives. Il en est de même à la suite des fièvres typhoïdes qui, en raison des taches rosées qui les caractérisent, peuvent, jusqu'à un certain point, rentrer dans le cadre des fièvres éruptives; ce n'est point ici le lieu de discuter cette opinion très-controversable.

Durée de la convalescence.

La durée de la convalescence ne peut pas être déterminée d'une manière rigoureuse; elle dépend d'un grand nombre de circonstances, dont l'influence est plus ou moins marquée, suivant la nature et la durée de la maladie, l'âge et la constitution du sujet, l'habitation, le régime, etc. Courte dans l'enfance et la jeunesse, elle devient plus longue dans l'âge mûr, plus encore dans la vieillesse. Les personnes fortes et bien constituées sont plus promptement rétablies que celles qui sont faibles et habituellement souffrantes. Une diète trop sévère, l'excès des aliments prolongent la convalescence; elle dure moins au printemps et dans l'été qu'en automne et dans l'hiver. Celle des maladies inflammatoires est également moins longue que celle des affections qui se sont fait remarquer par l'extrême faiblesse : et les émissions sanguines, spontanées ou artificielles, en augmentent encore la durée. A mesure qu'elle s'avance, les fonctions se rétablissent, inégalement, dans les organes. Ceux qui étaient le siége du mal sont le plus longtemps à revenir à leur état normal.

Soins à donner au convalescent.

Le convalescent sera placé dans une chambre vaste, aérée, où pénétrera la lumière, où sera maintenue une température de 15 à 18 degrés centigrades. Le séjour à la campagne serait plus utile encore, si la saison le permettait, si les soins et la distraction devaient rester les mêmes. Les vêtements seront moelleux et chauds. Aussitôt que l'état des forces le permettra, il sera convenable de faire prendre un bain et quelquefois de le répéter. Quant aux aliments, ils demandent à être pris avec mesure; le choix et la quantité devront en être fixés chaque jour. Ainsi seront prescrits d'abord quelques bouillons, plus tard des laits de poule, de légers potages préparés avec la semoule, la fécule de pomme de terre, le tapioka, l'arowroot, une petite tasse de chocolat, quelques cuillerées de gelées de fruit ou de viande; puis viennent les œufs frais, les légumes de facile digestion, les viandes blanches rôties, le poisson, les purées, les fruits cuits ou biens mûrs, les viandes plus faites, et enfin une quantité déterminée chaque jour, et augmentée graduellement, de pain de gruau bien léger. A l'heure des repas, il sera fait usage d'eau rougie, et un peu plus tard d'un petit verre de vin pur de bonne qualité. Mais, comme nous l'avons dit, il ne faut pas trop attendre pour revenir à une alimentation plus substantielle. « Après une grave maladie, ou même après « une longue abstinence pour toute autre cause, il arrive quelquefois que l'estomac a « en quelque sorte perdu l'habitude des aliments, et qu'il ne semble plus apte à fonc- « tionner. Aucune substance n'y est conservée et n'est soumise à l'acte de la digestion. « Dans la pensée que les forces du malade et de son estomac doivent être ménagées, « on suspend l'alimentation, et cependant plus on temporise, plus cet état nerveux de « l'estomac s'enracine et cause de ravages sur l'économie. Dans ce cas, l'appétit peut

« être conservé, mais les malades n'osent plus manger ; il faut les y engager, les y
« contraindre même, sous peine de voir la faim s'éteindre, la soif s'allumer et une
« véritable gastrite par abstinence se développer. La règle à suivre dans de telles cir-
« constances est d'insister sur l'alimentation ; en agissant ainsi, ou voit l'estomac re-
« prendre peu à peu ses habitudes et fonctionner enfin comme auparavant. Il importe,
« comme il est facile de le voir, de distinguer cet état particulier d'une inflammation
« de l'estomac. On le reconnaît aux signes suivants : tantôt il y a douleur épigastrique,
« tantôt la région est indolente ; le malade éprouve presque toujours un sentiment de
« pesanteur et de gonflement à l'épigastre ; il est tourmenté par des éructations fré-
« quentes, sans odeur, sans saveur, d'autant plus abondantes que la diète est plus
« prolongée. Il y a de la soif, mais la langue est pâle et humide ; elle conserve ses ca-
« ractères tant qu'il ne s'est point développé une véritable gastrite ; enfin la chaleur
« fébrile ne s'observe point ordinairement. » C'est avec un soin égal qu'on veillera aux
mouvements à faire exécuter. Rien de plus utile, assurément, que l'exercice pendant
la convalescence ; mais avec quels ménagements il faut y procéder ! Le convalescent
commencera donc par être placé dans un fauteuil, puis dans un siége roulant dont il
recevra les faibles secousses. Plus tard il fera quelques pas dans sa chambre ou dans
un jardin, d'abord soutenu, puis tout seul. Enfin il sortira en voiture, se promènera
quelques moments, et pourra même monter à cheval ; mais il devra se préoccuper de
la fatigue qu'il éprouve et s'arrêter aussitôt qu'elle se fera sentir. Portée à l'excès,
elle peut, comme une indigestion, devenir l'occasion d'une rechute. Les distractions
douces, variées, ne sont pas moins utiles ; elles seront proportionnées à l'âge, aux
goûts, aux habitudes ; les émotions vives, de joie comme de chagrin, seront éloignées
avec sollicitude. Il en sera de même des méditations prolongées, des fortes contentions
d'esprit ; et, pour revenir aux occupations intellectuelles, il sera nécessaire d'y mettre
les mêmes ménagements que pour reprendre les habitudes gastronomiques.

Constitutions maladives individuelles.

C'est à dessein que nous nous sommes peu étendus sur le régime à suivre dans les
maladies chroniques, nous avions à revenir sur ce sujet, que nous avons compris sous
le nom de constitutions maladives individuelles, et qui offre à nos méditations un champ
des plus vastes. Les hommes adonnés aux travaux de l'esprit et les gens du monde nous
fourniront encore les types des modifications particulières de l'organisme auxquelles nous
avons attribué cette dénomination ; les autres classes en sont à peu près exemptes, et
si elle paraît quelquefois parmi elles, ce n'est que par accident. Les affections chroniques, et en particulier les névroses du cerveau et de l'estomac, les maladies du cœur,
des poumons, du foie, celles des voies urinaires paraissent, en effet, menacer directement ceux qui s'adonnent à l'étude des sciences et des lettres. La contention de
l'esprit, le manque d'exercice et d'air suffisamment renouvelé, la position assise, l'habitude du travail immédiatement après le repas, les veilles prolongées sont autant de
causes qui peuvent amener le développement de ces maladies. Et comme l'esprit a
besoin, pour se conserver vigoureux, de prendre souvent du repos et de suspendre les
études sérieuses, les accidents dont il est question se manifesteront surtout chez ceux
qui, par une excitation volontaire ou par un effort violent, dépasseront, dans leurs
travaux, la limite qui leur était assignée par leur organisation. C'est ainsi que, s'il faut
en croire certains rapports, un nombre assez notables d'élèves sortant de l'Ecole poly-
technique sont atteints de névroses cérébrales, qui ne reconnaissent pas d'autre cause
que le travail excessif auquel ils ont dû se livrer pour embrasser toutes les parties des
études qui leur étaient imposées. C'est ainsi qu'un travail de cabinet assidu, entrepris
aussitôt après le repas et dans les conditions mauvaises que nous avons énumérées,

ne peut que troubler la digestion, et la répétition fréquente de cette pratique devra certainement être suivie, après un temps plus ou moins long, du développement d'affections nerveuses du cerveau, de l'estomac et des instestins, sinon d'inflammations chroniques de ces organes.

Par des causes différentes que nous avons signalées ailleurs, les gens du monde fournissent, après les hommes d'étude, le plus grand nombre d'exemples de constitutions maladives. Assez disposés à abuser de leur santé, ils se livrent longtemps à leurs goûts et à leurs penchants, et ne font pas attention à un mal qui envahit leurs organes peu à peu, qui n'interrompt pas brusquement l'activité harmonique de leurs fonctions. Lorsque de graves désordres se sont produits, que les digestions sont devenues impossibles ou tellement difficiles, qu'elles absorbent la plus grande partie du temps ménagé entre les repas, qu'elles ne permettent plus l'usage de l'alimentation excitante à laquelle on était habitué, lorsque enfin quelque névrose ou quelque irritation s'est fixée sur un point quelconque de l'organisme, on songe alors à s'amender, on a recours à la médecine, et on attend d'elle les miracles qu'elle ne peut faire. Ayant négligé toutes les lois de l'hygiène, on s'adresse à la pharmacie et aux polypharmaques avec l'espoir de rétablir tout d'un coup l'équilibre des fonctions par l'emploi des médicaments. On ne sait pas ou on ne veut pas savoir que la guérison obtenue de cette manière est le cas exceptionnel, que presque toujours le retour à la santé est soumis à une marche lente et graduée, et que si une mauvaise direction des agents de l'hygiène l'a compromise, c'est à une direction plus éclairée, mieux entendue qu'il faut s'adresser pour en obtenir le rétablissement. Or, parmi les moyens hygiéniques à employer, le régime alimentaire tient le premier rang, et, si dans tous les cas, il n'est pas le seul, presque toujours, du moins, les autres, même les plus efficaces, seraient impuissants, s'il ne leur venait en aide.

Il serait difficile de nommer en détail et de décrire l'une après l'autre toutes les infirmités dont les gens du monde et les lettrés peuvent être atteints; c'est un cadre nosologique tout entier à remplir, et que nous n'avons pas la prétention de tracer dans les limites fort étroites que nous nous sommes imposées; elles sont d'ailleurs en tel nombre et l'expression en est si variée, qu'il n'est pas possible d'en fixer les formes diverses. Mais si leurs caractères sont multiples, leur mode de traitement est simple; il consiste presque toujours dans *un régime à suivre*, et, sous ce rapport, on peut les ramener à deux types uniformes, les classer sous deux titres particuliers : *les irritations et les névroses.*

Irritations ; névroses.

Parmi les premières, nous aurons à distinguer celles qui prédisposent aux congestions sanguines, aux inflammations; elles sont le partage presque exclusif de la jeunesse, celles qui ont pour caractère d'augmenter les sécrétions, d'altérer les liquides sécrétés, différentes des précédentes par leur mode d'action, elles exigent un traitement différent; celles enfin, dont la tendance est la production de tissus anormaux, d'affections accidentelles, comme les cancers, les tubercules, les calculs, la goutte, etc., etc. Elles paraissent presque toujours procéder de prédispositions constitutionnelles ou héréditaires.

Quant aux névroses, elles diffèrent si essentiellement des irritations, elles sont caractérisées si nettement, qu'il est difficile de les confondre; l'erreur en ce genre, du reste, n'est peut-être pas dangereuse; elles paraissent, dans certains cas, servir de préservatifs contre l'inflammation. Il est d'observation actuelle que les écarts de régime les plus insensés, les médications les plus incendiaires ne parviennent pas à les changer de nature, et tel homme avec des organes sains n'aurait pu supporter, sans y déterminer une inflammation vive, une dose donnée d'excitants, qui, malade d'une névrose, en digère une décuple. Ces deux états sont donc parfaitement distincts l'un de l'autre dans leurs nuances comme dans leurs symptômes, et cette différence est manifeste, surtout lorsqu'ils ont leur siége dans les intestins.

Irritation chronique des intestins.

Ainsi, l'irritation chronique des intestins est caractérisée par des alternatives de constipation et de diarrhée, de courbature et d'activité musculaire, d'amaigrissement et d'embonpoint; par des douleurs habituelles du ventre, l'abattement, le manque d'énergie morale, la tristesse et l'irritabilité. Si, dans la recherche du régime à suivre, le malade s'égare, s'adresse aux viandes stimulantes, aux vins généreux, il est promptement ramené par la souffrance vers l'alimentation adoucissante, dont il fait également abus, et faute d'une direction raisonnée, il marche de tâtonnements en tâtonnements, sans trouver le régime moyen, presque toujours convenable dans ces circonstances. Supposez-le rétabli, ayant retrouvé l'embonpoint qu'il avait perdu, sa vie active, sa bonne humeur, son aptitude au travail, ses digestions faciles; qu'il boive plusieurs jours de suite un vin trop alcoolisé, qu'il fasse usage de légumes à écorces dures, de grosses viandes ou de gibier, les douleurs de ventre reparaissent; la courbature, la tristesse, le découragement, l'inertie intellectuelle reviennent s'emparer de lui, et pour se débarrasser, pour rétablir l'équilibre des fonctions, il lui faut, au plus vite, supprimer un repas, reprendre ses habitudes d'exercice modéré, de promenade au grand air.

Névrose intestinale.

La névrose intestinale se comporte tout autrement; elle se dénote par des mouvements tumultueux, des douleurs nerveuses des intestins, reconnaissables à leur spontanéité, sans que la pression les exaspère, par du gonflement, des productions de gaz, lors de la seconde digestion, par l'embarras du cerveau, qui, souvent, se dissipe à l'aide du café et des liqueurs alcooliques à doses formidables. L'exercice forcé de plusieurs heures au grand air est indispensable après le dîner, sinon le travail de la digestion se fait avec peine; l'occupation intellectuelle devient impossible, les idées sont confuses, et leur expression est incomplète. La constipation est habituelle; il est nécessaire de prendre chaque jour un lavement, d'avoir recours aux purgatifs plusieurs fois dans l'année. L'activité du corps et de l'esprit reste la même; elle est souvent remarquable, parce que les névroses sont plus ordinaires chez les individus de tempérament bilioso-nerveux que chez les autres, et qu'ils conservent les tendances de leur constitution.

Assurément, les différences de ces deux affections sont bien tranchées; de deux individus atteints, l'un d'irritation, l'autre de névrose intestinale, le premier ne peut, sans trouble de la digestion, sans douleurs d'entrailles, prendre un demi-verre de vin; le second a besoin, pour la bien faire, d'en prendre cinq ou six. Le café est utile à l'un, il est nuisible à l'autre; l'exercice poussé à l'excès active les fonctions digestives et intellectuelles de celui-ci, il énerve et accable celui-là. Les purgatifs soulagent l'affection nerveuse, ils endolorissent l'irritation chronique; la multiplicité et la variété des mets sont nécessaires à l'homme atteint de la première, elles sont contraires à celui qui souffre de la seconde; enfin, les excitants sont une cause de douleur et d'aggravation du mal pour ces derniers, tandis que les adoucissants affaiblissent et torturent le premier. Que conclure? C'est que l'irritation chronique et la névrose se reconnaissent aisément, c'est que le traitement de l'une ne convient pas à l'autre; c'est, enfin, que le régime alimentaire doit être conforme aux exigences de chacune de ces deux affections: débilitant et réduit pour l'irritation, tonique et abondant pour la névrose. Et si nous nous exprimons d'une manière si générale, c'est que les observations que nous venons de faire à propos des organes digestifs conviennent pour tous les autres. Les affections chroniques ne sont donc diversifiées que dans leurs formes et nullement dans leur essence, et elles peuvent être ramenées aux deux types dont il vient d'être parlé. Sous le premier (l'irritation chronique), se rangeront les chaleurs d'estomac, les aigreurs, les douleurs à propos de la digestion, les gastrites, les entérites chroniques, les engorgements du foie, les troubles de la sécrétion biliaire, les catarrhes de la vessie, les hémorroïdes, les dégénérescences tuberculeuses, cancéreuses, etc., les congestions cérébrales et pulmonaires, les palpitations, les anévrismes, la gravelle, la pierre, la goutte, etc., etc.

Sous le second (la névrose), se grouperont les névralgies, les migraines, les spasmes de l'estomac, la mélancolie, l'hypocondrie, la monomanie, l'aliénation mentale, les névroses du foie, des reins, des intestins, de la vessie, de la matrice, les paralysies partielles, etc., etc.

Dans toutes ces affections, les prescriptions hygiéniques suffiraient-elles pour ramener la santé ? Nous n'oserions l'affirmer d'une manière absolue, mais nous avouerons que notre confiance pour obtenir la guérison, même des plus graves, serait en grande partie dans l'application raisonnée des agents naturels, des moyens dépendant de l'hygiène. Nous ne rejetterions pas assurément, comme inopportunes ou dangereuses et sans distinction aucune, toutes les préparations pharmaceutiques, mais nous y joindrions les ressources précieuses d'un régime approprié.

Régime alimentaire en cas d'irritations chroniques.

Il est bien entendu que les habitudes, le genre de vie sous l'influence desquelles la maladie s'est déclarée, l'organe qui en souffre particulièrement et dont le malaise s'est communiqué aux autres, doivent être parfaitement connus, sans cela rien de sérieux ne peut être entrepris ; toutes ces conditions remplies, nous revenons à notre dire, un régime bien entendu est l'auxiliaire le plus puissant de la médication à employer, s'il n'est la médication tout entière. Tel organe musculaire, par exemple, comme l'utérus chez la femme, sera le siége d'une irritation chronique, qui amènera des productions de calorique nuisible et difficile à faire cesser ; un régime peu réparateur, de nature à augmenter les sécrétions intestinales, sera, dans ce cas, essentiellement convenable, et l'observation d'une femme atteinte de cette affection, guérie par l'usage presque exclusif, pendant plusieurs mois, des pêches et du raisin, associé aux boissons froides, observation rapportée sérieusement par un hygiéniste moderne, n'est-elle pas une preuve manifeste de la puissance du régime seul pour éteindre ces foyers d'inflammation ?

Dans d'autres circonstances, à propos d'irritation chronique des membranes muqueuses de l'intestin, de l'estomac ou de tout autre organe, à propos des hypertrophies commençantes du cœur, des engorgements du foie, etc., etc., n'a-t-on pas recommandé et avec succès un autre régime plus réparateur, mais qui se rapproche du précédent par sa simplicité, et qui se compose d'une seule espèce ou d'une seule série d'aliments : le régime lacté, par exemple, dans lequel le malade se nourrit de lait et de pain, sans addition d'aucune autre substance, et cela, pendant une ou plusieurs années. Les observations de malades atteints d'anévrismes commençants, et rendus à la santé à l'aide de ce régime, sont nombreuses dans la science.

La diète blanche, qui consiste à se nourrir de la chair de jeunes animaux, des œufs, des fécules unies au laitage, est aussi très-fréquemment prescrite. Suffisamment réparatrice, elle s'applique aux constitutions maladives où les organes sont menacés d'inflammation, et même dans l'état de santé, aux tempéraments sanguin et athlétique, toujours sous le coup de congestions cérébrales ou pulmonaires, d'explosions dangereuses. La quantité considérable de substances qui la composent, depuis celles qui produisent l'obésité jusqu'aux matières alimentaires consacrées au régime débilitant et insuffisamment réparateur, permettent de fournir à toutes les nuances, à tous les degrés de réparation qui n'ont pas pour but de produire ou d'activer la calorification. La boisson ordinaire dans ces régimes divers, et leur auxiliaire naturel, est l'eau pure, qu'il faut associer plus tard aux vins généreux, selon les habitudes antérieures ou les besoins actuels de chaque individu.

Régime alimentaire en cas de névroses.

Le régime alimentaire, qui convient aux constitutions maladives que nous avons rangées sous le titre de névroses, est tout l'opposé des précédents. Son objet principal est de stimuler, tout en fournissant à la réparation les éléments nécessaires ; aussi, ne s'agit-il plus des viandes blanches, du lait, des œufs, des fécules, etc., mais du gibier, du poisson, du vin vieux, etc., des viandes noires aidées d'infusions digestives, associées aux toniques, aux astringents, aux excitants. Il se recommande dans les états d'épuisement général ou local, déterminés par les névroses de l'estomac ou des intestins, épuisement dont l'issue deviendrait inévitablement fatale, si l'on n'y portait remède assez promptement par un régime approprié. Dans la plupart des affections de cette nature, la variété dans les mets est une nécessité, et nous ajouterons que la quantité, comme l'espèce, doit en être réglée chaque jour.

C'est là, du reste, le grand écueil ; qu'il s'agisse d'irritation chronique ou de névrose, les règles à observer ne peuvent être déterminées d'une manière exacte, elles varient d'un individu à l'autre, et dans le même individu, elles varient encore d'un jour à l'autre. C'est au médecin, et peut-être mieux au malade, à fixer ces règles, à les faire plier aux besoins de chaque moment; il faut qu'il observe ce qui lui convient le mieux, quels sont les aliments qu'il digère le plus facilement ; il faut qu'il se rappelle ce précepte toujours invariable : que, pour se nourrir, il ne s'agit pas seulement de manger, mais encore de digérer. Après ces observations préliminaires, il nous semble utile, cependant, de rappeler en quelques mots et d'une manière générale le régime à suivre, soit dans les constitutions maladives qui reconnaissent pour cause une irritation chronique, soit dans celles qui sont caractérisées par la névrose. Nous conseillerons, pour les premières, de s'astreindre à deux repas dans les vingt-quatre heures, et si la faim se fait sentir dans l'intervalle, de la tromper par un peu de sucre ou de gomme; de ces deux repas, le premier sera composé d'aliments légers, comme les œufs frais, le lait, s'il est supporté, le chocolat, les légumes herbacés, les fruits bien mûrs ou adoucis par la cuisson. Pas de viandes, point de mets de haut goût, pas de vin généreux. Le second, toujours léger, mais plus substantiel, se composera d'un potage, d'un plat de viande bouillie ou rôtie, sans sauce, d'un plat de légumes, de fruits cuits, eau rougie avec du vin peu alcoolisé. Toujours sortir de table sur son appétit, la tête légère, l'esprit dispos, et faciliter la digestion par les charmes de la conversation, par les propos animés de gais convives.

Quant aux personnes affectées de maladies nerveuses, elles se contenteront, comme les premières, de deux repas dans les vingt-quatre heures ; seulement, le déjeuner se composera quelquefois de viande, d'autres fois de thé, de café au lait et d'œufs. Le dîner sera plus substantiel, les mets seront variés, les viandes stimulantes assaisonnées ; les vins généreux, bus sans eau ou légèrement trempés, y figureront avec honneur; il sera suivi, sans inconvénient, d'une tasse de café pur et aromatique, d'un petit verre de vieille eau-de-vie. Viendront après : l'exercice prolongé, la promenade au grand air, la conversation vive, animée, et, au besoin, la discussion toujours polie de gens bien élevés. Il va, sans le dire, que nous n'avons pas fixé au petit nombre de substances dont il est ici question les aliments dont on peut faire usage dans chacun de ces états, il s'en faut de beaucoup ; le tableau en serait trop long. C'est dans le Dictionnaire qui suit ce travail sur les tempéraments qu'il faudra chercher l'alimentation, etc., qui convient aux constitutions maladives que nous venons de décrire, et dont les hommes d'étude plus encore que les gens du monde sont si fréquemment victimes.

Constitution scrofuleuse.

Mais ce ne sont pas seulement les constitutions maladives qui reconnaissent pour cause les irritations chroniques ou les névroses, dont l'hygiène ait à s'occuper ; il en est quelques autres dans lesquelles les moyens tirés de cette partie de la science sont les plus importants et les plus efficaces, et à tel point que, sans eux, tous les autres sont presque insignifiants. Parmi ces constitutions, l'une des plus funestes et des plus communes est la scrofuleuse ; presque toujours héréditaire, elle peut, cependant, être déterminée par le régime, par les conditions mauvaises de l'habitation, par l'entassement dans des espaces très-resserrés, entassement qui a pour inconvénient de vicier l'air et de le rendre moins propre à la respiration, mais il faut reconnaître que l'hérédité et une sorte de spécificité organique en sont les causes les plus ordinaires et les mieux constatées.

Quelle que soit, du reste, la cause de cette altération organique, l'expérience a prouvé que la guérison s'en fait longtemps attendre, quelque méthode de traitement qu'on emploie. Il n'y a point à lui opposer de médicaments, à proprement parler, spécifiques ; tous ceux qu'on a décorés du nom d'*anti-scrofuleux*, y compris l'iode, sont plus ou moins propres à aider à la guérison de la maladie, mais ils n'attaquent pas la cause du mal, et n'ont rien de plus spécifique contre les scrofules que contre quelques autres maladies pour lesquelles on les emploie également. Ce sur quoi tous les médecins sont d'accord, c'est que, pour traiter les scrofules, il faut, d'abord, placer le malade loin des circonstances qui les ont fait naître ; que s'il n'est pas possible de les éloigner entièrement, il faut lutter contre elles ; que les moyens les plus efficaces pour atteindre ce but, sont les moyens hygiéniques ; et qu'ils doivent, par conséquent, être préférées à tous les autres. Cette vérité, du reste, est si bien reconnue par tous les praticiens qui se sont occupés de cette maladie, qu'aucun d'eux n'hésite à proclamer qu'il sacrifierait tous les agents médicamenteux, sans exception, aux simples moyens tirés de l'hygiène.

Régime alimentaire des scrofuleux.

Il faut donc, avant tout, que le malade soit mis dans des conditions qui lui permettent de respirer un air pur et sec ; cet agent a, sur la scrofule comme sur beaucoup d'autres affections chroniques, l'influence la plus puissante, surtout, si l'on y ajoute l'exercice à l'air libre. Les scrofuleux qui guérissent le plus promptement et le plus sûrement sont ceux qu'on exerce à des travaux manuels en plein air, à la campagne. Mais le moyen le plus énergique, celui sur lequel il est nécessaire de veiller d'une manière toute spéciale, est le mode d'alimentation ; le plus substantiel et le plus fortifiant est, en général, celui qui leur convient le mieux. La base de leur nourriture devra donc se composer des viandes noires, grillées ou rôties, des poissons de mer principalement, des œufs, du vin ; on pourra y ajouter, mais dans des proportions convenables et assez limitées, l'usage des légumes frais et herbacés cuits, des salades même, et des fruits bien mûrs. Quant aux pâtisseries, aux fécules, aux légumes secs, qui dégagent beaucoup de gaz, et à toutes les espèces de laitage, il faut les proscrire ; ce sont des substances débilitantes et indigestes. S'il est fait quelquefois exception pour le lait, c'est qu'il y a nécessité de modifier le régime pour un temps, à propos de quelque inflammation locale ou intercurrente.

Rien de plus utile, après l'air, l'exercice et les aliments, que l'usage des bains simples ou composés. Les scrofuleux doivent se baigner souvent pour entretenir la souplesse de la peau, pour en faciliter la transpiration. Répétés fréquemment, les bains d'eau simple peuvent maintenir et même augmenter la faiblesse, mais, lorsqu'on a eu le soin de les rendre excitants, salés, iodés, sulfureux, savonneux ou alcalins, ils sont toujours convenables. S'ils sont trop excitants, et cela arrive pour quelques malades, il faut les mitiger à l'aide de solutions mucilagineuses ou gélatineuses. Les eaux minérales en douches sont souvent utiles; prises à l'intérieur, elles le sont plus encore. Les bains froids et les bains de mer sont également avantageux, mais il faut s'assurer qu'il n'existe aucune disposition à la phthisie pulmonaire (disposition si fréquemment associée aux scrofules); dans ce cas, ce moyen deviendrait dangereux : les signes extérieurs de scrofules disparaissent promptement, mais la phthisie se développe de son côté et marche avec une rapidité effrayante. Inutile de dire que les frictions sèches à la peau, les vêtements chauds, la flanelle sont nécessaires, surtout pendant les saisons humides et froides. Tout ce qui peut exciter l'enveloppe extérieure, tout ce qui peut y entretenir une moiteur salutaire est essentiel et doit être employé avec persistance.

Diabètes ou glucosurie.

Il est une autre maladie chronique, plus rare que la précédente, mais qui se rencontre encore assez fréquemment pour mériter notre attention. Comme la scrofule, elle ne permet guère de traitement autre que celui tiré de l'hygiène, et spécialement du régime alimentaire. A cause de cette circonstance, elle nous a paru entrer dans notre cadre; ce sera la dernière dont il sera question dans ce chapitre.

Elle est caractérisée par une excrétion excessivement abondante d'urine, plus ou moins chargée de matière sucrée, ce qui lui a fait donner le nom de diabètes sucrée ou glucosurie. Les premiers symptômes sont des rapports acides, un goût d'aigre qui se fait sentir dans toute la bouche, et celle-ci commence déjà à avoir tendance à se sécher; la salive devient blanche, écumeuse comme lorsqu'on est resté trop longtemps sans boire, sans éprouver de soif bien vive, cependant. A mesure que le mal fait des progrès, un sentiment de pesanteur se fixe vers l'épigastre, la soif se prononce, l'appétit augmente, l'urine devient plus abondante; elle est inodore, semblable à du petit lait clarifié, et elle prend une saveur manifestement sucrée. « En même temps, la peau « se sèche, les selles deviennent plus rares, plus dures, plus difficiles, quelquefois « douloureuses, et perdent leur odeur. La quantité des urines rendues augmente de « telle façon, qu'elle arrive à égaler et même à surpasser celle des aliments et des bois- « sons; elle coule avec douleur, involontairement, et presque sans interruption. L'amai- « grissement est rapide, c'est une véritable fonte du corps ; le malade meurt, enfin, « après être arrivé au dernier degré de marasme, tourmenté par deux besoins, qu'il « est condamné à ne pouvoir jamais satisfaire : celui de boire et celui de manger. »

Le plus habituellement, la marche de cette affection est lente et progressive, et bien qu'il arrive de lui voir atteindre son plus haut degré d'intensité en quelques mois, et même en six semaines, elle reste souvent plusieurs années avant qu'il en soit ainsi. On a même observé quelques cas dans lesquels, restant en quelque sorte stationnaires, les accidents ont persisté pendant toute la vie du malade, sans paraître en avoir abrégé la durée. Ce sont là, il faut le dire, des faits bien rares; la diabètes, au contraire, après être parvenue avec plus ou moins de lenteur à sa dernière période, se termine le plus ordinairement par une mort prompte, à moins que que les efforts de la nature, ou mieux encore les secours de l'art ne parviennent à en arrêter la marche. Quand la maladie tend à se guérir, la quantité des urines rendues devient moindre, elles perdent leur saveur sucrée, la soif diminue, l'appétit est moins grand, la peau reprend sa moiteur, l'urine se rapproche de plus en plus de l'état normal, et une fois qu'elle y est arrivée, toutes les autres fonctions se rétablissent, la guérison est obtenue.

Cette terminaison heureuse, lorsqu'elle se produit, n'est pas le résultat d'une thérapeutique médicamenteuse, ce n'est pas à telle ou telle substance pharmaceutique qu'elle est due, mais bien à un ensemble de moyens hygiéniques habilement employés. Après bien des tâtonnements, après bien des oscillations d'un système opposé à un autre, le mode de traitement auquel les médecins se sont arrêtés, et qui compte un certain nombre de succès, est fondé presque entièrement sur le régime animal, qui se compose de soupe grasse, de viande, de pain et de vin pur.

Régime alimentaire du diabétique.

Il faut cependant ménager, avant tout, et utiliser les forces de l'estomac ; il faut, pour cela, ne lui donner à digérer que les aliments qu'il peut supporter. Il faut en régler la quantité et savoir la limiter au besoin, malgré l'appétit ordinairement très-prononcé des diabétiques ; ils éviteront, de cette manière, les indigestions, qui paraissent leur être si funestes. S'il est essentiel d'introduire dans l'économie la plus grande quantité possible de matière azotée, il l'est plus encore de procurer aux malades ces bonnes digestions, sans lesquelles ils sont privés du meilleur des médicaments, un chyle réparateur. Le choix des aliments n'est pas moins important, ils devront être de bonne qualité ; ce seront des viandes noires, des potages riches en arome, du poisson de mer, quelquefois des végétaux herbacés, jamais de fécules, ni de laitage ; et, à cet égard, les précautions ont été poussées si loin, que l'on a fabriqué, à l'usage exclusif des diabètes, le pain de gluten pur, substance que l'on sait renfermer plus qu'aucune autre l'azote en proportion considérable. L'usage des bons vins, des eaux minérales alcalines naturelles ou artificielles, l'exercice, la respiration d'un air salubre, le séjour à la campagne agiront dans le même sens, et avec non moins d'efficacité. Viennent ensuite, comme adjuvants et pouvant produire de bons résultats, les vêtements chauds, les frictions sèches, les bains de vapeur et les bains sulfureux, dont le but est d'exciter les fonctions de la peau, et de détourner ainsi l'espèce de fluxion fixée sur les reins. Nous pourrions à ces affections déjà nombreuses, en ajouter d'autres en nombre presque aussi grand, auxquelles les règles de l'hygiène sont applicables ; mais ce serait vouloir embrasser dans notre cadre la nosographie presque entière. Quelle est la maladie, en effet, où ces prescriptions ne soient essentielles ? Nous n'avons donc dû mentionner ici que celles traitées presque exclusivement par les moyens hygiéniques, renvoyant pour les autres aux ouvrages qui s'en occupent spécialement.

CHAPITRE XVI.

INFLUENCE DES FONCTIONS DE L'ORGANISME SUR LA DIGESTION.

RAPPORTS SYMPATHIQUES DE LA DIGESTION AVEC CHACUNE D'ELLES.

SOMMAIRE. — § Ier. Influence de la circulation et de l'innervation sur la digestion. — Influence des fonctions intellectuelles. — Influence des fonctions affectives : de la colère. — De la frayeur, du chagrin. — De l'ambition, de la jalousie. — Influence spéciale de la circulation sur les fonctions digestives. — Conclusion. — § 2. Influence de la respiration et des fonctions de la peau sur la digestion. Respiration et digestion. — Fonctions cutanées et digestion. — § 3. Influence de la nutrition et de la calorification sur les fonctions digestives. — Nutrition. — Calorification. — Connexité de la nutrition et de la calorification. — Nutrition et digestion. — Calorification et digestion. — § 4. Influence de la locomotion sur la digestion.—Locomotion.—Effets de l'exercice modéré.—Effets de l'exercice immodéré. — Massage. — Influences de la digestion sur la locomotion. — § 5. Indigestion. — Causes prédisposantes de l'indigestion. — Causes directes et immédiates. — Phénomènes de la digestion stomacale. — Indigestion intestinale. — Traitement de l'indigestion. — § 6. Empoisonnement — Poisons irritants ou de la première classe : symptômes d'empoisonnement. — Traitement. — Poisons irritants dont les contre-poisons sont connus. — Premier cas : le poison vient d'être pris. — Deuxième cas : le poison est pris depuis longtemps. — Poisons irritants dont les contre-poisons ne sont pas connus. — Poisons narcotiques ou de la deuxième classe : symptômes d'empoisonnement. — Traitement. — Poisons narcotiques et âcres ou de la troisième classe : symptômes de l'empoisonnement. — Traitement. — Poisons sceptiques ou de la quatrième classe.

Si la digestion a une influence manifeste sur les diverses fonctions de l'organisme, fait qui ressort de tout ce que nous avons dit dans les chapitres précédents, ces dernières, à leur tour, n'en exercent pas une moindre sur les phénomènes digestifs ; et pour que le jeu des organes producteurs de ces phénomènes s'accomplisse intégralement, il est nécessaire que l'exercice de chacun des actes des autres appareils organiques soit parfaitement régulier. La vérité de cette proposition apparaîtra nette et précise après l'étude que nous allons faire des rapports de la digestion avec eux, des réactions qu'elle en reçoit, et des désordres qui l'accompagnent pour peu que cette régularité soit elle-même interrompue.

INFLUENCE DE LA CIRCULATION ET DE L'INNERVATION SUR LA DIGESTION.

Pour démontrer l'influence de la circulation sur les fonctions digestives, il suffirait en quelque sorte de rappeler la quantité considérable de vaisseaux sanguins, le réseau presque inextricable d'artères et de veines qui enlacent, contournent le canal alimentaire, qui pénètrent dans son tissu, y vont porter la vie et le mouvement. C'est qu'en effet, en quelque partie du corps qu'apparaissent la sensibilité et la contractilité, ces deux propriétés inséparables de notre matière vivante, nous avons à constater l'influence de deux excitateurs, l'influx nerveux et le sang ; c'est qu'aucun organe n'est plus amplement pourvu de ces deux agents ; qu'aucun aussi n'est plus intimement sous la pression des centres nerveux et circulatoire, et par conséquent des fonctions qui en dépendent, l'innervation et la circulation. Observons encore que, de toutes les circulations spéciales, c'est celle de l'abdomen qui se distingue le plus des autres. Ses artères ont une grande étendue sous un petit volume et des divisions innombrables avant de se rendre aux vaisseaux capillaires; elles présentent par conséquent beaucoup de résistance à la circulation, les frottements et la masse à mouvoir étant considérables. D'un autre côté, les veines qui rapportent le sang se réunissent d'abord en colonnes de plus en plus grosses, jusqu'à un réservoir commun, pour se diviser et s'éparpiller de nouveau dans le tissu du foie, d'où elles sortent en deux ou trois cours volumineux qui le versent enfin dans un second réservoir d'où il gagne le cœur. Une masse de liquide, pareille à celle que renferme tout ce système veineux compliqué, oppose au passage du sang artériel des obstacles considérables qui, ajoutés aux précédents, doivent rendre la circulation des organes digestifs excessivement lente, et son influence sur leurs fonctions d'autant plus puissante. Celle du système nerveux ne doit pas l'être moins; le tube digestif et ses annexes reçoivent, en effet, les nerfs de deux centres distincts, quoique liés entre eux, l'un composé du cerveau et de la moelle épinière, l'autre d'un système de ganglions unis par une masse considérable de filets nerveux, particulier à la vie organique ou interne, et qui porte le nom de grand sympathique ou système ganglionnaire.

Or, dans les fonctions du corps humain, ce sont les nerfs partant du cerveau et de la moelle épinière qui déterminent les actes volontaires ou de la vie de relation, tandis que les phénomènes qui s'accomplissent sans l'intervention du moi, sans que la volonté y participe, c'est-à-dire les phénomènes de la vie interne, sont sous la dépendance du système ganglionnaire. La plus longue portion du tube digestif et les viscères qui forment ses annexes ne peuvent donc être animés que par ce système, puisque l'accomplissement de la digestion se produit sans que nous en ayons conscience autrement que par la gêne ou le bien-être qu'il nous procure. Cela n'est point contestable, et la gêne ou le bien-être qui nous sont transmis par le cerveau nous prouvent seulement le lien qui unit les deux appareils nerveux, sans que nous puissions pour cela, par un acte de notre volonté, apporter la plus petite modification aux phénomènes résultant de l'action du système qui régit la vie interne.

Influence des fonctions intellectuelles.

Les rapports sympathiques qui existent entre ces fonctions diverses ne sont pas, du reste, difficiles à constater. S'agit-il des relations établies entre le cerveau et le tube digestif? Il suffit de rappeler les phénomènes d'appréhension, de mastication et de déglutition des substances alimentaires; puis, plus tard, ceux d'expulsion des matières, décrits avec détail dans les chapitres précédents, phénomènes qui sont entièrement sous la dépendance de la volonté. Il suffit encore de reporter le lecteur aux passages où il est question des sensations internes de la faim et de la soif, qui nous font souvenir du besoin de réparation. Dans les exemples que nous avons cités pour démontrer l'existence de ces relations, nous n'avons pas oublié certes ce phénomène étrange de capacité digestive, augmentée dans des proportions considérables sous l'influence de l'excitation cérébrale qui résulte d'une conversation vive et animée, d'une réunion joyeuse de convives spirituels et gourmands; diminuée, au contraire, par l'isolement, et l'ennui qui en résulte.

Mais l'action des phénomènes moraux et intellectuels ne se borne pas à ces effets; leur influence sur la digestion est des plus considérables, et les impressions qu'ils produisent, soudaines ou lentes, sont toujours profondes. Elles vont, en effet, jusqu'à modifier en quelque sorte la constitution, à donner aux hommes qui se livrent aux travaux de l'intelligence certaines allures qui les distinguent des autres hommes, à leur imprimer un cachet particulier qui les fait reconnaître et les classe par séries. Prêtre, médecin ou avocat; littérateur, philosophe ou magistrat, sont différents les uns des autres, et, dans la monde, nul ne se trompe s'il s'agit de désigner à quelle profession doit se rattacher l'un de ces ouvriers de la pensée. Mais là n'est pas notre sujet; ce qu'il nous importe de connaître, c'est l'effet du travail de l'esprit sur le phénomène de la digestion. Or, nous voyons que ce travail, lorsqu'il est modéré, est un auxiliaire utile. Il est vrai qu'il ne se gouverne pas aussi facilement que les bras ou les jambes, et il n'est fructueux, presque toujours, qu'à la condition d'exciter à un haut degré la substance cérébrale. De cette excitation naissent une activité plus grande de la circulation, une dépense plus considérable de fluide nerveux, et, par suite, l'épuisement général, qui se traduit en dehors par la fatigue musculaire, par les nausées, quelquefois par le vomissement, le travail alors n'est plus un auxiliaire favorable. Il devient nuisible, au contraire, et pour peu qu'il soit continué ou fréquemment renouvelé dans ses efforts, il a pour résultat inévitable de diminuer progressivement les forces de la digestion. Les habitudes sédentaires, si ordinaires à ceux qui se livrent aux travaux intellectuels, ajoutent aux mauvais effets qu'ils déterminent, et bientôt apparaissent les digestions irrégulières, capricieuses; puis l'anéantissement ou du moins l'affaiblissement graduel et permanent de l'activité digestive.

INFLUENCE DES FONCTIONS AFFECTIVES.

De la colère.

Les fonctions affectives n'ont pas moins d'action que les fonctions intellectuelles; seulement elles diffèrent dans leur mode de manifestation. C'est par degrés insensibles, que celles-ci détruisent ou paralysent les forces de l'estomac; les autres se distinguent par la rapidité et l'énergie de leurs effets, et elles ne retentissent pas seulement sur l'estomac, mais sur tous les points du canal alimentaire, suivant les dispositions naturelles ou maladives de chaque individu, souvent même sur l'économie entière. Qui ne connaît les effets de la colère? Elle bouleverse, on peut dire, l'organisme dans toutes ses parties; libre dans son action, elle peut amener les plus graves malheurs, les plus grands désordres, les plus terribles calamités. Le plus habituellement impuissante, elle ne produit que le ridicule; mais, dans son action sur l'organisme, elle trouble les fonctions du viscère qu'elle atteint. C'est ainsi qu'après un accès de colère, si le foie est l'organe impressionné, la peau se colore en jaune, et cette coloration gagne toutes les parties du corps en peu de temps. Rien de plus ordinaire que cet effet. — Si c'est l'estomac, pendant la digestion, celle-ci est troublée ou complétement suspendue, et les aliments sont rejetés; — si c'est l'intestin grêle ou le gros intestin, le désordre se manifeste par la courbature, par les douleurs, par la diarrhée; — si ce sont les reins et la vessie, l'émission de l'urine est instantanée et involontaire, ou bien la sécrétion en est suspendue et les douleurs néphrétiques se déclarent avec leur violence accoutumée.

De la frayeur, du chagrin.

La frayeur n'est pas moins à redouter; elle est un des plus cruels supplices moraux que l'homme puisse éprouver. Portée à l'extrême, on l'a vue produire la folie. Pendant les grandes épidémies, et notamment pendant le choléra, elle a contribué pour beaucoup à accroître le nombre des victimes; elle irrite, en effet; elle enflamme les intestins; elle produit les évacuations involontaires d'urine et de matières fécales.

Le chagrin, poussé au delà des bornes, est presque aussi nuisible que la frayeur. Le trouble des facultés intellectuelles n'en est pas la suite immédiate; mais, à la longue, il porte son action sur les organes digestifs; il entrave la nutrition, et comme la tristesse, qui en est une nuance, il ronge vraiment, suivant l'expression populaire. C'est sur l'homme spécialement qu'il agit avec le plus d'intensité. On l'a vu produire les effets les plus désastreux chez des personnes du plus haut mérite. La vie de plusieurs a été abrégée par son action délétère à la suite de revers de fortune ou d'amères déceptions.

Les bouleversements politiques et le désespoir qui en a été la suite ont causé la mort de Fourcroy, de Fontanes, et n'ont pas été sans influence sur le développement du mal auquel a succombé l'illustre prisonnier de sir Hudson Lowe. Il n'en est pas ainsi des femmes; elles savent mieux le supporter; elles s'en nourrissent, comme l'on dit, et, pendant de longues années, on les voit pleurer au souvenir de cuisantes douleurs, sans que leur santé paraisse beaucoup en souffrir.

De l'ambition, de la jalousie.

L'ambition, que l'on représente comme la passion des grandes âmes, à laquelle on veut donner quelque chose de noble, d'élevé, n'est, après tout, qu'un trouble souvent furieux de l'intelligence qui avoisine la folie, et dont les résultats funestes ne méritent vraiment point l'admiration que nous avons la faiblesse de leur accorder. « Pendant « l'expédition d'Égypte, dit un auteur contemporain, on apprit au chef de l'armée « qu'un négociant turc venait de se retirer des affaires avec une quarantaine de millions « de fortune. Imbécile, dit celui-ci; c'était, au contraire, le cas de continuer le com- « merce, maintenant qu'il pourrait le faire avec de pareils moyens de succès. Voilà, « eu égard à la position où ils se trouvent, ce que disent et font tous les ambitieux. « Les choses auxquelles ils aspirent peuvent varier d'importance; le sentiment qui les « domine, les agite et les tourmente, garde chez eux la même intensité, c'est-à-dire « qu'ils mettent à le satisfaire toute l'énergie de volonté et d'action dont ils peuvent « disposer. » Cette surexcitation, du reste, produit ses effets ordinaires; le pouls de l'ambitieux est habituellement fébrile, son haleine brûlante, ses digestions mauvaises. Il est sujet aux inflammations aiguës ou chroniques des organes digestifs, et les cancers de l'estomac ou du foie terminent souvent son existence.

La jalousie, qui, plus que toute autre passion, paraît inséparable de la nature de l'homme et semble naître avec lui, puisqu'il n'est pas rare de voir des enfants à la mamelle en proie à ses fureurs, la jalousie produit des effets de même espèce; elle augmente la sécrétion de la bile, détermine l'engorgement du foie, altère les digestions, imprime à la peau une teinte livide ou ictérique, amène la faiblesse, la maigreur, et pourrait devenir funeste aux hommes les plus robustes comme elle l'est presque toujours aux nourrissons jaloux, s'ils n'étaient forcément distraits par les affaires et par une foule de circonstances auxquelles il leur est impossible de se soustraire. Ainsi, point de passion triste, point de passion violente qui n'ait son retentissement sur les fonctions digestives ou plutôt sur l'économie tout entière; elles font naître ou aggravent les maladies, entravent ou arrêtent les convalescences, et ne cessent, avant, pendant ou après la plupart des affections morbides, de jouer un rôle qu'on a pu souvent exagérer, mais dont la réalité n'en est pas moins prouvée par une foule d'observations dignes de foi.

Influence spéciale de la circulation sur les fonctions digestives.

Les impressions morales douces, comme les distractions aimables, les charmes d'une conversation animée après le repas, des occupations qui plaisent sans absorber trop complétement l'attention, les désirs satisfaits, le contentement de l'âme sont donc essentiellement favorables à la digestion ; elles l'aident et la rendent plus facile ; elles peuvent même, dans certaines circonstances, remédier à ses troubles, en apparence les plus graves et les plus invétérés. Les impressions morales tristes, les fortes contentions de l'esprit, les passions violentes, la douleur, quel qu'en soit le siége, éloignent, au contraire, l'appétit, déterminent à l'épigastre un sentiment de constriction et ont, sur l'action de l'estomac, comme sur le reste de la digestion, la plus fâcheuse influence. A l'appui de ces assertions, il serait facile de citer un grand nombre de faits ; mais tracer le tableau des accidents sympathiques qui retentissent du cerveau sur le canal digestif dans les maladies chroniques de cet appareil, serait entrer dans une voie à laquelle plusieurs volumes ne suffiraient point et qui ne peuvent faire partie de ce travail.

Constatons seulement que la circulation ne reste pas étrangère à tous les phénomènes que nous venons d'étudier ; l'influx nerveux appelle l'afflux sanguin, comme celui-ci appelle l'autre ; mais il arrive que le sang joue le rôle principal dans l'influence produite. On sait, à ce sujet, que la respiration d'un air vicié, la syncope, une hémorragie, une simple saignée même suspendent ou arrêtent tout à fait la digestion. On sait qu'il en est de même dans les maladies où domine l'élément inflammatoire, caractérisées surtout par l'accélération de la circulation ; dans les effets produits par les causes, qui, en augmentant l'action des capillaires cutanés, comme l'application de la chaleur, l'usage des bains et celui des frictions, diminuent l'activité des sécrétions du tube digestif.

Conclusion.

De tout ce qui précède, concluons que le travail modéré de l'esprit, les impressions morales douces, la circulation ni trop active ni trop ralentie aident à la digestion et la rendent plus facile ; que, au contraire, le travail excessif de l'intelligence, les impressions morales tristes ou violentes, la circulation par trop accélérée, exercent sur les phénomènes de la digestion la plus fâcheuse influence ; qu'enfin la méditation prolongée, le chagrin et les émotions énervantes qui l'accompagnent, altèrent l'énergie des forces digestives. Concluons encore, en prenant la contre-partie de ces propositions, que la facilité de la digestion, lorsqu'elle est maintenue par un régime approprié, aide au travail de l'esprit, empêche de trop ressentir les impressions tristes, prédispose à la gaieté et à ses influences salutaires, et retient, dans des limites convenables, l'activité de la circulation par les éléments qu'elle lui fournit ; que l'irrégularité des digestions, produite par les fautes d'un régime mal dirigé, trouble les fonctions du cerveau ainsi que celles du cœur ; et qu'enfin la difficulté des digestions, déterminée par les habitudes de gloutonnerie, hébète l'esprit et ralentit la circulation. D'où cette conclusion dernière, ou plutôt cette proposition manifestement démontrée, que l'influence des fonctions les unes sur les autres est réciproque.

INFLUENCE DE LA RESPIRATION ET DES FONCTIONS DE LA PEAU SUR LA DIGESTION.

Respiration et digestion.

La respiration a pour but la transformation du sang veineux en sang artériel, c'est-à-dire la revivification ou oxygénation de ce liquide qui, à son tour, excite et soutient la vie. Après avoir fait subir au sang cette modification profonde, le poumon rejette au dehors, en même temps que l'air qu'il exhale, de véritables résidus qui sont : de l'acide carbonique, de l'eau et de l'azote ; mais il ne remplit pas seul cette fonction excrémentitielle ; la peau en est également chargée ; comme lui elle rejette au dehors de l'eau, de l'acide carbonique et de l'azote. C'est à propos du rôle analogue que jouent en cette circonstance ces deux organes, si différents dans leur structure, que nous avons été conduits à étudier simultanément l'influence exercée par eux sur les phénomènes de la digestion. Et d'abord, nous trouvons à constater que plus l'activité des fonctions digestives est grande, plus grandes aussi se montrent les exhalations pulmonaire et cutanée ; plus est vive, au contraire, l'excitation des poumons et de la peau, plus est énergique et accélérée l'action de l'estomac et des intestins. C'est ce que prouve l'observation la plus vulgaire, et il n'est personne qui ne sache combien est puissant à cet égard l'air vif des montagnes ou des plaines élevées. Qui n'a été frappé des différences profondes qui séparent le cultivateur des plateaux de la Beauce, par exemple, et des pays de montagne, de celui qui habite les parties basses et marécageuses de la Sologne ? A l'un la vie languissante, la faiblesse et l'atonie des tissus ; à l'autre l'extrême vivacité, la vie active, l'élasticité, la souplesse et la vigueur des mouvements ; mais ces différences ne sont pas observées seulement dans ces provinces éloignées ; on les rencontre dans les villes. A Paris, au milieu de cette foule bruyante ou silencieuse qui sillonne les boulevards et les promenades, s'il vous apparaît un individu à coloration vive, à tissus fermes et élastiques, dont l'air de vigueur et de santé vous attire, soyez certain qu'il est étranger à la grande ville, qu'il y est récemment débarqué, et qu'il vient de quitter son pays où il respirait un air vif et pur, où il recevait la lumière à flots, où, par conséquent, les poumons et la peau puisaient une alimentation abondante et salutaire. Quelques mois après, si vous revoyez cette personne, si vous êtes à même de l'observer, vous remarquerez le changement prodigieux qui s'est opéré chez elle ; elle se sera acclimatée, c'est-à-dire qu'elle aura pris le cachet général de la population qui l'entoure. Sa peau sera devenue blafarde, anémique ; ses muscles auront perdu leur souplesse et leur fermeté. Or, à quoi attribuer cette modification profonde de tous les tissus, si ce n'est à l'altération relative des agents extérieurs, l'air et la lumière, et, par suite, au défaut de tonicité des deux appareils organiques sur lesquels s'exerce directement leur influence ; si ce n'est à l'affaiblissement graduel des forces digestives et de la nutrition qui en est la conséquence inévitable.

Et ce que nous venons de dire de l'étranger qui arrive s'applique à chacun de nous. Nés au sein des villes, accoutumés aux influences des grands centres de population, il semble que nous devions en supporter mieux l'action délétère. Il n'en est rien, cependant ; nous sommes forcés de veiller incessamment sur nous-mêmes, d'observer les règles diététiques les plus sévères, de diriger attentivement les fonctions digestives si nous voulons conserver l'intégrité de nos facultés physiques et intellectuelles ; et, malgré cette surveillance de tous les instants, combien sont atteints d'affections nerveuses, d'irritations chroniques de l'estomac ou des intestins, du foie, des reins ou de tout autre viscère contenu dans la cavité abdominale. C'est que rien ne remplace la pureté de l'air, rien ne supplée à l'action tonique de la lumière. Sous leur influence réunie la nutrition et la calorification deviennent plus active ; la digestion étend sa puissance ; le mouvement de la vie s'est accru sur de vastes surfaces (les tissus pulmonaire et cutané) ; il tend, par un enchaînement nécessaire, à s'accroître sur des surfaces nouvelles également étendus (la muqueuse de l'estomac et des intestins).

Fonctions cutanées et digestion.

Du reste, si les rapports sympathiques entre la digestion et la respiration sont nombreux et saillants, ils ne le sont pas moins entre la digestion et les fonctions cutanées.

Organe de tact, organe d'absorption et d'exhalation, enveloppe contractile toujours en rapport avec les objets extérieurs, la peau se trouve, on peut le dire, en sympathie plus ou moins étroite avec tous les tissus organiques, mais surtout avec les membranes muqueuses, auxquelles elle semble plus intimement liée par une sorte d'analogie de structure et de fonctions ; aussi la peau ne peut guère rester complétement étrangère aux troubles intérieurs, et elle est dans un échange constant de sympathies avec les organes de la digestion. Comme eux elle exhale, elle absorbe. On sait que les gaz et les liquides passent à travers pour se répandre dans l'économie, et que c'est par suite de cette propriété que l'eau du bain augmente la quantité de l'urine ; qu'elle la décolore, qu'elle en rend la sécrétion plus abondante. On sait encore que les corps gras, les médicaments alcooliques sont entraînés dans la circulation, transportés dans les tissus sous-cutanés par le fait des frictions, et qu'ils agissent aussi sûrement que ceux introduits dans l'estomac. Mais ce n'est pas tout, elle sécrète des fluides de nature variée, selon les régions d'où ils s'exhalent ; elle produit de la chaleur, elle est chargée du sens du toucher ; et, dans chacun de ces modes d'action si nombreux et si différents, elle exerce sur les organes de la digestion des influences incessantes et énergiques, tandis que de leur côté ceux-ci envoient vers la peau d'autres influences non moins constantes. De ces actions réciproques doivent nécessairement ressortir des préceptes d'hygiène pratique dont nous avons à tirer profit. Nous pouvons en effet accélérer ou ralentir, modifier à notre gré les fonctions de la peau en modifiant l'action de ses excitants naturels, la lumière, l'air, le chaud et le froid, le sec et l'humide ; nous pouvons graduer les doses, changer les qualités d'un grand nombre d'agents spéciaux, tels que l'eau chaude ou l'eau froide, par exemple, l'eau pure ou chargée de principes médicamenteux, aromatiques, minéraux, etc., etc., et, sous l'influence de chacune de ces actions, les phénomènes digestifs pouvant être pervertis ou améliorés, il est manifeste que la peau est un organe au moyen duquel nous exerçons un empire formidable sur la digestion. Que de malades l'ont rétablie par des bains tièdes ! Combien d'autres l'ont activée par le bain froid de quelques minutes, par les frictions sèches, par les bains de vapeur humide, alcoolique, etc., etc., et nous ne dirons rien de hasardé en avançant que l'étude des phénomènes sympathiques de la peau nous donne presque toujours la clef du trouble ou du bien-être des fonctions digestives. Tant que celles-ci sont actives, régulières, la peau est élastique, colorée, offrant une chaleur douce, également répartie sur toute sa surface ; elle est moite, halitueuse, agréable au toucher, d'une odeur suave ; que ces fonctions languissent, au contraire ; qu'elles se troublent ou se pervertissent, celles de la peau s'altèrent ; on la voit se décolorer ; l'épiderme se détache, la chaleur augmente ou diminue ; elle est irrégulière, faible ici, plus forte ailleurs ; les extrémités sont froides, tandis que le centre est brûlant, et *vice versâ* ; quelquefois la peau est douloureuse ; d'autrefois insensible ; chez quelques-uns elle souffre de toutes les variations de la température atmosphérique ; chez d'autres elle n'a aucune sensation, et chacun de ces phénomènes est le retentissement de troubles digestifs.

Mais ces rapports sont plus sensibles encore à l'état de maladie. Les affections aiguës de l'un des deux systèmes se réfléchissent certainement dans l'autre. Ainsi l'ingestion de certains aliments peut déterminer des éruptions à la peau ; les moules, les huîtres, le homard, les champignons, le miel, les amandes, les framboises, les cornichons ont sur elle une influence bien constatée ; l'irritation du canal digestif ou de l'une de ses parties, le dévoiement prolongé, la constipation peuvent augmenter ou vicier ses fonctions, comme les éruptions aiguës occasionnent la perte de l'appétit. Les affections chroniques ont des influences de même nature, et cela est manifeste, si l'on fait attention que beaucoup d'entre elles, et les plus tenaces, ne sont guéries que par l'emploi de médicaments à l'intérieur ; dans ces circonstances même, il est quelquefois nécessaire de renoncer à toute espèce de médication locale pour s'en tenir à un régime alimentaire

approprié et à un traitement interne. C'est ce qui se passe dans le cas de dartres humides
et rongeantes ou d'affections syphilitiques cutanées.

INFLUENCE DE LA NUTRITION ET DE LA CALORIFICATION SUR LES FONCTIONS DIGESTIVES.

Nutrition.

La *nutrition* est cette opération intime, occulte, par laquelle chaque tissu du corps,
chaque organe convertit une partie du suc nourricier en sa propre substance. Merveilleuse prérogative des êtres organisés, qui s'exerce avec un discernement tel que la part
afférente à chacun de ces tissus ou de ces organes est précisément celle qui convient;
le sel calcaire étant, molécule à molécule, retenu dans l'os; la fibrine et la matière
colorante du sang dans les muscles; les fluides blancs dans les tissus blancs; la
graisse dans les mailles du tissu cellulaire. Mais on conçoit que la nutrition ne consiste
pas uniquement dans cet apport perpétuel des matériaux propres à maintenir et développer les organes; s'il en était ainsi, leur accroissement serait indéfini, et la forme,
qui paraît plus essentielle que la matière elle-même, puisque celle-ci se renouvelle
sans cesse, tandis que l'autre ne subit pas de modifications appréciables; la forme,
disons-nous, n'aurait pas les caractères de constance et d'uniformité que nous lui
voyons dans chaque individu. Il est donc à présumer que cette fonction est le résultat
de deux mouvements opposés, l'un de composition, et l'autre de décomposition, qui
s'opèrent à la fois dans chacune des parties du corps. Les êtres organisés empruntent,
en effet, pour entretenir leur vie, et abandonnent incessamment des matériaux aux
substances dont ils sont environnés. Prendre et verser, telle est leur loi; aussi la
matière qui les compose aujourd'hui n'est point celle qui les constituait antérieurement,
et la masse entière doit se renouveler dans un espace de temps plus ou moins long.
On a voulu déterminer la limite dans laquelle ce renouvellement avait lieu, et le terme
de sept années lui est vulgairement assigné; mais rien ne prouve que le corps mette à
se transformer ce laps de temps plutôt que celui de trois ou de quatre années fixé par
quelques physiologistes. Il nous paraît même impossible d'arriver à cet égard à une
appréciation tant soit peu exacte, la période nécessaire devant s'allonger ou se rac-
courcir, dans chaque individu, suivant les circonstances d'âge, de constitution, de
tempérament, d'habitudes, etc., etc., au milieu desquelles il se trouve. Assurément,
après la naissance, la matière qui compose le corps de l'enfant doit être emportée par
le mouvement rapide de la nutrition, dans un espace de temps beaucoup plus court
que celui qui est nécessaire pour la transformation intégrale du corps de l'adulte.

Calorification.

Quoi qu'il en soit, à mesure que ce phénomène inexplicable s'accomplit, à mesure
que les éléments nouveaux viennent se fixer sur chaque point de l'économie et remplacer les éléments anciens qui sont éliminés, rejetés au dehors ou dans le torrent de
la circulation veineuse, il se manifeste un autre phénomène également inexplicable,
mais que l'on peut très-bien apprécier; c'est la production de la chaleur ou calorification. Ce n'est pas à ce mouvement moléculaire qu'est due toute la chaleur propre du
corps, tant s'en faut; et les physiologistes admettent que la calorification a son foyer
central dans les poumons. C'est à son passage dans cet organe que le sang, combiné
avec l'oxygène, s'échauffe instantanément, et que, porté de là à toutes les parties du
corps, il y répare sans cesse la déperdition du calorique. Il résulte d'expériences nom-

breuses et concluantes que la respiration ne produit pas moins des sept et même des neuf dixièmes de la chaleur totale du corps d'un animal; et c'est à l'assimilation, au mouvement du sang, au frottement de diverses parties, qu'il faut attribuer la production de la portion restante. Il n'en résulte pas moins aussi que le fait de la nutrition y entre pour une partie plus ou moins grande, et que nous sommes justifiés suffisamment d'avoir réuni sous un même titre la calorification et la nutrition comme deux faits connexes, inséparables.

Connexité de la nutrition et de la calorification.

Et cette connexité se prouve par les phénomènes même de la vie. Que leur répartition se fasse d'une manière égale à toutes les parties du corps, sous l'influence des centres nerveux et circulatoire, la santé restera parfaite, le jeu des fonctions sera régulier et harmonique; mais que, par une circonstance quelconque, cet équilibre soit rompu, on verra le jeu de l'une et de l'autre fonction être exagéré, perverti ou diminué, tout en restant dans un rapport constant. Avec l'accélération des mouvements de nutrition s'augmentera la température du corps; avec leur ralentissement, elle s'abaissera. Les rapports entre elles et la digestion ne sont pas moins évidents. Conserver le corps, tel est le but, et la nutrition n'en a point d'autre. Toutes les fonctions doivent donc concourir à l'exercice intégral de cette dernière. Le sang est vivifié dans les poumons; il part du cœur et se répand dans toutes les parties du corps; il y porte la vie; il revient au cœur pour gagner les poumons, revenir encore au cœur et reprendre la route déjà parcourue; l'influx nerveux se propage des centres aux extrémités; il suit le trajet des nerfs qui s'irradient dans toutes les directions, pénètrent tous les tissus; la digestion élabore les aliments, les approprie, en produit le départ, et introduit dans la circulation les éléments réparateurs; tous ces actes, tous ces phénomènes n'ont d'autre but que de favoriser la nutrition. Il est donc vrai de dire que les rapports d'une fonction avec l'autre sont intimes, nécessaires, et que ceux de la digestion, qui fournit à toutes les matériaux dont elles ont besoin, sont plus indispensables encore.

Nutrition et digestion.

N'est-il pas d'observation journalière que, sous l'influence d'une digestion facile, les tissus s'épanouissent, les chairs prennent du ton et de la vigueur? que les troubles de la digestion, au contraire, entraînent les troubles de la nutrition? D'autres fois les choses se passent tout différemment; aucun trouble apparent n'existe dans la digestion; l'appétit persiste, les aliments passent bien; il n'est question ni de pesanteurs de l'estomac, ni d'éructations, ni de gaz incommodes, et cependant la nutrition souffre. D'où vient le mal? L'examen le plus attentif ne découvre rien; la chaleur et le pouls sont à l'état normal; ni la tête, ni le ventre, ni la poitrine ne présentent de trace d'un mal qui commence. Il existe cependant, et presque toujours se rencontre une lésion obscure des organes digestifs qui cède à une purgation légère. C'est parmi les enfants, surtout, que se produisent ces affections, peu graves en elles-mêmes, mais qui peuvent amener des troubles sérieux si l'on n'y porte remède.

Et à ce propos, l'on connaît les habitudes des familles anglaises. Qu'un trouble de cette nature apparaisse dans les fonctions nutritives, la mère de famille prescrit et administre elle-même le médicament qui rétablit le jeu de ces fonctions; et il faut reconnaître que les enfants les plus frais, les mieux venant se rencontrent au milieu d'elles. Il est impossible de ne pas admettre que ces faits prouvent, de la manière la plus évidente, les rapports sympathiques qui existent entre les organes digestifs et la nutrition. Ces prémisses acceptées, les conséquences découlent : c'est que la nutrition est modifiée par le fait de la digestion dans tous les tissus, glandes, muscles, système cutané, osseux, articulaire, etc., etc. ; c'est que les influences d'une fonction sur l'autre sont d'autant plus lentes, d'autant moins énergiques que les organes affectés sont moins pénétrés par le sang et par les nerfs.

Calorification et digestion.

L'influence de la calorification n'est pas moindre, et le moyen le plus puissant de la faire servir au rétablissement des fonctions digestives, lorsqu'elles ont été troublées, réside dans les modifications si rapides, si étendues que l'on peut faire subir à la peau. Combien de fois, en effet, n'est-il pas arrivé à chacun de nous d'en ramener l'équilibre, de redonner le sentiment du bien-être et l'activité de la digestion par de simples aspersions d'eau fraîche, par l'immersion plusieurs fois répétée et pendant quelques minutes, dans l'eau froide, à certaines personnes nerveuses qui éprouvaient une sorte d'épuisement, un allanguissement de l'appareil intestinal, de l'inappétence (défaut d'appétit), et, par suite, un malaise incessant dont elles ne pouvaient se rendre compte? D'autres fois il suffit d'un bain de siège froid, pris chaque jour, pendant un quart d'heure, pour faire disparaître des douleurs invétérées qu'aucune médication n'avait pu calmer, pour relever presque instantanément les forces digestives anéanties. D'où proviennent ces effets simplement heureux et qui paraissent merveilleux aux malades? De la chaleur animale soustraite et de l'action augmentée de la peau. Sachons profiter de ces données; qu'elles entrent dans le domaine de la thérapeutique habituelle, et beaucoup d'abus d'*hydrothérapie* auront bientôt disparu. Le précepte est celui-ci : activer ou ralentir la digestion par les moyens qui modifient la nutrition et la calorification. La mise en pratique consiste le plus souvent à agir sur la peau par le refroidissement ou l'élévation de la température.

INFLUENCE DE LA LOCOMOTION SUR LA DIGESTION.

Locomotion.

La locomotion ou exercice volontaire des muscles est un des plus puissants modificateurs du corps humain. Son influence avait été parfaitement appréciée par les anciens qui, sous le nom de *gymnastique*, l'appliquèrent, sur une large échelle, au développement physique de l'individu et tenaient en grand honneur ceux qui savaient s'y distinguer. Ils avaient pour but, en rendant ces hommages aux athlètes illustres, d'exciter le goût des exercices musculaires, et par suite, de développer les forces, d'entretenir la santé et de former des défenseurs à la patrie. Moins honorée des modernes, la gymnastique commence cependant à être relevée de l'oubli où elle était tombée, et l'on voit s'élever de toutes parts des établissements où elle est enseignée à notre jeunesse.

Quoi qu'il en soit, examinons quels sont ses résultats, quel est son mode d'action. La contraction musculaire se produit par le fait de la volonté ; l'innervation est donc mise en action dans le muscle en mouvement; et ce qui le prouve, c'est qu'il suffit de couper les cordons nerveux qui s'étendent du cerveau ou de la moelle épinière à ce muscle pour qu'il cesse de se mouvoir. La circulation n'est pas moins engagée. Que le cours du sang soit, en effet, par une cause quelconque, empêché dans le membre, celui-ci tombe dans la stupeur et l'engourdissement; il ne peut plus agir. L'exercice a donc pour premier résultat de porter son influence sur l'innervation, la circulation et les organes qui leur servent de conducteurs. Que l'exercice se prolonge ou se répète, et le sang et les nerfs, ces agents directs de vie et de réparation, développent dans l'organe en mouvement un surcroît de chaleur et de nutrition qui en augmente le volume et la force.

Effets de l'exercice modéré.

A cela ne se borne point l'effet de l'exercice répété ; par suite des rapports nombreux qui unissent toutes les fonctions et leurs appareils ; ceux-ci participent plus ou moins aux changements qu'il détermine. L'exercice modéré favorise donc l'appétit, active la digestion et facilite la transformation des substances alimentaires. Il accélère la circulation plus vivement encore que ne le fait le cerveau lui-même dans les travaux intellectuels ou dans les mouvements passionnels auxquels il est si fréquemment livré. Par l'effet de cette accélération se produisent, avec plus d'intensité, les contractions du cœur et tous les phénomènes qui en dérivent. Les pertes sont plus promptement réparées ; l'absorption intestinale est plus active ; et si la réparation n'est pas en rapport avec les pertes éprouvées, une maigreur sensible en est bientôt la suite. La digestion, l'absorption, la circulation étant ainsi devenues plus actives, tous les mouvements organiques ne tardent pas à se mettre de niveau ; la respiration devient plus fréquente, plus vive ; les poumons reçoivent une somme plus considérable d'air et absorbent ainsi une quantité plus grande d'oxygène ; la nutrition s'exécute avec une remarquable énergie ; le système locomoteur augmente de volume ; la chaleur animale s'élève de quelques degrés ; la circulation capillaire, l'exhalation cutanée participent au mouvement général, et il ne peut être douteux que, dans cette surexcitation universelle, les organes chargés des fonctions digestives ne profitent aussi du bien-être qu'elle répand.

Pour nous en rendre compte, observons ce qui se passe dans des conditions tout opposées à celles que nous venons de décrire, et voyons ce qui résultera de l'exercice modéré quand il sera intervenu. La vie sédentaire, qui prive de mouvement les muscles et les organes de la locomotion, pervertit les sécrétions. Sous son influence, elles diminuent ou s'accroissent. Si, à ce mode d'existence, s'ajoutent le repos de l'esprit, le calme du cœur, l'homme s'hébète de paresse et d'obésité ; si, au contraire, les facultés intellectuelles se trouvent surexcitées, le système nerveux s'irrite, l'estomac et les intestins perdent leur énergie, deviennent douloureux. Sous l'influence d'une calorification vicieuse, ils sont frappés de névrose, et la digestion ne se fait plus qu'avec peine ; elle est irrégulière et incomplète. D'autres fois elle est lente, tardive, et les substances alimentaires qui séjournent longtemps dans l'estomac occasionnent un sentiment de pesanteur à l'épigastre, des éructations plus ou moins aigres, une inappétence plus ou moins durable ; les matières alvines sont plus abondantes et plus liquides, et la défécation plus rare, à cause du peu de contractilité du tube digestif. L'absorption est de moins en moins énergique ; les contractions du cœur sont affaiblies et la circulation ralentie ; les mouvements respiratoires sont moins fréquents, et les poumons, recevant moins d'air, absorbent moins d'oxygène ; les muscles deviennent mous, pâles et lâches ; l'individu, en un mot, semble s'atrophier au moral et au physique.

Que ces conditions d'existence soient changées ; que la culture de l'esprit soit proportionnée à sa position sociale ; que le jeu des muscles et l'exercice soient maintenus dans des limites convenables, bientôt les organes de la digestion pourront fonctionner avec liberté, avec énergie, et ils enverront au cerveau l'impression du bien-être et de la force. Nous avons dit ailleurs quelles étaient les classes de la société qui, à notre sens, étaient dans les meilleures conditions pour obtenir ce résultat ; nous n'avons pas à revenir sur ce sujet ; qu'il nous suffise de constater que le cultivateur aisé des montagnes et des coteaux, que l'ouvrier laborieux auquel un salaire suffisamment élevé donne l'aisance et les moyens de satisfaire convenablement à ses besoins ; que le prêtre, le médecin, le commerçant, etc., qui tous réunissent ces conditions, sont aussi les hommes les plus robustes et les mieux doués sous le rapport de la santé.

Effets de l'exercice immodéré.

Si l'exercice modéré a des effets avantageux sur l'organisme, celui qui est trop précipité ou que l'on prend avec excès peut troubler diverses fonctions et déterminer même un état de maladie. Sous son influence, le cerveau est incapable de se livrer aux actes intellectuels ; la circulation est accélérée au delà des bornes ; la digestion est troublée ou empêchée, et de là résultent le malaise général, la courbature, l'épuisement et le besoin de repos. Dans toutes les conditions où se trouvent les organes de la locomotion il y a donc des influences manifestes de cette fonction sur la digestion ; l'excès ou le manque d'exercice l'altèrent profondément, tandis que l'exercice modéré l'entretient et la fortifie. Tout ceci n'est pas nouveau, mais bon à dire, et le profit qu'on peut en retirer consiste à savoir s'accommoder de toutes les positions de la vie pour y trouver la somme et l'espèce de mouvements nécessaires aux exigences de la santé. A défaut des promenades au grand air, du séjour à la campagne, les promenades à pied, les bains stimulants, les frictions sèches sont à la portée de tout le monde ; et telle jeune fille sur laquelle ces moyens auront échoué pourra encore se livrer à une nature d'exercice qui excite plus profondément la contraction musculaire ; qu'elle fasse sa chambre elle-même ; qu'elle frotte son parquet ; si elle est en position de le faire, qu'elle manie la bêche et le rateau, régulièrement et plusieurs fois par jour, et soyez sûr que ces pratiques simples et faciles amèneront d'heureux résultats.

Massage.

Le massage produit aussi de bons effets. Espèce d'exercice musculaire au repos, il réussit souvent où l'exercice actif a échoué. A quoi cela tient-il ? Nous ne saurions le dire. Ce qu'il y a de constaté, c'est le merveilleux bien-être qu'il procure après les fatigues du voyage ou d'un excès de mouvements. « Le premier effet du massage, dit « M. Rostan, est une sensation de volupté difficile à décrire. Les personnes qui l'ont « éprouvée prétendent qu'on ne peut se faire une idée de cette pratique. On croit re- « naître ; les impressions sont tellement vives qu'on se figure les sentir pour la première « fois ; il semble que l'on recommence à vivre ; la lassitude que l'on éprouvait fait place « à un bien-être inexprimable. » En quoi consiste donc cette pratique, si agréable toujours, si utile quelquefois ? En voici la description, empruntée à l'un de nos hygiénistes les plus sensés et les plus habiles :

« Cette opération consiste, dit-il, dans la compression méthodique et forte des muscles de toutes les régions du corps. Le masseur, qui doit être robuste, presse les muscles superficiels selon leur trajet, un à un, pour ainsi dire, les pétrit chacun plusieurs fois ; il imprime à chacune de leurs insertions une secousse vive et forte, tire les épaules et la tête en arrière, fait craquer les articulations et exerce sur les membres des tractions fortes et de légères secousses. »

Vous voici au courant ; essayez donc. Quant à nous, sans que nous en ayons fait l'expérience, nous admettons que le massage doit être utile dans la plupart des circonstances où il est préconisé.

Influence de la digestion sur la locomotion.

Les diverses puissances de l'hygiène agissent sur les organes locomoteurs ; elles activent ou ralentissent leur action. Après une abondante réparation, lorsque la digestion est opérée, l'exercice est facile, les forces sont augmentées. Cet effet a lieu principalement lorsque l'alimentation est tonique et fortement réparatrice, que des viandes succulentes et des vins généreux font la base du régime. Les substances amères, les aromates, les huiles essentielles, les liqueurs alcooliques, le café, pris modérément, multiplient les forces du système locomoteur. Une abstinence prolongée, une alimentation rafraîchissante ou relâchante, l'usage habituel des boissons aqueuses non fermentées diminuent, au contraire, l'énergie des mouvements ; d'où il résulte que si le système locomoteur exerce une action puissante sur les organes digestifs, ceux-ci n'ont pas une influence moindre sur les facultés locomotrices. Il n'est personne qui n'ait ressenti cette influence. Dans l'état de santé, tout parait facile ; l'action libre de l'estomac et des intestins fait naître dans tout le système des mouvements volontaires, le sentiment de la force et le besoin du mouvement ; mais il n'en est plus ainsi dans les inflammations diverses des membranes muqueuses qui tapissent les voies digestives. Que ces inflammations soient simples ou qu'elles soient spécifiques, la nature semble avoir prévu les dangers de l'exercice et avoir voulu le prévenir en jetant les malades dans une faiblesse qui les empêche de se mouvoir. Mais ce n'est pas seulement dans les fièvres graves que se produit ce phénomène ; une irritation légère de l'estomac, une couche de mucosités recouvrant sa membrane suffisent pour amener le dégoût des aliments, pour que l'expression vive et animée de la figure tourne à la langueur ; pour que les mouvements du corps se réduisent au repos et à l'accablement. L'irritation de l'intestin produit un abattement plus complet, une courbature plus profonde encore, et, chez les personnes atteintes d'entérite chronique ou d'affection nerveuse de cet organe, on voit souvent se manifester en quelques instants et se succéder avec rapidité la gaieté et la tristesse, le sentiment du bien-être et la sensation de la douleur, celui de la force et celui de la faiblesse, l'énergie musculaire et la courbature ; et cela sous l'influence d'une brusque transition de température, du sec à l'humide ou du chaud au froid ; sous celle d'une impression morale ou de quelques gouttes de liqueurs alcooliques imprudemment introduites dans l'estomac.

Nous ne pousserons pas plus loin ces considérations générales sur la digestion, ses phénomènes et ses accidents. Entrer dans plus de détails serait fastidieux et inutile. Nous terminerons par quelques mots sur l'indigestion et l'empoisonnement dont nous devions parler nécessairement. Il semble que ces affections si opposées n'auraient pas dû être décrites dans le même chapitre que la digestion ; nous ferons observer toutefois qu'elles ont leur siége dans les mêmes organes et que, par cette raison seule, elles n'y sont pas autant déplacées qu'on le pourrait croire.

INDIGESTION.

Sous cette dénomination, il faut entendre le trouble apporté par une cause quelconque et d'une manière soudaine et passagère à l'acte de la digestion. Il est bien entendu que nous ne voulons pas parler ici de la cause prochaine qui l'empêche ; nous ne savons pas plus, en effet, par suite de quel phénomène vital elle n'a pas lieu, que nous ne savons en vertu de quelle loi physiologique elle s'opère ; ce dont nous avons à nous occuper, c'est de connaître, c'est d'apprécier les circonstances diverses et les conditions organiques qui déterminent le trouble de la fonction ; c'est de rechercher les causes matérielles qui ôtent à l'estomac la faculté de modifier les substances alimentaires qu'il contient, et dont l'effet, par conséquent, est de faire en quelque sorte de celles-ci des corps étrangers qui en irritent la surface et le forcent à les rejeter au dehors. La signification du mot indigestion étant ainsi limitée à une perturbation momentanée de la chymification, cet accident devra être considéré plutôt comme une cause de maladie que comme une maladie même. L'affection gastro-intestinale qu'il détermine, revêt un caractère spécial qui ne permet de la confondre avec aucune autre, et demande, comme l'empoisonnement, dont elle se rapproche sous quelques rapports, une description et un traitement qui lui soient propres.

Causes prédisposantes de l'indigestion.

L'indigestion se produit, soit chez l'homme en bonne santé qui jouit de l'intégrité de ses fonctions, soit chez l'individu malade ou convalescent. Dans le dernier cas, l'on y est fortement prédisposé, le plus léger écart de régime peut en être l'occasion, et c'est ce qui se remarque, surtout s'il existe une affection chronique, inflammatoire ou cancéreuse de l'estomac. Dans le premier, la prédisposition n'est pas aussi prononcée, mais elle résulte de circonstances nombreuses et variées. Il suffira, par exemple, d'une idiosyncrasie, par suite de laquelle l'estomac ne peut digérer les aliments qui lui sont confiés, si leur masse dépasse telle ou telle quantité, s'ils se composent de certaines substances réfractaires à son action. D'autres fois, cette prédisposition accidentelle sera due à une irritabilité, qui se développera d'une manière soudaine sous l'influence d'excès de table habituels ou du moment, par suite d'habitudes enfreintes à propos des heures de repas, du genre d'alimentation, de la nature des boissons. Elle sera encore produite par les jeûnes prolongés, par les affections morales anciennes ou survenant tout à coup, par la méditation, par l'excès des travaux intellectuels; par le passage subit du froid à une chaleur intense et réciproquement; par un exercice violent, comme le saut, la course; par un bain froid pris intempestivement, etc., etc. C'est en portant le trouble dans les fonctions cérébrales, que ces causes agissent sympathiquement sur l'estomac, c'est, ordinairement, par le trouble de l'innervation que cette action se manifeste, et qu'elle finit par déterminer l'irritation du canal digestif.

Causes directes et immédiates.

Mais la plupart de ces causes et d'autres encore, peuvent amener l'indigestion chez l'homme sain, sans que l'estomac y soit prédisposé d'avance. Que certaines circonstances troublent, pendant ou après le repas, l'action de l'estomac qui reçoit ou contient des aliments qu'il digère bien d'habitude; que les aliments, au contraire, offrent, dans leur qualité ou leur quantité, des conditions incompatibles avec leur chymification, aussitôt l'estomac sera soulevé et l'indigestion se prononcera. Il en sera de même, si dans des circonstances identiques survient une affection morale vive, un sujet de tristesse ou de joie, une douleur physique violente, si l'intelligence est livrée à une méditation profonde, si des travaux du corps ou de l'esprit sont repris trop promptement, si le repas est immédiatement suivi d'un état de sommeil ou de repos, d'un exercice violent dont on n'a pas l'habitude; si certains mouvements, comme ceux de la balançoire, de la voiture, du vaisseau, sont imprimés au corps; si l'on est saisi par l'impression du froid, par l'ingestion d'un liquide glacé, par une contusion sur l'épigastre, par le souvenir ou la présence de quelque objet dégoûtant, par l'inspiration d'odeurs fortes ou de gaz délétères.

L'indigestion est directement produite par la trop grande quantité d'aliments et de boissons ingérés, par leur nature, par le dégoût qu'ils inspirent, par certaines qualités

qui les rendent insensibles à l'action de l'estomac ou irritants pour ce viscère, et, dans
ce cas, il n'est pas besoin de la quantité qui distend l'organe pour déterminer l'accident,
la qualité suffit. Les aliments, en effet, sont indigestes, aussi bien par les principes
qu'ils renferment que par leurs assaisonnements ou leur manque de préparation; les
vins et les boissons fermentées le deviennent par les mélanges et les falsifications qu'ils
subissent. A ces causes, il convient d'ajouter le défaut de mastication et d'insalivation;
les aliments, dans ce cas, arrivent à l'estomac sans être suffisamment broyés et imprégnés de salive; c'est ce que l'on observe chez les personnes qui ont perdu leurs dents,
chez celles qui ont la mauvaise habitude de manger trop vite, chez les vieillards et les
enfants; ceux-ci doivent encore les indigestions auxquelles ils sont sujets, les uns à la
surabondance des aliments ingérés, les autres à la faiblesse et à l'état d'inertie du
viscère qui les reçoit. Les digestions sont également troublées par le défaut d'humectation, de ramollissement des substances alimentaires qui n'ont pas été suffisamment mêlées aux boissons; d'autres fois, au contraire, c'est la trop grande quantité qui produit
l'accident, et c'est le cas le plus ordinaire, lorsqu'elles sont douées, comme les liqueurs
alcooliques, de qualités irritantes pour l'estomac, ou stupéfiantes pour le cerveau:
Presque toujours l'indigestion est la suite de l'ivresse.

Telles sont les causes qui, par elles-mêmes, peuvent déterminer l'indigestion, surtout
si elles unissent leur action à une surabondance d'aliments difficiles à digérer, contenus
dans l'estomac; mais il faut reconnaître que, dans la plupart des cas, elle ne peut être
attribuée qu'à une prédisposition particulière, qui diminue la puissance d'action chymifiante de ce viscère, et qui provient sans doute de l'action lente, presque inaperçue, des
causes que nous croyons capables d'amener un état organique, où la chymification
n'est pas possible. Comment expliquer autrement ces digestions faciles ou à peine
troublées, d'aliments indigestes pris en quantité énorme et dans les conditions les plus
défavorables, tandis qu'une violente indigestion se déclare souvent sans cause appréciable, ou du moins qui soit en rapport avec la gravité des accidents.

Phénomènes de l'indigestion stomacale.

Les phénomènes de l'indigestion sont plus ou moins graves, et varient en raison de
l'intensité de la cause qui la produit, de l'époque où elle survient, de l'état d'irritabilité
des voies intestinales, de la rapidité avec laquelle celles-ci se débarrassent des matières
qu'elles contiennent et qui les irritent, du nombre enfin et de l'importance des organes
sur lesquels retentit l'affection de ces viscères. Elle n'est pas la suite immédiate de
l'ingestion des aliments, et ne se produit d'habitude que quelques heures après le repas.
Les premiers effets éprouvés sont un malaise général, un sentiment de chaleur, de plénitude et de pesanteur à l'épigastre, qui sont le résultat d'une exhalation de gaz aigres
et plus ou moins fétides accumulés dans l'estomac et accompagnés de dégoût, de
nausées, de hoquets et d'éructations. A cet état succèdent, après un temps plus ou
moins long, des efforts de vomissements, puis des vomissements répétés et plus ou
moins considérables, quelquefois suivis ou précédés de syncope, surtout chez les
femmes et les personnes nerveuses. Les matières rejetées sont peu altérées; elles ont,
suivant la nature des aliments ingérés, une odeur aigre, fade ou nauséeuse. A ces
symptômes se joignent souvent des selles nombreuses et liquides, rendues avec des
coliques, de la céphalalgie, de la courbature, et tous les désordres de la respiration ou
de la circulation qui suivent ou accompagnent les nausées, les efforts de vomissement
et les vomissements. Les indigestions chez l'enfant ne présentent pas ce cortége formidable de symptômes; causées presque toujours par la surabondance d'aliments, elles se
bornent à des vomissements d'autant plus faciles chez lui, qu'il est doué de la faculté
de rejeter sans efforts le trop plein de nourriture dont il s'est gorgé.

Indigestion intestinale.

L'estomac n'est pas toujours le siége de l'indigestion, ou du moins il y participe quelquefois si légèrement, qu'il n'éprouve qu'une simple gêne. Les aliments, incomplétement élaborés, passent de ce viscère dans l'intestin, et y font naître des gargouillements, des coliques, une quantité considérable de gaz fétides qui trouvent issue par l'anus, puis des selles plus ou moins abondantes, formées de matières brûlantes, presque liquides, rendues après la sortie des matières solides, contenues dans le gros intestin. La forme de l'indigestion est quelquefois moins grave encore; elle se manifeste seulement par des borborygmes, des coliques et le dégagement par l'anus d'une quantité plus ou moins grande de gaz fétides; puis ces symptômes se dissipent sans déjections alvines, ni vomissements, tout rentre dans l'ordre, et l'estomac où se sont présentés les premiers troubles, cependant, semble n'en avoir reçu aucune atteinte. Il est vrai que les causes perturbatrices de la digestion n'agissent souvent que sur l'intestin lui-même.

Mais il est quelques cas où les choses ne se passent pas aussi doucement; soit que les causes perturbatrices soient très-énergiques et très-puissantes, soit qu'il existe une prédisposition maladive, l'indigestion est accompagnée d'une congestion du cerveau, et il pourrait arriver que cette congestion, masquant les désordres des organes digestifs, fût prise pour l'affection principale, si les circonstances antérieures ne venaient éclairer le diagnostic. Les symptômes, en effet, sont groupés de telle sorte, qu'ils peuvent en imposer et faire croire à une attaque d'apoplexie; ainsi, la face est rouge, les yeux sont injectés et larmoyants; il y a perte de connaissance, assoupissement, mouvements convulsifs; la chaleur est considérable partout ailleurs qu'aux extrémités, le pouls est dur; l'épigastre est tendu, élevé, brûlant; la langue est rouge, sèche; la respiration est gênée, plaintive; le malade éprouve une anxiété, qui lui fait repousser tout ce qui recouvre la partie supérieure du ventre et de la poitrine. Ne sont-ce point là les apparences de la congestion cérébrale poussée jusqu'à ses dernières limites? Et devons-nous être surpris que cet ensemble de symptômes ait été désigné, mal à propos assurément, sous la dénomination d'*apoplexie gastrique?* Quoi qu'il en soit, cet état est dangereux, et s'il arrive que le malade, après s'être débarrassé des matières contenues dans l'estomac et l'intestin, retrouve presque instantanément la santé, d'autres fois aussi, il succombe sous l'influence du mal et de la médication qu'on lui oppose.

C'est assurément l'exception, et les exemples de mort à la suite d'indigestion sont assez rares; le plus ordinairement, les signes de la surexcitation gastrique ou intestinale ne persistent pas au delà de deux ou trois jours; il s'y joint une fatigue, une susceptibilité de l'estomac et des autres organes affectés consécutivement, qui ne permettent pas de revenir de suite au régime habituel, et cet état de surexcitation peut même entraîner quelques heures de fièvre, mais c'est tout. Disons, toutefois, que si l'indigestion se produit pendant la convalescence ou dans le cours des maladies, pour lesquelles il faut suivre un régime un peu sévère, elle peut avoir des conséquences plus graves. Pendant la convalescence, elle amène une rechute rendue facile par la susceptibilité des organes qui ont été le siége de la maladie ou de l'estomac lui-même, quoiqu'il soit resté sain. Pendant le cours des maladies, elle augmente l'intensité de la lésion, ou la complique d'une inflammation nouvelle de l'estomac et des intestins.

Mais il faut avouer que cette influence sur la production des maladies a été fort exagérée. S'il est vrai que l'indigestion peut devenir cause déterminante, d'inflammations gastro-intestinales, d'apoplexie, etc., etc., il est plus vrai encore que ce fait n'a lieu qu'autant qu'il y avait prédisposition, de telle sorte que l'effet a été souvent pris pour la cause, et que le trouble de la digestion se produit, soit parce que l'estomac est sous l'influence de la lésion qui va se déclarer, soit parce que cet organe reçoit le contre-coup de celle qui commence à se développer dans une autre partie de l'économie.

Traitement de l'indigestion.

Ainsi, l'indigestion simple, c'est-à-dire celle qui est le résultat d'un excès ou de tout autre cause, et qui se produit chez une personne en bon état de santé, se termine habituellement d'une manière heureuse. Il est utile, cependant, de la prévenir, s'il est possible; lors donc qu'elle est imminente, que les aliments semblent lourds, qu'ils gênent l'estomac, il faut tâcher de rétablir la régularité de la digestion, et on y réussit quelquefois en faisant usage d'un liquide agréable, comme de l'eau sucrée aromatisée d'eau de fleurs d'oranger, d'une infusion légère de thé, dont l'effet paraît être de diminuer l'irritation de l'estomac ou de faciliter l'élaboration des aliments en les divisant, en leur ôtant leurs propriétés acides. D'autres fois, on obtient le même résultat, en augmentant la sécrétion du mucus et du suc gastrique, ces digestifs par excellence, par l'ingestion d'un stimulant, comme l'infusion de café ou une dose légère de liqueurs alcooliques.

L'indigestion est-elle déclarée, il convient de modifier le traitement selon la marche de l'affection. S'il s'agit d'un trouble des fonctions de l'estomac ou des intestins, sans qu'il y ait de congestion du côté du cerveau, la première chose à faire sera d'obtenir l'expulsion des matières qui irritent ces organes; la seconde, de combattre l'irritation. Il n'est pas nécessaire, dans la plupart des cas, de provoquer cette expulsion, l'estomac et les intestins se débarrassent d'eux-mêmes des matières qui les fatiguent; et des boissons délayantes, une diète de quelques heures suffisent pour mettre les choses en état. D'autres fois, au contraire, cette expulsion n'a lieu qu'avec les plus grandes difficultés; il est indispensable alors de la favoriser, ou même de la provoquer, et les moyens les plus simples sont souvent encore ceux qui réussissent le mieux; ainsi, l'ingestion d'eau tiède ou d'infusion de thé, la titillation de la luette et du gosier, pendant que des frictions sont faites sur l'épigastre, amènent le résultat cherché. Si ces moyens divers mis en usage ou ensemble ou successivement, selon la difficulté que l'on éprouve à faire vomir, ne déterminent pas l'évacuation des matières, il faut se servir de l'émétique et et de l'ipécacuanha, mais avec réserve, dans la crainte d'affection primitive de l'estomac. Supposons qu'il n'y ait plus de sensation de pesanteur vers cet organe, et, par conséquent, plus rien qui en indique la surcharge; que les matières étant parvenues dans l'intestin, le malade souffre de coliques, il suffira de faire usage de boissons adoucissantes et de lavements aqueux ou émollients; avec ces moyens simples et un régime léger, continués pendant quelques jours, disparaîtront presque certainement la petite irritation de l'estomac et des intestins, résultat de l'indigestion, et ses suites ordinairement peu dangereuses.

La conduite à tenir, en cas de congestion cérébrale, resterait encore la même. Ce qui importe, en effet, c'est de débarrasser les voies digestives des causes qui produisent l'accident, et le moyen le plus sûr d'atteindre ce but, c'est de provoquer des vomissements; or, l'émétique et l'ipécacuanha, la titillation de la luette et du gosier réussissent d'habitude, mieux que tout autre mode, pour obtenir ce résultat. On a proposé la saignée, comme moyen de dégorger immédiatement le cerveau menacé d'une lésion plus grave qu'une simple congestion, et de déterminer spontanément l'expulsion des matières alimentaires qu'on n'aurait pu obtenir par l'administration préalable des émétiques. Il est manifeste que, dans des circonstances de cette nature, il faut laisser faire l'homme de science, qui juge cette pratique indispensable, et, en cas d'insuccès, il serait injuste de jeter le blâme sur lui, en le taxant d'imprudence. Après l'emploi raisonné et inutile des moyens ordinaires, il lui appartient de tenter ceux qui laissent encore quelque espoir de sauver le malade, surtout lorsqu'ils ont été suivis de bons résultats, comme le prouvent bon nombre d'observations dignes de foi, et qu'ils ont été approuvés par les maîtres de l'art.

EMPOISONNEMENT.

On donne le nom de *poison* à toute substance qui, prise à l'intérieur ou appliquée sur un corps vivant à petite dose, altère la santé ou cause la mort. L'empoisonnement est l'ensemble des effets produits par le poison ; il peut être *aigu* ou *lent* ; dans le premier cas, il est occasionné par une dose assez forte de poison ; dans le second, il est presque toujours le résultat d'une ou de plusieurs petites doses de matières vénéneuses, et il constitue véritablement une affection chronique. Il est bon, avant d'aller plus loin, d'expliquer ce que nous entendons par *petite dose*. Tout le monde sait que les substances réputées les plus dangereuses sont administrées comme médicament à l'homme sain ou malade, sans qu'il en résulte le moindre accident ; ainsi, quelques milligrammes de sublimé corrosif, d'arsenic, d'opium, de strychnine seront pris impunément, et ces substances n'auront, à doses aussi minimes, aucun effet toxique. Pour être nuisibles, les doses devront être plus fortes, variables, cependant, selon la nature de la substance, l'âge et la constitution du sujet ; et vingt centigrammes de sublimé corrosif ou d'arsenic, un gramme d'opium, dix à douze centigrammes de strychnine suffiront dans la majorité des cas pour donner la mort, tandis qu'il faudra plusieurs grammes d'iode, et quarante ou cinquante grammes de sel de nitre pour amener un résultat aussi funeste. Ajoutons que ces doses varient encore suivant certaines circonstances, qu'il y a des malades placés dans des conditions particulières qui supportent des doses énormes de substances vénéneuses, et que ces mêmes quantités les tueraient à l'état normal. On voit donc qu'il est difficile de préciser ce que nous entendons par petite dose ; contentons-nous des quantités approximatives que nous venons de donner.

Les poisons ont été distribués en quatre classes, savoir : 1° les *poisons irritants* ; 2° les *poisons narcotiques* ; 3° les *poisons narcotiques et âcres* ; 4° les *poisons sceptiques* ou *venins*. Quelle que soit la valeur de cette division, elle est acceptée et elle a du moins l'avantage de permettre de grouper d'une manière assez nette les symptômes qui appartiennent à chacune des classes. Ce sera donc celle que nous adopterons, et après avoir donné la nomenclature des substances vénéneuses suivant l'ordre que nous venons d'indiquer, nous ferons connaître les symptômes qu'elles produisent et les moyens thérapeutiques mis en usage pour les combattre.

Poisons irritants ou de la première classe ; symptômes d'empoisonnement.

Les principales substances vénéneuses de cette classe sont : les acides concentrés comme les acides sulfurique, nitrique, chlorhydrique, etc., etc., le phosphore et l'iode, les alcalis concentrés, les préparations de mercure, de cuivre, d'antimoine, d'étain, d'argent, de plomb, de baryte, d'arsenic, d'or, de bismuth, de zinc, le nitrate de potasse, le sel ammoniac, le foie de soufre, la gomme gutte, la coloquinte, le garou, les euphorbes, les renoncules, les anémones, la sabine, la chélidoine, les joubarbes, le ricin, le piguon d'Inde, la bryone, la gratiole, l'élatérium, la scammonée, le jalap, la clématite, la staphysaigre, les cantharides, les moules, certains poissons, le verre et l'émail en fragments aigus. Les poisons appartenant à cette classe ont, en général, une saveur chaude, âcre, brûlante ; leur premier effet est une constriction violente de la gorge, une sécheresse extrême de la bouche et de l'œsophage ; la langue et les gencives sont livides, d'autres fois rouges ou noires; douleurs plus ou moins vives et augmentant par la pression, dans toute l'étendue du canal digestif, et plus spécialement à la gorge, au creux de l'estomac (épigastre); haleine fétide; éructations, nausées, vomissements douloureux et violents de matières diverses, de mucosités, de bile ou de sang, de couleur blanche, jaune, verte, rouge ou brunâtre, bouillonnant sur le carreau, et rougissant dans ce cas le papier de tournesol; pouvant, d'autres fois, verdir le sirop de violettes; hoquet, selles fréquentes et fétides; difficulté de respirer; angoisses, toux, pouls fréquent, soif ardente; sueurs froides et gluantes. Les vertiges sont rares, la paralysie des membres inférieurs plus encore; quelquefois, cependant, elle apparaît à la fin de la maladie, et si la dose du poison a été très-considérable. L'intelligence conserve sa netteté, surtout dans les premières périodes du mal; elle s'obscurcit à la fin, et la mort n'arrive qu'après avoir été précédée de violentes convulsions.

Traitement.

Il est manifeste que la présence du médecin est ici nécessaire. Disons, cependant, que si l'on soupçonne un empoisonnement, le premier soin à prendre est de chercher à s'en assurer soit par les aveux du malade, soit par les renseignements pris auprès des assistants, et qu'il est essentiel de connaître le nom de la substance vénéneuse ingérée. Nous ne parlons pas des moyens scientifiques par lesquels on peut arriver à cette connaissance, tels que ceux tirés des symptômes qui se manifestent ou de l'analyse des matières vomies ou rendues par les selles, par l'emploi des réactifs; c'est à l'homme de science à en faire. Mais si l'espèce du poison est connue, il appartient à tous d'en combattre les effets avec le plus de promptitude et d'énergie possible. Or, parmi ces substances, il en est un certain nombre dont on connaît les contre-poisons, et qui réclament, par conséquent, un traitement spécial, immédiatement appliqué; il en est d'autres, au contraire, qui n'ont point de contre-poisons indiqués; à ceux-ci, il faut une méthode autre, que nous décrirons d'une manière générale, mais dont l'application doit être plus spécialement réservée au médecin. Voyons ce dont il s'agit dans l'un et l'autre cas.

Poisons irritants dont les contre-poisons sont connus.

Ce sont les acides et les alcalis concentrés, le sublimé corrosif et les sels solubles de mercure, le vert-de-gris et les préparations solubles de cuivre, les sels solubles d'étain, d'antimoine, de plomb et de baryte, l'acide arsénieux, le nitrate d'argent. Les contre-poisons de ces substances sont :

Pour les acides concentrés : La magnésie, délayée dans une grande quantité d'eau. Elle se combine sur-le-champ avec les acides et les transforme en sels qui agissent alors comme laxatifs.

Les alcalis concentrés : Les boissons légèrement acidulées. Elles agissent avec les alcalis, à la manière de la magnésie avec les acides, et produisent les mêmes effets.

Le sublimé corrosif et les sels solubles de mercure; le vert-de-gris et les sels solubles de cuivre : Une dissolution d'albumine (blanc d'œuf) ou le gluten. Ils décomposent ces sels, et le nouveau produit n'exerce aucune action sur l'économie animale.

Les sels solubles d'étain : Le lait étendu d'eau. Mêmes effets que l'albumine sur les sels de cuivre et de mercure.

Les sels solubles d'anti-moine :	L'infusion très-légère de noix de galle. Mêmes effets que le lait sur les sels solubles d'étain.
Les sels solubles de plomb et de baryte :	Une dissolution très-étendue d'un sulfate de soude, de magnésie ou d'un sulfate soluble quelconque. Elle décompose ces sels et les transforme en un sulfate qui agit comme simple laxatif.
L'acide arsénieux :	Le peroxyde de fer hydraté à grande dose. Nous nous occuperons plus loin, d'une manière spéciale, du traitement de l'empoisonnement par l'acide arsénieux. C'est un des plus graves et des plus fréquents, et il est nécessaire d'entrer dans plus de détails.
Le nitrate d'argent :	Une dissolution très-étendue de sel commun. Elle se combine avec le nitrate et le transforme en un sel insoluble, sans action sur les voies digestives.

Il ne suffit pas de connaître les contre-poisons des substances dont nous venons de donner le tableau et de les administrer, sans tenir compte des circonstances qui peuvent les rendre utiles ou nuisibles ; il faut encore savoir quelle conduite tenir, suivant les mêmes circonstances. Or, il est manifeste qu'après l'ingestion de la substance vénéneuse, le malade se trouve dans l'une des deux positions suivantes :

Ou le poison a été pris depuis très-peu de temps ; il n'a pas encore été absorbé ou rendu ; il est encore en totalité ou en partie dans le tube digestif ;

Ou le poison a été pris depuis longtemps ; les vomissements et les selles l'ont rejeté entièrement, et tout fait présumer qu'il n'a point agi comme substance vénéneuse.

Comment agir dans chacune de ces positions ?

Premier cas. — *Le poison vient d'être pris.*

Vous connaissez la nature de la substance vénéneuse ? N'hésitez pas, administrez le contre-poison, mais administrez-le promptement (au plus tard dans les dix ou douze premières minutes), abondamment et à plusieurs reprises ; revenez-y souvent et par grandes quantités, en ayant soin toujours que le médicament soit dissous ou délayé dans une masse considérable de liquide ; employez-le aussi en lavements. Si vous ne pouvez vous le procurer de suite, donnez, en attendant qu'il soit à votre disposition, de l'eau froide ou tiède, simple ou sucrée. Si vous ne pouvez, malgré l'emploi des contre-poisons, obtenir de vomissements, ce qui est peu probable, au lieu de chercher à les provoquer par des substances irritantes, comme l'épicacuanha, l'émétique, le sulfate de cuivre, etc., etc., combattez l'inflammation et les autres accidents causés par la partie du poison qui a agi. C'est au moyen des antiphlogistiques que l'on peut espérer le succès ; les fomentations émollientes, les bains tièdes, les émissions sanguines, locales et générales, devront être mis en usage ; mais nous n'avons plus ici de conseils à donner ; le médecin seul est apte à juger des circonstances ; c'est à lui d'examiner et d'agir. Cherchons seulement à justifier les préceptes que nous venons d'établir.

Il est clair que, lorsqu'un poison vient d'être pris et qu'il est encore dans le canal digestif, la première chose à faire est d'en débarrasser l'économie. Or, pour atteindre ce but, les seuls moyens sont de chercher à le faire évacuer par le haut ou par le bas, ou d'en neutraliser l'action en le combinant avec une substance nouvelle qui change sa nature. Ce que vous aurez de mieux à faire sera donc d'administrer un médicament qui satisfasse à ces deux conditions : évacuer et neutraliser. C'est précisément ce qui résulte de l'emploi des contre-poisons. Vous obtenez des évacuations en faisant avaler une grande quantité de liquide, et il est admis aujourd'hui que, dans l'empoisonnement, il faut provoquer les vomissements et les selles en gorgeant les malades de liquides doux qui distendent les voies digestives et les forcent à se contracter, et non par les excitants qui peuvent augmenter l'inflammation ; vous avez, de plus, l'avantage d'employer des médicaments qui jouissent de la propriété de transformer en une matière inerte les substances vénéneuses qui ne sont pas immédiatement expulsées.

Quant au traitement de l'empoisonnement par l'acide arsénieux, il convient de se comporter d'une manière un peu différente ; il faut d'abord se hâter de provoquer les vomissements, puis faire prendre aux malades, à plusieurs reprises, de quatre à six grammes de peroxyde de fer *hydraté* sec qui se combine avec l'arsenic, pour former un arsénite de fer bien moins vénéneux que l'acide arsénieux. Ce peroxyde de fer devra être mis en poudre, puis délayé dans quarante ou cinquante grammes d'eau froide ou tiède. Après ces premiers soins, il convient encore d'administrer des liquides doux et diurétiques, mais surtout de laisser agir le médecin qui, seul, pourra combiner le traitement, assez compliqué, convenable en ces circonstances. Occupons-nous du cas où le poison est pris depuis longtemps.

Deuxième cas. — *Le poison est pris depuis longtemps.*

Il ne s'agit plus ici de contre-poisons, parce que tout fait présumer que les vomissements ou les selles ont emporté la totalité ou la presque totalité de la substance vénéneuse ingérée, et qu'ils pourraient être nuisibles. Il faut alors se contenter de combattre l'inflammation par les antiphlogistiques, ce qui regarde encore le médecin. Ce serait également à lui à décider s'il conviendrait, au cas ou il n'y aurait eu ni selles ni vomissements, de faire marcher ensemble les contre-poisons et les antiphlogistiques, ce qui nous paraît logique.

Autre remarque, toujours à l'adresse du médecin ; c'est qu'il est très-important de faire prendre au malade, dans le traitement de l'empoisonnement, une énorme quantité de liquide ; que ce liquide sert à neutraliser ou à délayer la substance délétère, à distendre l'estomac et à le faire contracter, ce qui détermine le vomissement et le rejet des matières vénéneuses. Ceci est un point capital, on le conçoit ; mais l'ingestion de ce liquide est quelquefois impossible par suite du resserrement des mâchoires, de la constriction de la gorge, etc., etc. ; il faut alors introduire dans l'estomac une sonde en gomme élastique ouverte des deux bouts et d'une longueur convenable. A l'aide de cette sonde et d'une seringue armée de sa canule, il sera facile d'y pousser l'eau nécessaire et de l'évacuer en retirant le piston de la seringue, ce qu'il faut répéter plusieurs fois.

Poisons irritants dont les contre-poisons ne sont pas connus.

Ce sont : quelques composés d'or, d'arsenic, de bismuth, de zinc, le sel de nitre, le sel ammoniac, le foie de soufre, les cantharides, les végétaux âcres et leurs principes immédiats. La méthode à employer pour le traitement de l'empoisonnement causé par ces substances est celle-ci : ingestion immédiate de plusieurs verres d'eau simple ou sucrée, tiède ou froide, pour délayer le poison et exciter le vomissement ; abstention des *émétiques irritants*. Sauf quelques cas d'empoisonnement par les moules et les poissons, les accidents nerveux et l'inflammation seront combattus par les antiphlogistiques et les antispasmodiques. C'est au médecin à déterminer le mode thérapeutique à suivre. On a conseillé, comme antidotes de quelques-unes de ces substances vénéneuses, la noix de galle, le quinquina, la thériaque, le charbon, le foie de soufre, etc. Aucun de ces prétendus contre-poisons n'agit comme tels, et leur emploi n'est pas seulement inutile, il peut être nuisible.

Poisons narcotiques ou de la seconde classe; symptômes de l'empoisonnement.

Les principales substances vénéneuses de cette classe sont : l'opium, la morphine, la narcotine, la jusquiame noire, plusieurs espèces du genre *solanum*, la *solanine*; la laitue vireuse, l'acide prussique ou hydrocyanique, et les matières qui le contiennent, comme le laurier-cerise, les amandes amères, le merisier à grappes et l'ers; le safran, l'*actea spicata*, etc. Les poisons appartenant à cette classe n'ont pas, comme les irritants, une saveur caustique; ils laissent intacts la bouche, le pharynx et l'œsophage; ils n'occasionnent ordinairement ni vomissements ni selles, et, s'ils les déterminent, ces évacuations ne sont ni fréquentes ni opiniâtres. La douleur qui les suit, quand elle existe, se fait sentir presque immédiatement après leur ingestion, et elle est presque toujours légère; si, par encontre, elle est aiguë, ce n'est pas exclusivement dans le ventre, mais dans d'autres parties éloignées du corps qu'elle a son siége. Les caractères propres à faire reconnaître ce mode d'empoisonnement sont jusque-là tout négatifs, comme on le voit. Il est accompagné cependant de symptômes directs faciles à apprécier et qui ont leur origine dans l'appareil cérébro-spinal. Ce sont des vertiges, l'affaiblissement et même la paralysie des membres inférieurs, la dilatation ou la contraction des pupilles, le coma, la stupeur, les mouvements convulsifs et les contractions articulaires qui précèdent la mort.

Traitement.

Nous avons dit une fois pour toutes que la présence du médecin est toujours indispensable; les conseils qui vont suivre ne seront donc appliqués par les personnes étrangères à l'art de guérir que dans le cas où, par éloignement ou toute autre cause insurmontable, il ne serait pas possible d'obtenir les secours de la science. Ils pourront encore servir à empêcher les maladresses ou l'emploi des substances nuisibles. On n'a, en effet, découvert aucun contre-poison qui puisse décomposer les narcotiques ou en neutraliser l'action délétère. On sait cependant, mais on sait mal, que la décoction de noix de galle altère les préparations solubles d'opium, de manière à les rendre moins nuisibles, et qu'il serait utile, par conséquent, de l'administrer dès la première période de l'empoisonnement. On sait encore, mais d'une manière vague, que le vinaigre et les autres acides végétaux sont préconisés comme antidotes des narcotiques; on se hâte d'y avoir recours, et l'on aggrave les accidents toutes les fois que ces acides sont mis en contact avec le poison dans le canal alimentaire; c'est que l'on ignore en même temps que leur emploi n'est favorable qu'après l'évacuation de la substance vénéneuse par les vomissements ou les selles, et qu'ils ne sont vraiment utiles que pour combattre les effets consécutifs du poison ingéré.

Voici donc la conduite à suivre : le narcotique vient d'être ingéré; il faut en provoquer le vomissement. Administrez de suite quinze à vingt centigrammes d'émétique dissous dans un verre d'eau; un quart d'heure après, si le vomissement n'a point eu lieu, faites prendre douze décigrammes de sulfate de zinc dissous dans un verre d'eau, et en deux doses, la seconde de douze à quinze minutes après la première. Si celle-ci n'a pas fait vomir, si rien de tout cela n'a produit d'effet, donnez encore dix à quinze centigrammes de sulfate de cuivre dissous dans une verrée d'eau. Il est convenu que les efforts de vomissement seront favorisés par les moyens ordinaires d'introduction des doigts dans la bouche, de chatouillement du gosier avec la barbe d'une plume. Vous remarquerez que, si nous ne conseillons pas d'étendre les vomitifs dans une grande quantité d'eau, que si nous défendons même de prendre des boissons abondantes qui aident à leur action et adoucissent les parties, c'est que nous voulons éviter de diviser encore le narcotique et de le rendre plus facile à absorber, ce qui ne manquerait pas d'augmenter la gravité des accidents. Si le poison a été pris depuis assez longtemps pour qu'il soit parvenu jusqu'aux intestins, faites prendre un purgatif; ajoutez-y un lavement doué des mêmes propriétés. S'il a été vomi, s'il est évacué ou presque entièrement évacué, l'accident est moins grave, mais il peut encore être mortel si le mal est abandonné à lui-même.

C'est dans ce cas qu'il faut faire usage du vinaigre et des acidules. Faites donc prendre toutes les cinq minutes, et en alternant, une tasse d'eau aiguisée avec le vinaigre, le jus de citron ou la crème de tartre, et une tasse de forte infusion de café ; frictionnez vigoureusement les bras et les jambes avec une brosse ou un morceau de tissu de laine pour combattre l'engourdissement. C'est dans le même but que l'on administre le café et l'eau vinaigrée; aussi convient-il d'en continuer l'usage jusqu'à ce que le danger ait complétement disparu. Si, malgré l'emploi de tous ces moyens, l'état comateux persiste; si même, dès l'abord, la maladie a pris le caractère apoplectique, il faut se hâter d'avoir recours à de larges émissions sanguines et à tous les moyens destinés à combattre cette redoutable affection. Point d'autre conseil à donner, par conséquent, que celui d'appeler le médecin et de lui remettre la direction des soins nécessaires.

Poisons narcotiques et âcres ou de la troisième classe; symptômes d'empoisonnement.

Cette classe de poisons contient un grand nombre de substances, que l'on peut ranger par séries en les examinant au point de vue du traitement. La première renferme les champignons ; la deuxième, la noix vomique, l'upas tieuté, la fève de Saint-Ignace, la strychnine, la fausse-angusture, la brucine, l'upas antiar, le ticunas ou poison américain, le woorara, le camphre, la coque du Levant et la picrotoxine; la troisième, le tabac, la grande et la petite ciguë, la ciguë aquatique, la belladone, l'atropine, le datura-stramonium, la daturine, la digitale pourprée, le laurier-rose, l'œnante crocata, l'ellébore noir et blanc, le colchique, la vératrine, la scille, la scillitine, l'aconit napel, la rue, l'ivraie le mancenilier, l'aristoloche, etc., etc.; la quatrième, les liquides spiritueux; la cinquième, les émanations des fleurs; la sixième, le seigle ergoté. Pas d'antidote connu jusqu'à ce jour contre un seul de ces redoutables poisons; du reste, ils ne produisent pas tous les mêmes effets. Quelques-uns, et ce sont les plus dangereux, entraînent des troubles profonds et graves du système nerveux tout entier, accès à forme intermittente, cessant tout à coup pour reparaître plus tard, et dont la durée varie beaucoup. Les attaques sont effrayantes par leur intensité; les membres tordus, convulsés, se roidissent et s'agitent tour à tour; les yeux sont hagards, saillants et paraissent sortir de leurs orbites; la bouche, les lèvres, la langue sont livides; les parois de la poitrine restent immobiles, la respiration est suspendue, l'asphyxie paraît imminente; tantôt les facultés intellectuelles sont lésées, tantôt elles restent intactes; le vomissement est rare et le malade accuse une saveur des plus amères.

La plupart des autres poisons appartenant à cette classe, agissent, comme les narcotiques, d'une manière continue ; la maladie se déclare par une excitation cérébrale très-vive, puis elle parcourt les mêmes phases que celles produites par les simples narcotiques, laissant, de plus qu'eux, des traces manifestes d'inflammation sur les parties que le poison a touchées.

Traitement.

Le traitement varie selon la nature du poison et la série à laquelle il appartient ; disons, cependant, que les moyens à opposer à l'empoisonnement par les substances narcotico-âcres ont, en général, pour objet de satisfaire aux indications suivantes : expulser le poison à l'aide des émétiques et des éméto-cathartiques, quand on peut croire qu'il y en a encore dans le tube digestif ; combattre l'inflammation actuelle ou consécutive des organes gastro-entériques par les agents antiphlogistiques connus ; combattre le narcotisme par les acidules, par les antispasmodiques, les dérivatifs sur la peau, et, au besoin, même par la saignée. Tout cela est du domaine de la médecine, tout cela doit être prescrit par le médecin ; nous nous occuperons très-peu, par conséquent, d'un mode de traitement quelconque à suivre.

Toutefois, comme l'empoisonnement par les champignons est un des plus communs, comme il y a certaines particularités de cet empoisonnement qui demandent quelques considérations thérapeutiques spéciales, nous nous y arrêterons plus qu'aux autres. Tout d'abord, faisons cette remarque, que l'indigestibilité des champignons les retient long-temps dans les voies gastro-intestinales, et que rarement ils sont rejetés complétement au dehors par le fait des évacuations spontanées ; il est donc presque toujours opportun de provoquer le vomissement, s'il y en a eu très-peu, et s'il n'existe pas de trace trop prononcée d'inflammation gastrique ; il est également opportun d'obtenir des selles abondantes, si le temps écoulé et les symptômes observés font présumer que les champignons ont passé dans l'intestin. Il est d'observation que, dans la plupart des cas si nombreux d'empoisonnement par les champignons, les personnes auxquelles on a pu administrer l'émétique ont été sauvées, tandis que celles qui ont reçu des secours tardifs, alors que le narcotisme et l'inflammation se décèlent par l'intensité des symptômes, ont succombé pour la plupart.

Commencez donc par l'administration de l'émétique, mais à doses faibles et répétées, de crainte d'augmenter l'inflammation de l'estomac ; employez, au besoin, le sulfate de zinc et les moyens mécaniques précédemment indiqués ; puis, si vous présumez que les vomissements ont entraîné le poison hors des premières voies, mais qu'une partie ayant passé dans les intestins, les symptômes de narcotisme s'aggravent ou persistent, n'hésitez pas et faites avaler soit un éméto-cathartique, composé de quinze à vingt centigrammes d'émétique et de vingt à trente grammes de sulfate de soude dissous dans une verrée d'eau, soit une potion purgative avec l'huile de ricin ou le sirop de fleurs de pêcher ; au besoin, administrez un ou deux lavements, rendus purgatifs par le séné et le sulfate de soude. L'huile, la thériaque, le beurre, le lait, si souvent employés dans ces cas d'empoisonnement, paraissent complétement inutiles.

Quant aux symptômes cérébraux résultant du narcotisme, ils devront être combattus par les acidules et les antispasmodiques, en ayant soin de ne les mettre en usage qu'après l'expulsion complète des champignons hors du canal alimentaire. Le vinaigre, l'alcool et l'éther dissolvent le principe vénéneux, et ne feraient qu'ajouter aux dangers en favorisant l'absorption de la substance rendue liquide.

L'inflammation qui accompagne presque toujours les symptômes narcotiques sera combattue à son tour par les bains, les saignées et tous les antiphlogistiques appropriés, en temps convenable et sur prescriptions médicales.

Poisons sceptiques ou de la quatrième classe.

Quelques mots seulement. Les substances vénéneuses qui appartiennent à cette classe sont l'acide hydrosulfurique (sulfidrique) et ses composés ; les liquides venimeux des reptiles et des insectes ; le *virus* de la pustule maligne et de la rage, et les matières animales putréfiées. Il est manifeste que la description des symptômes déterminés par ces poisons, que l'indication du traitement à suivre appartiennent spécialement aux livres de médecine ; c'est là qu'il faut les étudier. Quels sont, en effet, les symptômes résultant de l'ingestion des matières putréfiées, par exemple ? Ceux des fièvres dites typhoïdes. Pouvons-nous en entreprendre la description ? Quel est le traitement ? Les purgatifs, les vomitifs et les éméto-cathartiques, si l'on arrive à temps ; celui des fièvres typhoïdes, si l'on n'est appelé que longtemps après l'usage de ces substances. Le prescrire sera donc l'affaire du médecin et non la nôtre.

Nous n'avons plus, pour remplir le cadre que nous nous sommes tracés, qu'à étudier les aliments et les boissons, ce sera le sujet des chapitres qui suivent.

CHAPITRE XVII.

DES ALIMENTS VÉGÉTAUX ET ANIMAUX

CONSIDÉRÉS AU POINT DE VUE DE LEURS PROPRIÉTÉS RELATIVEMENT NUTRITIVES, DES MALADIES QUE DÉVELOPPENT LEUR ABUS OU LEUR USAGE EXCLUSIF.

SOMMAIRE. — Des différentes espèces d'aliments. — Des végétaux. — Des différentes espèces d'aliments animaux. — Division des matières alimentaires.

Par le fait même de la vie, c'est-à-dire par l'exercice des fonctions organiques, nous éprouvons des pertes continuelles que nous devons réparer. Pour s'accroître comme pour s'entretenir, le corps humain doit puiser au dehors les matériaux dont il a besoin, et c'est dans l'atmosphère, dans l'eau, dans les êtres organisés, qu'il trouve les moyens d'accroissement et de réparation qui lui sont propres. En examinant l'importance nutritive de tous ces corps, et spécialement l'action réparatrice de l'air atmosphérique, certains auteurs l'ont appelé l'aliment par excellence ; mais, communément, on ne donne le nom d'aliment qu'aux substances qui, introduites dans l'économie par les voies digestives, servent à apaiser la sensation de la faim et subissent des changements tels qu'elles deviennent propres à remplacer la portion des liquides et des solides incessamment éliminés par le jeu naturel des organes. Les substances liquides destinées à apaiser la soif, à remplacer les parties aqueuses du sang et qui sont également ingérées dans l'appareil digestif, ont reçu le nom particulier de boissons. Souvent ces substances diverses se confondent par leurs principes ; il est rare, en effet, que les aliments proprement dits ne présentent point quelques-unes des conditions propres aux boissons, et que celles-ci ne contiennent pas quelques éléments nutritifs. Elles feront cependant le sujet de chapitres différents, et nous ne nous occuperons dans cet article que des substances comprises sous la dénomination spéciale d'*aliments*.

Des différentes espèces d'aliments.

Nous l'avons dit tout à l'heure, le règne organique, seul, fournit à l'homme les aliments dont il a besoin, et c'est exclusivement parmi les végétaux et les animaux qu'il va chercher sa nourriture. Dans le règne minéral, il n'existe aucune substance dont il fasse usage comme aliment, suivant le sens strictement attaché à ce mot; il n'y trouve que des condiments, c'est-à-dire des corps spéciaux qui, mêlés aux matières alimentaires, leur donnent une saveur plus agréable ou un stimulant particulier propre à faciliter leur digestion. Les animaux et les végétaux, au contraire, présentent une foule de substances servant à l'alimentation, et c'est dans ces deux règnes à la fois qu'il puise les éléments réparateurs de son organisme.

Bien des fois a été agitée la question de savoir s'il devait s'en tenir exclusivement à l'un des deux, c'est-à-dire s'il était un animal herbivore ou carnivore. Tout le monde connaît ce qu'ont dit, à ce sujet, quelques déclamateurs anciens et modernes; des sectes et même des peuples entiers ont, par scrupule religieux ou système philosophique, adopté spécialement le régime végétal; mais l'observation des faits comme l'examen des organes qui remplissent les fonctions digestives ont condamné les sophistes aussi bien que les scrupules et les systèmes; ils ont suffisamment prouvé qu'une alimentation mixte est celle qui convient le mieux à l'homme, et que, sous ce rapport, son organisation tient le milieu entre celle des animaux herbivores et celle des carnivores.

D'après cette même organisation, on a tenté en vain de décider dans quelle proportion les substances animales et les substances végétales devaient servir comme aliments. Ce n'est pas l'organisation seule qui influe en cette matière; les circonstances de climat, de position, celles qui dépendent de l'état de civilisation plus ou moins avancée, des localités, des conditions sociales, des nécessités même produites par la disette, etc., etc., déterminent l'usage exclusif de telles ou telles substances alimentaires. Les goûts, les usages, les préjugés ont fait adopter certains genres d'alimentation, en ont fait interdire certains autres; et l'on observe une variété non moins grande dans les formes sous lesquelles les aliments sont employés, dans les préparations qu'on leur fait subir.

Ici l'homme ne se nourrit que de substances végétales et surtout des plantes farineuses qui alimentent la plus grande partie des habitants du globe; là son alimentation se compose principalement du lait et de ses diverses préparations; ailleurs exclusivement de poissons ou de viandes ou de l'une de ces substances seulement. On pourrait donc dire que l'homme est omnivore, et dans les privations qui l'accablent, soit à l'état sauvage, soit à l'état de misère, il se nourrit avec les matières les plus disparates; le règne végétal lui fournit surtout la plus grande partie de son alimentation : les fruits, les racines et même les tiges ligneuses sont absorbés par lui. Quelques peuples du nord, au dire des voyageurs, font usage de l'écorce broyée du pin et du sapin. Le règne animal est mis à contribution, depuis l'ours et le phoque dont les habitants des régions polaires dévorent la chair souvent putréfiée, jusqu'aux sauterelles et aux araignées que certaines peuplades mangent encore. Cependant les animaux herbivores sont le plus habituellement sacrifiés à ses appétits. Les carnivores, dont la chair est dure et coriace, qui exhalent une odeur et ont une saveur prononcée, sont presque partout repoussés.

Mais à mesure que les sens de l'homme deviennent plus délicats, à mesure que la civilisation lui donne les moyens de fournir à ses besoins, il est de plus en plus difficile dans le choix de ses aliments; il en restreint le nombre pour s'attacher à les rendre meilleurs et plus abondants; il élève certaines espèces d'animaux, les engraisse, les soumet à diverses opérations pour les rendre plus tendres, plus faciles à digérer ; il cultive préférablement certaines plantes ; il met plus d'art dans l'apprêt et l'assaisonnement des substances dont il fait sa nourriture. A l'état sauvage ou barbare, il se contentait de manger les aliments crus ou grillés à la façon des héros d'Homère. A l'état de civilisation, il lui faut des préparations de plus en plus compliquées, de plus en plus savantes, ainsi que nous le font voir l'époque de corruption romaine décrite par Apicius, et celle de civilisation raffinée dont nous sommes témoins.

La souplesse de l'organisation humaine se prête cependant sans difficulté à la multitude, à la variété d'alimentation dont elle fait usage, et il y aurait lieu d'être étonné que des matières de nature si différente puissent également servir à sa nutrition, si l'on ne voyait aussi un assez grand nombre d'animaux se prêter avec la même facilité à l'assimilation de substances fort différentes de celles qui paraissent leur être spécialement destinées. C'est ainsi que certains oiseaux granivores, que des chevaux, des vaches ont pu se nourrir de viande, sans dommage pour leur santé, et que, dans nos grandes villes, on a pu élever avec avantage, au moyen de débris d'animaux, des porcs nombreux et florissants.

Des végétaux.

Il nous a semblé que la plus simple et peut-être la meilleure division des matières alimentaires était celle qui repose sur leur nature végétale ou animale. Si donc nous les considérons d'abord sous le rapport du règne auquel elles appartiennent, nous voyons dans les végétaux des aliments de différentes espèces, suivant la saison, leur âge et le climat où ils croissent. Les plantes, dans leur jeunesse, sont susceptibles d'être employées comme aliment ; à mesure qu'elles avancent en âge, une portion cesse d'être alimentaire pour devenir excrémentitielle. C'est ainsi qu'elles se comportent lorsque la fructification se développe ; elles présentent alors une partie ligueuse ou filamenteuse indissoluble dans nos menstrues ; elles étaient pourtant nutritives dans leur jeunesse. Les plantes potagères les plus en usage, la laitue, la chicorée, etc., que l'on digérait bien lorsqu'elles étaient tendres et jeunes ou lorsque des moyens artificiels les tenaient dans une enfance prolongée, deviennent âcres, purgatives et même vénéneuses en vieillissant.

Parmi les racines, les tubéreuses, telles que les pommes de terre ; les fusiformes, telles que la carotte, le panais, le navet ; les bulbeuses, telles que l'oignon, nous fournissent des aliments. Les racines chevelues n'en fournissent pas. Parmi ces racines, les unes sont tendres, les autres fermes et cassantes, comme la scorsonère ; d'autres sont farineuses.

Nous trouvons encore une source d'aliments dans les tiges et les feuilles de certaines plantes ; tels sont les asperges, les épinards, etc., etc. Il en est de même des fleurs ; certaines d'entre elles, que l'on appelle composées, ont un réceptacle qui nous donne une substance agréable et nourrissante ; celui de l'artichaut est le plus employé, comme le plus volumineux ; les autres sont à peu près négligés. Bon nombre de fruits ne sont que des réceptacles renflés. Ainsi, la figue n'est qu'un réceptacle de fleurs mâles et de fleurs femelles ; la mûre, un réceptacle de fleurs bisexuelles ; la framboise et la fraise, des réceptacles de plusieurs ovaires pour une seule fleur. La pomme d'acajou est un réceptacle gonflé par un suc délicieux ; l'ananas, un réceptacle de fleurs sur un ovaire tellement pénétré de sucs que la faculté régénératrice se trouve anéantie. Tout le monde connaît la délicatesse de ce fruit, plus frais et plus recherché encore dans nos colonies intertropicales.

Le péricarpe des fruits, c'est-à-dire l'ovaire, considérablement renflé et renfermant la graine, nous fournit lui-même les substances les plus agréables ; telles sont la cerise, la groseille, la pêche, la prune, tous les fruits à noyaux, etc., etc.

La gousse de certaines espèces de légumineuses est également bonne à manger, par exemple, celle des pois cueillis de bonne heure, les tamarins que les Turcs et les Arabes font confire dans le sucre ou dans le miel, et qu'ils emportent avec eux à travers les déserts de l'Afrique et de l'Asie.

Le péricarpe des cucurbitacées est dans le même cas; il est rangé au nombre des substances alimentaires.

Les graines sont, en général, la partie de la plante qui contient la matière nutritive dans sa plus grande condensation. Il semble que les deux extrémités du végétal, la racine et la graine, soient pour lui des réservoirs de matière alimentaire; il vit par la racine, il se nourrit par la graine. Celles dont nous tirons le plus d'avantage sont celles des graminées, des légumineuses et des émulsives.

Ainsi, racine, tige, feuille, fleurs, fruits et graines, tout, dans le végétal, nous sert d'aliment. Mais ce n'est pas tout; il nous donne encore les huiles, le sucre, la manne et mille autres extraits sucrés qu'on en exprime. Joignez à cela le pain, les fécules, l'amidon, certaines liqueurs fermentées, des préparations multiples, et l'on voit quels avantages l'industrie a su tirer des innombrables variétés dont fourmille le règne végétal, de quels merveilleux bienfaits la nature prévoyante a doté l'espèce humaine.

Des différentes espèces d'aliments animaux.

Parmi les aliments tirés du règne animal, les âges, les sexes établissent des différences. La chair des animaux très-jeune est visqueuse, mucilagineuse, peu pénétrée de sang; tels sont les agneaux et les cochons de lait. Dans les femelles, elle est plus molle, plus douce, moins savoureuse. Par la castration, elle perd l'odeur nauséabonde qu'exhale le mâle; elle acquiert plus de graisse, plus de blancheur; elle devient plus tendre, plus abreuvée de lymphe, moins chargée de fibrine. La domesticité influe également sur la chair des animaux; celle du lapin privé est bien différente de celle du lapin sauvage.

L'exercice produit des effets analogues. Il est facile de distinguer dans un animal les chairs exercées de celles qui ne le sont pas. Les muscles extérieurs sont durs et coriaces; ceux de l'intérieur sont tendres et abreuvés de sucs. La chair des animaux exercés est plus ferme, plus colorée. La perdrix et les volailles qui courent plus qu'elles ne volent, ont la chair des ailes plus tendre et plus délicate. Les climats ont aussi leur influence, et les oiseaux d'hiver ne ressemblent en aucune façon, pour le goût, aux oiseaux de passage que nous possédons pendant l'été. Qui ne connaît la différence existant entre la caille et la bécasse?

Parmi les quadrupèdes à l'état domestique, l'Européen et tous les peuples civilisés ne mangent guère que la chair des herbivores, rendue plus tendre par la castration, comme celle du bœuf et du mouton, ou restée moins dure par l'âge et le sexe, comme le veau, la vache, etc. Et dans ceux-ci, il en est, comme le cheval, l'âne, le chameau, le bouc, qui ne sont en usage que chez certains peuples.

Les oiseaux présentent une température plus élevée que celle des quadrupèdes; il en est de sauvages, de domestiques, d'engraissés par artifices, de châtrés, etc. Parmi les oiseaux sauvages, on distingue les palmipèdes (oiseaux nageurs), les échassiers (oiseaux des marécages), etc. Toutes ces circonstances de chaleur, de position, d'habitudes, de nourriture, déterminent des différences dont il faut tenir compte. Ainsi les nageurs, qui ne vivent pas de poissons, sont plus agréables à manger que les marécageux qui, vivant d'insectes ou de vers ou de poissons, offrent une chair dont les chiens eux-mêmes ne veulent pas. Le canard sauvage est plus savoureux que le canard domestique, la poularde est de plus difficile digestion que le poulet à la reine, le chapon est plus tendre que la poule ou le coq, mais plus indigeste.

On partage les poissons en deux grandes divisions : les poissons de rivière et les poissons de mer. Parmi ceux de rivière, ceux qui, comme les anguilles, vivent dans l'eau bourbeuse, ont besoin d'être tenus pendant un certain temps dans l'eau claire pour que leur chair se dépouille d'un goût de vase désagréable. Parmi les poissons d'eau salée, la chair de ceux qui vivent toujours dans la haute mer est bien plus ferme et plus colorée que celle des poissons qui s'approchent du rivage ; cette dernière est molle et parfaitement blanche. L'âge apporte très-peu de différence dans la chair des poissons.

Les ovipares, comme la tortue, la grenouille, le lézard, ont une chair molle et blanche.

Les mollusques, tels que les moules, les huîtres et autres coquillages, ont une chair fibrineuse qui se durcit par la cuisson, caractère qui la rapproche de l'albumine et du blanc d'œuf.

Division des matières alimentaires.

Cette revue rapide et très-générale des diverses sortes d'aliments que la nature nous fournit est très-superficielle assurément ; toutefois, elle donne une idée des règnes auxquels il appartiennent. En ne les considérant que sous ce rapport, il faudrait donner une monographie de chacun en particulier, ce qui serait impossible, à moins de multiplier les volumes au delà du raisonnable ; ce qui serait, de plus, inutile, puisque cette nomenclature fastidieuse ne nous mènerait pas au but principal, qui est la connaissance de leur influence sur notre économie. Une autre recherche qui paraît utile au premier coup d'œil est celle qui consiste à entrer dans l'analyse des principes constituants de ces substances diverses ; mais ces principes se réduisent à quatre, qui sont : l'oxygène, l'hydrogène, le carbonate et l'azote. Et à quoi bon connaître ce fait ? Quelle lumière jette-t-il sur les propriétés digestives ou nutritives de chacune d'elles ? Il vaut donc mieux s'en tenir à la connaissance d'autres principes immédiats, plus nombreux, il est vrai, mais qui, par cela même, expliquent mieux les propriétés de chaque sorte d'aliments. C'est sur cette connaissance qu'est basée la classification suivante, proposée par le professeur Hallé, et qui est restée la plus simple et la plus satisfaisante.

En étudiant ces principes immédiats, on voit donc dominer, dans les diverses substances appartenant à telle classe, la fécule amylacée ; dans telle autre, la matière caséeuse ; ici l'albumine, ailleurs la gélatine, etc., etc. Et c'est en considérant la proportion très-grande de tel ou tel principe immédiat dans telle ou telle substance alimentaire qu'elles sont divisées en cinq classes.

Première classe. Aliments composés exclusivement ou dans des proportions très-grandes de fécule amylacée.

Deuxième classe. Aliments qui contiennent la matière fibrineuse ou albumineuse, ou caséuse, qui ne sont que des variétés.

Troisième classe. Aliments dont la nature se rapproche de celle de la fécule, et qui contiennent les gommes, les mucilages, la gélatine.

Quatrième classe. Acides végétaux unis à une substance mucilagineuse ou gélatineuse sucrée qui les rend plus sapides.

Cinquième classe. Aliments dont la base est huileuse ou grasse.

Cette classification laisse beaucoup à désirer ; néanmoins si l'on se résigne à négliger les proportions organiques des matières alimentaires ; si l'on fait abstraction des principes connus ou peu connus qui entrent dans leur composition ; si l'on n'a égard qu'à ceux qui paraissent plus saillants, il sera possible de ranger dans chacune des classes précédentes la plupart des substances employées dans la nourriture de l'homme, d'en former des groupes comprenant un assez grand nombre d'objets sous un petit nombre de titres généraux, et d'y rattacher des considérations communes. C'est en suivant cette marche que l'on a distingué les genres divers d'aliments dont il va être question.

CHAPITRE XVIII.

PREMIÈRE CLASSE D'ALIMENTS.

ALIMENTS COMPOSÉS EXCLUSIVEMENT OU DANS DES PROPORTIONS TRÈS-GRANDES DE FÉCULE AMYLACÉE.

SOMMAIRE. — Fécule ou amidon. — Fécule unie au sucre. — Fécule oléagineuse; graines émulsives. — Chocolat. — Fécule unie à un mucilage ou au gluten. — Préparation des fécules; pain. — Pain de munition. — Pains de fantaisie. — Petits pains à café. — Pains de gruau. — Pains viennois et pains au lait. — Pains de dextrine. — Croissants. — Pain de gluten. — Pains anglais. — Pain de son. — Pains de seigle. — Biscuit de mer. — Vermicelle. — Semoule. — Macaroni. — Coction des fécules. — Pâtisserie. — Torréfaction des fécules.

Fécule ou amidon.

La fécule amylacée ou amidon que donne cette première classe d'aliments est une substance constante dans ses phénomènes naturels. C'est un des principes les plus répandus dans les végétaux. Il n'est peut-être pas, en effet, de parties de plantes qui ne renferme une certaine quantité d'amidon; on le trouve, cependant, plus spécialement dans les semences, les racines et les tiges. Il est plus rare dans les fleurs, les feuilles et les fruits charnus.

Dans son état pur, il est blanc, pulvérulent, cristallin, insipide et inodore, inaltérable à l'air et insoluble dans l'eau froide. Il est soluble dans l'eau chaude; c'est cette propriété qui fait gonfler par la cuisson les grains qui le contiennent. En le dissolvant dans l'eau chaude, il éprouve une altération particulière, qui tend à le rapprocher de la gomme dont il possède plusieurs propriétés, entre autres celle de se dissoudre dans l'eau froide. La dissolution de la fécule amylacée dans l'eau chaude constitue une masse transparente et tremblante comme la gélatine; on peut le couper en morceaux, qui conservent leur forme : on lui donne le nom d'empois. Une légère torréfaction colore la fécule et la rend soluble dans l'eau froide, c'est l'effet du déchirement des téguments. Cette substance est, en effet, une partie organisée des végétaux; chacun des grains qui la constituent est composé d'un tégument inaltérable par l'eau froide, et d'une matière intérieure que l'eau dissout avec facilité.

La fécule, quels que soient le végétal et la partie du végétal qui la fournit, est toujours exactement la même; mais les procédés au moyen desquels on l'obtient sont plus ou moins parfaits, et la donnent plus ou moins pure, car elle n'est pas toujours sans mélange, ni unie aux mêmes substances. Parmi les aliments qui contiennent la fécule presque pure, il faut noter l'*orge*, le *sagou*, qu'on retire de la moelle du palmier, le *riz*, auquel on attribue la propriété de resserrer plus que toute autre substance féculente, quoiqu'il n'existe aucune différence sensible entre lui et les autres fécules.

Viennent ensuite les gros et les petits millets qui contiennent la fécule moins pure. Elle y est unie à une substance jaunâtre, qui colore le pain qu'on en prépare.

Fécule unie au sucre.

Elle est unie à une substance sucrée : dans les gruaux d'*orge* ou d'*avoine* (celle-ci est quelquefois amère); dans les *pois verts*, et le sucre domine d'autant plus que les pois sont plus jeunes, le goût sucré diminue à mesure qu'ils mûrissent; on les reconnaît cependant encore dans les purées qu'on en prépare, lorsqu'ils sont vieux; dans les *fèves de marais*, jeunes ou vieilles; dans les *gesses*, nommés aussi *pois carrés*, mais en quantité plus petite. Les jeunes *haricots* unissent au sucre et à la fécule un aromate particulier un peu purgatif. La *châtaigne* se compose de fécule et d'un corps sucré. La *patate* d'Amérique est une racine extrêmement nourrissante, qui contient en abondance une fécule pénétrée de sucre à la manière des marrons dits glacés. La fécule unie au sucre fermente dans l'estomac et le gonfle; pendant la digestion, il se dégage une grande quantité de gaz; c'est ce qui a fait dire que les fécules, ainsi mêlées, étaient plus venteuses que les fécules pures ou à peu près pures.

Souvent, la fécule est recouverte d'un tégument plus ou moins épais, où se rencontre une partie colorante verte, comme on le remarque dans la *fève de marais* jeune et fraîche. Cette partie prend, par la cuisson, une saveur et une couleur brune particulière, qui devient âcre et désagréable, si la fève est vieille; elle est brune dans l'écorce des *lentilles* et rouge dans celle des *haricots* de cette couleur. En général, plus elle est abondante, plus le légume est savoureux, et moins il se gonfle dans l'estomac. Ainsi, les lentilles et les fèves de marais le distendent moins que les haricots blancs; peut-être cela est-il dû à ce qu'ils le stimulent et le mettent à même de mieux digérer. Ce qui semble donner quelque apparence de réalité à cette hypothèse, c'est qu'un estomac fort résiste mieux à l'effet des haricots qu'un estomac faible, et que celui-ci, sous l'influence de ce légume, est fatigué par des éructations fréquentes.

La fécule est quelquefois unie à des substances vénéneuses, qu'il faut enlever par le lavage; par exemple, dans la racine de *manioc*, appelée cassave, et qui sert d'aliment aux nègres. Dans celles de *bryone* et d'*arum*, ce suc étranger est moins âcre, et a de l'analogie avec le principe piquant des oignons. Dans l'*ivraie*, dans la graine du *cytise*, elle est associée à un principe qui agit sur le système nerveux, et produit l'ivresse. La graine de *ricin* renferme une matière âcre, volatile et caustique, dont le contact fait naître des ampoules chez quelques ouvriers imprudents qui la manient sans précaution, lorsqu'ils atténuent par l'action du feu l'huile drastique qu'on a retirée de ce fruit. Le *cacao* renferme lui-même un embryon des plus âcres, et lorsqu'on a le soin de l'en purger, le chocolat préparé avec cette amande est bien meilleur.

Fécule oléagineuse ; graines émulsives.

La fécule constituant les graines émulsives, comprises dans quelques Traités sous le nom d'aliments oléagino-féculents, et telles que les *amandes*, les *noix*, les *noisettes*, s'y trouve unie à une huile grasse et à un mucilage doux. Ces principes immédiats sont associés d'une manière si intime, qu'il est très-difficile de réduire ces substances en farine. Celle-ci est toujours pâteuse, grasse et donne une huile mêlée au mucilage, lorsqu'on la soumet au pressoir. Il n'en est pas ainsi des graines céréales, qui se broient parfaitement, et fournissent une farine sèche, non plus que des légumineuses qui se broient moins bien, mais fournissent aussi une farine bien divisée, dont le principe huileux ne peut, comme dans la première, être séparé, lorsqu'on la soumet au pressoir; elle graisse le papier qui la contient.

Lorsque les graines émulsives sont broyées et humectées d'eau, elles donnent une émulsion laiteuse, qui entraîne très-peu de fécule. La partie grossière reste à part; c'est ce qui forme la pâte d'amandes dont on pourrait se servir comme aliment, quoiqu'elle ne soit employée que sous forme de cosmétique; elle est d'autant plus sèche, qu'on en a extrait une plus grande quantité de mucilage. Ni les légumineuses, ni les céréales ne pourraient ainsi fournir matière à émulsions. L'un des caractères les plus curieux de ces émulsions, c'est qu'il est impossible de leur enlever un atome d'huile, quelque chargées qu'elles puissent être. Il semble que l'action du pilon ait décomposé l'huile, et l'ait irrévocablement combinée avec la petite portion d'amande qui reste en suspension dans le liquide. On reconnaît deux espèces d'amandes, les douces et les amères, toutes deux donnent une huile douce; celles qui sont amères ne diffèrent des douces que par un arome particulier, que l'on rencontre dans les noyaux de pêches, d'abricots, de cerises, de prunes. Étendu et dissous en quantité convenable dans l'alcool, cet arome paraît agréable et forme la liqueur appelée *eau de noyau*. Il est d'autres graines émulsives qui contiennent une matière colorante verte, la *pistache*, par exemple. Les *noix* et les *noisettes* sont également pourvues d'un arome spécial, que l'on reconnaît facilement dans les huiles qu'on en retire; lorsqu'elles sont mal digérées, elles causent, ainsi que toutes substances grasses, des éructations brûlantes.

La fécule des *faînes* ou fruits du hêtre se fait remarquer par un arome désagréable, qui se dissipe avec le temps. On en retire une huile presque aussi bonne que l'huile d'olive ordinaire; elle est très-répandue dans le commerce, et se trouve souvent mélangée avec celle-ci.

On a remarqué que l'usage de ces aliments : amandes, faînes, noix et noisettes, altérait le timbre de la voix; cette altération cesse promptement et ne constitue pas, à vrai dire, une maladie; mais il en est tout autrement des effets produits par l'amande des faînes. Il résulte d'observations sérieuses que cette graine, soit fraîche, soit conservée, est un aliment dangereux pour les animaux et pour l'homme; son principe délétère ne réside pas uniquement dans la pellicule; pris en quantité même peu considérable, il détermine des accidents manifestes, et si l'on en faisait un usage immodéré, il pourrait devenir dangereux, surtout chez les sujets faibles, s'ils n'étaient arrêtés par un sentiment de malaise qu'il développe promptement. Les symptômes éprouvés sont des nausées, des vomissements, des coliques, de la céphalalgie; le principe délétère est inconnu.

La noix du cocotier est pour les Américains un aliment doux et rafraîchissant. Avant sa maturité, elle donne une liqueur douce, claire et odorante, constituée par une substance mucoso-sucrée, qui tend à se solidifier à mesure que le fruit devient plus mûr; elle forme alors une moelle blanchâtre, puis une amande blanche et ferme, ne contenant plus à l'intérieur qu'une très-petite quantité de liquide.

L'amande de *cacao* est douée d'un arome spécial qui la fait rechercher; elle contient également une huile grasse très-abondante, connue sous le nom de beurre de cacao, et qui laisse, en se fondant dans la bouche, un sentiment de fraîcheur des plus agréables.

Du chocolat.

Avec le cacao on prépare le chocolat; il se prend ou sec en tablettes, ou bouilli dans l'eau ou le lait. C'est un aliment très-doux, assez nourrissant, mais de digestion souvent difficile, à cause du peu d'action qu'il sollicite de la part de l'estomac. Pour le préparer, on s'y prend de la manière suivante : le cacao torréfié et privé de son écorce est réduit en pâte, on y met du sucre, on brise ou plutôt on porphyrise cette pâte jusqu'à ce qu'elle soit réduite en poudre impalpable, puis on la met dans des moules, où elle prend la forme et la dureté que l'on connaît au chocolat. On a coutume, pour le rendre plus digestible, d'ajouter à la pâte quatre-vingt-seize grammes de vanille ou soixante-quatre de cannelle pour dix kilogrammes de chocolat, mais, alors, il perd ses propriétés adoucissantes. Les Mexicains mêlent à la pâte le piment, le gingembre et le girofle; il n'est pas besoin de dire qu'il contracte alors, à un très-haut degré, les propriétés stimulantes.

Le cacao contient, comme nous l'avons dit, une fécule colorée, un aromate particulier et une huile grasse, concrète, très-abondante. La torréfaction altère plus ou moins ces principes; aussi, cette opération influe beaucoup sur la bonne ou mauvaise digestion qu'on fait du chocolat. Le mélange du sucre au cacao est toujours avantageux, soit comme tonique, soit pour faciliter sa dissolution dans le liquide où on le fait bouillir. Les Espagnols torréfient très-peu le cacao; aussi la dissolution dans l'eau du chocolat d'Espagne est à peu près rouge. En Italie, au contraire, on torréfie beaucoup; dès lors, le cacao contient moins de beurre et plus d'empyreume, la dissolution du chocolat est presque noire. Le chocolat à la mode espagnole est plus doux, plus agréable, mais il est plus difficile à digérer pour beaucoup de personnes, auxquelles trop de partie butyreuse pèse sur l'estomac, et cause des rapports nidoreux. Le chocolat à la mode italienne est moins nourrissant, plus facile à digérer, et ne laisse pas d'être agréable.

Le chocolat ne doit renfermer que du cacao, du sucre et un aromate, mais on y mêle fréquemment de la fécule; cette fraude en diminue la qualité, elle est, du reste, facile à constater. En principe, la décoction de chocolat de bonne qualité ne s'épaissit que par l'évaporation de l'eau, tandis que celle du chocolat mêlé de farine acquiert rapidement de la consistance. Celui-là présente une cassure nette; celui-ci, lorsqu'il est rompu, est plus granuleux, il répand dans la bouche un goût de pâte; au premier bouillon, il exhale une odeur de colle; en refroidissant, il se prend en gelée. Lorsqu'il n'a pas été bien criblé, le chocolat ne se divise pas complétement, et il laisse au fond de la tasse quelques petits grains noirâtres. Lorsqu'il est fait avec du cacao avarié, il présente un goût de moisi; lorsqu'il prend en vieillissant une odeur de rance ou de fromage, il contient des graisses ou du beurre.

Les graines émulsives, par leur insolubilité, par la quantité relative d'huile qu'elles renferment, sont rebelles à l'action des sucs digestifs; si on en mange beaucoup, elles séjournent longtemps dans l'estomac, où elles deviennent rances par l'effet de la chaleur. Rejetées au dehors, elles causent sur le gosier la sensation d'un acide piquant; on lui a donné la dénomination de *fer chaud;* elles ne constituent, du reste, qu'une faible partie de l'alimentation, puisqu'on n'en fait usage qu'au dessert, en petite quantité et mêlées au pain. Elles sont nuisibles aux personnes dont les voies aériennes sont irritables. Le chocolat, au contraire, lorsqu'il ne contient pas d'aromate, convient beaucoup aux tempéraments nerveux, aux estomacs susceptibles, aux personnes livrées aux travaux intellectuels ou aux occupations qui exigent l'emploi de peu de forces musculaires.

C'est dans les cucurbitacées que l'on rencontre les semences *froides;* elles doivent ce nom à leurs propriétés adoucissantes et à l'absence de tout principe aromatique. Elles sont également émulsives, puisqu'elles sont formées de fécule, de mucilage et d'huile, mais elles ne sont employées que sous la forme de pâtes, tisanes ou mélanges antiphlogistiques.

Fécule unie à un mucilage ou au gluten.

Enfin, la fécule, dans certaines substances, se trouve associée à un mucilage visqueux très-abondant et plus ou moins tenace. C'est cette espèce de substances qui fournit à l'homme les moyens d'alimentation les plus étendus. Susceptibles de panification, elles sont mêlées souvent aux farines de froment, et par leur viscosité aident au soulèvement général de la pâte, lorsqu'elle est faite; telles sont les farines de pommes de terre, de fèves de marais, de seigle, dont se nourrissent tant de peuples divers. Les farines d'orge et de riz, plus franchement amylacées, plus pures que les précédentes, ne pourraient, comme elles, se prêter à la panification: elles ne renferment ni mucilage visqueux, ni gluten.

C'est à cette dernière substance que le froment doit ses propriétés et le rang qu'il occupe dans l'alimentation humaine. Dépourvu de toute viscosité, il contient par contre une quantité notable de *gluten*, de 28 à 35 pour 100. Cette matière végéto-animale, si connue et si facile à séparer par le lavage, a la propriété de s'imprégner d'eau, et de conserver entre ses parties interposées dans beaucoup de fécule, une adhérence particulière. La pâte fermente, elle se gonfle par l'élasticité d'un gaz qui fait effort et auquel la viscosité du gluten fait obstacle. Si cette fermentation n'a pas lieu en temps opportun, le gluten n'est pas divisé partout, le gaz ne se répand pas bien, il ne forme pas une multitude de petites bulles également réparties, le pain n'est pas convenablement *levé*, il est mal fait. On comprend qu'un mucilage visqueux, suffisamment abondant, peut, à la rigueur, remplacer le *gluten*; il fait, comme celui-ci, un obstacle mécanique qui favorise la division et l'écartement, dans tous les sens, de toutes les parties de la pâte, mais il laisse un pain lourd, humide, gluant; il ne donne pas à ce précieux aliment l'azote qui lui manque et qui se trouve en proportion si grande dans le *gluten*; en un mot, il ne l'animalise pas, c'est-à-dire qu'il ne lui donne les éléments ni d'une digestion facile, ni d'une active nutrition.

La fécule suffit pour nourrir complétement; lorsqu'elle est bien digérée, elle ne laisse presque aucun excrément, elle est entièrement absorbée à moins que les sucs digestifs ne soient dépravés, ou que les intestins eux-mêmes ne soient sous l'influence d'affections morbides plus ou moins sérieuses. La digestion de cet aliment élève peu la chaleur et n'accélère pas sensiblement la circulation.

Ses effets consécutifs sont de fournir à l'économie des éléments réparateurs, sans donner aux mouvements vitaux la même activité que les aliments fibrineux. Ce fait est facile à constater, il suffit d'observer la diminution d'énergie qui frappe toutes les fonctions, tous les actes organiques, lorsqu'on passe d'une nourriture animale à une alimentation uniquement composée de substances féculentes; aussi, l'homme, sous son influence, est-il moins capable de résister à des travaux excessifs et aux effets atoniques d'une température basse.

A cette classe d'aliments se rapportent ceux qui suivent, et dont nous avons déjà parlé, mais que nous réunissons en tableau :

Farines de............ { froment, seigle, orge, avoine (gruau).

Riz,
Pommes de terre,
Châtaigne.

Fécules de........... { riz, pommes de terre, châtaignes, marrons d'Inde, maïs, sagou, arrow-root (languas), salep (orchis), tapioka.

Haricots............ \
Pois................ { secs.
Fèves.............. /
Lentilles........... /

Plusieurs préparations féculentes connues sous les noms de pain, vermicelle, semoule, pâtes étoilées, macaroni, etc.

Préparation des fécules; pain.

La préparation la plus remarquable des fécules est celle du *pain*. Cet aliment est obtenu avec la farine des céréales, transformée en pâte au moyen de l'eau, soumise ensuite à l'action d'un ferment, et enfin exposée à une température assez élevée pour en opérer la cuisson. C'est avec les farines de froment et de seigle, à cause de la plus grande quantité de gluten qu'elles contiennent, qu'on prépare de préférence le pain. « La panification, dit M. Raspail, a pour but de faire éclater tous les grains de fécule qui se trouvent associés à une substance éminemment fermentescible (le gluten). Les pains les plus beaux et les mieux cuits sont ceux qui proviennent des farines riches en gluten élastique; car alors le gluten se soulevant en larges crevasses, par la dilatation des gaz qu'il emprisonnait, permet à chaque grain féculant d'assister à la communication du calorique, et d'éclater comme par l'ébullition. Aussi, après la panification, si la pâte a été préalablement bien pétrie, ne trouve-t-on plus dans la pâte un grain de fécule intègre. Le pain sera donc d'autant plus mat et moins bien cuit, qu'il renfermera moins de gluten élastique. Voilà pourquoi les pains de seigle et d'orge, toutes choses égales d'ailleurs, sont moins nourrissants que les pains de froment. Le pain de froment sera à son tour d'autant plus mat et moins parfait, que la farine aura été plus ou moins mélangée avec telle ou telle farine, ou avec telle ou telle fécule. »

La farine de froment est essentiellement composée de gluten et de fécule amylacée; par leur mélange, on obtient avec l'eau une pâte élastique et homogène. Le gluten, par son action sur la fécule et sous l'influence de la chaleur et de l'eau, donne naissance à une certaine proportion de matière sucrée. Le ferment, *levain* ou *levure de bière,* mêlé à la pâte, réagit sur ce sucre et sur celui qui est contenu primitivement dans la farine; il détermine alors la production de l'alcool, de l'acide acétique et des gaz acide carbonique et hydrogène (Sprengel). Ce sont ces fluides élastiques qui soulèvent la pâte et la creusent en une multitude de petites cavités, sans pouvoir s'échapper au dehors, retenus qu'ils sont par la ténacité du gluten. La chaleur du four solidifie les parois de ces aréoles qui ne peuvent plus s'affaisser. De cette seconde explication de la panification, donnée par M. Guérard, résulte, comme de la première, que la blancheur et la légèreté du pain dépendent de la quantité de gluten contenu dans la farine.

Le pain est le premier et le principal aliment de l'homme; il corrige et fait digérer les autres substances nutritives qu'il accompagne dans le repas frugal du pauvre ou les festins somptueux du riche. Il est d'autant plus digestible, qu'il est plus fermenté et mieux cuit. Il séjourne, au contraire, d'autant plus dans l'estomac, qu'il est moins cuit et moins fermenté. Il doit être mangé frais; cependant lorsqu'on le mange trop tôt après qu'il est sorti du four, il donne beaucoup de vents, et peut même causer de dangereuses indigestions. On fait avec la farine de froment différentes espèces de pain, suivant qu'elle est plus ou moins blutée.

Le pain blanc, lorsqu'il a été préparé avec des farines de bonne qualité et avec les soins nécessaires, présente les caractères suivants : la croûte est cassante et d'un jaune doré; la mie blanche, criblée de trous, d'une odeur et d'une saveur agréables. Il convient beaucoup aux organes faibles des habitants des villes.

Le pain bis, c'est-à-dire qui contient une certaine quantité de son, renferme aussi une plus grande proportion de gluten; il est plus compact, moins divisé que le pain blanc, ce qui le rend plus salutaire et plus économique pour la classe des ouvriers forts, qui ont besoin d'être nourris, et en même temps de lester leur estomac; aussi, disent-ils eux-mêmes, qu'un pain blanc, léger et mollet, ne tient pas au corps. Lorsque la farine est tout à fait brute, c'est-à-dire qu'on n'en a pas séparé de son, elle fournit un pain que beaucoup de médecins prescrivent aujourd'hui contre la constipation habituelle et la disposition aux congestions cérébrales. Il paraît plus nourrissant que le pain provenant de farine complétement blutée, car, on sait, d'après M. Magendie, que des chiens vivent de pain de son, tandis qu'ils périssent par l'usage exclusif du pain blanc.

Pain de munition.

Le pain donné aux troupes n'est, dans aucun pays de l'Europe, comparable à celui que l'armée consomme en France. Partout il est fait soit avec la farine de seigle seule, soit avec cette farine et celle de froment non blutée, tandis que l'administration militaire française emploie exclusivement la farine de froment, après avoir extrait vingt pour cent de son. Obtenue dans ces conditions, le pain de munition est agréable au goût, moins susceptible d'absorber l'humidité, par conséquent, de se moisir, et il est comparable, pour la nuance, au pain de seconde qualité de la boulangerie civile. Nulle part aussi ne s'est-on plus occupé que dans notre pays des perfectionnements à introduire dans la préparation de cet aliment; de grands progrès ont été réalisés, ils s'étendent de plus en plus, et comme leur application repose sur une bonne mouture, il faut reconnaître que la nôtre n'a pas de rivale au monde. Il serait à désirer que le pétrissage mécanique fût partout substitué au travail de l'homme; insalubre ou non, le mélange de la sueur à la pâte, inséparable de l'ancien pétrissage à bras, ne viendrait plus inspirer ce sentiment de dégoût que l'on éprouve involontairement, lorsqu'on songe à ce détail de fabrication. Ce sera encore à l'initiative intelligente de nos boulangers que sera dû ce perfectionnement, et les pétrins ou pétrisseurs dont on se sert depuis quelques années sont appelés à révolutionner l'art de la boulangerie.

Pains de fantaisie.

Sous ce nom, on désigne plusieurs sortes de pains qui diffèrent du pain ordinaire, soit par le volume et la forme, soit par la composition et le mode de fabrication. Les plus en usage sont : les petits pains à café, les pains de gruau, les viennois, les petits pains au lait, ceux de dextrine, les croissants, les pains de gluten, les pains anglais et les pains de son.

Petits pains à café.

Ils sont confectionnés avec les belles farines; pétrie plus longtemps, la pâte absorbe une plus grande quantité d'eau et devient plus légère; elle contient, d'ailleurs, une plus forte dose de levure et la fermentation y développe de plus larges et plus nombreuses bulles de gaz; aussi, les pains à café offrent une croûte ferme et une mie légère. Celle-ci est tellement spongieuse, qu'elle absorbe avec rapidité les liquides chauds, et spécialement le mélange de lait et de café auquel on les destine. Ils sont très-légers et d'une digestion facile.

Pains de gruau.

Formés de farine spéciale dite de gruau blanc, ils sont caractérisés par leur croûte à teinte pâle, et une mie très-blanche à cavités irrégulières, les unes très-larges, les autres, et en bien plus grand nombre, très-petites et très-serrées. Cette farine contient un gluten plus élastique, qui donne au pain de gruau la qualité de bien tremper sans se désagréger. Le prix en est plus élevé, et il est réservé pour la table des riches ou les repas exceptionnels des autres classes de la société.

Pains viennois et pains au lait.

Les pains viennois sont confectionnés avec la plus belle farine de première qualité ou même, chez quelques boulangers, avec la farine de gruau. La pâte est faite au moyen du lait étendu de trois fois son volume d'eau ; elle exige plus de levure et plus de pétrissage que pour les pains ordinaires. Leur forme est elliptique, fendue dans le sens longitudinal et traversée par des incisions superficielles. Leur arome est agréable et ils ont un goût spécial, qui leur est communiqué par la présence du lait, quoiqu'à faible dose. Si la proportion de ce liquide est plus forte, ou s'il est employé seul pour la confection de la pâte, les pains viennois prennent le nom de petits pains au lait, et ils diffèrent plus encore du pain ordinaire, tant par leur saveur plus douce que par leur peu de consistance.

Pains de dextrine.

Assez semblables aux pains viennois par leur forme, ils en diffèrent par leur confection. Ce n'est plus le lait qu'on emploie, mais l'eau sucrée, à la dose de deux ou trois parties de sucre pour cent parties du liquide aqueux destiné à faire la pâte. La substance sucrée dissoute préserve, mieux que l'eau pure, les principes azotés de la farine des altérations qu'ils pourraient éprouver, et, par conséquent, laisse mieux dominer l'arome naturel du froment. Les petits pains confectionnés de cette manière prennent ainsi une saveur et une odeur suaves très-appréciées avec certains mets et fruits sucrés. Ils doivent leur nom à l'usage où l'on était d'abord de les confectionner, en ajoutant à l'eau destinée au pétrissage cinq à six pour cent de dextrine sucrée, mélange auquel on a renoncé, pour s'en tenir à l'eau sucrée dans les proportions que nous venons de dire.

Croissants.

Petits pains de forme demi-circulaire et ressemblant à un *croissant*. La pâte est formée avec cinq cents grammes d'eau, mêlés de deux œufs battus, pour un kilogramme de farine. Ils sont, comme tous les pains de luxe, préparés avec de la farine blanche de premier choix et travaillés avec le plus grand soin.

Pain de gluten.

Ce pain, préparé pour la nourriture des personnes affectées du *diabète sucré,* est composé de gluten presque pur, c'est-à-dire séparé, le plus possible, par des lavages, de l'amidon et des parties solubles de la farine. L'on sait à quel propos ce pain a été fabriqué ; les malades atteints du *diabète sucré* doivent éviter l'usage du pain ordinaire et des autres substances farineuses amylacées, sous l'influence desquelles s'accroît la sécrétion du sucre particulier à cette maladie, et qui est identique avec le sucre de raisin (glucose). La première indication pour la combattre était donc d'exclure de l'alimentation tout ce qui pouvait donner naissance à cette espèce de matière sucrée, et, en première ligne, les sucres et les amidons. Il fallait cependant fournir aux malades un aliment semblable au pain dans sa forme et dans son goût. Des difficultés assez grandes s'étaient présentées dans la fabrication du pain de gluten, difficultés qui tenaient surtout à la propriété que possède cette substance de se gonfler tellement par la cuisson au four qu'elle forme alors un corps léger, sec, friable et d'un goût désagréable. On est parvenu à les surmonter en faisant sécher le gluten humide dans une étuve chauffée à la température de 100°. Desséché ainsi et réduit en farine, le gluten devient propre à la panification, et l'on obtient avec lui de petits pains analogues aux pains viennois pour le goût et l'aspect. Véritable service rendu aux diabétiques, qui n'éprouvent plus le dégoût que leur inspirait le pain boursouflé de gluten non desséché.

Pains anglais.

Infiniment supérieurs à ceux fabriqués en Angleterre et par leur qualité et par leur goût, les pains confectionnés en France sous cette dénomination ont une forme cubique semblable à celle des pavés; la croûte est mince et pâle sur les côtés, plus épaisse et plus colorée à la partie supérieure. La mie n'offre que de petites cavités, ce qui permet de la couper en larges tranches que l'on fait rôtir ou légèrement torréfier. On les recouvre de beurre, et l'on obtient ainsi des *toasts* ou rôties que l'on sert avec le thé.

Pain de son.

Fabriqué à Londres et dans les villes de la Grande-Bretagne, et destiné aux classes aisées, l'usage de ce pain s'est étendu à Paris et dans quelques grandes villes de la France. Sa forme diffère de celle du pain commun de munition, mais il lui ressemble par le goût et la contexture. Sa croûte est foncée et sa couleur bise. On le prépare avec de la farine de blé contenant de cinq à dix centièmes de son. Les médecins le recommandent pour obvier aux inconvénients de la constipation. On n'en mange qu'une fois ou deux par semaine, et la qualité rafraîchissante qu'on lui attribue n'est due sans doute qu'à la partie indigeste du son qu'il contient. Cette substance, en effet, dont la composition diffère notablement de la farine, doit agir mécaniquement, comme certaines graines dont on fait usage dans le même but, et nos organes ne pouvant en digérer qu'une partie, le surplus se comporte, dans les voies digestives, à la manière des purgatifs doux.

Pain de seigle.

La farine de seigle, qui renferme une certaine quantité de gluten et beaucoup de mucilage visqueux, peut servir à faire du pain qui tient le premier rang après celui de froment, et auquel la cuisson donne beaucoup de légèreté lorsqu'on a su saisir avec justesse le point convenable de fermentation. La farine de seigle est unie à une partie extractive fortement colorée qui lui donne un ton roussâtre, et au pain qu'on en retire la propriété d'attirer l'humidité et de le conserver longtemps frais; avantage précieux pour les habitants de la campagne qui ne peuvent cuire souvent. Ce pain est savoureux et d'une odeur suave qui plaît généralement. Il se digère bien quand il est bien fait, mais il se moisit vite s'il n'est pas tenu dans un lieu sec, et alors son emploi peut être suivi d'accidents fâcheux.

L'épautre, l'orge, le sarrasin donnent des farines qui peuvent aussi servir à la préparation du pain, mais il est d'une qualité bien inférieure à celui fabriqué avec la farine de froment. La plus mauvaise espèce de pain est celle qu'on prépare avec le sarrasin.

Biscuit de mer.

Sorte de pain à demi-levé, desséché par une cuisson prolongée. On a pour but, dans la préparation de cet approvisionnement alimentaire employé dans les expéditions lointaines sur terre et sur mer, de le conserver longtemps sans altération. Il est fait avec de la farine de froment épurée à 35 p. 0/0, exactement dépouillée de son; celle-ci est mêlée à la quantité d'eau nécessaire pour faire une pâte très-ferme et à la température de 55 degrés Réaumur. Cette pâte est fortement pétrie et comprimée. On ne la laisse lever que modérément, puis elle est aplatie, coupée en morceaux de forme ronde ou carrée, et piquée avant d'être mise au four, afin qu'elle soit plus accessible à la chaleur dans toutes ses parties et qu'elle ne se boursoufle pas. Après la cuisson, le biscuit, qu'on a laissé refroidir, est replacé dans des étuves où on le laisse pendant six semaines pour lui enlever l'humidité qu'il pourrait conserver. Pour être bon, il doit être bien cuit, de couleur jaune, sonore au choc, d'un grain fin et serré, d'une cassure nette et brillante, gonflant dans l'eau sans s'émietter. Le biscuit renfermant, à poids égal, moins d'eau que le pain, nourrit davantage et séjourne plus longtemps dans l'estomac. Il est d'une digestion difficile, surtout pour ceux qui n'y sont pas habitués.

Vermicelle.

C'est une pâte faite avec la plus belle farine de froment provenant du blé dur, un peu de safran et de sel, et ayant la forme de petits cylindres allongés que l'on a obtenus en la faisant passer à travers une filière. Cet aliment, cuit dans l'eau avec du beurre, dans le lait ou dans le bouillon, est de facile digestion et très-nutritif.

Semoule.

C'est la pâte précédente sous une autre forme. En lui faisant traverser un crible, on la réduit en petits grains de grosseur uniforme. On la prépare comme le vermicelle et elle en a les propriétés.

Macaroni.

Le macaroni diffère des pâtes précédentes en ce qu'il est fait avec la farine de riz aussi bien qu'avec celle de froment et qu'il est moulé en tuyaux. Il a les mêmes propriétés que le vermicelle et la semoule, mais on ne l'assaisonne pas de la même manière. Très-habituellement mêlé au fromage dit *Parmesan* ou de Gruyère, il en contracte les propriétés excitantes. Son volume le rend moins facile à attaquer par les sucs de l'estomac, et il ne convient pas aux convalescents.

Coction des fécules.

Quand on cuit les fécules, on prend le grain entier ou la fécule en farine. Le riz se gonfle en cuisant; il se pénètre d'eau de toutes parts. Pour le cuire alors, il ne faut plus qu'un coup de feu.

Si l'on cuit de la farine de froment, fécule azotée, avec le lait, elle se boursoufle, et il se produit un dégagement particulier. Le mélange tend à sortir du vase qui le contient. Ce phénomène se produit deux ou trois fois avec une certaine vivacité, puis il cesse et la farine est cuite. C'est de la *bouillie*, la moins excitante et la plus nourrissante des préparations auxquelles on puisse soumettre les fécules. Les nourrices savent très-bien qu'elle serait indigeste si les enfants la mangeaient avant qu'elle ait éprouvé ces dégagements successifs. Elle ne doit pas être très-épaisse; elle ne convient pas aux enfants très-lymphatiques.

Les cuisiniers font avec le riz des préparations presque toutes très-agréables et de digestion facile; elles conviennent pour la plupart aux convalescents.

Le salep, qui n'est que la racine d'orchies séchée sur des fils, mise dans l'eau, bien brossée, bien nettoyée, puis réduite en poudre, donne par la coction une gelée douce et nourrissante dont on a retiré quelques heureux effets dans les maladies de poitrine.

Les légumes secs, haricots, pois, fèves et lentilles se mangent de deux manières; ou entiers, cuits dans l'eau avec divers assaisonnements; ou en *purée*, espèce de pâte liquide formée de la partie féculente du légume dépouillé de son enveloppe par la pression après coction. Le premier mode de préparation rend les légumes difficiles à digérer. Ainsi préparés, ils séjournent longtemps dans l'estomac, et, dans les intestins, ils donnent lieu à un dégagement considérable de gaz. Par le second mode de préparation, ils deviennent plus faciles à digérer, et sont plus complétement altérés par les sucs gastriques ou intestinaux.

Pâtisserie.

Cette préparation est le résultat d'un mélange de farine, de beurre, d'œufs et quelquefois d'une matière colorante qui sert d'enduit. On y joint fréquemment le sucre. Elle est, en général, de digestion plus difficile que les pâtes fermentées. Les plus faciles à digérer sont le *biscuit* et l'*échaudé*.

Torréfaction des fécules.

La farine de froment se roussit en la tournant et la retournant lorsqu'elle est exposée au feu. Par cette opération, le gluten et l'amidon se trouvent joints de telle sorte qu'ils ne peuvent plus être séparés. Avec cette farine ainsi torréfiée, on obtient de la bouillie plus légère et plus facile à digérer.

Pour torréfier l'orge, il faut le passer dans des canaux très-chauds après qu'il a germé; il s'appelle alors *orge tournillé*. Il est plus sucré et donne plus de ton à l'estomac. Les anciens avaient une grande prédilection pour l'orge; c'était la base de leur tisane, et ils ne donnaient pas d'autre nourriture pendant les premiers jours des maladies aiguës. Cette pratique doit encore être suivie; la décoction d'orge soutient suffisamment; elle ne peut être remplacée sans préjudice par les bouillons ou tout autre aliment plus lourd que l'on est assez disposé à permettre depuis quelques années.

La fécule, nous l'avons dit, se digère assez bien; elle convient peu cependant aux constitutions lymphatiques, si ce n'est sous la forme de pain et unie aux aliments fibrineux. Il en est tout autrement des tempéraments bilieux, des constitutions nerveuses, des personnes sèches, actives, de celles qui ont dépéri et qui sont convalescentes des affections gastro-intestinales inflammatoires. A celles-ci l'aliment féculent convient beaucoup; il doit entrer également dans le régime des personnes irritables, à passions violentes, à susceptibilité nerveuse exagérée. Ce n'est pas que ces aliments exercent sur les sensations et les actes intellectuels une influence spéciale qui détermine une sorte d'imbécillité; ils agissent sur le cerveau comme sur les autres viscères; ils calment, ralentissent, engourdissent même les fonctions des uns et des autres, mais ne les altèrent pas.

CHAPITRE XIX.

DEUXIÈME CLASSE D'ALIMENTS.

SUBSTANCES AZOTÉES.

SOMMAIRE. — Aliments végétaux qui contiennent la matière azotée, champignons. — Dangers de l'usage des champignons. — Truffes. — Des chairs en général. — Première division, aliments gélatineux. — Chairs ou viandes blanches. — Première section, viandes blanches glaireuses. — Deuxième section, chair à fibre molle. — Troisième section, chairs blanches faites. — Quatrième section, chairs blanches grasses. — Cinquième section, chairs blanches et fermes. — Deuxième division, aliments fibrineux. — Chairs pénétrées d'osmazome. — Première section, chairs rouges. — Deuxième section, chairs rouge-foncé. — Troisième section ,chairs noires. — Propriétés des aliments fibrineux. — Préparation des chairs. — Rôti. — Grillage. — Bouilli. — Étuvé. — Friture. — Conservation des aliments fibrineux. — Des aliments dont la base est une substance albumineuse. — Albumine. — Albumine de l'œuf. — Œufs de poissons. — Huîtres. — Moules. — Cervelle. — Foie. — Ris de veau. — Aliments à base caséeuse. — Le lait. — Lait de vache. — Lait de femme. — Lait d'ânesse. — Lait de jument. — Lait de brebis. — Lait de chèvre. — Effets du lait. — Diète lactée , où l'on doit en faire usage. — Modifications du lait, influence de l'époque du part sur la composition du lait. — Influence de la traite. — Influence de l'alimentation sur le lait. — Influence des affections morales. — Préparations provenant du lait. — Frangipane — Crème. — Caséum. — Sérum. — Beurre. — Des fromages. — Première catégorie, fromages mous. — Deuxième catégorie , fromages de forme. — Troisième catégorie, fromages de pâte ferme. — Conservation du lait. — Conservation du beurre. — Falsification du lait.

Les substances placées dans cette classe ont toutes les caractères du règne animal. Analysées par l'acide nitrique, elles donnent de l'acide oxalique après un dégagement d'azote, tandis que celles de la classe précédente, entièrement végétales, ne donnent l'acide oxalique qu'après un dégagement d'acide carbonique. La nature semble, dans les chairs des animaux comme dans la farine de froment, avoir associé la matière animale à un dissolvant particulier. Ainsi la matière fibrineuse est associée à la gélatineuse, comme le gluten l'est à la fécule amylacée. Nous imitons instinctivement la nature dans notre alimentation ; le pain remplit, à l'égard des matières animales dont nous faisons usage comme aliments, le rôle de la fécule avec le gluten. Partout on mange du pain avec la viande, ou, si ce n'est du pain, au moins de la fécule unie à la matière animale. Il n'est donc pas indifférent de faire ou de ne pas faire usage de pain.

Aliments végétaux qui contiennent la matière azotée. — Champignons.

Ici se rapportent des substances que plusieurs naturalistes avaient rangées parmi celles appartenant au règne animal, mais qui, en réalité, font partie du genre végétal, dont elles doivent être considérées comme les êtres les plus imparfaits, ou plutôt comme ceux dont l'organisation est la moins compliquée. Ils sont cependant, de tous les végétaux, ceux qui, par leur composition chimique, se rapprochent le plus des substances animales, à cause de la grande quantité de matériaux azotés qu'ils renferment, et ils semblent former le chaînon qui unit la classe précédente d'aliments avec ceux tirés du règne dont nous allons nous occuper dans cet article. Nous voulons parler des champignons, qui paraissent composés :

1° De *fungine*, principe analogue au *ligneux*, qui, macéré dans l'eau, exhale l'odeur du fromage en putréfaction, et qui, distillé par Vauquelin, a donné de l'ammoniaque ;

2° D'un acide particulier, combiné le plus souvent avec de la potasse et appelé *acide fungique* ;

3° De deux matières animales, l'une peu connue, et l'autre parfaitement reconnue être de l'*osmazome* ;

4° Enfin de l'albumine, de l'adipocire, de l'huile, d'une espèce particulière de sucre et de quelques autres substances en très-petite proportion.

Les champignons ont été rangés au nombre des assaisonnements, sous prétexte qu'ils ne contenaient pas de substance nutritive. C'est une erreur grave ; ils sont, au contraire, un aliment très-azoté, tenant beaucoup de la nature de la viande, très-nutritif et d'une digestion assez pénible pour quelques personnes. On sait d'ailleurs que, dans plusieurs contrées de l'Europe, surtout en Russie, en Toscane, en Pologne, en Lithuanie, et généralement dans toutes les contrées septentrionales de notre continent, les habitants des campagnes se nourrissent presque exclusivement de champignons pendant une grande partie de l'année. Assurément ils n'en feraient pas aussi généralement usage s'ils n'y avaient trouvé un moyen puissant d'alimentation.

Les champignons ont tous un arome particulier que beaucoup de personnes estiment dans la truffe et dans l'agaric mousseron, mais il est vénéneux dans quelques espèces et peut causer sur les membranes, sur les fibres nerveuses de l'estomac et des intestins, des accidents graves, quelquefois mortels. Les symptômes les plus habituels produits par les espèces délétères sont : le vomissement, l'oppression, la tension de l'estomac et du bas-ventre, l'anxiété, un sentiment de suffocation, des éructations, des tranchées, la dyssenterie, une soif ardente, la cardialgie, la diarrhée, la syncope, des sueurs froides, le hoquet, le tremblement de presque toutes les parties du corps, les convulsions, la gangrène et la mort. Les moyens ordinairement employés contre l'empoisonnement par les champignons, et qui, malheureusement, restent souvent infructueux, sont : les vomitifs, puis les purgatifs et les adoucissants.

Dangers de l'usage des champignons.

Le nombre et la fréquence des accidents funestes auxquels l'usage des champignons délétères a donné lieu, ont engagé beaucoup de naturalistes dans la recherche des caractères propres à faire reconnaître les espèces bonnes à manger et celles qui ne le sont pas. Jusqu'à ce jour, ces recherches ont été infructueuses, et le problème resterait insoluble si on persistait à vouloir que toutes les espèces fussent décrites et parfaitement connues des personnes appelées à s'en servir. Mais heureusement le nombre de celles qui sont vraiment vénéneuses est fort peu considérable, et il est assez facile de reconnaître et de retenir les caractères de ces espèces. D'autres signes encore, sans offrir le même degré de certitude, peuvent être fort utiles et ne doivent pas être négligés.

Le goût et l'odorat peuvent servir à nous guider dans le choix des espèces. Ainsi, l'on doit rejeter celles qui ont une odeur vireuse ou fétide ; celles dont la saveur est âcre, amère ou très-acide, astringente, fade ou nauséuse ; celles qui occasionnent, lorsqu'on les mâche ou qu'on les avale, un sentiment de constriction dans le gosier. Il ne faut pas faire usage non plus des champignons dont la chair est coriace ou ligneuse, non pas qu'ils soient toujours vénéneux, mais parce que, dans ce cas, ils sont difficilement assimilés. Les meilleurs, en effet, contractent par la cuisson un caractère fibreux, et, pris en quantité, ils causent souvent des indigestions. Sont également suspects ceux qui croissent dans les lieux ombragés et très-humides, sur les troncs d'arbres pourris, dans les cavernes, sur les matières animales en putréfaction. Ceux, au contraire, que l'on recueille sur la lisière des bois, dans les haies et dans les buissons, dans les prés un peu secs et bien exposés au soleil, sont presque toujours de bonne qualité. Parmi les espèces à rejeter, il faut ranger celles dont la chair est molle, aqueuse et se décompose rapidement ; celles qui deviennent bleuâtres lorsqu'on les casse ; celles enfin qui laissent écouler un suc laiteux et d'une saveur âcre ou tenant à la langue aussi bien qu'à la gorge. (*Voir*, pour les diverses espèces de champignons, l'article *Champignon* du Dictionnaire.)

Truffes.

Les *truffes* sont fort recherchées et fort estimées en France. Les meilleures viennent du Périgord.

On a distingué plusieurs variétés de truffes. La plus commune est la *truffe noire*. Ce cryptogame met ordinairement une année pour acquérir son développement. Au printemps, il se présente sous la forme d'un petit tubercule rond ; au commencement de l'été, devenu plus gros et blanc à l'intérieur, il constitue la *truffe blanche* dont Bulliard a fait une variété, et qui est un aliment un peu indigeste et sans parfum. Il se montre enfin après l'automne sous la forme de tubercules irréguliers, dont la surface est noire et chagrinée, l'intérieur blanc et très-odorant. Il est alors arrivé à toute sa maturité ; il répand au loin une odeur suave, forte et pénétrante, et l'on en fait un grand usage dans l'art de la gastronomie.

Les truffes naissent sous terre et y restent tout le temps de leur existence ; la truffe comestible se plaît particulièrement dans les forêts plantées de chênes et de châtaigniers, dans les terrains graveleux, dans les terres légères. Elle est commune dans les provinces méridionales de la France, surtout dans le Languedoc, la Provence, le Dauphiné, l'Angoumois, le Périgord, la Guyenne. On en trouve encore de fort bonnes en Bourgogne, en Lorraine, en Franche-Comté, dans la Champagne, et même aux environs de Paris ; il est probable qu'on en pourrait trouver dans toute la France.

La truffe comestible est ordinairement recouverte de cinq à six centimètres de terre ; quelquefois elle est jusqu'à vingt centimètres de profondeur, et d'autres fois aussi, elle est presque à fleur de terre. L'odeur pénétrante qui s'en exhale la fait reconnaître par de petits chiens, que l'on dresse à cette espèce de recherches, ou par un cochon que l'on mène en laisse. Les bons chercheurs de truffes reconnaissent les places où elles existent, à certaines crevasses qui se produisent à la surface du sol, ou bien à certains insectes ailés qui voltigent dans leur voisinage ; pour eux, cet indice est certain, lorsque le sol au-dessus duquel volent des essaims de cette espèce d'insectes est complétement dépourvu de végétaux.

Les truffes sont très-échauffantes ; elles sont bien digérées par les personnes qui ont un bon estomac et qui font beaucoup d'exercice ; mais si l'estomac est faible, si l'on mène une vie sédentaire, il faut en manger peu, et les diviser beaucoup par la mastication. Elles deviennent un aliment indigeste, souvent nuisible pour les personnes nerveuses, pour celles qui ont un tempérament bilieux ; elles occasionnent alors, surtout si elles sont en parfaite maturité, des flatulences, des tranchées, des surexcitations douloureuses du système cérébro-spinal; c'est à cette dernière excitation que l'on a rapporté certaines propriétés aphrodisiaques, dont l'existence est plus que douteuse.

DES CHAIRS EN GÉNÉRAL.

Les substances animales qui servent à la nourriture de l'homme ont pour base la fibrine, dont la composition se rapproche beaucoup de celle du gluten. Cette fibrine est plus ou moins combinée avec la gélatine animale, la graisse, l'albumine, et souvent l'osmazome; c'est en tenant compte de cette association, que nous nous occuperons des chairs des animaux; et nous constaterons que les diverses proportions de ces matières et d'autres conditions que la chimie n'a pas encore su analyser, mettent des différences assez tranchées entre les nombreuses substances alimentaires qui appartiennent à cette classe. Ainsi, nous commencerons par faire deux grandes divisions, d'après leur coloration.

Observant, en effet, que dans une partie de ces substances il existe une matière colorante, soluble dans l'eau, qui, séchée, absorbe l'humidité de l'air, et est douée d'une saveur particulière, que cette matière, appelée osmazome, est mêlée à divers principes aromatiques et pénètre les chairs musculaires dans une proportion d'autant plus forte, que ces chairs sont plus noires; nous les diviserons en chairs blanches, qui recèlent moins d'osmazome, et paraissent avoir une plus forte proportion de principe gélatineux; et en chairs colorées ou noires, qui en sont plus ou moins fortement pénétrées.

PREMIÈRE DIVISION.

Aliments gélatineux. — Chairs ou viandes blanches.

La gélatine, qui donne son nom à la classe des aliments compris dans cette division, est une substance transparente, incolore, inodore, insipide, plus ou moins cohérente, plus pesante que l'eau, soluble dans ce liquide en plus grande quantité à chaud qu'à froid, et dont la solution, lorsqu'elle est suffisamment concentrée, est susceptible de se prendre en gelée par le refroidissement.

Elle forme la base du tissu cellulaire, elle est donc répandue dans tous les organes constitués par ce tissu, comme la peau, les tendons, etc., et comme la proportion du tissu cellulaire est en plus grande abondance dans la jeunesse de l'animal qu'à toute autre époque de la vie, il est possible d'en extraire une plus grande variété d'aliments gélatineux; tels sont, par exemple, les pieds, la tête et la fraise de veau.

Les viandes blanches, qui sont fournies par les jeunes animaux, renferment donc la gélatine en proportion considérable, et cette proportion est d'autant plus forte, que ces animaux sont plus jeunes; c'est sur cette observation que sera fondée la classification des diverses substances qui composent cette première division. Ainsi, les viandes blanches sont différentes les unes des autres, suivant qu'elles contiennent en proportions diverses, la gélatine, la fibrine et l'albumine, et suivant l'état particulier dans lequel ces substances se présentent. Ces viandes varient aussi suivant leur consistance plus ou moins grande. Elles seront partagées en cinq sections, pour établir d'une manière plus précise les différences principales qui les séparent.

Dans la première, seront comprises les chairs qui renferment la gélatine à l'état de mucilage glaireux, et qui, pour ainsi dire, ne sont pas encore arrivées à l'état d'alimentation.

Dans la seconde, ces chairs sont un peu mieux caractérisées, la gélatine est moins visqueuse, mais la fibrine est encore lâche et molle.

Dans la troisième, la gélatine est parfaite ; elle ne présente rien de visqueux après la cuisson ; elle est unie à de la fibrine ni lâche, ni molle, mais simplement tendue.

Dans la quatrième, la viande blanche est pénétrée de lymphe graisseuse, qui entoure la fibrine dans tous les sens.

Enfin, dans la cinquième, les chairs sont fermes et compactes ; elles résistent à la coction plus que les précédentes.

PREMIÈRE SECTION.

Viandes blanches, glaireuses.

Les viandes blanches dont la gélatine est glaireuse et imparfaite sont fournies par les animaux qui viennent de naître. Les oiseaux qui sortent de la coque, les agneaux de lait, les cochons de lait ont la chair gluante. Les gourmands trouvent le moyen d'y rencontrer de la saveur. Ces viandes sont indigestes pour la plupart des estomacs, elles ont besoin d'être relevées par la moutarde, les épices ou autres assaisonnements de haut goût.

DEUXIÈME SECTION.

Chairs à fibre molle.

Les chairs à fibre molle et lâche sont fournies par les animaux qui ont déjà vécu, marché et pris quelque consistance, c'est-à-dire qui ont quelques mois d'existence, tels sont le veau, le chevreau, l'agneau, les grenouilles. Ces chairs sont blanches et moins visqueuses que celles dont il est parlé dans la première section, mais elles relâchent singulièrement certains individus, l'agneau surtout ; ce qui peut être avantageux ou nuisible, suivant les indications à remplir. On pourrait encore ranger dans cette section, la chair de lézard iguane et celle du lézard gris, qui sont excellentes à manger. On la prétend douée de propriétés spéciales qui ne nous paraissent nullement établies.

TROISIÈME SECTION.

Chairs blanches, faites.

Les chairs, dans lesquelles la gélatine est moins visqueuse encore, sont fournies par les jeunes perdreaux, par le gibier à viande blanche, comme les jeunes lapins, par les volailles de basse-cour ; la gélatine dans ces animaux est arrivée à l'état de perfection, et déjà l'osmazôme s'y rencontre en faible proportion. La chair de plusieurs poissons de mer et de rivière doit être rangée dans cette section ; il est pourtant bon d'observer que leur chair est moins consistante et se digère plus promptement que celle de tout autre animal. De ce nombre sont les poissons de mer qui vivent dans les rochers qui bordent les rivages, tels que les merlans, les limandes, les soles, les harengs frais, l'anchois frais ; les poissons de rivière, tels que la perche, la truite, la carpe, si elle est un peu grasse.

QUATRIÈME SECTION.

Chairs blanches, grasses.

Les chairs blanches pénétrées de lymphe graisseuse sont pesantes pour beaucoup d'estomacs. Dans cette section se classent les chairs d'animaux engraissés par la castration, les chapons, les jeunes poules dont on a enlevé les ovaires, et qui sont connues sous le nom de poulardes, les poules d'Inde dont la chair ressemble beaucoup à celle de ces animaux. Ces chairs sont molles par exsudation d'une graisse qu'on en voit ruisseler. Les parties les plus grasses sont les plus difficiles à digérer ; les cuisses, qui sont plus exercées que les ailes, sont aussi moins tendres. Parmi les poissons se rencontrent : l'anguille dont la chair est molle, pulpeuse, pleine de gélatine demi-graisseuse ; les carpes grasses, qui présentent une gélatine très-onctueuse ; les aloses, les saumons et les poissons de ce volume, dont la chair est abreuvée de graisse. La classe des reptiles amphibies nous fournit différentes espèces de tortues, dont la chair visqueuse et grasse est bonne à manger. La graisse des poissons rancit aisément et devient quelquefois nuisible.

CINQUIÈME SECTION.

Chairs blanches et fermes.

Les chairs blanches, fermes et compactes, se trouvent dans les petits mammifères, dans les oiseaux et dans les grands animaux, mammifères ou poissons. Ainsi, parmi les mammifères, les lapins adultes ont une chair ferme et serrée ; parmi les oiseaux, se présentent les volailles adultes non engraissées ; la chair des mâles est, en général, plus ferme que celle des femelles. Les coqs l'ont très-dure ; qu'on en mette un morceau dans la bouche, on mâche, on extrait le plus possible, mais la fibre reste sèche comme un paquet de fil.

Le porc, parmi les grands animaux, donne une chair très-serrée, très-compacte. La belle couleur rouge qu'on voit aux jambons leur est communiquée par les sels (hydrochlorate de soude ou nitrate de potasse) dont ils sont pénétrés. Sans cette préparation, la chair du cochon est blanche comme celle du veau, dont elle diffère beaucoup sous d'autres rapports. C'est un très-bon aliment, mais il est des estomacs qui la digèrent difficilement ; comme elle est très-ferme, il faut la bien mâcher. Elle donne du ressort aux organes, soit parce qu'elle est très-nourrissante, soit que, remplissant bien la cavité abdominale, elle présente aux muscles un point d'appui plus solide.

Parmi les poissons, ceux qui nagent au large, comme le maquereau, la morue, la raie ; les grands poissons, tels que le thon, l'esturgeon, offrent un tissu dur et ferme. Il faut observer, du reste, par rapport aux chairs qui sont rangées dans cette classe, que la fibrine prend plus de consistance, et que l'osmazôme est en proportion plus considérable à mesure que l'animal croît en âge et en volume.

Nous n'entrerons pas dans l'examen des propriétés nutritives de la gélatine pure, et nous ne rechercherons pas (question tant de fois débattue !) si celle que l'on extrait des os peut concourir à l'alimentation de l'homme ; nous nous contenterons de constater que les expériences faites à cet égard, que les travaux et les mémoires des commissions nommées pour la résoudre, n'ont amené qu'un résultat, c'est la confirmation de cette loi : « Aucun principe immédiat, quel qu'il soit, isolément donné, n'est capable de maintenir la vie au delà d'un certain temps. »

Ces aliments, du reste, sont difficilement attaqués par les organes digestifs ; ils sollicitent quelquefois si peu d'action de la part de l'estomac, qu'ils ont besoin, pour être digérés, d'être associés à des stimulants, c'est-à-dire à des substances propres à rendre l'écoulement du suc gastrique plus prompt et plus abondant, ainsi que le fait le poivre. Quelques-uns des aliments gélatineux, les chairs de veau elles-mêmes, lorsque l'animal est encore trop jeune et à l'état visqueux, sont quelquefois expulsés rapidement du tube digestif, ce qui leur a fait attribuer des propriétés laxatives ; ils sont même rendus par le vomissement. Cet effet est le résultat d'une insuffisance de sécrétion de suc gastrique, ils ne peuvent être convenablement altérés, et deviennent pour l'estomac un véritable corps étranger.

Ainsi, peu digestibles par eux-mêmes, les aliments gélatineux pris avec modération et confiés à un estomac suffisamment énergique pour en opérer la transformation sans le secours d'un excès d'assaisonnements, ne produisent que peu de chaleur, excitent faiblement les organes et constituent une alimentation peu réparatrice.

Ils conviennent aux personnes d'un tempérament bilieux, d'une constitution sèche, à celles qui exercent une profession n'exigeant pas un exercice trop violent, à l'habitant des climats tempérés. Ils ne conviennent pas aux individus lymphatiques, qui ne pourraient les digérer, s'ils n'étaient accompagnés d'assaisonnement de haut goût.

DEUXIÈME DIVISION.

Aliments fibrineux. — Chairs pénétrées d'osmazôme.

La fibrine, qui forme la base des aliments compris dans cette division, est une substance blanche, filandreuse, élastique, plus pesante que l'eau, devenant jaunâtre et cassante à mesure qu'elle se dessèche. Elle constitue essentiellement le tissu musculaire, elle se rencontre dans le sang et forme dans celui-ci cette partie réticulaire du caillot dans les mailles de laquelle sont retenus les globules et une certaine quantité de sérum.

A l'état de pureté, elle est rapidement attaquée par le suc gastrique; elle ne paraît pourtant tout à fait digérée qu'après trois heures. Ses propriétés nutritives sont des plus réelles; mais comme tous les principes immédiats, elle doit être unie à d'autres substances pour suffire à l'alimentation.

Les chairs fibrineuses sont en même temps pénétrées d'osmazôme qui les colore, et elles ne diffèrent des chairs blanches que par la proportion relative de fibrine qu'elles contiennent. On les prend dans les quatre classes d'animaux à sang rouge, en sorte que ceux-là même à sang rouge qui ont la chair blanche, ont le cœur rouge; cet organe doit toujours être mis au rang des chairs colorées, même dans le poulet ou la tortue. Il est impossible d'amener à siccité parfaite l'extrait aqueux de cette chair chargée d'osmazôme, comme on le fait de la gélatine retirée des chairs blanches, et qui se conserve alors sous le nom d'extrait ou de tablette de bouillon; pour être conservé, l'osmazôme a besoin d'être mêlée à la gélatine, de manière à ce que la proportion de celle-ci domine beaucoup la première.

A cette classe d'aliments se rapportent les chairs des animaux adultes qui suivent :

MAMMIFÈRES.

Bœuf.	Cheval.	Chevreuil.	Lièvre.
Mouton.	Sanglier.	Cerf.	Lapin.

OISEAUX.

Pintade.	Canard.	Gelinotte.	Bécassine.
Paon.	Oie.	Outarde.	Étourneau.
Grive.	Pigeon.	Perdrix.	Cul-blanc de rivière.
Merle.	Alouette.	Pluvier doré.	Vanneau.
Coq de bruyère.	Caille.	Râle.	Sarcelle.
Faisan.	Ortolan.	Bécasse.	Poule d'eau.

Ces chairs sont toutes plus ou moins fortement colorées; nous distinguerons parmi elles, 1° celles qui le sont médiocrement; 2° celles qui le sont beaucoup; 3° celles qui sont noires.

Chairs rouges.

Parmi les chairs simplement rouges, se présentent celles fournies par le bœuf, le mouton, le pigeon, la perdrix et le faisan ; parmi les oiseaux aquatiques, le canard et l'oie. La couleur rouge de ces chairs devient brune après la cuisson, et d'autant plus que celle-ci est poussée plus loin, comme il arrive, par exemple, au sang et à la chair de bœuf. Le biset, la tourterelle ne sont, quant à la chair, que des nuances du pigeon. Le faisan tué doit être gardé pendant quelques jours avant d'être mangé; il faut, comme on dit, qu'il soit faisandé; le faisandeau vaut mieux pour les personnes délicates. Les oiseaux aquatiques laissent exsuder en cuisant une matière grasse très-abondante. Quelques-uns en présentent une si grande quantité, qu'ils ne peuvent être digérés facilement, et cette difficulté de digestion est augmentée par une saveur d'autant plus forte que la chair est plus noire.

Chairs rouges foncées.

Les chairs plus foncées sont fournies par le daim, le cerf, le chevreuil, le sanglier, qui est le porc sauvage; mais la domesticité a modifié celui-ci, sa chair est plus blanche et n'a pas la saveur de haut goût particulière à celle du sanglier. En Amérique, existe une troisième espèce de cochon marron; la saveur de sa chair est intermédiaire entre celle du porc et celle du sanglier.

Chairs noires.

Dans cette section sont rangés le lièvre, dont la chair est véritablement noire, surtout après la cuisson. Celle du levreau est rouge encore; et, parmi les oiseaux, la caille, la bécasse et la bécassine. Toute la famille des passereaux a la chair noire; celui d'entre eux dont la chair présente la coloration la plus foncée et le goût le plus caractérisé est une espèce d'alouette, vulgairement appelée *mauviette*. Certains sont très-gorgés de graisse, aussi les estomacs faibles les digèrent mal : tels sont les ortolans, les grives, les merles, les becfigues. Le mélange de la graisse avec une chair sapide les rend très-agréables au goût et les fait rechercher. Lorsqu'ils sont trop gras, ils deviennent tout à fait indigestes, leur graisse se rancit dans l'estomac, et cause la sensation d'un fer chaud ou *pyrosis*.

Parmi les oiseaux aquatiques, la macreuse, la sarcelle et la poule d'eau ont la chair extrêmement noire; l'eau dans laquelle on les faire cuire prend une couleur brune, très-foncée. La macreuse a la chair sèche, plus noire, et passe pour être meilleure que les autres. Sa saveur est augmentée par une sorte de graisse, commune à tous les oiseaux de cette espèce, qui enduit leurs plumes d'une sorte de vernis et les rend imperméables à l'eau.

On range encore parmi les chairs colorées et noires le sang lui-même, qui sert à les colorer. On prépare avec lui un aliment qui présente cette propriété au plus haut degré, c'est le boudin formé avec un mélange de sang et de lard contenu dans les intestins du porc. Avant de le présenter au feu, il est bon de piquer cet intestin de part en part, pour donner, pendant la cuisson, un dégagement à l'air qu'il contient, et empêcher ainsi que le boudin ne se crève. Grillé modérément, cet aliment passe à l'état de chair essentiellement noire. Ainsi préparé, il est échauffant, de haut goût et de digestion difficile. On s'en aperçoit aux éructations incessantes qu'il cause à certaines personnes, éructations qui conservent le goût de cet aliment et le rappellent d'une manière désagréable.

Propriétés des aliments fibrineux.

De tous les aliments dont nous faisons usage, le fibrineux est un de ceux qui séjournent le plus longtemps dans le tube digestif, en exigent le plus de travail, y développent le plus de chaleur, activent le plus la circulation de la membrane muqueuse et déterminent la sécrétion la plus abondante en sucs nécessaires à la digestion. Pendant son séjour dans le canal digestif, la circulation s'accélère, la chaleur animale s'élève; s'il n'a pas été privé de l'osmazôme, il est de tous le plus excitant et le plus nourrissant, et donne à tous les organes une plus grande somme de force et d'activité.

Cette alimentation, prise en excès, peut déterminer l'apoplexie, la goutte, les rhumatismes, des hémorragies, en un mot les congestions et les inflammations les plus diverses.

Sa suspension peut, au contraire, enlever aux organes leur force et l'énergie de leurs fonctions. C'est par cette soustraction d'énergie de toutes les facultés que peut s'expliquer l'action, sur le moral de l'homme, attribuée à l'alimentation fibrineuse, action telle, suivant quelques auteurs, qu'il suffit de lui substituer des substances moins réparatrices et moins stimulantes pour produire un effet sédatif, diminuer les désirs, amortir les passions, etc., etc.

Les aliments fibrineux conviennent donc, lorsqu'ils sont tirés de la classe des mammifères particulièrement, aux individus adonnés aux travaux qui demandent un violent exercice musculaire. Les chairs fortement colorées seront avantageuses aux constitutions molles, aux tempéraments lymphatiques, aux habitants des pays froids; on devra en faire usage surtout pendant l'hiver. Les chairs blanches conviennent aux tempérament bilieux et sanguins, aux personnes livrées aux travaux de cabinet.

Pour qu'un animal soit agréable à manger, il faut qu'il ne soit pas trop vieux, et que la chair ne soit pas trop molle. Il faut que la graisse, la fibrine et l'osmazôme soient dans des proportions convenables. En général, les oiseaux qui ont le sang très-chaud ont aussi une fibre fine, tendre, et qui n'a pas la fixité de celle des mammifères. Quant aux chairs blanches et noires, il en est fait usage indifféremment en état de santé; mais si nous en étudions les effets sur l'estomac et les intestins, soit dans l'état de maladie, soit dans la convalescence, nous trouverons des différences qu'il faut noter et savoir apprécier. Ainsi, quand la viande blanche est suffisamment faite, dans le poulet, par exemple, c'est-à-dire qu'elle présente la gélatine et la fibrine dans de justes proportions, la digestion en est douce et exempte d'éructations; il en résulte une alimentation tranquille et douce, qui convient aux malades. Si la viande, au contraire, est fortement colorée, si elle est noire, chargée, presque exclusivement, de fibrine, la digestion sera lente, pénible, nuisible même aux convalescents. Pour les personnes à l'état de santé, cet aliment est ce qu'on appelle échauffant; il accélère le pouls, élève la température du corps, agite pendant le sommeil; à l'état de maladie, il deviendra un irritant, il déterminera la recrudescence de l'affection morbide. Il est certains cas, cependant, où il faut en faire usage, et encore sera-t-il nécessaire de s'en tenir à certaines préparations peu excitantes. Ainsi, après une longue maladie, lorsque le corps et l'estomac sont affaiblis, délabrés par une sorte de cachexie lymphatique, il peut arriver que le bouillon de poulet, que la gélatine du poisson taxatile aigrissent sur l'estomac et favorisent le dévoiement. Les bouillons de perdrix ou de chairs noires, comme plus stimulantes, deviennent alors très-utiles. Il appartient au médecin de savoir faire cette distinction et de prescrire le régime convenable. On peut cependant établir comme règle générale qu'il est bon de prescrire les chairs blanches aux jeunes gens convalescents de maladies aiguës, et les viandes simplement rouges aux personnes atteintes d'affections œdémateuses, aux convalescents de maladies longues. L'osmazôme qui pénètre ces chairs et les différencie d'avec les blanches les rend stimulantes, tandis que les chairs blanches, mais non visqueuses, sont simplement nourrissantes.

Préparation des chairs.

Les viandes, pour être mangées, subissent diverses préparations; les principales sont : le rôti, le grillage, le bouilli, l'étuvée et la friture.

Du rôti.

Des diverses manières de préparer les chairs, c'est celle qui leur conserve le mieux leurs qualités nutritives, puisqu'elle leur enlève la plus petite quantité possible de sucs. Aussi les viandes rôties et grillées possèdent les qualités réparatrices et stimulantes à un plus haut degré que les viandes bouillies, et font un plus long séjour que ces dernières dans le tube digestif. Le rôti se fait avec de grosses pièces de viande, à un feu vif et clair. La pièce, en tournant, présente à la chaleur tous les points de sa surface; elle est saisie par le feu; la superficie est cuite lorsque le centre ne l'est pas. Pour la faire arriver à point, il faut la laisser longtemps; la surface crispée forme un rempart contre la vivacité du feu et empêche que la chaleur n'aille brûler le centre. La croûte de la viande se *rissole*. La graisse qui remplit les aréoles s'écoule en partie; la presque totalité est retenue par la surface durcie. Cette graisse fondue, échauffée, gardant presque tout le calorique qu'elle absorbe, se reverse sur la pièce à mesure qu'elle tourne, la pénètre, lui communique une chaleur nouvelle, augmente toutefois l'imperméabilité de la surface rissolée, et, tout en retenant la chaleur qu'elle a communiquée, elle empêche le feu de se porter dans le centre avec trop de rapidité. Le rôti ainsi préparé donne la viande la moins altérée ; elle n'a laissé échapper qu'un peu de graisse dont on a tiré parti pour rendre la cuisson plus égale; mais si on ne l'a pas arrosé, le rôti est plus ou moins desséché ; il n'a pas conservé intérieurement le jus nécessaire pour macérer la fibre et la rendre plus facile à digérer. Le veau doit être bien cuit au centre; la chaleur a dû pénétrer profondément, s'y condenser longtemps pour que toutes les parties visqueuses en soient séparées. Les chairs blanches, et surtout celles qui ne sont pas faites encore, ont plus besoin que les autres d'être rôties pour être facilement digérées. La viande noire cuite de cette manière et arrivée à point doit, quand on l'ouvre, laisser ruisseler un jus rouge, mais pas trop sanguinolent. Quelques personnes cependant, les Anglais surtout, l'aiment mieux ainsi.

Du grillage.

Ce sont les petites pièces de viandes que l'on prépare de cette manière. Pour les bien réussir, il faut les exposer à un feu vif, de manière que la surface soit rapidement saisie. Les effets du grillage sont analogues à ceux du rôti. Les viandes que l'on veut griller peuvent être enveloppées de beurre et de mie de pain. On obtient de cette manière une croûte artificielle qui entoure la viande, la conserve tendre, molle, pénétrée de son jus, et l'empêche de former une croûte comme dans le rôti.

Du bouilli.

La pièce à bouillir est mise dans un vase rempli d'eau, et on a soin de ne pas pousser l'ébullition trop vite, sinon le bouilli est mauvais. Il faut cuire à feu doux, de manière à ce qu'un seul côté du vase lui soit présenté et qu'un seul point du liquide entre en ébullition. Le bouillon paraît à la surface, est rejeté en arrière et perd sa chaleur en la communiquant; la totalité du liquide s'échauffe par l'ébullition d'une petite partie seulement. En couvrant et en découvrant la marmite tour à tour, on augmente ou on diminue à volonté l'activité de la cuisson. Si le pot est couvert, la vapeur, et par conséquent le calorique retenu détermine une ébullition trop forte, la fibre se resserre, le bouilli devient coriace; l'eau qui a ainsi tourné et retourné les viandes contient une partie de ce qu'elles ont perdu de principes nutritifs et excitants. De là il suit qu'il ne faut pas faire beaucoup de bouillon si l'on veut faire du bon bouilli, et *vice versâ*. Les bouillis excitent moins l'action des organes digestifs que les viandes rôties. Quant au bouillon, il est formé d'eau, de gélatine, d'osmazôme, de deux matières azotées, provenant, l'une de l'altération de la fibrine, et l'autre de l'albumine; de différents sels parmi lesquels on retrouve le sel de cuisine ajouté et les sels de l'eau employée. Les légumes qui concourent au bouillon y fournissent de la gomme, du sucre, des principes aromatiques, de la matière colorante, quelques acides et quelques sels. Le bouillon est un aliment de facile digestion et assez réparateur. Ses propriétés excitantes varient suivant l'espèce de viande employée pour le faire et suivant que la décoction est plus ou moins concentrée. Les viandes qui servent le plus habituellement à faire le bouillon sont : le bœuf; le bœuf et le porc cuits ensemble; enfin, le mouton ou le mouton et le bœuf. Nous avons dit déjà quelles étaient les précautions à prendre pour le confectionner, et pour son usage en cas de convalescence; dans quelles circonstances il fallait employer le bouillon de bœuf, dans quelles autres celui de poulet, de veau, etc., etc. Nous n'y reviendrons pas.

De l'étuvée.

Nous appelons étuvée la cuisson des aliments fibrineux dans leur propre jus ou à l'aide d'une très-petite quantité d'eau, dans des vases bien clos, après y avoir ajouté les assaisonnements qui doivent en relever le goût. Dans ce mode de cuisson, la réaction de la vapeur qui s'accumule pénètre la viande que l'on a soin de retourner de temps à autre. Ainsi le bœuf à la mode, le veau à la casserole, l'oie, le mouton, cuits de cette manière dans leur propre jus, à un feu doux et lent, sont très-attendris et pénétrés de toutes parts sans être épuisés de leurs sucs. S'il est vrai que les assaisonnements rendent quelquefois ces aliments indigestes pour les estomacs surexcités, ils conviennent au grand nombre de personnes qui mangent de tout, qui ont une constitution lymphatique, qui n'ont besoin ni de relâchants ni d'adoucissants, mais bien de toniques; devenus plus tendres sans avoir perdu leurs sucs, ils sont plus facilement attaqués par les organes digestifs.

De la friture.

La substance à frire est plongée dans un corps gras dont on a élevé la température presque jusqu'à l'ébullition ; celui-ci lui communique rapidement sa chaleur; la substance se racornit; sa surface devient cassante. L'aliment que l'on veut faire cuire de cette manière est plongé seul ou bien après avoir été enduit d'une pâte qui fait promptement croûte par l'effet de la chaleur du corps gras; la pièce ainsi enveloppée reste tendre quoique bien cuite si elle est épaisse; elle se dessèche presque instantanément si elle est mince. La croûte formée par la pâte est de difficile digestion pour les estomacs faibles; imprégnée du corps gras, soit huile, soit graisse ou beurre qui a servi de friture, elle en a la saveur âcre ou rance, résultat de l'ébullition. Ces corps, en effet, sont altérés par l'ébullition et présentent des inconvénients assez graves que l'on reconnaît facilement lorsqu'on fait usage de ce qu'on appelle des *roux*. Il n'est pas de sauce qui donne plus aisément aux estomacs susceptibles les éructations brûlantes, désignées sous le nom de *fer chaud*. Il faut donc que l'aliment soit mis sous enveloppe dans la friture, et que cette enveloppe soit des plus minces; elle renfermera moins d'huile altérée et ne sera que mieux digérée. C'est un soin que prennent les cuisiniers pour frire les poissons; ils se contentent de les saupoudrer de farine seulement.

Conservation des aliments fibrineux.

Pour conserver les chairs de certains animaux, on les sale, on les fume ou on les marine. Cette dernière préparation ne s'emploie guère que pour le poisson. Celles qui sont le plus ordinairement soumises à l'une de ces préparations sont les chairs du bœuf et du porc; celles du premier, surtout, est l'objet d'un commerce considérable.

La viande ainsi pénétrée n'éprouve pas la putréfaction animale; elle est desséchée et elle perd, par conséquent, ses sucs séreux et lymphatiques; elle change de saveur, de qualité, et acquiert des propriétés plus ou moins stimulantes. Elle est susceptible encore d'éprouver une altération spontanée dont la nature est inconnue, mais qui la rend vénéneuse. De terribles exemples d'empoisonnement par les viandes altérées ont été observés souvent en Allemagne ainsi qu'en France; ils étaient produits par des saucisses et des boudins ou des cervelas, par le mélange de viandes appelé *fromage d'Italie*, par du bœuf gras salé et par du jambon gâté.

Les viandes marinées avec les acides sont pénétrées et dissoutes très-efficacement. C'est le vinaigre que l'on doit préférer pour cet usage; en vingt-quatre heures il attendrit bien les viandes qu'on y plonge.

Les viandes sont conservées encore dans l'huile, la graisse ou le beurre. Mises ainsi à l'abri du contact de l'air, elles ne se corrompent plus, mais elles finissent à la longue par être pénétrées d'huile et s'y altèrent. Les graisses qui se figent à la surface de l'aliment doivent être employées préférablement à d'autres, mais elles-mêmes finissent par se rancir et par altérer la viande qu'elles doivent préserver.

Est-il nécessaire de rappeler ici que les viandes hachées sont en général indigestes? Rapidement avalées, elles n'ont pu être convenablement triturées par la mastication; elles n'ont pas été mêlées de salive, et elles sont plus difficilement attaquées par les sucs gastriques.

DES ALIMENTS DONT LA BASE EST UNE SUBSTANCE ALBUMINEUSE.

Albumine.

La substance qui forme la base de cette classe d'aliments est l'albumine. Elle se rencontre toute formée et pour ainsi dire à l'état parfait dans les animaux qui nous servent de nourriture; elle existe à l'état liquide et à l'état concret. Le sérum du sang, la lymphe, la chair musculaire, le blanc des œufs, la plupart des tissus en renferment une grande quantité. L'albumine doit donc être considérée comme l'un des aliments azotés dont nous faisons l'usage le plus journalier et le plus étendu, soit dans le régime animal, soit dans le régime végétal.

A l'état liquide, l'albumine est une substance incolore, transparente, inodore, insipide ou douée d'une saveur très-légère, filante, plus pesante que l'eau, composée d'hydrogène, d'oxygène, de carbone, d'azote et d'un peu de soufre. Elle se coagule par la chaleur, par l'électricité, l'alcool, les acides et un grand nombre d'agents chimiques.

L'albumine crue avait été considérée, jusque dans ces derniers temps, comme essentiellement assimilable ; des expériences récentes paraissent prouver qu'elle n'est qu'un aliment brut qui a besoin d'être façonné pour s'élever au degré de substance nutritive. Lorsqu'elle a subi une coction, elle nourrit et laisse peu de résidu.

Les aliments albumineux dont nous faisons le plus d'usage sont les œufs de volailles et ceux de poissons ; quelques mollusques, comme les huîtres, les moules ; le cerveau, le foie, le thymus (ris) de quelques animaux.

Albumine de l'œuf.

Le *blanc d'œuf* est entièrement composé d'une substance albumineuse contenue dans une membrane celluleuse très-fine. Quelques personnes le mangent cru alors qu'il est très-frais. Cet aliment reste peu dans l'estomac, mais, au dire de M. Lucien Corvisart, ne paraît pas assimilable.

L'albumine de l'œuf, condensée par une chaleur douce, forme une liqueur laiteuse d'une digestion très-facile. C'est un aliment très-doux, mais pour que l'albumine contracte bien uniformément cet état de demi-dissolution, il faut que l'œuf soit frais et bien plein ; alors, s'il est cuit à point, le blanc entier s'absorbe facilement.

Lorsque le blanc d'œuf est entièrement coagulé, il est bien plus difficilement attaqué par les sucs digestifs. Les œufs, en général, ont la réputation de resserrer ; cela ne veut-il pas dire qu'ils sont complétement digérés et ne laissent pas de résidu ? Les œufs frais sont très-nourrissants et plus doux que les œufs conservés. Ceux-ci sont échauffants en raison de l'hydrogène sulfuré qu'ils contiennent.

Les jaunes d'œufs contiennent une huile grasse très-douce, du mucilage, de l'albumine et une matière colorante. Délayés avec l'eau et le sucre, ils forment une émulsion qui porte le nom de lait de poule. C'est un aliment très-doux et très-sain.

Le blanc d'œuf se dissout dans son jaune. Ce mélange est moins tenace que le blanc seul. Cet effet est observé lorsqu'on prépare des omelettes ; plus elles sont battues, meilleures elles sont. L'huile bouillante les coagule subitement ; l'albumine qu'elles contiennent se durcit, mais reste très-divisible ; et si la proportion du jaune est plus forte que celle du blanc, on obtient une omelette très-délicate.

OEufs de poissons.

Les *œufs de poissons* ont les mêmes propriétés que les précédents, mais la préparation qu'on leur fait subir, et qui est presque toujours celle du poisson où ils restent pendant la cuisson, les modifie et les fait varier. Aussi deviennent-ils souvent indigestes. Quelques-uns d'entre eux, les œufs du barbeau, par exemple, irritent le tube digestif.

Huîtres.

Les *huîtres* bien fraîches, c'est-à-dire mangées crues et bien vivantes, sont rapidement dissoutes par le suc gastrique. Elles sont imprégnées d'eau de mer ou plutôt d'une sécrétion abondante qui stimule et accélère la digestion. On peut en manger en quantité sans surcharger l'estomac. Si, au contraire, elles sont soumises à la coction, leur séjour dans l'estomac est beaucoup plus long ; la cohésion qu'elles ont acquise se détruit avec difficulté. L'huître récemment pêchée est âcre au goût ; elle ne cesse de l'être qu'après un ou deux mois de séjour dans un réservoir d'eau salée, appelé *parc*. Au sortir de ce réservoir, elles sont encore un peu âcres et salées ; elles excitent l'intestin et ne sont pas agréables à manger ; elles ne deviennent très-bonnes qu'après être restées deux jours hors de l'eau ; aussi leur transport des côtes de Normandie à Paris, lorsqu'il est rapide, ne fait-il qu'ajouter à leur qualité, et nulle part on ne les mange meilleures que dans cette ville.

Moules.

Les *moules*, fort analogues aux huîtres, sont cependant plus difficiles à digérer. Cela provient sans doute de ce qu'on les mange cuites. Souvent elles causent des accidents assez graves qui paraissent ne tenir qu'à une mauvaise disposition de l'estomac.

Cervelles.

La *cervelle* renferme beaucoup d'albumine unie à une matière grasse et à différents sels. Soumise à la coction, elle conserve sa mollesse et se digère facilement. Aliment réparateur qu'on doit faire cuire modérément et assaisonner un peu.

Foie.

Le *foie* présente, avec plus de cohésion, les mêmes propriétés que la cervelle ; il offre aussi plus de résistance à l'action des sucs digestifs ; mais cette résistance est d'autant plus considérable que le mode de préparation auquel il est soumis lui communique un degré de cohésion plus considérable.

Ris de Veau.

Le *ris de veau* se prépare de diverses manières dont il sera parlé plus loin. Ces différents modes exercent sur la digestibilité une influence plus ou moins considérable. Ses propriétés sont analogues à celles des aliments qui précèdent.

Les substances albumineuses qui nous servent d'aliments sont, en général, dépourvues de propriétés stimulantes ; aussi conviennent-elles aux estomacs irritables, aux vieillards, aux convalescents, aux gens de lettres, aux femmes, aux constitutions nerveuses et impressionnables.

Celles qui contiennent, comme les huîtres, une matière stimulante, conviennent encore aux personnes dont les forces digestives se sont affaiblies.

Aliments à base caséeuse.

Sous cette dénomination est comprise cette classe d'aliments qui contient l'un des principes immédiats du lait, le *caséum* ; elle se compose du lait, des transformations qu'il subit et des nombreuses préparations auxquelles il est soumis.

Le lait.

On donne ce nom à un liquide blanc, opaque, d'une saveur douce et légèrement sucrée que sécrètent les glandes mammaires à l'époque de la parturition, et qui est destiné à la nourriture des jeunes mammifères aussitôt après leur naissance. Examiné au microscope, il n'offre que des globules sphériques dont le volume varie depuis le point apercevable jusqu'à un centième de millimètre environ. Nous ne chercherons pas à concilier les opinions divergentes des chimistes qui ont voulu déterminer la nature de ses globules ; elles ne seront pas même exposées ici, parce qu'elles sont, les unes et les autres, fort contestables. Il nous suffira d'établir que le lait est considéré comme une émulsion constituée par une solution mucilagineuse qui tient en suspension une matière grasse divisée en globules d'une extrême ténuité ; que cette matière grasse, connue sous le nom de *beurre,* nage dans un liquide formé lui-même d'eau, de *caséum,* de *sucre de lait* et de quelques sels alcalins ou terreux.

Sorti des canaux qui l'ont sécrété et abandonné à lui-même, le lait présente les modifications suivantes : par le repos, les matières grasses et les globules les plus gros qu'il contient s'élèvent peu à peu à la surface du liquide, entraînant avec eux une certaine proportion du lait, pour y constituer une couche épaisse d'un blanc jaunâtre qu'on appelle *crème.* Cette séparation se fait lentement ; elle est d'autant plus complète que le vase est plus large, le repos plus parfait et la température plus voisine de dix à douze degrés centigrades. Le lait composant la couche inférieure devient bleuâtre et légèrement transparent ; il retient le caséum qui serait constitué par des globules plus petits et de nature différente.

Si l'on agite vivement la crème dans une baratte, on en extrait le *beurre,* et le liquide dont on l'isole renferme tous les principes du lait, moins le caséum qui ne s'y trouve plus qu'en très-petite quantité.

Le lait écrémé ne contient que peu de beurre ; si on l'abandonne à lui-même, on voit la matière caséeuse former un précipité, et le liquide surnageant, d'une couleur jaune verdâtre, d'une saveur légèrement sucrée, a reçu le nom de *petit-lait.* Or, ce petit-lait n'est autre chose qu'une solution des sels et du sucre du lait retenant encore un peu de matière caséeuse. Il paraît qu'avec le temps le sucre de lait se transforme en sucre de raisin, et que, sous l'influence des acides acétique et lactique qui se développent dans le lait, une véritable fermentation alcoolique s'y établit, à l'aide du caséum, jouant le rôle de ferment. Certaines peuplades de l'Asie profitent de ces propriétés sans qu'elles aient pu s'en rendre compte, et savent extraire des boissons enivrantes du lait des vaches ou des juments.

Tels sont les éléments divers dont est formé le lait ; mais il varie de goût, de couleur, de consistance et même de composition, suivant l'espèce d'animal qui l'a fourni, suivant la nature des aliments dont il se nourrit, l'époque de la traite, celle plus ou moins éloignée de la parturition, et autres circonstances dont il faut tenir compte.

Lait de vache.

Il est, de tous, le plus usité dans nos climats. La quantité obtenue de chaque animal n'est pas la même ; elle varie suivant la race, le pays, la nourriture, la saison et l'époque plus ou moins éloignée du vélage. Dans la même race et dans le même pays se rencontrent encore des différences considérables qui paraissent tenir à l'organisation particulière de l'animal. Tout le monde connaît à cet égard les travaux d'un célèbre agronome qui a su établir ces différences, suivant certaines dispositions du pelage. Quoi qu'il en soit, la quantité de lait fournie journellement présente l'énorme différence de deux à vingt-quatre et même quarante litres depuis le commencement de mai jusqu'à la fin de juillet, et seize depuis cette époque jusqu'à la fin d'octobre. La proportion du lait nécessaire pour obtenir cinq cents grammes de beurre varie, suivant le pays, de neuf à dix-neuf litres ; elle est, en moyenne, de quatorze. Sa pesanteur spécifique avant qu'il soit écrémé est de **1,030**, celle de l'eau étant représentée par **1,000**. Celle du lait écrémé est un peu plus considérable ; elle varie de **1,033** à **1,037**.

Lait de femme.

Il pèse de 1,020 à 1,025 et quelquefois même un peu plus. Le lait de femme serait le plus variable de tous par la couleur, la saveur, la consistance et la composition. Les uns seraient extrêmement séreux, d'autres d'un blanc, plus mat; le plus petit nombre aurait l'apparence d'un lait de bonne qualité. Tous donneraient de la crème par le repos, mais celle fournie par le lait séreux ou d'un blanc mat n'aurait ni couleur ni consistance; elle ne fournirait pas de beurre par le battage; le lait écrémé ressemblerait à de l'eau de savon. La crème fournie par la troisième espèce de lait serait tenace, épaisse; la percussion en séparerait un beurre jaune, consistant, d'une saveur fade; mais ce serait en quelque sorte une exception. Le lait de femme renfermerait peu de caséum suspendu; il n'est pas apercevable à l'état naturel. Après l'action de la présure, il se montre sous la forme de granules plus fins que dans les autres espèces. Il contiendrait donc plus de sucre de lait, plus de crème et moins de caséum que le lait de vache. Les deux caractères les plus communs et en même temps les plus saillants de ce lait serait de fournir une crème qui se séparerait avec une grande promptitude, et de ne pas donner de beurre par le battage de cette crème.

Lait d'ânesse.

Très-fluide, d'un aspect blanc, différent de celui de vache, mais ayant beaucoup d'analogie avec celui de la femme. Cette ressemblance avait déjà été reconnue par les anciens, qui le conseillaient dans le cas où celui-ci n'aurait pu être employé avec avantage. Elle est cependant plus apparente que réelle; le lait d'ânesse contient moins de crème, et celle-ci est difficile à obtenir; sa saveur est fade, désagréable. Le beurre qu'on en obtient ne se sépare qu'avec difficulté; il est de couleur blanche, semblable à de l'huile figée, et se rancit très-facilement. Le caséum est plus mou, plus abondant que dans le lait de femme; il lui ressemble par la saveur, l'odeur et la densité.

Lait de jument.

D'un emploi général dans plusieurs contrées de l'Asie, son usage est presque nul parmi nous. Aussi a-t-il été moins étudié que les précédents; il paraît être très-fluide, mais à un degré moindre que celui de femme ou d'ânesse; il donne une crème jaunâtre sans consistance, de laquelle on n'a pu extraire de beurre. Le caséum est plus mou que celui du lait de vache; le sérum est plus abondant. Sur mille parties, il en contient huit de crème, seize de matière caséeuse et quatre-vingt-cinq de sucre de lait. Il sert à préparer une boisson enivrante appelée *koumifs* dont les Tartares font grand usage, et qui conserve un arome particulier qui décèle son origine.

Lait de brebis.

Sa pesanteur spécique est de 1,035 à 1,041 ; il est donc l'un des plus denses dont nous faisions usage. La crème qu'il fournit est abondante, jaunâtre, onctueuse, d'une saveur douce et agréable. Le beurre qu'on en obtient est également en assez grande quantité; le caséum est gras et visqueux. Outre l'odeur et le goût de ce lait, qui le font aisément reconnaître, l'état particulier du caséum, l'abondance et la nature du beurre forment autant de caractères distinctifs qui le différencient des autres. On fabrique avec lui plusieurs espèces de fromage; le plus estimé est celui de Roquefort.

Lait de chèvre.

Sa couleur est d'un blanc bleuâtre; l'odeur et la saveur en sont vraiment hircines, surtout lorsque la chèvre entre en chaleur, que le bouc s'en est approché ou qu'elle n'est pas tenue avec propreté, et elles lui donnent un caractère particulier. Sa densité est à peu près la même que celle du précédent (de **1,027** à **1,036**); sa crème est d'un blanc mat, épaisse, douce et d'un goût agréable; le beurre qu'elle fournit est blanc et ferme, complétement dépourvu de caséum, ce qui explique pourquoi il est possible de le conserver longtemps. Si, au lieu de battre la crème pour en obtenir le beurre, on la laisse s'épaissir à l'air, elle se transforme en fromage gras que l'on sale un peu pour le conserver. La séparation du caséum se fait aussi par coagulation spontanée, et, dans ce cas, il se présente sous forme gélatineuse, de consistance plus grande que celle des autres espèces de lait. Aussi l'abondance et la viscosité de ce caséum, qui, dans l'analyse, disparaît presque en entier pour faire place à l'albumine, les propriétés remarquables du beurre, sont-ils les traits caractéristiques du lait de chèvre. Quelques auteurs ont attribué à la présence de l'albumine les avantages que l'on retire de son usage dans la dyssenterie.

Il est aisé de voir, d'après ce qui précède, que le lait des animaux ruminants est le plus riche en beurre et en caséum, tandis que ceux de femme, d'ânesse et de jument offrent une proportion plus considérable de sérum et de sucre de lait. D'où la conséquence que les premiers sont plus nutritifs que les autres; mais ces divisions artificielles sont loin d'être rigoureuses; tant de circonstances font varier la composition du lait, qu'il est impossible d'établir les nuances qui peuvent exister entre telle ou telle espèce de lait; de décider que celle-ci est plus nourrissante que celle-là; que l'une produit un effet relâchant, tandis que l'autre resserre et constipe.

Ce qu'il y a de vrai, c'est que le lait cause la diarrhée chez les personnes qui en font occasionnellement usage lorsqu'elles sont habituées à une nourriture plus excitante; que le lait de jument ou d'ânesse paraît avoir quelques propriétés laxatives, tandis que celui de brebis et de chèvre resserre quelques personnes; ce qu'on pourrait attribuer, comme nous l'avons déjà fait observer, à ce que ce dernier contient plus d'albumine que les autres.

L'homme trouve dans le lait ou dans ses préparations les plus grandes ressources alimentaires. Il est sa première nourriture et il contient tout ce qu'il faut pour suffire à l'accroissement du nouvel être, dont les organes encore faibles ne peuvent assimiler des aliments plus solides; les parties constitutives qu'il fournit alors à la nutrition doivent être abondantes, si l'on en juge par l'augmentation rapide que dans les premiers temps de la vie on observe chez tous les jeunes animaux; il est donc pour cette époque essentiellement réparateur. Plus tard, il est adoucissant et relâchant, et il n'imprime aux organes digestifs qu'une faible stimulation.

Effets du lait.

Ses effets sur l'économie sont analogues à ceux des aliments mucilagineux, des fruits mucoso-sucrés qui engraissent les nègres. Il est plus propre encore à communiquer de l'embonpoint aux personnes qui en font un usage quotidien, le digèrent avec facilité. Chez les Indous, cet état d'embonpoint est une distinction, et Jonhson nous apprend qu'ils se procurent ce précieux avantage par l'indolence et le *ghee*, espèce de frangipane obtenue du lait de bufflesse, dont ils boivent des quantités considérables.

Nous n'examinerons pas ici la question de savoir, si c'est à l'usage habituel du lait, comme base de leur régime, qu'il faut attribuer la douceur, la mollesse de caractère dont ces peuples ont donné tant de preuves. On a souvent répété que ce liquide a une action spéciale sur le moral, qu'il apaise les passions, qu'il donne aux habitants de certaines contrées, telles que la Suisse et l'Auvergne, où il sert de base à l'alimentation, le calme, la tranquillité qui les distinguent; tandis que certains autres qui vivent dans les pays vignobles, se font remarquer par leur humeur vive et enjouée. Pour décider une question de cette nature, pour tirer de cette opposition des conséquences aussi générales, il faudrait multiplier les faits, les comparer, les analyser, et établir d'une manière incontestable que les différences observées ne peuvent pas être attribuées à d'autres causes.

Tous les estomacs ne digèrent pas également cette substance; il est un grand nombre de personnes, d'ailleurs, bien portantes, chez lesquelles le lait amène des pesanteurs, des aigreurs, des éructations acides. L'addition d'une infusion de thé ou de café le rend alors d'une digestion plus facile. Il convient, en général, aux sujets nerveux; il adoucit une sensibilité exagérée, une irritabilité poussée à l'excès par l'abus des stimulants; aussi, l'a-t-on administré avec succès aux personnes dont la nutrition a été détournée de son type normal par l'action de certains minéraux, comme le mercure, l'or, l'arsenic, le cuivre, etc.; par son association avec les eaux minérales, on facilite sa digestion et l'on tempère leur énergie; dans quelques affections chroniques de la poitrine, cette médication mixte a produit les meilleurs effets; il est employé dans ces mêmes affections, aussi bien comme aliment que comme médicament; il joue le même rôle dans certaines autres, où il convient de soutenir les forces sans produire d'excitation, comme la syphilis, la goutte, la néphrite, etc., etc.

Diète lactée; où l'on doit en faire usage.

C'est à la campagne que l'on doit faire usage de la diète lactée, si l'on veut qu'elle amène tous les résultats dont elle est susceptible; pris dans les grandes villes, le lait ne produit plus comme aliment les bons effets dont il vient d'être question. La plupart du temps, il y est falsifié, et si la sophistication n'est pas venue en altérer les qualités, il provient trop fréquemment de vaches nourries dans les plus mauvaises conditions hygiéniques. Le lait de Paris, par exemple, quoiqu'il produise un huitième de beurre de plus que le lait de la campagne, lui est de beaucoup inférieur comme aliment. Les vaches qui le fournissent sont renfermées, pour la plupart, dans des espaces étroits, mal aérés, privés de lumière; elles y sont nourries de *verdure*, c'est-à-dire des débris de marché, des rebuts de légumes et de salades qui en proviennent; alimentation bien différente de celle fournie par l'herbe fraîche et aromatique des pâturages. Elles sont encore privées d'exercice et de mouvement, et elles doivent nécessairement subir les inconvénients d'un état si contraire à leur nature. Ne soyons donc pas étonnés qu'un enfant élevé à Paris dépérisse au bout de quelques mois, s'il est nourri uniquement avec du lait, et qu'il conserve sa santé avec du bouillon; ne soyons pas étonnés si tant de femmes sédentaires, qui font usage du lait coupé ou non avec le café, sont dans un état si déplorable, tandis que celles qui substituent à cet aliment la viande et les vins généreux, se distinguent par la santé la plus brillante.

Assurément, l'usage du lait à Paris concourt quatre-vingt-dix fois sur cent à la production de cette affection si commune, qui a reçu le nom de *gastralgie*. Dans cette affection, caractérisée par des tiraillements d'estomac, une haleine forte le matin à jeun, une sensation pénible du côté de l'épigastre et simulant la faim, d'abondantes pertes blanches chez les femmes, de la fatigue, etc., etc., le lait, comme tous les corps sucrés, doit être proscrit. Il faut le remplacer par un aliment fortement fibrineux quel qu'il soit; bœuf ou mouton grillé ou rôti, y ajouter du vin de Bordeaux coupé d'eau de seltz, et la santé se rétablit comme par enchantement.

Le lait est éminemment contraire aux tempéraments lymphatiques, aux personnes qui habitent des lieux bas et humides, mal aérés. Aux uns et aux autres, si les forces de l'estomac le permettent, il faut une nourriture tonique, excitante, qui réagisse contre les causes de débilité qui les environnent. Son usage paraît indiqué, au contraire, chez les personnes de constitution sèche, irritable ou épuisée. Certaines, cependant, ne peuvent s'y soumettre; un état particulier des organes de la digestion, une sorte d'idiosyncrasie spéciale s'y oppose, rend le lait réfractaire à l'action de ces organes. Cette disposition est particulière aux personnes d'un tempérament bilieux. Le lait chez elles amène des aigreurs, des éructations; on a voulu persister, et l'on a cru pouvoir, en l'associant à d'autres substances, neutraliser cette mauvaise disposition de l'organe. Si le malade éprouve des éructations nidoreuses, on a conclu que la coagulation du lait se fait trop lentement, et on prétend la favoriser par l'addition d'une liqueur alcoolique, où même d'une solution acide. Si l'ingestion du lait est suivie d'aigreurs, la cause et l'indication à remplir seront tout opposées; on prescrit l'usage de l'eau de chaux, de la magnésie calcinée. En cas de pesanteur, on a recours aux extraits de genièvre, de quinquina, à la rhubarbe, etc. Dans toutes ces médications, on n'oublie qu'une chose, c'est que l'on neutralise l'effet que l'on veut obtenir, l'effet adoucissant du lait; il vaut donc mieux, dans des cas pareils, renoncer à son emploi et avoir recours à une alimentation d'une autre nature, mais qui aurait les propriétés adoucissantes de la diète lactée.

De quelle espèce de lait tel ou tel individu doit-il faire usage? Il semble que la composition des divers laits étant connue, il soit facile de déterminer celui qui convient à chaque individu. Rien de moins sûr, cependant, que cette manière de procéder. On ne saurait trop le redire, c'est d'après l'expérience qu'on a fait d'un aliment, bien plus que d'après la connaissance de ses principes constituants, qu'il est rationnel de se prononcer tant au sujet de ses propriétés ou de ses effets sur l'organisme que des cas où il faut en user. Ce sont donc l'expérience et l'observation qui, depuis longtemps, ont fait regarder le lait d'ânesse comme préférable aux autres dans les affections de l'estomac et des poumons; qui ont fait préférer le lait de vache à celui des autres ruminants pour les besoins de l'homme, et qui ont fait couper ce lait, quand il est destiné à l'enfant qui vient de naître, afin de l'adapter à la faiblesse de ses organes. Dans ces circonstances diverses, il n'est pas question d'éléments constitutifs, mais d'observation et d'expérience.

Le lait s'emploie encore comme contre-poison, et, à cet égard, il ne doit sa vogue qu'à ses propriétés adoucissantes, jointes à la facilité avec laquelle on se le procure. Enfin, on en fait usage à l'extérieur comme émollient, et sous toutes les formes : bains, lotions, fomentations, cataplasmes, etc., dans les inflammations aiguës ou chroniques de la peau ou des intestins.

MODIFICATIONS DU LAIT.

Influence de l'époque du part sur la composition du lait.

Pendant les quelques jours qui suivent le vélage, la quantité de lait donnée par la vache est des plus considérables, mais la qualité est médiocre. Ce liquide est alors moins aromatique et moins agréable qu'il ne le sera plus tard ; son odeur rappelle celle de l'étable, le beurre qu'il fournit est jaune et mou. Ce premier lait, chez la vache, l'ânesse ou la chèvre, n'est employé, comme aliment, qu'après le dixième jour. Chez la femme, il prend le nom de colostrum, il ressemble à une eau de savon très-légère; il devient visqueux à l'air, s'y aigrit et s'y putréfie avec rapidité. On prétend qu'il sert de purgatif à l'enfant nouveau-né, et débarrasse l'intestin du méconium et des matières qui s'y trouvent. Il importe peu d'être fixé à cet égard ; ce qu'il convient de savoir, c'est que, fort utile dans les premiers jours de la vie, il devient, s'il reste mêlé au lait, insuffisant ou malsain pour l'enfant plus âgé.

Influence de la traite.

Contrairement à ce qui avait été admis avant lui, l'un des expérimentateurs les plus exacts de notre époque, M. Peligot, a montré que plus le lait séjourne dans les mamelles, plus il s'appauvrit, c'est-à-dire qu'il contient d'autant plus de sérum et d'autant moins de beurre, de sucre de lait et de caséum, qu'on a mis plus de distance entre les traites. — Autre résultat : dans la même traite, le lait tiré le premier est constamment le plus séreux, tandis que le dernier est le plus riche, par conséquent, le plus chargé de crème et de beurre. D'où la conséquence que, si l'on veut prescrire aux enfants ou aux valétudinaires un lait léger, il faut leur administrer la première partie d'une traite faite après un long intervalle ; que s'il est question, au contraire, de donner un lait riche en principes nutritifs, c'est celui obtenu le dernier dans une même traite et après un court espace de temps, dont il faut faire usage.

Influence de l'alimentation sur le lait.

Depuis longtemps, on a fait l'observation que l'espèce d'aliment dont se nourrit un animal influe sur la quantité et la qualité du lait qu'il fournit. Les herbes odoriférantes lui communiquent leur arome, le thym et l'ail leur odeur, l'absinthe le rend amer, la gratiole lui donne ses propriétés purgatives. Certains principes minéraux sont retrouvés dans le lait peu de temps après leur administration, d'autres n'y parviennent point ; des vaches nourries dans un terrain humide ne rendent qu'un beurre blanc et mou ; on les conduit aux bois, et le beurre devient jaune et ferme au bout de quelques jours ; un brusque changement de régime est toujours suivi de diminution dans la sécrétion lactée, les nouveaux aliments fussent-ils plus succulents que les anciens. Le lait est séreux et peu riche en principes nutritifs chez les animaux nourris avec les végétaux frais des marais ; il est, au contraire, chargé des mêmes principes chez ceux qui paissent sur le penchant des montagnes. Toutes ces observations, auxquelles on pourrait en ajouter beaucoup d'autres, démontrent qu'on peut varier jusqu'à un certain point les propriétés du lait, et qu'il est facile d'en tirer des applications pratiques, tant pour l'hygiène des nourrices que pour le traitement des maladies qui affectent les enfants à la mamelle. Elles nous prouvent encore que les dangers attribués aux écarts de régime de celles-ci ne sont pas autant illusoires qu'on a bien voulu le dire, et elles donnent l'explication fort claire des accidents survenus à l'enfant, lorsque sa nourrice aura bu des liqueurs alcooliques ou qu'elle se sera enivrée.

Influence des affections morales.

Pour ce qui est de l'espèce humaine, cette influence ne peut être mise en doute ; partout on trouve des exemples de modifications du lait par les affections morales. La colère, la frayeur, toutes les passions ont le pouvoir d'en changer la composition, au point de le rendre instantanément nuisible au nourrisson. Chez les animaux même et dans quelques cas, la sécrétion n'en est pas seulement dénaturée, l'excrétion en est arrêtée sur-le-champ. On a vu des vaches retenir leur lait, lorsqu'elles étaient environnées de personnes inconnues ; un grand nombre de femelles ne le donner qu'en présence de leur nourrisson ou d'un mannequin, qui sert à les tromper.

PRÉPARATIONS PROVENANT DU LAIT.

Frangipane.

Pour l'obtenir, on fait évaporer jusqu'à siccité le lait mêlé avec des amandes pilées et du sucre. C'est un aliment doué de propriétés émollientes et nutritives.

De la crème.

Nous avons dit comment on l'obtient, et quelles sont les circonstances les plus favorables pour en augmenter la quantité. La qualité tient surtout à l'espèce du lait, à l'époque de la traite, à la nature de l'alimentation, détails déjà connus et sur lesquels nous n'avons pas à revenir. La crème est une substance onctueuse, agréable au goût; elle forme, avec le lait caillé ou fromage mou, un aliment très-savoureux, nourrissant et adoucissant. Agitée vivement dans une baratte, elle produit le beurre.

Du caséum.

Le caséum paraît exister dans le lait sous deux formes différentes, ou plutôt sous deux états, en dissolution et en suspension. Il s'en sépare, soit spontanément, soit artificiellement, et lorsque cette séparation est faite, on dit que le lait est caillé. Nous ne nous occuperons pas des diverses transformations que l'on peut fait subir à ce lait caillé par les acides ou les alcalis, nous savons, et cela suffit, que, par elles, on obtient la caséine pure, dont on ne se nourrit pas plus que d'albumine et de fibrine, isolées des autres principes, auxquels il est nécessaire qu'elles restent unies pour servir d'aliments. Le caillé, qui se rapproche plus que toute autre substance de la caséine pure, est le lait spontanément coagulé. Il se présente dans cet état sous la forme d'une matière transparente, blanche, tremblante, renfermant une quantité considérable de sérum, plus ou moins acide, et constituant un aliment de très-facile digestion, que l'on recherche pendant l'été, parce qu'il donne une sensation de fraîcheur très-naturelle et très-agréable.

Du sérum.

Connu sous le nom de *petit-lait,* ce liquide est jaune-verdâtre, d'une saveur douce et caractéristique. Il joint aux propriétés des boissons acidules celles des solutions mucilagineuses et salines; il est même un peu nutritif. Il est employé comme délayant dans toutes les affections aiguës et chroniques qui réclament une médication adoucissante et en même temps relâchante.

Du beurre.

Le beurre est une matière grasse, solide, d'un blanc plus ou moins jaunâtre, d'une saveur agréable. On l'obtient, comme on le sait, par le battage de la crème, ou même du lait. L'opération consiste dans l'agglomération mécanique des particules graisseuses qui sont isolées dans la crème; cette agglomération se fait plus promptement en été qu'en hiver. Pour avoir le beurre de première qualité, on soumet au battage la crème montée après quelques heures de repos; par ce procédé, on l'obtient en petite quantité, mais il est d'un goût exquis. C'est de cette manière qu'on prépare le beurre de premier choix à Isigny. Dans la Prevallaye, on bat ensemble lait et crème pour en extraire directement le beurre; il est de moins bonne qualité. Malgré les soins apportés à son lavage, il retient toujours une portion de lait dont la prompte altération lui communique une odeur et un goût désagréables, et le fait rancir promptement; les diverses préparations qu'on lui fait subir ont pour but de l'en isoler le plus complétement possible. Frais, non salé, le beurre est une substance alimentaire émolliente, douce, nourrissante. Il est, en général, de facile digestion, quand on en fait un usage modéré; quelques estomacs, cependant, le rebutent, et le sel devient un condiment nécessaire pour le faire accepter.

Des fromages.

La partie caséeuse, séparée du lait qu'on a caillé avec de la présure de veau ou d'agneau, et mêlée en proportion plus ou moins grande avec de la crème, forme le fromage. On peut rattacher les fromages, quant à leurs propriétés hygiéniques et à leurs qualités physiques, aux trois catégories suivantes :

1° Ceux dont le petit-lait se sépare spontanément, et qui, conservant plus ou moins de mollesse, sont ordinairement en petite masse;

2° Les fromages dépouillés de sérosité au moyen de la compression, et qui ont plus de consistance et de volume;

3° Les fromages auxquels on applique l'action de la presse ou de la chaleur, pour leur donner une grande fermeté et le plus de durée possible.

PREMIÈRE CATÉGORIE.

Fromages mous.

Elle comprend ceux qu'on fabrique partout où il y a des vaches, des brebis ou des chèvres. Le premier et le plus simple de tous est le caillé; si on le prend, lorsqu'il conserve encore sa forme gélatineuse, c'est un aliment léger et très-rafraîchissant. Lorsqu'il est plus ou moins dépouillé de sa sérosité et de la crème, il forme différents fromages, connus sous les noms de *mattes, fromage maigre, fromage mou, fromage à la pie, fromage à la crème*, quand il est mêlé à la crème. Ces fromages sont tous blancs, et ne sont pas susceptibles d'être conservés; il s'y développe bientôt une petite quantité d'acide lactique, qui, au lieu de retarder la digestion comme les autres acides, semble stimuler l'estomac. Cette légère acescence se produit spécialement dans les fromages qui ne renferment presque plus de crème, comme ceux de Paris ou des environs. Ils ne laissent pas que de faire une bonne substance alimentaire qui s'animalise rapidement, pour peu que l'estomac les digère. On les sale ou on les sucre. Ce dernier condiment les rend plus agréables, mais il les empêche de se conserver. Parmi les fromages, il en est qui sont presque entièrement formés de crème et d'une petite quantité de caséum. Tels sont ceux de Neufchâtel, de Marolles, de Brie, etc.; ils sont plus ou moins gras, nourrissants et difficiles à digérer, selon que le premier de ces deux principes y domine plus ou moins. Les fromages de cette première catégorie, abandonnés à eux-mêmes, perdent d'abord de leur volume et s'affaissent. Leur surface forme une croûte sèche plus ou moins épaisse. La substance qui est au-dessous est molle, elle devient liquide, elle coule comme une matière crémeuse, d'une saveur et d'une odeur particulières. Cette crème se dessèche, sa surface jaunit, la fermentation putride s'établit et en opère la décomposition. Bientôt ils ne contiennent presque plus rien des substances qui les constituaient, ils deviennent la proie des vers.

DEUXIÈME CATÉGORIE.

Fromages de forme.

Dans cette catégorie se rencontre les fromages d'Auvergne, connus sous le nom de *fromages de forme*; ceux de Hollande, de Roquefort, de Sassenage. Ces deux dernières espèces étant formées ordinairement des laits de brebis, de chèvre et de vache mêlés ensemble, sont plus délicates et plus faciles à digérer. Tous les fromages dont il est ici question s'altèrent d'autant plus aisément qu'ils sont moins compactes; ils donnent entrée aux insectes; ils sont doux ou alcalescents, suivant le degré de fermentation auquel ils sont parvenus.

TROISIÈME CATÉGORIE.

Fromages de pâte ferme.

Ces fromages sont les plus compactes, les plus difficiles à digérer, et les plus propres de tous à circuler dans le commerce : tels sont ceux de Gruyère, de Chester, de Parmesan ; celui-ci est le plus ferme, et, par conséquent, le plus propre à être râpé sur le macaroni ou autres pâtes d'Italie avec lesquelles on les mêle. En général, les fromages compris dans les deuxième et troisième catégories ont subi un commencement de putréfaction ; des sels ammoniacaux, des acides gras, une huile âcre s'y sont développés. Les matières caséeuse et butyreuse y ont complétement changé de propriétés; elles sont devenues des aliments aussi stimulants que nutritifs, qui, associés au pain, fournissent un repas suffisamment réparateur. Ils doivent être pris en petite quantité, précisément en raison de leurs propriétés stimulantes, et, alors, quoique de digestion difficile, ils y aident en sollicitant les forces de l'estomac comme assaisonnement.

Conservation du lait.

Le lait s'altère promptement; à peine est-il sorti des mamelles, qu'il commence à éprouver de notables changements dans sa constitution intime. En se refroidissant, il perd d'abord cette saveur particulière que l'on désigne en disant qu'il sent la vache, la chèvre ou la brebis. A 15 degrés de chaleur, il passe facilement à l'aigre; à 20 ou 25 degrés, il s'acidifie en quelques heures, et se coagule ensuite, quand on le fait chauffer. N'est-il pas d'observation, en effet, qu'en été, et surtout en temps d'orage, on ne peut le faire bouillir sans qu'il tourne. La meilleure manière de le prendre serait donc d'en user immédiatement sans aucune préparation; il ne perdrait ni ses propriétés, ni son arome. Mais dans les grandes villes, et spécialement à Paris, où l'on en fait une consommation considérable, on est obligé de le faire venir de loin, et, par conséquent, d'avoir recours à certains procédés pour qu'il arrive sans être trop altéré. La nature des vases qui le contiennent exerce une grande influence sur la rapidité avec laquelle se produit sa coagulation spontanée. D'expériences nombreuses, il résulte que les vases en fer-blanc sont encore ceux qui présentent le moins d'inconvénient; le commerce en fait usage, mais il ne l'y conserve pas au delà du temps nécessaire au transport; or, des mêmes expériences, il est encore résulté que transvaser le lait accélère sa décomposition; le mieux serait donc de s'en tenir aux appareils de fer-blanc, en évitant de le transvaser.

Il ne s'agit ici que de la conservation du lait pour un temps assez court; M. Braconnot s'est proposé de le mettre dans un état à être employé plusieurs mois après la traite, pendant les voyages de long cours; il nous semble utile de faire connaître son procédé. « Exposer deux litres et demi de lait à une température d'environ 45 degrés; y « ajouter, à différentes reprises, en l'agitant, de l'acide hydrochlorique étendu, qui sépare « du sérum tout le beurre et le caséum; mélanger peu à peu à cette masse environ « cinq grammes de sous-carbonate de soude cristallisé, réduit en poudre, et soumettre « à une douce chaleur; on obtient une sorte de crème qui offre de grandes ressources « dans l'économie domestique. Si l'on restitue à cette crème une quantité d'eau égale à « celle du sérum qui en a été séparé, et qu'on y ajoute un peu de sucre ordinaire, on « produit un liquide de la plus parfaite homogénéité, semblable au lait, mais d'une « saveur plus agréable. Si l'on fait chauffer cette liqueur laiteuse concentrée avec « environ son poids de sucre, elle acquiert une fluidité remarquable, et il en résulte « un sirop de lait excellent, parfaitement homogène. Étendu d'une assez grande quantité « d'eau, il donne une liqueur d'un blanc opaque, absolument comme du lait sucré, « mais d'un goût plus exquis, qui offrira aux malades et aux convalescents un aliment « très-sain. Ce sirop, réduit par la chaleur, agité sans relâche, suffisamment évaporé, « donne une sorte de confiture, qui se conserve longtemps sans subir d'altération. On « la dissout dans l'eau bouillante pour préparer le café, qui, au dire de M. Braconnot, « est alors plus savoureux que celui qu'on pourrait obtenir avec le meilleur lait. »

Conservation du beurre.

Le procédé le plus simple et le plus ordinairement employé est de laver le beurre avec soin, d'en emplir sans le fondre les pots dans lesquels on veut le conserver, de le couvrir d'une couche de sel et d'un linge fin, et de le placer dans un lieu frais. Mais, comme nous l'avons dit, la matière caséeuse restée dans le beurre s'altère promptement, et, sous son influence, il rancit et se décompose assez vite. D'autres fois, on tient le beurre en fusion pendant un temps assez long pour que le caséum et l'eau qu'il contient se déposent; puis on le met en pots, que l'on conserve au frais. Lorsque le beurre a été convenablement fondu, à la température de 40 à 50 degrés seulement, que l'opération a bien réussi, il se garde très-frais et il est très-bon, mais il a perdu son arome. Un procédé plus simple encore, le seul employé, lorsqu'on agit sur de grandes masses, est la salaison. Le procédé Appert consiste « à prendre six livres de beurre frais « battu, bien lavé et essuyé sur un linge; à le mettre par petits morceaux en bouteille; « à le tasser pour remplir tous les vides, de manière à ce que la bouteille soit pleine « jusqu'à quatre pouces de la bague. Après l'avoir hermétiquement bouchée, on la « soumet au bain-marie jusqu'à ébullition seulement; on la retire aussitôt que le bain- « marie a été refroidi. Au bout de six mois, ce beurre est aussi frais que le premier « jour. »

Falsification du lait.

On s'est beaucoup occupé des diverses manières de falsifier le lait, des recherches nombreuses ont été faites à cet égard. La vente de ce liquide est si considérable dans les grandes villes, que l'on comprend, en effet, que ce commerce donne lieu à quelques fraudes; mais on en a certainement exagéré le nombre, et si le lait vendu par les débitants n'est presque jamais pur, il est à présumer que l'altération qu'on lui fait subir se réduit à le laisser reposer pour en enlever la crème, ou à le couper d'une plus ou moins forte proportion d'eau. Il est facile de reconnaître que la densité d'un pareil mélange est toujours moindre que celle du lait naturel le plus aqueux, mais pour que la différence fût appréciable, il faudrait que la quantité d'eau ajoutée fût d'un tiers, ou au moins d'un quart en volume, et les laitières ne vont jamais jusqu'à cette limite. Quant aux prétendues falsifications autres que celles-là, notre opinion est qu'elles sont si rares (par l'excellente raison qu'elles ne seraient point profitables au marchand) que nous n'aurons pas à nous en occuper.

CHAPITRE XX.

TROISIÈME CLASSE D'ALIMENTS.

ALIMENTS DONT LA NATURE SE RAPPROCHE DE CELLE DE LA FÉCULE ET QUI CONTIENNENT DE LA GOMME, DU MUCILAGE ET DE LA GÉLATINE.

SOMMAIRE. — Aliments qui contiennent du mucilage. — Aliments animaux mucilagineux. — Aliments qui contiennent de la gomme. — Aliments qui contiennent de la gélatine. — Effets des aliments mucilagineux sur l'économie. — Préparation.

Les aliments de cette classe, si l'on en excepte les diverses espèces de gommes, ne sont jamais formés de principes gommeux purs; ils sont plus spécialement caractérisés par la présence de l'acide pectique. Ils contiennent de la gomme, de la gélatine, des mucilages végétaux ou animaux, substances qui ne sont que des variétés d'un même principe. En parlant de la fécule, nous avons vu qu'elle était soluble dans l'eau chaude, avec laquelle elle formait une matière gélatineuse. Ici, le corps mucilagineux est plus ou moins combiné avec l'eau. Plus le végétal est jeune, plus il est pénétré d'eau, et moins sa viscocité est grande.

Le mucilage proprement dit a, dans ses éléments, une cohérence qui le rend visqueux et filant; ses parties s'entraînent les unes les autres; tel est le mucilage de la graine de lin; il attire l'humidité de l'air et se dessèche difficilement.

Les gommes présentent un mucilage différent; elles sont moins visqueuses et ne rendent l'eau collante que lorsqu'elles y sont dissoutes en notable quantité. Une solution de gomme arabique évaporée s'enlève par écailles sèches et transparentes, sans que le mélange se soit gonflé.

Il en est autrement de la gomme adragant; si on met un petit morceau de cette gomme dans un verre et qu'on y ajoute un peu d'eau, le mélange se gonfle et occupe un espace trente ou quarante fois plus considérable que la gomme et l'eau séparée l'une de l'autre. Cette espèce de gomme, essentiellement mucilagineuse, donne beaucoup de viscosité à l'eau, et se rapproche des fécules. C'est ainsi que se comportent toutes les graines légumineuses.

Aliments qui contiennent du mucilage.

Dans les substances mucilageuses qui nous servent d'aliments, le mucilage n'existe jamais seul; elles contiennent presque toujours dans des proportions diverses, et le plus souvent mal déterminées, des matières sucrées, amères, acides, albumineuses, colorantes, âcres, aromatiques, volatiles, qui en rendent la digestion plus facile.

Le mucilage se trouve presque en état de siccité dans le lichen d'Islande, à tel point que par la simple mouture on peut en obtenir un excellent amidon. Cette plante est très-commune en Islande et en Laponie, on en fait une espèce de pain très-nourrissant.

Le mucilage le plus visqueux se trouve dans la famille des *malvacées* (mauves). Il est moins pénétré d'eau dans la racine que dans les tiges et les feuilles, où il est uni à une matière colorante verte. Il est aussi plus facile à digérer.

En Égypte et en d'autres pays, on mange les jeunes pouses des malvacées, comme nous faisons des *épinards,* des *arroches,* des *blettes* et autres plantes potagères étendues d'eau de végétation et unies à une partie colorante verte. Le *pourpier* est également étendu de beaucoup d'eau, insipide, mais agréable pour quelques personnes. Tous ces aliments sont légers et adoucissants, ils séjournent peu dans l'estomac. La coction les rend plus légers encore ; on les cuit au lait, au beurre, au suc des viandes, en les assaisonnant de sel et quelquefois d'aromates.

Le mucilage étendu d'eau se rencontre dans les herbes blanchies par l'art du jardinier, telles que la *chicorée,* l'*endive,* la *laitue,* la *scarole,* les pétioles des feuilles de *poirée,* les *cardons d'Espagne.* L'enfance prolongée dans laquelle on retient ces plantes laisse au mucilage le temps de s'y accumuler, de manière à prédominer sur la matière âcre qu'elles contiennent lorsqu'elles sont adultes, matière qui se décèle dans la *laitue vireuse* par des propriétés analogues à celles de l'opium. Tous ces aliments sont très-doux, même à l'état de crudité et en salade.

Les racines de *chicorée sauvage* conservées dans le sable et privées de lumière, sont connues sous le nom de *barbe de capucin.* Elles sont employés en salade, et conservent une très-grande amertume, malgré la privation d'extractif et l'absence de toutes les causes qui développent les saveurs intenses. Elles sont un peu excitantes comme tous les amers.

Les *asperges* et toutes les jeunes pousses usitées sont mucilagineuses et pénétrées d'eau ; on doit les manger avant que la matière ligneuse ne s'y soit développée. Les asperges renferment un principe qui communique aux urines une odeur désagréable. Comme alimentation, ces végétaux sont assez sains et aussi doux que les autres mucilagineux ; mais en raison de l'azotate de potasse qu'ils contiennent, ils sont sédatifs et diurétiques.

Le *salsifis,* le *scorsonère,* dont le mucilage est doux et sucré, la racine de *topinambour,* le réceptacle de l'*artichaut* sont des aliments qu'on peut réduire en pulpe sans laisser beaucoup de suc. L'artichaut, dit-on, produit l'insomnie sur quelques personnes ; on a fait la même observation sur la *laitue.*

Le principe mucilagineux de l'*oseille* est uni à une forte proportion d'acide oxalique. Elle est salubre, on la mêle souvent à la viande. L'abus de cette plante pourrait, suivant quelques médecins, déterminer la *gravelle.*

Le mucilage de la *datte* et de la *figue* est visqueux et sucré, et lui donne quelque analogie avec le miel, qui, lui-même, a moins de mucilage et plus de sucre. Le mélange de ces deux substances dans ces fruits en fait des aliments très-chargés de principes nutritifs, mais la fermentation se produit aisément à la suite de leur ingestion dans l'estomac, et amène des éructations douloureuses. Si cet organe est surchargé, ce qui arrive presque sans que l'on s'en doute, lorsqu'on les mange sèches et en certaine quantité, les matières vomies sont brûlantes et contiennent de l'acide acétique (vinaigre) en assez grande proportion.

Le *céleri* se mange cru en salade, ou cuit et assaisonné de diverses manières. Il est généralement plus facile à digérer dans ce dernier cas ; le céleri cru ne convient qu'aux estomacs robustes et qui supportent sans fatigue les stimulants à l'aide desquels on en relève le goût. Son mucilage est visqueux, aromatique et sucré. Il en est de même de la *carotte*, qui renferme de plus un principe colorant, depuis le jaune jusqu'au rouge orangé. Le *panais*, dont le mucilage est analogue, contient, en outre, une substance féculente. Le sucre, plus intimement mêlé et plus abondant encore dans la *betterave*, ne lui ôte pas entièrement ses qualités indigestes.

Les *navets* contiennent, principalement dans leur écorce, uni au mucilage sucré, un principe âcre très-marqué et commun aux crucifères. Ce principe se dissipe par la cuisson, et le navet ne renferme plus alors que son mucilage, qui constitue un aliment des plus adoucissants. Comme les *choux-fleurs* et toutes les plantes de la famille des crucifères, ils laissent développer par la putréfaction une grande quantité d'hydrogène sulfuré.

Ce principe âcre et volatil est encore plus développé dans la *petite rave*, le *radis* et le *raifort*. Ces aliments sont difficilement digérés ; ils occasionnent des éructations d'une nature semblable au principe aromatique qu'ils renferment. Le dernier se mange cru, plutôt comme assaisonnement que comme aliment ; il est stimulant et quelquefois réfractaire à l'action de l'estomac.

Les *choux pommés*, les *choux-fleurs*, les *brocolis* ont plus que toutes autres plantes la propriété de gonfler, de se pénétrer d'une grande quantité d'eau de végétation et de devenir monstrueux, comme le chou-fleur, qui n'est qu'une masse mucilagineuse pleine d'eau. Les brocolis prennent un volume moins considérable. On les réduit en choucroute en leur faisant éprouver une espèce de fermentation, qui, sans altérer le mucilage sucré, rend cet aliment tonique et légèrement stimulant. Toutes les plantes de la famille des crucifères qui nous servent d'aliments développent des gaz hépatiques, et l'eau de cuisson chargée d'une partie de leurs propriétés laisse déposer du soufre. Elles sont presque toujours et réellement stimulantes ; que cette propriété soit due au soufre qu'elles contiennent, ou plutôt au principe âcre et volatil dont nous venons de parler, elle existe, et elle est sans contredit le meilleur médicament dont on puisse faire usage pour combattre la disposition de certains estomacs à se remplir de mucosités abondantes. Ces mucosités filantes et visqueuses sont nécessaires à la digestion ; elles préservent l'estomac de l'action irritante des aliments ou autres corps étrangers qui y sont introduits, mais si elles y sont sécrétées par trop abondamment, elles le surchargent, interrompent la digestion et déterminent quelquefois le vomissement. Ce principe âcre et volatil est donc chose utile ; il s'associe dans le *cresson*, le *cochléaria* et la *graine de moutarde*, à un autre principe aromatique plus prononcé encore dans la *fleur de capucine*, où il est uni à un mucilage sucré. La matière volatile est tellement développée dans ces végétaux, qu'on les regarde plutôt comme des assaisonnements que comme des substances alimentaires.

L'ail, la *ciboule*, l'*oignon*, l'*échalotte*, la *rocambole* se distinguent par un principe âcre qui picotte les yeux. Si on se contente de roussir ces plantes, le principe devient plus vif et plus piquant; si on va jusqu'à la cuisson, il s'évapore et il reste un mucilage visqueux très-sucré. Ces substances bulbeuses mal digérées déterminent le développement de gaz hydro-sulfureux. Après leur digestion, la transpiration est imprégnée du principe volatil qu'elles renferment. Plus pénétrant que celui des plantes crucifères, qui n'occasionnent que des éructations, des aigreurs avec le goût rappelé de la substance, il marche à travers les tissus, donne aux liquides excrétés l'odeur forte qui les caractérise, et accélère la digestion en modérant mieux qu'elles les sécrétions glaireuses.

Aliments, animaux mucilagineux.

Nous n'avons rien à ajouter à ce que nous avons dit à propos de la chair des jeunes animaux, et ce n'est point de cette espèce de mucilage dont nous avons à nous occuper.

Nous voulons parler de celui qui se trouve toujours dans certaines parties des animaux adultes, et qui n'a pas encore passé à l'état de gélatine. On le rencontre dans la tettine de brebis ou de vache, dans les muscles qui entourent le manche du gigot de mouton. Beaucoup de personnes préfèrent cette partie, soit parce qu'elle est très-gluante, soit parce qu'elle contient le plus habituellement la presque totalité des aulx qui ont servi à aromatiser le gigot. Les pieds de veau, de mouton, de bœuf, etc., les parties voisines des articulations sont remplis de ce mucilage dont ils se dépouillent au profit du liquide où on les cuit. Concentré par l'évaporation, celui-ci forme une gelée qui n'a plus rien de visqueux.

Aliments qui contiennent de la gomme.

La gomme est un des principes immédiats des végétaux, incristallisable, insoluble dans l'alcool, formant avec l'eau un mucilage, se présentant sous la forme de petites masses jaunâtres, transparentes, fragiles et faciles à réduire en poudre. Elle se rencontre dans toutes les parties du végétal qui la fournit, dans les feuilles, les tiges, les racines, les fruits, les semences. Elle s'en écoule spontanément sous la forme de gouttelettes plus ou moins volumineuses qui se réunissent en masses et se durcissent à l'air. La gomme arabique se trouve sur plusieurs espèces du genre *acacia,* et principalement sur les *acacia vera, arabica, senegalensis,* de la famille des légumineuses, qui croissent en Égypte, en Arabie et dans une grande partie de l'Afrique. Dans nos pays, on trouve sur les pêchers, les abricotiers, les pruniers, les cerisiers, les amandiers, celle qu'on désigne dans le commerce sous le nom de *gomme du pays.*

Les gommes sont très-usitées comme médicament, et ne le sont guère comme aliment; elles sont dissoutes dans l'estomac par le suc gastrique sans y subir d'autre altération, ce qui ferait présumer qu'elles sont peu nutritives; cependant, les faits viennent démentir cette opinion. On sait, en effet, que les habitants de l'intérieur de l'Afrique, les peuplades errantes qui habitent le vaste désert du Sahara et les caravanes qui sont obligées de le traverser pour communiquer avec les parties centrales de ce continent n'ont, pendant plusieurs mois, pour toute nourriture, que de la gomme et de l'eau.

Aliments qui contiennent de la gélatine.

Nous nous sommes précédemment étendus sur les propriétés de la gélatine, lorsque nous avons parlé de la chair des jeunes animaux et des poissons, nous n'avons pas à y revenir ; quelques mots, cependant, sur ses qualités physiques et nutritives nous paraissent encore nécessaires, tant pour nous compléter que pour rester fidèles à notre cadre.

Les gelées ne diffèrent entre elles que par le plus ou le moins de ténacité, et par une légère addition de matériaux étrangers à leur nature. La gélatine la plus pure est celle préparée avec l'estomac d'esturgeon séché, tortillé et divisé en lambeaux, et vendue à Paris sous le nom de *colle de poisson;* c'est un des aliments les plus adoucissants que nous connaissions. Les religieuses s'en servaient autrefois pour préparer aux malades une belle gelée transparente comme le cristal. Viennent ensuite celle tirée des substances osseuses, telles que la corne de cerf, les os des animaux, l'ivoire, mais elle est toujours mêlée à du phosphate calcaire et à un peu de fibre insoluble; puis celle donnée par les chairs des jeunes animaux à chair blanche, les plus voisines des articulations et des os, les jeunes volailles, les chairs de veau ; et enfin celle fournie par les chairs plus faites, comme celles du bœuf ou du mouton. Plus l'animal est jeune, plus il y a de gélatine et moins de fibrine ; plus il est vieux, moins il y a de gélatine et plus de fibrine.

C'est avec les gelées que l'on prépare les extraits ou tablettes de bouillon; on y ajoute plusieurs légumes savoureux, du sel et quelques aromates. Reste la question, fort controversée, de savoir si la gélatine est un aliment nutritif ou non. Nous ne voulons pas la discuter, ce serait aller au delà des limites que nous nous sommes tracées ; nous emprunterons seulement à un travail très-étendu et très-estimé, sur cette question, les conclusions suivantes :

« 1° De même que tous les produits immédiats, soit végétaux, soit animaux,
« lorsqu'ils sont donnés isolément, la gélatine seule est insuffisante à l'alimentation ;

« 2° Bien qu'insuffisante à l'alimentation, la gélatine n'est pas insalubre ;

« 3° La gélatine contribue à l'alimentation, lorsqu'elle est unie à une quantité
« déterminée d'autres produits, qui, donnés seuls, ne suffiraient pas ;

« 4° La gélatine extraite des os étant identique à celle que l'on extrait des autres
« parties, les os étant plus riches en principes gélatineux que les autres tissus, et
« pouvant fournir les deux cinquièmes de leur poids de gélatine, il y a avantage incon-
« testable à faire servir les os à la nutrition, à les faire concourir à la préparation du
« bouillon, des gelées et des pâtes dites *tablettes de bouillon* ;

« 5° Pour que le bouillon de gélatine soit convenablement réparateur et digestible,
« il suffit de mêler un quart de bouillon de viande à trois quarts d'une solution de
« gélatine ;

« 6° En préparant ainsi le bouillon, il existe un avantage très-grand pour la nutrition
« des individus, puisque, ce bouillon ayant des qualités nutritives suffisantes, on con-
« serve en plus, pour un autre mode de préparation plus appétissant et plus réparateur
« que le bouilli, les trois quarts restant de la viande ;

« 7°. Les gelées doivent être associées à quelque autre principe immédiat, pour être
« digestibles et nutritives. »

Effets de l'aliment mucilagineux sur l'économie.

Son action sur la membrane muqueuse de l'estomac est presque nulle ; celle-ci est excitée par sa présence, et son séjour dans le tube digestif est de peu de durée. Il contient peu de matières à résorber. Aussi laisse-t-il dans les intestins un résidu plus considérable que les autres aliments, et ce résidu est-il peu altéré par les sucs gastriques et intestinaux.

Peu nutritif, développant peu de chaleur, il amène le relâchement des tissus et diminue l'énergie des fonctions. Pour servir à la nutrition, et malgré la fécule verte qu'il contient quelquefois, il devient alors le principe d'une alimentation nourrissante et calmante dont l'effet est de ralentir l'activité des fonctions organiques.

Cette alimentation convient aux personnes pléthoriques ou irritables. Elle convient encore à celles qui sont sujettes aux congestions sanguines du poumon ou du cerveau, tandis qu'elle serait nuisible aux tempéraments lymphatiques. Comme elle diminue l'activité des fonctions, on en fait usage avec succès pour combattre les passions. Peu réparatrice, elle est insuffisante pour les hommes dont les travaux exigent l'emploi de forces musculaires considérables.

Préparation.

C'est cuits dans l'eau qu'on mange la plupart des aliments mucilagineux. On obtient ainsi la soustraction de leurs principes âcres ou aromatiques. Il convient de ne pas les assaisonner trop, si l'on veut leur conserver les qualités douces qui en forment la base. Quand ils sont mangés crus, ils deviennent quelquefois excitants. Certains, en vieillissant, comme les graines légumineuses, deviennent tellement durs, qu'il est nécessaire d'en enlever l'écorce. Les substances qui d'habitude servent à l'assaisonnement des artichauts ajouteraient, dit-on, à la propriété singulière qu'ils possèdent de causer l'insomnie.

CHAPITRE XXI.

QUATRIÈME CLASSE D'ALIMENTS.

ACIDES VÉGÉTAUX UNIS A UNE SUBSTANCE MUCILAGINEUSE OU GÉLATINEUSE SUCRÉE.

SOMMAIRE. —Du sucre. — Propriétés du sucre. — Bonbons. — Altération des dents. — Des fruits.— Fruits acerbes. — Fruits acides ou aigre-doux. — Fruits des plantes cucurbitacées et des solanées. — Effets des fruits. — Préparation.

Cette classe d'aliments contient le sucre et les fruits ; elle est fournie par les végétaux, qui, seuls, en effet, renferment, à l'état de combinaison intime, les acides et le sucre, substances également conversibles en acide oxalique par l'acide nitrique, et qui, par conséquent, ont une seule et même base. Cette base, se modifiant à l'infini, pouvant se présenter sous des formes diverses, constitue la série entière des végétaux, et ceux-ci ne diffèrent l'un de l'autre que dans les proportions de leurs principes constituants ou suivant la structure propre de l'organe qui les sépare. Composée d'oxygène, d'hydrogène et de carbone, elle donne naissance au mucilage, le plus simple des matériaux produit par l'organisation végétale et le plus universellement répandu dans la nature. Le mucilage, à son tour, sous l'influence de la végétation, se change en sucre, que nous voyons, dans les graines légumineuses et même dans les céréales, précéder l'état farineux, exister dans la sève et reparaître ensuite dans les fruits.

Du sucre.

Le sucre n'est pas étranger à l'économie animale; il existe dans le lait, substance peu animalisée, il est vrai; il se trouve à l'état de cristallisation dans l'urine des malades attaqués du *diabète sucré* ; il paraît sécrété par le foie; mais c'est dans le régime végétal qu'il se rencontre en abondance, et parmi les principes immédiats qui le constituent, il est assurément l'un des plus répandus et des plus importants. On en distingue deux espèces principales, le *sucre de canne* et le *sucre de raisin*.

Le premier, que l'on extrait de la tige de toutes les plantes du genre *arundo*, et principalement de l'*arundo saccharifera* (canne à sucre), se trouve aussi dans la betterave, la châtaigne, l'érable, etc., etc. C'est une substance solide, blanche, cristalline, d'une saveur douce, soluble dans l'eau, insoluble dans l'alcool rectifié. La solution concentrée dans l'eau chaude, abandonnée à un refroidissement lent, fournit de gros cristaux de sucre appelé *sucre candi*. Si cette solution est rapidement évaporée, elle donne une masse transparente qui, coulée dans des moules ou sur du marbre, constitue le *sucre d'orge*.

Le second (*sucre de raisin*) existe encore dans d'autres fruits, qui, toujours, contiennent en même temps un principe acide, en proportion plus ou moins grande. Il forme la partie cristallisable du miel. C'est en sucre de raisin que se transforment, dans certaines circonstances, beaucoup de substances végétales ou animales, et notamment l'amidon, la gomme, le principe sucré du lait et celui de l'urine des *diabétiques*.

Propriétés du sucre.

On a tour à tour nié ou exalté les propriétés alimentaires du sucre. La vérité est que, mêlé aux aliments peu stimulants et à une dose modérée, il excite légèrement l'estomac et rend la digestion plus facile. Pris en grande quantité et associé à d'autres aliments, ceux-ci étant, d'ailleurs, en petite proportion, il devient complétement réparateur. C'est à un mélange de ce genre qu'est due l'alimentation suffisante que trouvent un grand nombre d'hommes dans certains fruits très-sucrés, tels que les dattes et les figues. Pris seul, il produit une sensation de chaleur à l'arrière-gorge et dans l'estomac où il est presque complétement absorbé. Pris exclusivement comme nourriture, il est, comme tous les principes immédiats, impropre à réparer les pertes de l'économie. Administré à des chiens à l'état de pureté, il n'a pu les nourrir au delà de trente à quarante jours, et ces animaux ont péri atteints de cette chassie des paupières et de ces altérations de la cornée qui caractérisent, entre autres symptômes, l'insuffisance de l'alimentation. L'usage exclusif du sucre n'amène pas toujours les mêmes résultats; d'après des expériences récentes, il paraît tantôt favoriser la production de la graisse, et tantôt celle de la bile. Dans le premier cas, il y a tendance à la constipation, et, au contraire, tendance au dévoiement dans le second.

La nature a presque toujours neutralisé, dans ses combinaisons du sucre avec d'autres principes, ses propriétés échauffantes ou resserrantes; en sorte que les aliments où il se rencontre, comme les mucilagineux ou les fruits, sont doux, rafraîchissants et même un peu laxatifs. Imitant ses procédés, nous l'associons aux mucilagineux, tels que les petits pois verts, les épinards, etc.; aux féculents, avec lesquels on fait les bouillies, etc., pour les rendre faciles à digérer; à certains fruits, tels que les groseilles, les cerises, pour en tempérer le principe acide.

Bonbons.

On fait avec le sucre des préparations nombreuses appelées *bonbons*; objets de luxe et de fantaisie, destinés à exciter et à satisfaire la gourmandise. Ils sont intéressants surtout par les accidents qui peuvent résulter de l'abus qu'on en fait, et plus encore de leur mauvaise préparation. Composés entièrement de sucre, soit qu'ils aient pris la forme de pastilles, de pénide, de sucre d'orge ou de sucre de pomme, soit qu'ils se présentent sous l'aspect de cristallisations brillantes, ou bien encore qu'on n'y ait ajouté qu'un peu de matière colorante végétale ou une petite proportion de substance aromatique; ils ne produisent d'autre effet que celui du sucre lui-même, substance aussi parfaitement innocente qu'elle est agréable; mais il en est tout autrement lorsque celui-ci s'y trouve combiné à des matières moins simples dans leur action; les unes peuvent être stimulantes, comme l'anis, la vanille, l'essence de menthe et en général les substances aromatiques; les autres laxatives, comme les fruits; dont beaucoup sont fort indigestes, comme les amandes, le cacao. Certes, il est utile, dans ces circonstances, d'en limiter la consommation.

Ce qui est plus grave encore, c'est l'emploi de substances dangereuses pour colorer les bonbons. Les matières végétales ne sont pas nuisibles, mais il en est tout différemment des couleurs empruntées au règne minéral. Ainsi, on a fait usage du jaune de chrôme (chromate de plomb) pour leur donner une couleur jaune ; de vert de schell (arsenite de cuivre) pour les colorer en vert ; de vermillon (sulfure de mercure) pour les colorer en rouge ; de blanc de céruse (carbonate de plomb) pour leur donner une teinte blanche, etc. Toutes ces substances, ou pour mieux dire toutes les matières colorantes minérales, sans excepter même le *bleu de Prusse* (hydro-cyanate ferruré de potasse), doivent être sévèrement proscrites.

Il en est de même des feuilles de cuivre dont quelques bonbons sont recouverts, et qui, plusieurs fois, ont formé du vert de gris par l'oxydation du métal ; du papier coloré avec les substances minérales servant d'enveloppe, substances qui ont produit des inconvénients graves par suite de l'action des liqueurs épanchées des bonbons ou de l'humidité de l'atmosphère sur le papier ramolli. Les bonbons colorés par les substances que nous venons d'énumérer ont causé la mort de plusieurs personnes ; aussi les ordonnances prohibant leur emploi sont sévèrement exécutées ; des visites fréquentes chez les confiseurs ont rendu de plus en plus rares et fait complétement disparaître les accidents qui s'étaient assez souvent reproduits pour appeler l'attention du public et de l'autorité.

Altération des dents.

On a reproché au sucre de favoriser la carie des dents. Rien n'est moins fondé que ce reproche. Beaucoup de gens conservent de belles dents tout en mangeant beaucoup de sucre, pourvu qu'ils aient le soin de ne le point croquer ; et si, parmi les ouvriers qui travaillent cette substance, il en est dont les dents s'altèrent par suite de leur profession, ce sont ceux qui en essaient le degré de cuite. Il est à remarquer que ce sont les incisives qui sont gâtées les premières et souvent les seules. C'est que, pour pratiquer cet essai, l'ouvrier plonge rapidement, dans le bassin où cuit le sucre, le doigt préalablement mouillé, puis le reporte dans l'eau froide. Celle-ci solidifie la couche de sucre dont le doigt s'est recouvert ; l'ouvrier cherche alors à la casser avec les dents, et le degré de résistance qu'il éprouve lui sert de guide dans la conduite de son travail.

Des fruits.

Les fruits sont un composé de sucre, de mucilage, de gelée végétale (pectine), d'eau et d'acides végétaux, unis à d'autres substances particulières, suivant le climat, l'espèce et l'état de maturité du fruit. Quelques fruits conservent, étant mûrs, le principe acerbe qu'ils contenaient avant leur maturité, et qui noircit l'instrument qui les divise quand il est en fer (c'est l'acide tannique). Les fruits essentiellement sucrés croissent plus abondamment dans le Midi ; ceux qui sont acidules croissent plus volontiers dans le Nord. Ainsi, les raisins du Midi sont du miel recouvert d'une enveloppe ; ceux du Nord sont complétement acides. Les oranges de Malte, du Portugal sont très-douces ; celles de Provence sont acidules, et celles qui, à Paris, viennent à force de soins, sont d'une acidité insupportable et sont surtout amères. D'autres fruits sont acides lorsqu'on les cueille et ne mûrissent que par une végétation intérieure qu'ils éprouvent hors de l'arbre qui les portait. Toutes ces considérations sont importantes sous le rapport de l'alimentation. De deux fruits de la même espèce, l'un peut, en effet, être très-doux, rafraîchissant et de facile digestion, tandis que l'autre, moins mûr ou acerbe, chargera l'estomac et sera la cause d'aigreurs et de coliques violentes si l'on en prend une certaine quantité. Ces aperçus nous mènent naturellement à diviser les fruits en fruits acerbes et en fruits acides ou aigre-doux.

Fruits acerbes.

Les fruits acerbes sont les coings, les nèfles, les sorbes, certaines poires dites de *cotignac* et poires de livre, les fruits sauvages même arrivés à maturité, et qui se sont adoucis par la culture; les fruits verts, de quelque espèce qu'ils soient; le raisin verjus. Les fruits acerbes par nature ou par non-maturité ont tous une propriété astringente qui disparaît sous l'influence de la coction ou de l'altération spontanée; le principe acerbe, détruit par l'une ou l'autre, l'astringent n'existe plus, ou du moins est considérablement atténué. Le coing, après la cuisson, donne une gelée très-douce ; la nèfle et la sorbe ne sont bonnes à manger qu'après avoir subi un commencement de décomposition pareil à celui qui a lieu dans les poires molles. En effet, la cuisson, en altérant le principe acerbe qui n'est autre que l'acide tannique, les rend moins âcres, et unis au sucre leur fait perdre une partie de leur astringence, sans le détruire d'une manière absolue.

Fruits acides ou aigre-doux.

Au nombre de ces fruits sont les différentes espèces de cerises aigres, acides, contenant un mucilage doux et une partie colorante; certaines espèces de prunes, d'abricots, de pêches, sont acerbes, acidules ou douces, suivant le climat, tandis que d'autres espèces ou variétés de ces fruits sont essentiellement douces, sucrées, mucilagineuses et pulpeuses, telles que les prunes de reine Claude, les abricots bien mûrs, qui, exprimés, ne donnent pas un suc aussi clair que les fruits acides.

Les poires et les pommes peuvent également, suivant les espèces, le degré de maturité, le climat, être douces, sucrées, acidules, acerbes, et, par conséquent, astringentes. Les pommes qui ne pourrissent pas se sèchent, se rident et finissent par donner une pulpe sucrée, comme on l'observe dans le fenouillet et la reinette. La poire la plus sucrée n'amène jamais un résultat pareil ; celles mêmes que l'on mange en hiver, comme le Martin-sec, les Saint-Germain, les bon chrétien, deviennent molles vers le centre; elles conservent longtemps une saveur douce, qui prend même un goût vineux.

Dans cette catégorie se rangent encore la groseille rouge et la blanche, le cassis, qui renferme un aromate regardé comme cordial; la grande famille des raisins doux, aigres, acides, aromatiques, sucrés; les fraises, les framboises, les mûres acides ou sucrées et les pêches. Ces différents principes sont dus à l'acide malique pour les fruits acides, à l'acide tannique pour ceux qui se conservent, et au sucre de raisin pour ceux qui fermentent rapidement.

Fruits des plantes cucurbitacées et des solanées.

Après les fruits acides ou aigre-doux, viennent ceux des cucurbitacées. Ces fruits ont tous un principe nauséabond qui affadit l'estomac et nuit à la digestion lorsqu'on les mange crus. Ce principe, par la maturation, subit des modifications propres à chaque espèce. Dans le jus de concombre, il est répercussif, à peu près comme l'eau froide, et ce n'est pas sans danger que les femmes s'en servent pour les rougeurs de la peau; dans la coloquinte, il est amer et drastique. Le melon offre, au contraire, une saveur sucrée, aromatique, qui plaît à beaucoup de personnes; il a des propriétés douces et peu excitantes, et par cela même indigestes, s'il n'est associé à quelque stimulant, comme le sel, le poivre ou le sucre. S'il s'altère dans un point où il a été contus, il prend une amertume détestable.

Parmi les solanées, quelques-uns sont disposés à prendre une teinte violacée ; ils sont suspects. S'ils sont rouges, c'est un signe d'acidité, et on peut les manger sans inconvénients, comme la tomate ou pomme d'amour. Ainsi le danger provient d'un principe en excès dans les unes, existant à peine ou nul dans les autres.

Effets des fruits.

En général, ils séjournent peu dans le tube digestif; leur ingestion paraît diminuer un peu les pulsations du pouls. Ceux qui sont desséchés séjournent plus dans l'estomac que ceux qui sont frais, ceux qui sont mûrs plus que ceux qui sont verts, les mucoso-sucrés plus que ceux qui sont acidules. Ils sont d'autant plus nourrissants qu'ils réunissent une plus grande proportion des propriétés qui prolongent leur séjour dans l'estomac.

Ils étanchent la soif, répandent le calme dans nos organes échauffés; ils rafraîchissent en proportion de l'eau et des acides légers qu'ils contiennent. Les plus aqueux et les plus acides sont rafraîchissants au plus haut degré; ils sont les moins nourrissants. Tels sont les oranges, les citrons, les groseilles. Ceux qui sont pulpeux et sucrés sont plus nourrissants et moins rafraîchissants; tels sont les cerises, les prunes, les pêches, puis les poires et les pommes. Viennent ensuite, mais à un degré de beaucoup supérieur comme nutritifs, les figues sèches, les dattes, les raisins secs, les pruneaux. Ces derniers, cependant, ont l'inconvénient d'être laxatifs.

Sous le rapport de la digestion, il y a des distinctions capitales à faire parmi les fruits; ils conviennent presque à tout le monde, mais les mêmes fruits ne conviennent pas à tous les tempéraments. Une trop grande quantité d'eau énerve les forces digestives. Ainsi les melons, les concombres sont indigestes s'ils ne sont pas relevés par les stimulants; la pêche, les fraises exigent, pour beaucoup de personnes, l'association d'une certaine quantité de sucre et de vin; les individus d'un tempérament bilieux savourent avec délices les fruits acidules qui incommoderont souvent des personnes douées d'une autre constitution. Les fruits dont les mailles sont serrées et fermes résistent davantage aux sucs digestifs que ceux qui sont fondants ou dont le parenchyme est très-mou; par exemple, dans les pommes, les poires, les coings, le suc ne s'épanche pas; il est adhérent, incarcéré, uni avec le parenchyme. Si on ne mâche pas bien ces fruits, une partie en est rendue, sans avoir été attaquée par les sucs digestifs et sans avoir servi à la nutrition. Dans la cerise, la pêche, la prune, le suc est moins uni au parenchyme; aussi ces fruits sont faciles à digérer, si on excepte les bigarreaux, dont la chair est ferme et de difficile digestion.

Les fruits ne peuvent exclusivement servir à la nourriture; ils ne peuvent surtout convenir comme alimentation suffisante aux habitants des contrées septentrionales et aux hommes appelés à supporter de grandes fatigues.

Préparation.

Le sucre est le condiment nécessaire des fruits acides, tels que la groseille, et des fruits muqueux, qui n'ont pas assez de saveur.

Ceux à parenchyme dur et résistant doivent être mangés cuits dans l'eau et le sucre ou le vin et le sucre. Ce mode de préparation convient aux pommes qu'elle rend plus digestibles, et supplée à leur manque très-fréquent de maturité.

On fait des gelées dans lesquelles tout le mucilage du fruit est conservé et assaisonné par différents aromates. Ces préparations sont agréables, saines et légères; cependant elles ne sont jamais aussi rafraîchissantes que le fruit même, et, si on a mis du sucre en trop grande quantité, elles deviennent quelque peu échauffantes ou relâchantes. En général, les sucs des fruits acides sont plus disposés à se prendre en gelée que ceux des fruits sucrés.

Conservés dans l'alcool, les fruits sont de mauvaise digestion et doivent être pris en très-petite quantité. Leur pulpe se durcit, et ils contractent les propriétés stimulantes de ce liquide.

CHAPITRE XXII.

CINQUIÈME CLASSE.

ALIMENTS DONT LA BASE EST HUILEUSE OU GRASSE.

SOMMAIRE. — Huiles. — Graisses. — Des assaisonnements et des sauces. — Assaisonnements sucrés. — Assaisonnements gras, huileux, caséeux. — Assaisonnements salins. — Assaisonnements acides. — Assaisonnements âcres et aromatiques. — De la température des aliments. — Résumé.

Huiles.

Les aliments de cette classe sont remarquables par leur composition ; ils contiennent de l'hydrogène et du carbone sans oxydation et sous forme d'huile coulante. Par leur combinaison avec l'oxygène, ils prennent de la consistance, passent à l'état de suif et même de cire. Ces phénomènes ont été observés dans les végétaux vivants ; l'huile, en contact avec l'air ou étendue sur l'eau, les reproduit.

A mesure que ces transformations s'opèrent, ces substances deviennent moins réfractaires à l'action de nos organes ; l'hydrogène carboné s'oxyde, l'huile se fixe, et elle est employée, soit comme aliment, soit comme condiment.

Les changements éprouvés par chaque espèce d'huile ne se produisent pas de la même manière ; les unes s'oxydent promptement, les autres avec lenteur ; toutes, par suite du changement opéré dans les proportions de l'hydrogène, du carbone et de l'oxygène, passent facilement à l'état de *rancidité* ; alors elles ne peuvent plus servir d'aliment ; elles sont insolubles dans l'eau, mais solubles dans certaines substances, dans la gélatine, par exemple, et deviennent parfaitement assimilables. Unies aux alcalis, elles forment le savon. L'acide nitrique étendu les convertit en acide oxalique. Ce dernier se rencontre dans beaucoup de substances végétales nutritives ; d'où la conséquence que l'huile, ainsi transformée dans l'économie animale, est susceptible de toutes les combinaisons propres à favoriser la nutrition. Il ne faut pas, toutefois, les manger seules, ni trop isolées des aliments avec lesquels on les mêle ; elles ne nourriraient point, causeraient des ardeurs et seraient même purgatives.

Les huiles fines les plus usitées sont extraites de l'*olive*, des *semences émulsives* et de la *graine de pavot*, sous le nom d'*huile d'œillette*. Cette dernière, aussi bien que celle de *faines*, est souvent mêlée à l'huile d'olive pour la falsifier.

Les *olives* croissent en abondance dans le midi de la France. Ce fruit n'est pas mangeable lorsqu'il vient d'être cueilli ; la saumure lui enlève une partie de son amertume, et celle qui reste lui donne un goût agréable. On les mange alors sans autre préparation ; elles servent aussi de condiment dans les sauces ; on en farcit les volailles.

D'autres fois on en enlève le noyau, et on le remplace par des câpres ou des anchois ; cette préparation est fort agréable et stimule la digestion. Les olives, cependant, si elles sont prises en quantité, sont échauffantes ; elles produisent le fer chaud.

L'huile la plus estimée est celle qu'on extrait de l'olive ; la verte ne diffère de la jaune que parce qu'elle est obtenue par l'expression à froid, tandis que la jaune résulte de l'expression à chaud ou d'un certain degré de fermentation. Celle-ci, toutefois, n'est pas la bonne ; elle s'altère aisément, et si l'on se sert de ce procédé, c'est qu'il produit davantage. La belle et excellente huile d'olive est faite à froid ; elle retient une grande quantité de matière verte et conserve la saveur du fruit ; elle est plus oxygénée, plus concrescible ; on peut la manger sur du pain comme du beurre ; elle est très-douce et ne pèse pas sur l'estomac ; c'est un aliment dont on fait grand usage dans les départements du midi de la France. On la reçoit pendant l'hiver à Paris pour qu'elle n'exsude pas de partout ; elle arrive à l'état concret, avec une belle apparence cristalline, et se conserve plus longtemps que l'huile extraite des graines émulsives. Cette dernière est plus facilement altérable par suite de la quantité considérable de mucilage visqueux qu'elle contient.

Après l'huile d'olive, la plus usitée comme aliment est celle de noix ; elle est d'un blanc verdâtre, et elle est assez bonne lorsqu'on la prépare avec soin. On s'en sert pour la salade, la soupe, les fritures dans quelques départements du centre, dans celui de l'Aveyron et autres pays méridionaux de la France où l'olivier n'est pas cultivé. On réserve pour l'éclairage les huiles extraites des noix vieilles ou fraîches, mais plus ou moins gâtées.

Les huiles grasses concrètes fournissent un aliment plus assimilable que les huiles coulantes. De ce nombre sont le *beurre de cacao*, le *beurre de lait* ; mais ces huiles ont l'inconvénient de ne pouvoir être conservées ; elles rancissent vite. Nous n'en parlerons pas, déjà nous nous en sommes occupé.

Graisses.

Elles se présentent comme aliments dans les aréoles du tissu cellulaire, ou bien interposées dans la partie fibreuse de l'animal. Sont-elles peu ou point nutritives ? Cette question a été plusieurs fois agitée et n'est pas encore résolue. Tout ce qu'on peut dire, c'est qu'elles sont difficilement digérées ; que tantôt elles sont vomies, tantôt amènent la diarrhée ; que, pour en favoriser l'assimilation, elles ont besoin d'être relevées et rendues stimulantes par l'addition de condiments énergiques. Quand elles sont salées ou fumées, elles causent des éructations nidoreuses, surtout lorsqu'elles ont été soumises à une certaine élévation de température. Tels sont le jus du jambon, la graisse du lard, qui sont d'autant plus nuisibles qu'ils sont restés plus longtemps dans le sel.

Des assaisonnements et des sauces.

Les assaisonnements ont pour but de relever la saveur des aliments et d'en favoriser la digestion. On donne ce nom à diverses substances salines, acides, âcres, aromatiques, sucrées, grasses, etc., qui, pour la plupart, sont dénuées de qualités nutritives. Pris en quantité convenable, ils rendent les aliments plus faciles à digérer, soit parce qu'ils stimulent la membrane muqueuse de l'estomac et activent la sécrétion du suc gastrique, soit parce qu'ils excitent toutes les autres fonctions, et que cette excitation générale amène à son tour une activité locale plus considérable.

C'est le plus ordinairement par les propriétés stimulantes et par le goût relevé qu'elles communiquent aux aliments qu'elles agissent ; mais il en est quelques-unes dont les propriétés sont douces et émollientes ; telles sont la crème, le beurre, l'huile, lorsqu'elles n'ont pas été altérées par le feu. Si toutefois nous n'avons égard qu'aux substances douées des propriétés stimulantes, et qui composent le plus grand nombre des condiments, on peut dire que leur usage peu modéré a pour effet d'abord de produire un appétit artificiel et de solliciter l'ingestion d'une trop grande quantité d'aliments qui fatigue l'estomac, ensuite de donner lieu à des irritations de cet organe et à tous les maux qui les accompagnent, tels que la constipation, la susceptibilité nerveuse, les éruptions à la peau, etc. ; et enfin d'amener à la longue l'atonie des voies digestives, qui, pour entrer en action, exigent des doses toujours croissantes de ces assaisonnements, doses qui deviennent alors la cause d'inflammations chroniques. Reconnaissons toutefois que l'habitude, ici comme toujours, atténue ces effets désastreux en diminuant la sensibilité des organes.

D'autre part, l'abstinence de tout assaisonnement stimulant, exagérée par quelques personnes qui en redoutent les effets, laisse séjourner dans l'estomac les substances émollientes qu'il contient, détermine des digestions laborieuses, produit la satiété par la fadeur des aliments, empêche qu'il n'en soit pris une suffisante quantité, et amène l'alanguissement des fonctions digestives, les gastralgies et toutes les affections nerveuses qui en procèdent.

Il faut donc faire usage des assaisonnements dans de justes bornes, imitant en ceci les procédés de la nature qui nous offre des aliments salubres et agréables, soit par l'association du mucilage avec des acides qui en corrigent la fadeur, soit par la combinaison du sucre et des fécules avec des principes aromatiques.

Les tempéraments lymphatiques, les vieillards, les individus qui se livrent à des travaux pénibles, l'habitant des climats froids, celui des climats très-chauds, se trouvent bien de l'emploi des assaisonnements énergiques. Ils sont contraires aux tempéraments sanguins, aux bilieux, aux enfants, aux adultes, dans les climats tempérés. L'habitude les rend aussi indispensables que les aliments ; ceux-ci ne peuvent servir à la nutrition sans l'aide de ceux-là.

On peut diviser les assaisonnements en plusieurs catégories ; les principales seront les assaisonnements sucrés, les gras, huileux et caséeux, les salins, les acides, les âcres et aromatiques.

1º *Assaisonnements sucrés.*

Le sucre et le miel sont trop nourrissants pour n'être regardés que comme des condiments ; ils sont cependant des plus usités. Unis aux mucilagineux, aux fécules, ils les rendent plus agréables, plus solubles, plus digestibles ; ils tempèrent les principes acides de certaines substances, particulièrement des fruits ; ils sollicitent les sécrétions salivaires. Pris en excès, ils causent la soif comme les sels.

2º *Assaisonnements gras, huileux, caséeux.*

Dans cette catégorie se présentent les diverses graisses animales, le beurre, les huiles végétales, le lait, qui servent si souvent à la préparation des aliments ; mais comme le sucre et le miel, mieux encore, ils sont tellement nutritifs qu'ils ne peuvent être exclusivement classés parmi les condiments. Ils sont employés comme tels, mais presque jamais seuls ; on leur en associe d'autres, comme le sel, les aromates ou le sucre.

3º *Assaisonnements salins.*

Le sel commun ou de cuisine (hydrochlorate de soude) est le plus usité et le plus nécessaire des condiments. Répandu dans la nature avec abondance, on l'extrait, par les procédés les plus simples, de l'eau des mers qui le tient en dissolution; il se retrouve encore par masses dans le sein de la terre. On le nomme alors sel gemme. Cette profusion avec laquelle la nature nous le prodigue semble en démontrer la nécessité. Il a servi et il sert d'assaisonnement dans tous les lieux, dans tous les temps, chez les peuples sauvages comme chez les peuples civilisés; les animaux eux-mêmes en sont avides; ils le mêlent à leurs aliments quand ils le peuvent et s'en trouvent bien. Ce goût si universellement répandu pour une substance en même temps si commune ne peut être que l'expression d'un instinct qui nous porte à rechercher ce dont nous ne saurions être privés sans préjudice pour la santé. Les propriétés du sel se rattachent, en effet, à la composition de nos organes, qui renferment, en proportions variables des hydrochlorates.

Pris à dose modérée, il détermine une excitation douce et toute locale des muqueuses buccale, gastrique et intestinale; il en provoque les sécrétions propres et facilite ainsi les modifications diverses qu'y doivent éprouver les substances alimentaires. Un grand nombre de ces substances ne sauraient être digérées sans leur association avec le sel. Pris à trop forte dose, il détermine l'irritation des membranes, d'où résulte une soif ardente et quelquefois l'inflammation des parties avec lesquelles il se trouve en contact, notamment de l'arrière-bouche et de la muqueuse buccale elle-même, mais il est surtout purgatif. Sans lui, les substances féculentes sont à peine digestibles, et l'on sait dans quelle proportion elles servent à l'alimentation générale. Quelquefois le sel de nitre est employé comme condiment et il sert aux mêmes usages. Les doses doivent en être beaucoup moins fortes.

4° Assaisonnements acides.

A cette catégorie appartiennent le vinaigre et les acides de divers végétaux, particulièrement du citron, acide citrique; du verjus, acide acétique; de l'oseille, acide oxalique. Leur action est légèrement stimulante et pour ainsi dire locale lorsqu'ils sont pris à dose modérée; elle devient générale et fortement astringente lorsque la dose est assez considérable. Le plus usité de ces condiments est le vinaigre, que l'on prépare ordinairement avec le vin aigre. Son action, comme celle des autres acides, se borne à exciter légèrement la sécrétion des glandes salivaires et de la muqueuse intestinale lorsqu'on en use modérément. Dans l'estomac, il facilite la dissolution des aliments fibrineux, caséeux, etc.; il réveille l'appétit et tempère la soif; mais, s'il est pris avec excès, il trouble les fonctions digestives, détermine le développement de gastralgies, et, par le dérangement que celles-ci occasionnent dans la nutrition, produit à la longue un amaigrissement plus ou moins sensible. C'est à ce mode d'action qui lui est commun avec toutes les substances qui troublent les fonctions de l'estomac qu'est due l'opinion populaire que le vinaigre a la propriété de diminuer rapidement l'embonpoint. Il convient à petite dose aux personnes nerveuses, et il est très-nuisible à celles qui ont les organes de la respiration susceptibles, son emploi étant chez elles volontiers suivi de la toux. Certaines substances stimulantes ou aromatiques sont conservées dans le vinaigre et deviennent des condiments composés dont on fait grand usage; d'autres lui doivent complétement les propriétés dont on les gratifie.

5° Assaisonnements âcres et aromatiques.

Cette catégorie, la plus nombreuse de toutes, presque entièrement tirée du règne végétal, contient plusieurs genres distincts de condiments qui doivent leurs propriétés à un principe âcre, irritant, volatil. Ce principe est surtout marqué dans l'*ail*; il est d'autant plus intense qu'on recueille cette racine bulbeuse plus au Nord; mais à mesure qu'on s'approche du Sud, il s'amoindrit, au point que, dans le midi de la France, les aulx et les oignons sont déjà plus doux. En Italie et en Espagne, ils le sont encore davantage ; en Égypte, ils finissent par être doux et sucrés. L'ail exerce sur l'estomac un effet stimulant ; il excite la digestion des aliments visqueux et mucilagineux, accélère la circulation, et son principe passe dans le sang, car il ne se borne pas à s'exhaler au dehors par l'haleine, il se retrouve encore dans la sueur, l'urine, etc. Dans cette famille se rangent encore l'oignon, le poireau, l'échalotte, la civette, la rocambolle, les ciboules, qui jouissent à peu près des mêmes qualités stimulantes et ne diffèrent que par quelques nuances dans la saveur.

D'autres se distinguent par une saveur brûlante et aromatique ; ce sont le *poivre noir*, originaire de l'Inde et cultivé aux îles de Sumatra, Java, Malaca, à Cayenne et dans l'Inde anglaise. On l'emploie en poudre ou concassé, et il porte sous cette dernière forme le nom de *mignonette*. Il stimule fortement les organes avec lesquels il se trouve en contact, et spécialement l'arrière-bouche et l'estomac ; il y produit un sentiment de chaleur. Pris en petite quantité, il facilite la digestion des viandes blanches et gélatineuses, comme le veau, les pieds de mouton, etc. ; des poissons huileux, comme l'anguille, etc. ; des mollusques, comme les huîtres, les moules, etc. ; des végétaux aqueux et mucilagineux, comme les choux, les cardons, les choux-fleurs, les concombres, les asperges, etc. ; aliments qui, par eux-mêmes, sont peu excitants. Pris en excès, il peut déterminer l'inflammation de l'estomac et même du tube digestif, surtout chez les personnes irritables ou qui n'y sont pas habituées. Il ne se borne pas à cette excitation locale ; il stimule encore tous les organes de l'économie ; il active la circulation ; il cause à la peau de vives démangeaisons et souvent des éruptions. Il convient aux habitants des climats chauds, qui en usent largement, comme à ceux des pays froids et humides, où il est employé un peu plus modérément. Les premiers s'en servent pour combattre les sueurs énervantes et exciter l'action des organes digestifs frappés d'atonie. Les seconds, en le portant directement sur les membranes muqueuses, leur donnent le ton qui leur manque et cherchent à diminuer l'abondance des mucosités qu'elles sécrètent. Ce condiment peut être utile aux vieillards et aux personnes à tempérament lymphatique ; il est nuisible aux bilieux, aux sanguins, aux jeunes gens ; il est pernicieux dans les convalescences des affections inflammatoires.

Le *poivre blanc*, d'une saveur moins forte et moins brûlante que le noir ; le *poivre long*, moins âcre encore et moins aromatique ; le *piment*, avec lequel se prépare le *carri*, tellement âcre qu'il abolit momentanément le sens du goût ; le *gingembre*, sont des assaisonnements qui jouissent de propriétés analogues à celles du poivre et sont employés dans les mêmes circonstances.

La *muscade*, le *girofle*, la *cannelle*, les *vanilles*, le *safran* sont des aromates qui relèvent la saveur des préparations culinaires et réveillent les forces de l'estomac ; si on en prend en quantité, ils excitent la soif et peuvent déterminer la fièvre.

A Paris et dans les pays tempérés, les aromatiques les plus familiers sont la *moutarde*, le *raifort*, le *cochléaria*, l'*estragon*, la *pimprenelle*, le *persil*, le *cresson*, le *cerfeuil*, les racines et jeunes feuilles des *raiponces*, le *thym*, la *sarriette*, le *serpolet*, la *sauge*, le *laurier*, le *romarin*, les fleurs et fruits de *capucines*, les *câpres*, boutons de fleurs de câprier confits dans le vinaigre, les *olives* saumurées. La plupart jouissent de propriétés beaucoup moins stimulantes que les précédents ; leur action se dissipe promptement, elle s'épuise même pendant le cours de la digestion.

Il n'en est pas de même de certaines autres préparations employées comme condiments, dont la propriété excitante, due à un principe âcre, ammoniacal, qui s'y est développé, est presque aussi énergique que celle du poivre et du gingembre. Ce sont les *anchois*, le *caviar*, les *sardines*, le *thon*. Ces assaisonnements doivent être employés avec ménagement ; il est peu d'estomacs qui les supportent bien.

Tout cela constitue un arsenal de cuisine, dont les effets peuvent être utiles ou nuisibles suivant qu'on en fait usage avec modération et qu'on l'approprie aux tempéraments et aux constitutions. Il est de règle, du reste, qu'il ne faut user des assaisonnements que pour corriger l'insipidité des aliments, et, qu'en général, on doit les proscrire pour les enfants et les jeunes gens. A ces deux époques de la vie, l'estomac doit bien digérer sans avoir besoin d'être sollicité. On prépare avec les assaisonnements beaucoup de sauces dont les effets sont à peu près les mêmes que ceux des condiments.

Les sauces sont des compagnes plus ou moins agréables de nos aliments; elles ont pour dissolvant ou véhicule l'eau et quelquefois le vin. Outre les assaisonnements dont nous venons de parler, leurs ingrédients les plus ordinaires sont différents sucs végétaux, le lait, le beurre, la graisse, le lard, l'huile. Comme nous l'avons déjà fait observer, la chaleur ne peut qu'altérer ces substances; le lait lui-même, si on n'y prend garde, peut devenir défavorable à la digestion. Les œufs donnent aux sauces plus de douceur, les farines plus de consistance.

De la température des aliments.

Nous prenons les aliments à la glace, froids, tièdes ou chauds; leur température doit toujours être réglée sur la faculté que le corps a de conserver et de reproduire sa propre chaleur. Les deux contraires, le froid excessif ou la glace, et l'excès de calorique, ont vis-à-vis de nous des propriétés identiques; ils sont excitants et stimulants. L'eau glacée ou le thé bien chaud ont des effets analogues; l'eau tiède ou celle qui est modérément froide sont peu favorables à la digestion. Si la chaleur des aliments est trop forte, ils brûlent et cautérisent; si le froid est trop fort, il saisit. Aussi voit-on certains individus se trouver mal des glaces. Si on en précipite la déglutition, une douleur vive se porte de l'estomac jusqu'aux muscles de la tête; si on les divise bien, elles accélèrent la digestion.

On sait que beaucoup de personnes, ayant l'estomac délabré, se trouvent bien de l'usage des viandes froides, et, pendant la grossesse, l'un des meilleurs moyens d'arrêter les vomissements est de prendre tous les aliments froids, toutes les boissons glacées. On sait encore que d'autres, dont l'estomac ne digérait plus ou digérait mal, ont dû le rétablissement de leurs digestions à une verrée d'eau froide prise le matin à jeun. Cette réaction de l'organisme sur la partie qui a été refroidie par une cause passagère est favorable à la santé, bien ou mal expliquée, elle existe. L'expérience, en effet, et l'observation démontrent, dans l'animal vivant, une force toujours la même dans les phénomènes qu'elle produit, et réagissant avec d'autant plus d'énergie qu'on lui oppose des obstacles plus grands. Ces phénomènes sont constatés presque chaque jour en hiver, lorsqu'on éprouve cet engourdissement que l'on appelle *onglée*; le froid saisissant le bout des doigts va jusqu'à causer de la douleur, mais peu à peu la circulation du sang s'y rétablit, et l'effort de l'organisme y cause une chaleur telle, que la température de nos mains nous paraît supérieure à celle du reste du corps. Cette production du calorique propre, se manifeste encore par la rougeur de la peau, lorsqu'on sort d'un bain froid; un homme faible, au contraire, en sort pâle et grelottant, parce que la force de réaction n'a pas été assez puissante, la circulation est restée languissante, et le calorique soustrait par l'eau froide n'a pas été remplacé par celui que détermine l'effort de l'organisme.

RÉSUMÉ.

Après ce long exposé des aliments employés par l'homme, de leurs propriétés, des influences qu'ils exercent sur la constitution, de leurs effets, suivant la quantité prise, etc., etc., il semblerait nécessaire d'entrer dans le détail des maladies que pourraient développer leur abus et leur usage exceptionnel. Nous nous contenterons des généralités contenues à cet égard dans le deuxième chapitre, lorsque nous nous sommes occupés des modifications qu'ils pouvaient apporter dans les tempéraments. Il nous reste à les considérer sous quelques autres rapports, selon qu'ils servent plus ou moins à la nutrition proprement dite; nous pouvons les partager :

1° En ceux qui nourrissent beaucoup et en ceux qui nourrissent peu.

Les premiers contiennent une grande quantité de matière nutritive sous un petit volume, tels sont les viandes, le gibier, les œufs, surtout s'ils sont frais, le lait, le fromage. Les anciens observaient que ces aliments nourrissaient beaucoup; ils disaient que, sous un petit volume, ils se répandaient en une grande masse, ils remplissaient, ils rassasiaient.

Les autres, tels que les végétaux en général, contiennent une petite quantité de matière nutritive sous un grand volume; d'où il résulte qu'il ne faut pas juger de la vertu nutritive de l'aliment par son volume, mais par ce qu'il contient de parties assimilables.

Après que l'aliment a fourni l'aliment pur, le *nutriment*, suivant l'expression d'un expérimentateur contemporain, c'est-à-dire la matière alimentaire, il en est une autre qui ne nourrit pas, qui est rejetée par les voies digestives, et qui est composée des fibres animales compactes, sèches et dépourvues de gélatine, de la partie fibreuse et de la partie colorante des végétaux, comme celle des épinards, par exemple. Ces substances sont insolubles dans nos organes; elles ne peuvent être assimilées. Les enveloppes des raisins et des graines légumineuses, l'écorce et les pepins des fruits sont aussi de ce nombre. On pourrait ajouter à cette nomenclature toutes les substances qui résistent à l'action des organes digestifs; mais ceci n'est pas tout à fait vrai; tel aliment laisse peu de résidu chez un homme qui a l'estomac vigoureux, et en laisse beaucoup chez l'homme qui a l'estomac faible. Ainsi les fécules, qui sont presque entièrement absorbées, paraissent constiper l'adulte, et elles causent au faible enfant qui s'en nourrit un dévoiement souvent dangereux. Le pain léger, qui nourrit l'habitant de la ville, est bien vite absorbé par celui de la campagne; le pain grossier de celui-ci, au contraire, est tout excrément pour celui-là.

2° Nous avons à les considérer encore sous le rapport de la facilité et de la promptitude avec laquelle ils cèdent leur partie nutritive. Tels sont les animaux à chair peu dense et qui sont aisément pénétrés par les sucs gastriques et intestinaux, la gelée toute préparée, les aliments aqueux, et généralement tous ceux qui, étant très-solubles, sont facilement absorbés par l'estomac.

3° Il en est, au contraire, d'autres qui nourrissent lentement en quelque sorte, et plus difficilement que ceux-ci, à cause de leur densité. Ce sont les chairs de porc et de sanglier. Ces aliments sont forts et contiennent beaucoup de matière nutritive. Les anciens mettaient encore au nombre des aliments indigestes les farineux secs non fermentés, les huiles, les graisses, et tous ceux qui sont fermes et peu pénétrés d'eau.

4° Les aliments, arrivés dans l'estomac, distendent cet organe, soit par le volume considérable qu'ils y prennent, soit par les gaz qu'ils y développent; les aliments très-fermentescibles, tels que les navets, les choux, le pain sortant du four, développent beaucoup de gaz; mais il est certains individus qui, soit par faiblesse des organes ou difficulté de la digestion, soit par toute autre cause inconnue, sont particulièrement disposés à les engendrer. D'autres aliments provoquent plus ou moins les évacuations intestinales; tels sont les aliments aqueux, les volailles grasses, la chair des jeunes animaux, la chair de tous ceux dont la fibre est molle, mucilagineuse et décolorée.

Les aliments qui ont des propriétés toutes contraires sont les fécules sèches, surtout si elles sont rôties, les pains et les gâteaux préparés avec ces farines pures, l'orge torréfié, le froment, la chair des animaux sauvages, surtout s'ils sont adultes ; celle des animaux qui paissent librement ; les oiseaux, regardés par les anciens comme plus secs que les Mammifères.

Ceux qui causent des éructations brûlantes ou acides, d'après les observations journalières, sont les aliments gras, les pâtisseries ou gâteaux surchargés de matières huileuses, tous les mélanges disparates composant les mets gras, épicés et altérés par le feu, le fromage pris en quantité, les noix, les noisettes, les sucs mucilagineux et sucrés.

Les anciens appelaient chauds les aliments qui, augmentant la soif et la circulation, causent un sentiment de chaleur, tels que les alcooliques, les aliments salés ou épicés, ceux qui sont chargés d'osmazôme, les viandes avancées, les huiles quand elles sont digérées.

Ils appelaient froides les substances douces et blanches très-abreuvées d'eau, la laitue, les concombres, les melons, les poires, les pêches, les acides, le nitre, et toutes les substances dont l'impression sur la langue répand une fraîcheur agréable dans la bouche, mais dont l'excès relâche, détruit l'action des organes.

Mais toutes ces distinctions sont insuffisantes, si l'on ne se rappelle que le genre de vie et les idiosyncrasies individuelles modifient sans cesse l'action des aliments. Un homme qui a un estomac robuste s'accommode de toute espèce de nourriture pourvu qu'elle soit de son goût ; si elle est prise avec répugnance, elle revient ou cause des aigreurs. De là cet aphorisme : *Optati cibi digestio optima* : un aliment désiré ne fait point de mal.

Cela est vrai en santé comme en maladie, et il ne faut pas trop contrarier ceux qui, dans l'un ou l'autre état, demandent tel aliment de préférence à tel autre.

CHAPITRE XXIII.

DES BOISSONS.

SOMMAIRE. — Première classe : Boissons aqueuses. — Boissons chaudes. — Boissons froides. — De l'eau, de son usage et de ses effets sur l'organisme. — Eau distillée de neige, de glace, de pluie, de source. — Eau de rivière, de lac, de puits, de marais, d'étang, de mare. — Eaux troubles, eaux altérées. — Eau de mer distillée. — Deuxième classe : Boissons fermentées. — Des vins. — Composition des vins. — Falsification des vins. — Cidres. — Composition. — Qualité du cidre, circonstances dont elle dépend. — Préparation des cidres. — Altération des cidres. — Effets des cidres sur l'organisme. — Bières. — Des diverses espèces de bières et de leur préparation. — Des bières faibles. — Des bières fortes. — Troisième classe : Boissons alcooliques. — Effets des boissons alcooliques sur l'organisme. — Quatrième classe : Boissons aromatiques. — Du café. — Composition. — Torréfaction. — Infusion. Action du café sur l'organisme. — Du thé. — Thé en feuilles. — Variétés. — Composition. — Infusion de thé ; son influence sur l'organisme.

Les boissons pourraient être rangées parmi les aliments ; la plupart contiennent, en effet, des substances tout à fait propres à être assimilées. Dans le lait : beurre, sucre, caséum, sels alcalins, tout est aliment, excepté le liquide séreux qui sert de véhicule ; dans les eaux acidulées avec l'orange, la groseille ou le citron, existe un mucilage qui nourrit ; dans le vin sont contenus le sucre et l'acide tartareux, substances également nutritives, etc., etc. Mais nous n'examinerons pas les boissons de ce point de vue. Pour nous, ce nom appartient à tout liquide dont nous faisons usage, soit pour apaiser la soif et étendre les aliments, soit pour suppléer à la perte de nos fluides, stimuler l'estomac et causer dans nos organes une excitation salutaire. Considérées sous le rapport de leur composition et de leur mode d'action, elles peuvent être divisées en quatre classes : les boissons aqueuses, les boissons fermentées, les boissons alcooliques et les boissons aromatiques qui s'obtiennent par infusion, par mélange et par décoction.

PREMIÈRE CLASSE.

Boissons aqueuses.

Dans cette classe figure, en première ligne, l'eau, qui est le véhicule universel, et qui, délayant toutes les parties qui constituent les boissons, se mêle à la masse alimentaire, s'y incorpore et peut devenir nourrissante. Viennent ensuite l'eau sucrée, qui désaltère assez bien et facilite la digestion chez certaines personnes; l'eau vineuse ou rougie, l'oxycrat ou eau vinaigrée, l'eau aiguisée par une petite quantité d'eau-de-vie, l'eau tenant en dissolution une faible dose d'éther; puis les sucs aqueux, soit des fruits, soit des plantes; l'eau y est mêlée de substances plus ou moins agréables, plus ou moins acides ou sucrées, suivant le végétal qui les fournit, comme la groseille, l'orange, le citron, qui donnent des sucs agréables et forment avec l'eau une boisson qui étanche bien la soif. Viennent enfin les émulsions, le lait de coco frais, les sirops étendus d'eau, tels que les sirops de vinaigre, d'orgeat et de cerises. Les sucs sucrés, de même que tout ce qui est mucilage, désaltèrent moins que l'eau. A toutes ces boissons, il convient d'ajouter le petit lait dont on use beaucoup dans les campagnes, qui est rafraîchissant et sert en médecine. Lorsque l'acide lactique s'y est développé, il est acidule, plus rafraîchissant encore, et il étanche mieux la soif. Il est nourrissant à raison du sucre et de la partie caséeuse qu'il contient. Quelques personnes le supportent difficilement, et cela ne tient pas à la quantité des matières solides qu'on y rencontre; la limonade et l'eau sucrée en renferment souvent davantage.

Les boissons aqueuses, dont le rôle principal est d'apaiser la soif, atteignent ce but non-seulement par leur action directe sur la bouche, le pharynx et l'œsophage dont elles humectent les surfaces, mais surtout par les matériaux liquides qu'elles fournissent à tout l'organisme. Si cet effet ne nous apparaît pas bien clairement, c'est que le bien-être général qui résulte de leur ingestion se fait sentir aussitôt qu'elles arrivent dans l'estomac et avant qu'elles aient pénétré dans la circulation, de la même manière que les aliments solides font cesser les tourments de la faim par leur accumulation dans ce viscère et avant d'avoir été transportés dans les tissus par l'effet de l'absorption.

Les liquides aqueux, et cela leur est commun avec les boissons fermentées, ont donc pour objet, non-seulement de faire disparaître le sentiment plus ou moins pénible de la soif, mais encore de réparer les pertes qu'éprouvent nos liquides. Aussi le besoin de boire est-il d'autant plus rapproché et d'autant plus vif que, par suite de circonstances quelconques, les évacuations sont plus considérables, comme cela a lieu, par exemple, pendant les chaleurs de l'été qui provoquent des sueurs abondantes. Mêlés au sang par le fait de l'absorption, ils en augmentent le volume et en diminuent la consistance; ils activent certaines sécrétions, spécialement celles des reins et de la peau. Ces effets sont variables; ils se produisent en raison de la quantité et de la nature du liquide, de sa température et de celle de l'atmosphère. Les boissons acidules excitent la sécrétion urinaire; les boissons purement aqueuses, qui sont diurétiques en hiver, déterminent en été ou dans les climats chauds des sueurs abondantes, et, si on les boit chaudes, les sueurs sont plus considérables encore.

Ingérées pendant les repas, elles se mêlent aux aliments, les divisent, les délayent, les étendent de manière à ce qu'ils embrassent une surface plus large de l'estomac et résistent moins à son action chymifiante; elles sont prises en quantité plus ou moins grande, selon l'espèce de substance ingérée ou son assaisonnement, selon la température atmosphérique, le degré d'appétit, la constitution et les besoins de chaque individu; elles ont sur le canal alimentaire une action marquée; elles le stimulent et activent la digestion avec plus ou moins de force, suivant que le liquide dont on fait usage convient mieux. L'eau pure et l'eau sucrée sont plus favorables qu'aucune autre, et il n'y a pas de raison sérieuse, pour l'homme et la femme qui se portent bien, d'user d'autres boissons, si les pertes par le mouvement du corps sont faibles ou nulles. Celui qui se conformerait à cette simple indication se mettrait à l'abri de beaucoup de maladies.

Boissons chaudes.

Si l'eau pure et fraîche est, plus que tout autre liquide, favorable à la santé, il n'en est plus de même lorsqu'elle est chaude; elle exerce, dans ce cas, sur l'économie, ainsi que les autres boissons chaudes, une action particulière qui est due à leur température. Dans le monde Romain il était fait un grand usage de ces sortes de boissons et surtout de l'eau chaude, qui était prise avec délices et avec excès, soit pendant, soit après les repas. On lui attribuait des qualités digestives. Cependant, lorsque la température n'est pas très-élevée, elle est fade, nauséeuse et plus propre à troubler qu'à favoriser la digestion; elle désaltère moins bien que l'eau fraîche, et son usage habituel finit par affaiblir l'estomac. Alors les fonctions de ce viscère languissent; elles sont de plus en plus altérées; les aliments ne passent plus qu'avec difficulté; ils occasionnent des coliques, de la diarrhée, et tous les phénomènes qui caractérisent l'atonie des voies digestives ne tardent pas à se montrer. Les boissons fermentées ou alcooliques, prises à haute température, ne présentent pas les mêmes inconvénients, mais elles conservent leurs propriétés malfaisantes s'il en est fait excès, et leur action est d'autant plus prompte, d'autant plus intense que la chaleur ajoute à leur énergie.

Boissons froides.

On conçoit que les effets des boissons froides sont différentes, suivant que leur température est plus basse et suivant les conditions dans lesquelles se trouvent ceux qui en font usage. L'eau fraîche, comme nous l'avons dit, est le plus ordinairement salutaire; elle désaltère bien, et la stimulation qu'elle exerce sur l'estomac est presque toujours suffisante; elle n'est point suivie de relâchement ou d'atonie. Mais, si cette eau est glacée au moment où elle est prise, les sensations éprouvées sont tout autres; les dents sont comme agacées; le froid produit sur l'arrière-gorge s'étend à toute la surface de la tête et y détermine instantanément une douleur vive; le liquide, à son arrivée dans l'estomac, y fait naître un sentiment de froid qui se propage rapidement vers toutes les parties du corps et amène un frisson général; des coliques violentes lui succèdent immédiatement. Une réaction aussi prompte qu'énergique vient ordinairement, chez les personnes saines et vigoureuses, faire justice de ces sensations pénibles. La seule chose à craindre, c'est que, fréquemment renouvelée, elle ne finisse par développer une inflammation plus ou moins vive de l'intestin; mais, chez les personnes faibles, à fibres molles ou sans énergie vitale, la réaction se fait avec lenteur, d'une manière incomplète, et il peut se déclarer des maladies graves, des fluxions de poitrine; et cela est surtout à craindre lorsque les boissons glacées sont prises au moment où le corps est en sueur. Alors les accidents se produisent d'une manière formidable;

ils deviennent promptement funestes, et l'on a vu l'ingestion des liquides être instantanément suivie de congestions cérébrales, de ruptures d'anévrismes, etc., qui foudroyaient le malade. Heureusement ce sont là des événements rares dont il n'est fait mention qu'une ou deux fois par an, à l'époque des grandes chaleurs de l'été ; mais ce qui l'est beaucoup moins, ce sont les effets produits par l'excès des boissons aqueuses. Pour être moins graves, ils ne laissent pas que d'avoir des inconvénients qu'il faut éviter. A l'état de vacuité, l'estomac, distendu par une trop grande quantité d'eau, éprouve un malaise pénible qui le frappe d'inertie. Au moment du repas, la digestion est troublée par cette même distension ; les boissons trop abondantes diminuent le degré d'excitation nécessaire pour le faire réagir sur les aliments ; l'appétit est annulé ; il se manifeste des coliques, de la diarrhée, et quelquefois même, dit Haller, l'hydropisie peut en être la suite.

De l'eau, de son usage et de ses effets sur l'organisme.

Dans le règne organique, l'eau est essentielle, indispensable ; elle est un élément nécessaire de tous les tissus, c'est à sa présence qu'ils doivent leurs propriétés physiques ; c'est à elle qu'ils doivent leur résistance et leur flexibilité. Elle est la base des fluides qui circulent dans les vaisseaux ; partout elle porte les éléments nécessaires à l'entretien de la vie ; partout elle fait elle-même partie de la trame qui constitue les organes, et comme tous les êtres qui vivent au milieu de l'air exhalent continuellement des vapeurs aqueuses, on conçoit qu'il est nécessaire pour eux de retenir et de conserver l'eau en proportions considérables. Aussi l'homme qui perd une quantité notable de fluide par les exhalations pulmonaire et cutanée, par les excrétions qui éliminent les résidus de la digestion ; l'homme, disons-nous, doit consommer, suivant la température et l'espèce de travail ou d'exercice auquel il se livre, un ou deux litres d'eau par jour et quelquefois plus. Que ces quantités soient contenues dans les diverses boissons, fermentées ou autres dont il fait usage, elles sont nécessaires à l'entretien de la vie.

Considérée comme boisson, l'eau doit être claire, limpide, sans couleur et sans odeur, d'une saveur fraîche et pénétrante ; elle doit rester transparente après l'ébullition, dissoudre le savon et cuire les légumes, les herbes et les viandes. Toutes les eaux ne présentent pas ces propriétés, qui sont nécessaires pour former l'eau potable ; celles dont on peut faire usage sont l'eau distillée, l'eau fournie par la fonte de la neige ou de la glace, l'eau de pluie, de fontaine, de source, de puits ou de puits artésien, de rivière, de lac, de marais, d'étang, de mare ou de citerne, et enfin l'eau de la mer.

Eaux distillées, de neige, de glace, de pluie, de sources.

On conçoit que la composition de l'eau n'est pas la même, et que des distinctions à établir résultent du lieu d'où on la tire comme des circonstances dans lesquelles on la recueille. Ainsi l'eau distillée, la plus pure de toutes, ne s'obtient qu'à certaines conditions fort coûteuses et qui empêchent de la faire servir aux usages domestiques. Quant aux eaux de glace et de neige, quel que soit le blâme dont elles aient été l'objet de la part d'Hippocrate et la proscription dont elles ont été frappées par les médecins qui sont venus après lui, elles n'en sont pas moins bonnes, et elles ne diffèrent de toute autre espèce d'eau que parce qu'elles ne renferment pas d'air au moment de leur liquéfaction. Si on a soin de les laisser assez longtemps en contact avec lui, ce défaut disparaît promptement, et elles en dissolvent la quantité dont elles peuvent être pénétrées en raison de la pression atmosphérique du lieu où elles se trouvent.

Les eaux pluviales sont par elles-mêmes d'une grande pureté ; elles peuvent même remplacer l'eau distillée quand on les a recueillies en rase campagne, dans un vase large, et quelque temps après le commencement de la pluie (les premières tombées sont souvent chargées de corpuscules qui s'en séparent ensuite) ; elles sont recueillies avec soin dans un grand nombre de lieux élevés et réunies dans les citernes pour servir comme boisson, ainsi qu'aux autres usages domestiques. Ce sont elles qui, s'infiltrant à travers les couches de la terre, sont retenues par celles de ces couches qui ne se laissent point pénétrer ; elles forment les nappes d'eau stationnaires ou courantes, les rivières souterraines, et alimentent les puits, les sources, les fontaines jaillissantes naturelles ou artificielles ; mais, dans leur passage à travers les couches de terre et les roches qu'elles rencontrent, elles dissolvent les substances salines qu'elles touchent et se chargent de principes nombreux, comme les carbonates terreux, les sulfates, les hydrochlorates de chaux, etc., etc., et sont habituellement *dures* lorsqu'on veut s'en servir avant qu'elles aient coulé à l'air ou qu'elles y aient été exposées pendant un temps assez long.

Eaux de rivière, de lac, de puits, de marais, d'étang, de mare.

Les eaux de rivières participent des propriétés des différentes espèces d'eaux qui leur donnent naissance, comme les sources, les glaces, les neiges et les pluies ; cependant, lorsqu'elles sont examinées à une certaine distance du lieu où elles prennent leur source, leur eau est ordinairement assez pure. Celle-ci paraît préférable en raison des substances minérales et organiques qu'elle contient en très-faibles proportions ; elle est plus agréable au goût, plus légère et plus soluble. Les substances gazeuses qui lui communiquent ces bonnes qualités sont l'air et l'acide carbonique ; les substances minérales sont le carbonate de chaux, le carbonate de magnésie, la silice et le sulfate de chaux, qui paraissent concourir à former la portion calcaire des os. Les proportions dans lesquelles ces substances sont contenues dans les eaux de rivière, varient de un gramme un tiers à cinq grammes par dix litres, et cela dépend de la masse du liquide, de la vitesse du courant, de l'insolation, de l'aérage, de la nature du fond, des végétaux qui y croissent ou s'y décomposent. Il faut tenir compte de toutes ces circonstances lorsqu'il s'agit d'apprécier les bonnes qualités d'eau que nous cherchons.

Il est manifeste, en effet, qu'un volume d'eau considérable, coulant avec rapidité sur un fond sablonneux, entre des rives peu élevées et bien découvertes, présentera des conditions de salubrité plus favorables que celui qui se trouve dans des conditions opposées. Ces qualités différentes se rencontrent quelquefois dans le même fleuve. Cela arrive à l'embouchure d'une rivière dans une autre ; chacune d'elles conserve, pendant un assez longtemps, leur cours suffisamment distinct pour qu'on puisse retrouver les principes qui caractérisent leurs eaux. A Paris, les deux rives de la Seine présentent des différences marquées dans leur composition : les eaux de la rive gauche renferment plus de sels de chaux que celles de la rive droite, et celle-ci, qui est formée par les eaux de la Marne, qui coule sur un sol meuble, contient une plus grande quantité de sels de magnésie.

Les eaux des lacs diffèrent peu de celles des rivières qui s'y jettent et y déposent les matériaux qu'elles entraînent ; seulement celles puisées sur leurs bords, comme sur les bords des rivières peu rapides et peu profondes, ne sont pas plus salubres que celles des étangs et des marais ; leur fond vaseux donne naissance à un grand nombre de végétaux qui y vivent, y meurent et s'y accumulent ; ni leurs débris ni ceux des animaux qui y ont trouvé asile ne sont emportés ou dispersés par le mouvement des eaux, et le liquide est pénétré d'une forte proportion de principes organiques. Aussi se distingue-t-il souvent par une saveur fade, par une odeur nauséabonde, et l'oxygène a disparu pour faire place à l'azote.

Les eaux potables et ménagères, dans lesquelles domine outre mesure le sulfate de chaux, comme celles des puits de Paris, sont *crues* ou *séléniteuses ;* elles ne peuvent ni dissoudre le savon, ni cuire les légumes secs, tels que les haricots, fèves, pois, lentilles. Cela tient à ce qu'elles déposent sur leur écorce une espèce de sel calcaire insoluble, sorte d'incrustation qui s'interpose entre l'eau et le légume, et l'empêche de pénétrer cette écorce. Elles ont d'ailleurs une saveur légèrement styptique, désagréable même, qui ne permet guère de les employer comme boisson. Ce ne sont pas seulement les eaux de puits qui présentent cet excès de sels calcaires ; certaines sources présentent jusqu'à cinquante centigrammes de résidu solide par litre après évaporation, et, d'après analyse, les eaux de Belleville et de Ménilmontant en ont offert plus encore ; chaque litre, après évaporation, laisse 2 grammes 500 milligrammes de résidu, composé, pour la plus grande partie, de sels de même nature.

Eaux troubles, eaux altérées.

Souvent les eaux fournies par les rivières sont constamment troubles ; ou bien elles le deviennent par suite de crues subites, de l'abondance d'eaux pluviales tombées en peu de temps et qui entraînent avec elles des argiles ou des terres bourbeuses. Elles le sont encore par suite des immondices qu'on y jette en grande quantité. Dans ces circonstances diverses, leur limpidité seule est troublée par la présence des corps étrangers et les parties limoneuses se déposent d'elles-mêmes en presque totalité, lorsque les eaux sont restées en repos pendant vingt-quatre ou trente-six heures dans des réservoirs. Cependant il leur reste encore une teinte blanchâtre qui les rend moins agréables au goût et à la vue. Pour les rendre tout à fait limpides, il suffit de les filtrer au sable, ou mieux au charbon, qui rend de suite insipide et inodore, même l'eau croupie. C'est sans doute à la connaissance encore imparfaite de cette propriété du charbon qu'il faut attribuer l'usage où l'on était autrefois de jeter dans les puits et les citernes pour les purifier, les charbons du feu de la Saint-Jean. On se contente d'habitude d'effectuer cette filtration à l'aide des pierres poreuses filtrantes disposées dans les fontaines ordinaires, et cela est suffisant pour atteindre le but.

Mais il arrive que l'eau n'est point seulement troublée ; la plus pure, lorsqu'elle n'est pas employée dans un court intervalle de temps, peut encore s'altérer spontanément dans les fontaines, réservoirs et citernes où on la conserve. Cette altération se produit, soit par la fermentation putride de la matière organique qu'elle contient, soit par les débris animaux qui y séjournent, soit enfin par les végétations ou moisissures qui s'y développent, et dont le moindre inconvénient est de lui communiquer un goût et une odeur désagréables en modifiant les gaz qui y sont dissous. Une cause d'altération plus rapide encore et plus dangereuse est la présence dans le même liquide du sulfate de chaux et d'une matière organique. De leur réaction réciproque résulte la formation de l'hydrogène sulfuré, qui reste en dissolution et donne à l'eau qui le contient une odeur d'œufs pourris. Ce fait se produit fréquemment et en peu de jours dans l'eau provenant du canal de l'Ourcq, et tient sans doute à la très-grande proportion de sel calcaire et de substance végéto-animale qu'elle renferme. Les seuls moyens de remédier à cet état de choses sont de renouveler l'eau à de courts intervalles et de nettoyer fréquemment les filtres qui, du reste, sont eux-mêmes une cause d'altération, si l'on n'a pas le soin de les maintenir dans un état convenable de propreté.

Eau de mer distillée.

L'eau de mer tient en dissolution une si grande quantité de substances salines, qu'il

ne paraissait pas possible de l'employer comme boisson. Cependant les accidents qui résultent pendant les voyages de long cours de la privation de l'eau, la difficulté de se la procurer ou de la conserver pure, avaient fait désirer depuis longtemps qu'on pût arriver à la rendre potable par un procédé quelconque. Trois moyens : la congélation, la filtration et la distillation, avaient été proposés et essayés pour atteindre ce but; tous les trois avaient été rejetés comme impossibles ou trop coûteux. Depuis quelques années, enfin, on est parvenu à distiller économiquement, à bord des navires, l'eau de la mer, en appliquant à la cuisson des aliments la chaleur qui résulte de la condensation de l'eau vaporisée. Le problème ainsi résolu, de grands avantages en ont été retirés. Il est possible à cette heure de se procurer de l'eau douce en abondance, de fournir aux matelots tout le liquide dont ils ont besoin pour le blanchissage de leur linge, et de les préserver par là des causes de maladies occasionnées précédemment par l'emploi de l'eau de mer. Celle-ci entretenait, en effet, dans leurs vêtements une humidité constante. Il est possible surtout de leur procurer toute l'eau potable nécessaire à une bonne alimentation. A côté de ces avantages, se présentent quelques inconvénients qu'il est facile d'éviter, ce sont ceux qui résultent de la distillation même et de la conservation de l'eau rendue potable. Celle-ci peut contenir, en effet, soit un oxyde de cuivre provenant de la décomposition de quelques parcelles de l'alambic, soit des sels de plomb fournis par les vases qui la contiennent. Il suffit donc, pour être à l'abri de tout danger, de se servir pour condenser la vapeur de tubes et de vases bien étamés, et de vases autres que ceux en plomb pour conserver l'eau distillée. Rien de plus simple, rien de moins coûteux.

A ce paragraphe appartiendrait la description de l'eau de seltz, dont l'usage est si prodigieusement répandu, et des procédés au moyen desquels on l'obtient. Nous renvoyons à l'article des eaux minérales naturelles et artificielles, fort longuement traité dans le dictionnaire, on y trouvera tous les détails que l'on pourra désirer.

DEUXIÈME CLASSE.

Boissons fermentées.

L'usage des boissons fermentées remonte aux premiers âges du monde; à toutes les époques et dans tous les pays, on les a empruntées à toutes les substances qui contiennent le mucilage uni au sucre. Ces boissons forment la seconde classe, et on y trouve le vin, la bière, le cidre, le poiré, le *cormé,* que l'on fait avec les fruits du *cormier* ou *sorbier.* Nous ne donnerons pas la nomenclature des liqueurs fermentées ou enivrantes qui existent chez tous les peuples, et jusque chez les peuples sauvages; nous nous contenterons de parler de celles en usage dans notre pays et dont nous venons de donner la courte liste. Faisons observer d'abord, quant à leurs effets, que si elles apaisent la soif, ce n'est jamais d'une manière durable, à moins qu'elles ne soient mêlées à une grande quantité d'eau. Prises à doses modérées, elles produisent sur l'estomac une sensation agréable de chaleur, et elles l'excitent par l'activité qu'elles impriment à la circulation; la force du corps et de l'imagination est momentanément augmentée, et il en résulte un état général de bien-être, qui excite d'abord une gaieté folle, suivie bientôt d'un état d'affaissement en rapport avec l'intensité de la stimulation qui l'a précédé. La vacuité de l'estomac favorise la promptitude de ces effets, rien ne garantissant les parois de ce viscère du contact du liquide. Plus les doses du liquide sont élevées, plus ces phénomènes acquièrent d'énergie; la stimulation de l'estomac poussée à l'excès amène le désordre des fonctions, elle détermine le vomissement, accélère la circulation, excite les mouvements du cœur, trouble l'intelligence, et la perturbation des fonctions du cerveau entraîne celle de toutes les autres. Cet état, connu sous le nom d'*ivresse*, est suivi plus ou moins vite d'un collapsus complet, duquel on ne sort ordinairement qu'à la suite d'un sommeil profond.

L'effet des boissons fermentées prises à doses modérées est donc de raffermir les tissus, tandis que prises avec excès elles les relâchent et les affaiblissent. Leur action est d'autant plus intense qu'elle s'exerce dans les pays chauds et sur de jeunes sujets; elle est moindre dans les pays froids et sur les vieillards, en hiver qu'en été. Leur abus est une cause incessante de maladies dont le siége ordinaire est l'estomac ou une autre portion des voies digestives, mais qui peuvent aussi se rencontrer dans d'autres organes non moins importants, comme le foie, le cerveau, le cœur, etc.; si cet abus des boissons fermentées ne détermine pas toujours de maladie, il jette infailliblement et à la longue dans un état d'*abrutissement*, qui donne aux traits et à tout l'ensemble de l'individu qui s'y livre un caractère bien tranché et reconnaissable entre tous.

L'action des boissons fermentées n'est pas la même, quelle que soit la nature du liquide ingéré; comme son intensité dépend de la quantité d'alcool qu'il renferme, il résulte qu'elle varie beaucoup, et qu'elle est d'autant plus vive que le liquide est plus alcoolique, plus excitant pour l'estomac et le cerveau. Les boissons de cette classe les moins fortes sont aussi les plus acides, comme les vins acidules et nouveaux, le cidre, etc., et, par conséquent, réchauffent moins, elles peuvent être prises en plus grande quantité et sont rendues plus vite par les urines. Très-indigestes pour beaucoup d'estomacs, elles causent des coliques et font vomir sans troubler les fonctions intellectuelles.

Des vins.

On désigne sous le nom générique de *vin* le liquide résultant de la fermentation du moût de raisin. Les sucs de plusieurs fruits que l'on a fait également fermenter, tels que ceux de la pomme, de la poire, les liquides même provenant de certaines matières sucrées, ont donné naissance à des liqueurs vineuses, que l'on désigne sous les noms de cidre, de poiré, de bière, de vins de groseilles, de cerises, de vins de mélasses, etc. Les vins proprement dits sont ceux qui proviennent du jus fermenté du raisin; ils sont rouges, blancs ou rosés. La préparation du vin est bien connue, nous ne nous en occuperons pas; disons seulement que nulle part, elle n'est aussi perfectionnée qu'en France; c'est que nulle part les circonstances n'ont été aussi favorables pour la production de vins légers, délicats et variés. C'est que le climat doux et tempéré de ce pays, les expositions convenables ont singulièrement aidé à la culture des bonnes vignes, et que les huiles essentielles, les principes immédiats qui développent les aromes agréables sont, en général, plus doux, plus parfaits dans les ceps qui croissent sous les climats tempérés que dans ceux de même espèce qui croissent sous les climats plus chauds. Cependant, les mêmes principes immédiats existent sous toutes les latitudes et dans toutes les variétés du raisin, mais le bouquet du vin, son moelleux dépendent de la nature du terrain, des diverses espèces de vignes, de leur exposition, de leur âge, de l'âge du vin lui-même.

Composition des vins.

Le vin rouge qui résulte de la fermentation des raisins noirs, contient, lorsqu'il est achevé : de l'eau, de l'alcool, des acides tartrique, œnanthique et acétique, du tartrate acide de potasse, du tartrate de chaux, une matière extractive, deux matières colorantes, l'une jaune passant au rouge, puis au violet, lorsqu'elle est exposée à l'air; l'autre bleue et virant au rouge sous l'influence des acides. Le vin rouge contient encore du tanin, une matière végéto-animale, du sel marin et du sulfate de potasse.

Le vin blanc diffère du rouge par l'absence de la matière colorante bleue et une moindre proportion de tannin.

Les différentes proportions de ces matériaux produisent une grande variété de vins, qui seront détaillées avec soin dans le Dictionnaire. Nous nous contenterons de faire connaître les effets physiologiques de cette boisson, soit qu'on la prenne modérément, soit qu'on en fasse excès; laissant aux gourmets le plaisir de distinguer les nuances, et aux poëtes le soin d'y retrouver le caractère des peuples.

> Il est indispensable au voyageur de boire.
> J'ai le tact sûr; je juge, en courant les chemins,
> L'esprit des nations par l'esprit de leurs vins.
> Aussi, lorsque je vois pétiller dans un verre
> Une liqueur vermeille, étincelante et claire,
> Soudain, je mets en note, et je conclus au goût
> Un peuple impétueux, ardent, extrême en tout.
> Le Français gai ressemble à son vin de Champagne.
> Le vin du Rhin parcourt les cercles d'Allemagne;
> Il est épais et lourd : l'Allemand est cité
> Pour son flegme apathique et sa stoïcité :
> J'ai du peuple espagnol goûté le caractère
> Au Malaga sucré dont il se désaltère;
> Le Turc dans son harem savoure le café :
> Il est voluptueux, indolent, échauffé :
> Le sang de l'Africain dans ses veines circule
> Plus inflammable encore que le rhum qui les brûle;
> L'analogie est sûre et ne trompe jamais.
> Le talent d'observer appartient aux gourmets.
>
> (*Les Voyageurs*, comédie.)

De toutes les boissons fermentées, le vin est la plus utile et la plus agréable. Pris à doses convenables, il est excitant, il active le mouvement de la circulation, et l'alcool qu'il contient détermine, par le fait de la digestion, avec plus de rapidité encore et plus d'énergie que le sucre, l'amidon et les matières grasses, les phénomènes de combustion qui produisent la chaleur animale. Il est, pour les personnes qui sont bien portantes, le premier des cordiaux et des stimulants. Aussi l'abus en est-il facile; sa saveur charmante, ses propriétés aimables qui excitent la gaieté et prédisposent l'esprit aux pensées riantes, le rendent dangereux par ses attraits. Il n'est pas de boissons dont on use avec plus de plaisir sans soif; aucune n'excite plus sans besoin d'excitation; et cependant si l'abus en est dangereux, c'est à cause de cette excitation.

Nuisible presque toujours à ceux qui le consomment avec excès, le vin serait essentiel à ceux qui en sont privés. L'usage intelligent de ce liquide, comme celui de la viande, convenablement partagé entre les hommes et basé sur le tempérament, l'âge, la profession, le climat, la saison, augmenterait d'une manière notable la durée de la vie moyenne; il deviendrait, par la vigueur communiquée à ceux qui en ont besoin pour leurs durs travaux, la source de richesses nouvelles pour le pays; mais le contraire a lieu; l'oisif ou le travailleur intellectuel, qui n'ont que faire de production incessante de chaleur animale, en accumulent dans leurs organes au delà de tout besoin, tandis que celui qui, par l'excès de ses rudes labeurs, fait une dépense considérable de calorique et aurait besoin d'une stimulation nouvelle ou un peu vive, est privé de l'agent le plus capable de la faire naître. Quoi de plus irrégulier encore et souvent de plus opposé au but cherché, que la manière de s'en servir ? Le riche en fait excès tous les jours plus par la variété que par la quantité, quand il ne devrait en user que largement étendu d'eau ; l'ouvrier se le refuse dans la semaine et interrompt sa vie sobre et laborieuse par l'ivresse du dimanche ou du lundi.

Quoi qu'il en soit de ces abus, que nous signalons sans oser en espérer la réforme, nous avons à constater le mode d'action spéciale du vin, à faire ressortir les propriétés essentiellement productives de la chaleur animale et incitatrice des mouvements ; mais tous les vins, n'ayant pas la même composition, sont loin de jouir des mêmes propriétés, et celles-ci varient selon les proportions de leurs principes constituants. Il semblerait, d'après cela, qu'il suffit d'analyser ces principes pour arriver à la connaissance des propriétés de chaque espèce de vin ; mais rien n'est moins vrai, et la chimie, dans ce cas, s'est montrée impuissante comme dans beaucoup d'autres.

Nous savons par elle, en effet, que l'eau, l'alcool, le sucre, le gluten, l'acide tartrique et la matière colorante en sont les éléments les plus ordinaires ; que l'acide carbonique s'y joint dans les vins mousseux ; nous savons même, ou à peu près, l'exacte proportion de l'alcool contenu dans chaque espèce. Ainsi les vins de liqueurs en renferment pour la plupart, en volume, de 17 à 23 centièmes ; les vins du Midi de 14 à 17 centièmes ; ceux de Bordeaux, de la Gironde et du Lyonnais, de 13 à 14 pour cent. D'autres, au contraire, dans la Gironde, dans la Haute-Garonne, dans les Pyrénées-Orientales, n'en donnent, suivant les expositions, que de 8 à 13 pour cent. Les vins de la Côte-d'Or, de 11 à 12 et quelquefois de 9 à 10 seulement ; le champagne mousseux, 9, 10 et 11, et enfin les vins de Châtillon, d'Orléans et de Blois, n'en contiennent plus que 6, 7, 8 et 9 centièmes. Mais quels enseignements tirons-nous de ces découvertes à propos de l'action des vins sur l'économie ? Nous voyons que le vin de Bordeaux contient 14 et le vin de Bourgogne 12 pour 100 d'alcool. Quel rapport, je vous prie, entre cette toute petite différence du principe alcoolique et l'énorme différence d'action existante entre les deux vins ? Comment se fait-il que le bourgogne, moins alcoolisé, soit plus capiteux que le bordeaux, plus riche en esprit ? La chimie ne nous explique rien, nous apprend peu de choses, et il faut que, la laissant pour ce qu'elle vaut en cette circonstance, nous ayons recours aux faits d'observations.

Ce que nous avons observé nous apprend donc que la fermentation est l'origine procréatrice du vin ; que si le raisin, soigneusement cueilli, est conservé en grappes séparées, *les grains intacts,* aucune fermentation ne sera produite ; que si, au contraire, le raisin, après vendange, est jeté pêle-mêle et en grappes dans un vase, *les grains déchirés,* la fermentation alcoolique se développe presque instantanément. Pour l'explication de cette différence, on a recherché le siége des principes constitutifs du raisin, et l'on s'est rendu compte que le sucre et le gluten, qui y existent, sont séparés l'un de l'autre et occupent chacun des organes particuliers. De ce fait, on a tiré la conséquence inévitable : que la fermentation est impossible tant que le sucre et le gluten, ses agents nécessaires, restent isolés dans les grains intacts du raisin, tandis qu'elle se produit aussitôt qu'une déchirure de l'enveloppe vient à opérer le mélange des deux substances. D'où cette autre conséquence primordiale : le point de départ de toute vinification est la combinaison intime du sucre et du gluten contenus dans le grain de raisin.

On comprend alors comment il se fait que la chaleur du climat tende à faire dominer le principe sucré, tandis que le froid l'empêche de se développer et laisse exister en excès le gluten et les matières végétales qui donnent aux vins leurs goûts acerbes, durs, acidules, etc. Aussi les vins des pays chauds, de Grèce, d'Italie, d'Espagne et du midi de la France sont-ils essentiellement alcooliques, parce que ces climats, en développant le principe sucré, fournissent à la fermentation alcoolique son agent essentiel (le sucre). Quelques-uns même, gardant ce principe en excès, conservent le goût sucré. Prenant ces différences en considération, on peut diviser les vins en sept genres différents, qui sont :

1° Les *vins aromatiques sucrés doux*. Tel est le vin que l'on appelle *bourru*, et qui n'est qu'un moult trouble, peu fermenté et rapproché ; s'il désaltère dans le moment, il excite la soif bientôt après ; mais ce n'est là qu'une boisson passagère, et nous donnons spécialement le nom de vin aromatique sucré aux vins muscats de *Rivesalte*, de la *Ciotat*, de *Frontignan*, de *Lunel* et de *Tavel*. Ils ont une consistance presque sirupeuse ; ils sont très-nourrissants, agréables et fortifiants. On ne doit en boire qu'en petite quantité. Ils contiennent le sucre en abondance et peu d'acide tartrique ; aussi, ils sont très-fermentescibles, susceptibles cependant de se garder par l'excès d'alcool qu'ils contiennent. On pourrait y joindre les meilleurs vins d'Italie, tels que celui de Lacryma-Christi, d'Albe, de Montefiascone et de Rhetie. Ces vins, rouges ou blancs, sont doux et passent aisément par les voies urinaires.

2° Les *vins aromatiques sucrés et légèrement amers*. Ce sont les vins précieux du Cap, de l'île de Chypre, de celle de Candie, dits vins de Malvoisie ; les vins d'Espagne, tels que ceux de Xérès, de Rota, de Malaga ; celui auquel on donne le nom de Tinto ou vin couvert, et dont la plus grande partie vient de l'île de Madère, et le vin de Tokaï en Hongrie. Ces vins sont d'excellents cordiaux ; ils aident la digestion et peuvent remédier à l'atonie de l'estomac que l'usage de vins ordinaires ne corrige pas. Ils sont connus sous le nom générique de vins de liqueurs ; on doit en boire peu à la fois. Ces vins sont fermentescibles et se gardent très-longtemps ; ils deviennent de plus en plus généreux, parce qu'il s'y forme sourdement du nouvel alcool dû à une fermentation insensible et d'autant plus prolongée qu'elle est produite par le mucilage sucré qu'ils contiennent en abondance ; l'acide tartrique se dépose ou éprouve une altération particulière.

3° Les *vins très-chargés de matière colorante*. Ils ont une saveur d'autant plus astringente que cette matière y est en plus grande quantité, c'est-à-dire qu'ils renferment plus de tanin. Tels sont les vins de Bordeaux, d'Anjou, de Touraine. Ces vins, soit rouges ou blancs, sont médiocrement chargés d'alcool, ont peu d'arome, peu de parties acidules et beaucoup de matière colorante ; ils fortifient l'estomac et enivrent rarement. On les conseille aux convalescents qu'on ne veut pas échauffer, mais dont on veut ranimer les forces. On préfère en général le vin de Bordeaux, qui est peut-être le vin le plus salutaire de l'Europe. Dans cette catégorie se rangent encore les vins du Languedoc, ceux du Rhône, de Porto et du Roussillon. Ce sont des vins essentiellement toniques, mais très-capiteux.

4° Les *vins alcooliques et acidules*. Tels sont ceux de Bourgogne ; les crus les plus renommés appartiennent à cette catégorie ; elle renferme les vins de Clos-Vougeot, de Chambertin et de Beaune ; ceux de Mâcon, d'Avalon et de Coulange ; tels sont aussi ceux de la Champagne méridionale, ceux du Dauphiné, qui renferment les crus renommés de l'Ermitage et de Côte-Rôtie. Viennent enfin ceux de Condrieux et d'Orléans, moins riches en alcool, et cependant fort capiteux encore. Ces vins sont, en général, très-salutaires et étanchent bien la soif.

5° Les *vins alcooliques, peu acidules et renfermant une certaine quantité d'acide carbonique*. A cette catégorie appartiennent les vins mousseux du nord de la France, cueillis en Lorraine, en Alsace et en Champagne ; ils sont légers et agréables.

6° Les *vins acidules très-surchargés de tartre*. Ils sont récoltés dans le département du Haut-Rhin. On les assimile à ceux du Poitou.

7° Les *vins aqueux, acidules*. Ce sont les plus faibles de tous ; aussi ils supportent peu l'eau. Récoltés dans les environs de Paris, à Vaugirard, à Suresnes, à Argenteuil, en Brie, ils manquent des qualités essentielles qui constituent les bons vins.

> Je consens de bon cœur pour punir ma folie,
> Que tous les vins pour moi deviennent vins de Brie.

(BOILEAU, satire 3e).

Leur renommée n'est pas meilleure de notre temps qu'au xviie siècle; ils étaient cependant réputés des premiers crus de France à l'époque où l'empereur Julien habitait sa chère Lutèce. Ils étaient servis sur la table de ce prince (peu connaisseur, il est vrai) et sur celle des grands dignitaires de l'empire, ce qui prouve davantage.

Il est bon de faire observer que les vins blancs diffèrent principalement des vins rouges par l'absence de la matière colorante, et, par suite, du tanin, qui y est en très-faible proportion. Aussi sont-ils, en général, plus légers, moins alcooliques et plus apéritifs. Ils sont exempts des huiles essentielles que le cuvage fait passer dans les vins rouges et dont l'odeur nuit au bouquet. C'est à cette circonstance sans doute qu'il faut attribuer la qualité supérieure ou la saveur plus agréable des eaux-de-vie que l'on en retire.

Quant aux vins mousseux, moins alcooliques que les précédents, ils ne doivent leur propriété spéciale qu'à la présence de l'acide carbonique obtenu par une préparation particulière. Ils sont chargés, en outre, d'une plus forte proportion de sucre de raisin, rendue plus considérable encore par l'addition du sucre de cannes. Les meilleurs viennent de Champagne, et la supériorité de leur arome les a fait distinguer entre tous. Vifs, pétillants, ils excitent le système nerveux et ils enivrent facilement, mais cette ivresse est passagère; elle ne dure pas.

Il y a des vins qui sont plus de garde que d'autres; ce sont, en général, les plus colorés, comme les vins de Cahors, par exemple. Lourds, pâteux, chargés d'acool, ils sont de difficile digestion pendant les premières années; mais ils se décolorent peu à peu, et après dix, douze, quinze ans et plus, devenus paillets, ils sont légers, délicats et chauds. Les vins du Rhin, ceux de Bordeaux, sans être aussi fortement colorés que ceux de Cahors, se gardent aussi un temps presque indéfini.

Falsifications des vins.

Le vin est falsifié de différentes manières; la plus commune est le coupage avec de l'eau, qui diminue sa richesse en alcool. Les jurés dégustateurs savent apprécier cette fraude. Si l'on voulait, du reste, reconnaître d'une manière plus précise la proportion d'alcool que ce vin contient encore, on aurait recours à la distillation. La chimie peut aussi intervenir d'une manière utile en constatant la présence de sels calcaires introduits par l'addition de l'eau de rivière ou de puits qui a servi au coupage. D'autres fois on ajoute de l'alcool au vin pour augmenter sa force. Si l'addition s'est faite récemment, il sera facile de la découvrir par la dégustation; si elle date d'un temps plus éloigné et que l'alcool soit de bonne qualité, celui-ci se sera fondu, complétement incorporé aux autres éléments du vin, et il sera impossible de constater son introduction; ce qui, du reste, est peu important.

Les vins passés à l'aigre ne sont plus guère *adoucis* par la litharge (protoxyde de plomb), le sel de saturne (acétate de plomb), le blanc de céruse (carbonate de plomb), qu'il est si facile de reconnaître, puisqu'il suffit souvent de verser dans la liqueur quelques gouttes d'acide sulfhydrique pour obtenir à l'instant un précipité noir qui décèle la présence du plomb. L'alun, ajouté parfois en assez forte proportion pour clarifier le vin ou même lui donner un goût analogue à celui du vin de Bordeaux, n'est pas plus difficile à reconnaître. Il suffit de faire évaporer une partie du liquide, préalablement décoloré par le chlore concentré, jusqu'au tiers de son volume.

La coloration artificielle des vins avec le suc des baies de sureau, d'hyèble ou d'autres fruits très-chargés en couleur, quelque difficile que cela paraisse, peut également se constater par des moyens simples. Le procédé dont on se sert consiste à agiter le vin avec un petit excès de gélatine et à filtrer ensuite. Si le vin est pur, le tanin qu'il contient, et qui est précipité par la gélatine, entraîne avec lui la matière colorante ; le liquide filtré conserve à peine une teinte rose. La matière colorante des fruits étrangers n'est pas précipitée de même, et ce vin filtré reste foncé comme avant. On comprend que, si ce procédé est applicable aux vins dont la couleur a été simplement rehaussée, il l'est à plus forte raison à celui qui est fabriqué de toutes pièces. Aussi ce genre de falsification est-il à peu près complétement abandonné ; les marchands préfèrent couper les vins trop clairs avec les vins très-colorés du Gâtinais ou de toute autre provenance.

Les vins blancs sont quelquefois mélangés avec du cidre de poires ou poiré. La dégustation est souvent insuffisante pour faire apprécier ce mélange (qui, du reste, paraît n'avoir rien d'insalubre, mais qui trompe l'acheteur sur la valeur réelle du liquide vendu). On constate la fraude par le procédé suivant : le vin est concentré, puis abandonné pour obtenir une cristallisation du tartre ; la liqueur surnageante est évaporée à nouveau pour obtenir une deuxième et une troisième cristallisation. La dégustation du résidu ne tarde pas alors à découvrir la présence du poiré, et elle est rendue plus manifeste encore si on en jette une portion sur une pelle rougie au feu ; il s'exhale alors une odeur de poire cuite facile à reconnaître.

Cidres.

Boisson fermentée, piquante, d'un goût agréable, extraite des pommes ou des poires, quelquefois même des cormes, usitée principalement en Normandie et en Picardie. On évalue la quantité fournie à la consommation à quatre millions d'hectolitres de cidre de pommes, et à neuf cent mille hectolitres de cidre de poires.

Composition.

L'analyse exacte du cidre est encore à faire, et cela se conçoit ; sa composition n'est presque jamais la même, et les différences sans nombre qu'on peut y remarquer varient suivant une foule de circonstances qu'il est presque impossible d'apprécier. Quoi qu'il en soit, les substances qu'il contient d'ordinaire et qui varient seulement dans leurs proportions, sont : 1° de l'eau ; 2° du sucre de fruits en plus grande quantité que dans les autres boissons fermentées ; 3° de l'alcool ; 4° du mucilage ; 5° un principe extractif amer ; 6° une matière colorante ou chlorophyle ; 7° de l'acide carbonique en proportion considérable ; 8° de l'acide malique ; 9° des matières azotées, plusieurs sels ou substances terreuses. La proportion de ces éléments est plus ou moins grande, non-seulement suivant l'espèce du cidre, mais encore dans le même, suivant qu'il est vieux ou nouveau, qu'il a été conservé dans des bouteilles ou dans des tonneaux, etc. La différence principale qui existe entre le cidre de pommes et le poiré tient à l'arome, différence qui provient sans doute des huiles essentielles contenues dans l'un et dans l'autre. Le cidre de pommes est aussi moins riche en alcool que le cidre de poires.

Qualité du cidre ; circonstances dont elle dépend.

La pomme qui fournit le meilleur cidre est la plus mauvaise comme aliment ; ce qui veut dire que la qualité des fruits employés est la cause la plus puissante des différences dans les qualités du liquide obtenu. Sous le rapport de la saveur, le cidre varie

suivant que les pommes étaient douces, acides, amères ou âpres. Les premières donnent une liqueur douce, peu généreuse et qui ne se conserve point ; les secondes un
liquide léger, qui noircit à l'air et s'aigrit facilement. Les fruits âpres ou amers font
un cidre généreux, fort, coloré, qui enivre volontiers et se garde longtemps. Comme
les vins, les cidres sont différents, selon la nature et l'exposition des terrains où croissent
les poires ou les pommes. Les meilleurs crus de la Normandie sont ceux qui viennent
dans les terres fortes, élevées et situées loin des bords de la mer. Ceux d'Amérique et
d'Angleterre sont très-estimés. L'âge influe aussi d'une manière marquée sur la qualité
du cidre. Après la fabrication et pendant les premiers mois, il est muqueux et sucré ;
quelques mois plus tard, il se *pare*, comme on dit, et il contient alors une quantité
notable d'alcool ; quelques années après, plus ou moins, il se détériore, devient plat
et cesse enfin d'être potable.

Préparation des cidres.

Rien de moins uniforme que la fabrication du cidre. Chaque pays, chaque canton a
sa manière ; nous disons plus, chaque propriétaire, en quelque sorte, a son procédé à
lui. Cependant le mode de préparation le plus ordinaire est celui-ci : la cueillette des
fruits se fait, autant que possible, par un temps sec ; après les avoir mis en petits tas,
les avoir laissé sécher, les avoir mélangés convenablement, on les broie à l'aide d'un
pilon, d'un maillet, et mieux de cylindres en fonte cannelés ou d'une meule verticale
en pierre roulant dans une auge. On y ajoute ordinairement un peu d'eau, selon le
cidre qu'on veut obtenir.

La pulpe broyée est mise en cuve pendant quelques heures et même pendant quelques jours, puis disposée sur le pressoir en couches minces, séparées par de la paille,
la laissant égoutter pendant deux jours. Ce suc, qui s'égoutte sans pression, est le
meilleur cidre. Après ce premier égouttage, la pulpe restant est soumise à la presse,
et le jus qui s'en échappe est reçu dans les cuves où il fermente bientôt. Cette première
fermentation obtenue, le cidre est soutiré dans des tonneaux qui ne sont bouchés qu'a-
près le rejet au dehors de toute l'écume et après avoir été remplis. L'opération doit
être surveillée avec attention ; il est important, en effet, de soutirer le liquide au clair
dès que la fermentation cesse et qu'une sorte de clarification spontanée s'est produite.
La condition essentielle pour préparer et conserver le cidre est d'amener cette clarification spontanée ; vouloir l'obtenir autrement est impossible. Les moyens artificiels ne
réussissent pas dans cette liqueur sans force et sans tanin. Le cidre fabriqué de cette
manière est suffisamment éclairci ; la fermentation n'est pourtant pas complète ; elle
dure quelquefois plus de six mois encore. On se sert du même procédé pour préparer
les petits cidres ; seulement, on emploie des fruits de qualité inférieure ou le marc du
gros cidre qu'on *broie* à nouveau en y ajoutant une certaine quantité d'eau.

Altérations des cidres.

On a l'habitude de conserver les cidres dans des tonneaux ; il vaudrait mieux les mettre
en bouteilles, car ceux laissés en barriques et soutirés au fur et à mesure de la consommation passent facilement à l'aigre, et ce changement, peu appréciable par les personnes qui en font habituellement usage, amène de fâcheux résultats pour la santé, si
l'on en juge du moins par les effets délétères de l'eau vinaigrée dont on a défendu
l'usage exclusif et prolongé à nos soldats et même aux détenus des maisons centrales.
Cette altération peut aller jusqu'à la putridité quand les substances azotées qu'ils contiennent entrent elles-mêmes en fermentation. Le liquide qui reste longtemps en vi-
dange passe d'ailleurs au brun, au verdâtre, perd son acide carbonique et son alcool,

et nous ne doutons pas que les accidents graves qui sont survenus quelquefois par l'usage du cidre et surtout les coliques violentes ne doivent être attribués à ces altérations plutôt qu'aux falsifications dont on prétend qu'il est parfois l'objet, et qui sont les mêmes que celles subies par les vins.

Effets des cidres sur l'organisme.

Immédiats ou consécutifs, ces effets varient suivant les espèces de cidre. Celui-ci est-il de bonne qualité, *gros, mousseux et sucré*, et contenant encore beaucoup de mucilage et de sucre? Il est lourd, de difficile digestion, purgatif quelquefois; mais lorsqu'il a vieilli, il est léger, agréable, nourrissant. Le cidre est-il *cuit et composé?* Ses effets et sa saveur sont presque ceux des vins cuits du Midi. Lorsqu'il est *paré*, qu'il ne fermente plus, qu'il est d'une belle couleur jaune, alcoolique et mousseux, il devient alors fortifiant, généreux et nourrissant. Appartient-il à la classe des cidres moyens, résultat de cidres de première qualité étendus d'eau, soit en le brassant, soit au moment d'en faire usage? C'est une boisson tout à fait salutaire. Enfin les petits cidres faits avec des fruits de mauvaise qualité ou du marc plusieurs fois pressé, ceux qui sont troubles ou altérés, qui proviennent de fruits trop mûrs ou pourris, sont de très-difficile digestion ou plutôt sont tout à fait indigestes et peuvent déterminer les accidents les plus sérieux. Le cidre de bonne qualité, ni trop vieux ni trop nouveau, est donc une boisson généreuse, très-saine, et dont les effets sont analogues à ceux du bon vin. Les habitants des pays où on en fait un usage journalier sont bien portants, robustes et remarquables par la fraîcheur de leur teint comme par leur embonpoint. Mais néanmoins il est à remarquer que, dans les pays où le cidre fait la boisson principale, les affections vermineuses sont très-communes.

Bière.

Boisson fermentée qui a pour base l'orge germé et le houblon. Il est à croire que son usage ou celui des liquides analogues remonte à la plus haute antiquité, et le nom de *Cervitia Cervoise* qu'on leur donnait, paraît dériver de celui de Cérès, à laquelle on en attribue l'invention. Elle est fort usitée dans tous les pays qui ne produisent pas de vin ou qui récoltent peu de fruits à cidre; c'est la boisson la plus ordinaire des repas en Angleterre, en Hollande, en Belgique, et dans les départements du nord de la France, etc. Presque inconnue dans le Midi et les pays vignobles, elle est cependant en grande faveur en Bourgogne, où le vin ne manque pas assurément.

Des diverses espèces de bière et de leur préparation.

Trois opérations principales sont nécessaires pour la préparation de la bière; elles consistent à faire germer les grains, extraire les matières solubles qui s'y sont formées et obtenir la fermentation des liqueurs.

La germination du grain ou maltage a pour but et pour effet d'augmenter la quantité du sucre qu'il contient et de le rendre propre à la fermentation. C'est habituellement l'orge dont on se sert pour cet usage. On en obtient la germination en le laissant tremper dans l'eau jusqu'à ce que les grains s'écrasent facilement entre les doigts, puis en l'étendant en couches plus ou moins épaisses sur une aire plate. Les vapeurs humides s'élèvent peu à peu, le grain s'échauffe, et la germination se produit. Cet effet obtenu, et avant que la végétation soit poussée trop loin, on dessèche le grain destiné à la fabrication de la bière ordinaire, et on torréfie plus ou moins celui qui doit être employé pour les autres espèces.

Le grain ainsi germé, et qui porte le nom de *malt*, se concasse, puis se brasse. C'est en délayant l'orge germée dans trois ou quatre fois son poids d'eau, en chauffant graduellement le mélange jusqu'à la température de 75 degrés centigrades, après l'avoir fortement agité et en le portant jusqu'à celle de l'eau bouillante, que l'on obtient ce brassage. Pendant toute cette opération, qui dure de dix à douze heures, l'amidon se convertit en sucre, et le produit ou liquide sucré extrait de l'orge prend le nom de *moût*. Transporté rapidement dans les chaudières, il est mêlé au houblon et plus ou moins concentré, suivant les habitudes de chaque brasserie ou l'espèce de bière que l'on veut obtenir.

Le moût de bière houblonnée est refroidi à la température de 18 à 20 degrés centigrades, puis versé dans de grandes cuves en bois, où il est maintenu au même degré de chaleur. On y ajoute la levure et on abandonne la matière à elle-même. Bientôt se produisent tous les phénomènes d'une fermentation alcoolique plus ou moins vive ; il se dépose une quantité considérable de levure, et l'opération est terminée lorsque le mouvement cesse, que l'écume s'affaisse et que la matière sucrée a disparu.

La bière se clarifie avec la colle de poisson. C'est au lieu où le soutirage doit se faire, dans les barils qui servent à la transporter, que s'opère le mélange. A cet effet, on introduit cette colle préparée avec son volume de bière ; on l'agite fortement, et, au bout de deux ou trois jours, le dépôt est effectué ; on peut mettre en bouteilles. Pour que la bière mousse, celles-ci doivent être couchées ; mais, au bout de vingt-quatre heures, il faut les relever pour en éviter la cassure.

On comprend, d'après ce qui précède, que la nature de la bière varie selon les proportions de malt et de houblon employés, par le degré de concentration du moût, qui donne, par la fermentation, des liqueurs plus ou moins alcooliques ; par le degré de torréfication du malt, qui fournit des liqueurs colorées et de saveurs très-différentes ; enfin par la substitution de substances amères ou aromatiques au houblon ordinairement employé. Prenant ces diverses circonstances en considération, nous diviserons les bières en deux sortes, les bières faibles et les bières fortes.

Des bières faibles.

A cette classe appartiennent la bière de Paris, certaines bières de la Belgique et l'*ale* anglaise, quoiqu'elles présentent beaucoup de différences entre elles. A Paris, où la bière n'est guère qu'une boisson de luxe consommée durant les chaleurs, on en fabrique trois espèces : la petite bière, faite avec des moûts peu chargés ; difficile à garder, elle passe promptement à l'aigre ; la bière double, plus concentrée et se conservant mieux ; c'est celle dont on fait le plus usage. Plus brune que la première, sa couleur, qui devrait tenir à une torréfaction plus avancée du moût, est due le plus souvent à l'emploi du caramel ; la bière blanche, qui a toutes les qualités de la bière double, et qu'il est moins facile de frauder parce qu'on ne peut recourir aux moyens artificiels de coloration, et que l'on a, au contraire, pris toutes les précautions pour empêcher le malt de brunir.

L'ale anglaise est une des meilleures bières de la Grande-Bretagne ; elle est blanche aussi, analogue à celle de Louvain, qui est plus délicate, et contient moins de houblon ; on la prépare avec de l'orge de première qualité, bien germée et séchée à basse température.

Des bières fortes.

Pour les obtenir, on concentre davantage le moût, et, de cette manière, on les rend plus riches en alcool ; elles se conservent mieux que les précédentes, et quelques-unes peuvent se garder comme le vin, quand elles ont été bien préparées. Il faut les clarifier avec le plus grand soin et les séparer complétement de la levure qui leur communique souvent des propriétés nuisibles, surtout pour les personnes qui n'y sont point accoutumées ou qui en font excès. A cette classe appartiennent certaines bières blanches ou colorées de Belgique, comme le *faro* de Bruxelles, ou bien le *peetermann*, et les *porters* anglais. On mélange trois espèces de malt pour la préparation de ces derniers : le malt ordinaire, le malt torréfié jusqu'à la couleur ambrée, et le malt rendu brun par une torréfaction encore plus avancée. Ils ont, à ce que l'on prétend, une saveur particulière qui leur est communiquée par la fumée de houille, si épaisse dans les rues et plus encore dans les brasseries de Londres.

Effets de la bière sur l'organisme.

La bière se compose d'eau, d'alcool, de sucre de raisin (glucose), de substances azotées, de sels et d'un principe amer fourni par le houblon ; d'où il résulte que son action doit être analogue à celle des autres boissons légèrement alcooliques ; elle est, de plus, nutritive par la matière solide qu'elle contient (48 grammes environ par litre), laquelle matière est composée de substances azotées ou non, assez semblables à celles contenues dans le pain (amidon, gluten), et, par conséquent, réparatrices comme elles. Cette action est d'autant plus énergique que la bière est plus forte ; elle varie donc, en quelque sorte, suivant chaque espèce.

La petite bière ou bière simple, la moins alcoolique et la moins chargée de cette matière solide, constitue cependant une boisson des plus salutaires lorsqu'elle est bien préparée, qu'elle contient suffisamment de houblon et qu'elle se présente sous la forme d'un liquide clair, jaune doré et légèrement mousseux. Elle convient aux tempéraments bilieux et nerveux comme aux individus qui sont doués d'une grande force de réaction. Quand elle remplace le vin à l'heure des repas, qu'elle est prise avec modération, pure ou coupée avec un peu d'eau, elle étanche bien la soif, stimule légèrement l'estomac et facilite la digestion. A dose plus élevée ou comme tisane, elle excite doucement les fonctions de la peau, augmente les sécrétions en général, et plus spécialement celles du tube digestif et des voies urinaires. Les médecins anglais du siècle dernier, en faisaient le plus grand cas dans une foule de maladies, et elle paraît, en réalité, avoir une action salutaire dans la gravelle. Coupée avec un quart ou un tiers d'eau de seltz, elle calme souvent les nausées et les vomissements qui accompagnent les premiers mois de la grossesse, et, mieux que toute autre boisson, elle étanche la soif ardente qui incommode si souvent les nourrices.

Beaucoup plus nutritives que les précédentes, les bières fortes se rapprochent du vin par la stimulation qu'elles exercent sur l'estomac et l'économie tout entière. Comme lui, elles enivrent, lorsqu'elles sont prises en trop grande quantité, et, surtout, lorsque la torréfaction du grain a été poussée vite et loin. Elles occasionnent souvent des coliques avec ballonnement du ventre, quelquefois la dyssenterie, plus rarement encore les rétentions d'urine ou les écoulements du canal de l'urètre, si elles sont nouvelles ou mal préparées, comme il arrive trop souvent pour les bières blanches ou brunes de Paris, de la Belgique et de la Hollande.

On substitue quelquefois au houblon, comme nous l'avons dit, diverses substances amères, qui sont moins coûteuses, et communiquent au liquide un goût analogue ; ce sont les petits rameaux d'absynthe, les feuilles de buis et la racine de gentiane dont on se sert le plus habituellement. Cette falsification, peu avantageuse dans les temps ordinaires, se fait en grand, lorsque le houblon manque ; elle est facile à reconnaître et doit être réprimée, mais on la tolère quelquefois, alors surtout que le houblon a atteint, comme en 1854, des prix fabuleux.

TROISIÈME CLASSE.

Boissons alcooliques.

Elles diffèrent des boissons fermentées par l'intensité de leur action sur l'économie autant que par leur goût et leur arome. A doses peu élevées, elles produisent les effets les plus violents des premières, prises, en grande quantité, l'excitation qu'elles produisent est plus vive, plus prompte, plus durable, et l'anéantissement qui en est la suite, se montre plus vite, plus complet; il est plus profond, il se prolonge davantage. Ingérées à haute dose, elles deviennent un véritable poison narcotique, se comportent comme lui, et peuvent avoir plus rapidement encore ses funestes résultats. Mais si l'ingestion imprudente et immodérée de ces liqueurs énergiques peut amener ces formidables résultats, leur usage opportun et modéré peut à son tour être des plus salutaires. Prises à petites doses, elles atténuent les effets débilitants de la chaleur, et dans les pays équatoriaux elles diminuent la sueur. Dans les pays froids et humides, elles raniment les forces, aident à résister aux influences pernicieuses de l'atmosphère, et pour quelques individus dont la digestion est pénible, elles sont un stimulant utile de l'estomac. Les effets des liqueurs dites de table ne sont pas tout à fait celles des boissons purement alcooliques. Plus chargées de sucre, elles renferment des condiments qui masquent l'alcool, en affaiblissent l'énergie, les rendent moins enivrantes et souvent moins faciles à digérer.

A cette classe appartiennent l'alcool, l'eau-de-vie (alcool réduit), le *tafia* ou *rhum*, le *rack* ou eau-de-vie de grains, l'*arack* des Arabes, qu'ils obtiennent du riz fermenté; puis les liqueurs de table, telles que le *kirschenwasser* et le *koetschenwasser*, le *marasquin*, e *persicot*, etc.; enfin les liqueurs enivrantes des orientaux, comprenant d'abord l'opium, puis le *chosaf*, boisson fort en usage en Turquie, préparée avec le miel, le vinaigre de cidre et les raisins secs; le *cocouar*, liqueur très-estimée des Persans, qui échauffe, enivre, et se compose avec la décoction des feuilles ou mieux des têtes de pavots concassées, etc.

Les eaux-de-vie les plus usitées sont celles qu'on retire de la distillation des vins de raisins et du vin de cerises. Ce sont les premières qui sont les plus estimées, et ce sont surtout celles de France, qui sont les plus recherchés. Quant au vin de cerises, il se fait avec le fruit de l'arbre sauvage appelé *mérisier*. On écrase les cerises, la fermentation se fait, et donne un vin très-alcoolique qui se trouve aromatisé par le noyau du fruit. La distillation de ce vin produit l'alcool mieux aromatisé encore, connu sous le nom le kirschenwasser, très-usité dans les pays du Nord et très-utile pour faciliter la digestion. Quand on veut trop en précipiter la distillation, on lui donne un coup de feu qui développe souvent un goût empyreumatique fort désagréable. Le procédé est le même pour obtenir le koetschenwasser, qui est fait avec des prunes.

Le tafia ou rhum est le produit distillé du jus de cannes détériorées et de la mélasse qui ont fermenté dans une suffisante quantité d'eau. Le rack, comme nous l'avons dit, est l'eau-de-vie que l'on retire des grains, l'arack est celle donnée par le riz. Il en est une encore qui est le résultat de la fermentation et de la distillation des pommes de terre, et qu'on nomme *schnaps* en Allemagne; et tout récemment on vient d'obtenir, par la distillation des copeaux du bois de peuplier, un alcool aussi franc de goût que l'alcool obtenu du vin. En Amérique et dans les Indes orientales, on prépare une autre espèce de liqueur avec les fruits sucrés des palmiers. Les eaux-de-vie en vieillissant prennent de la douceur et de la grâce, elles sont préférables aux nouvelles, à qualité égale, d'ailleurs.

Les liqueurs sucrées se préparent en faisant infuser dans l'alcool les substances aromatiques dont on veut faire usage, comme la canelle, le girofle, la menthe, les noyaux d'amandes amères, une petite cerise d'Italie, appelée *marasca,* les noyaux de pêche et d'autres condiments, auxquels on ajoute une certaine proportion de sucre. C'est ainsi que s'obtiennent les ratafias, les eaux de menthe, de noyau, le marasquin, le persicot, etc., etc., la force de l'alcool y est diminuée. Les eaux de noyaux sont toniques, elles accélèrent la digestion, mais il ne faut pas en abuser; leur aromate peut devenir vénéneux et causer une ivresse convulsive des plus graves. Le vieux ratafia conserve son arome, perd du piquant de l'alcool, et prend quelque chose d'huileux et d'onctueux, de très-agréable.

Effets des boissons alcooliques sur l'organisme.

Que se passe-t-il lorsque les tissus vivants sont mis en contact avec les eaux-de-vie et les liqueurs alcooliques? Ils éprouvent d'abord un sentiment de cuisson vive, puis ils pâlissent, et s'ils restent un peu de temps soumis à leur action, ils se racornissent, se rident et subissent une constriction très-forte. Si le contact cesse, le sang afflue, et les tissus offrent tous les caractères d'une inflammation légère ou violente, suivant qu'ils seront restés plus ou moins longtemps sous l'influence alcoolique, et que la partie touchée est plus ou moins vasculaire. C'est là ce que nous voyons se produire sur la peau, et d'une manière plus intense encore sur les membranes muqueuses.

Or, les effets que nous pouvons constater sur les tissus extérieurs doivent être les mêmes sur tous les autres. Aussi, l'estomac comme la bouche éprouve-t-il une sensation de brûlure, lorsque de l'alcool y est ingéré. Si la quantité du liquide est considérable, cette ingestion est bientôt suivie de symptômes inflammatoires en rapport avec sa concentration. S'il est pris à plus petite dose, et surtout à degré plus faible, il fait éprouver un sentiment de chaleur plus ou moins prolongé, suivant qu'on a ou non l'habitude des liqueurs de cette nature. On conçoit, d'après ce qui précède, que les extrémités nerveuses qui sont mises fréquemment en contact avec elles, deviennent moins sensibles, et que les individus adonnés aux boissons alcooliques mangent peu. Leur goût et leur estomac sont perdus. A mesure d'ailleurs qu'ils s'y habituent, leurs sensations s'émoussent, les organes sont graduellement frappés d'une insensibilité relative, et comme, jusqu'à un certain point, ces boissons peuvent suppléer à une partie de l'alimentation, leur manque d'appétit s'explique. La sécrétion salivaire subit chez eux une modification marquée, elle se produit moins abondamment, soit qu'elle ne puisse s'opérer à travers les surfaces racornies, soit que le défaut de sensibilité en diminue la quantité. Aussi préfèrent-ils les substances qui, par l'irritation qu'elles causent, amènent une sécrétion plus forte de ce fluide digestif : telle est la croûte du pain, qu'ils digèrent mieux que la mie ou le sucre qu'ils dédaignent.

Du reste, si les effets de l'alcool diffèrent peu de ceux que produisent les diverses espèces de vins, ils ont cependant quelque chose de particulier, que les personnes qui ont étudié sur elles-mêmes les modifications déterminées par les diverses espèces de liqueurs peuvent mieux apprécier que le médecin. Assurément, le mode d'excitation intellectuel n'est pas le même, soit que l'on ait pris de l'eau-de-vie, que l'on ait bu du vin de Champagne ou du vin du Rhin. Disons, enfin, que l'alcool, pris en petites quantité, est à la fois tonique et stimulant; que si on en roule un peu dans la bouche, il diminue la disposition à la sueur et à la soif, parce qu'il diminue l'épanchement des sucs aqueux ; et qu'en général, les spiritueux, dans ces limites, soutiennent bien les forces musculaires et digestives.

QUATRIÈME CLASSE.

Boissons aromatiques.

Elles composent la quatrième classe. On les obtient, comme nous l'avons dit, par infusion, décoction ou mélange; elles comprennent le café, le thé et les diverses infusions théiformes. On y joint encore l'*astragalus*, dont les grains torréfiés peuvent être mêlés, à parties égales, avec ceux du café, et quelques autres substances dont l'usage est si peu répandu, qu'il nous paraît inutile d'en parler. Leur action varie, en général, suivant qu'elles sont plus ou moins concentrées; elles ont cependant cela de commun, que cette action se fait sentir sur tout l'organisme, qu'elles facilitent dans quelques cas la digestion, et souvent empêchent le sommeil. L'infusion du thé a de plus cette propriété particulière, qu'étant prise ordinairement en grande quantité, elle agit à la manière des boissons chaudes.

Du café.

On désigne sous ce nom les graines du caféier, arbrisseau qui pourrait s'élever à la hauteur de sept à huit mètres, mais que l'on étête et maintient à un mètre et demi ou deux au plus, pour en faciliter la récolte; les fleurs, d'un blanc jaunâtre, exhalent une odeur suave, et sont remplacées par une baie rouge de la grosseur d'une petite cerise, renfermant dans deux cavités deux graines aplaties, traversées d'un sillon longitudinal du côté interne, convexes de l'autre. Ce sont ces graines qui, débarrassées de leur enveloppe mucilagineuse et aigrelette, sont transportées d'Arabie ou d'Amérique dans toutes les parties du monde, et prennent le nom de *café*.

Longtemps avant que les Européens connussent le café, les Orientaux en faisaient usage. Tout le monde sait que la liqueur qu'il sert à préparer ne fut guère en vogue que vers l'année 1669; à cette époque, résidait à Paris Soliman-Aga, envoyé turc, qui, l'ayant fait goûter à plusieurs personnes, leur en fit contracter l'habitude. Après son départ, elles en continuèrent l'usage, qui bientôt se répandit et devint si général, que l'on établit, comme en Perse et à Constantinople, des maisons publiques, appelées *cafés*, où l'on vendit cette infusion. Plus tard, ces établissements se multiplièrent à l'infini, et la consommation du café devint si considérable, qu'il fallut songer à en augmenter la production. On voulut posséder l'arbre qui produisait une denrée si précieuse; originaire de l'Arabie et presque exclusivement cultivé dans cette partie du monde, les Hollandais en transportèrent à Batavia quelques pieds achetés à Moka, d'où l'on tirait alors tout le café du commerce; ils en envoyèrent à Amsterdam. Le consul général de France en cette ville put s'en procurer un pied, et le transmit en France vers le commencement du dix-huitième siècle. Placé dans les serres du Jardin des Plantes, cet arbrisseau fut bientôt couvert de fruits et se multiplia merveilleusement. Dès lors fut conçu et exécuté le projet d'en introduire la culture dans les colonies françaises de l'Amérique. En 1720, trois pieds de caféier furent envoyés à la Martinique; deux périrent en route, le troisième ne parvint à être conservé que par les soins minutieux du capitaine Déclieux, qui, pendant une traversée longue et périlleuse, partagea avec lui sa ration d'eau, bien mesurée cependant. C'est de ce pied unique que sont sortis tous les caféiers devenus si nombreux à la Martinique, à la Guadeloupe et à Saint-Domingue; il est l'origine des riches plantations auxquelles ces contrées doivent leur splendeur.

Composition.

Il existe dans le commerce plusieurs sortes de café, qui portent le nom du pays où on les récolte. Le moka, qui possède l'arome le plus agréable, est aussi le plus estimé. Après lui vient le café bourbon, dont l'arome est également très-développé, et enfin le café martinique, qui est plus âcre et plus amer. Plusieurs chimistes se sont occupés de l'analyse du café ; en voici la composition immédiate d'après les analyses les plus récentes : un principe aromatique particulier, une huile essentielle concrète, du mucilage, une matière extractive colorante, de la résine, une très-petite quantité d'albumine et de l'acide gallique. Il faut y ajouter la caféine, substance blanche, cristalline, soluble dans l'eau bouillante et assez fortement azotée, dont l'existence niée d'abord, a été définitivement admise. Cette composition permet de se rendre compte des propriétés nutritives que l'on attribue au café, en dehors de ses qualités excitantes.

Torréfaction.

Le café cru est dur, résistant, d'une saveur et d'une odeur peu agréables, analogues à celles de l'herbe ; c'est donc à la torréfaction qu'il doit cet arome suave qui le distingue, et rend son infusion si délicieuse. Il lui doit même des modifications dans sa nature intime ; elle y développe, en effet, le tanin et une huile empyreumatique, amère et aromatique, dont il tire ses propriétés stimulantes.

Il faut que cette torréfaction soit ménagée de manière à donner aux graines une teinte marron. Poussée plus loin et jusqu'à la couleur brun foncé, elle lui fait perdre une partie notable de son arome, en même temps qu'elle développe de plus en plus l'odeur empyreumatique qui résulte de la combustion des substances azotées qu'il contient. La torréfaction bien ménagée gonfle le grain, en augmente le volume de près d'un tiers, mais lui fait perdre seize à dix-sept pour cent de son poids.

Lorsqu'il est arrivé au point de torréfaction voulu, ce qu'il est facile de constater, il faut se hâter de le verser hors du vase où il a été brûlé, et de le vanner à l'air ; puis on le laisse refroidir et on le renferme dans des vases bien clos, d'où on ne le retire que pour le moudre ; opération qu'il ne faut lui faire subir qu'au moment de l'employer.

Infusion.

La quantité exacte de café en poudre, qu'il faut bien connaître pour obtenir l'infusion la plus parfaite, est de cent à cent vingt grammes par litre d'eau bouillante ; il faut que cette infusion soit rapide, c'est-à-dire que la filtration se fasse dans le plus court délai possible ; de cette manière, la plus grande partie de l'arome est conservé, surtout, si la cafetière dont il est fait usage permet de chasser par la vapeur l'eau bouillante à travers le café, et de hâter la filtration en opérant le vide aussitôt. En opérant de cette manière et sur du café torréfié jusqu'à la couleur rousse, on dissout vingt-cinq pour cent de substance ; poussé jusqu'à la couleur d'un brun foncé, le café n'en fournit plus que dix-neuf pour cent par litre d'infusion. La matière azotée contenue dans chaque litre est de cinq à six grammes dans le premier cas, et de quatre grammes cinquante centigrammes seulement dans le second. Il paraît, du reste, que l'infusion la plus agréable est celle que l'on obtient avec partie égale de café bourbon et de café martinique, torréfiées séparément et à des degrés différents.

Action du café sur l'organisme.

Cette boisson, devenue d'un usage si général chez tous les peuples civilisés, a les propriétés les plus salutaires. Lorsqu'elle a été bien préparée, elle se présente sous l'aspect d'un liquide brun doré, son odeur est aromatique et suave, sa saveur amère en même temps qu'agréable. Prise chaude, elle est énergiquement stimulante; bien différente des boissons alcooliques qui enivrent et engourdissent, elle a tous leurs avantages sans avoir leurs inconvénients. Elle ne cause ni l'ivresse, ni les accidents qui en sont la suite. Sous son influence, les facultés morales et intellectuelles s'exaltent, l'imagination est plus vive, la pensée plus libre, les travaux de l'esprit plus faciles; elle est la créatrice des œuvres d'art et de celles de l'intelligence. C'est à son usage que sont dus les chefs-d'œuvre de nos maîtres, c'est à elle, si bien nommée *boisson intellectuelle*, qu'ils sont redevables d'une partie de leurs inspirations et de leur génie. Mais là ne se bornent pas ses bienfaits ; elle a une action prompte et directe sur nos facultés organiques. Elle détermine dans l'estomac un sentiment de bien-être, une stimulation qui se répand dans toute l'économie. Les mouvements du cœur s'accélèrent, la circulation est plus active, les contractions musculaires sont plus faciles, on se sent plus agile et plus dispos. Prise après le repas, elle facilite la digestion, lui donne une activité plus grande, tandis qu'elle paraît ôter l'appétit, lorsqu'on en fait usage avant le dîner.

Cette propriété, contradictoire à première vue, s'explique cependant. L'un de ses résultats les plus remarquables est, en effet, de soutenir les forces des hommes livrés aux travaux les plus rudes, tout en leur permettant de réduire de vingt-cinq à trente pour cent la quantité des substances nécessaires à leur alimentation. C'est à M. de Gasparin, ancien ministre du gouvernement de Juillet, qu'est due cette utile observation ; il a constaté que, dans certaines contrées du Nord, les mineurs restaient forts, vigoureux, bien portants, et qu'ils étaient cependant moins abondamment nourris que d'autres travailleurs, s'étiolant sous l'influence d'une alimentation insuffisante. Il s'est assuré que ces mineurs faisaient grand usage de café, et il en a tiré la conséquence ingénieuse que le café, s'il ne nourrissait pas lui-même, avait la propriété singulière de rendre plus stables les molécules organiques, d'empêcher de se *dénourrir*, en quelque sorte, c'est-à-dire de diminuer la quantité des pertes journalières du travailleur.

Mêlée à la crème ou au lait, l'infusion du café forme un liquide très-agréable et très-nourrissant, qui est d'un usage presque général dans les grands centres de population, et notamment à Paris, où il est pris comme premier repas. C'est un aliment qui tient, par ses propriétés, des deux substances qui le composent. Il est de digestion facile et soutient longtemps ; il est légèrement laxatif. On l'accuse, sans que ce soit bien prouvé, d'occasionner les flueurs blanches, d'entraîner la faiblesse des tissus. Nous connaissons beaucoup de femmes pour lesquelles il constitue un mets des plus salutaires, qui passe bien et qui nourrit sans amener aucun des inconvénients qu'on lui attribue.

Disons, toutefois, pour terminer, que l'usage du café peut être nuisible aux personnes nerveuses, aux hypocondriaques, à celles qui sont affligées d'hémorroïdes, à tous les individus, enfin, qui sont atteints de quelque inflammation chronique, mais il s'agit, en ce cas, de malades et non de personnes bien portantes; leur hygiène ne saurait être la même.

Du thé.

Le thé est un produit végétal remarquable, comme le café, par sa composition et par la suavité de son arome. Uni sous forme d'infusion au lait et au sucre, il constitue une boisson parfumée qui provoque l'appétit et stimule les facultés intellectuelles. Les Chinois lui attribuent les propriétés préservatrices et curatives les plus merveilleuses, et c'est à son usage qu'ils se prétendent redevables de la santé parfaite dont ils jouissent dans certaines localités, au milieu d'émanations marécageuses et insalubres qui, partout ailleurs, engendrent les fièvres les plus graves.

On ne sait à quelle époque remonte en Chine et au Japon l'usage du thé, mais il n'a été introduit en Europe que vers le milieu du dix-septième siècle. Ce sont les Hollandais, qui seuls ayant le privilége de commercer avec ces deux pays, l'apportèrent chez eux. De la Hollande, il se répandit en Angleterre, et successivement dans tout le reste de l'Europe. Nulle part, on n'en fait actuellement une consommation aussi considérable que dans la Grande-Bretagne; on évalue à plus de 15,000,000 kilogrammes la quantité de thé employé, par elle en infusion dans le cours d'une année, et cette masse prodigieuse infusée demande, pour être édulcorée, une masse de sucre plus considérable encore; c'est à 60,000,000 de kilogrammes que cette dernière est évaluée. En France, au contraire, où l'usage du café a prévalu, la consommation du thé ne s'élève qu'à 232,000 kilogrammes par an.

Et à ce propos, se présente la question de savoir pourquoi l'usage de telle substance exotique a prédominé plutôt que celui de telle autre dans certains pays. Pourquoi, par exemple, la préférence exclusive donnée à l'infusion du thé en Hollande et en Angleterre, au chocolat en Espagne, au café en France? Cette question fort controversée nous avait paru oiseuse et mal résolue; oiseuse, peut-être, parce qu'elle était restée sans solution convenable. Nous transcrivons celle-ci, que nous avons trouvé satisfaisante à tous égards.

« Nous ne croyons pas, dit M. le professeur Richard, qu'on doive rechercher ces
« causes dans le besoin que les conditions topographiques imposent à ces peuples; en
« effet, il est très-probable qu'il y a deux siècles, malgré l'humidité de leur climat, les
« Hollandais ne se portaient pas moins bien que depuis qu'ils boivent du thé, que les
« Espagnols n'étaient pas autres avant la découverte du Nouveau-Monde, qui leur a
« fait connaître le cacao, ou que les Français avaient moins d'esprit et de gaieté avant
« que Soliman-Aga leur ait appris ce qu'était le café. Mais il me semble qu'il en existe
« une cause bien simple et bien naturelle, celle de l'intérêt; pendant longtemps les
« Hollandais, et ensuite les Anglais, ont pu, seuls de tous les peuples de l'Europe,
« commercer librement avec la Chine; il a donc fallu qu'ils employassent, afin de la
« faire connaître et ensuite d'en répandre l'usage, la marchandise qui faisait l'objet
« principal de ce commerce; de là, l'habitude qu'ils ont contractée, qui bientôt est
« devenue un besoin impérieux. De même les Espagnols, possesseurs des plus riches
« contrées de l'Amérique, où l'on recueille le cacao, et les Français, à cause de l'im-
« portance de leurs plantations de café dans les Antilles, ont dû faire pour ces deux
« substances ce que les Anglais et les Hollandais avaient fait pour le thé. »

Thé en feuilles; variétés.

De la famille des ternstroemiacées et de la tribu des camelliées, le thé est un arbuste originaire de la Chine et du Japon, où il croît à la hauteur de deux mètres environ, parce qu'on le taille, ou même qu'on le récèpe fréquemment, afin de pousser au développement de ses feuilles et d'en rendre la récolte plus facile. Abandonné à lui-même, il peut s'élever jusqu'à huit et dix mètres de hauteur. Ses feuilles, alternes et portées sur des pétioles très-courts, sont elliptiques, aiguës, dentées, assez fermes, d'un vert assez intense; longues ordinairement de six à neuf centimètres, elles offrent une largeur de vingt-cinq à trente millimètres; ce sont elles qui constituent le thé, dont il est fait un commerce très-étendu. Douées par elles-mêmes d'une odeur agréable, mais faible, on leur communique, en partie par d'autres végétaux, tels que l'olivier odorant, le camélia sesanqua, le magnolia yulan, le nyctantha sambec, l'anis étoilé et plusieurs autres, l'arome suave si délicat qu'elles présentent, lorsqu'elles ont été bien préparées.

On a cru, pendant un assez longtemps, qu'il existait plusieurs espèces de thé (arbuste); plus tard, on n'en avait plus admis que deux, savoir : le thé vert (*thea viridis*) et le thé bout (*thea bohea*); mais on s'accorde généralement aujourd'hui à ne plus en reconnaître qu'une seule; les variétés nombreuses que le commerce nous présente ne diffèrent sans doute que par le mode de préparation et par l'état plus ou moins avancé de la végétation au moment où se fait la récolte des feuilles.

Ces variétés se divisent en deux classes : les thés verts et les thés noirs. Les thés verts, composés de feuilles plus roulées, d'une couleur quelquefois grisâtre, d'une odeur plus suave et plus accentuée que les thés noirs. Ceux-ci, provenant de feuilles plus développées ou de récoltes postérieures, sont souvent mêlés de petites parcelles de branches brisées; ils sont d'une couleur brune plus ou moins foncée, d'une saveur et d'une odeur moins fortes que celles des thés verts. Les différences de couleur et d'odeur aussi bien que de saveur qui distinguent ces deux classes tiennent à leur préparation, et surtout au grillage plus fréquent et plus complet auquel sont soumises les feuilles du thé noir; aussi ce dernier perd-il de sa force, il est plus doux, il agite moins.

Les variétés principales du thé vert sont 1° le *thé hayswen* ou *hyswin*, l'une des meilleures et des plus répandues, d'une couleur vert foncé, d'un poids considérable; 2° le *thé perlé*, plus complétement roulé que le précédent, presque globuleux, d'une saveur plus douce ; 3° le *thé poudre à canon,* composé de feuilles encore plus petites que celles du thé perlé, et choisies une à une, dit-on, parmi les différentes sortes de thés verts; 4° enfin les *thés impérial* et *tehulan*, qu'on prétend réservés pour l'empereur, et qui sont, par conséquent, très-rares dans le commerce.

Parmi les thés noirs, on distingue les sortes suivantes, en commençant par la plus rare : 1° le *thé saotchaon* ou *souchong*, d'une couleur brunâtre, d'une odeur très-suave, et qui nous parvient dans de petites caisses fort jolies ; le plus recherché de tous par les peuples du nord de l'Europe, et par les Chinois eux-mêmes ; 2° le *thé bout,* qui a perdu de son prix, composé de feuilles mêlées, d'une couleur jaune brun, et en poussière ; 3° le *thé pekao* ou *peko*, très-estimé, mais perdant vite son parfum, qui paraît plus fugace que celui des autres sortes.

Composition.

Soumis à de nombreuses analyses chimiques, le thé nous paraît très-connu dans sa composition. Il se rapproche du café par quelques principes essentiels, qui sont une huile aromatique, un alcali végétal nommé *théine*, identique à la caféine dans le café, et des substances azotées, analogues à l'albumine, en fortes proportions. D'après M. Mulde, cité par M. Péligot, 100 parties de thé de la Chine renferment :

	Thé vert.	Thé noir.		Thé vert.	Thé noir.
Huile essentielle........	0,79	0,60	Matière foncée..........	»	1,48
Chlorophylle..........	2,22	1,84	— colorante particulière.............	23,60	19,12
Cire.................	0,28	»	Albumine.............	3,00	2,80
Résine...............	2,22	3,64	Fibres (cellulose).......	17,08	28,32
Gomme.............	8,56	7,28	Cendres (matières minérales).............	5,56	5,24
Tanin...............	17,80	12,88			
Théine..............	0,43	0,46			
Matière extractive......	22,80	19,88			

Par des analyses postérieures, M. Péligot a trouvé des quantités plus fortes de théine (1,27 à 1,50 p. 100), et des proportions également beaucoup plus considérables de substances azotées (20 à 30 pour 100).

M. Péligot ne s'est pas contenté de ces analyses théoriques, il a cherché du point de vue pratique les parties solubles par l'eau bouillante, c'est-à-dire qui pouvaient concourir à l'alimentation et celles qui ne l'étaient pas. Les parties solubles sont l'huile essentielle, le tanin, la gomme, la théine, la matière extractive et la plus grande partie des sels minéraux. Les thés verts sont les plus riches, sous ce rapport ; ils contiennent de 40 à 48 pour 100 de matières solubles, tandis que les thés noirs n'en renferment que 31,03 à 41,05 pour 100. Il s'est également assuré que les cendres ne contenaient qu'un peu d'oxyde de fer sans traces de cuivre, contrairement à ce que l'on avait soupçonné d'abord dans les thés verts, à moins de falsification.

Il résulte enfin de ses analyses que le thé renferme encore une autre matière azotée en proportion considérable et fort analogue au caséum : 100 parties de thé peko en contiendrait 6,58 ; thé poudre à canon, 6,62 ; thé souchong, 6,15, et thé assam, 5,10.

Le tableau qui précède et les analyses plus récentes de M. Péligot donnent lieu à plusieurs remarques importantes. D'abord, c'est un fait digne d'attention, que deux substances aussi répandues que le thé et le café, et qui jouent un si grand rôle dans l'alimentation humaine, renferment un même principe azoté. La théine est une matière très-azotée, identique à la caféine, et toutes les deux contiennent des proportions d'azote (20 pour 100) plus considérable qu'aucun autre alcali végétal. C'est un autre fait également digne d'attention, que les proportions d'azote contenues dans les feuilles mêmes du thé soient plus fortes au moins du double que celles observées jusqu'à ce jour dans aucun autre végétal. Ainsi s'explique l'usage qu'on en fait dans certaines contrées de l'empire, comme légumes. On les mange bouillies dans l'eau, et elles constituent, en effet, un aliment plus nutritif que la plupart des autres produits du règne végétal.

Infusion de thé, son influence sur l'organisme.

L'infusion de thé se prépare au moment de la prendre ; on emploie généralement vingt grammes de thé mélangé dans la proportion d'un tiers de thé noir avec deux tiers de thé vert, pour un litre d'eau bouillante. Ce mélange adoucit l'infusion et lui donne plus de couleur. Préparée de cette manière, elle a une saveur âpre et fort peu agréable, lorsqu'elle est prise seule, ainsi que cela arrive le plus ordinairement en Hollande et en Angleterre ; mais on a, partout ailleurs, l'habitude de la sucrer, et même d'y ajouter assez souvent une certaine quantité de lait, surtout lorsqu'elle sert au déjeuner. C'est alors une boisson savoureuse et aromatique des plus agréables.

Elle est légèrement excitante, mais son action s'émousse par l'habitude, et elle finit par cesser presque entièrement. Il n'en est pas de même pour les personnes qui n'en font pas journellement usage ; elle empêche le sommeil et produit des effets analogues à ceux du café. Elle facilite la digestion, excite légèrement la sueur, et augmente la sécrétion urinaire. On a voulu, à propos de cette action sur les reins, lui attribuer des qualités dissolvantes qui la rendraient propre à prévenir la formation des calculs urinaires ; rien de moins prouvé, contentons-nous de lui reconnaître une action diurétique, et, par suite, acceptons qu'elle peut être utile dans la gravelle, en facilitant l'expulsion des petits graviers accumulés dans les reins, les uretères ou la vessie.

A côté des quelques avantages que nous venons de constater, il ne faut pas oublier qu'il existe des inconvénients graves qui peuvent résulter de l'abus de cette boisson. Elle peut causer à la longue un amaigrissement plus ou moins prononcé, occasionner des vertiges, et souvent une affection organique des reins, qui détermine l'évacuation habituelle d'une abondante quantité d'urine albumineuse, symptôme ordinaire d'un véritable diabète. Ces accidents sont à craindre dans les pays chauds, surtout pour les personnes maigres et nerveuses. Elle convient, au contraire, dans les pays bas et humides, aux individus replets à fibre molle, à constitution lymphatique. Elle est d'usage vulgaire à propos des digestions difficiles ou des indigestions, et de plus, elle est précieuse pour corriger la saveur désagréable et si habituelle des eaux qui servent de boissons dans quelques pays, comme la Hollande et le Japon.

Ici se termine ce que nous avions à dire des boissons en général, renvoyant pour les détails au Dictionnaire qui vient à la suite. Observons seulement que de toutes les privations, il n'en est point que l'homme et les animaux supportent plus difficilement que celle des boissons. Le sentiment de la soif devient insupportable en peu de temps; poussé par ce besoin, l'homme a d'abord cherché à la satisfaire, et s'est approprié toutes les substances qui pouvaient lui en fournir les moyens; mais, comme toujours, l'abus s'est développé à côté de l'usage; nous serons heureux, si nous pouvons par nos conseils faire éviter l'écueil, si nous pouvons, ici comme ailleurs, être un guide écouté. Nous avons fait tous nos efforts pour être pratique, c'est à nos lecteurs de décider si nous avons atteint le but.

FIN DE LA PREMIÈRE PARTIE.

LE
CUISINIER ET LE MÉDECIN.

LIVRE
DE CUISINE

D'ÉCONOMIE DOMESTIQUE ET D'HYGIÈNE ALIMENTAIRE

appliquée selon les divers tempéraments.

Abaisse. On désigne sous ce nom le morceau de pâte qui forme le fond d'une tourte, d'un vol-au-vent, d'un pâté, etc. C'est la partie la moins cuite et la plus indigeste de ces sortes de pâtisseries. On comprend facilement que ce n'est qu'en très-bonne santé qu'on peut manger, et fort modérément, de cette partie de la pâtisserie.

Abaisser. C'est préparer avec le rouleau la pâte destinée à l'abaisse.

Abats ou ISSUES. Nom collectif donné aux parties suivantes : tête, langue, cervelle, cœur, ris, foie, rognons, fraise, pieds, animelles, amourettes du bœuf, du veau, du mouton, du bélier.

Ces abats ou issues, auxquels on peut ajouter le tube intestinal, sont les parties les moins nutritives et les plus indigestes des animaux.

Abattement (*Virium oppressio, virium dejectio*). Diminution subite et notable des forces dans le premier cas; diminution moins subite des forces dans le second cas.

Les auteurs distinguent un abattement moral et un abattement physique. Le premier porte sur les facultés intellectuelles, le second sur les fonctions locomotrices. Ces deux sortes d'abattement peuvent avoir lieu simultanément.

L'abattement est souvent le prélude d'une maladie; plus il est prononcé, plus il y a lieu de craindre que l'affection soit grave. Il est dans l'état d'abattement, depuis son point le plus léger jusqu'à son maximum d'intensité, un assez grand nombre de degrés dont le médecin ne doit pas négliger de tenir compte. Il faut aussi distinguer de l'abattement, la *langueur*, l'*épuisement*, l'*accablement*, l'*affaisement*.

La *langueur* est un état d'amoindrissement des forces qui survient peu à peu.

L'*épuisement* est le résultat ou d'un manque de nourriture, d'excès de veilles ou de travail, d'excessives évacuations quelle que soit leur nature, ou d'un emploi abusif des forces ; de même que la langueur, il arrive lentement.

L'*accablement*, de même que l'abattement, est une diminution subite et considérable des forces, mais il s'y joint un sentiment de pesanteur dans tout le corps qui est pénible et qui fait que les malades sont comme accablés de leur propre poids.

L'*affaisement* se manifeste par une faiblesse extrême, par la diminution qui survient dans le volume du corps, par l'altération de la face. Cet état ne se produit qu'à une époque déjà avancée des maladies aiguës et chroniques, quelques jours ou quelques heures avant la mort.

Abatis. On nomme ainsi certaines parties de la grosse volaille, telles que les ailerons, la tête, le cou, les pattes, le gésier, le foie, les rognons et les crêtes.

Abatis. L'abatis traditionnel est l'abatis de dinde. C'est un mets qui, bien apprêté, jouit d'une considération distinguée auprès des bonnes ménagères. Prenez les abatis, foie et gésier d'un dindon jeune ou vieux, flambez les ailerons, la tête et le cou, foulez les pattes, nettoyez le gésier, et coupez en quatre; rejetez la tête qui donne un mauvais goût. Mettez dans une casserole soixante-cinq grammes de beurre, faites revenir de tous côtés vos abatis, foie et gésier; coupez cent vingt grammes de lard en quatre, faites-le revenir aussi. Retirez le tout, ne laissez que le beurre; ajoutez une cuillerée de farine, faites roussir en belle couleur, mouillez avec deux verres d'eau; ajoutez poivre, sel, bouquet de thym, laurier, basilic, sauge, oignons piqués de clous de girofle; remettez les abatis, faites cuire deux heures, faites blanchir une douzaine de navets de Freneuse, un quart d'heure, à l'eau bouillante, égouttez-les. Ajoutez des rouelles de carotte, pomme de terre violettes, topinambour et pied de céleri; mettez-les dans votre ragoût avec gros comme une noix de sucre. Dégraissez et servez très-chaud.

Ce mets vulgaire, préparé avec soin, plaît à beaucoup de personnes; il ne convient qu'aux estomacs robustes et assez complaisants pour digérer les roux et les graisses.

Abeilan, variété d'amandier à coque tendre, fruit petit, aplati.

Able (*Albus* blanc), genre de poissons osseux de l'ordre des malacoptérygiens abdominaux et de la famille des cyprins. Ce genre renferme un grand nombre d'espèces, tant européennes qu'étrangères. La chair de ces poissons est très-peu recherchée.

Ablet ou **Ablette** (diminutif d'able), nom vulgaire du *cyprinus alburnus* de Linné et du *cyprin able* de Lacépède. Ce poisson, très-commun dans toutes les eaux douces d'Europe, est fort peu estimé.

Ablette DE MER. Espèce de poissons osseux du genre ombrine et de la famille des sciénoïdes, dans l'ordre des malacoptérygiens abdominaux; c'est le *porca alburnus* de Linné et le *centropome alburne* de Lacépède. C'est un poisson peu recherché.

Abricot (*Prunus armeniaca* de Linné, *armeniaca vulgaris* des modernes). Fruit hâtif, parfumé, d'un goût exquis. Le plus savoureux est celui qui croît en plein vent sur des abricotiers nains. C'est aussi le plus beau. On connaît plusieurs variétés d'abricots : l'*Alberge*, cultivé principalement en Touraine ; l'*Alexandrin*, très-commun en Provence ; l'*Angoumois*, dont la chair est d'un jaune foncé et très-parfumé ; l'*abricot de Nancy* léger et rafraîchissant ; l'*abricot précoce d'Esperen* qui mûrit en juin ; l'*abricot blanc*, qui mûrit en juillet, etc., etc.

Presque toutes les espèces d'abricots, à l'exception des deux dernières, mûrissent en août. L'abricot se conserve peu de temps, et ses qualités diminuent en vieillissant ; si l'abricot ne se pourrit pas, il se dessèche, perd son jus parfumé et devient coriace et cotonneux. Quant au goût, le meilleur est celui qui plaît le plus à celui qui le consomme. L'abricot est un fruit qui ne convient qu'aux personnes bien portantes ; il est adoucissant, nourris-

sant, un peu rafraîchissant et relâchant ; on ne doit en manger qu'avec modération et lorsqu'il est parfaitement mûr. C'est une erreur de croire que, cuit avec du sucre, on en puisse manger une plus grande quantité sans inconvénient. A quantité égale, il déterminera plutôt la diarrhée cuit avec du sucre que crû et convenablement mûr, et cela en raison même de la quantité de sucre ajouté. Les amandes de ce fruit sont amères et contiennent de l'acide prussique (*acide hydrocyanique*), et leur usage peut entraîner de graves accidents. Il découle de l'abricotier une gomme qu'on a proposé de substituer à la gomme arabique. La marmelade d'abricots est la confiture dont on fait généralement le plus de cas, et dont les pâtissiers font le plus d'usage dans leurs tourtes d'entremets et dans une foule de friandises. On confit les abricots à l'eau-de-vie, au sec et au liquide ; on en fabrique une excellente pâte dont la meilleure vient de Clermont en Auvergne.

Abricots SECS A LA PROVENÇALE. Ce sont des abricots coupés par tranches, après avoir été blanchis à l'eau bouillante. Ces tranches, mises séparément sur des lames de grès ou sur des ardoises, sont saupoudrées de sucre au tamis et séchées au four. Ce dessert d'hiver ne convient qu'aux personnes bien portantes.

Abricots CONFITS. Faites sortir le noyau de vos abricots qui ne seront pas tout à fait mûrs, sans les couper en entier; mettez-les dans de l'eau fraîche; faites-les blanchir sur le feu; retirez-les à mesure qu'ils deviennent mollets, et remettez-les dans de l'eau fraîche; quand ils sont froids, égouttez-les; mettez-les dans votre sucre clarifié et cuit au lissé, que vous retirez du feu bouillant pour y plonger vos fruits; faites-leur faire quelques nouveaux bouillons, et laissez reposer pendant 24 heures. Retirez vos abricots; faites cuire le sucre à la nappe; versez-le bouillant sur les abricots et laissez reposer 24 heures; retirez vos abricots; faites cuire le sucre au perlé; mettez vos abricots; donnez-leur un bouillon; laissez reposer 24 heures. Retirez-les; égouttez-les; mettez-les sur des ardoises saupoudrées de sucre; séchez-les à l'étuve; saupoudrez-les de sucre entièrement, et disposez-les dans des boîtes, par couches, que vous séparerez avec des feuilles de papier.

Abricots MURS (Compote d'). Ne les pelez pas s'ils sont nouveaux; plus tard, coupez-les et ôtez-en le noyau; passez-les à l'eau sur le feu; quand ils fléchiront sous les doigts, vous les ferez rafraîchir; égouttez-les, mettez-les au petit sucre clarifié; laissez jeter trois ou quatre bouillons; écumez; si le sirop n'est pas assez cuit, faites cuire à part, et jetez-le sur vos abricots. Dans cette seconde cuisson du sirop, jetez-y les amandes de vos abricots que vous aurez mondées. Quand ceux-ci seront froids, dressez-les dans un compotier et servez.

Abricots MURS ET ENTIERS (Compote d'). Fendez vos abricots juste assez pour faire sortir le noyau ; piquez-les avec une épingle ; faites-les ramollir dans l'eau, sur le feu ; jetez-les dans de l'eau fraîche ; faites-les égoutter ; mettez-les sur le feu, dans votre sucre clarifié cuit d'avance et bouillant ; après quelques bouillons, faites-les refroidir ; égouttez et mettez dans des compotiers.

Abricots (Beignets d'). Coupez en deux autant d'abricots qu'il vous en faudra, et qui ne seront pas trop mûrs ; après les avoir parés et en avoir ôté les noyaux, laissez-les une heure dans de l'eau-de-vie, un peu de sucre, et le zeste d'un citron ; égouttez ; trempez-les dans la pâte, placez-les dans la friture ; égouttez de nouveau ; saupoudrez de sucre ; glacez et servez.

Abricots A L'EAU-DE-VIE. Choisissez de beaux abricots plein-vent cueillis un peu avant leur complète maturité ; on les pique jusqu'au noyau en plusieurs endroits, et on les jette à mesure dans de l'eau froide. On place sur le feu une bassine dans laquelle on met une quantité suffisante de sirop clarifié, cuit en demi-sirop, et quand il est bouillant, on y plonge les abricots, en ayant soin de les enfoncer doucement avec l'écumoir jusqu'à ce qu'ils cessent de remonter. Quand les fruits commencent à fléchir sous les doigts, on les enlève un à un et on les pose avec précaution sur un tamis pour les faire égoutter ; on verse alors dans son sirop un peu d'eau de blanc d'œuf pour le clarifier ; on le fait cuire jusqu'à bonne consistance et on le jette bouillant sur les abricots rangés dans une terrine, et de manière à ce que ces fruits en soient bien recouverts. Au bout de vingt-quatre heures, on range les abricots un à un dans des bocaux à large ouverture, en ayant soin de ne pas les tasser ; on clarifie de nouveau le sirop restant si cela est nécessaire, et lorsqu'il est cuit à point et refroidi, on le mêle avec trois parties en poids d'eau-de-vie à vingt-deux degrés ; on verse la liqueur dans les bocaux, que l'on ferme avec un bouchon de liége recouvert d'un parchemin mouillé ; au bout de quinze jours les fruits sont bons à manger.

Il y a des manières plus simples de faire cette préparation, mais celle-ci donne des résultats incontestablement supérieurs. Les abricots à l'eau-de-vie ne se servent point dans les maisons opulentes. Cette liqueur a tous les inconvénients des boissons alcoolisées lorsqu'on en fait abus ; il ne convient d'en faire usage qu'en bonne santé, et encore rarement.

Abricots EN PATE DITE D'AUVERGNE. Prenez des abricots plein-vent bien colorés et bien mûrs ; pelez-les et ôtez-en les noyaux. Mettez-les ensuite dans une terrine neuve, sur de la cendre chaude, en ayant soin de les bien remuer avec une spatule de bois, jusqu'à dessiccation et conversion en une pâte de consistance assez solide. Jetez-les alors dans une poêle à confitures dans laquelle se trouvera, en quantité suffisante, du sucre cuit à la grande plume. Mêlez le tout, faites chauffer sans bouillir, dressez cette pâte par cuillerées, sur des lames d'ardoises et faites-la étuver sur un grand feu.

Abricots EN POPELINE DE SAGOU, A LA D'ESCARS. Cet excellent entremets, qui se sert chaud et en casserole, se prépare en faisant cuire des abricots dans de belle et bonne eau avec du sucre candi pulvérisé ; on passe à l'étamine pour que cette eau d'abricots soit parfaitement transparente ; faites cuire du sagou, bien préparé, lavé, etc., dans cette liqueur ; lorsque la gelée sera faite, retirez-la du feu, incorporez-y trois verres de liqueur des îles, au noyau ; et, au moment de la servir, ajoutez-y des moitiés d'abricots confits au sec à mi-sucre.

Abricots EN PUDDING. Faites macérer dans un sirop de sucre, dans lequel vous mettrez une petite quantité d'eau-de-vie, des abricots musqués ou des abricots-pêches pas trop mûrs ; faites ensuite égoutter vos fruits, et ôtez-en les noyaux dont vous conserverez les amandes. Mettez au fond d'une casserole d'argent, ou dans une terrine convenable, des tranches de mie de pain légèrement recouvertes d'excellent beurre frais, et saupoudrez-les de sucre, placez alors vos abricots par couches, alternées avec d'autres couches de tranches de mie de pain beurrées également, jusqu'à ce que le vase soit rempli ; semez entre les couches vos moitiés d'amandes, et versez, par cuillerées, du jus de groseille framboisé jusqu'à la valeur d'un bon verre ; couvrez le tout avec une dernière couche de mie de pain, de manière à ce que le côté beurré soit en dessous, et faites cuire au four, et à découvert, ce pudding, après avoir doré extérieurement, avec un jaune d'œuf, la dernière assise.

Abricots (Tourte ou gâteau fourré d') A LA BONNE FEMME. Faites cuire dans du sucre des abricots pelés, ouverts et vidés de leurs noyaux, et laissez-les refroidir ; étendez ensuite ces moitiés d'abricots sur une abaisse en feuilletage ; mêlez, à volonté, quelques cerises avec vos abricots, ce qui est d'un bon effet ; recouvrez le tout d'une autre feuille de pâte pareille et découpée ; dorez avec un jaune d'œuf, et faites cuire au four de campagne.

Abricotier (*Armeniaca*). Arbre ou arbrisseau de la tribu des amygdalées ou drupacées, de la famille des rosacées et de l'icosandrie monogynie. Il n'y a que deux espèces connues d'abricotier, mais il y en a un grand nombre de variétés obtenues par la culture. Il découle du tronc de l'abricotier une gomme analogue à la gomme arabique. Linné a rangé longtemps l'abricotier parmi les pruniers, mais on l'en a séparé.

Abstème. Qualificatif par lequel on désigne toute personne qui ne boit que de l'eau et s'abstient de toutes les liqueurs fermentées. On dit que les abstèmes sont plus que ceux qui boivent des liqueurs fermentées, doués de la faculté prolifique, ce qui me paraît une erreur née de ce qu'on a confondu l'usage avec l'abus.

Abstinence (de *Abstinere*). S'abstenir, ce qui équivaut à privation volontaire d'une chose quelconque, est employé plus particulièrement pour désigner le retranchement volontaire de certains aliments.

Les excès sont la source de presque toutes les maladies. L'abstinence est le plus puissant préservatif contre elles. L'abstinence est nécessaire à l'esprit comme aux organes physiques. Une tension trop continue du cerveau y attire le sang au détriment des autres parties du corps qui s'atrophient et occasionne parfois des fièvres cérébrales. L'abus du vin, des liqueurs fortes, de la nourriture, des plaisirs de la table et autres, doit être soigneusement évité. Il faut surtout s'abstenir des contraires; ne pas boire froid quand on a chaud, etc.

Absynthe (*Artemisia absynthium*). Cette plante amère et aromatique ne s'emploie dans l'art culinaire qu'à faire une liqueur connue sous le nom d'absynthe suisse, d'absynthe au candi (3 fr. 50 c. la bouteille), et à la confection d'un vin connu sous le nom de *wermuth*. On l'emploie encore quelquefois pour remplacer le houblon dans la confection de la bière. L'absynthe suisse ou au candi est une infusion de cette plante dans l'alcool. Quand on y ajoute une certaine quantité de sirop de sucre, on lui donne le nom de crème d'absynthe. Le vin de wermuth est une infusion de ce même végétal dans un vin généreux de Hongrie, qu'on remplace, soit par du madère, soit par du vin de Cette, qui sont moins chers; mais l'excellent wermuth ne se fait bien qu'avec du vin de Tokaï.

Les préparations alcooliques d'absynthe sont doublement stimulantes en raison de l'alcool et du principe amer qu'elles contiennent. Leur usage habituel est pernicieux. Les personnes d'un tempérament sec et irritable, celles d'un tempérament sanguin doivent s'en abstenir complétement; elles pourraient être utiles aux constitutions molles, lymphatiques; leur usage, néanmoins, ne devrait être que temporaire. Le médecin seul, dans ce cas, est apte à juger des circonstances et de la nécessité de leur emploi.

Absynthe MARINE OU PONTIQUE (*Absynthium ponticum*, *Artemisia pontica*). Cette absynthe possède les mêmes propriétés; elle peut servir aux mêmes usages que l'arthemisia absynthium.

Abus (*Abusus*). Usage excessif ou mauvais usage de quoi que ce soit.

Acacia (*Acacia*), genre de la polyxandrie monogynie et de la famille des légumineuses, sous-ordre des mimosées. C'est un arbre élégant de l'Amérique septentrionale, naturalisé en Europe; ses fleurs, riches en nectar, exhalent une odeur très-douce de fleur d'oranger. On en obtient par la macération un ratafia très-agréable.—Placez dans un vase creux un lit de fleurs d'acacia en ôtant les queues et les feuilles du calice. Couvrez d'un lit de sucre râpé, puis d'un autre lit de fleurs, et ainsi de suite; laissez macérer pendant douze heures dans un endroit frais. Lavez le mélange avec de l'eau-de-vie, filtrez et mettez en bouteille. Pour cent quatre-vingt grammes de fleurs il faut deux cent cinquante grammes de sucre et un litre d'eau-de-vie.

On peut tremper les fleurs d'acacia dans une pâte à beignets, faire frire en la manière ordinaire, servir chaud et sucré; c'est une variété d'entremets élégante et facile, à la campagne, et tout à fait du goût des jeunes filles.

Acajou ou POMMIER D'ACAJOU, nom vulgaire de l'anacardier (*Anacardium* de Linné, *cassuvium* de Lamark, Juss.). Le cassuvium pomiferum dont le fruit est une noix réniforme (qui a la forme d'un rognon) du volume d'une poire de moyenne grosseur, renferme une amande émulsive d'une saveur agréable; le diploë de son écorce ligneuse contient une huile caustique qui détermine de graves accidents inflammatoires, et dont cependant, en prenant les précautions nécessaires, on peut se servir pour détruire certaines excroissances, telles que les cors et les verrues. Cette même huile teint le linge d'une manière indélébile; aussi s'en sert-on pour la teinture en noir de certaines étoffes. Le réceptacle auquel le fruit est suspendu est succulent et charnu, d'une acidité agréable. Les habitants de Saint-Domingue, après l'avoir coupé en quatre, le mettent tremper quelques heures dans l'eau fraîche et en obtiennent une boisson qu'ils regardent comme un spécifique dans les maladies de l'estomac. Par la fermentation, son suc devient vicieux, et à la distillation il fournit de l'alcool.

Acarne. C'est le nom que Rondelet a appliqué au *pagellus acarne* de Cuvier, poisson de la Méditerranée dont la chair est assez délicate et de facile digestion.

Accablement (*Virium dejectio cum gravitatis sensu*). On donne ce nom à une diminution rapide des forces avec sentiment de pesanteur générale.

Accolade, se dit de deux lapereaux, deux anguilles, etc., qu'on sert ensemble.

Acéphales (*Acephali*). Ce sont, parmi l'ordre naturel des animaux mollusques, les espèces qui n'ont point de tête, et dont la bouche est cachée sous le manteau, comme la plupart des animaux à coquilles bivalves, les huîtres, les moules, les cames, les peignes, etc. On donne encore ce nom aux mammifères qui naissent sans cerveau.

Acerbe. Qualificatif servant à désigner tout ce qui est aigre et astringent, comme les fruits non encore mûrs, les substances contenant de l'acide tannique, etc.

Acescence. On désigne ainsi le commencement de l'acidité que détermine la fermentation.

Acéteux, euse, de vinaigre. On dit *goût acéteux*, pour dire goût de vinaigre.

Acétification. Travail qui a lieu dans les vins qui tournent à l'aigre. — Voy. *Aigre*.

Aceto-Dolce. Ce sont de certains fruits et petits légumes confits au vinaigre. On prépare ensuite un sirop composé de moult de raisin muscat et de miel de Corse qu'on ajoute à la conserve. Des coings coupés en quartiers confits au vinaigre et édulcorés avec le moult du muscat et le miel de Corse sont considérés comme le meilleur aceto-dolce par les Milanais. On ne doit user, même en état de santé, que très-modérément de l'aceto-dolce.

Achards ou **Aschards**. C'est une conserve de giromont au vinaigre épicé. Les meilleurs achards, qui tirent leur nom de celui qui les imagina, viennent de l'île Bourbon. Pour les manger, on les égoutte et on les essuie; puis on les trempe dans l'huile verte. On les accommode encore avec de la double crème de lait de chèvre. On les nomme achards à la *cucoco*. Cet assaisonnement est fort estimé des gourmets. Il ne convient d'en user, même modérément, qu'en état de parfaite santé.

Les Hollandais nous apportent les vrais *Achards* qui se fabriquent à Batavia, et que l'on conserve dans des vases de terre.

On peut faire des achards de la manière suivante, et nous garantissons qu'ils seront excellents.

On découpe au hachoir, à moins que l'on ne soit pourvu d'un de ces instruments nommés hache légume, ce qui vaut encore mieux, de petites carottes, des radis rouges et blancs, de petits navets, des choux de Bruxelles, des fonds d'artichauts et de petits artichauts, des cardons, du céleri-rave, de jeunes épis de maïs, de petits haricots verts, des pointes d'asperges, des choux-navets, des filets de feuilles de choux rouges, de petits salsifis.

On y ajoute des amandes vertes, entières et pelées, des graines de capucines et des boutons de la fleur, des câpres et des boutons de la fleur, des fleurs de grenadier, de rosier, de petits citrons verts, de petites oranges, abricots, pommes, prunes, pêches à l'état de la grosseur d'une petite noix, des noix vertes, fraîches et pelées, des piments verts et rouges, des cornichons, courges et petits champignons, enfin tout ce qui est dans le jardin à l'état de fructification rudimentaire.

On passe tous ces ingrédients, bien épluchés, à l'eau bouillante pour leur ôter un peu l'âcreté; on laisse égoutter pendant un quart d'heure; on les fait macérer pendant un jour ou deux dans un bocal rempli de bon vinaigre. On égoutte encore, et l'on remplit avec le liquide dont voici la recette.

On ajoute au vinaigre, dans lequel les ingrédiens ont macéré, de quoi compléter quatre litres. On fait un bon bouquet de sariette, estragon, cerfeuil, persil, baume, menthe poivrée, thym, laurier; on le met dans le vinaigre avec le jus de six citrons, les zestes d'un seul coupés en petits morceaux; 130 grammes de moutarde en grain, autant de poivre en grain, 320 grammes de safran, 160 grammes de gingembre concassé, 40 grammes de coriandre, 15 grammes de piment, 15 grammes de canelle et 40 grammes de muscade. On laisse macérer pendant dix jours; on décante, on tord le résidu dans un linge fort, et l'on fait filtrer. On ajoutera un litre de bonne huile pour quatre litres de vinaigre, et l'on remettra tous les ingrédiens de façon qu'ils soient bien baignés et recouverts par le liquide. On peut mettre le bocal au soleil pendant huit jours, en le retournant, et l'on garde pour l'usage.

Ces achards ainsi composés sont extrêmement stimulants, il faut en user modérément, et les estomacs débiles doivent renoncer à en savourer l'ardeur.

Ache (*Apium graveolens*). Famille des ombellifères; sa racine cueillie dans les marais, qu'elle habite à l'état sauvage, a une odeur forte, une saveur amère et âcre; mais cette même racine cultivée est sucrée et plus aromatique que celle du persil. L'ache cultivée prend le nom de *céleri*. Elle fournit encore à nos tables ses longs pétioles qu'on a eu soin de soustraire à l'action de la lumière, afin de les blanchir et de les attendrir. — Voy. *Stimulant. Céleri.*

On peut faire avec les feuilles de l'ache une décoction qui donne un beau vert et qui sert à colorer les pastilles, les bonbons, les crèmes, etc.

Achiar ou **Achia**. Nom donné aux rejetons du bambou confits au vinaigre. Ce mets très-âcre et très-stimulant ne peut être supporté que par des hommes d'un tempérament flegmatique et dans les pays où l'air est saturé d'humidité, et encore son usage prolongé finit-il par déterminer des maladies chroniques des organes digestifs.

Acide (*Acidum, d'axis*, pointe). On nomme acide toute substance solide, liquide ou gazeuse produisant sur la langue une saveur aigre, piquante, comme font le vinaigre, le gaz acide carbonique, l'eau gazeuse dite de *seltz*, la bière fermentée, le vin de Champagne mousseux, etc.

Nous n'avons dû considérer les acides qu'au point de vue des sensations produites sur l'organe du goût et point en chimiste, sans quoi nous aurions dû dire qu'ils avaient la propriété de faire disparaître, en tout ou en partie, les caractères des alcalis, et de rougir l'infusion bleue de tournesol, la teinture de violette, ainsi que de rougir ou jaunir l'hématine.

Nous ne parlons pas des acides au point de vue hygiénique ou thérapeutique d'une manière générale; chaque fois qu'ils entreront comme condiments, nous indiquerons les circonstances où ils sont utiles ou nuisibles; nous nous bornerons ici à dire que leur usage continu est dangereux et peut déterminer de graves accidents.

Acide ACÉTIQUE (*Acidum aceticum*). C'est le vinaigre distillé. Il se produit pendant la décomposition des végétaux. La séve des plantes, la sueur, le lait, l'urine de l'homme, etc., en contiennent; il est liquide, incolore, transparent, volatil, d'une odeur que tout le monde connaît. L'acide acétique étendu d'eau s'emploie comme le vinaigre ordinaire : il est tonifiant, rafraîchissant, stimulant, surtout quand il est employé concentré. On lui reconnaît des propriétés astringentes, antiseptiques.

Acidité. Qualité de ce qui est acide.

Acidulation. Action de vinaigrer les substances alimentaires. — Voy. *Mariner*.

Acidule. Qualité de ce qui est légèrement acide. Tels sont beaucoup de fruits, surtout ceux qu'on nomme fruits rouges, etc.

Il est certaines personnes qui se trouvent bien des acidules. Telles sont celles qu'on désigne comme ayant un tempérament bilieux ; mais il ne faut pas oublier qu'en toutes choses l'abus est dangereux.

Acier. On préserve les instruments et ustensiles d'acier de la rouille en les frottant avec de bonne huile épurée.

Acladium. Variété de champignons qui croissent sur les tiges des choux.

Acre. Qualificatif servant à désigner la propriété de toute substance qui produit sur l'organe du goût une sensation d'astriction et de chaleur qui irradie vers la gorge.

Les aliments âcres sont toujours dangereux, et l'on doit s'en abstenir, même dans l'état de la plus parfaite santé.

Acreté. C'est la propriété d'être âcre.

Adipeux. Nom que l'on donne aux aliments graisseux qui ne se digèrent qu'avec beaucoup de peine, même par les estomacs robustes.

Affiner UNE POÊLE. C'est y mettre un peu de beurre ou de graisse, et la faire chauffer jusqu'à ce que le feu y prenne ; lorsque cette substance est brûlée et la flamme éteinte, vous jetez dedans quelques pincées de gros sel, en ayant soin de tourner la tête afin que le sel en pétillant ne vous saute pas dans les yeux ; puis ensuite vous prenez un torchon avec lequel vous frottez la poêle comme si vous vouliez la récurer en dedans.

Agacement (*Irritatio*). On désigne par ce mot l'effet produit sur les dents par certains aliments ou des régurgitations acides ; le moyen de faire cesser cette sensation, plus désagréable que douloureuse, c'est de manger un peu d'oseille cuite en vertu de cet axiome : *similia similibus curantur*. Les semblables sont guéris par les semblables.

Agaric (*Agaricus*). Genre de champignons qui renferme un très-grand nombre d'espèces et dont un des principaux caractères est d'avoir le dessous du chapeau garni de lames. On en mange plusieurs espèces, mais il faut y faire attention. — Voy. *Champignon*.

Agen (Lot-et-Garonne). Nous envoie ses pruneaux et sa fleur d'oranger pralinée.

Agénois (Vin de l'). Blancs, deuxième classe des vins de France.

Clairac et Buzit (Lot-et-Garonne).

Ces vins sont diurétiques, stimulants, assez capiteux ; il est bon d'en user modérément, surtout pour les personnes d'un tempérament nerveux ou sanguin.

Agneau (*Agnus*). Nom des jeunes individus du genre mouton. L'agneau de lait a la chair blanche, tendre et délicate ; on en mange beaucoup dans les pays chauds ; sa chair, comme celle de toutes les viandes qui ne sont pas assez faites, a l'inconvénient d'être laxative. L'agneau n'est bon que du 24 décembre au commencement d'avril. Il faut que l'agneau ait tété quatre à cinq mois au moins. Les meilleurs sont ceux qui n'ont été nourris que du lait de la mère, et les plus gras ceux auxquels on a donné plusieurs nourrices à la fois. Une chair blanche, des rognons bien couverts de graisse, quand on les achète morts, et une poitrine épaisse que l'on reconnaît par le toucher, quand on les achète vivants ; tels sont les signes auxquels on reconnaît un bon agneau. Les métis et les mérinos, que l'on reconnaît à leur laine plus fine et plus frisée, sont peu estimés pour la cuisine. Lorsque l'agneau est plus âgé, vers six mois, il devient une nourriture moins relâchante, mais qui ne convient encore qu'aux personnes sédentaires. Sa chair, trop gélatineuse, nourrirait mal les gens qui fatiguent beaucoup, et serait nuisible à ceux dont l'estomac débile a besoin de stimulants, comme les tempéraments lymphatiques, etc.

Quoique l'agneau trop jeune soit une viande assez fade, et de difficile digestion, on lui pardonne en faveur de sa blancheur et de sa tendreté. Un quartier d'agneau à la broche est donc un mets assez estimé, surtout si, ayant manié une livre environ d'excellent beurre, avec persil, ciboule et fines herbes hachés, on en forme une boule que l'on introduit sous l'épaule brûlante de l'agneau avant de le dépecer, il en résulte une sauce qui donne à cette viande le relevé de la graisse qui lui manque naturellement. Les gourmands font peu de cas d'un rôti d'agneau sans cette opération préliminaire, qui devient, d'ailleurs, un divertissement pour les convives. Nous avons remarqué que ces sortes d'accommodements qui s'exécutent ainsi sur la table, raniment la gaieté et l'appétit, surtout lorsque la main blanche et fraîche d'une jolie femme daigne les apprêter.

On distingue dans l'agneau trois parties : le quartier d'agneau qui comprend les deux gigots, les côtelettes et le devant.

Cuisson. Il faut, pour faire cuire un fort quartier d'agneau, avec bon feu et à la broche, 1 h. 30 m.; avec la cuisinière et le feu de la cheminée, 1 h. 10 m.; avec la cuisinière et la coquille, 1 h. Un gigot, 45 m., 35 m. ou 30 m.

Manière de découper l'agneau. Après avoir

coupé l'agneau en deux parties égales,
dans leur longueur, depuis la tête jusqu'à la queue, on divise chaque quartier
en côtelettes ou en double côtelettes, on
sépare les deux cuisses, et l'on coupe les
gigots par tranches.

Les morceaux les plus délicats sont les
côtelettes dont chacune garde une partie
du filet.

Agneau (Poitrine d') A LA MARÉ-
CHALE. Faites braiser dans un bon fonds
deux poitrines d'agneau ; égouttez ; mettez-les sous presse entre deux couvercles;
laissez refroidir ; parez en cœur, en laissant un bout d'os comme à une côtelette ;
trempez dans une allemande et panez ;
trempez dans quatre jaunes d'œufs battus
avec 60 grammes de beurre ; panez trois
fois, grillez un instant ; servez avec une
demi-glace.

Agneau (Côtelettes d') PANÉES. Arrangez vos côtelettes parées dans une
sauteuse, dans un peu de beurre ; saupoudrez-les d'un peu de sel ; faites-les
revenir ; égouttez-les ; laissez refroidir un
peu le beurre ; incorporez-y deux jaunes
d'œufs et trempez vos côtelettes ; panez-
les ; faites-les griller à un feu très-doux ;
servez-les à sec ou avec un jus clair,
dans lequel vous ajouterez le jus d'un
citron ; servez.

Agneau (Côtelettes d'), AU NATUREL,
A LA MINUTE. Préparez-les comme celles
de mouton.

Agneau (Quartier de devant d'), A LA BRO-
CHE. Bardez de lard votre quartier, du défaut
de l'épaule à l'extrémité de la poitrine ; passez
un grand hatelet entre les côtes et l'épaule;
attachez-en les deux bouts sur la broche ; enveloppez le quartier de papier beurré ; faites
cuire et dressez ; levez légèrement l'épaule du
côté de la poitrine ; cachez dessous une maître-
d'hôtel crue, et servez avec un jus clair.

Aï (Vin d') : Champagne (Marne). Il y a deux
sortes de vins d'Aï : le premier est blanc et
mousseux, et compte parmi les vins de première classe, il se sert à l'entremets et contient
12.80 pour cent en volume d'esprit ; le second
est rouge et non mousseux, et se sert un peu
avant le dessert il contient 13.80 d'esprit, et
se trouve souvent désigné sous le nom de vin
d'Epernay ou rosé.

Le vin d'Aï blanc mousseux vaut de 3 à
3 fr. 25 la bouteille (novembre 1854). Il ne
convient pas aux personnes irritables, et médiocrement à celle qui ne le sont pas.

Aigre (*Acidulus*). Substances animales ou
végétales qui sont acides.

Aigre DE CÈDRE. Suc tiré de citrons à de-
mi-mûrs qui, étendu d'eau sucrée, donne une
boisson agréable et rafraîchissante, mais dont
l'usage prolongé détermine de mauvaises digestions et des douleurs d'estomac.

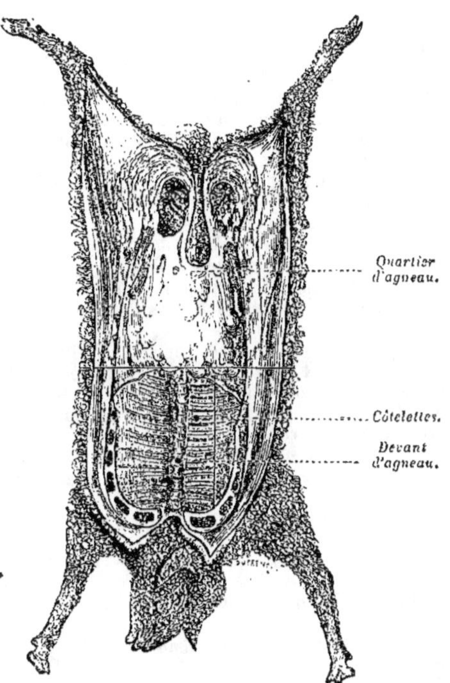

Aigre-doux. Qui est tout à la fois acide
et sucré.

Aigre-fin ou ANON (*Asellus antiquorum*).
Ce poisson, qu'on pêche dans la Manche, y est
surtout abondant dans les mois de janvier et
de février. Sa chair, un peu plus ferme que
celle du merlan, a cependant quelque analogie
avec celle de ce dernier ; elle est de facile digestion et convient à presque tous les estomacs. — Voy. *Eglefin*.

Ail (*Allium*). Genre de plante de l'hexandrie
monogynie et de la famille des asphodélées.
Il y a plus de 160 espèces connues du genre *ail*.
Elles se trouvent dans presque toutes les contrées du globe et particulièrement dans l'Europe
méridionale et l'Asie.

Plusieurs espèces sont cultivées dans nos
jardins potagers. Nous signalerons les suivantes
qui sont celles dont l'emploi et les propriétés
sont le plus généralement connus.

1° L'*Ail commun* (*allium sativum*, L.), originaire de la Sicile, à feuilles planes, à bulbes
composées, il fleurit de mai en juillet, et a pour
inflorescence une ombelle enveloppée d'une
spathe. On arrache les bulbes quand la tige
est fanée, on les laisse à l'air libre pour les res-
suyer, et l'on en fait des bottes que l'on suspend dans un endroit sec.

On l'emploie comme assaisonnement dans

beaucoup de préparations culinaires, il entre aussi dans la composition de certains médicaments.

L'ail commun est stimulant, d'une saveur âcre, d'une odeur forte et peu agréable qu'il doit à une huile essentielle très-volatile qu'il renferme, il excite l'appétit et passe pour avoir des propriétés vermifuges. Les estomacs faibles délicats et irritables ne s'en accommodent pas, il communique à l'haleine une odeur désagréable. L'ail peut aller jusqu'à déterminer la fièvre chez certaines personnes.

L'excès de ce végétal est dangereux pour ceux dont le sang est disposé à l'âcreté, pour les poitrines délicates et pour les personnes qui ne sont pas accoutumées dès l'enfance à sa saveur pénétrante.

Lorsque l'estomac se refuse, le soufre, l'hydrogène, l'azote et l'acide carbonique, éléments fournis par l'ail ou par l'estomac lui-même, et combinés deux à deux ou trois à trois dans ce vivant laboratoire, s'en dégagent sans cesse et enveloppent le patient d'une vapeur éminemment antisociale. — Voy. *Stimulant, Brandade*.

2° La *Rocambolle* (*allium scorodoprasum*, L.) — Voy. ce mot.

3° Le *Poireau* (*allium porrum*, L.).—Voy. ce mot.

L'*Oignon commun* (*allium cepo*, L.).—Voy. ce mot.

5° L'*Echalotte* (*allium ascalonicum*, L.). — Voy. ce mot.

6° La *Ciboule* (*allium fistulosum*, L.).—Voy. ce mot.

7° La *Civette* ou *Ciboulette* (*allium schœnoprosum*, L.). —Voy. ce mot.

Ailloli. On l'appelle aussi beurre de Provence, parce que cette composition est la base de la cuisine provençale.—On prend des gousses d'ail, on les pile dans un mortier en les réduisant en pâte très-fine, on ajoute de l'huile goutte à goutte en tournant toujours dans le même sens. Quand la pâte devient consistante, on ajoute quelques gouttes d'eau tiède et le jus d'un citron, on continue à verser l'huile en tournant dans le même sens. Si l'ailloli tourne en huile, on le ramène à consistance, en y ajoutant quelques gousses d'ail que l'on pile de nouveau avec addition d'un jaune d'œuf.

Ce beurre contient à l'excès les propriétés de l'ail; il est très-échauffant.

Aigrelet. Qui est légèrement acide, comme le petit-lait, les fruits rouges, les prunelles, etc.

Aigreurs. On donne le nom d'aigreurs (*acores*) aux rapports acides qui accompagnent les mauvaises digestions et qui se montrent même à jeun dans quelques maladies. Quand elles tiennent seulement à la tendance à l'acidité que développent souvent les aliments végétaux, le régime animal les fait cesser Il peut être utile aussi d'employer dans ce cas, pour les combattre, soit la magnésie, soit encore les pastilles de Vichy.

Aiguiser. Ajouter un filet de vinaigre, du jus de citron dans une sauce ou dans un ragoût. Il est inutile de dire que ce mot signifie aussi l'action de donner le fil à un instrument au moyen d'un fusil ou d'une pierre à aiguiser.

Aile (*Ala*). Partie du corps des oiseaux qu. leur sert à voler et à se soutenir dans l'air. C'est en général, la partie la plus délicate de l'animal. Cependant, dans les oiseaux palmés ou aquatiques, ce sont généralement les chairs ou muscles qui revêtent leur poitrine et leur ventre qui sont les plus délicates. On les nomme *aiguillettes* dans le vocabulaire de la cuisine.

Aileron. Diminutif d'aile. (*Extrema ala* ou *Pinnula*.) C'est l'extrémité de l'aile d'un oiseau. C'est, après les pattes, la partie des oiseaux la moins charnue.

Ailerons A L'ORGE MONDÉ. Prenez deux livres de jarret de veau, quatre oignons blancs, huit ou dix amandes douces mondées, quelques navets, deux cœurs de laitue pommée, une douzaine de dattes ; mettez le tout dans une marmite de terre, et versez dessus deux litres d'eau bien aérée, comme l'est l'eau de pluie. Ajoutez trente à trente-deux grammes de gomme arabique. Après quarante ou cinquante minutes au plus de cuisson à une ébullition modérée, vous passez ce bouillon au tamis et le remettez dans la marmite qui aura été bien lavée à l'eau bouillante ; vous y ferez cuire alors quatre ou cinq cuillerées d'orge perlé ; après deux heures et demie de cuisson, vous ajouterez quatre ailerons de poule d'Inde blanchis à l'eau de son, et vous ferez cuire encore de vingt à vingt-cinq minutes. Il est entendu que vous aurez salé très-légèrement, et vous servirez l'orge avec les ailerons. Cette préparation, indigeste et laxative, est cependant fort préconisée ; elle peut réussir aux personnes dont l'estomac est irrité quoique robuste, mais elle ne convient pas aux estomacs débiles ni aux personnes nerveuses, chez lesquelles la déperdition de l'innervation demande à être réparée par une alimentation plus tonique quoique peu excitante.

Ailerons de poularde. Ils servent à garnir les pâtés chauds de légumes à la jardinière.

Ailerons de dinde étuvés dans du bouillon avec un bouquet garni, de la sauce au jus de fricandeau et mis sur de la chicorée à la crème, de la sauce aux tomates, à l'italienne, parfumés de truffes, etc. C'est un mets plus recherché que sain et qui ne peut convenir qu'aux estomacs robustes. — Voy. *Abatis*.

Air (*Aer* des Latins). L'air pur est un composé d'oxygène et d'azote où l'oxygène entre pour vingt et une parties, l'azote pour soixante et dix-neuf, il contient en outre une très-petite proportion de gaz acide carbonique, qui ne s'y rencontre que par suite de la décomposition des matières végétales et animales, par le fait de la respiration des animaux et de l'exhalation des végétaux, exhalation qui a lieu surtout pendant la nuit.

L'air atmosphérique est fluide, insipide, inodore, pesant, compressible, élastique, impénétrable, invisible en petites masses, et constitue l'atmosphère dont on évalue la hauteur à quinze ou seize lieues. En grande masse, l'air est bleu par réfraction, et rouge par réflection. Indépendamment de l'oxygène, de l'azote et du gaz acide carbonique, l'air atmosphérique tient en suspension de la vapeur d'eau et plusieurs matières qui se volatilisent à la surface de la terre. L'air est le soutien de la vie; il en est l'aliment principal. De la proportion exacte des éléments qui le composent résultent la pureté ou la viciation de ce fluide, ainsi que ses effets salutaires ou nuisibles sur l'économie vivante.

L'air qui contient une trop grande proportion d'acide carbonique devient impropre à la respiration et détermine l'asphyxie, comme cela a lieu dans certaines grottes de l'Italie, dans les cavités souterraines de différents pays. On voit quelquefois les animaux être asphyxiés alors que les hommes ne le sont pas, parce qu'il existe une couche d'air respirable superposée à la couche de gaz acide carbonique, qui permet à l'homme, dont la stature est plus élevée, de respirer là où des animaux, tels que les petits quadrupèdes, ne trouvent plus cet aliment indispensable de la vie. Il existe une foule de circonstances qui donnent lieu au dégagement de l'acide carbonique avec assez d'abondance pour que l'asphyxie ait immédiatement lieu si on vient à pénétrer dans l'endroit où le dégagement s'opère. Tels sont certains puits, citernes ou caves abandonnés depuis longtemps, les lieux peu ou mal ventilés où l'on brûle du charbon de terre ou du bois, ceux où fermentent des matières végétales, ceux où se trouvent réunies un grand nombre de personnes, etc. Si le gaz azote surabondait dans l'air, il produirait des effets analogues à ceux de l'acide carbonique. Quant à l'oxygène, il n'asphyxierait pas, mais il userait rapidement la vie en produisant une accélération trop vive des mouvements vitaux. Il est donc indispensable que la composition normale de l'air subsiste pour que la vie soit entretenue dans sa plénitude et sa durée, et que toutes les fonctions qui la constituent demeurent dans leur intégrité. Il est nécessaire qu'indépendamment de cet équilibre dans les éléments constituants de l'air atmosphérique, il ne soit ni trop sec, ni trop humide, ni trop chaud, ni trop froid; l'air agissant sur nous non-seulement par les proportions relatives de ses éléments, mais aussi par sa température, par sa pression, par la quantité d'eau qu'il contient, les gaz ou vapeurs étrangères qui s'y mêlent, le fluide électrique dont il est chargé, l'ozone qui s'y forme, toutes choses appréciables au moyen de certains instruments : ainsi, le thermomètre sert à estimer ses degrés de température, le baromètre à apprécier sa pression, l'hygromètre à évaluer la quantité d'eau qu'il contient, l'électromètre à mesurer sa tension électrique, et l'ozonomètre à indiquer la quantité d'acidité

répandue dans l'atmosphère. Le célèbre professeur de Bâle, M. Schonbein, qui a découvert l'ozone, paraît le considérer comme le produit de l'action de l'électricité agissant sur l'oxygène de l'air. Ce serait, selon ce savant, le plus puissant moyen de désinfection, et l'adage vulgaire que l'orage purifie l'air serait une vérité. L'influence que ce produit a sur l'économie présente un vif intérêt, mais ce n'est pas ici le lieu d'en parler.

Indépendamment de toutes ces causes dont on peut apprécier l'influence sur l'économie, il en existe d'autres dont la nature échappe à l'analyse, et, il faut bien l'avouer, la plupart des maladies miasmatiques sont le produit de causes dont la nature intime nous est complétement inconnue. L'air atmosphérique étant pour les animaux et pour l'homme d'une indispensable nécessité, sa pureté doit être un objet de soins et de recherches pour celui qui attache du prix à jouir d'une bonne santé et à voir dans des conditions favorables les êtres plus ou moins chers qui l'environnent.

Il faut donc habiter des lieux où il n'y ait point d'eaux stagnantes, où ne se rencontrent pas d'émanations de végétaux ou d'animaux en décomposition, où ne se trouvent point agglomérés un grand nombre d'hommes ou d'animaux, où les variations de température ne soient pas trop brusques, où la chaleur et le froid ne soient pas extrêmes.

Le lieu étant bien choisi, il faut que l'habitation soit vaste, bien aérée, exposée aux rayons du soleil, que sa lumière vivifiante y pénètre de toutes parts, qu'une propreté recherchée règne dans toutes les parties de l'habitation. Toutes ces conditions ne sont pas à la portée de toutes les fortunes, mais beaucoup d'entre elles dépendent du soin qu'on met à les obtenir; plus on s'en rapprochera, plus on se sera réservé de chances favorables, pour jouir d'une bonne santé et d'une longue vie; si l'on se conforme aux autres préceptes de l'hygiène dont on ne tient pas assez compte, on se sera ménagé autant qu'il est possible de le faire, une existence à l'abri de la douleur et une vieillesse exempte d'infirmités.

Aix (Bouches-du-Rhône). Nous fournit l'huile sans rivale, et les Calissons.

Alambic. L'alambic est un vase destiné à la distillation. Les alambics sont généralement faits en cuivre étamé; ils peuvent être faits en métal précieux et plus ou moins inoxydable, comme l'argent et le platine. Dans tous les cas, il est nécessaire que le métal, qu'on emploie, surtout pour la confection de la cucurbite, soit très-peu fusible et puisse résister à une haute température. Pour certaines opérations de chimie, on a des appareils distillatoires en fer, en porcelaine, en verre et même en plomb, connus sous les noms de *matras* ou de *cornues*; mais nous n'avons pas à en parler ici, et d'ailleurs ces vases ne sont pas spécialement destinés à la distillation.

Un alambic consacré au service de l'office doit être un alambic à bain-marie et avoir des diaphragmes, soit pour le bain-marie, soit pour la cucurbite.

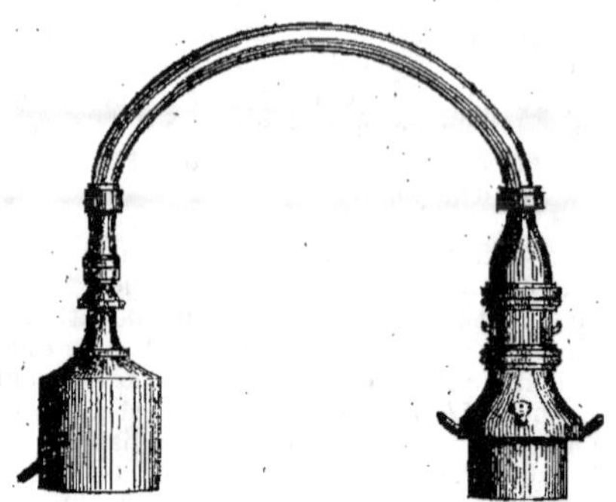

Une description exacte de cet appareil est nécessaire pour bien faire comprendre les usages variés auxquels il pourrait être utilisé. Ainsi, outre la distillation des eaux simples ou aromatiques, des liqueurs alcooliques, des huiles essentielles, dans les mains d'un chef habile il peut servir à la coction des légumes, des fruits, des viandes, à la confection des conserves, etc. Il est certain pour nous qu'un homme de génie y trouverait des mets inédits, des gourmandises adorables, des conserves inespérées.

Un alambic se compose de : 1° la cucurbite, 2° du bain-marie, 3° du chapiteau, 4° du serpentin et accessoirement de diaphragmes.

1° La cucurbite est un vase de métal, le plus ordinairement de cuivre étamé, de forme cylindrique, renflé vers son tiers supérieur. Sur ce renflement est percée une ouverture surmontée d'un petit tube fermé d'un bouchon de cuivre à pas de vis ou seulement d'un bouchon de liége. C'est par là, 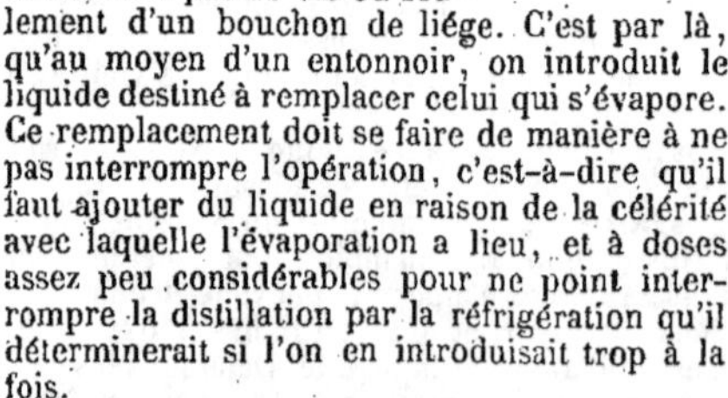 qu'au moyen d'un entonnoir, on introduit le liquide destiné à remplacer celui qui s'évapore. Ce remplacement doit se faire de manière à ne pas interrompre l'opération, c'est-à-dire qu'il faut ajouter du liquide en raison de la célérité avec laquelle l'évaporation a lieu, et à doses assez peu considérables pour ne point interrompre la distillation par la réfrigération qu'il déterminerait si l'on en introduisait trop à la fois.

La cucurbite est armée de deux anses destinées à faciliter son transport; son extrémité inférieure, ou fond, est celle qui doit reposer sur le feu; une ouverture de fourneau cylindrique doit être disposée pour la recevoir.

L'extrémité supérieure, largement ouverte, est bordée d'un cercle de fer ou de cuivre destiné à la renforcer. Une lame ronde de cuivre étamé, percée de trous, comme une écumoire,

de la grandeur du fond de la cucurbite, et qu'on nomme *grille* ou *diaphragme*, sert à isoler les parties végétales ou animales qu'on veut distiller à feu nu et à empêcher qu'elles ne soient brûlées. Ce diaphragme se replie sur lui-même au moyen d'une charnière, afin de faciliter son introduction et sa sortie de la cucurbite; sa partie inférieure a des supports pour le tenir à distance du fond de ce vase et deux petites anses qui servent à le saisir. Ce diaphragme ne sert que pour la distillation à feu nu; on l'enlève quand on fait usage du bain-marie.

2° Le *bain-marie* est un vase cylindrique qui peut être en étain, en porcelaine et même en verre; mais la fragilité du verre et de la porcelaine les ont fait exclure, et le plus ordinairement le bain-marie est fait de même métal que la cucur- 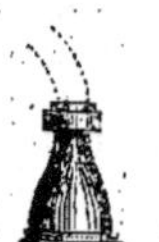 bite. Le bain-marie a un collet de métal qui porte d'aplomb sur la cucurbite; sur ce bord existe deux anses destinées à son maniement. Le cylindre du bain-marie s'adapte exactement à l'ouverture de la cucurbite, et son fond, quand il est en place, se trouve éloigné de celui de cette dernière de douze à trente centimètres, selon la grandeur de l'appareil. Un petit couvercle peut s'adapter au bain-marie; c'est un supplément qui ne sert pas quand on veut distiller, mais seulement lorsqu'on veut faire une infusion ou cuire quelque aliment à la température de l'eau bouillante. Sur le bord supérieur du collet du bain-marie est une rainure destinée à recevoir le bord inférieur du chapiteau.

3° Le chapiteau peut, ainsi que le bain-marie, être d'un métal autre que celui de la cucurbite, mais aujourd'hui on fait toutes ces pièces du même élément, le plus souvent de cuivre étamé à l'intérieur. Le chapiteau, ainsi que l'indique son nom, couronne la partie supérieure de l'alambic; il est de forme conique; sa base, garnie d'un cercle ainsi que la cucurbite, s'adapte très-exactement dans la rainure que porte cette dernière à sa partie supérieure. C'est dire que l'ouverture inférieure du chapiteau est de la même dimension que l'ouverture supérieure de la cucurbite. Dans l'intérieur du chapiteau et près de son bord existe une gouttière destinée à retenir les vapeurs qui se sont condensées sur les parois du chapiteau et à les diriger vers l'ouverture intérieure du bec du chapiteau. Ce bec du chapiteau est un tuyau conique dont la petite extrémité est libre. Il est incliné d'environ quarante-cinq degrés sur le chapiteau, sa longueur est indéterminée. Il existe même des appareils dont le chapiteau n'est qu'un long tube conique recourbé vers sa base pour s'adapter exactement sur la cucurbite, sans gouttière intérieure, les vapeurs ne se condensant que vers la partie inclinée de ce tube. Enfin il existe des chapiteaux qui portent un rebord se dressant autour d'eux pour former un réfrigérant muni d'un robinet, afin de pouvoir renouveler fréquemment l'eau froide, destinée à condenser les vapeurs qui se forment. A ce condensateur ou réfrigérant imparfait on a substitué le *serpentin*.

4° Le *serpentin* est un tuyau tourné en spirale, fait de cuivre étamé ou d'étain, dont les écartements sont maintenus par trois tringles perpendiculaires soudées à égale distance l'une de l'autre sur le tuyau, afin d'empêcher que le spiroïde ne s'affaisse sur lui-même. Le *serpentin*, dont l'extrémité supérieure légèrement évasée est destinée à s'adapter au bec du chapiteau ou à quelque tube intermédiaire, est lui-même contenu dans un vase de métal ou simplement de bois, tel qu'un tonneau qui sert à contenir le liquide réfrigérant, le plus ordinairement de l'eau froide, qu'on renouvelle selon la nécessité. L'extrémité inférieure du serpentin déverse dans un réservoir ou *récipient* le produit de la distillation.

M. Grandval a tout nouvellement inventé un appareil distillatoire fonctionnant au moyen du vide et donnant des produits exempts de toute altération. Ce chimiste distingué, pharmacien en chef de l'hôpital de Reims, obtient ainsi du lait, du bouillon, de la glace de volaille dont la dessiccation parfaite assure une longue conservation. La concentration de ces produits sous un petit volume permet de les transporter en tous lieux et d'obtenir en quelques minutes un consommé réconfortant ou une tasse de lait agréable, etc.

Nous ne parlons pas des immenses avantages qu'on peut tirer de cet appareil pour obtenir des extraits de plantes médicinales ou tinctoriales ; nous voulons seulement faire entrevoir combien l'art culinaire peut heureusement utiliser l'alambic. Nous sommes dans l'intime conviction que cet art, aujourd'hui abandonné à l'inspiration du génie particulier de chaque maître, peut devenir une science exacte, ayant des règles précises, de telle sorte que tous les ingrédients d'un mets, quel qu'il soit, seront dosés, et qu'on pourra partout le reproduire avec exactitude avec les mêmes éléments et les mêmes appareils. Le goût ne se trouvera pas seulement satisfait ; par une plus savante préparation, il en résultera aussi une meilleure qualité des mets, une nourriture plus parfaite pour les individus, une amélioration de la santé publique. C'est ainsi que s'ennoblira une profession recommandable.

Alaxe (Vin d') (Côte d'Or). Les 228 lit. de 1844-46 coûtent 600 fr. ; de 1848-51, 350 fr. ; la bouteille, de 2 fr. 50 à 3 fr. (novemb. 1854). Ce vin contient de 14 à 15 degrés d'alcool.

Albe (Vin d') (Italie). Blanc et rouge. Il est agréable, peu capiteux et se digère parfai-

tement. Il contient 17.26 pour cent d'esprit.

Alberge. L'alberge est une des variétés de l'abricot ; sa chair, adhérente au noyau, est jaune, rouge ou violette. Il y a plusieurs variétés, *l'alberge de Montgamet* qui mûrit à la fin de juillet et *l'alberge de Tours* qui mûrit à la fin d'août. On en fait, dans le Poitou, des conserves au sucre. — Les meilleures viennent de Tours et se vendent en boîte de 3 francs.—Voy. *Abricots*.

Albran. C'est le nom qu'on donne au canard sauvage à l'état d'enfance ; il prend celui de canardeau dans son adolescence, et de canard sauvage dans sa maturité. Son évolution rapide fait que albran ou halbran en août, canardeau en septembre, octobre le voit canard sauvage.

L'albran, bien retroussé et passé à la casserole avec champignons, truffes et culs d'artichaut, est un manger assez délicat. Il se sert aussi en ragoût d'olives, aux montants de cardons, à la rocambole et même aux navets.

La chair de ce jeune oiseau est délicate et savoureuse, mais, ainsi que celle de tous les palmipèdes, elle est visqueuse et compacte et ne convient qu'aux personnes en bonne santé.

Albran A LA BROCHE. On le sert sur des rôties arrosé de son jus ; on l'aromatise de soya et de poivre. *Rôt.*

Albran EN SALMIS OU AUX OLIVES, ou bien encore A LA BÉCHAMEIL DE MOUSSERONS. Seules variétés de salmis qui n'altèrent pas la finesse de goût de ce palmipède. *Entrée.*

Albumen (*Albumen*, blanc d'œuf). — Voy. *Œuf*.

En botanique, on désigne sous ce nom cette partie d'une amande, noyau ou graine mûre qui accompagne l'embryon : c'est le *périsperme* de Jussieu et l'*endosperme* de Richard ; il manque quelquefois. Cet albumen, que l'on nomme périsperme ou endosperme, est une masse de tissu cellulaire, tantôt dure et cornée, comme dans le café ; tantôt molle et charnue, comme dans le ricin ; quelquefois sèche, farineuse, n'adhérant pas avec l'embryon, comme dans le blé.

Albumine (*Albumen*). — Principe immédiat des animaux et des végétaux. Cette matière azotée est très-répandue dans le règne animal ; on la rencontre aussi dans le règne végétal, ce qui l'a fait distinguer en albumine *animale* et en albumine *végétale*. L'albumine animale constitue la plus grande partie du blanc de l'œuf, nommé en latin *albumen* ; on la rencontre dans le sérum du sang ; dans presque tous les liquides purulents ou séreux sécrétés par le corps humain ; dans le chyle, la synovie, la bile des oiseaux, etc.

L'albumine se présente sous deux états, solide ou liquide, et possède des propriétés différentes selon qu'elle se trouve sous l'une ou l'autre de ces deux formes. L'albumine liquide est incolore, inodore, transparente ; elle mousse lorsqu'on l'agite ; elle verdit le sirop de violette et se coagule à 74° cent. L'alcool la coagule instantanément. Desséchée au soleil, elle se prend en une masse solide, jaunâtre, transparente, soluble dans l'eau froide. L'albumine se combine avec tous les acides un peu forts excepté avec les acides phosphorique et acétique, et forme des précipités. Elle forme des composés insolubles avec certains sels métalliques, tels que ceux de mercure, de cuivre, etc., et, par cette raison, elle est considérée comme le meilleur antidote de ces sels vénéneux. L'albumine coagulée par le feu ou l'alcool est insoluble dans l'eau et ne peut jamais revenir à son premier état.

L'albumine végétale ne diffère en rien de l'albumine animale ; seulement l'albumine végétale est presque toujours accompagnée de matières étrangères, notamment de gluten. On la trouve en grande quantité dans les amandes et dans les graines ainsi que dans certains sucs végétaux que la chaleur coagule. L'albumine est essentiellement nutritive, elle est douée de la propriété de réparer les pertes produites par d'abondantes évacuations séro-muqueuses, aussi l'administre-t-on en solution dans l'eau sucrée dans le cours de la diarrhée dyssentérique ; mais alors l'albumine n'a subi aucune coction, cuite elle est fort indigeste.

Alcarazas. C'est un vase propre à rafraîchir l'eau. Il est fait en terre. On s'en sert beaucoup en Espagne. La terre qu'on emploie est un composé de terre ordinaire pétrie et de sel marin destiné à ménager des pores au vase. On la fait cuire dans un four à potier. Quand ces vases sont remplis d'eau, il faut les exposer à un courant d'air pour que l'évaporation entretienne la fraîcheur de l'eau.

Alcool ou **Alkool**. L'alcool est le produit de l'art et résulte de la fermentation spiritueuse. L'eau-de-vie n'est rien autre chose qu'un mélange d'alcool concentré et d'eau à parties égales. Selon que l'alcool provient du vin, du cidre, de la bière ou de céréales, du riz, de la mélasse, de la pomme de terre, des fécules, on lui donne le nom d'esprit dans le commerce. — On nomme liqueurs alcooliques toutes celles qui ont pour base l'alcool ou qui en contiennent une certaine proportion.

Les liqueurs alcooliques sont rarement utiles. Leur usage habituel est préjudiciable, leur abus dangereux.

Les personnes d'un tempérament nerveux, celles d'un tempérament sanguin, doivent principalement s'en abstenir.

L'alcool convient aux tempéraments lymphatiques et à ceux affaiblis par des fatigues. Il faut avoir soin, dans ce cas, de distinguer un affaiblissement réel d'une excitation des organes qu'il ne ferait qu'augmenter. Quelques gouttes d'alcool versées dans le creux de la main et présentées devant les yeux produisent une vapeur qui a la propriété de rendre la force à la vue ; en frictions, il active l'action du cerveau en en frottant les tempes. Il donne du ton au cœur et à la poitrine. On l'emploie comme légèrement astringent, pour modérer la sueur des pieds et des aisselles.

Ale ou **Aile**. Bière anglaise dans laquelle le houblon entre en petite quantité seulement. Le malt ou orge germé fermenté en fait le fond. Comme toutes les autres bières, dont elle a les qualités et les inconvénients, elle dégage l'acide carbonique ; prise en certaine quantité, elle enivre ; coupée avec de l'eau, elle est diurétique et rafraîchissante, elle contient 5.56 pour cent d'esprit. Celle de Benton en contient 8.88. — Voy. *Bière.*

Ale d'Écosse. Bière blanche, très-forte en orge, agréable au goût, très-capiteuse, elle contient 6.20 pour cent en volume d'esprit.

Alençon (Orne). Renommé pour ses oies grasses.

Alenois. — Voy. *Cresson alenois.* — Il a reçu les noms de cresson des jardins, de cressonnette, de cresson potager.

Alicante. Vin rouge généreux et fortifiant que nous fournit l'Espagne. Pris en petite quantité, il peut être très-utile pour restaurer les forces épuisées par de longues maladies, des suppurations abondantes, etc., ou bien encore dans les cas d'anémie, conséquence de privation d'aliments, de pertes de sang, d'excès de travail, de fatigues excessives, d'abus des plaisirs, etc. Pour que ce vin possède ses propriétés tonifiantes, il faut qu'il soit exempt de toute falsification et alors il contient à peu près 18 pour cent d'esprit.

Ce vin se sert avant ou pendant le dessert, et coûte de 4 à 6 fr. la bouteille ; il faut se méfier du vin d'Alicante à bon marché.

On ne doit le boire qu'en petite quantité, en raison même de la tonicité dont il est doué, il ne convient qu'aux personnes dont l'estomac débile a besoin d'être stimulé ; il peut être fort utile d'en faire usage dans la convalescence de certaines maladies qui ont profondément altéré l'hématose, telles que les fièvres paludéennes, les pertes de sang, d'abondantes suppurations.

Son usage peut même être fort utile dans le cours de ces affections, ainsi que dans la période algide du choléra, après de grandes fatigues ; mais, dans toutes ces circonstances, c'est au médecin à en prescrire l'emploi et la dose à laquelle on doit le donner. Autant ce vin généreux peut être utile dans les circonstances que nous venons d'énumérer sommairement, autant son usage serait préjudiciable dans l'immense majorité des maladies aiguës et aux personnes d'un tempérament sanguin.

Aliments. Par ce mot, pris dans son sens propre, on entend toutes les substances animales ou végétales qui servent à la nutrition et à l'accroissement de tous les êtres organisés et vivants, ainsi qu'à la réparation des pertes incessantes auxquelles ils sont soumis.

Pour ne nous occuper ici que du règne animal, nous dirons que tous les êtres vivants de ce même règne, depuis ceux qui, par la sim-

plicité de leur organisme sont réduits à l'absorption immédiate et à l'incorporation des particules alimentaires. jusqu'à ceux dont l'organisation supérieure se compose d'une multitude
de fonctions particulières, telles que la digestion, la respiration, la circulation, etc., fonctions
qui, toutes, concourent à ce but, l'entretien de
la vie ; tous les êtres vivants, disons-nous,
sont obligés de s'alimenter sous peine de dépérissement et bientôt de mort.

Alisier (*Cratægus*). De la tribu des pomacées, de la famille des rosacées et de l'icosandrie digynie. Fleurit en mai. — Les fruits de
l'alisier blanc ou *cratægus aria* sont de la grosseur d'une petite poire et assez agréables au
goût ; ils sont astringents. On en fait des confitures.

Alkermès DE FLORENCE. Cet élixir se
compose de cannelle de Ceylan, de clous de girofle, de muscade, de vanille givrée, d'eau distillée de roses, de cochenille, d'alun cristallisé,
d'eau de fleurs d'orangers, de sucre fin et
d'alcool. Cette liqueur recherchée est stimulante ; elle possède les avantages et a les inconvénients attachés aux liqueurs alcooliques,
la bouteille d'un demi-litre, coûte 3 fr. 90 c.

Allemande. — Voy. *Sauce*.

Alliaire (*Alliaria vulgaris*). Grande crucifère bisannuelle dont la saveur, qui n'est celle
ni des épinards ni du cresson, peut varier nos
préparations culinaires. Cette plante est excellente quand on l'accommode avec des viandes.

Alose (*Alosa*). Genre de poissons osseux de
l'ordre des malacoptérygiens abdominaux et de
la famille des clupes ou des harengs qui renferme le hareng proprement dit. la sardine,
l'anchois et l'alose.

L'alose est un excellent poisson, qui, au
printemps, remonte les fleuves où il s'engraisse.
Il appartient à la famille des gymnopomes et au
genre clupée, qui renferme le hareng, la sardine, la feinte et l'alose, tous poissons fort
estimés et donnant lieu à un commerce considérable auquel la Hollande est principalement
redevable de sa prospérité. Pour qu'une alose
soit bonne, il est nécessaire qu'elle soit grasse ;
celles qu'on prend dans la mer sont trop salées ;
leur chair est peu succulente. Les meilleures
que nous connaissions sont celles qu'on pêche
dans la Seine, la Loire et le Rhin.

Les aloses de Seine méritent surtout d'être
estimées par la délicatesse de leur chair, qui
est une véritable noisette aquatique. C'est là
que, de maigre et sèche qu'elle était dans l'O-
céan, l'alose devient grasse et charnue. On la
mange au court-bouillon ; mais la manière la
plus ordinaire est de la servir soit rôtie, soit
grillée sur une bonne farce à l'oseille. C'est
là le lit de repos sur lequel elle se complaît le
mieux ; elle est là comme une petite maîtresse
sur une ottomane.

L'alose est un poisson lourd et de digestion
difficile.

Celles de la Loire ont un arome de violette.

La manière dont on veut manger les aloses
détermine la préparation préliminaire qu'on
leur fait subir.

Mangées en guise de rôt, on ne les écaille
pas. Si, au contraire, elles sont destinées à
faire des entrées. on les écaille.

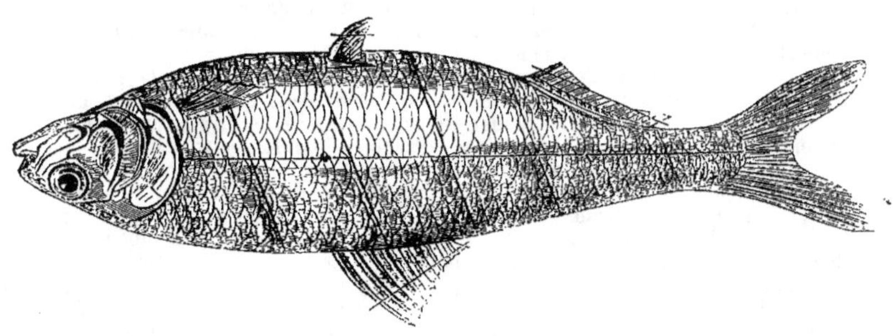

L'alose se sert sur une serviette, la tête à
gauche et le dos du côté de la personne qui découpe. On commence par tracer une ligne profonde de la tête à la queue, puis on découpe
les portions en lignes droites ou obliques. S'il
y a peu de convives, on ne sert que le dos ;
on fait les portions plus ou moins grosses, selon le nombre. Dans une alose de 40 à 50 centimètres, on peut faire dix belles portions.
Avant de servir, on ébarbe légèrement les nageoires ; la queue reste entière : les œufs sont
exquis.

Alose RÔTIE. Lorsqu'on a une belle alose
bien grasse et d'un grand volume, on la met
à la broche ; on la vide d'abord par les ouïes,
on l'écaille, on la fait mariner avec un peu
d'huile, de sel blanc, de persil en branches,
quelques ciboules et du thym. Il faut l'inciser
sur le dos, en biais et peu profondément, après
qu'elle a séjourné une heure environ dans son
assaisonnement dont on a dû la bien pénétrer
en l'y retournant à plusieurs reprises. On la
met à la broche, on l'arrose avec soin. et on
la sert sur une serviette garnie de persil vert.

Elle doit être mangée à l'huile, chaude ou froide, selon le goût. *Rôt.*

Alose A LA MARINIÈRE. On coupe par morceaux une ou plusieurs aloses ; on prend du beurre manié d'une pincée de fécule. On mouille avec du court-bouillon ; on ajoute de petits oignons, des sardines qu'on fait cuire trois ou quatre minutes avant le poisson, et on la masque avec la sauce passée au tamis de soie. *Entrée.*

Alose GRILLÉE A L'OSEILLE. Préparée comme l'alose rôtie, on la met sur le gril ; on l'arrose pendant la cuisson avec la marinade, et quand elle est bien cuite, on la sert sur une purée d'oseille. *Entrée.*

Alose A LA HOLLANDAISE. Après avoir vidé le poisson par les ouïes, on le met, sans l'écailler, dans une poissonnière, avec de l'eau salée ; on lui fait jeter deux ou trois bouillons, on couvre le feu de cendres de manière à maintenir bien chaud pendant une demi-heure sans laisser bouillir. On sert alors l'alose sur une serviette ; à l'entour on met des pommes de terre jaunes, et l'on a dans une saucière une sauce à la hollandaise. *Rôt.*

Alose AU BLEU. Après l'avoir vidée, l'avoir ou non écaillée, on la fait cuire au court-bouillon. On la sert sur une serviette, et l'on prépare une magnonnaise dans une saucière ou simplement une sauce à l'huile. *Rôt.*

Alose AU BEURRE D'ÉCREVISSES ET D'ANCHOIS. C'est une alose grillée dans un papier beurré servie sur une sauce au beurre d'écrevisses ou d'anchoix. *Rôt.*

Alouette (*Alauda vulgaris*). Les alouettes grasses, connues sous le nom de *mauviettes* à Paris et *coquillardes* en Provence, sont un manger fort délicat. On les sert en croustades, et plus souvent rôties, bardées, et l'on recueille précieusement ce qui en découle sur des rôties qui leur servent ensuite de matelas. Les alouettes se mangent en caisse, en ragoût, en tourte et en salmis. Elles sont d'un grand usage dans les garnitures.

On fait d'excellents pâtés froids avec les mauviettes. Louis XV, qui se connaissait en bonne chère, les avait mis à la mode. Les meilleurs se font à Pithiviers. — Voy. *Pâté.*

Les alouettes jeunes, tendres et bien nourries sont délicates, de facile digestion et très-nourrissantes. C'est en hiver ou au moins à la fin de l'automne qu'elles sont de meilleur goût.

Pour trousser l'alouette, on passe la cuisse gauche dans l'espèce d'anneau formé par la partie inférieure du bec ; on entrecroise les pattes et on ramène chacune d'elles près de la naissance de la cuisse.

On couvre le ventre d'une barde de lard qu'on maintient par un filet. L'alouette ne se vide pas ; on la sert

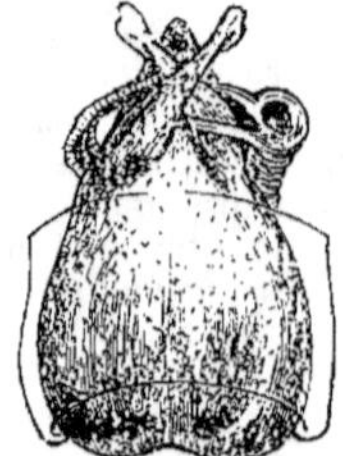

tout entière. Pour faire cuire les alouettes bardées, il faut, avec un bon feu et à la broche, vingt minutes ; avec la cuisinière et le feu de cheminée, un quart d'heure ; avec la cuisinière et la coquille, douze minutes. *Rôt.*

Alouettes EN TOURTE. On les vide ; on met tout ce que l'on retire de l'intérieur, hormis le gésier, que l'on jette, avec du lard, dans le fond de la tourte, les alouettes par-dessus, auxquelles on a ôté pattes et têtes ; après les avoir passées sur le feu, dans une casserole, avec un peu de bon beurre, persil, ciboule, champignons, le tout haché, et qu'on les a laissé refroidir, on finira la tourte comme il est expliqué à l'article *Tourte. Entrée.*

Alouettes EN SALMIS. Quand elles sont cuites à la broche (vous vous servez de celles qu'on a desservies de la table), vous leur ôtez les têtes et ce qu'elles ont dans le corps ; vous jetez les gésiers, et pilez tout le reste avec les rôties dans un mortier ; vous délayez ensuite ce que vous avez pilé avec un peu de bouillon, vous le passez à l'étamine et assaisonnez ce petit coulis de sel, gros poivre, un peu de rocambole écrasée, un filet de verjus ; vous faites chauffer les alouettes sans qu'elles bouillent et les servez garnies de croûtons frits. *Entrée.*

Aloyau. L'aloyau est cette partie du bœuf située le long des vertèbres lombaires et s'étendant jusqu'au diaphragme (*Voy.* la figure Bœuf). La partie la plus estimée de l'aloyau est celle qui contient une plus grande partie de filet. Quand cette pièce de bœuf est grasse et tendre, on la sert d'ordinaire cuite à la broche sur son jus. Si on lève le filet d'un aloyau et qu'on le coupe en tranches assez minces, il faut les mettre dans une casserole avec une sauce aux câpres, aux anchoix, aux champignons et une pointe d'ail, le tout finement haché, passé dans un peu de beurre et mouillé avec un bon coulis. Après avoir dégraissé la sauce on y mettra les tranches de filet et le jus de l'aloyau. Il faut avoir soin de chauffer doucement et d'éviter de faire bouillir.

L'aloyau est, à coup sûr, de tous les rôtis, le plus succulent et le plus nutritif, et celui qui renferme le plus de ces principes conservateurs de la vigueur et de la santé que l'on chercherait en vain dans les autres rôtis. Plus on ajoute d'ingrédients, moins il y gagne en qualités toniques, fixes. Cependant, par cela même que c'est une viande qui restaure le mieux en stimulant le moins, le bœuf ne convient que vers la fin des convalescences, quand l'estomac a déjà recouvré la force de digérer des aliments très-substantiels et de digestion modérément facile.

Le choix des aloyaux est chose difficile, et quoique les bœufs qui arrivent pour la consommation de la capitale soient, en général, d'une vaste corpulence, tous ne fournissent pas, à beaucoup près, des aloyaux de même qualité.

Il faut préférer ceux qui viennent d'une

grande distance, parce que leur graisse s'est mieux amalgamée avec leur chair, qui en a reçu des qualités que cette marche longue et continuelle était seule capable de lui communiquer.

Cette heureuse incorporation se reconnaît à des veines blanches que forme cette graisse et qui font que la chair paraît en quelque sorte marbrée. Lorsque certaines parties du bœuf offrent cette marbrure, on peut être sûr que ce bœuf sera délicieux ; mais ce n'est guère que depuis la Saint-Martin jusqu'au carême que l'on jouit de cet avantage. On a appelé cette époque le temps du *charnage*, et il est bien rare que les bœufs qui arrivent plus tard jouissent de cet avantage.

On accommode l'aloyau de différentes manières, à la braise, aux cardes, farci, en ballon, roulé ; mais il est reconnu qu'un aloyau n'est jamais meilleur qu'à la broche et cuit à l'anglaise, c'est-à-dire saignant.

La partie la plus exquise d'un aloyau étant son jus, il fallait trouver un moyen de le conserver, en le concentrant dans sa chair ; le meilleur est celui-ci, dont il ne faut pas s'effrayer, parce que les résultats en sont merveilleux :

On choisit un aloyau de la meilleure qualité, on le porte chez un fondeur de suif en branche, et lorsque le suif est prêt à bouillir, on le descend avec une corde dans la chaudière, on l'y laisse jusqu'à ce qu'il soit à moitié cuit. On le fait ensuite égoutter et on le met dans un lieu frais, en sorte que le suif, saisi par le froid, forme une enveloppe et en quelque sorte une croûte autour de l'aloyau. Lorsqu'on veut le faire rôtir, on le met à la broche devant un feu très-clair, en ayant eu soin de détacher les parties de suif qui se seront séparées en feuilles ; tout le suif découle alors, et l'on se garde bien d'en arroser l'aloyau. On comprend que le suif, en s'emparant des pores de l'aloyau, a empêché le jus d'en sortir, en sorte que, lorsqu'il est cuit (toujours saignant), on le sert sur la table et on le découpe en tranches fort minces ; il rend alors une telle abondance de jus que c'est une véritable inondation.

L'aloyau se sert de deux manières. Lorsqu'on a beaucoup de monde, on prend un bel aloyau et l'on enlève toute la partie étrangère au filet et au contre-filet ; on enlève les os et on pose les deux morceaux l'un sur l'autre ; on place entre les deux quelques-uns des os plats qu'on a ôtés précédemment, puis on ficelle le tout pour le faire rôtir, après l'avoir piqué sur toute sa surface de bon lard. Si on le fait mariner pendant deux ou trois jours avec vinaigre, sel, oignons, il n'en sera que plus tendre. Pour le servir, on isole les deux morceaux dont se compose l'aloyau, et on les coupe séparément par tranches minces et transversales.

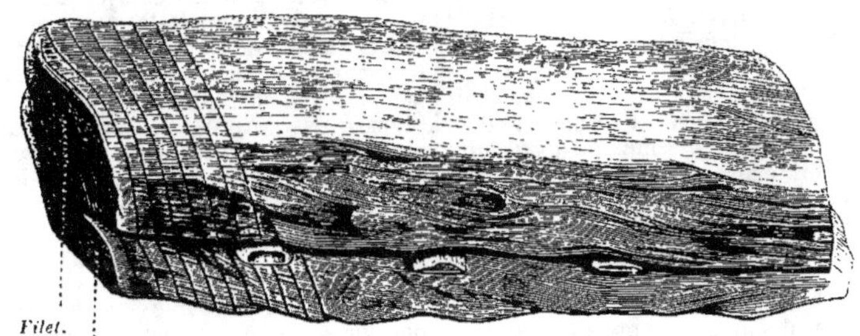

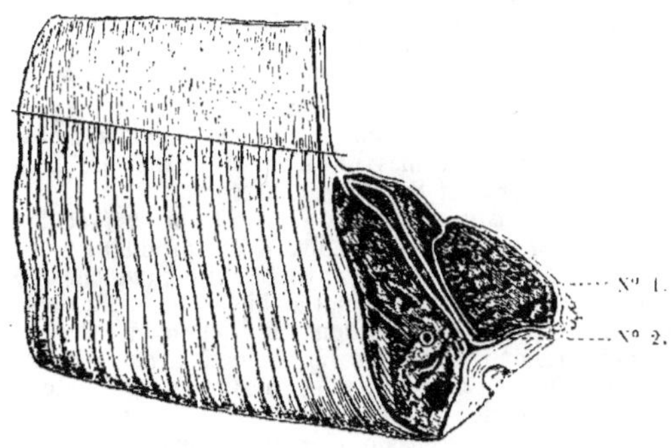

La seconde manière et la plus usitée consiste à servir l'aloyau comme il vient de chez le boucher, et alors on distingue le filet, n° 1, *morceau du procureur*, et le contre-filet, n° 2, *morceau des clercs*. On le découpe par tranches sur le morceau même ou bien en détachant le filet d'abord, puis le contre-filet, que l'on divise ensuite en tranches ou rondelles.

Aloyau A LA GODARD. On dégage l'aloyau en enlevant toutes les apophyses épineuses des vertèbres (ou dos de l'échine), on le larde de lard épicé, on le ficelle avec soin en lui donnant une forme régulière ; on met dans un brasier des carottes, un bouquet de fines herbes, des oignons, de bon bouillon, du vin de madère, du poivre, du sel ; on fait cuire à petit feu. Quand l'aloyau est cuit à point, on prend les résidus qu'on passe et dégraisse, on les met dans une casserole avec du jus de viande, des ris de veaux en tranches, des morceaux de culs d'artichauts, des champignons, des œufs frits ; on pose l'aloyau sur cette sauce et l'on sert. *Relevé.*

Ce mets savoureux ne convient qu'aux estomacs robustes et aux personnes d'un tempérament peu excitable.

Alsace (Vins d'). Ils sont de diverse nature. En premier rang, comme vins de liqueur de deuxième classe, ceux de Kaiserberg, Ammerschwihr, Colmar, Olwillers, Kientzheim ; de troisième classe ceux muscats dits de Paille-Wolxheim, Heligenstein (Bas-Rhin) et de quatrième classe, les vins muscats et doux ; puis en vins blancs de deuxième classe, ceux de Guebwiller, Turckeim, Riguewir, Ribeauvillé, Thann, Ingersheim et Mittelwhir (Haut-Rhin), Molsheim et Wolxheim (Bas-Rhin) ; et en vins blancs de troisième classe, ceux de Mutzig, Neuviller, Ernolsheim (Bas-Rhin) et Rixheim (Haut-Rhin).

Amande AMÈRE (*Agaricus amarus*). Champignon vénéneux qui est remarquable par l'odeur d'acide prussique qu'il dégage plus que tous les autres ; il est dangereux.

Amandes. On nomme ainsi le fruit de l'amandier (*Amygdalus*). Arbre qui appartient au genre de l'icosandrie monogynie et fait partie de la tribu des amygdalées ou drupacées de la famille des rosacées. Ce fruit a la chair peu épaisse, presque sèche et recouverte d'un duvet court. L'amandier commun (*amygdalus communis*), originaire de Mauritanie, donne des fruits dont la semence est très-employée dans les préparations culinaires et pharmaceutiques ; on en fait de l'orgeat, des lochs, du lait d'amandes, etc., boissons laxatives dont il faut se garder de faire abus ; il découle de son tronc une gomme analogue à la gomme arabique.

C'est au mois d'août qu'apparaissent les premières amandes qu'on sert sur les tables avant leur maturité complète et quand le brou est encore vert. Les amandes destinées à être conservées se récoltent en septembre et octobre.

Il y a deux sortes d'amandes : l'amande amère (*amygdala amara*), qui contient de l'acide prussique ou hydrocyanique et passe pour fébrifuge, et l'amande douce (*amygdala dulcis*), qui contient une grande quantité d'une huile très-usitée en pharmacie, et connue sous le nom d'*huile d'amandes douces*. Les amandes douces se mangent fraîches et sèches ; en général, elles se digèrent mieux lorsqu'elles sont fraîches ; néanmoins les estomacs délicats doivent user modérément des unes et des autres.

Les amandes ne paraissent guère à nos desserts que lorsqu'elles sont encore vertes et seulement avec les fruits secs de carême, connus sous le nom de *mendiants*, lorsqu'elles ne

sont plus vertes. On fait cependant des compotes d'amandes vertes ; c'est une assez médiocre chose. Mais les pâtissiers, les confiseurs et même les cuisiniers en font beaucoup d'usage. Ces derniers (outre l'emploi qu'ils en font dans plusieurs entremets) en composent une crème connue sous le nom de *blanc-manger*, qu'il est très-difficile de bien réussir, mais aussi qui, lorsqu'elle est bien faite, est un manger délicieux. Les pâtissiers les emploient en biscuits, en macarons, en massepains ; ils font, avec une pâte qui sert d'abaisse à beaucoup de sortes de pâtisseries, des cloches d'amandes grillées, du nougat. Enfin ce fruit est indispensable dans presque tout le petit four.

Quant aux confiseurs, l'amande est un des premiers fleurons de leur couronne, puisque, sans elle, ils ne pourraient faire la plupart des dragées, les pralines, le sirop d'orgeat et une foule de chatteries dont ce fruit est la base. Aussi, lorsque les amandes sont rares et chères, c'est une véritable désolation pour cette industrie. — Voy. *Calendrier.*

Amandes (Gâteau d'). Mettez sur une table un litre de farine ; faites un trou dans le milieu pour y mettre 30 grammes de bon beurre, quatre œufs, blancs et jaunes, une pincée de sel, 140 grammes de sucre fin, 200 grammes d'amandes pilées très-fin ; pétrissez le tout ensemble et en formez un gâteau à l'ordinaire ; faites-le cuire et le glacez avec du sucre et la pelle rouge. *Entremets-Dessert.*

Amandes PRALINÉES. Cette friandise, qui tire son nom de la maréchale de Praslin, pour laquelle son chef d'office l'avait imaginée, se prépare ainsi : Après avoir mis dans un poêlon d'office une livre d'amandes, une livre de sucre et un verre d'eau distillée, faites bouillir le tout jusqu'à ce que les amandes semblent pétiller. Retirez alors le poêlon du feu et remuez le sucre jusqu'à ce qu'il se sépare des amandes. Retranchez une partie de ce même sucre et remettez le reste sur le feu avec les amandes que vous continuez à remuer jusqu'à ce qu'elles aient repris le sucre ; ôtez-les alors et les conservez dans un endroit bien sec. Les pistaches et avelines pralinées, etc., se préparent de la même manière. *Dessert.*

Amandes PRINCESSES. On a donné ce nom aux amandes de premier choix. Elles proviennent d'une variété spéciale, nommée amandier des dames ou à la princesse. Le fruit est gros et fort délicat. *Dessert.*

Amaranthe DE CHINE (*Amaranthus Sinensis*). Excellent épinard très-productif.

Ambigu. Nous avons inutilement cherché une définition du mot ambigu qui satisfît notre esprit. Celle que donne le Dictionnaire de l'Académie, *sorte de repas qui tient de la collation et du souper*, nous paraît trop restreinte et inexacte. — Dans un vieux Dictionnaire, nous voyons : Repas où l'on sert ensemble viandes et fruits. —Dans la Néophysiologie du goût, il est dit : « L'ambigu n'est pas autre chose qu'un buffet couvert à plat où l'on sert à la fois des milieux de grosses pièces et des rôtis, des entrées, des entremets chauds et froids, des fruits crus et cuits, du petit four et des sucreries, sans parler des confitures et des sorbets de toute espèce. Les déjeuners, les parties de chasse, les dîners champêtres et les repas qu'on sert pendant la nuit au milieu d'un bal sont presque toujours des ambigus. »

Toutes ces définitions sont très-ambiguës ; celle de l'Académie n'est pas complète ; celle du vieux Dictionnaire n'est pas exacte, puisqu'un ambigu peut se composer d'autre chose que de viandes et de fruits.

Nous hasarderons donc une troisième définition, et nous dirons : L'ambigu vient d'*ambo*, deux. C'est une collation qui tient le milieu entre deux repas, et par l'heure où elle est prise et par la nature des mets dont elle se compose. C'est un repas qui vient trop tôt ou trop tard ; c'est un déjeuner trop tardif ou un dîner trop hâtif.

Grimod définit à son tour l'ambigu : Un dîner où la soupe ne paraît jamais, mais où tous les services sont confondus en un seul, et dans lequel aucun plat n'est jamais relevé.

Ambre GRIS. L'ambre gris est un produit animal. Les savants ont fait un grand nombre de conjectures sur son origine ; la plus satisfaisante et la plus généralement adoptée aujourd'hui, c'est que l'ambre est une sécrétion du cachalot, comme le musc, la civette, le castoreum le sont des animaux qui ont donné leur nom à ces produits. Tous ces corps ont, en effet, non-seulement une composition analogue, mais encore ils présentent un grand nombre de caractères communs, tels que : odeur forte, fusibilité, etc. Quoi qu'il en soit, l'ambre est une substance solide, légère, d'une texture écailleuse, et qui fond avec facilité. Il est d'une couleur grise mêlée de tâches jaunes ou noires ; sa saveur est douce et aromatique, et il est doué d'une odeur très-suave ; il brûle facilement à la manière des corps gras. On le trouve en masses irrégulières, formées tantôt de couches successives et le plus souvent d'un tissu grenu ; leur poids ordinaire est de quelques onces ; cependant, on en cite des masses qui pèsent jusqu'à cent kilogrammes. C'est aux environs de Madagascar, aux îles Moluques, au Japon, dans l'Inde, au Mexique, qu'on le trouve flottant sur la mer.

L'ambre gris est presque en totalité composé d'ambréine, matière analogue à la cholestérine ; l'ambréine fond à trente degrés et forme, avec l'acide azotique, un acide qui fond à 58°. Ses autres principes sont : une matière balsamique, suave, soluble dans l'eau et dans l'alcool, une matière noire indéterminée et quelques sels. C'est à la matière odorante de l'ambre qu'il faut rapporter ses propriétés médicales.

L'ambre est peu usité en thérapeutique ; on s'en sert beaucoup en parfumerie, et, dans l'art culinaire, comme aromate. Suivant le rapport des auteurs, il détermine sur l'estomac une action excitante, et sur les centres nerveux une stimulation qui l'ont fait employer comme antispasmodique et surtout comme aphrodisiaque.

Sous le point de vue de la gastronomie, voyez les mots *Aromates*, *Elixir*, *Liqueurs*, *Restaurant*, etc.

Ambrette (*Hibiscus abelmoschus*). Plante de la famille des malvacées et originaire de de l'Asie et de l'Amérique méridionale. Ses graines ont une odeur ambrée et servent à la fabrication de la *poudre de Chypre ;* en Égypte on les mêle au café pour l'aromatiser, après les avoir réduites en poudre. — Voy. *Ketmie*.

Ambrette. Petite poire indigeste et peu estimée, d'une odeur d'ambre assez prononcée.

Amer (*Amarus*). Saveur désagréable qui se rencontre dans beaucoup de substances appartenant aux trois règnes de la nature.

On donne encore le nom d'*amers* à certains médicaments qui sont, en général, doués de propriétés toniques et anti-scorbutiques.

Amertume. On appelle ainsi un vice que les vins, et surtout ceux de la haute Bourgogne, contractent par le seul effet du temps. Si les vins qui sont affectés de cette maladie sont en tonneau, il faut, pour les guérir, les renouveler avec du vin plus jeune du même crû, ou bien les passer sur de la lie nouvelle. Ce moyen convient mieux aux vins ordinaires qu'aux vins fins. Du reste, il ne faut pas espérer de les rétablir complétement, il est à peu près sûr qu'ils auront perdu leur bouquet.

Amidon (*Amylum*). C'est le nom qu'on donne à la fécule de froment ; toutes les autres matières amylacées ont reçu des noms différents, selon les plantes qui les fournissent. Les matières amylacées peuvent toutes ou presque toutes se convertir en sucre, et, par la fermentation, fournir de l'alcool.

Amiens (Somme). Renommé pour ses pâtés de canard, ses excellentes andouilles blanches, fraîches et douces et ses macarons.

Amôme DE MADAGASCAR (*Amomum granum paradisi*). Ce sont des grains secs et en grappe, membraneux, capillaires, ayant une odeur approchant de celle de la lavande et d'un goût âcre ; ils contiennent plus de matière résineuse que d'huile volatile. La saveur en est aussi âcre que celle du poivre. Cette substance est employée comme assaisonnement ; elle est diurétique, aphrodisiaque, chaude, ne convenant jamais qu'aux tempéraments froids, flegmatiques ; encore doit-on être fort réservé dans son usage.

Amourette. On désigne sous ce nom la moëlle allongée et la moëlle épinière des mammifères, qui servent ordinairement à la nourriture de l'homme. Ce prolongement du cerveau subit les mêmes préparations que les cervelles des mêmes animaux et en a le goût et les propriétés. —Voy. *Cervelles de veau, de mouton*, etc.

Amphitryon. — Voy. *Maître de maison*.

Amylacée. Ce mot ne s'applique qu'aux substances qui contiennent de l'amidon.

Anacardier. — Voy. *Acajou*.

Analeptique. On nomme ainsi les aliments ou médicaments propres à rendre des forces aux convalescents ou à rétablir les forces épuisées par l'excès du travail ou l'abus des plaisirs. Parmi les aliments, on a donné plus spécialement le nom d'analeptiques à ceux qui nourrissent en exigeant peu d'efforts de la part de l'estomac pour être digérés, les fécules connues sous le nom d'arowroot, de tapioca ou de manioc, de sagou, de pommes de terre, le chocolat, le salep, les jaunes d'œuf, les bouillons de volaille, de grenouilles, de tortue, d'écrevisses, de bœuf, les consommés, les différentes espèces de lait, celui de vache, d'ânesse, de chèvre, les gelées animales; celles de certains végétaux et poissons peuvent, suivant les cas et en raison de leur facile assimilation, devenir des analeptiques. Quelques fruits et certains vins, si l'on sait en user à propos et selon la mesure des forces, méritent aussi ce nom.

Ananas (*ananas*, Tourn., *ananassas* Lindl.). Genre de l'hexandrie monogynie, de la famille des broméliacées, type de la tribu des ananassées de Lindley qui a retiré le *bromélie ananas*, de Linné, du genre bromélia. L'ananas parait être originaire des Indes occidentales; on l'a transporté en Amérique et de là en Europe, où on cultive l'*unanassa sativa*, lequel, en raison des influences climatériques qu'il a subies, a donné lieu à un grand nombre de variétés dont les plus estimées sont : l'*ananas commun*, le *violet de la Jamaïque*, le *Cayenne sans épines*, le *Cayenne épineux*, le *d'Enville*, la *Providence*, etc. Ces différentes variétés pèsent de un à trois kilogrammes et coûtent, suivant la qualité et la grosseur, de 6 à 30 fr. et au delà. Leur culture exige beaucoup de soins; elle demande beaucoup de lumière et une grande chaleur, surtout à l'époque de la production du fruit; aussi ne peut-il mûrir dans nos climats que dans des serres très-basses et très-chaudes (25 à 40° R.). Il ne faut pas moins de deux à trois ans pour que l'ananas soit en parfaite maturité.

Outre l'*ananas sativa*, il y a encore les ananas *lucida*, *debilis*, *bracteata*, *semiserrata*, etc. L'ananas est le plus distingué de tous les fruits qu'on voit paraître sur nos tables, et il ne se montre qu'aux desserts les plus somptueux. On le mange cru, coupé par rouelles, ou assaisonné avec du sucre. On mange encore ce fruit en faisant macérer, pendant une heure ou deux, ses rouelles dans du vin de Chypre, de Madère, de champagne, etc., ou de l'eau-de-vie chargée de beaucoup de sucre. On fait, pour entremets, des œufs à l'ananas, sorte de crème très-estimée, des croûtes à l'ananas, etc. On

fait aussi des glaces, etc. Le parfum délicieux de ce fruit rend très-recherchées toutes les préparations dans lesquelles on le fait entrer. On en fait en Amérique une confiture qu'on envoie en France et qui est excellente; il est trop rare ici pour qu'on l'y confise. On fabrique des pastilles d'ananas qui renferment d'une manière éminente le parfum de ce fruit : c'est un bonbon cher, distingué et exquis.

En Amérique, on tire de ce fruit, par expression, une liqueur délicieuse, comparable, dit-on, au malvoisie. On l'appelle vin d'ananas; ce vin est enivrant, diurétique et stimulant. On fait en France, avec ce fruit, une espèce de limonade très-rafraîchissante, dont il faut user avec modération, parce qu'elle trouble la digestion.

Anaphrodisie (*Anaphrodisia*). Absence de désirs sexuels.

Anaphrodisiaque (*Anaphrodisiacus*). Substances auxquelles on attribue la propriété de calmer les désirs vénériens. La décoction d'orge, le lait d'amandes, les préparations pharmaceutiques du nénuphar, les bains et, en général, tous les débilitants et les calmants sont des *anaphrodisiaques*.

Anchois. Petit poisson type d'un genre de la famille des clupéoïdes de l'ordre des malacoptérygiens abdominaux qu'on trouve principalement dans la Méditerranée. L'anchois dont on ne fait aucun cas quand il est frais, bien différent en cela de la sardine, joue longtemps après sa mort un grand rôle dans la cuisine, à laquelle il serait difficile même de s'en passer. C'est au soin que l'on prend de le confire au sel dans des barils, après lui avoir coupé la tête et enlevé les entrailles, qu'il doit cet avantage. Dans cette saumure sa chair devient rouge, délicate et tendre, au point de fondre dans plusieurs sauces aussi complétement que le beurre.

Les meilleurs anchois sont ceux de Nice, de Fréjus, d'Antibes, de Saint-Tropez et de la Ciotat; les anchois de Catalogne sont les plus gros et les plus recherchés.

Les anchois se mangent quelquefois en nature surtout aux déjeuners et hors-d'œuvre. On les dépouille de la principale arête, on les lave dans du vinaigre, on les coupe en filets et on les sert dans de l'huile vierge accompagnés d'œufs durs hachés et de fines herbes. Mangés sur des tartines de pain et de beurre frais, c'est un aliment fort agréable et qui fait paraître le thé délicieux.

On en fait aussi des rôties; pour cet effet, on coupe des tranches de pain d'un pouce de largeur sur quatre de longueur, on les fait frire dans d'excellente huile. On fait une sauce avec de l'huile fine, vinaigre et gros poivre, ciboules, câpres et échalottes hachées très-menu, on fonce avec cette sauce les rôties sur lesquelles on étend les filets d'anchois, qu'on peut arroser, si l'on veut, d'huile vierge.

Ceci est parfait, mais très-échauffant; l'anchois entre comme stimulant et apéritif dans un grand nombre de sauces; la principale est la sauce aux anchois qui se fait en lavant bien les anchois dans le vinaigre et en ôtant l'arête; on les hache très-menu, on les met dans une casserole avec un coulis clair de veau et jambon, poivre, sel, muscade et épices fines, on fait chauffer, réduire à consistance suffisante et on ajoute un filet de vinaigre. Cette sauce sert pour les aloyaux rôtis, les lièvres à la broche, en y ajoutant le jus de ces pièces et un peu de bouillon.

Ce n'est qu'exceptionnellement qu'on mange des anchois frais, on les met alors en pâte fine, on les enfile avec des attelets d'argent et on les fait frire à l'huile. Quand on les mange à Paris, où ils n'arrivent qu'à demi sel (ceux qui viennent des côtes de Bretagne), il faut avant les faire tremper dans du lait.

L'anchois doit être mangé avec modération; c'est une des salaisons les plus excitantes, et son usage habituel déterminerait des dérangements intestinaux. *Hors-d'œuvre*.

Anchois FARCIS. Après avoir fendu les anchois préalablement lavés dans du vin blanc, on en ôte l'arête, on met à sa place une petite farce de chair de poisson liée avec des œufs, on trempe dans une pâte à beignets, on fait frire et l'on sert sur des feuilles de vigne ou du persil.

Anchois EN SALADE. Après les avoir lavés avec du vin blanc, on lève la chair par filets et on les met dans une salade de laitue ou de chicorée frisée; ne convient qu'aux estomacs robustes.

Anchois A LA PARISIENNE. Après avoir nettoyé et fait dessaler des filets d'anchois dans l'eau tiède, on prend des œufs durs dont on hache séparément les blancs et les jaunes, on range les filets de manière à former des lozanges ou des carrés que l'on remplit avec les jaunes d'œuf, du cerfeuil et de la pimprenelle menus, et des blancs en alternant, c'est à dire que chaque carré ou lozange ne contiendra qu'une de ces choses afin de présenter à l'œil nu un agréable damier de couleurs diverses; versez sur le tout, après l'avoir saupoudré de mignonnette, d'excellente huile d'olive, environnez le tout d'olives, de câpres, et terminez par des fleurs de capucines ou autres selon la saison.

Ce hors-d'œuvre est, comme toutes les salaisons, stimulant et d'assez difficile digestion.

Andaye (Eau-de-vie d'). Prenez 30 grammes d'anis étoilé concassé, 60 grammes de poudre d'iris de Florence, les zestes de deux oranges, distillez au bain-marie de l'alambic avec 3 litres d'eau-de-vie. Faites fondre dans 1 litre 25 centilitres d'eau de rivière 1 kilog. 250 gr. de sucre, passez à la chausse; cette liqueur est stimulante, carminative et stomachique: elle se vend de 3 à 4 fr. la bouteille.

Andouilles. Après avoir bien vidé et nettoyé les boyaux les plus gros et les plus gras du cochon, au moyen du nœud d'osier, et les avoir fait dégorger pendant vingt-quatre heures dans de l'eau fraîche coupée d'un quart de vinaigre et additionnée de thym, de laurier, de fenouil et de coriandre, pour leur faire perdre, autant que possible, l'odeur qui leur est particulière, vous les laissez égoutter. Il faut les bien essuyer; cela fait, on les partage en longs filets; on prend alors du lard maigre qu'on coupe de même, puis de la panne hachée en petits morceaux, on ajoute du sel et des quatre épices, on met le tout dans un boyau non découpé qu'on lie par les deux bouts. On les met cuire dans du bouillon avec des racines, un bouquet de persil, des ciboules, un peu de thym et de laurier; on peut remplacer avec avantage ce mode de cuisson par du lait coupé d'eau par moitié, et assaisonné de sel, de thym, de laurier, de basilic, auxquels on ajoute un peu de panne afin de les nourrir. Il faut les laisser refroidir dans leur cuisson, on les fait ensuite griller pour les servir en hors-d'œuvre. Mets indigeste. *Hors-d'œuvre*.

Les andouilles d'Amiens sont justement renommées.

Andouilles MARINÉES ET FUMÉES, de porc ou de sanglier. Après avoir préparé la fraise et les gros boyaux gras de porc ou de sanglier, comme nous l'avons dit plus haut, et les avoir coupés de la longueur qu'on veut donner aux andouilles, on les fait mariner dans du vinaigre étendu d'eau dans lequel on a fait infuser du thym, du laurier, du basilic et du cumin; on peut remplacer l'oxycrat par du vin blanc, ce qui rendra plus digestibles et plus savoureuses les andouilles; on les garnit avec les boyaux coupés en filets ainsi que la chair et la fraise et la panne, le tout mariné et assaisonné de sel, poivre, quatre épices, remplissez le reste des boyaux avec ce mélange en ayant le soin de ne pas trop les remplir pour qu'ils ne crèvent point à la cuisson, épicez-les et suspendez-les à la cheminée pour les fumer avec des sarments de vignes ou mieux encore avec du bois de genévrier; quand vous les ferez cuire, vous aurez le soin d'ajouter au bouillon un fort morceau de panne pour les bien nourrir, ce qui est toujours utile, surtout pour les andouilles fumées qui sont plus sèches que celles qui n'ont pas été soumises à cette préparation. On comprend que ce mets ne peut convenir qu'à des estomacs robustes et peu excitables, et encore n'est-ce qu'exceptionnellement. Ces andouilles se servent principalement, après qu'on les a fait griller, sur une purée de pois, de haricots, ou de marrons relevée d'épices, ce qui ne laisse pas que d'en faire une entrée de peu facile digestion.

Andouilles A LA BÉCHAMEL.

Andouilles de lapin.

Andouilles de volaille.

Andouilles de gibier. Ces dernières préparations tiennent le milieu entre les andouilles et les quenelles, en ce que les chairs qu' servent à les confectionner sont pilées au lieu d'être coupées en filets ; mais leur accommodément pour le reste est à peu de chose près le même.

Ces andouilles sont moins indigestes que les autres, surtout celles de lapin, de volaille et de gibier.

Andouillettes de Cambrai. Elles sont douces, grasses, blanches et appétissantes ; elles ne se gardent pas et doivent être mangées aussitôt qu'elles sont faites et arrivées à destination. M. Marche a le privilége de faire les plus recherchées.

Andouillettes de Troyes ou de fraise de veau. Faites cuire ensemble une fraise et une tétine de veau coupées en filets après avoir été bien égouttées ; hachez ensemble des champignons, des truffes, du persil et des échalottes, faites passer au beurre bien frais, ajoutez du jus de volailles, mouillez de vin blanc, ajoutez des quatre épices, faites réduire à moitié, ajoutez alors fraise et tétines préparées, une demi-douzaine de jaunes d'œufs et un peu de maïs en poudre, remuez doucement le tout constamment en ménageant le feu, de sorte qu'il ne soit pas assez vif pour faire bouillir, et remplissez des boyaux bien dégorgés, que vous aurez fait macérer dans du vinaigre aromatisé et étendu d'eau. Après les avoir liées vous les ferez doucement cuire dans du bouillon et du vin blanc avec un morceau de sucre sur un feu doux. Ces andouillettes se mangent le plus ordinairement grillées ou bien encore à la purée de truffes.

Ane (*Asinus*), quadrupède mammifère de l'ordre des pachydermes et de la famille des solipèdes. La chair de l'âne n'est point rangée parmi les viandes comestibles ; cependant, grâce au siége que l'île de Malte a soutenu contre les Anglais et les Napolitains, on a découvert que la chair des ânes est très-bonne. Réduits aux dernières extrémités, les malheureux assiégés mangèrent les chevaux, les chiens, les chats, les ânes et les rats. La chair de l'âne fut préférée à tel point qu'elle fut mise sur la même ligne que le meilleur bœuf et le veau le plus tendre ; aussi, lorsqu'on tuait un âne, c'était à qui pourrait en avoir. En bouilli, en entrée, en rôti, en daube surtout, le goût en était exquis. Cette chair est noirâtre et la graisse tire sur le jaune ; il faut que l'âne n'ait que deux ou trois ans et qu'il soit gras.

Anémie (*Anæmasis* de *a* privatif et *aïma* sang). On désigne sous ce nom une altération de la santé due, on le croit du moins, à une diminution de la masse du sang dont la plasticité ou consistance est moindre que dans l'état normal.

Anesse (*Asina*). C'est la femelle de l'âne. L'ânesse, quadrupède mammifère de la famille des solipèdes et de l'ordre des pachydermes, donne un lait qui a beaucoup de ressemblance avec celui de la femme ; il en a la consistance, l'odeur et la saveur, et en diffère cependant dans sa composition ; il a moins de crème et un peu plus de matière caséeuse. On l'emploie comme adoucissant dans les maladies de poitrine.

Aneth (*Anethum fœniculi*), plante voisine du céleri sauvage ou ache ; sa saveur est aromatique. Dans l'Allemagne on s'en sert pour donner du goût aux aliments et surtout aux viandes, ainsi que pour la préparation des olives. L'aneth est carminative.

Angélique (*Angelica*), genre de plantes de la pentandrie digynie et de la famille des ombellifères. L'angélique cultivée, qui croît principalement autour d'Archangel, est surnommée *Angelica Archangelica*. Ses propriétés aromatiques et stimulantes l'ont fait considérer comme stomachique, diaphorétique, emménagogue, etc. Cette plante, dont l'arome est très-suave, sert d'aliment aux Lapons et aux Norwégiens ; ses tiges vertes confites au sucre servent d'ornementation pour les assiettes montées, la plus renommée de cette conserve est celle de Niort. La tradition a gardé le procédé qu'employaient jadis les religieuses de la Visitation-Sainte-Marie ; autrefois, quand on en servait au dessert, on choisissait une forte rouelle et on la plaçait sur un papier d'argent gauffré qu'on mettait sur le fond de l'assiette, pour la distinguer de celle de toute autre provenance. On récolte l'angélique en mai et juin.

On prépare avec ses graines, mêlées à celles de la même famille, une liqueur aromatique. On l'emploie aussi dans certaines crèmes, puddings et beignets. C'est une préparation fort agréable. Les personnes dont l'estomac a besoin d'être stimulé, celles qui sont sujettes aux flatuosités se trouveront bien de l'usage modéré de ces conserves.

Angelot. Fromage salé qu'on prépare dans le Vexin normand et dans le Perche. Il a comme comme tous les autres fromages une propriété légèrement excitante et facilite la digestion des estomacs paresseux. Sa forme est ronde, de 16 centimètres de diamètre et 6 centimètres d'épaisseur. Il coûte 1 fr. 10 c.

Angleterre. — Voy. *Poire d'Angleterre*.

Angobert. C'est une grosse poire assez bonne, mais qu'on emploie principalement à faire des compotes.

Angoisse. Petite poire âpre qui, en raison de la grande quantité de tannin qu'elle contient, resserre l'œsophage et fait éprouver un sentiment de strangulation qui lui a valu son nom.

Angoulême (Charente), renommé pour ses pâtés de perdrix.

Anguille (*Anguilla*), poisson d'eau douce, allongé, à écailles presqu'imperceptibles, de l'ordre des malacoptérygiens apodes et de la famille des anguilliformes.

Il y a plusieurs espèces d'anguilles, telles que l'anguille à long bec (*anguilla acutirostris*), l'anguille pimp-perneau (*glutcels* des Anglais), l'anguille plat-bec (*grit-eels* des Anglais), etc. Ce poisson, d'un goût délicat, est d'autant meilleur qu'on le pêche dans des eaux plus vives ; il en est ainsi de tous les poissons. ceux des fleuves ou de leurs affluents sont bien préférables à ceux péchés dans les lacs ou les étangs. ces derniers ayant plus ou moins un arrière-goût de vase. L'anguille a une chair grasse et visqueuse qui la rend fort indigeste ; aussi ne convient-elle qu'aux estomacs robustes et a-t-elle besoin d'un accommodement assez excitant pour en faciliter la digestion : jamais l'anguille ne paraît dans son entier sur une table opulente, même lorsqu'elle est à la tartare, la plus noble manière d'accommoder les plus grosses. Cependant, si elle l'était extrêmement, alors on pourrait la mettre à la broche, piquée de truffes, enveloppée d'un papier beurré et la servir sous une sauce savante ; mais ce ne serait qu'en qualité de monstre qu'elle obtiendrait un tel honneur. Ordinairement elle se contente d'être mangée en matelotte, à la poulette, etc., et son emploi le plus fréquent est d'entrer dans les garnitures dont elle est le plus bel ornement et le personnage le plus recherché. *Entrée.*

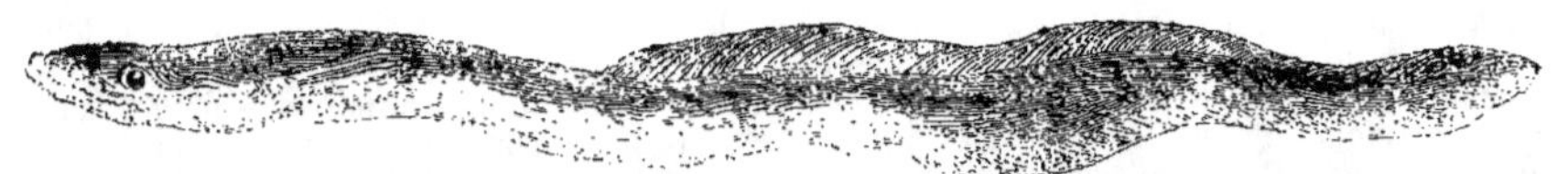

Anguille A LA TARTARE. Cette entrée se prépare de la manière suivante : faites bien revenir à la casserole des carottes et des oignons coupés en dés, accompagnez cela d'un bouquet bien garni, saupoudrez avec de la farine et mouillez le tout avec du vin blanc. Quand il s'est écoulé une demi-heure, passez la sauce au tamis de soie et mettez dedans votre anguille préalablement dépouillée et roulée en spirale. Lorsqu'elle est cuite, faites-la refroidir ; passez-la, trempez-la dans des œufs battus et passez-la encore. Faites-la griller à feu doux et couvrez avec le four de campagne ; dressez l'anguille sur un plat rond et servez avec du beurre d'anchois ou avec une remoulade.

Anguille A LA BROCHE (Accolade d'). Prenez deux fortes anguilles de grosseur égale : coupez les deux têtes et les deux queues et ficelez-les dos à dos sur un attelet de fer, de manière à ce que la tête de l'une soit accolée à la queue de l'autre pour que les deux extrémités présentent un volume égal. Mettez-les ensuite dans une poissonnière avec un demi-litre de vin d'Espagne et du bon jus de racines ; faites-les cuire au four pendant une demi-heure ; passez-les ensuite et mettez-les à la broche enveloppées d'un papier beurré. Retirez-les au bout de vingt minutes ; placez-les dans un plat ovale sur une sauce confectionnée avec du jus des quatre racines, réduit à l'état de glace, un quart de vieux vin de Xérès, ou de Madère, ou de Pacaret ; ajoutez poivre blanc, coriandre et fleur de muscade et servez chaud cet excellent plat de *relevé.*

Anguille A LA MINUTE. Dépouillez une anguille, coupez-la par tronçons, mettez la cuire dans de l'eau et du sel ; au bout de dix ou quinze minutes, selon la grosseur, retirez-la, dressez-la et la servez accompagnée d'une maître d'hôtel chaude, acidulée de quelques gouttes de verjus ou de citron et entourée d'un cordon de pommes de terre frites ou cuites à l'eau. C'est une entrée chaude que l'on mange à déjeuner.

Anguille A LA SUFFREN. Après avoir dépouillé une belle anguille et l'avoir piquée avec des filets d'anchois et de cornichons, faites-en un cercle au moyen d'une ficelle beurrée ; placez-la sur un sautoir accompagnée d'une marinade cuite ; couvrez le tout avec le four de campagne, et quand l'anguille est cuite, dressez-la sur le plat en la masquant d'une sauce aux tomates dans laquelle vous ferez entrer du piment de Cayenne.

Anguille A L'ANGLAISE. Faites mariner pendant vingt-quatre heures des tronçons d'anguille dans du vinaigre, du sel, du poivre et des zestes de citron. faites ensuite égoutter ces tronçons entre deux linges, enveloppez-les dans une pâte et faites-les frire. Vous servirez ce mets accompagné d'une sauce dans laquelle vous mettrez du jus de citron et de l'essence d'anchois. On peut rendre cette préparation plus légère en se contentant de fariner les tronçons d'anguille au lieu de les mettre dans une pâte.

Anguille AUX MONTANTS DE LAITUE ROMAINE. Après avoir coupé votre anguille par tronçons et l'avoir fait cuire comme on le fait pour une fricassée de poulet, prenez des montants de laitues romaines. bien épluchés, et faites-les cuire dans une eau blanche avec du sel et du beurre : égouttez-les ensuite et mettez-les avec l'anguille pour qu'ils en prennent le goût. Liez sur le feu avec trois jaunes d'œufs délayés avec un jus de citron et servez ce mets accompagné d'un cordon de croûtons frits.

Anguille AU SOLEIL. Faites cuire, après l'avoir dépecée, votre anguille, dans une marinade : laissez-la refroidir et égoutter, puis roulez-la dans de la mie de pain. après l'avoir trempée dans des œufs battus avec du sel et du poivre : faites-la frire et servez-la sur une ravigotte entourée d'olives farcies.

Anguilles DE MER. OU CONGRES. peu

estimées. La chair de ce poisson a un goût de marée trop prononcé qu'on ne peut lui faire perdre qu'en la faisant cuire, au tiers, dans un court bouillon, après l'avoir coupé par tranches. Ces tranches se mettent ensuite sur le gril pour être apprêtées *à la Tartare*, à la *Sainte-Ménéhould*, à la *sauce aux câpres* ou *aux cornichons hachés*. On peut encore les achever de cuire en *matelotte*, ou à *la Poulette*, ou *à la friture*, ou assaisonnées comme la raie.

Ce poisson est peu nourrissant, lourd, de difficile digestion et ne convient ni aux convalescents, ni aux estomacs faibles et délicats.

Animelles (*Animellæ*). On avait donné ce nom aux glandes salivaires, désignées depuis sous le nom de glandes parotides. On nomme en cuisine animelles, les testicules du bélier. C'était autrefois un mets assez recherché, mais aujourd'hui ce n'est qu'exceptionnellement qu'on en fait usage en France. Il paraît jouir d'une assez grande renommée en Espagne. On le prépare en faisant mariner les animelles, qu'on a divisées par tranches, dans du jus de citron, du sel, du poivre long, de la menthe sauvage et du piment; on les frit alors, et on les arrose de jus de citron. Ce mets est très-stimulant en raison des aromates qui l'assaisonnent et ne convient qu'aux estomacs très-paresseux et aux organisations peu excitables.

Anis (*Anisum*). C'est la semence du *pimpinella anisum*, famille des ombellifères, originaire de l'Orient, on la cultive en Europe et elle se récolte en septembre. Cette graine a une odeur très-agréable; elle entre dans la confection de plusieurs liqueurs de table et dans un grand nombre de préparations de confiserie. Elle contient une huile essentielle d'une saveur pénétrante. Indépendamment de ces usages, cette semence est employée en thérapeutique comme carminative et stimulante.

Anis ÉTOILÉ OU BADIANE (*Anisum stillatum*). On nomme ainsi la capsule multiloculaire de l'*illicium anisatum;* on le tire de la Chine où on l'emploie à aromatiser le thé. On lui prête du reste toutes les propriétés qu'on donne à l'*anisum pimpinella*.

Anis AIGRE. — Voy. *Cumin*.

Anisette. Liqueur alcoolique où domine principalement l'arome ou huile essentielle d'anis. Le *Manuel du confiseur* en donne plusieurs formules : la première est simplement un mélange d'eau, d'alcool et de sucre aromatisé avec quelques gouttes d'huile essentielle d'anis; la deuxième se compose d'anis étoilé, d'amandes amères, de coriandre, d'iris de Florence, d'alcool, dans lequel on fait macérer ces substances pendant quelques jours, après quoi on distille au bain-marie et on ajoute alors du sucre fondu dans de l'eau distillée; la troisième, anisette de Bordeaux, se fait avec anis vert, thé hyswen, badiane, coriandre, fenouil, alcool, sirop de sucre; la quatrième enfin, nommée aussi anisette de Bordeaux, se prépare avec badiane, anis vert, fenouil, coriandre, baies de sassafras, thé perlé, graines d'ambrette, alcool, sirop sucré.

La première de ces anisettes est la seule qui ne soit pas distillée et dont la préparation soit instantanée; c'est un véritable *illico* sans grande saveur autre que celle de l'alcool. La seconde est la moins saine en raison des amandes amères qui entrent dans sa confection. La troisième et la quatrième jouissent à peu près au même degré de la propriété stimulante et carminative et peuvent être utilisées contre les flatuosités; c'est un des alcoolats des plus innocents, mais encore faut-il en user avec modération. Dans l'art culinaire, on l'emploie pour aromatiser des crèmes, des gelées d'entremets et de petits soufflés en caisse. L'anisette d'Amsterdam est la seule qui mérite de paraître comme liqueur de table dans une maison confortable.

Anisette DE BORDEAUX. C'est une liqueur tout à la fois balsamique, douce et bienfaisante; elle est carminative, digestive et légèrement aphrodisiaque; enfin elle satisfait tout ensemble le palais et l'estomac.

Le principe de la véritable anisette est la semence de badiane, dont la saveur tient le milieu entre l'anis ordinaire et le fenouil; mais qui, plus vive, plus subtile, plus énergique, plus abondante en huile essentielle que la première de ces deux graines, possède aussi bien plus de vertu. Cette badiane, combinée avec l'anis vert, la coriandre, le fenouil, distillée avec de très-bonne eau-de-vie et édulcorée avec de bon sucre en pain, constitue l'anisette.

Le froid trouble toujours plus ou moins l'anisette. Pour lui rendre sa limpidité, il suffit de présenter la bouteille devant le feu pendant dix minutes ou de la tenir un instant dans l'eau tiède.

Elle se vend 3 fr. 50 c. la bouteille et les trois quarts de litre 5 fr.

Anisette DE HOLLANDE. Elle est beaucoup plus forte que l'anisette de Bordeaux; elle contient, outre l'alcool, de l'anis, de l'huile volatile de citron, du cumin, de l'iris de Florence.

Elle a les mêmes propriétés que l'anisette de Bordeaux, mais à un degré supérieur; elle se vend 8 fr. le cruchon contenant cinq quarts de litre.

Anjou (Vin d') et MAINE. Blancs, deuxième classe, des coteaux de Saumur et de Vouvray en Touraine; ils se servent à l'entremets.

Ces vins fort agréables sont assez stimulants; comme tous les vins blancs ils sont diurétiques. Leur abus a de graves inconvénients.

Anodonte (*Anodontites*). C'est le nom vulgaire des moules d'étangs; ce sont des animaux mollusques à coquilles fluviatiles. Ces mollusques acéphales peuvent servir à la nourriture de l'homme. — Voir, pour les propriétés, l'article *Moule*.

Anon. — Voy. *Eglefin*.

Anon, petit de l'âne. — Voy. *Ane*.

Anorexie (*Anorexia*). Défaut d'appétit, inappétence, éloignement pour les aliments.

Ansérine (*Chenopodium*). Cette plante peut remplacer les épinards, elle croît spontanément dans les champs; il y en a deux variétés, *Bon-Henri* et *blanche*.

Antiseptique (*Antisepticus*). On nomme ainsi les substances qui s'opposent à la putréfaction.

Antispasmodiques. On désigne sous le nom d'antispasmodiques une certaine classe de médicaments excitants ou diffusibles qu'on oppose le plus ordinairement aux convulsions cloniques et intermittentes de la vie organique, et plus rarement aux convulsions intermittentes et symptomatiques de la vie animale. Les éthers sulfurique et acétique, le chloroforme, différentes teintures auxquelles ils servent d'excipient, l'ammoniaque en vapeur ou étendue de beaucoup d'eau, le camphre, l'opoponax, l'assa-fœtida, la gomme ammoniaque, le galbanum, le musc, le castoreum, l'ambre gris, les infusions des eaux distillées de menthe, de mélisse, de fleurs de tilleul, d'oranger, de muguet, de lis, la racine de valériane, etc., en poudre, en extrait ou en infusion, l'ansérine ou *chenopodium botrys* et la vulvaire, *chenopodium vulvaria*, etc.; tous ces médicaments qui peuvent être regardés, en raison de leur plus ou moins grande diffusibilité, comme des perturbateurs de la sensibilité nerveuse, ont reçu à tort, selon nous, le nom d'antispasmodiques. Si l'on considère en effet que tous ces prétendus antispasmodiques sont loin de réussir toujours, et qu'au contraire ils échouent fréquemment, alors que la saignée, les bains, les affusions, les douches, les hypnotiques, l'eau bue en abondance, l'écorce de quinquina, la racine de colombo, de gynseng, la rue, etc., réussissent, on en inférera que, des médications diverses pouvant faire cesser les spasmes, il n'y a pas d'antispasmodiques spéciaux. Combien de fois ne voit-on pas le camphre, l'éther, le chloroforme, le musc, etc., accroître ou provoquer même les accidents qu'on prétend calmer par leur emploi? Ne devrait-on pas plutôt considérer ces médicaments comme surexcitants du système cérébro-spinal et partant comme médicaments substitutifs? c'est notre croyance.

Août. — Voy. *Calendrier*.

Apéritif (*Aperiens, aperitivus*, de *aperire*, ouvrir). Médicaments excitants, relâchants, toniques, ou diurétiques, etc., auxquels on attribue la propriété de rétablir la liberté dans les voies biliaires, urinaires, etc., et même dans les vaisseaux sanguins. Les racines d'asperges, de petit houx, de persil, de fenouil, le nitrate et l'acétate de potasse sont des apéritifs. Ces propriétés sont regardées aujourd'hui comme très-hypothétiques.

Api (*malum apiosum*). Cette pomme, dont la chair blanche est ferme et délicate, est colorée d'un beau rouge du côté où le soleil la frappe. Elle se digère aussi bien que toutes les autres, si on a le soin de la peler et de la bien réduire en la mangeant. Elle est petite, mais d'un goût sucré et frais. Sa gentillesse la fait admettre dans tous les desserts et croquer volontiers par les jeunes femmes.

Les personnes qui digèrent difficilement doivent s'en abstenir.

Aphrodisiaque (*Aphrodisiacus*). On donne ce nom à toutes les substances médicamenteuses ou alimentaires qui sont douées de la propriété de surexciter les organes de la génération. Les cantharides, le gingembre, la cannelle, le girofle, la vanille, l'ambre gris, le musc, le castoreum, les truffes et autres espèces de la famille des champignons, etc., sont aphrodisiaques. On en peut dire autant de tout ce qui tend à stimuler, comme les vins généreux, une alimentation tonique et fortifiante, etc.

De toutes les substances que nous venons d'énumérer, la plus dangereuse, dans son emploi, et la seule qui possède d'une manière irrécusable et au plus haut degré la propriété aphrodisiaque, est la cantharide : mais son usage, en contrariant les lois de la nature, cause des perturbations très-graves dans les organes urinaires et détermine souvent la mort.

Apozéme. On nomme apozème une décoction de substances végétales plus ou moins nombreuses auxquelles on ajoute une substance médicamenteuse simple ou composée.

Appétence (*d'appetere*). Désirer est le premier degré de l'appétit; c'est le désir de la satisfaction d'un organe.

Appétit. C'est une action préparatoire qui éveille la sensibilité des organes et les dispose à entrer en action; c'est un désir instinctif d'un besoin à satisfaire. A ce titre, il y a plusieurs genres d'appétits; celui qui consiste dans le besoin d'alimentation chez certaines personnes se fait ressentir à des intervalles à peu près réguliers. C'est même l'ordinaire dans l'état de santé parfaite, mais il y a à cet égard de nombreuses variétés qui dépendent de l'âge, du sexe, des habitudes, du tempérament, des saisons, du climat et de la nature des aliments. L'appétit fait éprouver une sensation pénible qui se convertit en plaisir lorsqu'on le satisfait.

Apple's CAKE. C'est un gâteau fait avec des pommes de reinettes et des pommes douées d'une acidité plus marquée. Quand on les a pelées et débarrassées des cœurs, on les fait cuire sur le feu avec de la moëlle de bœuf, en ajoutant un morceau de cannelle. Quand les pommes sont bien fondues, on les passe au tamis de crin. Cela fait, on ajoute à la purée de pomme une fécule quelconque, arowroot, salep, fécule de pomme de terre ou même de l'amidon, en ayant le soin, quelle que soit la fécule employée, qu'elle soit réduite en poudre impalpable. On ajoute une quantité suffi-

-sante de beau sucre, puis on fait bouillir à petit feu jusqu'à cuisson suffisante de la fécule. On fait alors refroidir la purée ; lorsqu'elle est froide, on y mêle des jaunes d'œufs, toujours dans la proportion du nombre de pommes employées. Ainsi, pour huit personnes, huit jaunes d'œufs et deux blancs ; mais une chose utile pour que l'opération réussisse bien, c'est que le mélange soit bien exact, le tout bien préparé ; graissez un moule de moëlle et tamisez du sucre de vanille, de manière à ce que la moëlle en ait une couche intérieurement. Versez alors votre marmelade avec précaution, et faites cuire au bain-marie. Cela fait, vous renversez le gâteau dans un plat suffisamment creux pour pouvoir contenir la sauce suivante ou chaudeau : Délayez des jaunes d'œufs, sucrez suffisamment et faites-les cuire dans l'eau au bain-marie. Quand cette sauce est arrivée à consistance sirupeuse, ce qu'on obtient en remuant sans cesse le mélange pour qu'il ne se coagule pas, on l'aromatise, au moment de le retirer du feu, avec du kirsch, du rhum, ou mieux encore avec quelque fine liqueur des Iles. Il est très-essentiel de ne pas faire bouillir la liqueur, quelle qu'elle soit ; cela ne ferait qu'en détruire et la force et l'arome.

Ce gâteau délicat, bien fait, peut convenir à toutes les personnes en bonne santé, mais il n'en faut manger qu'avec modération, surtout après le repas, parce qu'il troublerait facilement la digestion.

On prépare encore un apple's cake dit à la Reine-Anne, qui consiste en une marmelade de belles pommes qu'on passe au tamis à deux ou trois reprises et qu'on fait refroidir. On y mêle alors des citrons confits et pralinés, ainsi que des pistaches pralinées ; on ajoute le sucre nécessaire. Cela préparé, on bat des blancs d'œufs en neige, et l'on mélange la purée de pommes avec les œufs en continuant de battre. On dispose une gelée de ratafia sur un plat d'entremets, et l'on y met en monceau la mousse de pommes.

Approvisionnements. Un vieux proverbe dit que *provision* est *profusion*. Il cesse d'être vrai lorsque l'ordre et l'économie président au choix et à la qualité des denrées ou à leur emploi méthodique et régulier.

Dans les grandes maisons, les approvisionnements sont indispensables ; dans les maisons bourgeoises, ils sont utiles ; dans les petits ménages, ils cessent d'être nécessaires.

L'art de la conservation des subsistances et denrées alimentaires a fait aujourd'hui de tels progrès que les approvisionnements sont moins étendus qu'ils ne l'étaient autrefois. On est toujours sûr de trouver, dans les principales maisons d'épicerie en gros, des conserves de légume, des confitures, des sirops, sans parler des marchands de comestibles, abondamment fournis de viandes de passage, tels que gibier, venaison, etc.

Pour Paris, la préparation des conserves dans les maisons bourgeoises est donc à peu près inutile ; quant aux autres denrées, la halle est un pourvoyeur qui ne fait jamais défaut. Nous allons donner les indications nécessaires pour les personnes qui habitent les villes des départements ou la campagne.

La fin de l'été et l'automne étant les époques où la cuisine est le moins occupée, on commencera par les herbes et les légumes qui sont de garde, tels que l'oseille, la chicorée, les haricots verts, les fonds d'artichauts. Avec des procédés fort simples et connus de tout le monde, il est possible de les conserver pendant tout l'hiver et même une partie du printemps. Il faut songer ensuite aux farineux, tels que haricots, lentilles, pois secs, dont les purées sont d'un grand secours pendant l'hiver pour varier les entremets et les potages.

Le beurre à mi-sel ne doit point être oublié, afin de ménager le beurre fin, qui se maintient toujours fort cher jusqu'au retour des herbes nouvelles. Il doit être tenu également à l'abri de la chaleur et de l'humidité.

Il en sera de même des œufs, dont une bonne cuisine doit toujours être largement pourvue. Les meilleurs sont ceux pondus entre les deux Notre-Dame, et ils sont plus faciles à conserver.

Le lard est un objet de très-grande consommation dans une cuisine bien montée, puisqu'il entre dans presque tous les ragoûts. Il doit être tenu dans un lieu sec et frais.

C'est dans le Carême que l'on fait la provision de jambons ; leurs plus grands ennemis sont les mouches. On les tiendra dans un endroit frais et obscur, et on les sondera de temps en temps pour voir s'ils ne se gâtent pas.

Dans le courant de janvier, on peut s'approvisionner de belle morue de Hollande que l'on fait dessaler à mesure de la consommation.

Vers la mi-octobre, on doit songer aux choux, navets, carottes, poireaux, qui augmentent de prix avec les premières gelées. Il faut les visiter souvent pour en ôter les parties véreuses.

Les pommes, les poires et les raisins sont presque les seules espèces de fruits qu'on puisse conserver pendant l'hiver. Il faut les tenir dans un bon fruitier et les visiter souvent. Il en est de même des marrons, châtaignes et nèfles.

On fera aussi, avant l'hiver, sa provision de riz. Il suffit de le tenir dans un endroit sec et de le remuer de temps en temps. On tiendra aussi à l'abri de l'humidité le vermicelle, la semoule, les macaronis, les lazagnes et les autres pâtes d'Italie.

C'est vers le mois de septembre que l'on doit faire sa provision de sucre, de café, de riz, de pâtes d'Italie, d'eau-de-vie, de poivre, d'épices fines, de bougie, chandelle, savon, huile d'olive et huile à brûler, et généralement de tout ce qui tient à l'épicerie.

Mais ce n'est pas le tout de bien choisir et de bien acheter, il faut encore savoir conserver les provisions et les mettre à l'abri de l'humidité et des animaux rongeurs, les deux plus grands fléaux des marchandises sèches.

On y parviendra en consacrant une pièce de la maison uniquement à cet usage, et on renfermera les provisions dans des armoires de chêne bien closes, fermées à clef, et que l'on visitera souvent.

Arachide (*Arachis*). Genre de la diadelphie décandrie et de la famille des légumineuses. Une seule espèce constitue ce genre ; elle est connue sous le nom vulgaire de pistache de terre, *arachis hypogea*, on la croit originaire du Pérou, de la Floride et du Brésil. Ses gousses s'enfoncent dans la terre après qu'elles ont été fécondées, et y mûrissent. On la cultive en Espagne, en Italie et dans les départements méridionaux de la France. Ses graines fournissent une huile dont les usages sont analogues à ceux de l'huile d'olive et de l'huile d'amandes douces. Elle a l'avantage de se rancir difficilement. Cette huile, comme toutes les autres, est laxative.

C'est un excellent fruit de dessert, quand il est bien mûr ; les gousses contiennent deux graines grosses comme des noisettes dont elles ont la saveur agréable.

On les récolte à la fin de septembre.

Arack ou **Rach**. Alcool du riz fermenté auquel on ajoute des feuilles d'*areca catechu*, espèce de palmier, pour relever la saveur de cette eau-de-vie. Ainsi que toutes les autres, elle ne doit être employée qu'en petite dose.

Arbois (Vin d') (Jura). Ils sont blancs, deuxième classe, pour les huîtres et les entremets, et rouges ordinaires, première qualité : diurétiques et excitants ; les rouges plus toniques. Ils coûtent 150 fr. la barrique et 1 fr. 25 la bouteille ; leur transport est difficile et ils sont rares dans le commerce.

Areng (*Arenga*). Nom vulgaire que l'on donne à Java, à un palmier dont on a formé le genre *arenga*. Les Malais le nomment *gomuto*. Il est assez souvent désigné par le nom portugais de *sagueiro*. Ce genre renferme une espèce qui est fort commune dans les vallons humides des Moluques. La sève de cet arbre donne du sucre par l'effet de l'évaporation et une très-bonne liqueur par la fermentation. Sa moelle fournit un sagou, et on confit ses fruits, encore verts, avec du sucre ; mais lorsque ces mêmes fruits sont mangés mûrs, ils causent du gonflement et des démangeaisons fort pénibles.

Arêtes. On nomme ainsi les os longs et pointus des poissons. Ces os sont une cause assez fréquente d'accidents. Lorsqu'ils ont un volume considérable, comme dans les gros poissons, on est facilement averti de leur présence, et l'on s'en garantit pour peu qu'on y prête d'attention ; mais dans les poissons de médiocre volume, comme le sont les petits brochets, les carpes, etc., ils font courir plus de danger. Ceux de la carpe ne laissent pas que d'être dangereux ; il nous est arrivé assez souvent d'être appelé à en extraire qui, dans l'acte de la déglutition, s'étaient arrêtés et fixés, soit dans les amygdales, soit dans la paroi postérieure du pharynx.

Argenterie. Les soins de la maîtresse de maison brillent dans la netteté de son argenterie. Elle confie au plus intelligent et au plus honnête de ses domestiques l'entretien de cette importante partie de son mobilier.

Si les pièces sont en argent, elles doivent être nettoyées au blanc deux fois par mois, on les lave d'abord à l'eau bouillante et on les savonne, on les essuie avec soin en les plaçant sur un calorifère ou sur une plaque de métal chauffée par un réchaut, on les frotte ensuite avec du blanc d'Espagne délayé dans de l'eau-de-vie et on essuie sans attendre que le blanc soit trop sec, on brosse ensuite avec une brosse fine et douce et l'on passe à la peau de chamois.

Les pièces en plaqué demandent plus de ménagements et de soins ; si le fond est en cuivre, il prend le vert de gris, s'il est en fer, il se rouille ; il faut donc éviter de laisser séjourner les acides et les parties aqueuses, ce qui peut se faire facilement en essuyant et épongeant ensuite avec la peau de chamois et en plaçant les pièces sur le calorifère.

Si l'argenterie ou le plaqué sont noircis par les œufs on peut frotter légèrement avec un peu de sel très-fin et laver.

La vaisselle plate a beaucoup perdu de sa splendeur depuis que le plaqué et l'argenture ont livré, à l'usage, des pièces superbes à des prix modérés. La maison Christofle a rendu d'éminents services aux maîtres de maison qui n'ont plus besoin d'enfouir un capital considérable dans le service de table.

Arles (Var). Renommé pour ses saucissons.

Aroïdée (*Aroïdœa*). Famille de plantes monocotylédonées qui a pour type le genre *arum*. Cette plante récemment importée de la Chine, a une racine très-volumineuse dépourvue de toute propriété délétère, et qui fournit une fécule douce, nourrissante, renfermant un principe âcre très-volatil.

Aromates. On désigne, sous ce nom, des substances douées d'une odeur suave, ou vive, ou pénétrante. Les unes, telles que l'ambre, le musc, le castoreum, etc., sont fournies par le règne animal ; les autres, et c'est le plus grand nombre, proviennent du règne végétal, et particulièrement des familles des labiées, des conifères, des laurinées, des synanthérées, des ombellifères, etc. L'odeur des substances aromatiques est due, dans le plus grand nombre des cas, à un principe volatil, ou huile essentielle odorante, qu'elles contiennent tout formé ; quelquefois à des combinaisons de leurs principes, non odorants par eux-mêmes, avec certains corps qui les transforment en principes odorants. Lorsque les substances aromatiques ne produisent sur l'économie qu'une légère stimulation , elles prennent le nom d'aromates et sont employées sous le nom d'épices comme condiments , soit pour relever la fadeur des mets, soit pour rendre moins désagréable l'emploi de certains médicaments ; mais, lorsqu'elles sont douées de propriétés plus énergiques, elles rentrent alors dans le domaine de la thérapeutique, et sont connues sous le nom de médicaments aromatiques.

Il n'entre point dans le but de cet ouvrage de nous occuper de ces dernières ; nous ne traiterons ici que de celles qui sont employées dans l'art culinaire.

Ces aromates peuvent être divisés en indigènes et en exotiques.

Les aromates indigènes sont : la fleur d'oranger, les roses, les fleurs d'œillet, la fleur de bouillon blanc, la fleur de sureau ; les semences ou graines d'anis, de coriandre, de fenouil, d'angélique, de carvi, de chervis, de daucus, de genièvre et de nigelle, auxquelles il faut ajouter les amandes amères et celles des fruits à noyau ; les tiges ou les feuilles aromatiques d'angélique, de verveine, de mélisse, de menthe, de fenouil, d'absinthe, de lavande, de romarin, de tanaisie odorante, d'orvale, etc.: les écorces aromatiques des oranges, des citrons, des cédrats, de la bergamote, et les écorces des jeunes rameaux ou le bois entier des rameaux du calicanthus ; les racines aromatiques d'iris et de gingembre ; les fruits aromatiques , tels que : le muscat, le cassis, les framboises, les fraises, le coing, etc.

Les aromates exotiques sont : la cannelle, le girofle, le poivre, la muscade, la civette, l'ambre gris, le macis, le musc, le styrax, le benjoin, le baume du Pérou, celui de Tolu ; les graines de cardamone, de badiane, de café, de moutarde ; le thé, l'aya panha, etc.

Nous parlerons des propriétés hygiéniques de ces divers aromates à chacun de leurs articles.

Arrowroot (*Maranta arundinacea*). C'est une fécule amylacée obtenue des tubercules du maranta , ou bien encore du *curcuma angustifolia*. Elle possède les mêmes propriétés que les autres fécules. Peut-être cependant pourrait-on la considérer comme un peu moins nutritive que celle du froment et des pommes de terre, puisque, à dose égale, elle donne cuite, dans une pareille quantité d'eau, une colle moins consistante. Quoi qu'on ait dit de cette substance, elle n'a en réalité aucune supériorité sur nos fécules indigènes, sinon d'être d'un prix plus élevé et d'avoir un nom assez difficile à prononcer.

Arracacha (*Arracacha*). Genre de la famille des ombellifères, tribu des Smyrnées, Koch. Tribu des pleurospermées, sous-tribu des Amninées, Tausch. Il appartient à l'Amérique méridionale et ne renferme que deux espèces. L'*Arracacha xanthorhiza* ou *esculenta* est cultivée, dans la province de Santa-fé de Bogota, à cause de ses tubercules qui constituent une nourriture saine, agréable et d'un usage journalier pour les habitants de ce pays. Tous les essais de culture que l'on a tentés, jusqu'à ce jour, pour naturaliser cette plante en Europe, sont restés infructueux.

Arroche DES JARDINS, BELLEDAME, BONNEDAME, TOUTEBONNE , FOLLETTE *Atriplex,* genre de la famille des chénopodées. Quelques espèces sont employées comme aliment : 1° le pourpier de mer, *Atriplex alimus*, qu'on mange en salade après l'avoir confit au vinaigre ; 2° la pourpière, *Atriplex portulacoïdes*, dont on confit au vinaigre les jeunes pousses et les feuilles pour les employer en guise de câpres ; 3° l'arroche étalée, *Atriplex patata* , dont on mange les feuilles à la manière des épinards ; 4° enfin, la bonnedame, *Atriplex hortensis*, originaire d'Asie, qu'on cultive dans les potagers ; ses feuilles sont employées dans les cuisines un peu recherchées à modifier l'acidité de l'oseille ; au dire des connaisseurs, ces feuilles sont bien préférables à celles des épinards ou de laitue, qu'on emploie au même usage. Peu nutritive et de facile digestion. Il y en a deux variétés, la blonde et la rouge.

Arsac (Vin d'). Bordelais rouge ordinaire, première qualité des vins de France. Tonique. Il contient 16 à 17 degrés.

Arsins (Vins d'). Bordelais rouge, troisième classe des vins de France. Tonique, surtout lorsqu'il est vieux ; astringent quand il est nouveau. Il contient 12 à 14 degrés.

Artichaut (*Cinara scolymus*). Genre de la syngénésie polygamie égale et de la famille des synanthérées, tribu des flosculeuses (carduacées, cinarocéphales). Les plantes qui composent ce genre sont originaires de l'Afrique et de l'Europe méridionale. L'artichaut commun, *Cinara scolymus*, est celui qui paraît sur nos tables. Ce sont ses fleurs non épanouies dont nous mangeons le réceptacle sous le nom de fonds ou cul d'artichaut, et la base des écailles du péricline sous le nom de feuilles. Il y en a de blancs, de verts, de violets, de rouges et les sucrés du genre ; ceux dont on mange le plus à Paris sont les violets. Ceux de Laon (Aisne) et ceux de Lille (Nord) sont justement célèbres.

On commence à cueillir les artichauts en juin et l'on continue jusqu'en septembre. On ne peut les garder frais que quelques jours, encore faut-il plonger l'extrémité de la tige dans de l'eau fraîche.

Les gros artichauts se servent cuits à l'eau, pour être mangés, soit à la sauce au beurre le plus fin, soit à l'huile, et, dans cet état, il faut convenir que c'est un entremets fort apparent. Les moyens et les petits, qui ne sont pas les moins tendres, s'apprêtent de tant de manières que ce légume devient un caméléon véritable entre les mains d'un savant artiste. On les mange à l'espagnole, au jus, au verjus en grain ; en cristaux, en fricassée de poulets, en purée, frits, à la barigoule, tournées, etc. Les fonds d'artichauts, desséchés convenablement, se conservent fort longtemps et servent pendant toutes les saisons de garniture à beaucoup de ragoûts. C'est dans les fricassées de poulets et dans les pâtés chauds qu'on les rencontre avec le plus de plaisir.

On sert des artichauts en hors-d'œuvre quand ils sont jeunes et frais ; on coupe les premières feuilles qui couvrent le fond ; si les artichauts sont plus gros qu'une noix, on les coupe par la moitié ; on les place dans une coquille sur quelques feuilles de vigne, et on les accompagne d'une sauce vinaigrette, composée de bon vinaigre, de verjus, si la saison le permet, de sel, poivre et fines herbes.

L'artichaut rend, comme l'on voit, d'éminents services à la cuisine ; on ne peut guère s'en passer ; aussi, lorsqu'il manque, c'est une véritable calamité. Nous devons ajouter que c'est un aliment assez sain, nourrissant, astringent, légèrement aphrodisiaque, grâce peut-être à ses assaisonnements relevés.

L'artichaut cru se digère généralement moins bien que cuit, et ne convient pas ainsi aux estomacs faibles, paresseux, ni aux personnes convalescentes. Cependant il est certains estomacs qui s'accommodent mieux des artichauts crus que des cuits ; c'est à vrai dire, exceptionnellement.

Un beau buisson d'artichauts, frits d'une belle couleur et garnis de persil frit, est l'un des plus ravissants coups d'œil qui puissent s'offrir, à l'entremets, à des convives déjà bien lestés.

Artichauts FRITS. On coupe les artichauts par tranches du sommet à la base, on en ôte le foin, on enlève les extrémités des feuilles, on les pare en dessous, on les lave dans l'eau vinaigrée, on les fait égoutter, on les place ensuite dans une terrine, où se trouve déjà une pâte liquide faite d'œufs, de farine, de crème, avec poivre, sel et une cuillerée de bonne eau-de-vie ; maniez-les bien dans cette pâte légère, et faites frire dans de l'huile ou dans du saindoux ; faites-les égoutter devant le feu, ayez du persil frit, sur lequel vous les disposerez en les saupoudrant de sel fin. Les artichauts frits se digèrent assez facilement lorsque la pâte est légère et bien faite. *Entremets.*

Artichauts A LA BARIGOULE. On doit choisir pour cette préparation des artichauts bien tendres et de moyenne grosseur ; après les avoir parés, on les vide du foin qu'ils contiennent, et on les fait blanchir ; à l'avance, on a préparé du persil, des champignons, des échalottes bien hachées qu'on passe au beurre ; on ajoute alors du beurre et du lard, ce dernier râpé ; le tout convenablement épicé. On en remplit des artichauts qu'il faut avoir le soin de ficeler pour qu'ils ne se déforment point. On met alors dans une casserole, à couvercle emboîté, les artichauts qu'on entoure de bardes de lard et auxquelles on ajoute de bonne huile

d'olive ; on les fait cuire doucement et on les sert sur leur sauce réduite, ou sur une grande sauce italienne. Cet entremets fort agréable ne convient qu'aux estomacs robustes.

Artichauts A LA SAUCE BLANCHE. Prenez trois artichauts de la même grosseur, ôtez en ce qui reste de la tige et parez le fond ; supprimez-en les extrémités des feuilles ; lavez-les bien ; mettez-les dans un chaudron plein d'eau bouillante, où vous aurez mis du sel suffisamment ; ayez soin que vos artichauts baignent dans l'eau. Quand ils seront cuits, retirez-les de l'eau bouillante pour les mettre dans l'eau froide ; ôtez-en le foin ; remettez-les dans l'eau bouillante ; égouttez-les et posez-les sur le plat avec une sauce blanche que vous verserez dessus, ou que vous servirez séparément dans une saucière. *Entremets.*

Au lieu d'une sauce blanche, vous pouvez servir les artichauts, avec une sauce brune.

Artichauts GRILLÉS A LA PROVENÇALE. Faites cuire à moitié des artichauts après les avoir préparés, ôtez-en le foin, faites-les bien égoutter, faites-les mariner dans de bonne huile légèrement salée, introduisez à la place du foin une cuillerée d'huile, sel, poivre, ciboule et persil hachés ; finissez de cuire en caisse sur le gril ; lorsqu'ils sont bien rissolés et bien chauds, arrosez-les d'une cuillerée d'huile fine, dans laquelle vous avez fait dissoudre une demi-gousse d'ail. En raison de l'ail et de l'huile, ce mets n'est pas d'une digestion très-facile. *Entremets.*

Artichauts EN FRICASSÉE DE POULET. Ce sont des artichauts préparés comme pour être frits ; on les fait cuire à l'eau bouillante et salée ; lorsque leur cuisson est complète, on les jette dans l'eau froide, on les fait égoutter, on les accommode ensuite en fricassée de poulet. Cette manière d'accommoder les artichauts les rend d'une digestion assez laborieuse. *Entrem.*

Artichauts A LA BONNE FEMME. Ce sont des artichauts cuits dans de l'eau légèrement salée et bouillante après avoir été parés ; quand ils sont cuits, on les retire de l'eau chaude pour les plonger dans de l'eau froide ; on en ôte alors le foin, puis on les remet dans l'eau bouillante. Après qu'ils sont bien réchauffés, on les fait égoutter, on les met sur un plat chaud et l'on verse dessus une sauce blanche dont on a soin de remplir les fonds et les interstices des feuilles. On peut remplacer la sauce blanche par une grande sauce ravigote, ou bien encore par une sauce au jus. La sauce blanche convient aux personnes dont l'estomac est excitable. La grande sauce ravigote ne convient qu'aux estomacs très-peu irritables. La sauce au jus est la meilleure au point de vue de la santé ; elle est bien supportée par la majorité des estomacs. *Entremets.*

Artichauts AU BEURRE. On prend des artichauts nouveaux de moyenne grosseur, on les coupe en cinq ou six morceaux, on enlève une partie des feuilles, n'en laissant que trois ou quatre des moyennes ; on ôte le foin, on pare le dessous des artichauts, on met du beurre au fond d'une casserole, on saupoudre de sel fin et d'un peu des quatre épices, on fait cuire avec du feu dessus et dessous ; lorsque les artichauts sont cuits, on les range sur un plat chaud, on met ensuite dans le beurre de cuisson du persil vert et haché menu, on verse entre les artichauts ce beurre réduit, en y ajoutant le jus d'un citron ou celui d'une bigarade ; les artichauts ainsi préparés se digèrent assez bien. Ils ne conviennent qu'aux personnes en bonne santé. *Entremets.*

Artichauts FARCIS. Vous les préparez comme les artichauts à la barigoule, vous faites un hachis de viande, persil et ciboule, et mettez cuire de nouveau les artichauts avec des bardes de lard ; vous les retirez du feu, en les arrosant d'huile aux fines herbes et de jus de citron. Ce mets ne convient qu'aux personnes qui digèrent bien et font de l'exercice. *Entrée.*

Artichauts A L'ITALIENNE. Vous coupez en quatre des artichauts ; après les avoir parés et débarrassés de leur foin, vous les lavez bien à grande eau ; cela fait, rangez-les dans une casserole avec un peu de beurre, du vin blanc, du bouillon, du jus de citron ; quand ils sont cuits, égouttez-les, et, après les avoir dressés, saucez-les d'une italienne blanche. Ils se digèrent assez bien ; néanmoins ils ne conviennent qu'aux personnes en santé. *Entremets.*

Artichauts (Manière de conserver les). Préparez des artichauts comme si vous vouliez les faire cuire ; mettez-les à l'eau bouillante assez longtemps pour pouvoir ôter le foin ; mettez à sa place un peu de sel fin, et replacez la calotte ; placez-les dans des pots de grès que vous remplirez d'eau salée ; remettez le lendemain une autre eau salée après avoir jeté la première ; ajoutez un demi-setier de vinaigre et couvrez vos pots avec du beurre fondu. Pour vous en servir, faites-les tremper à l'eau tiède et cuire à grande eau.

Aschards. — Voy. *Achards.*

Asperge (*Asparagus*). Genre de l'hexandrie monogynie, autrefois type de la famille des asparaginées. L'asperge n'est plus aujourd'hui qu'une simple tribu de la grande famille des liliacées. Parmi les espèces de ce genre l'*asperge commune, asparagus officinalis*, est l'objet des plus grands soins de la part des cultivateurs à cause de son immense importance dans l'économie domestique ; en effet, les jeunes pousses que produisent chaque année les racines de cette plante nous fournissent, sous le nom d'*asperges*, un aliment sain, léger, de facile digestion, convenant très-bien aux convalescents, et auquel on attribue des propriétés diurétiques et apéritives (Voy. ces mots). Les asperges donnent à l'urine une odeur désagréable, que l'on change en celle de violette par l'addition de quelques gouttes d'essence de térébenthine.

On fait avec cette plante le sirop de *pointes d'asperges*, qui a été reconnu depuis longtemps presque dépourvu des propriétés sédatives qu'on lui avait attribuées à tort ; ses racines entrent dans le sirop des cinq racines apéritives mineures.

Ce légume, est peu substantiel et fort délicat. Les meilleures viennent de Vendôme, et elles ont une supériorité tellement reconnue sur celles des environs de Paris, qu'il est difficile de croire que ce soit le même légume. On sert les grosses asperges cuites à l'eau pour les manger, soit à la sauce blanche, soit à l'huile. Les petites s'accommodent en façon de petits pois pour tromper notre espoir et calmer notre impatience. Mais dès que les petits pois sont arrivés, elles craindraient de se présenter sous cette forme. Les asperges se mangent encore à la crème, au jus, confites et même en omelette. Elles servent de garnitures à divers ragoûts ; on les confit au vinaigre ; mais, nous le répétons, leur plus bel apanage est de paraître dans leur entier cuites simplement dans l'eau de sel. C'est un fort beau plat d'entremets et l'un des faisceaux les plus agréables à rompre. On les sert avec la main quand leur excessive chaleur le permet, et si l'on craint de se brûler, alors seulement on emploie des pinces en argent, qui sont aussi utiles que gracieuses.

Il y a trois variétés de l'asperge commune, la *grosse*, ou asperge de Pologne ou de Hollande ; la *commune violette* et la *sauvage*. On mange les deux premières ; la troisième ne sert que dans les préparations pharmaceutiques.

Les asperges, après avoir été ratissées, se font cuire à l'eau bouillante et légèrement salée, et se servent ainsi comme entremets à la sauce ou à l'huile. On les prépare encore de différentes manières, soit comme litières ou ragoûts d'entrées de viande ou de poisson, soit comme entremets, soit en potages, etc.

Les asperges forcées commencent à donner en janvier tant vertes que blanches, et les produits continuent jusqu'en avril, époque où commencent à paraître les asperges de pleine terre, qui sont communes en mai et ne produisent pas au delà de la mi-juin. Elles durcissent facilement et il ne faut les cueillir qu'à mesure des besoins. *Entremets.*

Asperges EN PETITS POIS. Coupez la partie tendre des asperges en petits morceaux et faites-les blanchir jusqu'à moitié cuisson ; mettez-les ensuite dans une casserole avec un morceau de beurre, un bouquet de persil, un verre de bon bouillon. Quand elles sont cuites, ajoutez-y un peu de sucre, un peu de sel et de muscade, et liez sur le feu avec deux jaunes d'œufs. Cet entremets est assez agréable.

Asperges A LA CRÈME. Après les avoir fait blanchir et les avoir coupées par petits morceaux, passez-les à la casserole avec un morceau de bon beurre, et ajoutez-y plein une cuiller à dégraisser de béchameil maigre et servez chaud.

Asperges (Ragoût de pointes d'). Coupez le vert de vos asperges, et après les avoir fait blanchir, faites-les cuire, à petit feu, dans un coulis clair de veau et de jambon. Lorsque la sauce est assez réduite, liez-la avec un peu de beurre manié de farine et y ajoutez un jus de citron.

Asperges (Pointes d') AU JUS. Sautez vos pointes d'asperges avec du lard fondu ; joignez-y poivre blanc, muscade, sel, persil et cerfeuil hachés ; faites cuire le tout à feu doux dans du consommé ; dégraissez et servez avec du jus de rôti de mouton.

Asperges (Omelettes et œufs brouillés aux pointes d'). Après avoir fait blanchir vos asperges, coupez-les en petits morceaux et passez-les dans un roux avec sel, poivre, persil et ciboules hachés ; ajoutez un peu de lait quand elles sont cuites et versez chaud dans les œufs préparés pour l'omelette que vous faites comme à l'ordinaire. C'est un mets que l'on sert à déjeuner. On opère de la même manière pour les œufs brouillés, seulement on n'y met point de ciboule. Quand les asperges sont rares et chères, ce plat, comme entremets, peut se servir en toute convenance ; il n'est plus recherché lorsque les asperges sont dans leur pleine saison.

Asperges A LA POMPADOUR. Faites cuire dans de l'eau de sel bouillante, après les avoir bien lavées et préparées, de grosses asperges à bout violet ; coupez-les ensuite de la longueur du petit doigt et en biais, et mettez-les égoutter dans une serviette bien chaude, afin qu'elles ne se refroidissent pas pendant la confection de la sauce. Pour faire cette dernière, prenez une casserole d'argent, mettez-y, par cuillerées, le contenu d'un pot moyen de beurre de Vanvres ou de la Prévalais ; ajoutez quelques grains de sel, une demi-cuillerée de fleur de farine d'épautre, une pincée de maïs en poudre et deux jaunes d'œufs frais délayés avec quatre cuillerées de verjus ; faites cuire cette sauce au bain-marie, mettez vos morceaux dedans et servez très-chaud et en casserole couverte. Cet entremets distingué ne doit jamais attendre. Les asperges à la Pompadour doivent être servies à la cuiller ; mais on les mange avec la fourchette.

Asperges (Manière de conserver les). Lorsque l'on a cueilli les asperges et qu'on ne peut les employer tout de suite, il faut, pour les conserver, les mettre dans du sable fin un peu humide et les en recouvrir ; on peut les conserver jusqu'à huit jours de cette manière. Lorsqu'on ne tient à les conserver que deux ou trois jours, on les lie en bottes, et on a soin de les couvrir d'un linge mouillé, ou de les arroser de temps à autre, ou enfin on les place dans une terrine qui contient un peu d'eau, pour que l'extrémité de la tige y trempe un peu.

Pour les conserver jusqu'à l'hiver, ôtez la partie dure et blanche de vos asperges ; faites-leur prendre un bouillon avec du sel et du beurre ; remettez-les dans de l'eau fraîche ; re-tirez-les, laissez-les égoutter, et mettez-les dans un pot avec du sel, quelques clous de girofle entiers, un citron vert coupé par tranches, moitié eau, moitié vinaigre. Recouvrez le tout d'huile, de beurre ou de graisse fondue, et gardez-le ainsi dans un lieu tempéré.

Quand on voudra préparer ces asperges, on les lavera d'abord dans de l'eau chaude.

Aspic (*Aspicuus*, visible ; ou bien encore d'*aspicere*, regarder). Ce sont des filets de volaille, de gibier ou de poisson, des truffes, des crêtes, des œufs durs, des cornichons, etc., renfermés dans une gelée transparente, à laquelle, au moyen d'un moule, on a donné une forme plus ou moins élégante ou bizarre ; ce mets est destiné plutôt à récréer la vue qu'à flatter le goût. On comprend que cette préparation ne peut-être que d'une digestion laborieuse. *Entrée.*

Aspic CHAUD. Nom donné improprement à une grande sauce obtenue au moyen de jarrets de veau, d'une vieille perdrix, d'une poule, de deux ou trois tranches de jambon, le tout ficelé ; on y joint deux carottes et deux oignons avec un bouquet ; on mouille d'un peu de consommé ; on fait légèrement suer, puis on ajoute du bouillon, et, pendant la cuisson, on sale, et l'on écume. Après trois heures, vous passez à travers une serviette mouillée ; vous laissez refroidir, et, cassant deux œufs, vous les mettez, y compris les coquilles, dans un vase avec un peu de votre bouillon, un verre de bon vin blanc, une cuillerée de vinaigre à l'estragon, fouettez en versant ces ingrédiens, et mettez ensuite le tout dans votre aspic que vous ne cessez d'agiter, et que vous replacez sur le feu. Quand il commence à frémir, vous le couvrez et mettez du feu sur son couvercle. Vous le placez sur le bord du fourneau. Lorsque l'aspic s'est coloré, vous le passez à travers une serviette mouillée et le conservez pour l'usage. Cette sauce succulente peut faciliter la digestion de certains aliments peu aromatisés, mais si elle est jointe à des aliments de haut goût et déjà stimulants par eux-mêmes, elle ne conviendra qu'aux estomacs peu excitables et aux tempéraments lymphatiques. *Entrée.*

Assaisonnements (*Condimenta*). Certaines substances, telles que le beurre, la crème, les champignons, etc., prennent tour à tour le nom d'*assaisonnement* et celui d'*aliment*, selon qu'elles sont employées comme accessoire ou comme base des mets. D'autres substances sont essentiellement employées comme assaisonnements ; elles sont à peu près dépourvues de propriétés nutritives et ne servent absolument qu'à relever le goût des aliments ; tels sont, l'ail, la ciboule, etc., le sel, le poivre, la cannelle, la muscade, le girofle, etc., et, en général, toutes les épices et tous les aromates dont on se sert dans l'art culinaire.

Parmi ces différentes substances, les unes, comme le beurre, la crème, les champignons, etc., sont lourdes et d'assez difficile digestion. Les autres, comme les épices et les aromates, sont douées de propriétés plus ou moins stimulantes et facilitent la digestion surtout chez les estomacs débilités; il faut en user modérément, particulièrement les personnes de nature excitable. Les assaisonnements *acides*, comme le vinaigre et les substances confites ou préparées au vinaigre, sont toniques et rafraîchissants; mais elles fatiguent beaucoup l'estomac si on en fait abus. Les vins divers que l'on emploie comme condiments ont des propriétés chaudes, stimulantes, toniques, etc. Le sel, condiment minéral, sert à donner de la sapidité aux mets; il n'est pas seulement agréable, il est encore sain et utile, il prévient les affections scrofuleuses; il est tonique, diurétique et légèrement stimulant. Il ne faut pas cependant l'employer avec exagération. (Voir pour plus de développement les articles qui traitent de ces différentes matières, à leurs lettres respectives.)

Asthénie (*Asthenia*). Manque de force, faiblesse générale. Cet état réclame l'emploi des toniques.

Asthénique (*Asthenicus*). Qui appartient à l'asthénie.

Astringent (*Astringentia*). Les astringents sont des substances médicamenteuses ou autres qui sont douées d'une saveur âpre, resserrante et comme desséchante. Les astringents réussissent généralement lorsqu'il s'agit d'arrêter une évacuation quelconque, soit dyssentérique, soit hémorragique, etc.

Attelet ou **Hatelet**. On nomme ainsi une tige de fer ou d'argent, allongée et pointue, dont on se sert pour fixer sur des broches certaines pièces de viande ou de petits oiseaux : on l'emploie encore pour faire frire de petits poissons que l'on sert enfilés dans des attelets qui, pour cet usage, doivent être munis à une de leurs extrémités d'un anneau mobile. On peut faire des attelets de formes plus élégantes et de matières plus précieuses. Il y a encore des attelets qui sont acérés à leurs deux extrémités; ce sont ceux qui servent à placer des rissoles ou des quenelles frites en porc-épic.

Attereau A LA BRETONNE. On nomme ainsi une poitrine de veau de belle et bonne qualité que l'on fait cuire dans une terrine au fond de laquelle on dépose une claie d'osier bien sec, et on place immédiatement au-dessus un carré de porc frais salé depuis deux jours seulement. On met au four la terrine sans la couvrir, et on laisse cuire jusqu'à ce que le porc frais soit très-rissolé. C'est un excellent plat que l'on sert au déjeuner, mais dont la digestion est assez laborieuse et exige un bon estomac pour être bien supporté. *Entrée.*

Atonie (*Atonia*). Défaut de force, de ton, en un mot, faiblesse de tous les organes, et particulièrement des organes contractiles.

Aubergine ou **Mélongène** (*Solanum melongena, solanum esculentum*). L'aubergine ou morelle mélongène appartient à la pentandrie monogynie et à la famille des solanées; ses fruits, gros et charnus, sont blancs ou violets; on les mange quand ils sont cuits. Une de ses variétés, dont le fruit d'un blanc luisant ressemble à un œuf de poule, se cultive comme plante d'agrément. Ce fruit, originaire d'Arabie, puis transporté en Amérique, bien qu'on le mange dans les Indes, en Provence, en Italie, etc. n'est pas sain; les estomacs délicats doivent s'en abstenir. Il est, en effet, insipide, nullement nutritif et de très-difficile digestion, et ce n'est qu'au moyen de condiments très-stimulants qu'il devient supportable.

Les aubergines sont bonnes à cueillir, à partir du mois de juillet, et sont en plein rapport au mois d'août; il y en a plusieurs variétés, la *violette longue*, la *ronde*, la *blanche uniforme*, la *longue de Chine*, etc.

Aubergine A LA LANGUEDOCIENNE. On les fend en deux dans le sens de leur longueur, on en ôte les graines et on en incise la chair en ayant soin de ne pas toucher à la peau. Ensuite on les saupoudre de sel, de poivre et de muscade, on les met cuire à feu doux sur un gril, et on les arrose d'huile fine. Cet entremets ne manque pas d'agrément.

Aubergines (Salade d') A LA PROVENÇALE. Pelez les aubergines et les coupez par tranches; faites macérer pendant une heure ou deux ces tranches dans un mélange de saumure de noix, de vinaigre, de sel gris, de poivre noir et d'une demi-gousse d'ail écrasée. Essuyez ensuite, étanchez fortement ces morceaux dans une serviette, et apprêtez-les en salade en y joignant des raiponces crues, du cresson de fontaine, des œufs durs, des olives farcies et quelques morceaux de thon mariné. Si cette salade est servie un jour de maigre, on en retranchera les œufs. *Hors-d'œuvre.*

Aubergines A LA PARISIENNE. Prenez des aubergines violettes, ouvrez-les et enlevez-en la chair en faisant bien attention de ne pas déchirer la peau; hachez cette chair avec une viande blanche quelconque bien cuite et rôtie, ajoutez 190 gr. de moelle ou du gras de lard. à volonté, et assaisonnez le tout de sel et de muscade seulement ; délayez de la mie de pain rassis dans quatre jaunes d'œufs et mêlez le tout; remplissez vos enveloppes d'aubergines avec ce hachis, et faites-les cuire sous une tourtière en les arrosant avec de la moelle ou du lard fondu. Ce mets est délicat et assez distingué. *Entremets.*

Aubigny (Vin d'). Champagne (Haute-Marne), rouge ordinaire, léger, agréablement acidule, peu tonique, 11 à 12 degrés d'alcool.

Aubons (Vin d'), Béarn (Basses-Pyrénées). Blanc, 3e classe des vins de France, assez capiteux, diurétique, 17 à 18 degrés d'alcool.

Ausbruche — Voy. *Tokai.*

Auvergne (Vin d'). Chanturge, Châteldon et Ris. Rouge ordinaire, première qualité des vins de France. 16 degrés d'alcool.

Auvernat. Espèce de raisin d'Auvergne qui sert à faire le vin de ce nom; il est rouge et fumeux. Il y a dans l'Orléanais une espèce d'auvernat gris et sucré ; ailleurs il est appelé malvoisie.

Auxerre (Vin d'). Bourgogne (Yonne). Se divise en deux sortes : rouge, troisième classe, qui se sert au premier service, et en rouge ordinaire, première qualité. Nourrissants sans être lourds, et généreux, ils conviennent parfaitement dans le cours des repas. Ils contiennent de 11 à 12 degrés d'alcool.

Les 136 litres, années 1846-48, coûtent 140 fr. Les années 1849-51, coûtent 115 fr. La bouteille, 60 à 75 c.

Avallon (Vin d'). Bourgogne (Yonne). Rouge ordinaire, première qualité, 15 à 16 degrés d'alcool.

Mêmes propriétés que les vins d'Auxerre.

Aveline (*Avellana*, de Avella, ville de Campanie). C'est une variété du noisetier ordinaire, mais l'aveline est beaucoup plus volumineuse et d'un goût plus délicat que la noisette. L'aveline appartient à la famille des amentacées et au genre de la monœcie polyandrie ; elle croît en Europe et dans l'Amérique septentrionale. On emploie les avelines dans beaucoup de préparations culinaires, telles que gâteaux, flans, biscuits, macarons pralinés, sorbets, dragées, etc. *Dessert.*

Les avelines sont aux noisettes ce que les marrons sont aux châtaignes, c'est-à-dire que c'est la même espèce de fruit cultivée. Comme on ne sert jamais de châtaignes sur une table somptueuse, de même l'on n'y voit jamais paraître de noisettes ; mais, dans les desserts sans conséquence, on les sert quelquefois lorsqu'elles sont encore vertes, jeunes et tendres, et dans leur calice.

Les avelines font partie des fruits secs du carême, et ne se servent jamais qu'avec eux ; on en fait des biscuits, de la conserve, du grillage, etc. Les confiseurs font aussi des avelines en dragées qui ne sont ni les moins bonnes, ni les moins apparentes de celles qui garnissent les boîtes de baptême, au candi, etc.

On tire, par expression, des noisettes, une huile qui jouit des mêmes propriétés que l'huile d'amandes douces. Les avelines sont de difficile digestion, et ne conviennent qu'aux estomacs robustes et seulement en état de santé.

Avelines DE LA CADIÈRE. Sont renommées pour leur grosseur et leur goût prononcé.

Avignon (Vin du comtat d'). — Voy. *Grenache*, *Baume*, *Mazan*. Capiteux, toniques et nourrissants.

Avirey (Vin d'). Champagne (Aube). Rouge, troisième classe. Vin léger, peu capiteux, 11 à 12 degrés d'alcool.

Avize (Vin d'). Champagne (Marne). Blanc, deuxième classe. Diurétique, excitant, 11 à 12 degrés d'alcool.

Avoine (*Avena*). L'avoine appartient à la famille des graminées et fait partie du genre de la triandrie digynie. On emploie les semences de l'avoine cultivée (*avena sativa*) à la préparation du gruau (voy. ce mot) ; on en fait de la bière et de l'eau-de-vie ; elles servent à la nourriture des animaux domestiques, et, réduites en farine, on en fait des cataplasmes. Il y a deux sortes d'avoine, l'avoine blanche et l'avoine noire : cette dernière entre dans la composition d'une tisane dite *tisane de Lower*. — Voy. *Gruau*.

Avril. — Voy. *Calendrier.*

Aya Panha (*Eupatorium aya panha*). Plante exotique de la famille des composées Astéroïdées de Tournefort ; elle croît aux îles de France et de Bourbon et au Brésil. Cette plante, dont toutes les parties sont aromatiques et légèrement stimulantes, est regardée dans le pays comme jouissant de beaucoup de propriétés médicinales ; en France, on en fait usage en infusion comme du thé, et surtout comme aromate dans les préparations culinaires, telles que les soufflés, les mousses, les crèmes, les glaces à la crème, etc. D'après Cadet-Gassicourt, l'Aya panha renferme de l'acide gallique et un peu d'acide benzoïque.

Aydie (Vin d'). Béarn (Basses-Pyrénées). Blanc, troisième classe des vins de France. Capiteux, diurétique, excitant, 17 à 18 degrés d'alcool.

Azerolles. Fruits de l'azerolier (*Cratægus azarolus*). Espèce d'alisier de l'icosendrie digynie et de la famille des rosacées tribu des pomacées. L'azerolier est cultivé dans tout le midi de la France, et surtout aux environs de Fréjus. On en fait des conserves à l'eau-de-vie et des confitures. Ce fruit est astringent (voy. ce mot) et d'assez difficile digestion.

Les azerolles figurent parmi les fruits glacés. Elles se vendent 2 fr. 50 c. le 1/2 kilo.

Azote (*Azotum*). De α privatif et de ζῶον, vie, qui prive de la vie. Le gaz azote est insipide, incolore, élastique, spécifiquement plus léger que l'air dont il forme les 79 centièmes ; il éteint les corps en ignition et détermine l'asphyxie et consécutivement la mort chez les animaux. Il est insoluble dans l'eau, il est sans action sur la teinture de tournesol et sur l'eau de chaux ; combiné dans la proportion d'une partie d'azote en volume, et de deux parties et demie d'oxygène, il constitue l'acide nitrique ; la combinaison de trois parties d'hydrogène et d'une partie d'azote constitue le gaz ammoniaque, etc. Il fait aussi partie des substances animales et d'un grand nombre des substances végétales ; on estime que, parmi les dernières, celles qui contiennent le plus de principes azotés sont aussi les plus nutritives et les plus assimilables. Le gaz azote s'obtient au moyen de la décomposition de l'air atmosphérique. Le gaz azote a porté les noms de gaz nitrogène, d'air phlogistique, de gaz hilarant, de gaz atmosphérique. Il faut se rappeler que l'air atmosphérique n'est pas une combinaison de vingt et une partie de gaz oxygène, et de soixante-dix-neuf parties d'azote, mais un simple mélange de ces deux gaz, ce qui est bien différent.

Azyme (*Azymus*). On nomme ainsi le pain qui ne contient pas de levain et qui n'a pas subi de fermentation.

Baba. Après avoir passé au tamis 1 kilog. 500 gr. de belle farine, retranchez-en un quart que vous disposerez en fontaine ; vous y mettrez quarante-huit grammes de bonne levure et un verre d'eau tiède, et vous détremperez le tout avec soin pour faire votre levain.

Vous ferez une autre fontaine avec la portion de farine qui n'a pas encore été employée ; vous introduirez au centre un kilogramme de beurre d'Isigny (manié en hiver), vingt œufs, un verre de crème, cent vingt-cinq grammes de sucre pulvérisé, et trente-deux grammes de beau sel ; détrempez le tout, et, après avoir mêlé le levain, travaillez cette pâte et l'élargissez un peu ; creusez-la au centre et versez-y un bon verre de vin de Malaga, un quart de verre d'une décoction de quatre grammes de safran ; puis semez sur la pâte cent quatre-vingt-quinze grammes de beau raisin de Corinthe lavé et épluché, et autant de muscat dont on aura enlevé les pépins en fendant en deux chaque grain de raisin ; joignez trente-deux grammes de cédrat confit et autant d'angélique, également confite. Remuez beaucoup, afin que les raisins se mêlent bien à la pâte. Retranchez un huitième de votre pâte ainsi préparée ; lissez bien cette portion retranchée, et, après en avoir enlevé les plus gros raisins qui sont à sa surface, posez-la du côté lisse dans un moule beurré. En introduisant votre détrempe dans le moule, ayez soin d'en retirer les gros grains de raisin, parce qu'ils pourraient bien s'attacher au moule pendant la cuisson, qui doit être d'une heure et demie si l'on veut obtenir une belle couleur rougeâtre.

Ce gâteau doit toujours être assez volumineux, parce qu'il sert, soit comme grosse pièce d'entremets, soit à figurer plusieurs jours sur les buffets d'en-cas. Certains pâtissiers en font de petits, mais il faut qu'ils soient consommés tout de suite pour être bons, parce qu'ils se dessèchent vite. On fait des beignets fort agréables avec des tranches de baba imbibées de vin de Madère et trempées dans une bonne pâte à friture. On ne doit faire qu'un usage modéré de cette pâtisserie, et s'en abstenir complétement quand on ne jouit pas d'une parfaite santé. *Entremets* et *dessert*.

Le baba est un mets polonais de l'invention de Stanislas Leczinski, roi de Pologne et grand duc de Lorraine et de Bar, prince fort gourmand vers la fin de ses jours, et qui n'était point étranger à la pratique de la cuisine.

Babeure ou LAIT DE BEURRE. On nomme ainsi le liquide qui reste après que la crème vient d'être convertie en beurre. Cette liqueur contient du sérum, du caséum et une petite quantité de butyrum ; elle est très-relâchante. Dans quelques pays, on en confectionne un assez médiocre fromage que l'on obtient en laissant aigrir et fermenter ce lait de beurre, auquel on ajoute du sel et du fenouil haché. Dans d'autres, on en fait de la soupe dite *soupe au lait de beurre*. Dans les maisons riches, il est d'usage de donner aux cochons tout le petit lait qui sort de la laiterie. Les personnes qui sont naturellement disposées à la diarrhée doivent s'abstenir d'en faire usage ; quant à celles, au contraire, qui sont constipées, elles en pourront user comme moyen de relâcher les intestins, sans néanmoins en faire abus.

Bacile ou FENOUIL MARIN, ou CRÊTE MARINE, ou CRISTE MARINE (*Crithmum*). Genre de la famille des ombellifères et de la pentandrie digynie. On n'en connaît qu'une espèce, la passe-pierre ou perce-pierre, qui croît en France, dans le voisinage de la mer et sur des rochers. On a regardé la bacile comme diurétique, apéritive et favorisant la sécrétion de l'urine et de la bile. On confit ses feuilles au vinaigre, et on la mange en salade, ou bien on s'en sert comme d'assaisonnement.

Bactris (*Bactris*). De la famille des palmiers. Cet arbre donne des fruits ou drupes noirâtres, aigrelets, de la grosseur des cerises ; on les mange pour se désaltérer, et on en fait une boisson vineuse en les faisant fermenter. Cet arbre croît à la Guiane et aux environs de Carthagène.

Badamier. Nom vulgaire du *terminalia catalpa* genre de la polygamie monæcie et de la famille des Combrétacées, tribu des terminaliées. Ce sont des arbres ou des arbrisseaux fort beaux. Parmi eux on distingue :

1º Le BADAMIER DU MALABAR (*Terminalia catalpa*), arbre de la taille des sapins, et qui produit des amandes qui ont la saveur des noisettes ; on les sert, dans l'Inde, sur les meilleures tables. On en retire une huile qui ne rancit pas et qui est aussi agréable que celle des olives. On emploie contre la colique le suc de ses feuilles mêlé à l'eau de riz ;

2º Le BADAMIER DES MOLUQUES (*terminalia moluccana*), qui fournit aussi de très-bonnes amandes et sert d'ornement aux places publiques de Batavia ;

3º Le BADAMIER BENJOIN (*terminalia benzoin*), qui produit une sorte de résine analogue au benjoin. Il est le plus gros et le plus grand parmi les arbres des îles de France et de Bourbon ;

4º L'ARBRE DU VERNIS (*terminalia vernix*), dont les exhalaisons sont dangereuses par les principes résineux, caustiques, laiteux qu'il contient. Les Chinois emploient ce produit sous le nom de *laque* pour enduire une foule de meubles et d'objets. On mange rôties les graines de cet arbre, qui croît en Chine et aux Moluques.

Badiane (*Illicium*). Cet arbre appartient à la famille des magnoliers et au genre de la polyandrie polygynie. — Voy. *Anis étoilé*.

Baie (*Bacca*). On donne ce nom à tous les

fruits charnus et sans noyaux, qui n'offrent point de loges distinctes et dont les graines sont placées au milieu d'une pulpe. Les petites baies de raisin, de groseilles, etc., portent le nom de grains.

Bagneux-la-Fosse (Vin de), Champagne (Aube). Rouge, troisième classe de vin de France, 13 à 12 degrés d'alcool.

Légèrement acidule, diurétique, peu capiteux, stimulant.

Bain (*Balneum*). Immersion plus ou moins prolongée du corps ou d'une partie du corps dans un liquide. On distingue les bains en *bains entiers* ou *généraux* et en bains *partiels* ou *locaux*. L'eau est le liquide le plus généralement employé pour les bains. Cette eau peut être courante ou stagnante, pure ou mélangée d'éléments étrangers : c'est ainsi qu'il y a des bains *sulfureux, acides, aromatiques, irritants, émollients, mucilagineux*, etc. Il y a encore les bains d'huile, de lait, de vin, etc.; les *bains de sang*, ceux de *cendres*, etc.; les *bains de tripes* ou de bouillon préparé avec les issues des animaux de boucherie; les *bains de sable* ou *arénation* (*arenatio*); les bains de marcs de raisin ou d'olives; les *bains de boue* ou vase de certaines eaux minérales, etc. Il y a les bains de vapeur secs ou humides, simples ou médicamenteux. Les bains sont *froids, tempérés* ou *chauds*.

Bain FROID. On nomme *bain froid* celui dont la température est au-dessous de 20° cent. Le bain froid est sédatif et tonique; mais pour qu'il produise ces effets, qui dérivent l'un de l'autre, il faut bien se pénétrer de la manière dont agit le froid appliqué à la surface du corps, l'eau n'étant ici qu'un agent intermédiaire qui en favorise l'application immédiate à la périphérie. Le froid, par le fait de son action sur la peau, diminue la chaleur extérieure, opère le resserrement des vaisseaux qui rampent à sa surface et refoule les liquides à l'intérieur : de là, les congestions cérébrales, pulmonaires et hépatiques qu'il détermine quelquefois.

Ces accidents sont d'autant plus à redouter que les personnes sont plus faibles, le froid plus intense et qu'elles sont plus longtemps soumises à son action. Il en est exactement de même du bain froid. Ne pouvant entrer ici dans des détails trop étendus que ne comporte pas cet ouvrage, nous nous contenterons d'indiquer les précautions à observer quand on prend les bains froids en mer, en rivière ou en baignoire. Les prendre de grand matin à jeun; le corps n'étant pas échauffé par la marche, l'eau paraît plus chaude, et l'est comparativement, l'air ambiant étant plus frais. Ne point y séjourner longtemps et nager quand cet exercice est familier, ou bien encore s'agiter dans l'eau quand on ne sait point nager. Avoir la précaution de se mouiller la tête afin que cette partie soit maintenue à une température égale à celle du reste du corps.

Les personnes faibles ne doivent rester immergées que quelques minutes et peuvent plonger à deux ou trois reprises différentes, en ayant le soin de ne replonger qu'après que la réaction s'est opérée, c'est-à-dire que la chaleur est revenue à la surface du corps, ce que l'on obtient en s'enveloppant au sortir de l'eau dans un peignoir ou dans une couverture de laine. Pris ainsi, les bains froids, surtout ceux de mer, fortifient, calment et développent l'appétit. L'eau ne joue d'autre rôle dans tout ceci que de laver la peau et de rendre l'exhalation plus facile, en débarrassant sa surface des corpuscules étrangers qui pouvaient obstruer ses pores.

Bain TEMPÉRÉ. On appelle *bain tempéré* celui dont la température est de 30 à 35° cent. Le bain tempéré est très-salutaire; quand on n'en abuse pas, il entretient la fraîcheur du teint; il repose, calme et rafraîchit; il relâche les tissus et particulièrement les intestins; il entretient la propreté du corps et favorise la transpiration. La durée de ce bain varie d'une demi-heure à une heure et au delà, suivant les cas.

Après le bain, froid ou tempéré, on prendra un bon consommé et on y fera succéder une promenade ou un exercice modéré, de deux ou trois heures. Rentré chez soi, on déjeunera légèrement, et, à la suite d'une toilette propre et recherchée, on se rendra au repas convoqué auquel tous ces préliminaires disposeront à faire le plus grand honneur.

Bain CHAUD. On donne le nom de *bain chaud* à celui dont la température est de 35 à 50° cent. Le bain chaud active violemment la circulation et peut occasioner des congestions cérébrales et pulmonaires; il ne convient, et cela dans des cas déterminés, qu'aux tempéraments lymphatiques et nullement aux tempéraments sanguins ou nerveux. C'est au médecin à décider de l'utilité de ces sortes de bains.

Bain DE VAPEUR. Les bains de vapeur sont ceux qui ont lieu dans un espace limité que l'on échauffe artificiellement et dans lequel l'air ne se renouvelle que très-lentement. Les bains de vapeur stimulent fortement la peau et déterminent une transpiration abondante. Nous avons déjà dit que ces sortes de bains sont secs ou humides, simples ou médicamenteux. On ne les administre guère que dans les cas de douleurs rhumatismales ou arthritiques, dans les affections cutanées, par exception, dans quelques maladies du poumon, ou dans quelques affections chroniques rebelles. Dans toutes ces circonstances, c'est au médecin à en prescrire et à en régulariser l'emploi.

L'appareil portatif construit par M. Victor Chevalier pour l'administration des bains de vapeur à domicile, est un service rendu à toutes les personnes qui ont besoin de cette médication si utile dans les rhumatismes, goutte, etc.

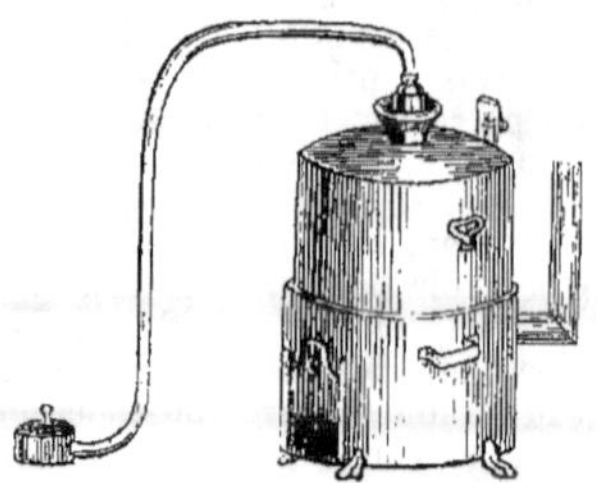

Les bains médicamenteux n'étant plus du ressort de l'hygiène, mais relevant de la thérapeutique, ne doivent être administrés que dans des cas spéciaux, et c'est au médecin à décider de leur emploi, de leur nature et de leur durée.

Bain-Marie. On entend, par faire chauffer ou cuire au bain-marie, plonger le vase quelconque dans lequel se trouvent les substances que l'on veut faire cuire ou chauffer dans un autre vase plus grand et rempli d'eau bouillante. On donne encore ce nom à des casseroles appelées bain-marie, spécialement consacrées à cet usage.

Baisure, se dit de l'endroit du pain qui est le moins cuit, et par lequel il touche à un autre qui est dans le four. A Paris on l'appelle *biseau.*

Balmot-sur-Laigne (Vin de), Champagne (Aube). Rouge, troisième classe.

Léger, acidule, peu nourrissant, sain et agréable, 11 à 12 degrés d'alcool.

Banane. C'est le fruit du bananier (*musa*). Genre de la polygamie monœcie et de la famille des musacées ou scitaminées. Il y en a plusieurs espèces. Le bananier du paradis (*musa paradisiaca*) et le bananier des sages (*musa sapientum*) sont les meilleurs. Ils sont originaires des Indes orientales et de l'Afrique; leurs feuilles, d'une étendue considérable, sont employées à couvrir des habitations et des individus, et on en use aux Antilles en guise de nappes et de serviettes. Leur tige sert à nourrir les animaux domestiques et donne en outre des fils avec lesquels on fait des cables. Enfin leur fruit, pâteux, sucré, aigrelet, fournit une nourriture saine et agréable. On mange ces fruits crus, ou cuits ou dans du vin; on en fait du pain; on en fait même du vin. Les bananes sont nourrissantes et rafraîchissantes, mais elles sont d'assez difficile digestion.

Banyulles (Vin de), Roussillon (Pyrénées-Orientales). Vin de liqueur, deuxième classe.

Tonique, capiteux, 17 à 18 degrés d'alcool.

Barbantane (Vin de), Provence (Bouches-du-Rhône). Vin de liqueur, quatrième classe.

Tonique, stimulant, généreux, 16 à 17 degrés d'alcool.

Bar ou **Bars.** Poisson de mer qui ressemble beaucoup à la perche d'eau douce. M. Valenciennes en a fait un genre de poissons, voisin des perches.

La chair de ce poisson est blanche, feuilletée, délicate, savoureuse et de facile digestion; elle ressemble à celle de l'aigrefin. Le bar se cuit et se prépare de la même manière que le cabillaud et se mange aux mêmes sauces; mariné et grillé, ce poisson est un excellent aliment. —*Voir*, pour plus amples détails, les mots *Cabillaud* et *Sauces.*

Il y a plusieurs espèces de Bars, ils atteignent généralement une assez grande taille puisque certaines dépassent un mètre et atteignent même deux mètres de long.

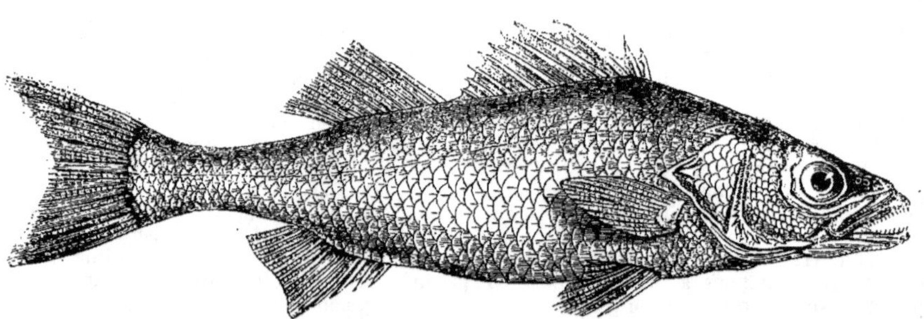

Le bar a quelque ressemblance avec le cabillaud, mais ses écailles sont plus larges et son corsage tire au rouge. Les petits, marinés et grillés, sont un mets très-friand.

Barbades (Crème des). Mêlez et infusez dans trois litres d'eau-de-vie les zestes de trois beaux cédrats, huit grammes de canelle fine et autant de macis. Après huit jours, distillez au bain-marie de l'alambic, faites fondre sur le feu du sucre dans une pinte d'eau de rivière épurée, ajoutez une demi-livre d'eau de fleurs d'oranger; filtrez à la chausse.—Voy. *Côte St-André.*

Barbaréa. Genre de la tétradynamie siliqueuse et de la famille des crucifères. Le barbarea vulgaire (*erysimum barbarea*, L.) est connu sous les noms vulgaires d'*herbe de Ste-Barbe, herbe aux charpentiers, Julienne jaune, barbarée* et *roudotte.* Toutes les parties de cette plante sont douées d'une saveur piquante analogue à celle du cresson. Ces jeunes feuilles peuvent être mangées en salade. Les feuilles et la racine du barbaréa sont fort en usage dans la médecine populaire comme médicament détersif, vulnéraire et dépuratif.

Le barbaréa præcox (*erysimum præcox*), qui croît ainsi que le barbaréa vulgaire dans les terrains humides et sablonneux, est moins commun que ce dernier et se mange en salade sous le nom de *roquette des jardins*. Ce mets ne convient ni aux estomacs faibles et paresseux, ni aux convalescents qui devront s'en abstenir comme de toute autre salade.

Barbe DE BOUC (*Barba hirci*). Nom anciennement donné à la scorsonère (*scorzonera*). Genre de la syngénésie polygamie égale et de la famille des chicoracées. Les racines du salsifis noir (*scorzonera hispanica*), celles du salsifis nain (*scorzonera humilis* sont alimentaires. Le même nom était appliqué encore aux tragopogons, du même genre et de la même famille, tels que le salsifis commun, tragopogon *porrifolium*, et les jeunes pousses du salsifis des prés, tragopogon *pratensis*. Cette dernière espèce croît naturellement dans les prés et dans les bois ; les autres sont cultivées dans nos jardins potagers. On a encore donné le nom de barbe de bouc à la clavaire coralloïde, genre de champignons gymnocarpes, d'une consistance charnue, droits, simples ou rameux, naissant sur la terre ou sur les détritus végétaux. Ce genre renferme près de cent espèces ; la clavaire coralloïde (*clavaria coralloïdes*), qui croît sur la terre dans les forêts, est un manger sain et agréable ; elle est blanche ou jaune, haute de six à douze centimètres. On mange plusieurs autres espèces de clavaire, mais celle-ci est la meilleure. — Voy. *Salsifis et Champignons*.

Barbe DE CAPUCIN (*Cichorium intubus*). Plante de la syngénésie polygamie égale. Tribu des chicoracées de la famille des synanthérées. On a donné le nom de barbe de capucin aux feuilles de la chicorée sauvage, que l'on a laissées s'étioler ; on les mange en salade ; elles sont un peu amères et se digèrent assez bien. Les propriétés nutritives de ces feuilles sont à peu près nulles, et leur influence sur l'économie est assez favorable.

Vers le mois d'octobre, on enlève les plantes qui ont été semées en avril en lignes, binées et arrosées. On procède avec précaution pour ne pas briser les racines ; on les réunit en bottes après en avoir ôté toutes les feuilles pourries ou desséchées ; on les enterre debout dans le terreau d'une couche établie dans une cave sans lumière, à la température de 15 degrés. On arrose abondamment dans les premiers jours ; puis, quand les feuilles commencent à pousser, on diminue les arrosements toujours proportionnés à la chaleur décroissante de la couche, et, au bout de quinze jours, on peut commencer la récolte, qui continue jusqu'au mois d'avril. — Voy. *Salade*.

Barbebon. Nom vulgaire donné aux salsifis dans quelques provinces méridionales.

Barbeau (*Barbus*). Genre de poissons osseux de l'ordre des malacoptérygiens abdominaux et de la famille des cyprins. Le barbeau se rapproche beaucoup des carpes ; on le trouve dans les rivières de l'Europe et de l'Asie : sa chair, quoique bonne à manger, a besoin d'être fortement relevée ; ses œufs contiennent des principes vénéneux qui déterminent des superpurgations chez ceux qui en mangent. Ce poisson doit son nom aux espèces de tentacules ou filaments mous, flexibles et déliés, qu'il porte implantés dans le voisinage de la bouche, et que l'on regarde comme des organes du toucher. Cet aliment ne convient qu'aux tempéraments qui ne sont pas irritables et à ceux dont l'estomac est à toute épreuve ; il est meilleur à manger en été qu'en hiver. Le jeune barbeau est nommé *barbillon*.

Il faut que le barbeau ait été pêché dans la Seine, et soit d'une notable grosseur, pour avoir droit de figurer comme rôti sur la table d'un maître de maison qui se respecte. C'est un manger assez délicat et très-sain. Mais sa chair a peu de goût, ce qui fait qu'on le mange presque toujours à l'huile et au vinaigre, ou avec une sauce très-relevée. Les filets sont le morceau le plus délicat de ce poisson, on fait aussi assez de cas de la tête, et surtout de la langue. *Relevé*.

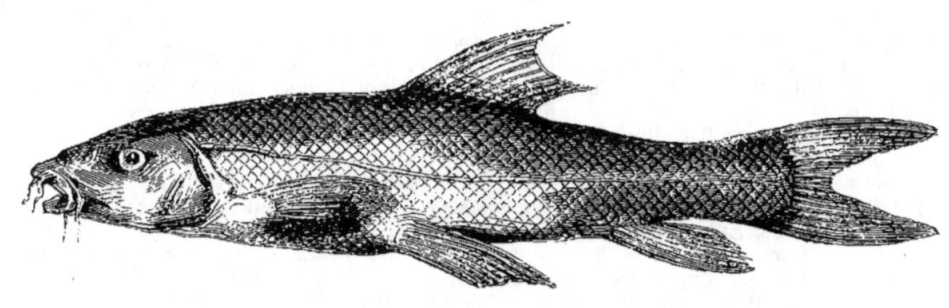

On tire avec la truelle une ligne sur la tête du barbeau, depuis la naissance de la tête jusqu'à celle de la queue ; on la coupe par d'autres lignes transversales, et l'on sépare ainsi les différents morceaux sans toucher à l'arête du milieu ; lorsque le barbeau n'est que d'une taille médiocre, on le réserve pour le manger en entrée, et on le prépare alors soit en casserole, soit en étuvée, soit grillé. Cette dernière manière est la meilleure, parce qu'on l'accompagne alors d'une sauce aux anchois qui sert merveilleusement pour relever le goût de ce poisson, naturellement fade. *Entrée.* — Voy. *Barbillon.*

Barbeau A L'ÉTUVÉE. Ecaillez et videz votre barbeau, et mettez-le cuire avec du vin rouge, du sel, du poivre, du girofle, un bon bouquet et un gros morceau de beurre ; quand il est cuit, mettez dans la sauce un peu de beurre manié et liez-la bien. *Entrée.*

Barbeau AU COURT-BOUILLON. Lorsque votre barbeau est de grande taille, contentez-vous de le vider, vous réservant de l'écailler après sa cuisson ; arrosez-le de vinaigre bouillant ; salez et poivrez ; puis faites bouillir sur un grand feu, dans une poissonnière, du vin, du verjus, des clous de girofle, du laurier, des oignons blancs, de l'écorce de citron, un bouquet, du sel, du poivre. Quand ce court-bouillon entre en ébullition, déposez dedans votre barbeau et le laissez cuire, après quoi vous l'écaillez et vous le servez bien égoutté sur une serviette dans un plat garni de cresson. Arrangé de cette sorte, le barbeau peut être fort utile un jour de maigre comme plat de rôt. *Rôt.*

Barbeau GRILLÉ. Préparez votre poisson comme pour le barbeau à l'étuvée, faites de légères incisions sur son dos, enduisez-le de beurre et de sel fin et le mettez sur le gril ; puis servez-le avec une sauce aux anchois et aux huîtres marinées.

On peut encore manger le barbeau à la sauce verte assaisonnée avec sel, poivre, deux anchois, une pointe d'ail ou des olives tournées ; les filets du dos, la tête et la langue sont fort recherchés dans ce poisson.

La manière d'apprêter le barbillon ne diffère pas de celle du barbeau, mais le plus ordinairement on le met dans des matelottes avec d'autres poissons.

Barbet SURMULET. — Voy. *Mulle.*

Barbillon. C'est le jeune barbeau. Il ne se mange que frit, mais c'est un des meilleurs poissons que l'on puisse introduire dans la poêle, et une friture de barbillons bien croquante et bien chaude est un plat recherché des gourmands. La chair du barbillon est délicate, de bon goût, légère, peu nourrissante, et très-facile à digérer. *Entremets.*

Barbotte. Poisson de rivière et de lac qui vit dans la vase ; il a beaucoup d'analogie avec la lotte. Son foie est très-estimé, mais il faut jeter ses œufs. Il est nécessaire de la mettre tremper quelques instants dans de l'eau bouillante pour lui faire perdre le goût de limon qu'elle contracte par son séjour dans la vase ; la barbotte cuit très-rapidement ; c'est pourquoi on est obligé de faire bouillir d'avance son court-bouillon. On garnit avec ce poisson des matelottes et autres compositions ; il est très-bon frit ; on en fait aussi des fricandeaux. Néanmoins, il faut en manger modérément, certains estomacs ne le digérant que difficilement.

Barbotte A LA ROYALE. Ecaillez et videz des barbottes, puis faites-les frire après qu'elles sont bien farinées. Faites ensuite roussir du beurre avec assaisonnement de sel, poivre, muscade, câpres, anchois fendus, jus d'orange amère, ou de verjus ; joignez à cela vos barbottes, faites cuire doucement et servez avec garniture de persil frit et de tranches de bigarades ou de citron. *Entrée.*

Barbotte EN CASSEROLE. Préparez les barbottes, comme il est dit plus haut ; mettez dans une casserole du beurre que vous ferez roussir et une cuillerée de farine ; passez-y les foies : puis mettez-y vos poissons avec accompagnement d'un verre de vin blanc, d'un bouquet de fines herbes, de sel, de poivre, une petite quantité de citron vert et quelques champignons ; servez-les avec ces mêmes champignons et du jus de citron, et entourés de leurs foies, coupés en dalles, et de croûtons frits, alternés entre eux. *Entrée.*

Barbue (*Rhombus lævis*). Poisson osseux de l'ordre des malacoptérygiens subbrachiens et de la famille des pleuronectes. La chair de ce poisson est blanche, délicate, excellente. On la préfère généralement au turbot ; elle est de taille plus petite que ce dernier. On pêche la barbue principalement dans le golfe de Venise ; elle est assez rare sur les côtes de Normandie. Les jeunes barbues sont préférables aux vieilles ; il faut en manger avec modération, parce qu'elles ne se digèrent pas facilement surtout par les estomacs délicats. *Relevé.* — Voy. *Turbot.*

Barbue MARINÉE. Après avoir nettoyé et vidé votre barbue, faites-lui quelques incisions sur le dos pour qu'elle puisse être bien pénétrée par la marinade que vous composez avec du verjus, du sel, du poivre, des ciboules, du laurier, du citron ; laissez-la ainsi pendant deux heures. Au bout de ce temps, passez-la dans de la mie de pain ou de la fine chapelure, après toutefois avoir eu le soin de la tremper dans du beurre fondu et saupoudrée d'un peu de sel ; faites-la cuire dans une tourtière ou au four, et servez ce plat de relevé avec une purée d'oseille ou de tomates. *Entrée.*

Barbue A LA BÉCHAMEL. Après avoir disposé votre barbue, mettez-la cuire dans du lait coupé avec autant d'eau salée : ajoutez ognons coupés en tranches, thym, laurier, persil, ciboules, ail, girofle et gros poivre. Pour que la barbue soit très-blanche, il faut faire le court-bouillon à part, le passer au tamis, et mettre ensuite la barbue dedans, ayant soin de la faire cuire à feu très-doux et sans bouillir, afin que le poisson ne se fende pas ; quand il est suffisamment cuit, retirez-le, faites-le égoutter et servez-le couvert d'une béchamel. *Entrée.*

Barbue A LA PARMESANE. Après avoir enlevé les chairs d'une barbue de desserte, mettez-les dans une béchamel épaisse et faites chauffer le tout ; dressez sur un plat, en ayant soin que le dessus soit bien uni, saupoudrez d'abord avec de la mie de pain et ensuite avec du fromage de Parme bien râpé ; mettez sous un four de campagne ce plat d'entrée pour lui faire prendre de la couleur et servez chaudement. *Entrée.*

Barbue A LA PROVENÇALE. Faites frire une barbue après l'avoir fait mariner ; enlevez-en les chairs et servez-les garnies d'olives farcies et avec une sauce aux anchois. *Entrée.*

Il va sans dire que les diverses manières d'arranger les barbues influent sur l'économie en raison des ingrédients qui entrent dans toutes ces compositions.

Barde. On nomme *barde* une tranche de lard avec laquelle on revêt les viandes avant de les faire rôtir, et dont on garnit le fond des casseroles. On se sert des mots *barder* et *foncer* pour exprimer que l'on barde une pièce de rôti, ou que l'on couvre de tranches de lard le fond des différents appareils qui servent à confectionner les mets.

La barde doit être taillée en longueur sans maigre ni couenne. — Voy. *Alouette.*

Barèges (Hautes-Pyrénées). Les eaux de Barèges sont les eaux les plus sulfureuses et les plus actives des Pyrénées. On les emploie rarement en boisson loin de la source : utilisées plutôt en lotions contre certaines maladies de la peau où il faut redonner du ton aux chairs et modifier les sécrétions. Les bains sulfureux artificiels, dits *bains de barèges,* ne sont le plus habituellement qu'une simple dissolution de sulfure de potassium dans de l'eau. Ils constituent une médication fortifiante.

(Dr C. JAMES, *Guide aux Eaux.*)

Bar-le-Duc (vin de). Lorraine (Meuse). Vins blancs d'entremets et rouge ordinaire.

Ils se rapprochent par leurs qualités des vins de la Champagne et de la Moselle ; ils sont généralement légers, acidules, médiocrement riches en alcool.

Barnacle (*Anas erythropus*). Espèce de canard du Nord, qui a donné lieu à beaucoup de fables chez les anciens. Sa chair ne convient qu'aux estomacs qui fonctionnent bien, et ne se donne point aux convalescents.

Certaines personnes donnent à cet oiseau le nom de *barnache* et d'autres celui de *bernache ;* mais il paraît que le véritable nom de ce palmipède est *barnacle.*

Bartavelle (*Perdix rufa*). C'est une perdrix de plus grosse espèce que la perdrix rouge ; on la trouve principalement dans le midi de la France ; sa chair est blanche et fort recherchée ; ses propriétés nutritives sont à peu près les mêmes que celles de la perdrix rouge.

Les meilleures bartavelles nous viennent du Dauphiné.

Barzac (Vin de). Bordeaux. Vin blanc, première classe. Il se sert avec les huîtres et au premier service, quelquefois à l'entremets ; il est fort agréable, tonique, diurétique excitant et contient 13,86 d'alcool.

Baselle (*Basella*). Cette plante, à feuilles larges et épaisses, remplace les épinards et s'accommode comme eux. Il y a la *rouge* et la *blanche.*

Basilic (*Ocimum basilicum*). De la famille des labiées et de la didynamie gymnospermie. Le basilic commun (*ocimum basilicum*) est une plante d'une odeur suave et aromatique ; on lui préfère le basilic de Ceylan (*ocimum gratissimum*). On fait, avec cette variété, un ragoût de pigeons dit *pigeons au basilic ;* on l'emploie encore en infusion théiforme. Cette plante est stimulante et anti-spasmodique : on doit en user avec modération.

Basilic. Genre de reptile de l'ordre des sauriens qui porte le nom de basilic (*basilicus*). A Java et à Amboine, on en mange la chair, qui, à ce qu'il paraît, se rapproche de celle du chevreuil.

Bassan (Vin de). Languedoc (Hérault). Vin de liqueur de quatrième classe.

Fort alcoolisé et excitant.

Basse-cour. Lieu où l'on met les volailles destinées aux usages domestiques.

Bâtarde. On donne ce nom à une pâte de consistance moyenne, c'est-à-dire qui n'est ni trop dure ni trop molle.

Bat. Terme de marchand pour indiquer la queue dans le poisson.

Bâtons ROYAUX. On appelle de ce nom une farce très-fine faite avec de la volaille ou avec du gibier. On donne à ce hachis la forme de petits fuseaux, que l'on fait frire après les avoir revêtus de pâte fine. Cette préparation, espèce de rissolles, sert à garnir une pièce de bœuf, ou bien encore est employée comme *hors-d'œuvre* garni de céleri frit.

Baume (*Balsamum*). Le suc de la séve des végétaux sert, comme on le sait, à leur nutrition ; mais là ne se bornent pas ses fonctions ; il fournit encore (celui de la séve descendante) différentes matières qui sont sécrétées par des organes particuliers. La plupart de ces matières sont ensuite rejetées de la masse et constituent les *déjections* ou *excrétions* des plantes. La nature de ces matières est très-variée ; tantôt, ce sont des substances gazeuses comme les huiles volatiles qu'exhalent les plantes et qui les rendent odorantes ; tantôt ce sont des fluides plus ou moins susceptibles de se condenser et de se solidifier, telles sont les transsudations de gomme, de résine, de manne, de caoutchouc, qui proviennent de certains arbres, les matières sucrées, les huiles fixes, la cire, les sucs acides, etc. Ainsi, par exemple, de la fraxinelle s'échappe, quand vient le soir, une vapeur qui s'enflamme au contact de la lumière ; de quelques espèces de frênes, suinte un liquide épais et sucré qui devient concret par l'action de l'air et forme la manne ; toute la famille des conifères fournit en quantité des matières résineuses ; enfin, il y a une espèce de cire, pareille à celle des abeilles, qui est encore le produit de certains végétaux. Ces matières, dont quelques-unes ont après leur extraction, les propriétés des corps inorganiques, sont composées de carbone, d'oxygène et d'hydrogène, dans des proportions variables ; plusieurs renferment, en outre de l'azote ; elles sont considérées comme les matériaux constituants ou les principes immédiats des végétaux.

On voit, par ce qui précède, que les résines sont le produit d'excrétions végétales ; ces résines, mêlées à des huiles volatiles et à l'acide benzoïque, constituent ce que l'on nomme les *baumes*, substances odorantes et inflammables, amères et piquantes, insolubles dans l'eau, solubles dans l'alcool, l'éther et les huiles volatiles. Quoique l'on donne improprement le nom de baume à un grand nombre de substances qui en diffèrent essentiellement, il n'y a réellement que cinq espèces de baumes, le benjoin, le styrax, le baume de la Mecque, celui du Pérou et celui de Tolu. Quelques-uns de ces baumes sont employés comme aromates en cuisine et en pharmacie. Considérés au point de vue de l'hygiène, ils sont stimulants, antispasmodiques et légèrement diaphorétiques.

Baume (Vin de). Comtat d'Avignon (Vaucluse). Vin et liqueur de troisième classe. Tonique, capiteux, stimulant.

Baume (Vin de). Cru de l'Hermitage. Dauphiné (Drôme). Rouge, première classe. Vin fort estimé, tonique, généreux, capiteux.

Baumes (Vin de). Bordeaux blanc, première classe. Tonique, diurétique, stimulant.

Bavaroise. C'est une boisson chaude, adoucissante, nourrissante, que l'on fait avec de l'eau chaude ou avec une infusion de thé et du sirop de capillaire ou tout autre, ou encore avec du lait. — Mêlez de l'infusion de thé et du sirop de capillaire avec de bon lait ; ajoutez de la crème et quelques gouttes d'eau de fleur d'oranger, sucrez et servez très-chaud.

On fait aussi des bavaroises au chocolat ; il suffit de faire dissoudre du bon chocolat en quantité suffisante.

Bavaroise EN GELÉE OU A LA VANILLE. Mettez dans un poêlon de terre 25 centilitres de crème, dans laquelle vous ajouterez, quand elle commencera à bouillir, de la vanille et du sucre ; délayez, dans votre crème refroidie, six jaunes d'œufs, et faites chauffer le tout en vous servant d'une cuiller de bois pour les remuer. Quand cette crème est suffisamment épaissie, passez-la à l'étamine et la laissez refroidir ; puis ajoutez-y 32 grammes de colle de poisson dissoute et un fromage fouetté ;

mettez le tout dans un moule et faites prendre au moyen de la glace.

Béarn (Vin de). Blanc, deuxième classe. Jurançon, Gan, Larronin, Saint-Faust, Gelos et Mazères (Basses-Pyrénées), et de troisième classe, Conchez, Portet, Aydie et Aubons (Basses-Pyrénées). Toniques, diurétiques, capiteux, stimulants.

Béatilles. On donne ce nom aux ris de veau, aux crêtes de coq, aux langues de carpe, aux testicules de bélier, etc.

Beaugency (Vin de). Blaisois. Rouge ordinaire. Léger, se rapprochant des vins de la basse Bourgogne, plus agréable que les vins dits d'Orléans. Il contient 11 à 12 degrés d'alcool.

Beaucaire. Fabrique d'excellentes confitures sèches.

Beaujolais et **Mâconnais** (Vins de). Voy. *Saône-et-Loire, Rhône, Moulin à vent, Thorins et Schénas dans le Lyonnais, Côte-Rôtie.* Rouges, deuxième classe. Toniques, généreux, stimulants.

Beaujolais et **Mâconnais** (Vin de). Voy. *Fleury, Lachapelle, Guinchay et Romanèche.* Rouge, troisième classe. Vins légers, agréables, de facile digestion, peu capiteux, et constituant une boisson saine dont on peut boire une certaine quantité sans repentir.

Beaune (Vin de). Bourgogne (Côte-d'Or). Rouge, deuxième classe. Se sert au premier service. Les 228 litres, 1844-46, coûtent 360 fr. ; 1848-51, 300 fr. ; ordinaire, 1 fr. la bouteille (novembre 1854).

Vin qu'il faut boire dans sa sixième année ; il est d'excellent goût, réussit bien dans le cours des repas, se digère facilement, est médiocrement capiteux ; il stimule légèrement. Il contient de 15 à 16 degrés d'alcool.

Bécasse (*Scolopax*). Oiseaux de l'ordre des échassiers et de la tribu des longirostres. La bécasse commune (*scolopax rusticola*) est un oiseau de passage que l'on trouve à peu près dans tous les pays ; sa chair est fort estimée comme gibier ; elle est nourrissante, sapide et stimulante. La *bécassine* (*scolopax gallinago*) est de moitié moins grosse que la bécasse ; sa chair est plus délicate ; elle est fort recherchée. Il y a encore le *bécasseau* ou *chevalier*, oiseau du genre de la bécasse ; il est de la grosseur d'un pluvier doré ; sa chair est agréable, surtout quand il est jeune, et se digère facilement. Ces différents oiseaux sont des oiseaux de rivage ; on les trouve au bord des étangs, des lacs, des rivières.

Les diverses préparations culinaires que l'on fait subir à la bécasse s'appliquent absolument à la bécassine et au bécasseau. Leur influence sur l'économie est légèrement excitante ; comme de tout le gibier, il ne faut point en abuser.

Aucun autre gibier ne saurait se comparer à la bécasse, le premier des oiseaux noirs et la reine des marais, qui, par son fumet délicieux, la rutilité de ses principes et la succulence de sa chair, se voit recherchée par les gourmands de toutes les classes. Des bécasses à la broche sont un des rôtis les plus distingués que l'on puisse offrir aux personnes d'une grande considération. On vénère tellement ce précieux oiseau qu'on lui rend les mêmes honneurs qu'au Grand-Lama. C'est dire assez que les déjections sont, non-seulement précieusement recueillies sur des rôties mouillées d'un bon jus de citron, mais mangées avec respect par les fervents amateurs. On accommode la bécasse en salmis, farcie, aux truffes, aux olives, à la provençale, à l'espagnole, et l'on en fait, à l'aide du mortier, une purée sur laquelle on sert de petites côtelettes parées ou autres dessus. Cette purée, qui passe pour être le dernier degré de luxe en cuisine, est la plus délicieuse chose qui puisse honorer le palais de l'homme sensuel.

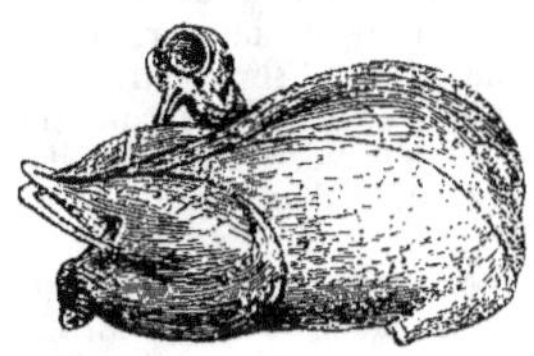

On trousse la bécasse en croisant les pattes et en ramenant la tête vers les cuisses ; on les traverse obliquement avec le bec pour les maintenir ; on dépèce la pièce en coupant la tête et le bout des pattes, puis on détache la cuisse, on coupe le filet avec l'aile pour en faire cinq morceaux, selon la figure ci-jointe.

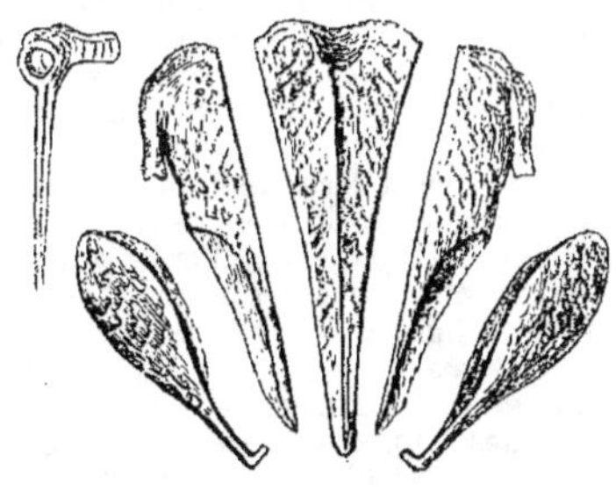

L'aile est le morceau le plus délicat et le plus recherché, mais la cuisse a plus de fumet. — Voy. *Filet.*

Bécasses A LA BROCHE. Après avoir convenablement préparé vos bécasses, fixez-les sur une broche au moyen d'un attelet. Placez au-dessous de vos bécasses, pendant le temps de leur cuisson, autant de rôties de pain que vous aurez de ces oiseaux, lesquelles rôties sont destinées à recevoir la graisse, et tout ce qui s'échappera de leur corps. Vous arroserez souvent, et ne laisserez pas votre rôti plus

d'une demi-heure à la broche avec feu de cheminée, ou 25 minutes avec la cuisinière et le feu de cheminée, ou 20 minutes avec la cuisinière et la coquille. Quand vous serez pour servir, vous dresserez chacun de vos oiseaux sur une rôtie, et vous assaisonnerez avec du jus de citron, quelques gouttes de soya, un peu d'huile verte, et quelques grains de mignonnette. *Rôt.*

Bécasses RÔTIES A L'ANGLAISE. Faites une farce ainsi composée : hachez les intestins que vous aurez retirés de vos bécasses, en les vidant par le dos ; ajoutez lard râpé, moitié, à peu près, du volume des intestins, sel, gros poivre, ciboules et échalottes hachées ; farcissez avec cette pâte vos bécasses que vous avez soin de recoudre ; bardez-les et les mettez à la broche de la même manière qu'il est indiqué à l'article précédent, et vous les servirez accompagnées d'une sauce au pain ou bread-sauce. *Rôt.*

Bécasses (Croutons de purée de). Faites rôtir quatre bécasses, laissez-les refroidir ; enlevez-en les chairs et les intérieurs ; jetez-les dans un mortier, ajoutez-y gros comme un œuf de lard gras, cuit, et un peu d'aromates pulvérisés. Mettez dans une casserolle vos débris de bécasses, un verre de vin blanc, persil, laurier, girofle, deux verres de bouillon, faites bouillir cette sauce jusqu'à réduction de moitié, passez-la à l'étamine en la foulant au besoin ; pilez ensuite les chairs de vos bécasses ; mêlez-y cette sauce refroidie à moitié, passez, et si cette purée offrait de la résistance à passer, vous l'humecteriez avec du consommé ; tenez-la chaudement dans une casserole, évitant qu'elle bouille. Taillez des croûtons de forme ovalaire, et dont les extrémités devront former une pointe, qu'ils aient au moins quatre centimètres d'épaisseur, incisez-les tout autour, à trois millimètres du bord, en dedans, passez-les au beurre pour qu'ils aient une belle couleur ; égouttez-les, creusez-les, remplissez-les avec votre farce, et servez ce *hors-d'œuvre.*

Bécasses A LA MINUTE. Vos bécasses bien préparées et parées, mettez-les sur un bon feu, dans une casserole, avec beurre en quantité suffisante, échalottes hachées, un peu de muscade râpée, sel et gros poivre ; faites-les sauter pendant sept ou huit minutes, et ajoutez le jus de deux citrons, un demi-verre de vin blanc, une petite quantité de chapelure de pain, laissez-les ensuite sur le feu jusqu'à ce que votre ragoût soit en ébullition ; après quoi, retirez et servez. *Entrée.*

Bécasses A LA ROYALE (Salmis de). Prenez trois bécasses et les préparez comme pour les mettre à la broche ; faites-les rôtir, et, quand elles sont refroidies, enlevez-en les membres, dont vous ôterez la peau, et les rangez dans une casserole avec un peu de consommé ; mettez la casserole sur de la cendre chaude en ayant soin de ne pas laisser bouillir son contenu. Prenez une autre casserole dans laquelle vous couperez six échalottes, un peu de zeste de citron, les carcasses concassées des bécasses, quatre cuillerées à dégraisser de consommé réduit ou de glace de viande, et ajoutez à tout cela un peu de vin de Champagne. Faites bouillir jusqu'à réduction de moitié; passez cette sauce à l'étamine et la versez sur les membres des bécasses que vous dresserez avec des croûtons de pain passés au beurre; vous ajouterez à la sauce le jus d'un citron. *Entrée*.

Bécasses EN SALMIS FROID. Il faut d'abord faire le salmis comme il est dit à l'article ci-dessus; puis mettez à part les membres des bécasses; ajoutez à la sauce une bonne cuillerée de gelée ou d'aspic, mettez, sur de la glace ou de l'eau de puits bien fraîche, votre casserole et remuez jusqu'à ce que votre sauce soit prise à point, alors vous y tremperez les membres des bécasses, vous les dresserez sur un plat, vous les couvrirez de la sauce; garnissez de croûtons et faites une bordure avec de la gelée taillée en diamants. *Entrée*.

Bécasses A LA BOURGEOISE (Salmis de). Faites comme il est indiqué ci-dessus, et mettez les débris pilés dans un roux léger à défaut de sauce; ajoutez deux verres de bouillon, un verre de vin blanc, du sel et un clou de girofle; faites bouillir cette sauce jusqu'à réduction de moitié, passez-la et la versez sur les membres des bécasses. *Entrée*.

Bécasses DE TABLE A L'ESPRIT DE VIN (Salmis de). Cette préparation se fait à table même. Vous découpez vos bécasses rôties, les laissant sur le même plat que vous placez sur un réchaud à l'esprit de vin; joignez-y sel, poivre, échalottes hachées, vin blanc, jus de citron, un peu de beurre; saupoudrez le tout avec de la chapelure de pain, et laissez bouillir doucement pendant dix minutes, ayant eu le soin de retourner les membres. *Entrée*.

Bécasses AU CHASSEUR (Salmis de). Dépecez vos bécasses rôties comme ci-dessus; mettez les membres dans une casserole avec le foie et l'intérieur des bécasses bien hachés, échalottes ou ciboules également hachées, vin blanc, sel, poivre, croûtes de pain; faites bouillir quelques instants et versez sur les membres de la bécasse. *Entrée*.

Bécasses A LA GRIMOD (Salmis de). On prend trois bécasses ou quatre bécassines, rôties à la broche, mais peu cuites; on les divise selon les règles de l'art; ensuite on coupe en deux les ailes, les cuisses, l'estomac et le croupion; on range à mesure ces morceaux sur une assiette. On écrase le foie et les déjections de l'oiseau sur le plat qui a servi à la dissection et qui doit être d'argent; on exprime le jus de quatre citrons bien en chair, et les zestes, coupés très-minces, d'un seul; on dresse ensuite sur ce plat les membres découpés qu'on avait mis à part, on les assaisonne avec quelques pincées de sel blanc et de poudre d'épices fines, deux cuillerées de bonne moutarde et un demi-verre de très-bon vin blanc. On met ensuite le plat sur un réchaud à l'esprit de vin, et l'on remue pour que chaque morceau se pénètre de l'assaisonnement et qu'aucun ne s'attache.

On a grand soin d'empêcher le ragoût de bouillir; mais lorsqu'il est près de l'ébullition, on l'arrose de quelques filets d'excellente huile vierge; on diminue le feu et l'on continue de remuer encore quelques instants; on descend le plat et l'on sert de suite à la ronde, sans cérémonie : ce salmis doit être mangé très-chaud. Il est essentiel de se servir de sa fourchette en cette occasion, dans la crainte de se dévorer les doigts s'ils avaient touché à la sauce. *Entrée*.

Bécasses A LA PROVENÇALE (Sauté de filets de). Préparez vos filets comme il est dit ci-dessus; seulement, au lieu de beurre liquide, versez dessus de l'huile; assaisonnez de sel, gros poivre, quatre-épices, une gousse d'ail pilée. Mettez vos débris de bécasses dans une casserole avec de l'huile, une pincée de feuilles de persil, une gousse d'ail, six échalottes, une feuille de laurier, deux clous de girofle; quand le tout sera bien revenu, ajoutez une cuillerée à bouche de farine, un verre de vin blanc, trois verres de bouillon; faites réduire à moitié, dégraissez et passez cette sauce à l'étamine; sautez vos filets, dressez-les en couronne, alternez de croûtons glacés, mettez dans leur sauce le jus d'un citron et un peu de zeste, et versez-la sur les filets. *Entrée*.

Bécasses (Sauté de filets de). Ayez six bécasses, levez-en les filets et les mettez, après qu'ils sont parés, dans un sautoir; versez dessus un bon morceau de beurre tiède et assaisonnez avec sel, gros poivre et poudre de romarin. Mettez le tout sur un grand feu; retournez vos filets et ne les laissez qu'un moment sur le feu de crainte qu'ils ne soient trop cuits; puis vous les égouttez bien, vous les dressez en couronne entremêlés de croûtons, et vous versez dessus une sauce que vous aurez faite avec les débris de vos bécasses, un demi-verre de vin blanc, laurier et girofle et que vous ferez réduire à glace, puis vous y ajouterez un demi-verre de vin blanc, un verre de bouillon, six cuillerées à dégraisser d'espagnole; vous ferez bouillir jusqu'à réduction de moitié et vous passerez à l'étamine. *Entrée*.

Bécasses A LA BOURGEOISE (Sauté de). Vous le faites comme le précédent, seulement, si vous n'avez pas d'espagnole, vous y substituez un verre de vin blanc, trois verres de bouillon, sel et gros poivre; vous faites réduire, dégraissez et passez cette sauce, et lorsque vous êtes pour la servir, vous y ajoutez le jus d'un citron. *Entrée*.

Bécasses (Soufflé de), Selon Beauvilliers, cette préparation doit se faire ainsi : On fait rôtir deux bécasses, puis on en prend les chairs, moins les peaux, les nerfs, etc., on joint à ces chairs les foies blanchis et on pile bien le tout dans un mortier. On transporte ce hachis dans une casserole et on y joint quatre cuillerées à dégraisser de consommé réduit;

on fait chauffer sans bouillir; on passe et on
y amasse avec soin ce qu'il peut rester de
purée en dehors de l'étamine, puis on met
cette purée dans un vase. On prend une casserole dans laquelle on met quatre cuillerées
à dégraisser d'aspic et deux de consommé,
on y joint les carcasses concassées et on fait
réduire cette sauce, en y ajoutant un peu de
glace ou de réduction de veau, jusqu'à consistance de demi-glace; retirez alors la casserole du feu; mettez dedans votre purée; mêlez
et ajoutez du bon beurre, en quantité égale à
la grosseur d'un œuf, un peu de muscade
râpée, quatre jaunes d'œufs, puis les quatre
blancs fouettés en neige; incorporez tout cela
petit à petit à votre purée chaude, et quand
tout sera bien mêlé, versez-le dans une casserole d'argent, ou dans une caisse de papier.
ronde ou carrée, mettez au four ou sous le
four de campagne avec un feu doux; lorsque
le soufflé sera bien à point, vous le servirez sans
tarder sous peine de le voir s'affaisser. *Entrée.*

Bécasses EN TERRINE A L'ANCIENNE
MODE. Piquez vos bécasses avec du gros lard
assaisonné et ne les videz pas. Foncez une braisière de bardes de lard, de tranches de bœuf
battues; ajoutez sel, poivre, un bon bouquet,
des oignons coupés, carottes, panais, ciboules
entières, persil haché, une petite quantité de
basilic et d'épices; placez sur tout cela vos
bécasses, l'estomac en dessous; assaisonnez
dessus comme vous l'avez fait au dessous;
couvrez-les de tranches de bœuf ou de veau,
de bardes de lard, fermez la braisière et faites
cuire avec du feu dessus et dessous.

Mettez dans une casserole du jambon et
du lard coupés en dés, faites roussir un peu
et joignez-y des ciboules, du persil et des
champignons hachés; passez le tout ensemble
et humectez avec du jus ou de bon bouillon
si vous n'avez pas de jus; quand votre sauce
est cuite, ajoutez-y, pour la lier, un peu de
coulis de jambon ou de veau, ou de beurre
d'anchois manié de farine, et une demi-cuillerée de câpres, puis vos bécasses étant cuites,
vous les retirez de la braisière, vous les faites
égoutter, vous les mettez dans la terrine et
vous versez dessus votre sauce. *Entrée.*

Il est bien entendu que tout ce qui vient
d'être dit des bécasses s'applique exactement
aux bécassines et aux bécasseaux.

Pour toutes les autres préparations de bécasses voyez les mots : *Salmis, Sauté, Filets,
Croûtons, Soufflé, Terrine, Pâté,* etc.

Bécassine. On trousse la bécassine comme
la bécasse; on peut aussi enfoncer le bec dans
la poitrine et attacher les pattes comme on
fait pour le poulet.

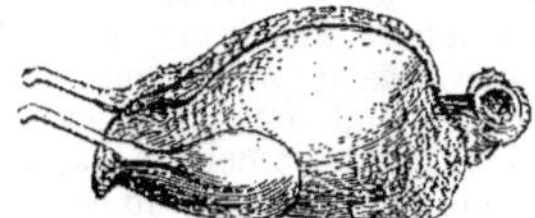

On dépèce en tranchant la tête, on partage
l'oiseau en deux parties égales par la longueur comme dans la figure qui suit.

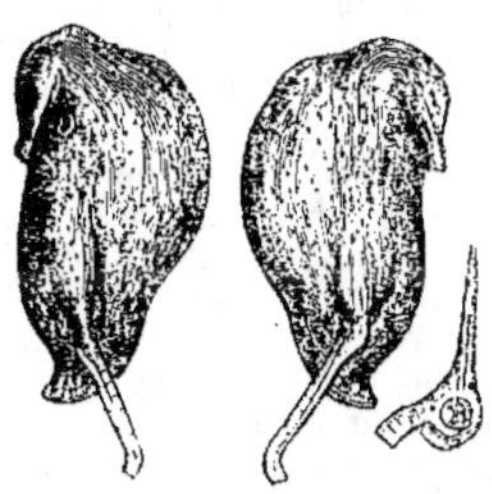

Beccart. Nom vulgaire donné au brochet,
au saumon et à la truite, quand ces poissons
ont une certaine dimension, ou bien encore
aux femelles de ces mêmes poissons.

Becfigue (*Motacilla*). On a donné ce nom
à de petits oiseaux de l'ordre des passereaux,
de la famille des dentirostres et du genre bec-
fin. Presque tous sont voyageurs et se transportent d'une région à une autre suivant les
saisons; mais toujours dans les contrées méridionales. Le becfigue commun (*motacilla
ficedula*) est un mets fort délicat; il vit dans
les endroits les plus isolés des bois, contrairement à ceux de l'Amérique qui recherchent
les jardins et voltigent sur les bananiers, les
figuiers et les goyaviers; leurs couleurs sont
fort belles.

Les becfigues se mangent rôtis; on les met
sur un attelet après qu'on les a enveloppés de
feuilles de vigne; pendant leur cuisson, on
les saupoudre de râpures de croûtes de pain
mêlées d'un peu de sel et ils se mangent au verjus avec de la mignonnette ou du poivre blanc.

Le becfigue habite nos provinces méridionales et ne fait dans les autres que des voyages momentanés. Les plus délicats viennent de
Metz.

Le becfigue est très-friand de tous les fruits
et baies sucrés et il en fait sa principale nourriture. C'est un rôti très-recherché par les amateurs de morceaux délicats, et qui peut aller de
pair avec l'ortolan.

Becfigues (Graisse de). C'est à Terra-
Nova, petite ville située sur la côte du midi
de la Sicile, entre Girgenti et Scoglietti, au
bord de la mer, que se prépare cette exquise
axonge. Elle est blanchâtre, se conserve dans
des flacons de verre, sans sel, pendant plusieurs mois. Toutes les familles aisées de Naples, de Malte et de la Sicile s'en servent en
place d'huile et de beurre, surtout pour préparer les œufs; le goût en est fort agréable.

Béchamel (Sauce à la). — Voy. *Sauces.*

Bécharu. Oiseau de rivage de l'ordre des
échassiers, de la famille des cultrirostres, du
genre des flammants. Les Romains faisaient le
plus grand cas de sa langue, qui était pour
eux un mets des plus délicats et très-coûteux.

Sa chair est noire et très-sapide ; on lui fait subir les mêmes préparations qu'aux autres gibiers aquatiques, tels que la macreuse, la sarcelle, etc. La chair du bécharu est légèrement excitante et de facile digestion.

Beef's teak. Prenez le milieu d'un filet d'aloyau, bien gras et bien épluché, coupez-le par tranches de 6 centimètres d'épaisseur, environ ; aplatissez ces tranches jusqu'à ce qu'elles n'aient plus que 2 centimètres ; mettez-les sur le gril avec bon feu ; retournez-les plusieurs fois pendant qu'elles cuisent, et, au bout de trois ou quatre minutes, retirez-les, dressez-les sur un plat légèrement chauffé, avec gros comme une noix de bon beurre pour chaque beef's teak, et garnissez-les de pommes de terre sautées au beurre. Cet accommodement est préférable à toutes les autres manières de manger ce mets succulent ; cependant on peut servir les beef's teak à la maître d'hôtel, au beurre d'anchois, sautés au vin de Madère, à la choucroûte, aux cornichons, aux olives et encore sur une litière de cresson vinaigré. *Hors-d'œuvre chaud.*

Beignets. On donne ce nom à une sorte de pâtisserie que l'on fait frire soit au saindoux, soit au beurre, soit à l'huile. On peut varier à l'infini la composition de ce mets. On confectionne la pâte de différentes manières suivant la nature des beignets ; mais, quoi qu'on fasse, c'est un aliment assez lourd et de difficile digestion pour les estomacs délicats ; en revanche, il est nourrissant et fort agréable. *Entremets.*

La pâte à frire à la Carême doit se préparer ainsi : On met dans une terrine 375 grammes de farine tamisée, on la délaie avec de l'eau tiède dans laquelle on a fait fondre 64 grammes de beurre fin ; on fait tomber en premier le beurre en soufflant sur l'eau. Quand la pâte est de consistance mollette et ne forme plus de grumeaux, ajoutez encore de l'eau tiède jusqu'à ce que la pâte soit de bonne consistance ; mettez-y une pincée de sel, deux blancs d'œufs fouettés en neige et servez-vous-en tout de suite.

Il y a beaucoup d'autres manières de préparer la pâte à frire ; pour la *pâte à la provençale*, vous ajoutez à la quantité de farine exprimée ci-dessus deux jaunes d'œufs, quatre cuillerées d'huile d'Aix et de l'eau froide en quantité suffisante ; quand la pâte est de bonne consistance, ajoutez un grain de sel, deux blancs fouettés et employez-la.

On met encore dans la pâte de l'huile, du vin blanc ; et, lorsqu'on veut la rendre plus légère, on y ajoute une petite quantité de bonne eau-de-vie. Sa consistance doit toujours être suffisante pour masquer les substances qu'elle enveloppe ; il est bon de la faire deux ou trois heures avant de s'en servir afin qu'elle soit bien levée.

Beignets D'ABRICOTS. Coupez en deux des abricots, pas trop mûrs et mettez-les pendant une heure et demie, environ, dans du sucre en poudre et un verre de bonne eau-de-vie ; au bout de ce temps égouttez-les, jetez-les dans votre pâte et faites-les frire à grand feu ; glacez-les ensuite au caramel avec la pelle rouge. Si l'on veut plus de recherche dans ce mets, on peut ajouter au centre de chaque beignet une petite rouelle d'angélique, ou un noyau factice d'espèce de petite quenelle composée avec de la crème, du sucre, des jaunes d'œufs et un peu d'amandes amères pilées. *Entremets.* — Voy. *Abricots.*

Beignets DE POMMES. Après avoir pelé et coupé par tranches vos pommes, qui doivent toujours être de bonne qualité, mettez-les macérer pendant deux heures dans de l'eau-de-vie en y ajoutant du sucre et de la cannelle en poudre. Au bout de ce temps, égouttez-les, trempez-les dans la pâte et mettez-les dans votre friture qui ne doit pas être trop chaude, ni le feu trop ardent, afin que les pommes aient le temps de cuire sans que la pâte prenne une couleur trop foncée ; lorsque les beignets sont cuits et retirés, saupoudrez-les de beau sucre et glacez-les avec la pelle rouge.

On fait de même les beignets de poires, d'oranges, de pêches, d'abricots, de brugnons, etc. ; seulement on coupe en deux les pêches, les abricots et les brugnons. On peut encore faire des beignets sans pâte ; il suffit pour cela de bien saupoudrer les fruits de farine, les préparations préliminaires des fruits restant les mêmes. *Entremets.*

Beignets DE CRÈME. Pour ces beignets il faut faire une crème ainsi composée. Faites bouillir un litre de lait jusqu'à réduction de moitié, laissez refroidir, puis délayez six jaunes d'œufs, cinq macarons dont un amer, une cuillerée de fleurs d'oranger pralinée, en poudre ; et lorsque cette crème est épaisse comme de la bouillie, ajoutez-y de l'écorce de citron râpée ; puis divisez cette crème par morceaux de volume égal aux beignets ordinaires et faites frire. *Entremets.*

Beignets DE BRIOCHE. Trempez des tranches de brioche dans du lait sucré et aromatisé ; égouttez-les et faites-les frire. (Le lait doit avoir été réduit à moitié.) *Entremets.*

Beignets DE FEUILLES DE VIGNE. Faites macérer pendant une heure des jeunes feuilles de vigne dans de l'eau-de-vie ou dans du kirchenwasser ; puis couvrez ces feuilles de frangipane ; roulez-les, trempez-les dans votre pâte et faites-les frire. *Entremets.*

Beignets SOUFFLÉS A LA BONNE FEMME. Prenez 32 grammes de beurre, une verrée d'eau, 125 grammes de sucre et du citron vert râpé ; mettez le tout dans une casserole ; faites bouillir puis ajoutez de la farine en quantité suffisante pour faire une pâte un peu épaisse ; lorsque cette bouillie commence à s'attacher à la casserole, mettez-la dans une autre et ajoutez-y des œufs en continuant toujours à remuer avec une spatule jusqu'à ce que la pâte soit devenue molle sans pour cela être trop compacte. Placez-la sur un plat en l'étendant de l'épaisseur de six lignes environ ; faites chauffer votre friture, et lorsqu'elle est un peu chaude, trempez-y le manche d'une cuiller, et, avec ce manche, enlevez gros comme une noix de pâte que vous laissez tomber dans la friture ; continuez ainsi et faites cuire à feu doux en agitant sans cesse. Quand les beignets sont bien gonflés et d'une jolie couleur, retirez-les, faites-les égoutter et les saupoudrez de sucre fin. *Entremets.*

Beignets AUX CONFITURES. On étend des confitures quelconques entre deux morceaux de pain à chanter dont on colle les bords en les mouillant, on les trempe dans une pâte à frire, faite au vin blanc et dans laquelle on a incorporé trois blancs d'œufs fouettés en neige ; quand les beignets sont frits, on les égoutte, on les pose sur des feuilles de cuivre, on les saupoudre de sucre fin et on les glace au four ou avec la pelle rouge. *Entremets.*

Beignets A LA CHANTILLY. Mêlez ensemble 500 grammes de fleur de farine, trois œufs, 64 grammes de moelle de bœuf hachée et pilée, trois petits fromages à la crème, bien frais ; détrempez la pâte et ajoutez du vin blanc. 32 grammes de sucre râpé, un peu de sel fin et faites ces beignets comme ceux dits *à la crème.*

Beignets DE FRUITS A LA ROYALE. Pelez et ouvrez en deux des petites pêches de vigne bien mûres et de bonne qualité ; sautez-les avec du sucre en poudre et un peu de liqueur de noyaux ; au bout de deux heures égouttez-les, trempez-les dans la pâte, faites-les frire ; glacez-les dans du sucre cuit au caramel, et, à mesure qu'ils sont glacés, semez dessus un peu de gros sucre cristallisé.

On fait de la même manière les beignets d'abricots, de brugnons, de prunes de reine-claude et de mirabelle, etc. *Entremets.*

Beignets DE CONFITURES A LA DAUPHINE. Abaissez aussi mince que possible de la pâte à brioche ; formez-en un parallélogramme très-allongé ; placez, de deux pouces en deux pouces, sur le bord de la pâte, une petite cuillerée de marmelade d'abricots ; garnissez ainsi toute la longueur de votre abaisse ; mouillez un peu la pâte autour des confitures, puis ramenez l'abaisse sur elle-même en appuyant dessus, afin que la marmelade s'étende bien entre les deux feuilles de pâte et qu'elle ne s'échappe pas pendant la cuisson ; coupez ensuite vos beignets avec un coupe-pâte de six centimètres au moins de diamètre et donnez-leur la forme d'un demi-cercle ; placez-les, à mesure qu'ils sont coupés sur un couvercle saupoudré de farine, mettez-les dans la friture un peu chaude, et quand vous les voyez bien gonflés et de belle couleur, retirez-les, faites-les égoutter sur une serviette et saupoudrez-les de sucre fin.

On peut faire ces beignets avec toutes sortes de confitures, on peut aussi leur donner la forme circulaire avec un coupe-pâte de 5 centimètres de diamètre. *Entremets.*

Beignets DE FRUITS A LA DAUPHINE. Ces beignets se font comme les beignets de confitures décrits ci-dessus ; seulement au lieu de marmelade, vous placez sur l'abaisse, trois belles fraises ou trois belles framboises roulées dans du sucre en poudre ; ou bien encore des tranches d'ananas que vous aurez fait macérer une heure ou deux dans du vin d'Espagne. *Entremets.*

Beignets DE RAISIN DE CORINTHE A LA DAUPHINE. Ils se font absolument de même que les précédents. Seulement vous les garnissez de groupes de raisins de Corinthe au lieu de confitures ou de fruits. Vous avez eu le soin de bien éplucher et laver votre raisin et de le faire mijoter dans du sucre clarifié pendant deux minutes ; vous ne l'employez que quand il est bien refroidi. *Entremets.*

Beignets DE POMMES D'API A LA D'ORLÉANS. Faites une abaisse de pâte de brioche comme pour les précédents beignets, puis pelez, tournez et coupez en deux vos pommes d'api, faites-les cuire dans un bon sirop, laissez-les refroidir et terminez comme il est dit ci-dessus. Vous agissez de même avec des poires de rousselet, etc., que vous faites aussi cuire au sirop. *Entremets.*

Beignets DE FRUITS A L'EAU-DE-VIE A LA CHARTRES. Vous séparez en deux vos abricots, après les avoir égouttés ; mouillez légèrement des morceaux de pain à chanter de la largeur des fruits, et masquez-en ces fruits dessus et dessous ; trempez-les ensuite dans la pâte ci-dessus ; faites-les frire de belle couleur et saupoudrez-les de sucre fin, glacez-les, si vous voulez, avec la pelle rouge. Vous pouvez faire ces mêmes beignets avec tous autres fruits à l'eau-de-vie : tels que pêches, prunes, poires, cerises, verjus, etc. *Entremets.*

Beignets D'ORANGES DE MALTE A LA RÉGENCE. Epluchez bien exactement vos oranges ; divisez-les chacune en six quartiers, ôtez-en les pépins ; faites mijoter vos quartiers d'oranges pendant quelques minutes dans du sucre clarifié ; faites-les égoutter ; trempez-les dans une pâte ordinaire et faites-les frire avec soin. Glacez-les ensuite au sucre et râpez dessus le zeste de plusieurs oranges crues. *Entremets.*

Beignets SOUFFLÉS A LA VANILLE. Composez-les de la manière suivante. Faites bouillir trois bons verres de lait, ajoutez-y une gousse de vanille et laissez réduire jusqu'à moitié ; ôtez la vanille et la remplacez par 95 grammes de beurre d'Isigny ; continuez de faire bouillir, mêlez à cette préparation de la farine passée au tamis, en suffisante quantité pour former une bouillie que vous faites dessécher pendant quelques instants. Changez-la ensuite de casserole et délayez cette pâte avec six jaunes d'œufs, 100 grammes de sucre fin, un peu de sel ; ajoutez trois blancs d'œufs battus en neige, une cuillerée de crème fouettée et lorsque votre pâte est de bonne consistance, roulez-la de la grosseur d'une noix verte sur le tour, saupoudrez-la de farine; posez-la sur un couvercle de casserole jusqu'à ce que toute la pâte soit employée, puis versez-la dans la friture dont vous augmenterez la chaleur sur la fin de la cuisson; lorsque vos beignets seront de belle couleur, retirez-les; faites-les égoutter et saupoudrez-les de sucre fin.

On peut donner à cette pâte différentes formes telles que croissants, parallélogrammes, gimblettes, etc. *Entremets.*

Beignets DE BLANC-MANGER EN GIMBLETTES. Faites votre crême comme ci-dessus, et lorsqu'elle est refroidie, coupez-la avec un coupe-pâte de 8 centimètres de diamètre; faites ensuite les gimblettes en enlevant le milieu de cette pâte avec un coupe-pâte de 4 centimètres de diamètre; conservez les morceaux enlevés, passez-les avec soin dans de la mie de pain très-fine; trempez-les ensuite dans des œufs battus, faites-les égoutter, roulez-les encore sur de la mie de pain; faites subir les mêmes préparations aux gimblettes, puis faites frire de belle couleur et saupoudrez de sucre fin. *Entremets.*

Beignets DE BLANC-MANGER EN GIMBLETTES GLACÉS AU CARAMEL. Préparez vos gimblettes comme ci-dessus, puis trempez-les dans la pâte ordinaire, faites-les frire de belle couleur; glacez-les avec du sucre cuit au caramel et parsemez-les de gros sucre avec des pistaches ou des fleurs d'oranger pralinées. *Entremets.*

Beilche (Cuisine allemande). Ce mets est populaire en Westphalie; il se prépare ainsi : on prend une sous-noix de bœuf bien mortifiée, on la dégraisse et on la coupe en sept ou huit morceaux égaux, ou tranches, que l'on ne détache pas les uns des autres; on les entr'ouvre assez pour introduire, entre chacune d'elles, un peu de sel et de poivre fin. On place ce morceau, ainsi préparé, dans une grosse terrine à couvercle, et l'on met immédiatement sur la viande douze ou quinze pommes de terre crues, pelées, et saupoudrées de sel blanc (ces pommes de terre sont ordinairement des rondes); on recouvre la terrine, on la lute, à son couvercle, avec de la pâte; on place cette terrine dans un coin de cheminée, sous un amas de cendres chaudes, par-dessus lesquelles on entretient, pendant quatre heures, un feu de charbon très-ardent. Ce ragoût savoureux et succulent sert pour déjeuner; on le met sur un grand *pot-à-oille*, vieille argenterie qui ne sert qu'à cet usage, et que l'on nomme le *plat au Beilche. Entrée.*

Belle ANGEVINE. Magnifique poire sèche, bien colorée, qui se mange en janvier.

Belle DE BERRY. — Voy. *Poire de Curé.*

Belle-et-Bonne. C'est une poire peu estimée que l'on mange en octobre. *Dessert.*

Belle-Fille. C'est une espèce de pomme qui ressemble au court-pendu. — *Voy.* ce mot.

Belle-Garde. C'est une variété de pêche qui se mange en septembre; quoique fort belle, elle n'est pas très-estimée; sa chair est jaunâtre. On l'emploie souvent pour les crèmes aux fruits et les beignets. *Entremets.*

On donne encore ce nom à une plante potagère de la famille des synanthérées et de la tribu des chicoracées. C'est une espèce de laitue pommée, moins frisée que la laitue royale. On s'en sert pour garnir les bayonnaises ou mayonnaises et les salades de gros poissons.

Belle-Chevreuse. C'est le nom que l'on donne à une variété de pêches dont la chair fondante et fine, quand elle est mangée à son point exact de maturité, devient cotonneuse si on la laisse trop mûrir. Ce fruit est d'une belle couleur rouge vermeil. *Dessert.*

Belle-de-Vitri. Variété de pêches. — Voy. *Pêches.*

Bénari. C'est le nom que l'on donne à l'ortolan dans le midi de la France. — Voy. *Ortolan.*

Beni-Carlos (Vin de). Espagne. Dessert. Capiteux, tonique, il contient 18 à 20 degrés d'alcool.

Bergamotte (*Bergamotta*). C'est le fruit du bergamottier, variété d'oranger. La bergamotte est une petite orange d'une odeur particulière très-suave, d'une saveur acide fort agréable; son écorce fournit une huile employée comme parfum, et dont les confiseurs font un fréquent usage; on en fait des conserves; on s'en sert en cuisine comme assaisonnement; on l'emploie aussi en pharmacie. Comme toutes les substances acides, les bergamottes irritent et enflamment l'estomac lorsqu'on en fait abus; en petite quantité, elles sont rafraîchissantes, toniques et légèrement stimulantes.

Bergamotte (*Pyrum syrium*). C'est une poire fondante de très-bon goût. La bergamotte d'automne est supérieure à celle d'été. Ses propriétés et ses usages sont ceux des poires en général. *Dessert.*

Bergerac (Vin de). Périgord (Dordogne). Blanc 2e classe, et rouge 3e classe.

Ce vin, lorsqu'il est nouveau, est fort agréable, sucré et musqué; enfermé avant sa complète fermentation, il fournit un vin mousseux qui, s'il avait reçu les préparations ordinaires qu'on donne aux vins de champagne, pourrait être fort agréable.

Bernache. — Voy. *Barnacle.*

Besi de Caissoy. Cette petite poire, que l'on nomme encore *roussette d'Anjou*, est tendre, mais cotonneuse; on la mange en décembre et en janvier.

Besi d'Héry. C'est une poire qui tire son nom d'une forêt de Bretagne où elle a été trouvée; elle est grosse comme une balle de jeu de paume; elle est de forme ronde, et se mange en octobre et en novembre. *Dessert.*

Besi de La Motte. Autre espèce de poire fondante fort agréable; sa chair est douce et blanche. *Dessert.*

Bessas (Vin de). Cru de l'Hermitage. Dauphiné (Drôme). Rouge, 1re classe.

Excellent vin dont les propriétés toniques peuvent être utilisées dans les convalescences des maladies qui ont débilité profondément l'économie, ou bien encore pour donner du ton aux personnes qui sont épuisées par les plaisirs, ou dont la constitution délicate réclame les fortifiants. Il n'est accessible qu'aux personnes riches à raison de son prix élevé. Les vins du Bordelais, d'un prix bien inférieur, peuvent le remplacer sinon sous le rapport du goût, au moins au point de vue thérapeutique.

Bette (*Beta*). Plante de la famille des atriplicées et de la pentandrie digynie. C'est la poirée que l'on cultive dans nos jardins (*Beta vulgaris*). On mange, sous le nom de *cardes*, les pétioles de ses feuilles à la manière des cardons; on la joint à l'oseille pour en diminuer ou modifier l'acidité; on en fait des bouillons rafraîchissants et des décoctions émollientes; on s'en sert encore pour panser les vésicatoires et les cautères. Cette plante est rafraîchissante et laxative; elle convient aux tempéraments bilieux et aux personnes échauffées; les convalescents peuvent en faire un usage modéré. Ce mets est peu estimé.

On fait cuire les feuilles de bette, dans de l'eau salée, on y ajoute un peu de beurre; quand elles sont cuites, on les égoutte le mieux possible, et on les sert avec une sauce blanche faite avec une pincée de farine, du bouillon, du beurre, du sel, du poivre et du vinaigre; on met dedans les cardes pour qu'elles y prennent un peu de goût, et ensuite on lie avec des jaunes d'œufs. *Entremets*.

Ce mets est dépourvu d'agrément, et ne se sert pas dans les bonnes maisons.

Betterave (*Beta ravia crassa*). On nomme ainsi les racines de la bette commune. Ces racines sont tuberculeuses et charnues, blanches ou rouges; on les mange en salade après les avoir fait cuire; on les prépare de différentes manières et à diverses sauces pour figurer sur nos tables; on en fait de fort beau sucre; on s'en sert, dans le Nord, comme antiscorbutique, après les avoir fait devenir acides par la fermentation; enfin elles servent encore à nourrir les bestiaux pendant l'hiver. La betterave est rafraîchissante, calmante, mais très-peu nourrissante.

Elle se récolte à la fin d'octobre ou au commencement de novembre. Les feuilles tendres, qui font d'excellents épinards, peuvent être cueillies successivement depuis le mois de septembre jusqu'au moment de la récolte des racines. On distingue ces variétés : *jaune ronde précoce, rouge ronde précoce, jaune de Castelnaudary; rouge de Bassano* (excellente qualité), *rouge de Castelnaudary, grosse rouge ordinaire*.

Pour la cuisson des betteraves, on s'y prend de la manière suivante : après avoir choisi des betteraves de grosseur moyenne et dont le dehors ne soit pas rude au toucher, on les lave bien, puis on les essuie avec une serviette imbibée d'eau-de-vie commune. On les met ensuite dans un four chauffé comme pour cuire des gros pains, et on les place sur des grils pour qu'elles se torréfient également; on laisse les betteraves se refroidir dans le four et on recommence le lendemain la même opération avec le même degré de chaleur. Lorsque la peau est devenu ridée, corrodée et presque charbonnée, on peut en conclure que la betterave est dans le plus parfait état de préparation.

Betteraves A LA CRÈME. Pelez et émincez en filets vos betteraves, puis faites-les cuire tout doucement dans une béchamel; vous y ajouterez quelques grains de verjus muscat et un peu de coriandre. *Entremets*.

Betteraves A LA POITEVINE. Faites réchauffer des tranches de betteraves dans un roux où vous aurez fait cuire des oignons hachés; assaisonnez avec une pincée des quatre épices, et, au moment de servir, ajoutez une demi-cuillerée de fort vinaigre. *Hors-d'œuvre*.

Betteraves A LA CHARTREUSE. Trempez dans une pâte à frire des tranches de betteraves jaunes, deux à deux, et entre lesquelles vous mettrez une rouelle d'oignon cru, le tout assaisonné de cerfeuil, de pimprenelle, de muscade et de sel; vous aurez eu le soin d'enlever tout le centre de votre tranche d'oignon pour que son goût ne masque pas celui de la betterave, et vous servirez cette friture au sel et bien garnie de persil frit. *Entremets*.

Betteraves EN SALADE. On les mange soit avec de la mâche et du céleri, soit avec la barbe de capucin, soit avec des légumes cuits, et on accompagne ces sortes de salades de petits oignons glacés, de fleurs de capucine, ou de tiges fleuries de cresson de fontaine. On fait encore avec les betteraves des conserves pour *hors-d'œuvre*.

Betterave. Il y a une espèce de pêches à la chair rouge et ferme qui porte ce nom. On les fait macérer dans du vin de Bordeaux sucré et on les fait cuire en compotes. On en garnit des pâtisseries.

Betterave. On donne ce nom à une poire qui mûrit en été.

Beurre (*Butyrum*). Le beurre est une substance molle, de couleur jaune ou blanche, d'une odeur légèrement aromatique, d'une saveur agréable; il est spécifiquement plus léger que l'eau et il est formé de stéarine, d'élaïne, d'acide butyrique, d'un principe odorant et d'une matière colorante. Le beurre frais est nourrissant et relâchant; lorsqu'il est rance, il devient irritant. Il s'altère à l'air, surtout pendant l'été; il se fond très-facilement. On l'obtient en battant de la crème après qu'elle a été séparée du caséum. Le beurre est insoluble dans l'eau et dans l'alcool; les alcalis ont la propriété de le décomposer.

Le beurre entre dans un grand nombre de préparations culinaires; il paraît encore sur les tables comme hors-d'œuvre : on ne se sert guère aujourd'hui, pour ce dernier usage, que du beurre de la Prévalais, en paniers ou en petits pots. Les paniers se servent dans les maisons riches ; les petits pots dans les maisons ordinaires ; toutes les autres manières de le présenter, en petits pains de Vanvres, en rocher, filé, frisé, seringué, ont été abandonnées depuis longtemps.

Relativement à leurs qualités, les beurres français d'élite sont ceux de la Prévalais, d'Isigny, de Gournay et de Bray. En second ordre, viennent les beurres du Maine et du Perche ; ils sont appelés petits beurres. Viennent ensuite les beurres en livres longs ou ronds. Enfin il y a les beurres salés dont les plus estimés sont ceux de la Bretagne, surtout ceux des environs de Saint-Brieuc et de Rennes.

Lorsque l'on veut conserver le beurre, on le fait fondre ou on le sale. Ces deux opérations ne sont guère nécessaires que dans les localités où on ne peut se procurer du beurre frais qui est toujours préférable.

Le beurre fondu se prépare en le faisant bouillir sur un feu clair et doux ; on l'écume avec soin, puis on le verse dans des pots de grès. Quelquefois on y ajoute quelques clous de girofle, quelques feuilles de laurier et un peu de muscade pour le parfumer. Le beurre fondu doit être conservé dans un endroit frais et à l'abri du contact de la lumière.

Le beurre salé se prépare ainsi : on lave avec soin le beurre que l'on veut saler et on le pétrit de manière à en faire sortir tout le sérum ; on le presse bien pour qu'il n'y reste pas d'eau, puis on l'étend sur une table mouillée, avec un rouleau, en couche de 15 millimètres d'épaisseur environ ; on le saupoudre avec du sel fin et bien sec dans la proportion de 16 grammes par 500 grammes de beurre, pour le beurre demi-sel, et de 32 grammes pour le beurre salé ; on replie le beurre sur lui-même, on le pétrit bien et on le met, en le tassant bien, dans des pots de grès. Pour éviter le contact de l'air, on le recouvre de deux ou trois doigts d'une saumure saturée de sel, faite à chaud, puis refroidie, et on met sur le beurre un morceau de grès ou un caillou bien nettoyé pour l'empêcher de remonter à la surface de la saumure dans le cas où il se détacherait du pot. Ainsi préparé, le beurre ne se rancit pas et se conserve fort longtemps.

Beurre D'AIL. Pilez dans un mortier six gousses d'ail ; passez-les au tamis de soie, puis remettez-les dans le mortier avec 64 grammes de beurre ; pilez le tout ensemble jusqu'à ce que le mélange soit aussi parfait que possible et servez-vous-en selon l'indication.

Beurre D'AMANDES. Après avoir pilé quinze amandes douces et trois amères avec addition de 125 grammes de sucre, passez à l'étamine en ajoutant quelques gouttes de lait ; puis mêlez le tout avec 250 grammes de beurre très-frais. Passez ensuite à la seringue ou à la passoire et garnissez-en une coquille de hors-d'œuvre sous la forme d'un buisson de macaroni ou de gros vermicelle. Cette espèce de friandise n'est admise que dans un goûter.

Beurre D'ANCHOIS. Pilez les chairs bien lavées de six anchois ; passez à travers un tamis de crin, mêlez cette pâte avec une égale quantité de beurre et servez-vous-en pour tout ce que vous voulez servir au beurre d'anchois.

Beurre DE CACAO. Le beurre ou huile de cacao est une substance d'un blanc jaunâtre, grasse, solide, d'une saveur douce et agréable. On l'obtient en broyant les amandes du *théobroma cacao*, dépouillées de leurs écorces et de leurs germes et en les mettant dans l'eau bouillante ; lorsque le beurre est fondu et rassemblé à la surface, on le coule dans des moules. C'est ce beurre qui rend le chocolat onctueux et doux, mais il ne faut pas que le chocolat en contienne beaucoup, l'excès donnant lieu à des indigestions, des nausées, des vomissements. Ce beurre rancit promptement. Il est d'un usage assez répandu en pharmacie.

Beurre DE COCO. C'est une matière concrète et grasse qui se sépare spontanément du lait contenu dans le fruit du cocotier. Ce beurre doux et agréable sert à assaisonner les mets.

Beurre D'ÉCREVISSES. Faites cuire cinquante écrevisses ; ôtez-en les chairs ; faites sécher les coquilles au four ou sur un fourneau ; réduisez-les en poudre ; prenez 375 grammes de beurre et pilez le tout ensemble. puis le mettez dans une casserole pendant un quart d'heure sur un feu doux ; mettez alors ce beurre dans une étamine qui doit plonger dans un vase où il y aura de l'eau froide, faites-le sortir en tordant l'étamine, laissez-le figer et le conservez pour le trouver au besoin.

Beurre DE GALAM. Substance concrète, grasse, grenue, jaunâtre, d'une saveur douce et peu agréable. Ce beurre se conserve toute l'année sans qu'il soit besoin de le saler ; il sert d'assaisonnement en Afrique où il s'en fait un commerce considérable. Suivant Jussieu, on tire cette substance d'un arbre de la famille des sapotilliers ; Aublet croit qu'elle est fournie par le palmier avoira. Ce beurre a les mêmes propriétés que le beurre animal, seulement il est astringent.

Beurre DE HOMARD. On pile, avec du beurre fin, des œufs de homard, puis on passe au tamis de soie. Ce beurre doit avoir une belle couleur rouge.

Beurre DE MONTPELLIER. Mettez dans un mortier et réduisez en pâte douze anchois, douze cornichons, deux gousses de ravigote, vingt-quatre jaunes d'œufs durs, deux poignées de câpres, sel et poivre. Pendant l'opération ajoutez un peu de vinaigre, 1 kilogramme de bonne huile que vous verserez lentement, sans cesser de piler, et six jaunes d'œufs crus. Passez ensuite à l'étamine et colorez avec du vert d'épinards. Cette composition sert uniquement à donner une couleur verte à certains mets.

Beurre DE MUSCADE. C'est une espèce d'huile concrète que l'on retire des muscades après qu'on les a fait bouillir dans l'eau.

Beurre DE NOISETTES. Il se prépare comme le beurre d'ail; seulement on se sert de noisettes au lieu d'ail et on assaisonne ce beurre avec du persil, des ciboules et de l'estragon hachés très-menu. On en fait des sandwishs pour le thé et on le sert comme *hôrs-d'œuvre*.

Beurre DE PIMENT. Après avoir pulvérisé du piment, on le mêle avec du beurre fin, et on s'en sert pour des sandwishs.

Beurre DE PROVENCE. — Voy. *Ailloli*.

Beurré. Belle et délicieuse poire fondante qui mûrit en septembre et en octobre. Il y en a de plusieurs espèces dont les principales sont le beurré rouge ou d'Angleterre, le beurré gris, etc. On peut en faire d'excellentes marmelades; mais il faut pour cela que cette poire soit cueillie avant sa parfaite maturité. Ces poires se mangent ordinairement crues, elles sont généralement assez bien digérées, mais il convient cependant de n'en user qu'avec modération et quand elles sont suffisamment mûres; lorsqu'elles le sont trop, elles deviennent cotonneuses, peu sapides et indigestes. *Dessert.* — Voy. *Poire*.

Béziers. Confectionne d'excellentes confitures sèches.

Béziers (Vin de), Languedoc. (Hérault), vin de liqueur, 4e classe.

Biche (*Cerva*). C'est la femelle du cerf commun, mammifère quadrupède de l'ordre des ruminants. La chair de la biche est agréable quand l'animal est jeune, et fort mauvaise à l'époque du rut. On n'en mange ordinairement que le filet qu'on apprête soit en daube, soit sous un aspic de gelée, soit en terrine de Limoges comme pour les autres gâteaux de venaison. On en mange encore les côtelettes en civet à la bourguignonne; et on en fait rôtir les rouelles après les avoir piquées de lard fin et marinées dans du vin blanc. La chair de la biche se digère en général assez difficilement et ne convient qu'aux estomacs robustes; les personnes qui font beaucoup d'exercice s'en accommodent mieux que celles qui n'en font que peu ou point.

Bichopp, ou BICHOFF, ou BISHOP. On appelle ainsi une liqueur qui se boit à l'instar du punch, soit chaude, soit à la glace, et qui se sert au dessert, et même à la fin de l'entremets. Elle se prépare avec d'excellent vin vieux de Bordeaux, des bigarrades, qu'on fait griller avant d'en exprimer le jus et beaucoup de sucre. C'est une boisson fort agréable, généreuse, mais dont il ne faudrait pas abuser, parce qu'elle ne laisse pas d'être excitante.

Le bichoff se sert dans un bol à punch et accompagné d'un corbillon de gauffres à la flamande. On le prend ordinairement avant l'heure du *thé*.

Le bichoff peut encore se préparer avec du vin de Bourgogne ou de vieux vin du Rhin, ou bien encore avec du vin de Tokay.

Dans un litre de vin de Chablis, de Champagne, ou autre, mettez 375 grammes de sucre, une bigarrade, comme il est dit ci-dessus, ou un citron coupé en tranches et un verre de la liqueur que vous préférez, servez froid. *Bals et soirées.*

Bière (*Cerevisia*). Boisson fermentée, composée principalement d'orge et de houblon, susceptible de causer l'ivresse. L'origine de la bière paraît très-reculée; on l'attribue aux Egyptiens. Les peuples des contrées du nord en sont très-amateurs et en font une grande consommation.

On obtient cette liqueur en faisant fermenter des céréales (principalement l'orge) que l'on a fait germer pour en obtenir le principe sucré, et que l'on a torréfiées pour en arrêter la germination. On le torréfie aussi pour donner des couleurs à la bière.

L'usage de la bière s'est extrêmement généralisé depuis quelques années; aussi sa fabrication a-t-elle pris des proportions beaucoup plus considérables que celles qu'elle avait autrefois.

Rien n'est plus variable que le mode de fabrication de la bière ainsi que les proportions des substances qui entrent dans sa composition. En effet, en France, on n'y emploie ordinairement que l'orge; en Hollande, en Angleterre, en Pologne, etc., on se sert d'orge, de blé et d'avoine; en Ecosse on fait de la bière avec des bourgeons de sapin; aux Etats-Unis d'Amérique on en fait au gingembre; en Allemagne, on la fabrique avec de l'orge, mais on y joint quelquefois de l'épautre.

C'est la différence dans les quantités d'orge, de houblon et de toutes les autres substances qui servent à la fabrication de la bière, qui constitue les diverses espèces de cette boisson, ou, en d'autres termes, il y a presque autant d'espèces de bières qu'il y a de manières de la fabriquer.

Les petites bières, plus ou moins légères et mousseuses, sont plus recherchées que les autres; lorsqu'elles ont été faites avec soin et sans sophistication aucune, qu'elles sont claires, limpides, d'un jaune brillant, elles engraissent, sont fort saines et se digèrent bien; elles désaltèrent, activent toutes les sécrétions, sont calmantes, et si elles ne sont pas tout à fait aussi nourrissantes que le vin, elles le remplacent cependant assez bien, surtout si celui-ci est de mauvaise qualité; car mieux vaut boire de bonne bière que de mauvais vin.

La bière convient dans les scrofules et le scorbut; les tempéraments sanguins et les organisations irritables se trouvent bien de son emploi; les estomacs froids ne s'en accommodent pas aussi bien.

Les petites bières ne peuvent pas se garder longtemps, surtout pendant les chaleurs, parce qu'elles fermentent continuellement et passent assez promptement à l'état acide. Il est donc bon de renouveler souvent sa provision.

Les bières fortes comme l'ale, le porter et les bières troubles, épaisses, mal cuites, ou qui n'ont pas subi le degré de fermentation nécessaire, ces bières, disons-nous, sont de plus difficile digestion que les petites bières. Lorsqu'on fait excès de ces bières fortes et surtout de celles qui sont noires, elles altèrent, causent des vertiges et une ivresse accompagnée de coliques et de nausées ; des douleurs pendant l'émission de l'urine, et, quelquefois, un écoulement blennorrhagique, peuvent encore être la conséquence de ces mêmes excès. Quand on fait usage de ces sortes de bières, il est bon de boire une quantité plus ou moins considérable d'eau-de-vie, coupée, ou non, avec de l'eau ; de cette manière, on prévient ou on modifie avantageusement les accidents que nous venons de signaler. Ces bières se gardent beaucoup plus longtemps que les autres et se bonifient en vieillissant.

On ne saurait prendre trop de soin, lorsqu'on met de la bière en bouteilles, pour lui conserver sa qualité ; car c'est très-souvent le manque d'attention qui fait qu'il est assez difficile de se procurer de bonne bière. Il faut, chaque fois, rincer les bouteilles au plomb ; n'employer que des bouchons neufs ; coucher les bouteilles au bout de trois jours, les laisser couchées dix jours en hiver, cinq en été ; les relever ensuite, les espacer et ne les monter de la cave qu'au moment où l'on en a besoin.

Les bières en bouteilles valent toujours mieux que celles que l'on sert dans les cruches et que l'on tire à mesure, parce que, dans ce dernier cas, le gaz acide carbonique étant évaporé on ne les a jamais mousseuses, ce qui prive les amateurs d'une grande jouissance gastronomique.

Les bières les plus renommées sont le *porter*, de Londres ; l'*ale*, d'Ecosse ; la bière de Stettin, de Munich ; la *bière rouge*, d'Amsterdam et de Rotterdam ; la *bière brune*, de Cologne ; le *faro*, de Bruxelles ; la *bière de Louvain*, la *bière de Strasbourg*, la *bière de Lyon*, et la *bière parisienne* appelée *bière de table*. La bière forte brune de Londres (Brownstout) contient 6,80 d'alcool. La petite bière contient 1,28.

Il faut se méfier, lorsqu'on fait usage de bière, des sophistications que l'on fait subir à cette boisson ; en effet, certains brasseurs, pour remplacer l'orge, emploient la glucose et cherchent à substituer au houblon l'essence de sapin. L'emploi de la chaux vive pour la coloration de ces sophistications est encore dangereux pour la santé, surtout chez les personnes qui font une certaine consommation de cette liqueur.

En Russie, en Danemarck, dans toute l'Allemagne, etc., on mange des soupes à la bière ; nous en parlerons à l'article *Potages*.

Bière DE BAVIÈRE. Nourrissante, saine, claire, et moins amère que celle de Strasbourg, et faite avec du houblon de meilleure qualité.

Bière DE LOUVAIN. Blanche, très-peu houblonnée, agréable au goût, mal fermentée, indigeste.

Bière DE LYON. Bière moins houblonnée que celle de Strasbourg, brune, forte et douce.

Bière DE MUNICH. Cette bière, qui vient directement de Munich à Paris, est fabriquée naturellement avec de l'orge et du houblon, et bien fermentée, blonde, forte, nourrissante.

Elle se vend rue Dauphine, au Tonneau de Heidelberg. *M. Weber.*

Bière DE STRASBOURG. Forte en houblon, et de couleur blonde. — Voy. *Ale*, *Faro*, *Lambic*, *Porter*.

Bigarade. Fruit d'une variété d'oranger. La bigarade est une orange verte, plus acide que le citron, d'une saveur amère et aromatique. On se sert de son jus pour aciduler certaines préparations culinaires. Ce fruit est d'un grand usage dans les pays chauds. On en fait des compotes, des glaces, des liqueurs, etc. Ses propriétés sont celles de tous les acides végétaux. *Dessert.*

La bigarade, espèce d'orange aigre, d'un goût particulier et assez agréable, ne s'emploie guère que comme assaisonnement, principalement avec le gibier noir cuit à la broche. On sert les bigarades à table entières, avec le rôti, et l'on en exprime le jus sur son assiette. Elles jouent un très-grand rôle dans les entrées et dans plusieurs sortes de ragoûts. Nous verrons, en parlant des marrons, qu'on prépare, avec des marrons rôtis et arrosés de jus de bigarade, une compote des plus distinguées et des meilleures. La bigarade est l'âme du bichopp, et c'est surtout à elle qu'il doit son acidité et son parfum agréable. On prépare avec les bigarades des glaces assez estimées et, sous le nom d'eau de bigarade, une liqueur qui ne l'est pas moins.

Ce fruit, qui est de la famille des oranges, participe de leurs qualités ; mais comme il est beaucoup plus acide, il est aussi plus astringent, et il faut corriger ces deux qualités, en ne l'employant qu'avec beaucoup de sucre.

Il y a une espèce de poire que l'on nomme aussi *bigarade ;* elle est bigarrée, d'un assez fort volume ; sa chair est cassante. On l'appelle encore la *tulipée* ou la *vilaine d'Anjou.*

Bigarreau. Le bigarreau est une variété de la cerise ; son noyau est volumineux, sa chair est ferme et sucrée ; il est sujet aux vers ; on n'en fait aucune préparation culinaire. On doit en manger avec modération, car ce fruit est fort indigeste. *Dessert.*

Birmenstorf (Suisse). Ce sont des eaux purgatives amères, que minéralisent les sels de magnésie. D'après le Dr Constantin James, qui, le premier, les a fait connaître en France, « ces eaux supportent admirablement le transport. Elles purgent à la manière de l'eau de

« Sedlitz, mais plus doucement et sans coli-
« ques. La dose est d'un à deux verres, le
« matin. »

Biscotin. C'est une pâtisserie dans laquelle
il entre de la farine, du sucre cuit à la plume,
du blanc d'œuf, de l'eau de fleurs d'oranger et
de l'ambre. Elle est saine et délicate; on la digère bien, cependant il ne faut pas en faire excès ; c'est surtout à Aix, en Provence, que l'on
fait le mieux le biscotin. *Dessert.*

Biscottes. On nomme ainsi une pâtisserie
que l'on mange à déjeuner, soit avec du chocolat, soit avec du thé ; dans ce dernier cas, on
beurre à froid les biscottes et on les sucre légèrement. Les biscottes les plus estimées sont
celles dites à la façon de Bruxelles ; on les prépare en coupant par tranches minces des couronnes plates de brioches; on fait ensuite dessécher ces tranches au four chauffé modérément. La brioche qui sert à faire des biscottes
doit contenir plus de levure que la brioche ordinaire. C'est un aliment sain, léger et de facile digestion. *Dessert.*

Biscuit. Pâtisserie délicate, faite avec de
la fleur de farine ou de la fécule de pommes
de terre, des œufs dont les blancs sont fouettés
en neige, et que l'on aromatise avec de l'eau
de fleurs d'oranger ou avec de la vanille. Cet
aliment, convient aux enfants, aux personnes
délicates, aux convalescents parce qu'il se digère bien et qu'il est à la fois nourrissant et
léger. *Dessert.*

Pâte à biscuit. Cassez quinze œufs et séparez
les blancs des jaunes; mêlez avec vos jaunes
500 gr. de sucre en poudre; ajoutez-y soit de
la vanille, soit de l'eau de fleurs d'oranger,
soit de l'écorce de citron bien hachée ou tout
autre aromate. Battez bien vos jaunes avec le
sucre jusqu'à ce qu'ils soient un peu blanchis ;
puis fouettez vos blancs jusqu'à ce qu'ils soient
très-fermes; mêlez alors les blancs et les jaunes et incorporez-y une livre de fleur de farine ;
mettez ce mélange dans un moule bien beurré ou
dans des caisses et saupoudrez l'extérieur avec
du sucre pulvérisé. Faites cuire dans un four
ouvert; en les sortant du four, glacez-les avec
un mélange de sucre en poudre, de blanc d'œuf
auquel vous ajoutez le jus de la moitié d'un
citron, le tout bien battu, couvrez-en le biscuit
et le laissez refroidir et sécher.

Les biscuits à la cuiller, au chocolat, à la
crème, aux amandes, aux avelines, aux pistaches; les biscuits ou gâteaux de Savoie, les
biscuits manqués, ceux de Provence, les biscuits soufflés et rubans, etc., etc., ont tous une
base commune; ils ne diffèrent que par les
proportions diverses de leurs éléments et les
différentes substances dont ils tirent leurs noms
et qui viennent s'ajouter à leur composition.

M. Louis CHABRAND confectionne d'excellents biscuits glacés à l'orange, à l'ananas, au
citron, à la vanille, qui se présentent d'une façon fort gracieuse et ne coûtent que 60 centimes la douzaine dans une boîte très-coquette.

Biscuit DE MER OU PAIN DE MARINE. Ce
biscuit sert dans les longs voyages que l'on fait
sur mer. Pour 2 kil. 500 gr. de farine de froment on met 500 gr. de levain; on brasse le
tout bien dur; on bille et on pique les gâteaux ;
on les met pendant une heure dans un four
chauffé modérément et on les passe une seconde
fois au four pour prévenir leur altération. Il
est nécessaire de temps en temps de les exposer à l'air et de les faire sécher. Ce pain sert à
la nourriture des marins.

Biset. Variété de pigeon, plus petit que le
pigeon ramier. La chair du biset est délicate et
estimée; on mange ordinairement ce pigeon
rôti, après qu'on l'a préalablement bien enveloppé dans des feuilles de vigne que l'on recouvre d'une barde de lard. La chair du pigeon
est, comme celle de la perdrix, d'une digestion
assez facile pour les estomacs qui fonctionnent
bien ; mais elle ne convient pas dans la convalescence des maladies où l'estomac et le tube
intestinal ont été le siége de désordres inflammatoires de la santé ; elle est, ainsi que toutes
les viandes noires, trop stimulante pour cet
état de santé. *Rôt, Entrée.*

Bisque. On nomme ainsi un potage dans
lequel entrent ou des purées, ou des coquillages tels que écrevisses ou crabes, ou du
poisson, ou des cailles, ou des poulardes. Cet
aliment est nourrissant et de digestion plus ou
moins facile ; il faut en user modérément.

Blaisois (Vin du). Rouge, ordinaire.

Blanc. C'est le nom d'une composition de
réserve dont on se sert dans les préparations
culinaires. On fait bouillir dans de l'eau en petite quantité, du lard râpé, des carottes et des
oignons coupés en petits morceaux, des tranches de citron, du laurier, du persil en branches, des clous de girofle et du poivre en
graine; il faut envelopper le poivre et le girofle
dans un petit morceau de toile fine. Laissez
bouillir le tout et tournez sans cesse ; lorsqu'il
ne reste plus d'eau, mouillez avec une quantité
d'eau plus grande que la première fois, écumez
bien et conservez, pour l'usage, dans une terrine. Cette préparation n'est qu'un condiment
ou assaisonnement qui peut être bon ou mauvais, selon les mets dans lesquels il entre. —
De sa nature, il est légèrement excitant.

Blanc-manger. On donne ce nom à un
aliment de couleur blanche et qui a toujours
pour base une gelée animale combinée à une
émulsion d'amandes douces, sucrée et aromatisée. Cette délicieuse préparation est fort recherchée ; elle est analeptique, c'est-à-dire
nourrissante ; elle convient dans les convalescences et dans les maladies chroniques. *Entremets.*

Blanc-manger ORDINAIRE. Jetez dans
l'eau bouillante 500 grammes d'amandes douces
et une vingtaine d'amandes amères ; après les
avoir émondées, vous les laissez tremper dans
une terrine d'eau fraîche, afin qu'elles dégorgent, ce qui les blanchit singulièrement. Vous

les égouttez dans un tamis, et les essuyez ensuite en les frottant dans une serviette. Vous les pilez dans un mortier extrêmement propre et les mouillez peu à peu avec une demi-cuillerée d'eau chaque fois, afin qu'elles ne tournent pas à l'huile. Lorsqu'elles sont parfaitement pilées, qu'on ne voit plus aucun fragment d'amande, vous les ôtez du mortier pour les mettre dans un bol bien propre. Vous délayez ces amandes peu à peu avec une cuiller d'argent et cinq verres d'eau filtrée ; ensuite vous versez le blanc-manger dans la serviette que vous tordez fortement pour exprimer la quintessence du lait d'amandes, et vous y mettez 375 grammes de sucre cristallisé et passé au tamis de soie. Ce sucre étant dissous, vous passez de nouveau le blanc-manger à la serviette, ensuite vous mêlez dans le lait d'amandes 48 grammes de colle clarifiée et un peu plus que tiède afin qu'elle s'unisse bien parfaitement au blanc-manger que vous versez ensuite dans un moule.

Le moule, avant cette opération, doit être placé dans 7 kil. 500 gr. de glace pilée ; et trois heures après, lorsqu'il est prêt à servir, vous démoulez l'entremets, en suivant les procédés décrits à la gelée de violettes.

Le blanc-manger ainsi servi, sera dégusté avec délices ; il excitera par sa blancheur les désirs de la gourmandise.

Remarque. Pour faire du blanc-manger au rhum vous joignez, dans la préparation décrite ci-dessus, un demi-verre de bon rhum ou de rac ; de même que pour le faire au marasquin, vous y mêlez un demi-verre de cette agréable liqueur.

Pour un entremets de petits pots, vous préparez les deux tiers de la recette précédente ; cependant vous y mettez un peu moins de colle, parce que ce blanc-manger étant en petits pots doit être plus délicat que pour être moulé, celui-ci devant se soutenir en sortant du moule.

Blanc-manger AU CÉDRAT. Râpez sur un morceau de sucre royal, de 375 grammes la moitié du zeste d'un cédrat moyen, en ayant soin de ne pas anticiper sur la peau blanche afin que l'arome du fruit n'ait point d'amertume ; ensuite vous râtissez du sucre sur toutes les parties colorées par le zeste ; enfin vous partagez ce sucre en deux parties égales, c'est-à-dire que vous pesez 192 grammes de sucre blanc et 192 grammes de sucre au zeste de cédrat. Vous pilez comme ci-dessus, 500 grammes d'amandes, et les mouillez avec cinq bons verres d'eau filtrée. Après en avoir extrait le lait d'amandes à la serviette, vous séparez ce liquide en deux parties égales : dans l'une vous mettez le sucre blanc, et dans l'autre le sucre au cédrat. Dès que ces sucres sont fondus, vous passez séparément ces deux sortes de blancs-mangers ; vous mêlez dans chacun d'eux 16 grammes de colle de poisson clarifiée, et commencez à verser dans le moule d'entre-

mets, qui sera placé dans de la glace, 2 centimètres d'épaisseur de blanc-manger blanc : aussitôt qu'il est prêt, vous versez dessus du blanc-manger coloré au zeste de cédrat (il doit être d'un jaune-clair). Quand il est pris, vous versez dessus autant de blanc-manger que la première fois, et ainsi alternativement du jaune et du blanc. Enfin, lorsque vous êtes prêt à servir, vous démoulez le blanc-manger comme de coutume.

On peut, sans faire toutes ces façons, mettre ce sucre au cédrat dans la préparation tout entière, ce qui colorera le blanc-manger d'un jaune pâle.

On procédera de même que ci-dessus pour du blanc-manger à l'orange, en râpant le zeste d'une orange. Il en sera de même pour le zeste au citron et pour le zeste à la bigarrade.

Blanc-manger A LA VANILLE. Coupez par petites parcelles une gousse de vanille ; faites cuire au petit caramel 192 grammes de sucre, dans lequel vous mêlez la vanille et la laissez refroidir. Ensuite vous le faites dissoudre avec un verre d'eau chaude, et placez le poêlon sur des cendres rouges pour qu'il se fonde plus aisément. Vous pilez 500 grammes d'amandes, comme nous l'avons indiqué pour le blanc-manger ordinaire ; vous les mouillez avec trois verres d'eau seulement ; et après en avoir exprimé le lait d'amandes, que vous partagez en deux parties égales, vous mêlez dans l'une le sirop à la vanille, que vous passez au tamis de soie, et dans l'autre 192 grammes de sucre dissous dans un verre d'eau tiède et passé au tamis de soie. Ensuite vous ajoutez dans chaque partie 16 grammes de colle, et garnissez le moule comme le précédent, c'est-à-dire un lit de blanc-manger blanc, ensuite un jaune, et ainsi de suite.

Si vous l'aimez mieux, vous mêlez le sirop de vanille dans toute la préparation.

Le blanc-manger aux anis se prépare de même que le précédent, avec cette différence que vous mêlez au caramel 16 grammes d'anis vert étoilé, en place de vanille ou de coriandre.

Blanc-manger AU CAFÉ MOKA. Torréfiez 64 grammes de vrai café moka, et après l'avoir moulu, vous le versez dans un verre d'eau bouillante. Laissez faire l'infusion, et quand le marc est déposé, vous le tirez à clair. Vous mettez dedans 192 grammes de sucre et 16 grammes de colle clarifiée ; ensuite vous pilez 500 grammes d'amandes comme de coutume, et les délayez avec trois verres d'eau filtrée. Après en avoir exprimé le lait d'amandes, vous le séparez en deux parties ; dans l'une vous versez le café et la colle, et dans l'autre vous mettez 16 grammes de colle et 192 grammes de sucre fondu dans un verre d'eau tiède. Garnissez le moule comme le précédent.

Blanc-manger AU CHOCOLAT. Faites dissoudre dans un verre d'eau bouillante 192 grammes de bon chocolat à la vanille avec 128 grammes de sucre. Pilez 500 grammes d'amandes et mouillez-les avec trois verres d'eau ; après en avoir extrait le lait d'amandes, vous le séparez en deux parties égales ; dans l'une vous mêlez le chocolat avec 16 grammes de colle, et dans l'autre vous versez 192 grammes de sucre fondu dans un verre d'eau tiède avec la colle. Vous terminez l'opération de la manière accoutumée.

Blanc-manger AUX PISTACHES. Après avoir émondé 192 grammes de belles pistaches, vous les pilez, comme les amandes, avec 16 grammes de cédrat confit. Ensuite vous délayez ces pistaches avec un verre d'eau, en pressant fortement le lait de pistaches à la serviette. Vous y mêlez 192 grammes de beau sucre et 16 grammes de colle. Vous pilez 500 grammes d'amandes comme de coutume, et les délayez avec trois verres d'eau. Après avoir exprimé le lait d'amandes à la serviette, vous le séparez en deux parties égales ; dans l'une vous versez le lait de pistaches, en y joignant assez d'essence de vert d'épinards pour teindre ce blanc-manger d'un beau vert pâle, et dans l'autre partie vous versez 192 grammes de sucre fondu dans un verre d'eau tiède, avec 16 grammes de colle de poisson.

Blanc-manger AUX AVELINES. Émondez 500 grammes d'amandes d'avelines, et, après les avoir lavées, vous en mettez la moitié tremper deux heures dans de l'eau fraîche. Essuyez parfaitement l'autre moitié, que vous versez dans une moyenne poêle d'office, et la placez sur un feu modéré, en remuant continuellement les avelines avec une cuiller d'argent. Aussitôt qu'elles sont colorées bien également d'un beau jaune clair, vous les ôtez du feu et les laissez refroidir. Ensuite vous pilez ces amandes en y mettant de temps en temps un demi-cuillerée d'eau, afin qu'elles ne tournent pas à l'huile. Etant bien broyées, vous les ôtez du mortier pour les délayer dans un bol avec deux verres et demi d'eau filtrée. Pressez-les à la serviette, afin d'en exprimer le lait d'avelines, où vous mettez 192 grammes de sucre. Quand ce sucre est dissous, vous passez de nouveau le lait d'amandes à la serviette ; après quoi vous y joignez 16 grammes de colle clarifiée. Vous préparez le reste des amandes de la même manière que les précédentes. Vous les mouillez, sucrez et collez de même, ce qui vous donnera un blanc-manger très-blanc ; et l'autre partie sera légèrement colorée d'un jaune clair. Finissez le reste du procédé suivant la règle.

On peut également ne faire ce blanc-manger que d'une seule et même couleur, en mêlant les amandes torréfiées avec les blanches, ou en donnant couleur à la livre entière, ce qui donne un entremets très-agréable.

Blanc-manger AUX FRAISES. Epluchez une bonne assiette de fraises bien mûres et d'une odeur agréable, pressez-les dans une serviette claire, pour en exprimer le suc, que vous mêlez dans la préparation décrite pour le blanc-manger ordinaire (Voy. cet article) ; à

cette différence près que vous y mettez un verre d'eau de moins, si vous avez obtenu un verre de jus de fraises : ce qui arrive quand elles sont d'une parfaite maturité. Pour le reste de l'opération, vous procéderez comme de coutume.

On pourrait ajouter une petite infusion de cochenille ou de rouge végétal, afin de colorer ce blanc-manger d'un beau rose.

Pour le blanc-manger aux framboises, on procédera comme il est dit ci-dessus, en employant des framboises bien mûres au lieu de fraises ; mais on ajoutera aux framboises une poignée de groseilles rouges et bien mûres.

Blanc-manger A LA CRÈME. Après avoir préparé les trois quarts seulement de l'une des recettes décrites ci-dessus, vous les placez sur la glace dans un bol de terre de pipe ou dans une terrine. Vous remuez ce blanc-manger avec une grande cuiller d'argent ; aussitôt qu'il commence à prendre, en devenant lié et coulant, vous l'ôtez de la glace, et mêlez dedans une assiette de bonne crème fouettée. Remuez bien ce mélange, afin d'affaisser en partie la crème, qui par ce moyen donne au blanc-manger un velouté, un moelleux qu'il n'a réellement pas ordinairement. Ensuite vous le moulez de la manière accoutumée.

On pourrait, par ce procédé, ajouter de la crème fouettée dans tous les blancs-mangers décrits précédemment, mais on observerait de ne marquer que les trois quarts des recettes décrites.

Ces sortes de blancs-mangers ne pourraient être que d'une seule couleur, ce qui plaira toujours aux amateurs de ces bons entremets.

Blanc-manger SANS COLLE ET SANS GLACE. Préparez la moitié de la dose de la recette du blanc-manger ordinaire sans y mettre de colle. Fouettez un peu six blancs d'œufs dans un grand poêlon d'office ; et quand ils commencent à blanchir, versez-y le blanc-manger, que vous placez sur des cendres rouges. Vous continuez à fouetter le mélange avec un fouet à biscuit. Par ce travail, le blanc d'œuf se mêle intimement à la préparation, qui se change bientôt en une crème liée, fouettée et moelleuse. Dès que vous voyez que la crème est d'un corps parfaitement égal, vous la versez de suite dans une casserole d'argent, dans de petits pots ou dans un bol, et la laissez refroidir ou la servez chaude.

Ce blanc-manger ne peut se servir que dans de petits pots, dans une casserole d'argent ou dans un bol de porcelaine.

Lorsqu'on voudra faire un entremets de pots de blanc-manger, n'importe de quelle saveur, on préparera seulement les deux tiers de l'une des recettes décrites dans ce chapitre.

Lorsqu'il entrera dans les blancs-mangers des substances excitantes comme le rhum, le rac, le marasquin et autres liqueurs, le café, etc. ; il va sans dire qu'il n'en faudra pas donner aux convalescents.

Blanchir. En terme de cuisine, cette opération consiste à passer dans l'eau chaude les viandes et les légumes ; on les y laisse plus ou moins de temps, puis on les retire, on les fait égoutter et on les accommode.

Blangy (Vin de) à Dannemoine, Bourgogne (Côte-d'Or), rouge, deuxième classe.

Blanquet. Sorte de poire assez médiocre qui mûrit en juillet et en août ; il y en a de deux espèces, le gros et le petit blanquet.

Blanquette. C'est le nom que l'on donne à une espèce de poire. La blanquette a la chair cassante, légèrement sucrée et d'un goût peu relevé.

Blanquette. Nom que l'on donne à un ragoût qui se prépare toujours avec des viandes blanches déjà cuites, et dans lequel il faut, de rigueur, une liaison. On fait des blanquettes de volaille, d'agneau, de veau, de cochon de lait, etc. Ce mets participe des propriétés des viandes qui entrent dans sa composition, mais il est toujours moins facile à digérer que chacune des viandes de même nature rôties ou grillées, et, relativement, moins nourrissant que ces mêmes viandes. *Entrée*.

Blanquette. C'est un vin fort sain et fort délicat que l'on fait dans le Languedoc. La meilleure et la plus renommée est celle que l'on prépare à Limoux.

Blète (*Blitum*). Plante de la famille des atriplicées et de la monandrie digynie. Ce genre renferme des herbes annuelles dont les fruits ressemblent aux fraises ; il croît en Europe et en Asie, mais dans les régions tempérées de cette dernière. Le *blitum capitatum* est employé en médecine à cause de ses propriétés émollientes ; ses fruits ont des qualités à peu près analogues à celles des fraises.

Blois (Fromage de) Loir-et-Cher. Ces fromages à la croûte marbrée de blanc et de jaune offrent une pâte maigre, salée, blanche et un peu acide. Le goût n'en est pas désagréable et rehausse la saveur des vins dont on l'arrose.

Ils ont 4 centimètres de diamètre sur 3 de hauteur et se vendent 80 centimes. *Dessert*.

Blond DE VEAU. C'est un jus qui est d'un fréquent usage dans les préparations culinaires ; il est beaucoup moins excitant que tous les jus des viandes noires et de jambon, et qui ne manque pas pour cela de sapidité, surtout si on a laissé un peu attacher la viande en le faisant.

D'après le docteur Tronchin, le jus blond de veau doit se préparer ainsi : on garnit le fond d'une casserole avec des tranches de veau, on y joint des abatis de volaille, un peu de beurre ou de lard fondu, ognons, carottes, bouquet garni ; on mouille avec une cuillerée de bouillon et on fait réduire sans laisser attacher ; on ajoute encore du bouillon, de manière que le tout se trouve couvert, on fait bouillir, on écume bien ; puis, diminuant le feu, on laisse bouillir doucement pendant deux heures.

On fait ensuite un roux blanc dans lequel on passe pendant quelques minutes des champignons, on verse dessus le jus des viandes que l'on a fait cuire, on remue pour que le mélange se fasse bien ; puis on place la casserole sur un feu que l'on diminue après que le tout a bouilli de nouveau et a été bien écumé, et on la laisse ainsi pendant une heure, après quoi on dégraisse et on passe à l'étamine.

Bœuf (*Bos*). Quadrupède de la classe des mammifères et de l'ordre des ruminants à cornes pleines : c'est le taureau coupé. Le bœuf et la vache changent de nom, suivant l'âge qu'ils ont ; aussi le bœuf jeune se nomme *veau* et la vache jeune se nomme *génisse*.

Il y a plusieurs espèces de bœufs, tels que le buffle, le bison, l'iack, etc., etc., et les bœufs à bosse, tels que le bœuf d'Ispahan, le zébu, etc.

La chair du bœuf, pour être dans les meilleures conditions, doit provenir d'un individu de quatre à six ans, ni trop gras ni trop maigre. Cette chair, qui possède au premier degré les qualités nutritives, se digère généralement bien ; on en fait du bouillon ; on la mange bouillie, grillée, rôtie, étuvée, braisée, etc., etc. ; néanmoins les estomacs très-délicats ne s'en accommodent pas toujours, non plus que les personnes qui n'ont pas besoin d'une nourriture très-substantielle. Les meilleurs bœufs sont ceux de Normandie, du Cotentin et d'Auvergne. Les bœufs d'Angleterre si renommés ne valent pas à beaucoup près ceux de France ; ils sont trop gras et on les tue trop jeunes, d'où il suit qu'ils sont un mezzo-termine entre le veau et le bœuf, et que par conséquent ils n'ont pas les qualités requises pour être aussi parfaits que les nôtres. Quant aux bœufs des autres pays, ils ne viennent qu'après ceux que nous venons de signaler.

Le bœuf est le fondement des coulis, des réductions, d'un grand nombre de braises ; il sert à foncer les casseroles ; son jus nutritif et succulent donne du corps et de la saveur à un grand nombre de ragoûts ; enfin il est tel repas où le cuisinier aura employé cinquante livres de bœuf sans qu'il en ait paru une once sur la table.

Les flancs des bœufs de l'Auvergne et du Cotentin recèlent ces aloyaux divins, premier fondement d'un bon repas. Ces aloyaux, bien mortifiés, cuits à l'anglaise, c'est-à-dire saignants, et accompagnés d'une sauce stimulante, dans laquelle les anchois et les câpres fines tiennent le premier rang, sont, en hiver, le rôti qui convient le mieux à une table nombreuse et affamée. Ces mêmes bœufs produisent d'admirables bouillis, surtout lorsque, songeant moins au potage qu'au plat qui le relève ; on préfère la culotte à la tranche et la pointe de la culotte à son milieu. Si, pour plus grande satisfaction, l'on entoure cette culotte de morceaux de choux carrément coupés, cuits dans une braise savante, séparés par d'épaisses cloisons d'un lard en bon point et couronnés par des saucisses courtes, on pourra se flatter alors d'avoir un milieu digne de la table des plus grands princes, et un bouilli dans tout son luxe. Les consommateurs plus modestes se contentent de l'enclore d'une muraille de pommes de terre cuites dans un bon jus et arrosée d'une sauce au beurre. Si aux choux, aux petites saucisses et au lard précités, l'on joint des colonnes de carottes et de navets symétriquement découpés et incorporés avec eux, alors on aura une véritable chartreuse en chapelet.

Dans tous les cas le bouilli doit se manger avec la moutarde, aux câpres et aux anchois;

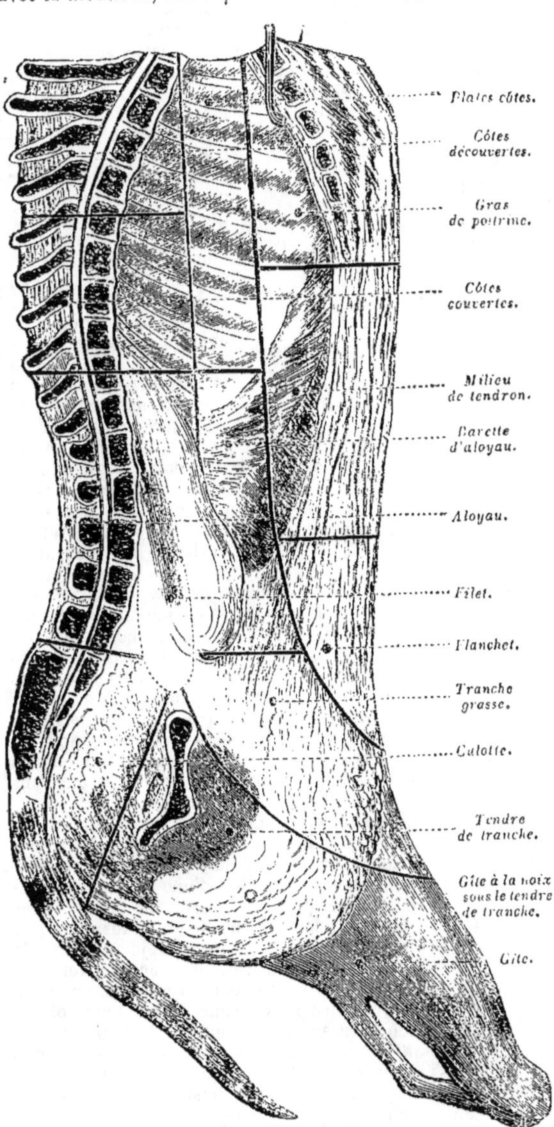

c'est l'excipient indispensable du bouilli pendant neuf mois de l'année. Sur la fin de l'année on y substitue une sauce aux tomates, dont l'agréable acidité forme, sans le secours d'aucune épice, un stimulant fort agréable.

Le bœuf ne se borne pas à nous offrir l'aloyau et le bouilli, il est d'une ressource inépuisable pour varier les entrées, et même les hors-d'œuvres d'une table bien servie. Avec la queue et de nombreuses carottes on forme un hochepot qui, fait avec soin et dressé avec art, présente l'enchanteur coup-d'œil d'un buisson nutritif. Avec les palais on établit, soit en gratin, soit en pâté chaud, l'une des entrées les plus succulentes. Avec les entre-côtes bien frottées d'huile, panées et mises sur le gril (avec poivre et sel seulement), on peut offrir un fort hors-d'œuvre des plus tendres et des plus aimables. Si vous coupez avec art, en tranches minces, le filet du dedans de la seconde pièce d'un aloyau, que vous les couchiez quelques instants sur le gril et que vous les dressiez sur un plat chaud, sans autre assaisonnement que des morceaux d'un beurre extrêmement frais manié de fines herbes, et sans autre entourage que des vitelottes entières passées au beurre, vous vous trouverez avoir ce que les Anglais appellent *beef steak*.

Le bœuf est une mine inépuisable entre les mains d'un artiste habile; c'est vraiment le roi de la cuisine. Sans lui point de potage, point de jus; son absence suffirait pour affamer toute une ville. Nous allons indiquer les différentes parties du bœuf qui servent à l'alimentation.

Lorsque le bœuf est abattu on enlève la peau, la tête avec les cornes, les entrailles, etc., et il reste alors ce que l'on nomme proprement la viande de boucherie.

L'animal est coupé par la moitié, et, en commençant par le bas de la figure ci-contre, on trouve le *gîte*, plus haut le *gîte à la noix*, qui se trouve sous la partie graisseuse du tendre de tranche, le *tendre de tranche*, la *culotte* qui avoisine la queue, la *tranche grasse*. Toutes ces parties sont bonnes pour le pot au feu, mais à des degrés différents; les cuisinières préfèrent le tendre de tranche, puis le gîte à la noix, et enfin la tranche grasse. Vient ensuite le *flanchet*, puis l'*aloyau*, le *filet*, qui y est adhérent (ces deux derniers sont excellents rôtis), la *bavette d'aloyau*, le *milieu de tendron*, les *côtes couvertes*, le *gras de poitrine*, les *côtes découvertes* et les *plates-côtes*. On voit que les morceaux recherchés sont le *gîte à la noix* et la *tranche* pour le bouilli, et l'*aloyau* et le *filet* pour le rôti.

Pour compléter la description du bœuf, il nous reste à parler de l'épaule, qui se compose des parties suivantes : le *collier*, le *talon du collier*, la *pointe de paleron* et la *macreuse*. La figure ci-jointe indique la position de ces diverses parties.

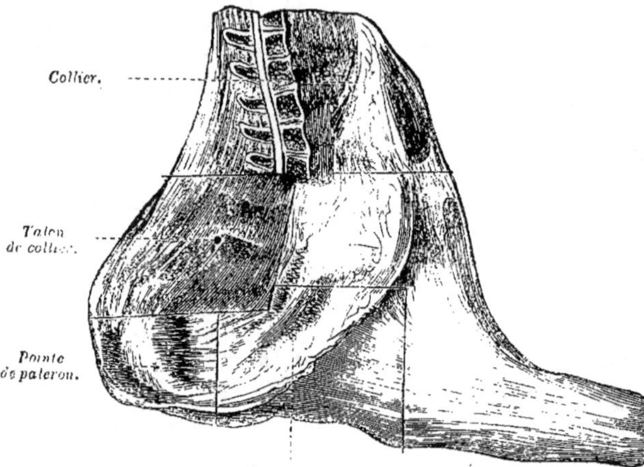

Il faut toujours couper le bouilli en travers, afin que la viande se trouve courte, et avant cette opération dépouiller le morceau de ses os, de ses nerfs et de la graisse superflue. Lorsque c'est un bon cuisinier qui a dressé la pièce, il est aisé d'en reconnaître le fil, et par conséquent l'endroit où il convient de placer le couteau, et dont il faut partir. On coupe les tranches un peu minces, mais pas trop cependant; si la pièce est très-cuite, pour qu'elle ne s'étale pas, on fera en sorte que chacun ait une petite portion de graisse; ceci s'applique à la culotte comme à la tranche. Quant à la poitrine, comme les os en sont la partie la plus délicate, on s'attachera à les bien diviser, et l'on en servira un par portion.

Cuisson du bœuf. 5 kilog. (10 livres) avec la broche et bon feu.................. 2^h 30^m
avec la cuisinière et feu de cheminée. 1 53
avec la cuisinière et la coquille..... 1 40
2 kilog. 1/2 (5 livres)............. 1 30
avec la cuisinière et feu de cheminée. 1 10
avec la cuisinière et la coquille..... 1 »

Bœuf A LA MODE. On choisit un des meilleurs morceaux de la cuisse; on le pique avec du gros lard et on le met bouillir pendant quatre heures environ dans une terrine avec carottes, oignons, clous de girofle, bouquet de persil et de ciboules, deux feuilles de laurier, une branche de thym, sel, poivre, un pied de veau et quatre verrées d'eau; quand il est suffisamment cuit on le sert entouré de ses légumes. Ce mets, quoique bon et nourrissant, n'est pas de très-facile digestion pour les estomacs qui ne sont pas robustes. *Relevé de potage.* —Voy. *Aloyau, Bouilli, Bouillon, Cœur, Côte, Culotte, Entrecôte, Filet, Noix, Palais, Queue, Rognon.*

Bœuf FUMÉ. Notez d'abord que toutes les parties d'un bœuf ou d'une vache sont bonnes à fumer, mais que le morceau le plus fin de la bête, c'est la poitrine. Et, maintenant que vous êtes prévenu, mettons-nous ensemble à la besogne.

Vous commencez par couper la viande en gros quartiers; puis vous la plongez dans l'eau bouillante à quatre ou cinq reprises différentes et l'en retirez tout de suite.

Après cela, vous couchez chaque quartier sur la table de la cuisine et le frottez vigoureusement avec la main pleine de sel, jusqu'à ce que la peau en brûle et que le sel y entre. Les morceaux ainsi frottés sont ensuite plongés dans une forte saumure. Vous les retirez de là au bout de quinze jours, les laissez égoutter un peu, les recouvrez de son, et il ne reste qu'à les pendre dans la cheminée, au moyen de crochets en fer, de bonne ficelle, et à les fumer. Les gens du métier, ceux qui vont en foire avec des charrettes pleines, ont des chambres faites exprès pour cela, et ne s'y prennent pas tout à fait de la même manière que nous indiquons. C'est égal, nous nous en tirerons aussi bien qu'eux; on fait quelquefois de la cuisine aussi bonne dans la terre que dans le cuivre étamé.

Aussitôt la viande pendue, vous prenez des copeaux de bois vert ou de la sciure, ou des rameaux de genêts, ou du genévrier, ou bien même au besoin du bois d'une autre sorte, pouvant donner plus de fumée que de flamme. Vous y mettez le feu et l'entretenez pendant cinq ou six bonnes heures le premier jour, autant le second, autant le troisième, après quoi vous pouvez aller en rabattant et vous contenter du feu ordinaire de la cuisine. L'on est bien obligé d'en faire au village tant que la journée dure ou approchant. Le matin, il en faut pour la soupe et les légumes, plus tard pour cuire la nourriture des bêtes, le soir pour préparer le souper. Or, s'il n'y a point de fumée sans feu, il n'y a point non plus de feu sans fumée; en sorte que, au bout de six ou sept semaines, la préparation de la viande est complète. Vous la sortez alors de la cheminée et l'attachez aux poutres ou aux poutrelles de la cuisine, ainsi que vous faites pour les quartiers de lard retirés du saloir. Ce que nous avons dit de la fumaison du bœuf ou de la vache s'applique également à la viande de mouton et de chèvre; seulement pour les moutons on ne prend que les quartiers de derrière. Lorsque l'on veut se servir des viandes ainsi préparées, on les met dans l'eau pendant douze heures environ, afin de les dessaler convenablement, puis on les fait cuire avec des légumes comme si c'était du lard ou du jambon.   (P. Joigneaux).

Le bœuf fumé de Hambourg est justement renommé.

Bogue (*Box*). Nom vulgaire et corrompu, de *box* ou de *boops*, d'une espèce de poissons très-abondante dans toute la Méditerranée; on la trouve aussi dans l'Atlantique jusqu'à Madère et aux Canaries, et encore dans le lac Biserte. Ce genre appartient à la famille des sparoïdes de l'ordre des acanthoptérygiens. La chair de ces poissons est agréable, nourrissante et se digère bien.

Boisson (*Potus*). On donne le nom de boisson à tout liquide qui, introduit dans les voies digestives, apaise la soif, facilite la digestion en favorisant la transformation des aliments solides et sert à la réparation des parties fluides de notre corps. L'eau est la boisson la plus naturelle; cependant l'homme ne s'en contente pas, il lui préfère les boissons fermentées, et on le voit en tout pays, suivant les productions du sol, se confectionner des boissons plus ou moins excitantes ou rafraîchissantes ou toniques. En thérapeutique, on se sert également de médicaments liquides pour le soulagement des malades.

Boissons RAFRAICHISSANTES. Il ne faut pas se méprendre sur l'usage des boissons rafraîchissantes, les chaleurs de l'été en appellent l'emploi; ces boissons tempèrent les ardeurs du sang, mais elles augmentent tellement la transpiration déjà si naturelle en été, qu'elles affaiblissent l'estomac et causent une trop grande déperdition de forces. Si la modération procède à l'emploi des sirops d'orgeat, de limons, de mûres, de groseilles rouges et de vinaigre framboisé, on peut en retirer de grands avantages et se soustraire à leurs inconvénients.

Bolet (*Boletus*). Genre de champignons qui renferme un nombre considérable d'espèces. Les bolets ont le chapeau garni en dessous d'une multitude de petits tubes placés verticalement et très-serrés; on en mange quelques espèces. C'est avec une variété de bolet qui croît sous le chêne que l'on prépare l'amadou et l'agaric des chirurgiens. Leurs propriétés sont celles des autres champignons. — Voy. *Champignons*.

Bonbon. C'est le nom que l'on donne en général à toutes les sucreries. Ces prépara-tions sont plus nuisibles qu'utiles, quoique fort agréables; elles sont même quelquefois très-dangereuses à cause des substances employées pour les colorer. Il est bon de s'en abstenir ou de n'en manger qu'avec grande circonspection.

Bon-Chrétien. C'est une grosse poire dont une variété mûrit en été et l'autre en hiver; elle est peu juteuse, assez difficile à digérer quand on la mange crue; on en fait d'excellentes compotes.

Bondy. Pomme d'un goût médiocre, quoique de belle apparence. La pomme de Bondy sert principalement à orner les pyramides de fruits à la main.

Bon-Henry (*Chenopodium Bonus-Henricus*). Plante de la famille des atriplicées et de la pentandrie digynie. L'ansérine, Bon-Henry, croît sur les montagnes autour des lieux habités; ses feuilles se mangent comme celles des épinards, et ses tiges comme des asperges. Cet aliment est sain, peu nourrissant, rafraîchissant, de facile digestion et peut être donné à des convalescents, surtout après des maladies inflammatoires.

Bonne-Dame (*Atriplex hortensis*). Cette plante, de la famille des arroches, est originaire de l'Asie; on la cultive dans nos potagers et on la mange avec l'oseille pour adoucir l'acidité de cette dernière. *Entremets*.

Bonnes (Basses-Pyrénées). Les Eaux-Bonnes sont spéciales pour le traitement des maladies de poitrine. On les emploie à la dose d'un ou deux verres, le matin, pures ou coupées avec du lait. Utiles surtout dans les bronchites et les laryngites chroniques. Elles favorisent l'expectoration et ramènent la vitalité des tissus à leur condition normale. Leur saveur désagréable rend leur emploi difficile chez les enfants.

(Dr C. James, *Guide aux Eaux*.)

Bonnet. Nom de différentes espèces de champignons. Ainsi il y a le *bonnet de crapaud*, les *bonnets d'argent*, le *bonnet de fou*, le *bonnet rabattu* ou *du matelot*, etc.—Voy. *Champignons*.

Bonnes-Mares (Vin des). Bourgogne (Côte-d'Or). Rouge 1re classe.

Bonnet-Turc. Espèce de potiron qui fait partie de la famille des cucurbitacées et de la monœcie monadelphie. C'est une variété du giraumon.—Voy. *Potiron*.

Bonite (*Scomber*). Nom donné à plusieurs variétés de poissons du genre scombre et s'appliquant plus ordinairement au *scomber pelamys*, thon à ventre rayé, bonite des tropiques.

Bonitot (*Thymnus Mediterraneus*). Ce poisson est un peu moins gros que le thon; il se nourrit de poissons et remonte en été les rivières. Sa chair est facile à digérer, délicate et de bon goût.

Bordeaux (Vins de) (Gironde).

Rouges, 1re classe : Château-Margaux, Château-Laffitte, à Pouillac; Château-Latour, à Saint-Lambert; Haut-Brion, à Pessac; Rauzan, Lascombe, à Margaux ; Liouville, La Rose-Balguerie, à Saint-Julien-de-Reignac; de Gorce, à Cantenac ; de Brasse-Mouton, à Pouillac, à Saint-Lambert.

ROUGES, 2e CLASSE : 3e et 4e cuvées des vins de 1re classe et ceux de Saint-Estephe et Sainte-Gemme.

ROUGES, 3e CLASSE : Talence, Mérignac, Léognan dans les Grâves; les meilleurs crus de Ludon, Labarde, Macau, Cussac, Lamarque, Soussans, Arsins, Lestrac dans le Médoc.

ROUGE ORDINAIRE, 1re QUALITÉ. Les quatre crus du Médoc, puis les vins de Queyriès, Funsac, Arsac, Saint-Christoly, Saint-Émilion.

Bordelais (Vins du).

BLANCS, 1re CLASSE : Sauterne, Barzac, Preignac, Baumes et Villenave d'Ornon.

BLANCS, 2e CLASSE : les secondes cuvées des crus de la 1re classe.

BLANCS, 3e CLASSE : Pujols, Ilots, Cadillac, Langoiron (Gironde). — Voy. *Vins*.

Bordelière (*Bullerus*). C'est un poisson de lac et de rivière. Celui de lac est mauvais, tandis que celui que l'on prend dans les rivières a le goût de la carpe et se digère bien. Ce poisson ressemble, pour la forme, à la brème.

Bords DE PLAT. Se dit de tous les croûtons frits, de quelques formes qu'ils soient, dont on garnit le bord des plats.

Boridia. Mets salé que l'on fait avec un petit poisson qu'on mange cru.

Bouc (*Hircus*). Nom que l'on donne au mâle de la chèvre. Le bouc appartient à la famille des ruminants; sa chair ne s'emploie pas comme aliment à cause de l'odeur forte et désagréable de cet animal.

Boucage (*Pimpinella*). Genre de la famille des ombellifères et de la pentandrie digynie. Il y en a de plusieurs espèces parmi lesquelles le boucage anis (*Pimpinella anisum*), remarquable par son odeur agréable, est employé dans la composition de quelques pâtisseries et ratafias. Il facilite la digestion, aide à l'expulsion des gaz renfermés dans les voies digestives, et donne à l'haleine une odeur agréable.

Il y a encore le boucage majeur (*Pimpinella magna*) qui vient dans les bois et dont on se sert à Francfort pour teindre en bleu l'eau-de-vie, ce qui lui donne un goût âcre; et le boucage mineur (*Pimpinella saxifraga*) qui a les mêmes propriétés, mais à un degré moindre et qui est très-excitant. Il est très-peu employé.

Boucaner. Opération par laquelle on dénude les os d'animaux de leurs chairs, que l'on enlève par aiguillettes, que l'on assaisonne et que l'on fume de différentes manières, selon les espèces et selon les lieux. En France, on boucane ainsi les petites anguilles et les jeunes lamproies, et ce mets assez recherché sert pour hors-d'œuvre.

Bouchées. On comprend sous ce nom tous les petits gâteaux soufflés de cette branche de la pâtisserie appelée *petit four*.

Bouchet. Liqueur ou hypocras que l'on obtient en faisant bouillir ensemble de l'eau, de la cannelle et du sucre; cette liqueur excitante ne convient pas aux tempéraments bilieux ni aux natures irritables.

Boudin (*Boutulus, Botellus*). Cet aliment se prépare ordinairement avec le sang et la graisse abdominale du porc; de plus, on y ajoute certains ingrédients tels que sel, poivre, et autres condiments, et on renferme le tout dans un boyau du susdit animal.

On fait aussi des boudins avec le sang et la chair d'autres animaux comme les daims, les lièvres, les oies sauvages, la volaille, le poisson, les écrevisses, etc.

Ce comestible, de rigueur dans les repas dits *réveillons*, cause souvent de formidables indigestions à ceux qui veulent fêter trop copieusement la naissance de notre Sauveur.

Le plus indigeste de tous est sans contredit le boudin de porc ou de sanglier. Les boudins d'aucune espèce ne conviennent aux convalescents. *Hors-d'œuvre chaud*.

Boudin NOIR. Ce comestible est fort indigeste; on le prépare en mélangeant à du sang de porc, qu'on remue sans cesse pendant qu'il coule dans un vase placé sur des cendres chaudes, de la panne, du lard, du persil, de la ciboule, de la muscade, du laurier, du sel, du poivre des oignons cuits, le tout haché menu et arrosé de crème; cela fait, on introduit dans un boyau, bien nettoyé, ce mélange; on divise en parties égales, au moyen de ligatures, le boyau ainsi rempli; puis on dispose sur des étais ces boudins qu'on met cuire dans une chaudière pleine d'eau chaude qu'on évite de faire bouillir pour qu'ils ne crèvent point; lorsqu'ils sont cuits à point, on les essuie, on les met ensuite refroidir sur un linge blanc, on les frictionne avec de la panne pour les rendre brillants. Lorsqu'on veut les manger on les fait griller, on en relève la saveur par de la moutarde. On peut encore faire du boudin avec du sang de veau, de mouton, de bœuf, mélangé de sang de porc, mais on n'obtient ainsi qu'un boudin plus indigeste encore que le précédent et d'une qualité bien inférieure. Les boudins faits avec le sang du sanglier, du chevreuil, du daim, du lièvre, de volaille sont plus délicats, mais n'en sont pas moins des préparations peu salubres quoique souvent fort agréables. *Hors-d'œuvre chaud*.

Boudin BLANC. Du lait, de la mie de pain, des oignons en petits dés passés au beurre blanc, de la panne fraîche hachée, des blancs de volaille, des jaunes d'œufs, de la crème, assaisonnés de sel fin et des quatre-épices, quelques amandes douces pilées, introduits dans des boyaux bien nettoyés et apprêtés, divisés également et liés à chaque bout; quand ils ont été convenablement remplis, constituent ce qu'on nomme boudin blanc. Ce sont de véritables quenelles; on fait cuire ces boudins à l'eau bouillante, on les plonge ensuite dans l'eau froide, on les égoutte, on les essuie, on les brillante avec de la panne, on les mange cuits sur le gril en caisse beurrée. Ce boudin qu'on peut varier à l'infini, en employant à sa confection du lapereau, des volailles variées, des foies gras, des écrevisses, du poisson, et qu'on peut assaisonner de champignons, de truffes, etc.; est d'assez facile digestion, mais est stimulant, en raison des ingrédients qu'il contient, et ne convient qu'aux personnes en bonne santé. *Hors-d'œuvre chaud.*

Boudin A LA RICHELIEU. Le nom de boudin est ici complétement usurpé. C'est une quenelle faite avec de la chair de lapin pilée et passée, des pommes de terre cuites sous la cendre, épluchées et pilées; pétrissez le tout ensemble pour que le mélange soit bien épais; servez-vous de ce mélange pour envelopper un salpicon, donnez à cette préparation la forme d'un boudin, beurrez alors le fonds d'une casserole et faites-y couver doucement votre boudin, qui a dû être préparé sur une plaque de métal beurrée elle-même, et plus étroite que la casserole pour en atteindre facilement le fond; pochez avec précaution ce boudin; lorsqu'il le sera, égouttez-le, laissez-le refroidir, et à l'instant de le faire griller, dorez-le à l'œuf; roulez-le dans de la mie de pain; placez le gril sur de la cendre chaude, et quand le boudin a pris partout une belle couleur, dressez-le sur une bonne sauce italienne, blanche ou rousse, ou bien encore sur une périgueux. Cette préparation recherchée est difficile à bien accomplir, et peut être considérée comme excitante en raison de la confection du salpicon qu'elle contient. *Hors-d'œuvre chaud.* — Voy. *Salpicon.*

Bouille-à-Baisse. C'est ainsi qu'on appelle un potage fait avec du poisson, c'est un mets provençal très-estimé dans le pays. On emploie à volonté, soit du poisson de rivière, soit du poisson de mer dans sa confection, et on y joint certains ingrédiens, tels que carottes, céleri, ail, poireaux, sel, etc. *Potage.*

Bouilli. On entend, en général, par ce mot toutes les viandes cuites dans l'eau. Le bœuf bouilli qui a servi à faire du bouillon est un aliment beaucoup moins succulent que le bœuf rôti; en effet, il délaisse à l'eau qui s'en empare la plus grande partie de ses principes nutritifs; malgré cela il est sain, mais lourd et d'assez difficile digestion Brillat-Savarin l'appelait *de la chair moins son jus.* Il perd, par la cuisson, la moitié de son poids. Il en est de même des autres viandes qui, bouillies, sont toujours moins savoureuses, moins substantielles et surtout moins digestibles que rôties ou grillées. Cependant les volailles, lorsqu'on les fait cuire avec d'autres viandes et avec très-peu d'eau, conservent leurs qualités nutritives et sapides, et elles constituent ainsi, un aliment léger, d'assez facile digestion, et qui peut convenir surtout dans les convalescences avancées.

La culotte et l'aloyau de bœuf sont les seules pièces que l'on puisse servir, comme bouilli, dans les bonnes maisons; mais, pour que ces morceaux puissent conserver, autant que possible, leur succulence, il est nécessaire qu'ils ne ne restent pas plus de quatre à cinq heures au feu; le bouillon est moins bon, mais il serait possible de remédier à cet inconvénient en mettant plus de viande, pour une quantité de bouillon donnée, que l'on n'est dans l'habitude d'en mettre lorsqu'on laisse la viande sept heures au feu.

Dans les grandes maisons la pièce de bœuf se sert toujours avec une garniture à la Chambord ou à la Godard et décorée d'attelets garnis de rissoles; on la garnit encore avec des petits pâtés, des oignons glacés, de la choucroûte, des nouilles, des légumes à la flamande, etc. *Entrée.* — Voy. *Garniture, Bœuf, Bouillon.*

Bouilli FROID. On en fait des tartines au beurre de fines herbes, ou on le mange en salade.

Bouilli EN MIROTON. Prenez un plat qui puisse aller au feu; versez-y du bon bouillon; ajoutez persil, ciboules, estragon, cerfeuil, câpres et cornichons, sel et poivre; hachez le tout; mettez par dessus votre bœuf que vous aurez coupé en tranches minces; puis une seconde couche d'assaisonnement pareille à celle de dessous; couvrez le plat et faites bouillir très-doucement pendant une demi-heure. *Entrée.*

Bouilli EN PERSILLADE. Mettez au fond d'un plat d'argent, ou de tout autre pouvant aller sur le feu, un peu de graisse de rôti ou de beurre; faites un lit de persil et de champignons hachés très-menu; couvrez ce lit de chapelure et posez là-dessus vos tranches de bouilli, placées les unes à côté des autres; continuez ainsi jusqu'à ce qu'il ne vous reste plus de viande; mouillez avec de bon bouillon et humectez-en de temps en temps votre préparation; faites bouillir doucement pendant trois quarts d'heure; au bout de ce temps, dégraissez et servez avec une garniture de pommes de terre sautées au beurre, disposées autour de ce mets. *Entrée.*

Bouilli EN QUENELLES. Hachez très-fin votre bœuf avec des pommes de terre cuites sous la cendre; ajoutez un peu de beurre ou de graisse, quelques œufs entiers, sel, poivre, etc.; pétrissez-bien le tout; formez-en des boulettes que vous passerez au beurre et servirez avec une sauce piquante. *Entrée.*

Bouilli EN MATELOTTE. Faites roussir dans le beurre des petits oignons; ajoutez une cuillerée à bouche de farine; sautez le tout; mettez un verre de vin rouge, un demi-verre de bouillon, quelques champignons, sel, poivre, laurier, thym; quand le ragoût sera fait, versez-le sur les tranches de bœuf, que vous aurez disposées sur un plat qui puisse supporter le feu; faites mijoter une demi-heure et servez. *Entrée.*

Bouilli AU PAUVRE HOMME. Coupez votre

bœuf par tranches, que vous disposerez sur un plat pouvant aller au feu ; semez dessus du sel, du poivre, persil et ciboules hachés, une pointe d'ail, ajoutez un peu de graisse du pot, un verre d'eau, ou, ce qui vaut mieux, de bouillon, un peu de chapelure ; faites mijoter sur de la cendre chaude pendant un quart d'heure et servez.

Le bœuf bouilli, ainsi que toutes les préparations précédentes, ne convient nullement aux convalescents ni aux personnes dont l'estomac est faible et délicat.

Bouillon (*Jus, sorbitio*). Le bouillon, est un aliment liquide résultant d'une dissolution dans l'eau de matières végétales ou animales par le moyen de la cuisson de ces substances. Le bouillon animal contient de la fibrine, de la gélatine, de l'osmazone, de la graisse et de l'albumine.

C'est la chair du bœuf dont on se sert le plus ordinairement pour faire le bouillon. Ce bouillon est le plus succulent et le plus agréable de tous, surtout lorsqu'il est à l'état de consommé. C'est à tort que, dans certains établissements, on le prépare avec des os seulement ; ce bouillon, qui ne contient point d'osmazone, perd non-seulement sa sapidité et son arome, mais encore les propriétés stimulantes que lui communiquerait ce principe ; en outre, il est moins agréable au goût et de moins facile digestion.

Bouillon. On mange rarement de bonnes soupes dans les grandes cuisines, parce que l'on y puise à chaque instant dans la marmite pour mouiller les ragoûts et qu'on la remplit ensuite avec de l'eau. Dans les petits ménages, au contraire, le pot au feu est l'objet principal ; on y apporte tous les soins. Un bon potage est le dîner du pauvre, et c'est une jouissance qui lui est souvent enviée par l'homme le plus opulent.

On fait encore des bouillons avec du mouton, du veau, du poulet, du gibier, du poisson, des grenouilles, des tortues, des escargots, des herbes, des légumes, etc. *Potage.*

Bouillon DE BŒUF. De toutes les marmites en cuivre, fer, fonte ou terre, c'est cette dernière qui mérite la préférence pour faire de bon bouillon ; plus elle sera ancienne, meilleur sera le bouillon. Mettez dans une marmite de terre un morceau de cuisse de bœuf (culotte, tranche, gîte à la noix, etc.) ; il faudra avoir soin de choisir un bœuf nouvellement tué et de belle qualité ; battez-le pendant quelques minutes vigoureusement avec un bâton rond et lisse ; versez dessus autant de litres d'eau froide que vous aurez de livres de viande et placez le tout sur le feu ou devant le feu, ce qui vaut mieux ; lorsque le bouillon commencera à écumer, faites cette opération avec soin, et ensuite mettez dans votre marmite sel, carottes, navets, panais, poireaux, un peu de céleri, une gousse d'ail ou un oignon piqué d'un ou de plusieurs clous de girofle, selon la grandeur de la marmite, un oignon brûlé ou du caramel pour donner de la couleur, et un morceau de sucre qui sert à corriger l'âcreté des légumes sans qu'on le sente pour cela dans le bouillon ; faites cuire à petit feu pour éviter que le pot au feu bouille trop fort, et au bout de six ou sept heures vous aurez un bouillon excellent et un bouilli passable. On peut ajouter, si l'on veut, au bœuf, un jarret de veau, un abatis de dindon, une vieille poule, une perdrix, etc. ; ce procédé rend le bouillon légèrement rafraîchissant ou tonique, selon que l'on y ajoute une viande blanche ou une viande noire et lui communique un goût agréable.—Voy. les mots *Pot au feu et Potage.*

Il ne faut pas mélanger le bouillon du jour avec celui de la veille. Si l'on conserve le bouillon plusieurs jours, on le fait bouillir soir et matin, et on le tient au frais sans le couvrir ; l'été, il s'aigrit aisément, surtout si l'on a mis un chou dans le pot au feu.

Le bouillon de bœuf est excitant et légèrement nourrissant ; il convient à tout le monde. — Voy. *Pot au feu.*

Bouillon DE MOUTON. Ce bouillon se fait comme le bouillon de bœuf ; il est plus excitant et beaucoup moins agréable au goût que le bouillon fait avec du bœuf ; mais il est à remarquer qu'on ne fait du bouillon de mouton que dans les pays où l'on ne se procure que difficilement du bœuf. Dans certains départements on mêle ensemble du bœuf et du mouton ; ce bouillon vaut mieux que celui dans lequel il n'entre que du mouton, mais il ne vaut pas le bouillon de bœuf.

Bouillon DE VEAU. Ayez un quart de livre (125 grammes) de jarret ou de rouelle de veau ; mettez votre viande dans une petite marmite ou dans une casserole et versez dessus un litre d'eau froide ; ajoutez du sel, une carotte, un ou deux oignons, quelques feuilles de laitue et un peu de cerfeuil ; faites bouillir doucement pendant une heure et demie ; passez et conservez pour vous en servir au besoin. Ce bouillon est rafraîchissant et relâchant ; il convient aux personnes échauffées et aux convalescents de maladies inflammatoires surtout.

Bouillon DE POULET. Prenez le quart d'un poulet maigre et procédez absolument comme pour le bouillon de veau. Le bouillon de poulet a les mêmes propriétés que le bouillon de veau.

On peut modifier ces deux sortes de bouillon (de veau et de poulet) et y faire entrer d'autres ingrédients, ou bien changer les proportions des substances qui entrent dans leur composition ; mais c'est au médecin à en décider selon les cas.

Bouillon DE PERDRIX (recette de M. Carême). Faites légèrement colorer à la broche quatre perdrix, puis vous les mettrez dans une petite marmite avec un jarret de veau, dont la crosse aura été retirée ; ajoutez trois litres d'eau ; faites écumer sur l'angle du fourneau et lentement ; ajoutez des racines passées au beurre clarifié ; mettez un peu de sel et un clou de girofle ; faites mijoter ce bouillon pendant quatre heures; dégraissez-le avec soin et passez-le au tamis de soie. Ce bouillon est restaurant, excitant et stimulant.

Bouillon DE LAPEREAUX DE GARENNE (même auteur). Mettez dans une petite marmite deux lapereaux de garenne coupés comme pour une gibelotte ; ajoutez une livre de rouelle de veau coupée en tranches et grillée, afin de lui donner de la couleur; mettez deux litres et demi d'eau; faites écumer doucement sur l'angle du fourneau, et après avoir retiré l'écume vous y joignez deux carottes, deux navets, deux oignons, quatre poireaux, un pied de céleri et une laitue, le tout émincé et légèrement coloré dans du beurre clarifié. Après trois heures d'ébullition vous dégraissez et passez ce bouillon au tamis de soie. Ce bouillon relâchant ne convient qu'aux amateurs de gibier.

Bouillon D'ESCARGOTS (même auteur). Il faut avoir une douzaine d'escargots que vous aurez fait dégorger la veille; le lendemain, cassez-en les coquilles, car il ne serait guère possible de les sortir, ou il faudrait les faire blanchir, ce qui leur ôterait toute la partie glutineuse ; mettez-les dans une casserole avec un litre d'eau; ajoutez une laitue coupée en quatre parties, quelques feuilles de pourpier, deux dattes, quatre jujubes, très-peu de sel, seulement pour enlever la fadeur; écumez jusqu'à ce que l'ébullition se fasse. Alors posez la casserole sur l'angle du fourneau pour que le bouillon mijote pendant trois heures, et que, pendant sa cuisson, il réduise d'un tiers; vous aurez fait dissoudre une once de gomme dans la moitié d'un verre d'eau tiède; versez cette gomme dans le bouillon d'escargots, avant de le passer à la serviette dans une jatte de porcelaine ou de faïence pour le chauffer sans ébullition à mesure que l'on vous en demandera une tasse. Quelques personnes ajoutent avec la gomme un morceau de sucre candi; mais on ne doit le mettre que lorsqu'on le demandera. Ce bouillon est légèrement nourrissant, adoucissant. Il convient dans les affections de poitrine et dans quelques convalescences, mais c'est au médecin à en prescrire l'emploi.

Bouillon DE GRENOUILLES (même auteur). Mettez dans un demi-litre d'eau la moitié d'une carotte, un oignon blanc, quelques rouelles de panais, une laitue, un bouquet de cerfeuil, un peu de sel, gros comme une muscade de sucre candi ; laissez cuire ces légumes, et, lorsque vous serez assuré de leur cuisson, jetez dedans trois douzaines de cuisses de grenouilles sans être dégorgées; faites-les partir pour écumer et laissez mijoter une demi-heure; passez alors à la serviette et conservez chaudement le bouillon pour être servi par tasse. Ce bouillon a les mêmes propriétés que le précédent.

Bouillon DE POISSON (même auteur). Beurrez grassement le fond d'une casserole moyenne; masquez-le ensuite avec des tranches d'oignons coupées en anneaux; placez dessus une petite anguille, deux tanches, deux carpes et deux brochets de Seine coupés en tronçons ; ajoutez-y six carottes, six oignons et un bouquet de blanc de poireaux et de jaune de céleri ; ajoutez assez d'eau pour en masquer la surface du poisson; placez la casserole sur un fourneau ardent, afin d'accélérer la réduction ; dès qu'elle a lieu, vous couvrez le fourneau de cendres, afin que la glace se colore légèrement; alors vous la mouillez avec de l'eau bouillante; vous ajoutez un peu de sel, de poivre, de muscade râpée et deux clous de girofle; après deux heures d'ébullition, vous passez le bouillon au tamis de soie et vous vous en servez pour travailler les petites sauces maigres et pour les potages de poisson. Ce bouillon est adoucissant et peu nourrissant. — Voy. *Pot au feu.*

Bouillie. C'est un aliment composé de farine délayée, cuite dans le lait et édulcorée avec du sucre. C'est une nourriture que l'on a coutume de donner aux très-jeunes enfants. La bouillie ne doit pas être trop épaisse, et il faut qu'elle soit bien cuite et faite avec du lait de bonne qualité. A ces conditions elle est nourrissante, saine et d'assez facile digestion; elle convient après des maladies inflammatoires.

On fait la bouillie avec les farines de froment, de gruau, d'orge, de maïs, de riz, de sarrazin, etc. La meilleure de toutes est celle qui est faite avec la farine de froment.

Bouillon BLANC (*Verbascum thapsus*). C'est une plante qui croît en Europe dans les lieux incultes ; elle appartient au genre molène, ses fleurs font partie des espèces pectorales; on les prend en infusion dans les affections catharrales aiguës ; elles sont adoucissantes, mucilagineuses et relâchantes.

Boulereau BLANC (*Gobius albus*). Genre de poissons osseux de l'ordre des acanthoptérygiens et de la famille des Gobioïdes. Ce sont de très-petits poissons dont la chair est délicate, tendre, nourrissante et de facile digestion.

Boulereau NOIR (*Gobius niger*). Genre de poissons osseux du même ordre et de la même famille que le précédent, et dont la chair ressemble, pour le goût, à celle de la perche ; il a de long six à sept pouces; il se digère difficilement; il est fort estimé à Venise.

Bouquet. Variété de crevettes. *Hors-d'œuvre.*

Bouquet. Le bouquet, dans l'art culinaire, sert comme assaisonnement dans les ragoûts. Parmi les plantes qui entrent dans sa composition, les unes doivent être employées *vertes*, telles sont le persil, la tanaisie, le fenouil, la sarriette, l'estragon, la verveine, la ciboule, le cerfeuil, l'ambroisie, etc.; les autres, telles que le thym, le laurier, le basilic, la petite sauge, etc., ne servent qu'après leur dessication. Le grand art de composer un bouquet consiste principalement dans les proportions exactes des ingrédients. Il est d'un bon effet d'ajouter, au centre du bouquet, une tranche de piment rouge et une gousse d'ail.

Bourdin. C'est une espèce de pêche qui mûrit à la fin d'août ou au commencement de septembre ; elle tire son nom d'un célèbre horticulteur. Mêmes propriétés que les autres pêches.

Bourgogne (Vins de). Les vins de Bourgogne, plus délicats que la plupart des autres vins, exigent aussi plus de soins. Ils doivent être mis dans une cave fraîche ayant ses larmiers au nord. Ces larmiers doivent être fermés durant les grands froids et les grandes chaleurs. Il faudrait même qu'on eût l'attention de ne pas laisser accès aux courants d'air, ou du moins de mettre les vins à l'abri de ces courants ; car le passage brusque du froid au chaud et du chaud au froid les tourmente, leur donne une maturité précoce et quelquefois des maladies. Il leur faudrait une température presque égale en tout temps, mais plutôt fraîche que chaude. Ceci n'exclut pas le soin qu'on doit avoir de renouveler quelquefois l'air, surtout dans les caves profondes et humides. La précaution est encore plus indispensable dans celles qui recèlent ou avoisinent des latrines.

Les vins veulent être remplis à leur arrivée, puis ensuite une fois chaque mois, avec du vin bien franc et de même qualité, s'il est possible ; et l'on doit apporter le plus grand soin à bien sceller les tonneaux après chaque remplissage.

Si l'on avait du vin très-fin à entretenir, et qu'on n'eût rien d'assez bon pour cela, nous conseillerions de jeter, dans la feuillette, des cailloux bien lavés, jusqu'à disparition du vide.

On doit assujettir la pièce sur un *marc* solide, un peu élevé de terre, et isolé de tout ce qui pourrait l'ébranler.

L'usage est, dans bien des pays, de soutirer les vins deux fois par an, la première au commencement de mars, la seconde dans le courant d'octobre ; mais nous pensons que les vins vieux, qui ont déjà subi plusieurs soutirages et qui se portent bien, peuvent se passer de celui d'octobre.

Quand il s'agit de déplacer une pièce de vin qui repose depuis quelques mois, on doit indispensablement le soutirer. Il vaudrait pourtant mieux ne pas le faire que de se servir d'une futaille qui ne serait pas d'un goût bien sûr et bien franc, ou qui serait mal rincée.

Quand on veut mettre du vin en bouteilles, on le colle pour l'obtenir plus clair.

On commence par tirer de la futaille la valeur de trois ou quatre bouteilles de vin, pour faire place à la colle et à l'écume qu'elle produira. Cette colle n'est autre chose que quelques blancs d'œufs bien frais, trois ou quatre pour une feuillette, six ou sept pour un tonneau. On les fait mousser en les fouettant, assez seulement pour qu'ils puissent surnager : car, trop battus, ils tomberaient en eau, et ne colleraient plus. Avant de les verser dans le tonneau, on doit donner au vin un mouvement rapide, au moyen d'un bâton court qu'on enfonce de six ou sept pouces, et qu'on fait tourner avec force, toujours dans le même sens. On continue le même mouvement après l'injection des blancs d'œufs, en enfonçant alors un peu plus le bâton. La colle, ainsi mêlée au vin, et longtemps promenée dans la partie supérieure du tonneau, ne descend que lentement entraînant avec elle tout ce qu'il y a d'impur et d'étranger.

Ce qu'on a tiré d'abord du tonneau peut y rentrer en partie dès qu'on a cessé d'agiter le vin. Pour cela, on réduit l'écume en frappant vivement sur le flanc du tonneau, à mesure qu'on verse ; et quand il est plein ou à peu près, on le scelle parfaitement. On fait alors, avec une vrille, près de la bonde, un petit trou qu'on ne bouche que quelques heures après.

Le vin doit rester ainsi collé de quinze à trente jours, pendant lequel temps on doit bien se garder d'y donner la moindre secousse. Dès le quinzième jour, on doit guetter et saisir le premier beau temps pour mettre en bouteilles. Cependant, si l'on a quelque raison de croire à la durée du beau temps, il est bon de laisser encore quelques jours le vin soumis à son action. Le temps convenable pour tirer en bouteilles, ainsi que pour soutirer, est celui où règne un vent sec de nord-est, que nous appelons vent de bise. Mais c'est particulièrement le mois de mars qu'on doit choisir, en ayant soin cependant de devancer le moment où la séve commence à travailler. Evitez aussi celui où la vigne entre en fleur, et celui où le raisin se colore. Nous ne saurions rendre raison de ces sortes d'influences, mais elles semblent consacrées par l'expérience.

Les bouteilles doivent être nouvellement rincées et bien égouttées. On perce la futaille à trois doigts du jable, pour y placer le robinet : puis, au lieu de desceller le tonneau, ce qui pourrait l'ébranler, on donne de l'air par le petit trou de la vrille dont nous avons parlé plus haut. Alors on tire le vin, et l'on a soin de boucher les bouteilles au fur et à mesure qu'on les remplit, pour que le vin ne s'évente pas ; on les laisse debout pendant une journée, et enfin on les couche sur le sable, ou sur des ais si la cave est trop humide.

Les vins qu'on reçoit en caisses ou en paniers doivent être déballés à leur arrivée, pour prévenir l'échauffaison qui pourrait résulter de l'humidité dont la paille reste imprégnée quand les envois ont essuyé la pluie.

Quand on s'aperçoit qu'un vin dépose dans la bouteille, on doit le transvaser sur place. On a une bouteille vide, bien lavée et bien égouttée ; on prend doucement la bouteille à transvaser, on la débouche sans secousses, en la tenant toujours horizontalement dans la même situation qu'elle avait sur la paille, et l'on verse lentement tant que le vin sort clair.

L'usage où l'on est, dans bien des pays, d'employer une petite pompe en fer-blanc pour déguster le vin, nous semble sujet à plusieurs inconvénients. D'abord on ébranle le tonneau en descellant et rescellant; on peut ensuite communiquer au vin, du moins à celui qu'on pompe, le mauvais goût qu'a contracté l'instrument en séjournant dans les caves, et alors on manque son but; enfin il peut arriver qu'on ne rescelle pas parfaitement. Nous conseillons donc de faire, avec une vrille ou un foret, un petit trou qu'on bouche et débouche à volonté avec un fausset.

Les vins de Bourgogne, aussi bien que ceux qui ont un bouquet très-fin et cette saveur admirable qui est le cachet de l'esprit, perdent beaucoup à être frappés de glace. Ce bouquet inappréciable, cette saveur divine, mais fugace, se dissipent à un trop grand froid; ils se développent au contraire à un degré de chaleur modérée. Il est donc essentiel de sortir ces vins de la cave quelques quarts d'heure avant le repas, et de leur laisser le temps de se mettre au degré de température de la salle où l'on mange.

Ils doivent être servis au plus tard au rôti, il ne faut pas attendre que les entremets sucrés, le dessert, les fruits, en dénaturant le goût, les fasse mal apprécier.

Bourgogne (Vins de), Côte-d'Or.

Rouges, 1re classe : La Romané-Conti, Chambertin, Richebourg, clos Vougeot, La Romance de Saint-Vivant, Latache, le clos Prémeaux Musigny, le clos du Tart, les Bonnes-Marres, le clos de La Roche, les Veroilles, le clos Morjot, le clos Saint-Jean et Laperrière.

Rouges, 2e classe : Dans la Côte-d'Or; Corton à Alaux, Vosne, Nuits, Volnay, Pomard, Premaux, Beaune, Chambolle, Morey, Savigny, Meursault, Blagny, Dannemoine; dans Yonne; Les Olivotes, Pitoy, Les Perrières, Les Préaux, à Tonnerre; La Chaînette, Migrenne à Auxerre.

Rouges, 3e classe : Gevrey, Chassagne, Santenay, Savigny et Chenôve; dans l'Yonne, plusieurs crus de Tonnerre, Épineuil, Dannemoine et Auxerre.

Rouge ordinaire, 4e classe : Tous les vins dits de première cuvée de la Côte-d'Or; Tonnerre, Dannemoine; à Chablis (Yonne), Pouilly et Fuissey (Saône-et-Loire).

Bourgogne et Beaujolais (Vins de).

Rouges ordinaires de 1re qualité : Mercurey, Givry, Dijon, Monthélie, Meursault, Fixin, Rully (Côte-d'Or) et les environs de Châlon-sur-Saône); plusieurs crus des environs de Tonnerre, Auxerre, Avallon, Coulange, Vezelay (Yonne).

Blancs, 1re classe : Montrachet (Côte-d'Or).

Blancs, 2e classe : les bons crus de Meursault (Côte-d'Or).

Bourrache (*Borago* ou *Borrago*). Plante de la famille des borraginées et de la pentandrie monogynie. La bourrache commune, *borago officinalis*, que l'on cultive dans nos jardins, est originaire du Levant. Elle contient une grande quantité de nitrate de potasse tout formé, un suc mucilagineux, et décrépite sur le feu. On l'emploie, en infusion tiède, comme diaphorétique et diurétique. Dans quelques pays, en Italie et en Provence surtout, on emploie ses feuilles, lorsqu'elles sont jeunes, dans les soupes; on décore des salades avec ses fleurs; enfin, en Angleterre, on en confectionne une boisson rafraîchissante qui sert pendant la saison chaude.

Bourut. Nom d'un vin douceureux dans lequel on ajoute une décoction de froment et de la fleur de sureau pendant le temps où il est encore en fermentation.

Bouscarle. En Provence, on donne ce nom à un petit oiseau dont la chair est excellente, se digérant facilement et qui convient très-bien dans les convalescences.

Boutargue ou **Poutargue**. On nomme ainsi en Italie et en Provence les œufs du surmulet qui, apprêtés après qu'on les a salés, fumés et desséchés au soleil, avec de l'huile et du jus de citron, forment un mets fort recherché. La meilleure boutargue nous vient des Martigues ou de Térins en Provence. Cette préparation est assez excitante. *Hors-d'œuvre*.

Boza. Espèce de boisson nourrissante que l'on prépare en Turquie avec des grains de millet.

Bouzy (Vin de), Champagne (Marne).

Blanc 1re classe, rouge 2e classe et se sert au second service; vin excellent, mais éminemment capiteux.

Braisière. C'est une casserole oblongue de grandeur variable, mais n'ayant pas moins de 35 centimètres ordinairement, pourvue d'un couvercle qui l'emboîte, et dont le bord est relevé de manière à pouvoir contenir la braise ou les cendres rouges que l'on met dessus. On peut encore se servir de terrines ovales, en poterie; elles sont commodes, coûtent bon marché et ont l'avantage, sur le cuivre, que l'on peut, sans danger, laisser refroidir dedans leur contenu.

Braise. L'emploi de la braise dans la cuisine est indispensable mais dangereux. Le gaz délétère qu'elle contient peut causer de graves accidents. Il faut donc avoir soin d'établir toujours un courant d'air avant que le gaz acide carbonique qu'elle renferme se dégage.

Le charbon connu sous le nom de charbon de Paris, offre des avantages considérables sur la braise, en ce que n'étant pas plus dangereux, il a une durée plus prolongée et procure une chaleur plus intense tout en s'allumant aussi facilement. — Voy. *Charbon de Paris*.

Braises. Les braises sont une des parties les plus importantes de la cuisine; cette manière de préparer les viandes en relève infiniment le goût, parce que, cuisant ainsi sans aucune évaporation, elles conservent tout leur suc et ne perdent rien de leur saveur.

On en connaît de deux espèces : 1° la *braise ordinaire*: elle se fait en fonçant une marmite avec des bardes de lard et des tranches de bœuf, de l'épaisseur d'un doigt, que l'on assaisonne avec des fines herbes, oignons, carottes, thym, laurier, poivre, sel, muscade et épices fines. On place, sur ce lit, la pièce qu'on l'on veut braiser. On la couvre et on l'assaisonne par-dessus de même que par-dessous, de façon que le vase soit bien rempli ; car, moins il y aura d'accès à l'air et plus la braise sera succulente. On ferme ensuite la marmite et on lute tous les joints du couvercle, soit avec de la pâte, soit avec tout autre lut approprié, mais de manière qu'elle soit close hermétiquement. On met enfin du feu dessus et dessous, et on a soin de l'entretenir, en observant cependant de le diminuer à mesure que la cuisson s'avance.

Cette braise s'emploie principalement pour les grosses pièces qui ont besoin d'un fort assaisonnement.

2° La *braise blanche* ou demi-braise. Elle se fait simplement en fonçant la marmite avec des bardes de lard et des tranches de veau en remplacement de bœuf. L'assaisonnement est composé des mêmes substances, mais il est beaucoup moins fort, cette braise ne servant que pour des pièces d'un plus petit volume.

La braise, qui paraît une chose facile à faire, demande la plus grande attention ; elle a l'avantage d'attendrir toute espèce de viandes, de volaille, de gibier, de leur conserver tous leurs sucs, et de fournir un mets succulent.

Brandade. Ragoût provençal fait avec de la morue, de l'huile et de l'ail.

Il faut prendre un morceau de belle merluche et le faire tremper dans de l'eau pendant vingt-quatre heures, pour le dessaler et le ramollir ; on le met dans un plat sur le feu avec de l'eau, en observant qu'il faut le retirer dès que l'eau commence à bouillir. On met du beurre, de l'huile, du persil, de l'ail dans une casserole, et l'on fait fondre sur un feu doux. Pendant ce temps, on épluche la merluche que l'on coupe en petits morceaux, on la met dans la casserole, et de temps en temps on ajoute de l'huile, du beurre et du lait ; quand on veut l'épaissir, on remue très-longtemps la casserole sur le feu et la merluche se réduit en crème ; si on la veut verte, on pile des épinards que l'on substitue au persil.

La perfection de la brandade dépend surtout du mouvement imprimé pendant très-longtemps à la casserole, et qui seul opère l'extrême division de toutes les parties de ce poisson naturellement coriace, et la métamorphose en une espèce de crème ; une brandade imparfaite n'est plus qu'une béchamel. —Voy. *ce mot.*

Une brandade bien faite est un ragoût délicieux, et quoique la merluche soit de sa nature fort indigeste, elle devient sous cette forme très-facile à digérer.

Ce condiment échauffant ne convient pas à tous les estomacs. *Entrée.* —Voy. *Ail.*

Brane-Mouton (Vins de), à Pouillac, Bordeaux, rouge, 1re classe.—V.*Château-Lafite.*

Brebis *Ovis*), femelle du bélier. La brebis est un quadrupède mammifère de la famille des ruminants ; elle fournit de la laine, du lait ; on fait des chandelles avec sa graisse, des cordes d'instrumens avec ses intestins, et enfin ses excréments sont employés pour fumer les terres. Cet animal si utile n'est bon à manger que quand il est jeune.

Brème (*Brama*). Genre de poissons de l'ordre des malacoptérygiens abdominaux et du genre cyprinoïde. Ce poisson, a été séparé des cyprins. La brème commune est un poisson d'eau douce qui s'apprête à la manière des carpes ; cependant la meilleure manière de la manger est avec une sauce piquante à l'échalotte. Sa tête est petite. La brème bien nourrie a la chair blanche, ferme et de bon goût, elle est de facile digestion. On l'estime cependant moins que celle de la carpe.

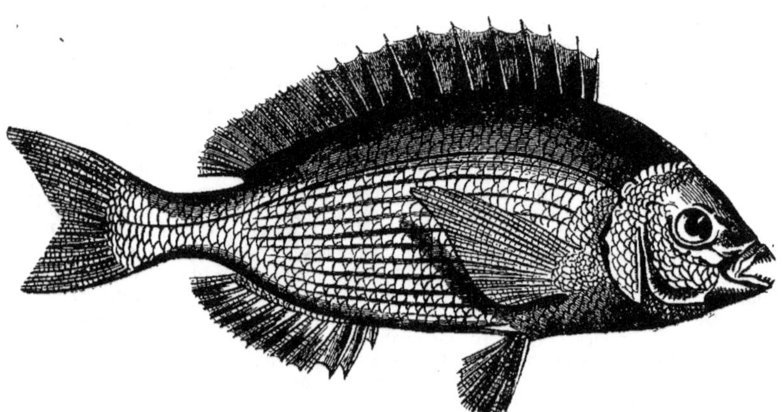

BRÊME DE MER.

Il y a encore la brème de mer qui se trouve dans la Manche, entre les côtes d'Angleterre et de France. Sa chair blanche et molle n'est estimée que lorsque ce poisson a atteint une certaine grosseur et a vécu sur les fonds de roches, alors il est excellent. On l'appelle aussi *spare*, *brème*, *carpe de mer*. Il paraît sur nos marchés, au milieu du printemps et pendant l'été, à des prix modiques.

Brésolles. On prépare en brésolles toutes les viandes; mais principalement le veau, le mouton, le dindon. Ce ragoût se fait en coupant des filets minces d'une des viandes que nous venons d'énoncer. On les fait cuire, après les avoir disposées par couches, entre les tranches de jambon et on assaisonne avec de l'huile, des champignons, une pointe d'ail, persil et ciboules, le tout haché menu et mêlé avec l'huile qui sert à arroser; ajoutez sel et poivre et faites cuire à feu doux. Quand les brésolles sont cuites on les enlève une à une et on les met à part; puis on dégraisse la sauce et on la lie, soit avec de la farine, soit avec des marrons pilés; on la verse sur les brésolles et on fait chauffer le tout sans bouillir. *Entrée*.

Brignoles. Ce sont des prunes desséchées que l'on apporte de Brignoles en Provence, et de ses environs. Elles sont belles et excellentes, peu nourrissantes, mais adoucissantes, difficiles à digérer et donnant des aigreurs si on en mange avec excès.

On fait avec ces prunes des confitures, des conserves; on les emploie encore, après les avoir hachées, à assaisonner des babas, des ongloffs et des puddings.

Brie (Fromage de), Seine-et-Marne.

Il se compose entièrement de lait de vache. De forme ronde et plate, son diamètre varie de 30 à 50 centimèt., et il n'a guère que 3 centimèt. d'épaisseur. Sa croûte, d'une couleur jaunâtre, recouvre une pâte blanche, fine, grasse, d'une saveur excellente et qui devient facilement fluide lorsque ce fromage n'est pas gardé au frais. Si on le laisse sécher, il prend une teinte jaunâtre; sa saveur et son odeur deviennent extrêmement fortes et, dans cet état, il demande à être mangé avec du beurre. Son prix, qui s'élève sans cesse, varie de 4 à 5 fr., suivant le format.

On trouve à la porte de Meaux, dans des pots, de la pâte de fromage de Brie qui possède toutes les qualités de celle des fromages en forme; néanmoins on ne lui accorde pas la même faveur, et il ne s'en présente jamais sur le marché de Paris.

On vend à Paris, sous le même nom et la même forme, des fromages dont la croûte est rouâtre et dont la pâte très-salée et sèche se détache par morceaux et s'étend difficilement sur le pain. Ils sont d'une qualité bien inférieure.

Brintz (Fromage de), Suisse, canton d'Unterwald.

C'est une espèce de fromage de Gruyère dont la pâte, d'un brun rouge, est beaucoup plus sèche et beaucoup plus salée. Il n'offre point d'œils et ne pleure pas comme son compatriote du canton de Fribourg. Il s'emploie principalement pour la cuisine et se vend 1 fr. 50 c. le 1/2 kilo.

Brioche. Les brioches sont des gâteaux dans lesquels il entre de la farine, du beurre, des œufs; on y ajoute quelquefois du raisin de Corinthe ou d'autres matières.

Les grosses brioches servent pour les thés, les goûters, les pains bénits; on les fait soit en couronnes, soit en pain à tête, ce qui est plus distingué. On en fait des petites que l'on mange à la main et dont il se fait un débit immense dans les grandes villes.

On fait des brioches à la crème, au rhum, au vin d'Alicante, à la moelle, aux raisins de Corinthe, au jus de muscat, à l'eau d'angélique, etc.

La brioche est un aliment agréable, nourrissant, mais difficile à digérer si l'on en mange avec excès, ou si elle est mal cuite, et, encore, lorsqu'elle n'est pas mangée fraîchement faite.

Broche. Ustensile de cuisine dont on se sert pour faire rôtir les viandes. On donnait autrefois le nom de *brochettes* à de petites broches d'argent ou de tout autre métal, que l'on désigne aujourd'hui sous le nom d'*attelets*. — Voy. *ce mot*.

Brochet (*Esox*). Genre de poissons osseux de l'ordre des malacoptérygiens abdominaux et de la famille des ésoces. Le brochet est un poisson d'Europe; on le trouve dans les eaux douces, courantes ou stagnantes.

Les brochets de rivières ou de fleuves sont bien préférables à ceux que l'on pêche dans les lacs et dans les étangs à cause du goût de vase qu'ils y contractent.

Le brochet pêché en eau vive, ou qui y a dégorgé, a la chair ferme, blanche, agréable et de facile digestion; son foie est fort estimé; mais il faut s'abstenir de manger ses œufs qui purgent violemment et donnent des nausées.

Il faut qu'un brochet pèse au moins dix ou douze livres pour tenir sa place à une table distinguée, et y être servi au court bouillon, soit en relevé, soit en rôti maigre. On commence, avec la truelle, par séparer la tête du tronc. Cette tête est un morceau assez délicat, et que l'on donne de préférence aux femmes; puis, après avoir tiré une ligne, de la tête à la queue, assez profondément pour dépouiller le brochet de la grosse arête, on divise les côtés de manière à ce que chaque côté participe du ventre et du dos. Ce poisson est difficile à servir à cause du grand nombre et de la finesse de ses arêtes; mais, avec un peu de dextérité, on y arrive.

Le brochet s'apprête d'une infinité de manières. On le mange à la génevoise, à la Chambord, à l'allemande, à la sauce blanche, à l'étuvée, en casserole, en filets frits, en salade, farci, en terrine, en pâté chaud, en tourte, etc.;

mais la manière la plus noble de le servir, c'est
à la broche, piqué d'anguille, si c'est en maigre, et de lard, si c'est en gras. On a soin de
l'arroser, pendant sa rotation, de bon vin
blanc, vinaigre et jus de citron vert; et si l'on
veut rendre la chose plus touchante, on sert
cet estimable animal, quoique rôti, sur une
sauce au coulis, dans laquelle on a fait perdre, comme par manière d'acquit, quelques

anchois, et où l'on fait amortir des huîtres avec
des câpres et du poivre blanc. Rien de plus
distingué et de plus apparent qu'un brochet
qui se présente ainsi; mais l'on pense bien que
pour mériter autant d'honneurs, il faut qu'il
soit d'une taille au-dessus de la moyenne.

On donne encore le nom de *brochet de mer*
à certains poissons tels que l'orphie, les merlus, etc. *Relevé de potage, rôt et entrée.*

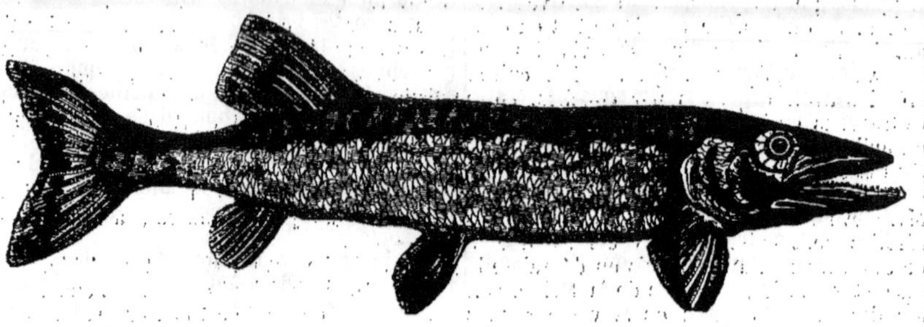

Brocheton (*Luciolus*). Nom vulgaire des
brochets de petite taille; ils sont très-délicats.
On les mange soit à la maître-d'hôtel, soit
frits, soit en salade.

Brocoli. C'est une espèce de chou-fleur
originaire d'Italie. Il y a des brocolis blancs et
des brocolis violets; ils sont fort estimés et se
préparent comme les choux-fleurs. Mêmes propriétés que les choux en général. *Entremets.*

Brou (*Drupa, culloca, virida nucis, puta-
men*). On a donné primitivement ce nom à une
enveloppe demi-charnue qui recouvre le fruit
du noyer. Aujourd'hui ce mot s'applique à toutes les enveloppes charnues ou pulpeuses qui
entourent les noyaux osseux et solitaires
comme ceux de l'amandier, du pêcher, du cerisier, etc. On emploie plus généralement le
mot drupe pour cet usage.

Brou DE NOIX. Liqueur faite avec des noix
vertes, de la cannelle, de l'eau-de-vie, du macis,
de l'eau et du sucre; on ajoute quelquefois de
la muscade et du girofle. Cette liqueur est tonique, stimulante et ne convient qu'aux estomacs débilités et aux personnes de constitution
lymphatique.

Brouilly (Vin de). Beaujolais et mâconnais, rouge ordinaire, première qualité. Les
220 litres, 1846-48; 450 1849-50, 280; 1 à
1 fr. 50 c. la bouteille. (novembre 1854.)

Bruant (*Emberiza*). Genre de l'ordre des
passereaux et de la famille des conirostres.

Les bruants sont de petits oiseaux dont le
chant est monotone; mais dont la chair, pour
la plupart des espèces, est très-délicate. Ce
genre renferme, outre les bruants proprement
dits, les ployers et les ortolans.

Brugnon. Variété de pêche. Ce fruit dont
la peau est lisse et sans poils est d'un goût excellent. Parmi les brugnons, c'est le violet qui

est le plus estimé. On fait avec ce fruit des
compotes et l'on s'en sert pour garnir des pâtisseries. *Dessert.*

Le brugnon, ainsi que les pêches, est rafraîchissant.

Brûlure (*Ustio, ambustio, adustio, com-
bustio*). Nom donné aux lésions produites, sur
les tissus vivants, par l'action du feu ou de corps
échauffés.

Les brûlures sont différentes en raison de
la nature des agents qui les produisent, de la
durée de leur application, de leur étendue et
de la place qu'elles occupent. C'est pourquoi
on a distingué plusieurs degrés dans cette maladie.

Premier degré. L'action du calorique ayant
été peu intense, soit parce que l'agent était peu
échauffé, soit parce que son action n'a été
qu'instantanée, l'irritation inflammatoire n'est
pas très-vive, la partie brûlée est rouge, douloureuse, légèrement et momentanément tuméfiée. Dans ce degré, on emploiera les applications de topiques répercussifs et narcotiques
comme l'eau à la glace, l'eau végéto-minérale,
la pulpe de pomme de terre, les irrigations
d'eau froide, le liniment calcaire, le cérat opiacé,
le lait virginal, etc.

Second degré. La lésion est plus grave; la
partie, qui en est le siége, est plus douloureuse,
plus rouge, plus tuméfiée que dans le degré
précédent; il se manifeste à la peau une irritation très-vive qui détermine le décollement de
l'épiderme et la formation de phlyctènes ou
ampoules. La surface du derme mise à nu par
la chute de l'épiderme présente de légères altérations. Dans ce degré, on a recours aux fomentations, aux cataplasmes émollients et narcotiques, au cérat simple ou opiacé; enfin il
faut panser la surface ulcérée comme les plaies

qui suppurent. On doit avoir soin de respecter l'épiderme soulevé par les phlyctènes ou ampoules, et se contenter de donner issue au liquide qu'elles contiennent par de petites ouvertures ou mouchetures. On a conseillé encore le cérat de laurier-cerise, le baume samaritain; quant à nous, nous préférons à tous ces moyens le coton cardé avec lequel nous enveloppons les parties malades sans les comprimer. Le docteur Bretonneau, médecin en chef de l'hôpital de Tours dit avoir employé avec avantage, dans les deux premiers degrés de la brûlure, le bandage compressif. Il ne conviendrait pas à des mains non exercées de faire usage de la compression conseillée par le docteur Bretonneau, il en pourrait résulter de graves mécomptes.

Troisième degré. L'action du calorique a été très-intense et plus ou moins prolongée; il y a désorganisation complète de la partie, qui est comme charbonnée. Il se forme une escarre noire que la suppuration doit ultérieurement séparer de la partie brûlée, si le malade survit à l'accident. Dans ce troisième degré, il faut employer les mêmes moyens que dans les deux premiers degrés, et, en outre, favoriser la chute des escarres gangreneuses, prévenir les adhérences anormales, la difformité de la cicatrice, etc. Dans ce dernier degré, on est quelquefois forcé de faire l'ablation de la partie malade, soit parce qu'il n'y a aucun espoir de la conserver, soit pour sauver d'une mort certaine la victime de cet affreux accident.

Il est à remarquer que les brûlures très-étendues offrent presque toujours les trois degrés réunis et diversement combinés. Le pronostic des brûlures est variable suivant leur siége et leur étendue, ainsi que suivant l'âge et la constitution des individus.

Pour peu que les brûlures soient étendues, il survient des accidents consécutifs souvent fort graves; indépendamment de la violente douleur qui apparaît immédiatement et dont la durée est souvent de plusieurs heures et peut tuer par son intensité; à l'instant où les tissus, qui ont été détruits, doivent, par un travail éliminatoire, se séparer des parties dans lesquelles la vie s'est conservée, les douleurs se réveillent et souvent avec une énergie remarquable. Un moyen, qui fait cesser immédiatement la douleur et qui en prévient ultérieurement le retour, consiste à faire des affusions d'eau froide sur la tête, en ayant le soin de les faire durer une heure et plus. Il faut, en outre, pour tirer le plus de bénéfice possible de ces affusions, avoir la précaution de les faire sur le sommet de la tête que l'on fait un peu incliner en avant de telle sorte que l'eau qui vient de baigner le crâne coule en nappe sur la face. Ce moyen, dû au docteur L.-M. Lombard, de Paris, indépendamment de ce qu'il fait immédiatement cesser la douleur, en quelque lieu qu'elle existe, empêche les congestions asphyxiques qui se forment très-ordinairement du côté du poumon; il prévient l'épuisement de la sensibilité nerveuse, enraie les accidents consécutifs et réduit la brûlure à l'état d'une plaie simple que l'on n'a plus qu'à soigner en raison des désordres produits.

Brum. Boisson en usage aux Indes orientales et que l'on prépare avec du riz; elle est de couleur rouge.

Buanderie. Le lessivage du linge est une des préoccupations incessantes d'une maîtresse de maison; nous signalons avec empressement les buanderies portatives de M. Victor Chevalier, pour le lessivage du linge à la vapeur; le prix varie de 65 à 300 fr. Les services que rend cet appareil feront oublier cette petite dépense en réalisant des économies réelles.

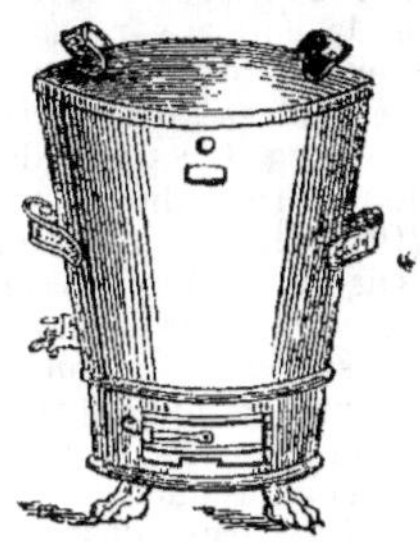

Bucarde (*Cardia*). Genre de mollusques acéphales testacés, de l'ordre des lamellibranches et de la famille des cardiacés. Les différentes espèces de bucardes habitent toutes les mers connues; on en mange sur une grande partie des côtes de l'Europe. La plus commune, sur le littoral de l'Océan, est la bucarde sourdon, *cardium edule*. Parmi les autres espèces recherchées par les amateurs, il y a encore la bucarde exotique, *cardium costatum*, des côtes de la Guinée et du Sénégal; elle est d'un prix très-élevé.

On connaît un certain nombre d'espèces de bucardes à l'état fossile.

Bucellas (Vin de). Portugal. Il contient 18.49 d'alcool.

Buffet. Nom d'une espèce de bière que l'on prépare à Francfort-sur-l'Oder; elle porte violemment au cerveau lorsqu'on en fait excès.

Buglosse (*Buglossa*). Nom vulgaire du genre anchusa, de la famille des borraginées et de la pentandrie monogynie; on mange cette plante cuite et accommodée avec des choux, en Italie; elle est légèrement excitante; on garnit des salades avec ses fleurs. *Entremets*.

La buglosse médicinale (*anchusa officinalis*) a les mêmes propriétés et les mêmes usages que la bourrache; elle est très-commune en Europe.

Buis (*Buxus*). Plante de la famille des euphorbiacées et de la monœcie tétrandrie. Le buis ordinaire est un arbre de nos climats; son bois sert à des ouvrages d'ébénisterie, et ses feuilles, qui sont très-amères, entrent, dit-on, dans la préparation de la bière dans certains endroits. Cet emploi est contesté.

Buisson. En terme de cuisine et d'office, ce mot indique certaines substances disposées en forme de dôme; ainsi on dit, un buisson d'écrevisses, un buisson de meringues, etc. *Entremets.* — Voy. *Ecrevisses.*

Bumum (*Buncæ*). Espèce de haricot des pays méridionaux; ce légume, quoique excellent, est de difficile digestion.

Burges (Vin des). Cru de l'Ermitage, Dauphiné (Drôme). — Rouge, 1re classe.

Bussang (Vosges). L'eau de Bussang, d'une saveur piquante et agréable, tient le milieu entre les eaux gazeuses et les eaux ferrugineuses. On la boit aux repas, coupée avec le vin. Conseillée surtout pour les estomacs paresseux, la faiblesse des nerfs et l'appauvrissement du sang. C'est une des eaux dont l'usage est le plus répandu sur nos tables. (Dr C. JAMES, *Guide aux Eaux*.)

Butor. Oiseau. — Voy. *Héron.*

Buvande ou PIQUETTE. Boisson que l'on prépare en versant de l'eau sur le marc des raisins, après que l'on en a exprimé le vin. Il y a encore une autre espèce de buvande que l'on obtient en mettant fermenter, dans un tonneau, avec une quantité d'eau suffisante, des mûres, des cormes, des prunelles, des pommes et des poires.

Buzet (Vin de). Agénois (Lot-et-Garonne). — Blanc, 2e classe.

Cabelan ou CAPELAN. Espèce de petite morue nommée *officier* sur les côtes de Bretagne. Cet excellent poisson se pêche pendant l'hiver. On fait avec sa chair des sandwichs à la crème de Meaux; en Bretagne on en fait des beurrées; enfin il sert encore d'amorce dans la pêche de la morue. A Terre-Neuve, ainsi que dans d'autres lieux, les pêcheurs appliquent ce nom de cabelan à divers poissons qui lui ressemblent plus ou moins, mais qui ne sont pas le véritable cabelan. *Hors d'œuvre.*

Cabillaud, CABÉLIAU, CABELLIAU, CABLIAU, noms vulgaires de la morue fraîche. Genre de poissons osseux de l'ordre des malacoptérygiens subbrachiens et de la famille des gades, qui renferme plusieurs espèces de poissons estimés par la saveur et la délicatesse de leur chair, tels que le merlan, la lotte, le colin, etc. Le cabillaud, disons-nous, est un excellent poisson, nourrissant et de facile digestion; sa chair blanche et feuilletée est moins ferme que celle du turbot; il n'en est plus de même quand ce poisson a été salé (morue salée), ou quand il est salé et séché ou fumé; il devient alors plus ou moins indigeste et coriace, et n'est plus qu'un mets vulgaire, peu sain, qui demande, pour être bien digéré, un estomac robuste. — Voy. *Morue.*

Ce poisson, qu'on pêche sur le banc de Terre-Neuve, ne nous vient ordinairement de cette provenance que salé : c'est principalement sur les côtes d'Angleterre, de Bretagne, de Normandie et de Hollande, qu'on pêche celui qui se consomme à Paris. On juge de la qualité et de la fraîcheur du cabillaud lorsque l'œil est saillant, que son globe est transparent et que le petit repli qui l'entoure est rosé; que ses ouïes sont d'un beau rouge tendre et que sa chair est ferme au toucher; le plus estimé est celui qui, outre les qualités que nous venons d'énumérer, a la peau blanche et tachetée de petits points jaunâtres; celui qui est court et rond doit être préféré à tout autre. *Relevé et entrée.*

Cabillaud A LA HOLLANDAISE. Après avoir vidé, ratissé et bien lavé votre cabillaud, faites-le égoutter : mettez dans son intérieur une poignée de sel gris; couvrez-le dessus et dessous de sel blanc et laissez-le ainsi, pendant quelques heures, en ayant soin de le tenir dans un endroit très-frais, et même de l'enterrer dans la glace du timbre pendant l'été. Environ deux heures avant de le servir, lavez votre cabillaud; ficelez la tête; faites lui quelques incisions sur le dos (ce n'est pas indispensable) et mettez-le dégorger dans de l'eau froide dans laquelle vous aurez ajouté du lait; placez-le ensuite sur le ventre, dans une poissonnière à moitié remplie d'eau bouillante, à laquelle vous joindrez un litre de lait et du sel en quantité suffisante; laissez-le bouillir modérément pendant trois quarts d'heure, plus ou moins, selon sa grosseur; puis, quand vous reconnaissez qu'il est parfaitement cuit, dressez-le toujours sur le ventre, sur un plat garni d'une serviette; entourez-le de pommes de terre cuites à l'eau salée et de petits groupes de persil, puis faites-le servir avec deux saucières, dans lesquelles on aura fait fondre au bain-marie du beurre très-frais, avec accompagnement de sel, poivre, muscade râpée et de jus de citron.

Cabillaud DIT A L'ANGLAISE. Il se prépare de la même manière que le précédent.

Il y a encore une foule d'autres manières d'apprêter le cabillaud : ainsi on le sert *à la navarin, à la régence,* garni d'attelets; *à la parisienne,* garni d'attelets; *à la financière; à la royale,* toujours garni d'attelets, on le mange encore *au gratin, farci et glacé au four, à la normande, à la Laquipière, à la provençale;* en maigre. *à la Vatel, en dauphin, aux fines herbes, à l'italienne, grillé, à la crème et aux huîtres, pané,* etc., etc.

Le cabillaud, préparé de ces différentes manières, prend le goût des divers assaisonnements qui l'accompagnent, et offre ainsi une grande variété d'effets.

Lorsque, après avoir figuré comme grosse pièce sur la table, il reste encore quelques bons morceaux du cabillaud, on les utilise en les apprêtant, soit à la béchamel, au gratin, au fromage, en croquettes, etc., soit en les mêlant avec des huîtres, des moules, des queues de crevettes, pour garnir des casseroles au riz, des timbales de nouilles, des pâtés chauds, des vol-au-vent, etc.

Cabion. On nomme ainsi le suc âcre de la racine du médicinier cassave ou manioc (*jatropha manihot*) qui, privé de son principe vénéneux (acide hydrocyanique), peut servir à assaisonner agréablement les mets, et principalement les canards, les oies. Son action est légèrement excitante.

Cacao. On donne ce nom aux semences ou graines du cacaoyer (*Theobroma cacao*, L.), de θεός, *Dieu* et βρῶμα, *aliment*; aliment des Dieux. Genre de la polyadelphie pentandrie et de la famille des byttnériées. La graine de cet arbre est de la grosseur d'une amande, allongée, aplatie, recouverte d'un tégument brunâtre, sec et friable.

Le cacao est composé d'une partie butyreuse (*beurre de cacao*), qui, suivant les espèces, varie de 42 à 50 0/0. Cette amande contient en outre, un principe amer, une matière aromatique et résineuse, de la gomme, de l'amidon et du tannin, substance astringente et plus ou moins abondante selon la nature des cacaos. Il y a, en effet, plusieurs espèces de cacaos. Elles sont indigènes de l'Amérique méridionale. Les bords du Macaraïbo, les vallées de Caracas et la province de Sokonusco fournissent les plus estimées.

L'amande du cacao, mangée crue, est peu nourrissante. Tandis, en effet, que le principe butyreux domine, le principe nutritif ne s'y trouve qu'en petite quantité; elle est, en outre, de difficile digestion; mais torréfiée, elle forme la base du chocolat, aliment nourrissant et agréable. Toutefois, comme les divers cacaos ne renferment pas au même degré leurs principes constitutifs, ils ne sauraient entrer indifféremment dans la composition du chocolat. L'expérience a prouvé qu'un tiers de cacao Caraque et deux tiers de cacao Maragnan forment une combinaison parfaite pour cette fabrication. — Voy. *Chocolat.*

Caccio CAVALLO. Ce fromage, qui se fabrique dans le royaume de Naples, y est fort employé pour la cuisine, mais il est peu commun en France, où il n'est guère recherché que par les Italiens. En effet, il est tellement fort et salé qu'il n'y a que des palais italiens, ou même des palais napolitains, qui puissent l'affronter. Il est extrêmement dur et se vend 2 fr. 50 le 1/2 kilog.

On a prétendu d'après cette désignation. *cavallo*, que ce fromage était fait avec du lait de jument : cette induction n'est point justifiée. Il se compose de lait de vache et de chèvre, et je partagerais plutôt l'opinion des personnes qui croient que ce nom lui a été donné à cause de sa grande dureté. *Dessert.*

Cachiri. Liqueur alcoolique usitée à Cayenne. Prise modérément, elle est diurétique; à dose élevée, elle est enivrante. L'ébullition dans l'eau de la racine du manioc pulvérisée et sa fermentation consécutive constituent la préparation de cette boisson, dont le goût acide est agréable. *Dessert.*

Cadillac (Vin de) bordelais (Gironde). Blanc, troisième classe; 12 à 13 degrés d'alcool.

Café. Nom donné au fruit du *caféier, cafeyer* ou *cafier*. Ce genre appartient à la pentandrie monogyme et à la famille des rubiacées; il se compose d'arbrisseaux exotiques qui croissent dans les contrées situées entre les tropiques; il renferme trente à trente-cinq espèces dont douze ou quinze seulement sont déterminées. L'espèce qui fournit le café du commerce est le *caféier cultivé, coffea arabica*, de Linné, originaire de l'Arabie-Heureuse, où on le cultive avec succès. A Java, à l'Ile Bourbon, à la Martinique et dans les autres Antilles, cet arbrisseau est l'objet d'une culture active dont les excellents produits sont d'une immense importance dans l'économie domestique.

Le café d'Arabie connu sous le nom de Moka est le plus estimé. L'infusion des semences mondées, torréfiées et pulvérisées constitue la boisson agréable nommée *café;* la torréfaction qui lui communique son arome y développe aussi du tannin et une huile empyreumatique amère et aromatique.

L'infusion à froid est très-aromatique, peu chargée de mucilage et d'acide gallique. Certains gourmets la préfèrent à l'infusion à chaud, qui conserve cependant de l'arome et quelques principes en dissolution fort agréables au goût. Les Orientaux préparent le café par infusion à chaud ; ils réduisent en poudre impalpable le café qu'ils jettent dans l'eau bouillante, et après une infusion de quelques minutes, le prennent sans sucre et ordinairement avec le marc.

Le café doit être préparé dans des vases de porcelaine ou d'argent, préférablement aux cafetières de fer-blanc qui, souvent, s'oxydent et en altèrent la saveur.

L'infusion de café tonifie l'estomac; facilite la digestion; accélère la circulation; diminue l'action excitante des liqueurs alcooliques; stimule le système nerveux et musculaire ou affaiblit ces mêmes systèmes, suivant que son usage est trop prolongé ou immodéré: exalte les facultés morales et intellectuelles; diminue le sommeil ou le provoque, tout en affaiblissant d'une manière prononcée l'énergie du sens génital. Le café ne convient pas aux tempéraments bilieux, irritables, hypocondriaques; son abus provoque des hémorragies, des hémorroïdes, des fleurs blanches, etc.

Il est essentiel en brûlant le café de lui bien conserver son parfum, de le cuire également et de lui donner cette belle couleur dorée, plutôt blonde que brune, mais qui, surtout, ne ne doit jamais être noire. Quelques grains charbonnés suffisent pour communiquer une saveur amère et âcre à plusieurs livres d'excellent café.

Il faut ne moudre le café qu'au moment où on veut l'employer et n'en conserver jamais en poudre; il a beau être renfermé dans des vases hermétiquement formés, même dans des flacons de cristal bouchés à l'émeri, il perdra toujours une grande partie de son parfum.

Café A LA CRÈME. Lorsqu'on veut prendre de bon café à la crème, il faut faire de l'essence de café, et la mêler avec d'excellente crème.

Il faut agir de même pour toutes les autres préparations du café, telles que crèmes, mousses, biscuits, soufflés, glaces, sorbets, etc. Quant au café à l'eau, son degré de force varie selon les goûts.

Cahors (Vin de) (Lot), pour entremets; 14 à 16 degrés.

Cahors. Ses perdrix sont justement renommées.

Caille (*Coturnix*). Oiseau de la famille des alectrides et de l'ordre des gallinacées. La caille vulgaire est un oiseau de plaine et de passage; elle est de la grosseur d'une grive; sa chair, tendre et délicate, est fort estimée et constitue un aliment chaud et stimulant. On a vanté sa graisse comme ayant des propriétés contre les taches des yeux, et ses excréments contre l'épilepsie. Pline en proscrivait l'usage, d'abord parce que la caille est sujette à l'épilepsie et qu'on avait cru remarquer que les personnes qui en mangeaient étaient atteintes par cette affection; ensuite, à cause du goût que cet oiseau manifeste pour des plantes ou des graines vénéneuses. Quant aux modernes, ils ont reconnu que son usage était fort innocent et ses propriétés médicatrices tout à fait illusoires.

Ce n'est pas seulement à la broche, bardé d'un frac de lard, que cet oiseau de luxe se sert, et quoique ce soit sa plus noble et sa meilleure destination, les cuisiniers savants l'apprêtent encore à la braise, à la poêle, au gratin, en surtout, aux choux, au coulis de lentilles, etc.; et dans ces heureux pays où son abondance le rend abordable à tous, on en fait des tourtes qui, au moyen de ris de veau, de champignons, truffes, lard râpé, moelle de bœuf, poivre assorti et fines herbes, ne le cèdent en rien aux plus savants pâtés de godiveau. Dans la saison des alouettes, bien plus communes que les cailles, on trompe quelquefois notre appétit en les apprêtant ainsi; mais il n'est pas même besoin de ses yeux pour en sentir la différence, un aveugle la saisirait dès le premier coup de dent.

Cailles ROTIES. Après avoir plumé et vidé, etc., une douzaine de cailles bien grasses, enveloppez-les chacune d'une feuille de vigne, d'une tranche très-mince de tétine de veau, le tout arrangé de manière à ce qu'il ne reste à découvert que la moitié des pattes, puis embrochez-les dans un attelet que vous fixez à une broche; il ne faut pas les laisser au feu plus de vingt minutes. *Rôt.*

Cailles AUX PETITS POIS. Préparez et retroussez vos cailles, faites-les cuire dans une casserole que vous aurez foncée avec une tranche de veau et une tranche de jambon; ajoutez carottes, oignons, bouquet; couvrez le tout avec des bardes de lard et un rond de papier, et faites-les cuire, feu dessus, feu dessous; puis servez-les masqués par des petits pois verts, cuits au blond de veau et à part des cailles. *Entrée.*

Cailles AUX LAITUES. Après avoir paré vos cailles, mettez-les dans une casserole foncée de tranches de lard et de jambon; ajoutez des petits morceaux de rouelle de veau coupés en dés, un clou de girofle, un oignon, un peu de laurier, un bouquet de persil et de ciboules, une carotte; mouillez avec du consommé et un peu de vin blanc; couvrez avec des bardes de lard et un rond de papier, et lorsque les cailles sont cuites, servez-les alternées avec des cœurs de laitues cuites dans un blanc, puis sautées dans la cuisson des cailles. *Entrée.*

Cailles EN CROUSTADE. — Voy. *Croutons de purée de bécasses*. Entrée.

Cailles AUX TRUFFES. Videz par la poche et flambez vos cailles; prenez autant de belles truffes que vous aurez de cailles; épluchez-les et les coupez en gros dés; pilez les épluchures des truffes avec le foie des cailles, le tout assaisonné de sel, et de mignonnette, ajoutez-y un morceau de beurre et faites cuire légèrement. Lorsque tout sera refroidi, remplissez-en vos cailles que vous apprêterez comme celles aux laitues, puis vous les servirez, lorsqu'elles seront cuites, avec une sauce à la Périgueux. *Entrée.*

Il y a une foule d'autres manières de manger les cailles, telles que *au gratin, au laurier, à la régence, au fumet de gibier, au chasseur, braisées, en caisses, à la milanaise, à la Pompadour, à la Marigny, à la d'Egmont*, etc. Entrées.

Caillé (*Caseum*). Partie coagulable du lait, qui se sépare naturellement ou artificiellement de la partie séreuse. La présure, les acides étendus, le foin d'artichaut, une température de 23 degrés centigrades peuvent déterminer la coagulation du lait.

Le caillé est rafraîchissant, laxatif, peu nourrissant; il convient aux jeunes gens, aux tempéraments chauds, mais nullement aux bilieux, aux vieillards ni aux personnes dont les intestins sont irrités.

Caillebotte. On nomme ainsi le lait épaissi par la présure, et que l'on fait égoutter ensuite pour le manger avec de la crème. La caillebotte n'étant autre chose que du lait caillé, a les mêmes propriétés que ce dernier.

Caille-lait. Nom vulgaire des espèces du genre *galium*, plantes dont les fleurs et les tiges ont la propriété de faire cailler le lait.

Cailleteau (*Coturnicis pullus*). Petit de la caille; il se mange rôti.

Cailletot. On nomme ainsi en Normandie les jeunes turbots. Leur chair est nourrissante, délicate, facile à digérer, et convient aux estomacs faibles, aux vieillards, etc.

Caillot-rosa. Variété de poire qui a un goût de rose assez prononcé; on en fait des charlottes à la vanille et des compotes grillées à la portugaise. Voy. *Calendrier*.

Cake. Gâteau anglais qui se fait avec de la pâte à pain, du beurre, du lait, du sucre et des raisins de Corinthe.—Voy. *Apple's cake*.

Calabre (Vin de). Rouge, 3e service et dessert, 19 à 20 degrés d'alcool.

Calament. Nom de la *mélisse*. —Voy. *ce mot*.

Calandre (*Alanda calendra* L.). Espèce du genre alouette.— Voy. *Alouette*.

Calebasse. On donne ce nom aux fruits de plusieurs cucurbitacées, et à celui du baobab.

Calecanom D'IRLANDE. Mets composé de pommes de terre cuites et broyées, mêlées avec un cinquième d'herbes potagères hachées, le tout assaisonné de beurre, de sel, de poivre et de gingembre. Aliment irlandais; substantiel et assez agréable.

Calamus aromaticus. Genre de la famille des aroïdées et de l'hexandrie monogynie. On donne ce nom à la racine de l'*acorus calamus* ou canne aromatique. Cette racine âcre, amère, aromatique, tonique et excitante, croît en Flandre, en Alsace, en Hollande, en Angleterre et en Tartarie, sur les bords des fossés, dans les lieux humides; on l'emploie comme aromate; et elle entre dans quelques compositions pharmaceutiques.

Calendrier gastronomique.

JANVIER.

Tout le monde s'accorde à reconnaître que ce mois qui commence l'année est le plus favorable à la bonne chère; le temps des étrennes, la fête des Rois, qui est aussi celle des pâtissiers, motivent des réunions qui, en facilitant les rapprochements de famille, éteignent les haines et rétablissent la cordialité. C'est un temps d'amnistie et de jubilation. Ce mois partage avec l'automne l'avantage de rassembler les productions les plus faites pour exciter et satisfaire notre gourmande sensualité.

La viande de boucherie est excellente; le bœuf, le veau, le mouton, le cochon sont abondants; on trouve en grande quantité toute espèce de gibier et de volaille, le sanglier, le daim de l'année, le chevreuil, le lièvre, l'outarde, l'oie grasse, les oies et les canards domestiques et sauvages; les perdrix de toute espèce, les bécasses, bécassines, bartavelles, alouettes, rouge-gorges; les faisans, les coqs de bruyère, la gélinotte, la sarcelle, le vanneau, le pluvier doré, etc., etc.

En poissons: L'esturgeon, le thon frais, le saumon, la truite, le turbot, les merlans, le cabillaud, les limandes, les éperlans, les crevettes, les huîtres.

En légumes sur couche: Laitue à couper, cerfeuil, radis, persil, pourpier, cresson alénois, oseille, estragon, asperges vertes.

En pleine terre: Choux de Bruxelles, de Milan, cabus, à grosses côtes, poireaux, ciboule, salsifis, scorsonères, chervis, mâches, raiponces, persil, oseille, épinards.

Serre à légumes: Choux-fleurs, céleri-rave, rave ordinaire, barbe de capucin, chicorée frisée, potirons, courges, cardons, carottes, chervis, panais, navets, betteraves, pommes de terre, oignons, salsifis.

On n'a en fruits que ceux conservés dans le fruitier:

Le raisin qui, avec des soins, peut avoir été conservé;

Les poires de Saint-Germain, — belle de Berri, — Virgouleuse, — passe-Colmar, — bon chrétien, — beurré d'Aremberg, — bezi Chaumontel, — Charles Van-Mons, — Léopold 1er, — passe-tardive, — belle angevine;

Les pommes Reinette d'Angleterre, — dorée, — grise, — de Cantorbéry, — Hawthornden, — fenouillet jaune.

Dans les premiers jours de janvier, les oranges de Portugal commencent à venir à Paris, ainsi que les délicieuses petites mandarines.

FÉVRIER.

Est le crescendo de son prédécesseur; c'est le temps du carnaval, des indigestions, ou pour parler plus poliment, des fausses digestions. La viande de boucherie et la charcuterie sont aussi recherchées que dans le mois de janvier; le gibier, plus rare, ne manque pas encore. Les malles des courriers et les chemins de fer regorgent de dindes aux truffes, de pâtés de foie gras, des terrines qui, du nord, du midi, accourent vers Paris pour devancer le carême: Nérac, Strasbourg, Troyes, Lyon, Cahors, Périgueux rivalisent de zèle et d'activité pour nous combler de délices. Du Périgord à Paris, les truffes exhalent leur succulent parfum, à l'approche des jours gras; la gloire de la volaille est au comble; les poulets, les poulardes, les oies, les canards sont aussi abondants que recherchés.

Les poissons et les légumes sont les mêmes qu'en janvier, les champignons sont communs.

On a encore quelques grappes de raisin;

Les poires de Colmar, — muscat-Lallemand, — orange d'hiver, — belle reine d'hiver;

Les pommes de fenouillet, — calville, — châtaignier, — reinettes, — faro, — Blenheim Pippin, — Golden Dropp.

MARS.

Les poissons appartiennent aussi bien aux deux mois précédents qu'à celui-ci, mais mars est l'époque de leur gloire. On voit arriver à la halle, en quantité, l'esturgeon, le saumon, le cabillaud, la barbue, le turbot, le turbotin, les soles, les carrelets, les limandes, les truites de mer, les huîtres vertes et blanches de Dieppe, de Courseulles et de Cancale.

Les poissons d'eau douce ne sont pas moins abondants: les brochets, les carpes, les truites, les ombres, l'anguille, la perche, la lotte, le goujon, la brême, le barbillon et la tanche, chacun avec son mérite particulier, viennent, pendant le temps du carême, où le poisson est d'ailleurs de meilleure qualité, remplacer les viandes que l'autorité ecclésiastique exile.

Les légumes de ce mois sont à peu près ceux des précédents, mais ils deviennent plus rares et manquent de qualité ; les purées de haricots, de pois, de lentilles se montrent pourtant encore avec avantage.

On a en légumes sur couche : Asperges, radis, raves, persil, oseille, cerfeuil, laitues pommées, carottes, pois hâtifs, haricots, choux-fleurs.

En pleine terre : Oseille, épinards, chicorée sauvage, poirée, laitue, panais, cerfeuil, persil, crambé (blanchi), navets, (les pousses tendres), choux (ordinaires).

Serre à légumes : Carottes, navets, betteraves, pommes de terre, oignons, choux-raves, céleri.

Le fruitier fournit :

Les poires de Catillac ; — Colmar d'hiver ; — bergamotte de Pentecôte ; — épine d'hiver ; — orange d'hiver ; — bon chrétien d'hiver ; — royale d'hiver ; — ambrette ; — Elisa d'Heyst.

Les pommes de reinette du Canada ; — Grise ; — Franche ; — calville blanc ; — court-pendu ; — francatu ; — châtaignier ; — Pearson's plate.

AVRIL.

Si ce temps de l'année est le plus agréable, il est aussi le plus ingrat en volailles, gibier, légumes et fruits.

Les aloses remontent alors les rivières, le temps pascal ramène l'agneau, et le jambon de Bayonne et de Mayence sont de saison.

Les asperges commencent à pointer à la fin de ce mois.

On peut disposer en légumes sur couche : Laitues, chicorée frisée, choux-fleurs, pois, haricots.

Pleine terre : Asperges, laitue panion, choux d'Yorck, choux-fleurs, crambés, brocolis, pois, fèves, oseille, persil, cerfeuil, oignon blanc, choux et navets (les pousses tendres).

Le fruitier contient encore :

Les poires de Catillac ; — muscat-Lallemand ; bergamotte de Hollande ; — de Pâques ; — de la Pentecôte ; — de Soulers ; — bon chrétien d'hiver ; — bellissime d'hiver ; — Elisa d'Heyst ; — Simon Bouvier ; — Prévost.

Les pommes de reine-Blanche du Canada ; — grise du Canada ; — de Bretagne ; — grise ; — de Caux ; — calville blanc ; — rouge ; — faro ; — court-pendu ; — chataignier ; — Newton Pippin ; — Victoria.

MAI.

Béni soit cet heureux mois qui ouvre la porte aux maquereaux et à tout le poisson de mer, aux petits pois et aux aimables pigeon-

neaux. Le beurre, avec la primeur des herbes, est dans toute sa bonté.

Les légumes sont plus abondants, on a sur couche : Chicorée frisée d'Italie, choux-fleurs, melons, haricots, concombres.

En pleine terre : Asperges, pois, fèves, laitues, choux d'York, cœur de bœuf, pain de sucre, navets hâtifs, choux-fleurs, brocolis, crambés, raves, radis, céleri à couper, poirée à cardes, artichauts, oseille, persil, cerfeuil, estragon, pimprenelle, civette.

Le fruitier est presque entièrement dégarni.

Les poires sont encore celles d'avril.

Les autres fruits sont ceux-ci :

Guigne à fruit noir ; — cerise précoce de Montreuil ; — cerise anglaise hâtive ; — bigarreau de mai ; — les pommes de reinette et d'api.

JUIN.

Les jouissances végétales augmentent et les jouissances solides diminuent. Le bœuf est moins bon, mais les jeunes poulets, la poularde nouvelle, le dindonneau, le caneton de Rouen, les coqs vierges et les pigeons arrivent en abondance. Les légumes de choix remplissent les tables des amateurs de verdure.

On peut disposer en légumes de couche : Aubergines, concombres, tomates.

En pleine terre : Tout abonde, asperges (on cesse de les couper), artichauts, pois, céleri blanc, choux-fleurs (pour l'automne), fèves de marais, laitues, romaines, chicorée fine d'été, raiponce (fin du mois), choux cœur de bœuf, idem cabus blanc, oignon blanc, épinards, haricots.

On a en fruits :

Les framboises à partir de la mi-juin ; — les guignes ; les dernières ne passent guère le quinze ; — les cerises, les variétés précoces, les autres à la fin du mois ; — les bigarreaux pendant tout le mois et les groseilles à grappes et à maquereau ; — les poires blanquettes.

JUILLET.

La finesse excellente du veau de Pontoise anime ce mois qui est un temps d'épreuve et de patience pour les gourmands ; cependant les cailles et cailleteaux commencent à braver les prohibitions.

Dans les poissons de mer, les limandes, les maquereaux, les moules, la raie, le saumon, les soles sont encore plus abondants que de coutume.

On récolte tous les légumes, les pommes de terre hâtives, la tétragone remplace l'épinard.

Les fleurs de l'oranger sont épanouies ; c'est le moment d'en faire provision.

Les fruits sont plus abondants, et l'on a :

Les figues en pleine maturité ; — les abricots, la plus grande partie des variétés ; — les cerises anglaises tardives ; — belle de Châtenay ; — reine Hortense ; — Cherry Druke ; — les bigarreaux ; — les pêches hâtives ; — l'avant-pêche blanche ; — la pêche petite-mignonne ;

— précoce des Chartreux ; — à bec. — Les prunes, royale de Tours ; — de Montfort ; — Monsieur hâtif ; — diaprée rouge ; — Saint-Pierre. — Les poires rousselet hâtif ; — muscat-Robert ; — cuisse-madame ; — Madeleine ; — — épargne ; — citron des Carmes ; — doyenné d'été ; — beurré Griffart. — Les pommes calville d'été ; — api d'été ; — Borovitz Ky ; — — Saint-Jean ; — transparente d'Astracan.

AOUT.

La bonne chère languit encore ; il faut escompter les produits de l'hiver et manger les lapereaux, les levrauts, les perdreaux, les tourtereaux, véritables infanticides. — L'albran, le marcassin sont les nouveautés de ce mois.

Les légumes sont tous ceux de la saison ; les melons sont mûris et les artichauts sont en plein rapport.

Les fruits sont excellents et abondent.

Les cerises du Nord ; — de la Toussaint. — Les abricots, les dernières espèces ; — surtout l'abricot-pêche. — Les figues en plein rapport. — Les pêches. — Les prunes reine-Claude ; — Damas ; — mirabelle ; — perdigon ; — pêche ; — Monsieur tardif ; — reine Victoria ; — ponds Seedling ; — drap d'or d'Esperen. — Les poires bellissime d'été ; — épargne ; — Salviati ; — — orange rouge ; — épine rose ; — Angélique.

Les pommes rambour d'été ; — basse-pomme rouge ; — blanche ; — de Jérusalem. — Les amandes ; — et les noix en cerneaux.

SEPTEMBRE.

Les huîtres, selon le proverbe, deviennent mangeables, mais les vrais amateurs attendent décembre. Le gibier est déjà bon, mais il sera meilleur dans les mois suivants. La grive de vigne est à son point, le guignard traverse les plaines de la Beauce. Les artichauts sont remarquables par leur bon goût et leur délicatesse ; les meilleurs viennent de Laon. Les œufs abondent ; et c'est le moment d'en faire provision.

Tous les légumes sont en abondance.

Le poisson de mer est nombreux et varié sur les marchés ; on y voit les saumons, turbots, esturgeons, merlans, carrelets, éperlans, homards, sardines fraîches.

Les fruits sont dans leur gloire et leur nombre augmente, on a :

Les pêches qui ont acquis toutes leurs qualités ;

Les pêches Brugnons ;

Les figues d'automne si l'on a eu soin de pincer l'extrémité des branches ;

Les prunes reine-Claude violette ; — Damas de Montgeron ; — surpasse Monsieur ; — diaprée rouge ; — Sainte-Catherine, les deux variétés ; — dame Aubert, rouge et blanche ; — couëtche d'Allemagne ; — d'Italie ; — tardive de Châlons ; — d'Agen.

Les poires beurré gris ; — d'Amanlis ; — d'Angleterre ; — bon chrétien d'été ; — d'au-tomne ; — de Bruxelles ; — William ; — épine d'été ; — bergamotte de Bruxelles, — bonne des fées ; — caillot rosa ; — gros rousselet ; — doyenné.

Les pommes, reinette jaune hâtive ; — reinette d'été ; — belle d'août ; — pomponne d'Amérique ; — grosse d'Amérique ; — Rambour d'été ; — roi de Rome.

Les cerises du Nord ; — les griottes exposées au nord ; — les noisettes.

OCTOBRE.

Les jouissances alimentaires redeviennent nombreuses et vives, le gibier et la volaille y contribuent à l'envi : les bécasses du nord, les bécassines, les bec-figues, les cailles, les faisans, les lapereaux, les levrauts, les mauviettes, les perdreaux, les poules d'eau, les sarcelles, les rouges-gorges, les outardes. Le bœuf a passé l'été à s'engraisser, le mouton est plus succulent ; le veau, moins délicat qu'au printemps, n'est cependant pas à dédaigner.

La marée fraîche est resplendissante.

En poissons d'eau douce, on a l'anguille, le brochet, la carpe, les écrevisses.

Tous les légumes abondent, excepté les pois et les fèves ; on a la chicorée frisée, céleri, oignon, patates, choux-fleurs, cardons, artichauts, choux de Bruxelles, à profusion.

Le nombre des fruits s'accroît ; on a :

Les figues d'automne, jusqu'aux gelées ;

Les pêches, admirable jaune ; — sanguine ; — pavie ou pomponne ; — persique ; — jaune lisse ; — grosse mignonne ; — violette tardive.

Les prunes mirabelles d'octobre ; — reine-Claude d'octobre ; — Waterloo ; — bifère ; — de la Saint-Martin ; — Coe's golden drop ; crassane ; — mouille-bouche ; — verte, longue, jaspée ; — doyenné ; — beurré Capiaumont ; — rose ; — gris ; — Dumortier.

Les poires bergamotte d'automne ; — belle et bonne ; — Marie-Louise ; — Saint-Michel archange ; — délices de Sardaigne ; — duchesse d'Angoulême ; — bezy de Montigny ; — Sylvange.

Les coings ;

Les pommes rambour ; — gros pigeon ; — reinette d'Espagne ; — blanche d'Espagne ; — violette.

Les nèfles cueillies pour être mises sur la paille ;

Les cormes ;

Les framboises des quatre saisons ;

Les amandes ;

Les châtaignes et les marrons ; — les noisettes avec lisses.

NOVEMBRE.

Ce mois nous fournit toutes les viandes ordinaires de la boucherie ; en gibier, les canardeaux et les canards sauvages, les lapins de garenne, les lièvres, les mauviettes, les perdreaux, les rouges de rivière, les faisandeaux, les tourtereaux et les jeunes ramiers ; en volailles, les canards et les canetons, les chapons, les dindons et les oies grasses, les pintades et les panneaux, les pigeons, poulardes et poulets; en poissons de mer, l'esturgeon, le hareng frais, les huîtres blanches et vertes, les limandes, maquereaux, merlans et moules, le surmulet, la lotte, le bar, la raie, le rouget et la vive.

On a en légumes sur couche : Asperges.

En pleine terre : Oignons, choux-fleurs, choux de Bruxelles, cardons, scariole, pommes de terre, chicorée, céleri, betteraves, chervis, barbe de capucin.

Le verger est désert, le fruitier le remplace; voici les trésors qu'il doit conserver jusqu'au printemps :

Le chasselas dans toute sa fraîcheur;

Les poires Crassane; — Sylvange; — Martin sec; — duchesse d'Angoulême; — Colmar de Van-Mons; — beurré d'Arenberg; — d'Anjou; — Duquesne; — incomparable; — Thouin; — passe-Colmar gris; — bergamotte suisse; — bezy d'Echasserie; — bonne ente; — calebasse de Nerckmann; — doyenné gris; — délices d'Hardempont; — Joséphine; — marquise d'été et d'hiver; — Saint-André; — Philippe de France; — reine des Pays-Bas; — Soldat laboureur; — Wellington; — Gille, ô Gille.

Les pommes reinette; — api; — calville et presque toutes les variétés qui n'ont pas, comme les poires, une courte durée.

Les grenades arrivent à Paris.

DÉCEMBRE.

On a toutes les ressources possibles en viande de boucherie et en charcuterie fraîche. Parmi les volailles, on peut faire un choix entre les chapons, les dindons, les gros pigeons et les beaux poulets. Dans le gibier, les faisans, les lapereaux, les levrauts, les mauviettes, les perdrix de toutes couleurs, les pigeons ramiers, les pluviers dorés, les vanneaux, les poules de bruyères, les gelinotes, les outardes. La venaison, souvent le sanglier, le chevreuil, le daim.

C'est la meilleure époque pour se faire envoyer les fameux pâtés de Strasbourg, de Toulouse, d'Amiens, de Chartres, de Pithiviers, de Périgueux, d'Abbeville, ainsi que les terrines de Nérac, les jambonneaux d'Espagne et les cuisses d'oies confites, la charcuterie d'Italie, de Lyon, de Troyes, de Touraine et de Provence.

Les légumes de décembre sont, sur couche : Radis, laitue à couper, persil, estragon, cerfeuil, asperges.

En pleine terre : Choux de Bruxelles, *idem* Milan, *idem* à grosses côtes, salsifis, scorsonères, mâches, raiponces, épinards, cerfeuil, persil.

Serre à légumes : Carottes, navets, betteraves, panais, chicorée, barbe de capucin, escarole, choux, céleri, cardon, choux-fleurs.

Le fruitier est encore très-bien garni ; il conserve :

Chasselas;

Toutes les poires d'automne et d'hiver, les principales sont :

Les poires Crassane; — Saint-Germain; — Angleterre d'hiver; — Colmar; — Louise-bonne-ancienne; — royale d'hiver; — Héricart de Thury; — Bezy de Lamotte; — d'Alençon; — d'Anjou; — de Malines; — archiduc Charles; — marquise d'hiver; — bergamotte Sageret; — virgouleuse; — soldat laboureur; — princesse Charlotte; — merveille d'hiver.

Les pommes calville blanc; — fenouillet gris, rouge et jaune; — rambour d'hiver; — châtaignier; — api, les deux variétés; — courtpendu; — les reinettes : — Alexandre; — de Jauhé; — Montalivet; — Ribston Pippin; — Perle.

Calissons D'AIX. Petits gâteaux glacés, plats, de forme ogivale, secs, faits de fécule et d'amandes, coûtant 2 fr. 50 c. le 1/2 kilo. *Dessert.*

Calmar [*Loligo calamarium, calamar* en vieux français). Genre de mollusques de la classe des céphalopodes acétabulifères. Ces animaux ont dans le dos, au lieu d'une coquille, une lame cartilagineuse en forme d'épée. Leur corps, plus allongé que celui de la seiche, est lisse, garni latéralement de nageoires dont l'ensemble forme un rhomboïde. Les calmars se montrent momentanément sur le littoral de tous les continents, où ils séjournent, en nombre considérable, le temps de la ponte seulement, puis ils disparaissent pour ne revenir que l'année suivante. Ces animaux nagent à reculons avec une excessive célérité au moyen de leur tube locomoteur qui leur sert à refouler l'eau; c'est par cette raison qu'ils peuvent s'élancer comme un trait hors de l'eau et qu'ils échouent souvent sur les côtes.

Il y a 22 espèces décrites de calmars. Ces animaux s'avancent rarement vers les régions froides; ils sont assez communs dans les régions tempérées; mais c'est surtout dans la zone torride qu'ils sont le plus abondants.

La chair des calmars, connue et recherchée des anciens Grecs, ne l'est pas moins de nos jours. En effet, les Chinois les aiment et en consomment beaucoup; les marchés de l'Inde et du Brésil en sont abondamment pourvus; on en voit même sur ceux de France. C'est une nourriture fort agréable, mais d'assez difficile digestion pour les estomacs qui ne sont pas robustes.

Calon-Ségur (Vin de). 3e classe de vins rouges de Médoc, 12 à 13 degrés d'alcool.

Calorifère-Buffet. L'usage généralement adopté de faire chauffer les assiettes pour le service de table et la nécessité de tenir chauds les plats du service ainsi que ceux destinés aux besoins, a fait créer de nouveaux meubles aussi commodes qu'utiles pour cet usage.

Le calorifère-Buffet de M. Victor Chevalier, d'une forme élégante et gracieuse, remplace très-avantageusement tous les genres de
poêles que l'on place ordinairement dans les
salles à manger; il a surtout l'immense avantage d'économiser le combustible en pouvant
chauffer plusieurs pièces, de tenir à une température convenable tout un service, chauffer
des assiettes. On s'en sert aussi pour chauffer
le linge destiné au bain et à la toilette.

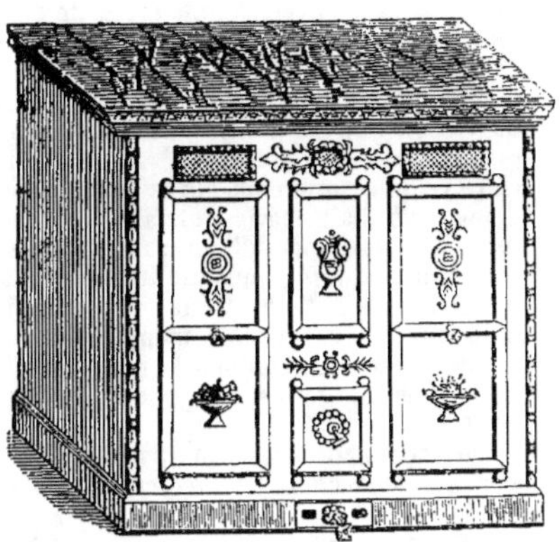

Calleville ou CALVILLE (*Calvirium malum*).
Nom d'une excellente variété de pommes à
côtes; il y en a de rouges et de blanches;
leurs propriétés sont les mêmes que celles des
autres pommes.

Calou. Eau-de-vie de vin de palmier. —
Voy. *Alcool*.

Camembert (Orne). Ces fromages ne se
mangent que lorsqu'ils sont affinés. La croûte,
d'un aspect assez désagréable, enveloppe une
pâte blanche, crémeuse, qui coule facilement
et dont le goût, quoiqu'un peu prononcé, est
cependant très-agréable.

Ce sont de petits disques, de 9 centimèt. de
diamètre sur 3 de hauteur, qui se vendent
80 centimes.

Camomille (*Anthemis*). Plante médicinale de la famille des synanthérées, tribu
des corymbifères ou radiées, et de la syngénésie polygamie superflue. La camomille romaine (*anthemis nobilis*), qui croît naturellement dans toute la France, est très-employée
en médecine, soit toute la plante, pour fomentation et cataplasmes, soit ses fleurs seulement, les doubles surtout, en infusion dont
les propriétés sont toniques, antispasmodiques,
fébrifuges et diaphorétiques. On retire, en
distillant les fleurs de camomille, une huile
volatile verdâtre, dont on fait également usage,
à l'extérieur, pour frictions, soit en nature, soit
surtout additionnée de camphre.

Campêche (*Hœmatoxylon*). Genre de la
décandrie monogynie et de la famille des
papilionacées, tribu des cæsalpiniées. L'*hœmatoxylon campechianum*, seule espèce de ce genre,
est un grand arbre du Mexique et particulièrement de la baie de Campêche, bien connu à
cause de son bois qui fournit une teinture
d'un beau rouge. Cette teinture sert, entre autres usages, à falsifier les vins auxquels elle
communique un goût styptique.

Canang (*Uvaria*). Genre de la polyandrie
polygynie et de la famille des anonées. L'*u-
varia aromatica* est un arbre de la Guyane
dont les capsules aromatiques et piquantes
sont employées, par les nègres, pour épicer
certains aliments. L'*uvaria Zeylanica*, arbre
des Indes orientales, donne des fruits que l'on
mange dans le pays, et qui ont le goût de
l'abricot.

Canard (*Anas*). Genre d'oiseau de la famille des lamellirostres et de l'ordre des palmipèdes. C'est du canard sauvage, type de cette
espèce, que sont sortis tous nos canards domestiques. Le canard sauvage est considéré
comme gibier. La chair du canard, soit privé,
soit sauvage, est de difficile digestion, ainsi
que celle de presque tous les palmipèdes. Cependant celle du canard sauvage est moins indigeste et plus stimulante que celle du canard
domestique; mais ni l'une ni l'autre ne convient
aux estomacs très-délicats. Les canards et canetons d'Amiens et de Rouen sont renommés.

Le canard partage, avec l'oie, l'honneur de
donner naissance à des pâtés très-estimés, et
qui ont rendu les villes de Toulouse et d'Auch
si chères aux gourmets. Vu l'éloignement de la
capitale, ces pâtés se font dans des terrines de
faïence; et si cette enveloppe n'est point nutritive, elle a l'avantage au moins de servir à
conserver plus longtemps le précieux dépôt
qu'on lui a confié. De toutes les manières de
faire voyager les truffes du Périgord, celle de
les amalgamer avec des foies de canards n'est
ni la moins agréable ni la plus économique.

Le canard domestique paraît rarement à la
broche sur une table recherchée: cet honneur
est réservé au canard sauvage, auquel une vie
indépendante, active, donne des principes plus
stimulants et un bien autre fumet. Ce n'est
pas cependant qu'un jeune caneton de Rouen
à la broche soit une chose tout à fait indifférente: mais sa modestie s'accommode mieux
d'un lit de navets fait dans une braise succulente. On le sert encore aux cardons d'Espagne, au céleri, aux anchois, à la chicorée,
aux concombres, aux huîtres, aux olives, à
la purée verte, au coulis de lentilles, à l'italienne, etc.

Canard SAUVAGE. La chair agréable et
succulente du canard sauvage forme un manger beaucoup plus savoureux que celle du canard domestique, ses principes sont aussi plus
excitants. Ce canard subit les mêmes préparations que celui de nos basses-cours, mais il
nous semble que c'est le rabaisser fort au-
dessous de sa valeur que de le manger autre-

ment qu'à la broche, où il conserve tout son fumet, sans rien perdre de ses autres qualités.

Canard ou CANETON ROTI. Votre canard étant vidé, flambé, retroussé, etc., bardez-le et le mettez à la broche en l'arrosant avec du bon consommé; servez-le avec le jus de la lèchefrite. Il faut choisir un jeune canard ou caneton bien gras. *Rôt.*

En supposant le canard un peu gros, il faut pour sa cuisson :

A la broche avec bon feu........ 45 m.
A la cuisinière et feu de cheminée. 35
A la cuisinière avec la coquille.... 30

Il se découpe de la manière suivante :

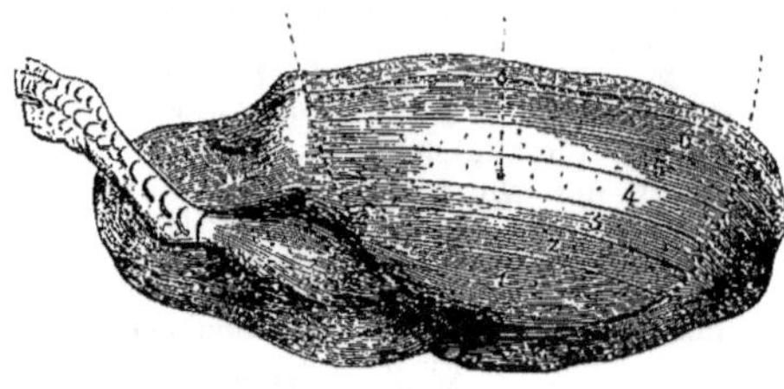

Les filets marqués par des points sont, dans le canard, la partie la plus délicate et la seule que l'on offre à ses convives.

On les coupe par tranches longitudinales, en commençant par le nº 1 et en obliquant légèrement le couteau, le tranchant en dehors, on remonte alors successivement. Chaque tranche doit être coupée jusqu'à l'os sur lequel on glisse le couteau.

Les cuisses se coupent ensuite comme celle du poulet; on ne doit servir ni le col, ni les ailerons du canard.

Canard AUX NAVETS. Après avoir vidé et retroussé en poule votre canard, faites-le revenir avec du beurre, dans une casserole, jusqu'à ce qu'il soit de belle couleur; passez ensuite dans ce même beurre des petits navets tournés et d'égale grosseur; lorsqu'ils commenceront à se colorer, jetez dessus une cuillerée de sucre en poudre et sautez-les bien. Retirez-les ensuite; faites un petit roux mouillé avec du bouillon; ajoutez sel, poivre et bouquet composé de persil, ciboule, demi-gousse d'ail et une feuille de laurier; mettez votre canard dans ce roux, et quand il sera à moitié cuit, mettez alors les navets; retournez de temps à autre votre canard, en ayant soin de ne pas écraser les navets et laissez cuire à feu doux et à petits bouillons; lorsque le tout est bien cuit à point, dégraissez le ragoût et servez-le chaudement. *Entrée.*

Canard AUX PETITS POIS. Il se prépare de la même manière que les pigeons. — Voy. *Pigeons.*

On mange encore le canard ou le caneton à la sauce *à l'orange, au verjus, aux olives, à la choucroûte, en daube, en galantine, en pâtés*

froids, à la macédoine, aux petits oignons, au beurre d'écrevisses, etc., etc., etc.

Canard SAUVAGE EN SALMIS. On fait rôtir aux trois quarts environ, un ou deux de ces canards, après avoir eu soin de les couvrir d'une mirepoix et les avoir emballés d'une feuille de papier. Découpez vos canards selon les règles pour les salmis; tenez chaudement, dans une casserole, les membres et le jus qu'ils auront rendu, en ayant soin qu'ils ne bouillent pas. Mettez les débris de canards dans une casserole avec deux verres de bon vin rouge de Bordeaux, la moitié d'une échalote, un clou de girofle une pincée de mignonnette, et faites bouillir le tout jusqu'à réduction de moitié; passez dans un plat à sauter; ajoutez-y une sauce financière réduite, que vous aurez tenue chaudement au bain-marie, et faites réduire jusqu'à consistance d'une sauce salmis : passez à l'étamine, puis ajoutez une cuillerée d'huile d'olive, le jus de la moitié d'un citron ; saucez les membres et les dressez avec des croûtons en cœur, garnis de truffes et de champignons émincés. *Entrée.*

On sert encore ces canards *à la tyrolienne, à la bigarade, en escalope, rôtis et farcis à l'anglaise, au jus d'orange, rôtis*, etc. *Entrées.* — Voy. *Filet.*

Canardeau. Nom vulgaire du jeune canard.

Canaries (Vin des) Afrique : rouge, 3e service et dessert, 16 à 17 degrés d'alcool.

Ce vin est préféré à tous les vins de Malvoisie par les vrais connaisseurs, parce qu'il est léger et qu'il se garde longtemps; c'est un vin cuit, fait avec des raisins muscats. Tonique, stimulant.

Cancale. Ses huîtres ont une renommée européenne.

Candi.—Voy. *Sucre.*

Candir. Opération par laquelle on fait fondre le sucre, on le clarifie et on le fait cristalliser plusieurs fois pour le rendre dur et transparent.

Candis. On nomme fruits candis ceux sur lesquels on fait candir ou cristalliser le sucre, après les avoir fait cuire dans le sirop.

Cane. On donne ce nom à la femelle du canard.

Cane-Petière. Nom vulgaire de la petite outarde. Oiseau dont la chair est nourrissante et facile à digérer, ce gibier, très-rare et très-estimé, ne se voit qu'exceptionnellement, même sur les tables les plus recherchées. — Voy. *Outarde.*

Caneton. On nomme ainsi le petit du canard domestique.

Rouen a le privilége de ces jeunes canards. — Voy. *Albran.*

Canne A SUCRE ou CANAMELLA (*Saccharum*, Lin.; *Saccharophorum*, Neck.). Genre de la triandrie digynie et de la famille des graminées, tribu des saccharinées. Excepté deux espèces, la canne à sucre cylindrique (*lagarus cylindricus*, Lin.), et la canne à sucre de Ravenne (*andropogon Ravennæ*, Lin.) qui se trouvent dans le midi de l'Europe et même de la France, toutes les plantes de ce genre appartiennent aux contrées les plus chaudes de notre globe. On est parvenu cependant à les introduire dans l'Europe méridionale, particulièrement dans quelques provinces de l'Espagne.

Il y a environ huit espèces de cannes à sucre cultivées par les planteurs : la canne à sucre officinale (*saccharum officinarum*, Lin.); la canne à sucre violette ou canne à sucre de Batavia (*saccharum violaceum*, Tussac): la canne à sucre de Taïti (*saccharum Taïtense*. Hort. Par.): la canne à sucre de Ténériffe (*saccharum Teneriffæ*, Lin.): la canne à sucre du Japon (*saccharum Japonicum*. Thunb.); la canne à sucre spontanée (*saccharum spontaneum*, Lin.); la canne à sucre roseau (*saccharum arundinaceum*, Retz); la canne à sucre à plusieurs épis (*saccharum polystachion*, Sw.); la canne à sucre du Bengale (*saccharum Bengalense*, Retz); la canne à sucre rampante (*saccharum repens*, Willd.); enfin les *saccharum munga, adpressum, Mexicanum*, etc.

Les cannes à sucre sont des roseaux au port élégant, gracieux et léger ; aussi les cultive-t-on souvent dans nos serres chaudes.

Il est à présumer que le sucre était connu des anciens, et que c'est cette substance que certains auteurs grecs et latins ont voulu désigner sous les noms de miel de roseaux, sel de roseaux, *saccharon* ou *saccharum ;* mais qu'ils ignoraient absolument l'art de l'épurer et de le raffiner. Les Chinois passent pour avoir su, depuis les temps les plus reculés, l'exprimer de la canne, l'épurer, le blanchir et en obtenir une cristallisation sous forme et consistance de sel. Il est certain que les Arabes connurent le sucre bien avant les Européens, chez lesquels son usage ne paraît pas remonter plus loin que la fin du treizième siècle ou le commencement du quatorzième. C'est à peu près à cette époque que la culture de la canne à sucre fut introduite de l'Inde en Arabie et, de là, en Nubie, en Égypte et en Éthiopie ; on la naturalisa peu après en Syrie, en Chypre, en Sicile, puis à l'île de Madère, aux îles Canaries, en Espagne, et enfin dans toute l'Europe méridionale jusqu'en Provence; elle ne put réussir dans cette dernière province. Au commencement du quinzième siècle, la culture de la canne à sucre passa à Saint-Domingue, puis dans nos autres colonies, aux Antilles.

Outre le sucre que l'on retire de la canne; cette précieuse et intéressante plante fournit encore des sirops que l'on distingue par les épithètes de fins, gros, bâtards et amers; plus, une espèce d'eau-de-vie que les Anglais appellent rhum et que l'on nomme tafia dans nos colonies ; enfin un vin de saveur agréable, que l'on aromatise avec le suc de certains fruits ; tels que oranges, abricots ou ananas, etc. Pour ce qui concerne le sucre, sa composition, ses propriétés, etc. — Voy. l'article *Sucre, Eau sucrée.*

Cannelle. C'est l'écorce, dépouillée de son épiderme, du *laurus cinnamomum*, arbre originaire de l'Asie, mais cultivé particulièrement dans l'île de Ceylan, d'où nous vient la meilleure cannelle. On en distingue trois espèces : 1° celle de Ceylan, qui est la plus fine, est mince, légère, d'une couleur fauve claire, d'une odeur suave, d'une saveur aromatique, agréable, piquante et légèrement sucrée; 2° la cannelle de Cayenne, plus pâle et plus épaisse, la plus estimée après celle de Ceylan ; 3° la cannelle de Chine, en morceaux, courte, rougeâtre, d'une odeur plus forte, mais d'une saveur moins agréable.

La canelle est fort stimulante, on ne l'emploie jamais seule. L'huile essentielle qu'on en retire par la distillation a une action encore plus active. Il convient d'user très-modérément de cette substance

La cannelle s'emploie peu dans les ragoûts, mais par la finesse de son arome elle est d'un usage très-commun pour les compotes, les crèmes et les entremets sucrés ; aussi les officiers, les confiseurs et les distillateurs en font un usage plus fréquent que les cuisiniers. Cette substance sert à aromatiser certains aliments, notamment le chocolat. La cannelle est employée encore dans la préparation de certains médicaments.

Cannelon. On donne ce nom à un appareil d'office, qui sert à mouler et à donner la forme cannelée à certaines friandises en pâte fine qui portent également ce nom.

On fait des cannelons frits, à la marmelade d'abricots, aux fraises, à la crème de Pithiviers, à la pâte d'amandes, d'avelines, de pistaches ; à la parisienne, au chocolat, etc. Enfin on garnit les cannelons avec toutes sortes de crèmes et de confitures.

Cannes (Vin de), Provence (Var) : rouge, 3° classe, 12 à 13 degrés d'alcool.

Cantal (Fromage du). Ce département, riche en bestiaux et en pâturages, fournit d'énormes quantités d'un très-mauvais fromage, grâce à l'esprit de routine et à l'obstination des paysans qui sont chargés de sa confection. Il se vend par blocs de 30 à 40 kilos, à 80 c. le 1/2 kilo; la pâte est d'un blanc sale, elle a un goût butyreux et se rancit promptement. Il n'est guère acheté que par les Auvergnats et les gens du peuple qui en mettent parfois dans leur soupe.

Mieux préparé, ce fromage acquerrait une plus grande valeur, pourrait servir aux approvisionnements de la marine et deviendrait une source de richesses pour cette pauvre province ; mais les fromagers du Cantal ont toujours résisté à l'introduction de meilleures méthodes, et ont chassé les instructeurs qu'avaient appelés de Suisse des propriétaires intelligents.—*Dessert.*

Cantaloup. Variété de melons, la plus facile à digérer et la plus estimée. Originaire de Florence. — Voy. *Calendrier, Melon, Hors-d'œuvre.*

Cante-Perdrix (Vins de), à Beaucaire, Languedoc (Gard) : rouge, 3e classe, 14 à 16 degrés d'alcool.

Cantert ou KANTERT. Deuxième qualité du fromage de Hollande; ces fromages sont rouges à l'extérieur, ronds, de pâte salée mêlée de clous de girofle, d'anis et de jeunes pousses de sapin. *Dessert.*

Caouane. Nom vulgaire de *Testudo-Caretta.* Tortue de la Méditerranée. Chair huileuse, coriace, musquée. Ses œufs, très-nourrissants, lui sont préférés.

Caou-in. Boisson rafraîchissante et nourrissante usitée au Brésil, où on la fait avec du maïs.

Cap Breton (Vin du), Landes (Guyenne) : rouge, 3e classe, 16 à 17 degrés d'alcool.

Cap de Bonne-Espérance (Vin du) : rouge et blanc, 3e service, 22 à 23 degrés.

Capelan.—Voy. *Cabelan.*

Caperon. C'est le nom d'une variété de fraise d'un assez gros volume. — Voy. *Calendrier, Fraise.*

Capillaire (*capillaris* de *capillus*, cheveu). On désigne sous ce nom, en botanique, les parties des corps qui sont allongées en filets déliés et de la grosseur des cheveux. On désigne encore sous cette dénomination certaines petites fougères qui croissent dans les fentes des rochers et des murs des puits. Ce mot est aussi très-usité en physique, en anatomie, etc.

Capillaire (*Adianthum capillus veneris*), de Montpellier. Petite fougère à feuilles odorantes, d'une saveur agréable, légèrement styptiques et amères. Ses feuilles servent à faire un sirop émollient et fréquemment employé en médecine. — Voy. *Bavaroise.*

Capillaire (*Sirop de*). On donne ce nom à un sirop bien connu que l'on fait ordinairement avec le capillaire du Canada, *Adianthum pedatum*, genre de la classe des végétaux cryptogames vasculaires et de la famille des fougères. Le sirop de capillaire est adoucissant et convient surtout dans les affections aiguës ou chroniques de poitrine.

Capilotade. Ragoût que l'on fait avec des restes de viandes rôties, soit viande de boucherie, volaille ou gibier.

On met dans une casserole la viande, coupée par morceaux, avec sel, poivre, beurre, écorce d'orange, muscade, persil et ciboules hachés, des câpres et des croûtons de pain; on mouille avec du bouillon et on laisse cuire jusqu'à ce que la sauce soit assez réduite : on y met alors une pointe de vinaigre ou de verjus et de la chapelure de pain. Lorsque la capilotade est faite avec des viandes noires,

on peut la mouiller avec mi-partie de vin et mi-partie de bouillon ; dans ce dernier cas, on ajoute une cuillerée d'huile à la fin.

Câpres. Nom donné aux boutons à fleurs du câprier. — Voy. *ce mot.*

Confits dans le vinaigre, elles servent pour les assaisonnements et constituent un condiment qui, tout excitant qu'il est, n'est pas toujours facile à digérer. *Hors-d'œuvre.*

Câprier (*Capparis*). Genre de la polyandrie monogynie et de la famille des capparidées, tribu des capparées. Ce genre renferme un grand nombre d'espèces, parmi lesquelles nous signalerons le câprier ordinaire (*capparis spinosa*), commun dans le midi de la France et dans toute l'Europe australe. Le câprier est cultivé surtout pour l'usage que l'on fait en gastronomie des boutons à fleurs de cet arbrisseau; les câpres apparaissent au mois de mai et les fruits se forment en juillet.

Capucine (*Tropœolum*). Genre de l'octandrie monogynie et de la famille des tropœolacées. Les fleurs qui servent à décorer les salades, se cueillent pendant toute la durée de la saison. On peut manger les feuilles en salade en les mêlant à des herbes douces; elles sont plus piquantes que le cresson. Les graines qui se forment successivement se cueillent avant leur maturité et se confisent au vinaigre. Elles peuvent remplacer les câpres.

Capucine TUBÉREUSE (*Tropœolum tuberosum*. Plante tuberculeuse ; le tubercule a la forme d'une petite poire et d'un jaune franc, avec des marbrures d'un rouge vif au bord du renflement qui protége chaque bourgeon. Sa saveur est peu agréable ; on le confit au vinaigre, on l'arrache en novembre. *Hors-d'œuvre.*

Carlsbad (Bohême). Ce sont les premières eaux minérales de l'Europe. La source du Sprudel est celle qui supporte le mieux le transport. Très-utile dans les néphrites calculeuses, les calculs biliaires et les engorgements chroniques du foie. Il est très-bon, avant de boire l'eau minérale, de faire chauffer les bouteilles au bain-marie, à une température de 35 degrés réaumur.—C. JAMES, *Guide aux eaux.*

Caramel (*Saccharum percoctum*). On nomme ainsi le sucre que l'on a fait cuire jusqu'à ce qu'il ait pris une consistance épaisse et une couleur jaune ou brune.

Ainsi préparé, il sert à colorer, selon qu'il l'est lui-même plus ou moins, le bouillon, les sauces brunes dont il augmente les propriétés toniques ainsi que la sapidité.

Carbonnieux (Vin de). Bordeaux, blanc, se sert pour les huîtres et aux 1er et 2e services, 14 à 15 degrés d'alcool.

Carcavello (Vin de). Blanc, se sert au 3e service, 18 à 19 degrés d'alcool.

Cardamine DES PRÉS (*Cardamine pratensis*). Genre de la tétradynamie siliqueuse et de la famille des crucifères.

Elégante crucifère à fleurs lilas ; ses feuilles ont la saveur du cresson de fontaine et se mangent en salade ou en épinards.

Cardes. On distingue deux sortes de cardes : celles de la poirée, qui sont les grosses côtes dépouillées de leurs feuilles et de leurs corticales ; et celles d'artichaut, beaucoup plus grandes et connues sous le nom de cardons d'Espagne. Ces dernières sont les plus distinguées et les seules admises sur les tables recherchées. Dans l'une et l'autre espèce, les plus blanches et les plus épaisses sont réputées les meilleures.

Un plat de cardes est, en fait d'entremets, *le nec plus ultra* de la science culinaire, et un cuisinier en état de faire un plat de cardes exquis peut s'intituler le premier artiste de l'Europe. On pense bien qu'il s'agit ici seulement des cardes au jus, au coulis et à la moelle, car au maigre et en marmelade, on peut les faire bonnes sans un très-éminent savoir. *Entremets.* — Voy. *Cardons.*

Cardons (*Cinara cardonculus*). Genre de la syngénésie polygamie égale et de la famille des synanthérées, tribu des flosculeuses (*carduacées* ou *cinarocéphales*). C'est une variété de l'artichaut dont on mange les pétioles des feuilles ; ce met est assez estimé, mais il n'est pas de très-facile digestion.

La fleur de cette plante a la propriété de faire cailler le lait.

Le cardon se récolte vers la mi-novembre, et plus tard, seulement si le temps est doux ; on arrache les cardons avec la terre attachée aux racines, et on les dispose l'un près de l'autre dans la serre aux légumes, ils y blanchissent sans avoir besoin d'être empaillés. On peut avec des soins conserver des cardons jusqu'à la fin de mars. Il y en a plusieurs variétés : cardons de Tours, épineux, le meilleur, plein, sans épine et d'Espagne.

Cardons AU MAIGRE. Après avoir épluché et lavé les cardons, on les coupe par morceaux, on les met dans l'eau bouillante avec du sel et une cuillerée de farine, on les remue, on les fait égoutter quand ils sont cuits, on verse alors dessus une sauce blanche. Ce mets est assez facile à digérer. *Entremets.*

Cardons AU GRAS. Après les avoir préparés comme les cardons au maigre, au lieu de verser dessus une sauce blanche, on y met une sauce blonde au bouillon ; plus faciles à digérer que les précédents. *Entremets.*

Cardons AU JUS. Après avoir choisi les côtes les plus blanches des cardons, on les coupe de longueur égale, on les fait blanchir à grande eau bouillante, puis, quand elles se nettoient facilement, on les retire du feu, on les rafraîchit à l'eau froide, on les essuie ou on les brosse, on les lave ensuite à plusieurs eaux, on les égoutte ; cela fait, on met au fond d'une casserole des bardes de lard, du jambon, des carottes, des oignons, des clous de girofle, un bouquet, et sur le tout on pose les cardons qu'on recouvre de rondelles de pulpe de citrons débarrassés de leurs pépins et séparés de leur écorce, puis on recouvre de bardes de lard ; on ajoute du sel, de l'eau, et quand l'ébullition commence, on ajoute du beurre mélangé de farine ; quand les cardons sont cuits et égouttés, on met du coulis dans une casserole avec du jus de viande, on ajoute de la moelle de bœuf fondue au bain marie : on obtient ainsi un entremets recherché mais de digestion peu facile. *Entremets.*

Cardons AU GRATIN. Après avoir beurré le fond d'un plat, les cardons étant préparés comme il a été dit à l'article *cardons au maigre*, on le saupoudre de chapelure, on range dessus les cardons qu'on saupoudre de mie de pain, on les arrose de beurre fondu, on place le plat sur la cendre chaude, on le recouvre du four de campagne qu'on chauffe. — Si l'on ajoute du fromage râpé, mêlé à la mie de pain, on a alors les cardons à l'italienne. *Entremets.*

Cardons A LA POULETTE. Les cardons préparés comme il a été dit à *cardons au maigre*, on met dans une casserole du beurre manié de farine, on ajoute de la crème, on y fait sauter les cardons, on lie la sauce avec des jaunes d'œufs en les retirant du feu et on ajoute quelques gouttes de citron et de vinaigre. *Entremets.*

Carhaix. Ses perdrix sont renommées.

Carline (*Carlina*). Genre de la syngénésie polygamie égale et de la famille des synanthérées-cynacérées. Les espèces de ce genre, qui sont au nombre de quinze environ, sont toutes indigènes des parties montueuses de l'Europe, de l'Afrique et du nord de l'Asie. On mange à la manière des artichauts le réceptacle du *carlina subacaulis* et du *carlina acanthifolia*. Mêmes propriétés à peu près que les artichauts.

Carotte (*Daucus*). Ce genre appartient à la famille des ombellifères et à la pentandrie digynie. La carotte commune (*daucus carota*) est une plante potagère dont les racines succulentes servent d'aliment et d'assaisonnement ; elles sont apéritives et recommandées contre la jaunisse. Les semences de cette plante sont aromatiques et stimulantes. La carotte contient une certaine quantité de sucre ; on en retire aussi de l'eau-de-vie ; on en fait encore des conserves au sucre et au vinaigre.

La carotte est d'une très-grande ressource en cuisine et l'excipient le plus ordinaire des jus, des coulis et des ragoûts ; mais, à l'exemple des gens modestes et vraiment utiles, elle sert plus souvent qu'elle ne se montre, et elle a cela de commun avec l'oignon, autre factotum dont la présence est indispensable dans la plupart des assaisonnements. La carotte cependant se produit à découvert dans le hochepot ; là, tournée avec art, elle fait briller le talent d'un cuisinier dans celui du dessin. Quoi qu'elle ne figure dans ce plat que comme garniture, l'accessoire y est cependant plus apparent que le principal ; la queue de bœuf se cache avec modestie et lui laisse dans cette circonstance tous les honneurs du triomphe. Il en est à peu près de même des navets lorsqu'ils accompagnent un canard. Le poireau est le plus modeste de ces quatre plantes potagères ; il ne paraît jamais sur nos tables que dans la soupe, à laquelle il sert à donner un bon goût. On l'emploie au même usage dans quelques ragoûts en bouquet garni. C'est un légume fort sain et dont on pourrait peut-être tirer un parti plus apparent, surtout comme garniture. C'est un texte que nous laissons à méditer aux hommes de l'art.

Il y a plusieurs espèces de carottes ; la rouge, la jaune, la blanche, la hâtive, celle de Crécy, celle de Flandre, qui est aussi de deux sortes, rouge et jaune. La carotte est peu nourrissante et se digère généralement mal. On en fait toutes sortes de préparations culinaires, comme potages, ragoûts, assaisonnements, etc.

On les récolte en novembre ou décembre ; on les rentre dans la serre à légume et l'on en coupe le collet pour les empêcher de pousser. C'est dans le sable sec et par lits alternatifs de racines et de sable qu'on les conserve le plus longtemps. On peut ainsi avoir des carottes jusqu'en mars, époque où l'on a des carottes de couche. On distingue les variétés suivantes : *carotte courte hâtive, variété demi-longue, jaune d'Achicourt, rouge pâle de Flandre, longue, blanche de Breteuil.*

Il y a encore une variété de carottes qui croît dans l'Europe australe, c'est la *carotte gommifère (daucus gummifera)*, qui laisse couler de ses tiges un suc ou espèce de gomme résineuse odorante.

Carottes A LA MÉNAGÈRE. Coupez en rouelles ou autrement vos carottes ; faites-les cuire dans du bouillon avec addition de vin blanc, gros poivre, muscade, bouquet garni, et quand elles sont cuites, liez la sauce avec du jus, ou, à son défaut, avec du beurre manié de farine. *Entremets.*

Carottes A LA MAÎTRE D'HÔTEL. Faites-les cuire, après les avoir tournées en filets très-minces, dans de l'eau, du bouillon, du beurre et un peu de sel ; puis, après qu'elles sont égouttées, sautez-les avec du beurre, du persil haché, sel et gros poivre. *Entremets.*

Carottes AU SUCRE. Choisissez de belles carottes, faites-les cuire dans l'eau jusqu'à ce qu'elles soient presque desséchées ; écrasez-les et y ajoutez du lait, de la fécule, du sucre en poudre, de la fleur d'oranger pralinée. On y incorpore ensuite des œufs entiers avec un tiers en sus de jaunes ; puis on bat les blancs de ces derniers avec du beurre frais ; on les met dans la casserole, et on la place immédiatement sous le four de campagne. Lorsque la cuisson est terminée, on renverse le tout sur un plat creux, on le blanchit avec du sucre en poudre et on sert brûlant. *Entremets.*

Carottes GLACÉES. On prend des carottes rouges, nouvelles, que l'on tourne en poires ; on les fait blanchir pendant quelques minutes ;

on les égoutte sans les rafraîchir et on les saute dans du beurre fin avec addition de sucre en poudre, de bon consommé ; puis, lorsqu'elles sont suffisamment cuites, on augmente le feu pour que l'évaporation se fasse rapidement, lorsque les carottes tombent en glace, on ajoute un peu de glace de légumes et on sert cet *entremets.*

On peut apprêter ce mets en maigre en substituant au consommé animal un consommé de légumes.

On mange encore les carottes *au beurre, à la béchamel, à la flamande, en gâteaux,* etc.

Caroube. Fruit du caroubier (*ceratonia*). Genre de la polygamie triœcie et de la famille des légumineuses, tribu des cæsalpiniées. Le caroubier est un arbre de hauteur moyenne qui croît en Orient et dans l'Europe australe ; ses fruits renferment une pulpe assez agréable et d'une saveur sucrée quand ils sont mûrs. Ces fruits, qui ne paraissent jamais sur les tables opulentes, fournissent une eau-de-vie qui est assez agréable, quoiqu'elle ait l'inconvénient de conserver l'odeur du fruit. Le suc de la caroube réduit à l'état sirupeux sert à faire des conserves. Ce fruit est laxatif ; il faut en manger modérément.

Carpe (*Cyprinus carpio*). Poisson d'eau douce dont la chair est très-estimée ; la carpe appartient à la famille des cyprins et à l'ordre des malacoptérygiens abdominaux. La chair de la carpe est peu nourrissante, lourde et ne convient pas à tous les estomacs.

Les carpes les plus recherchées sont celles du Rhin, de la Loire, et en général celles des fleuves et des rivières, les carpes d'étangs ayant toujours un goût de vase. La chair de la carpe en Angleterre est plus savoureuse par le soin que l'on prend de châtrer ce poisson. C'est au pêcheur Samuel Tull que l'on doit cette invention. Les mâles des carpes sont préférés aux femelles, et les carpes laitées sont plus estimées que les œuvées. C'est en mai, juin, juillet et août, que la carpe réunit les meilleures qualités. Les laitances et œufs de carpes constituent un aliment délicat, agréable et nullement dangereux.

La carpe du Rhin ne saurait s'apprêter autrement qu'au court-bouillon. Nous devons avertir, par amour pour la vérité, que ces prétendues carpes du Rhin n'ont jamais vu ce fleuve de plus près que d'un quart de lieue. Ce sont des carpes pêchées dans les étangs de Lindre, de Gondrechanges et autres situés dans la Lorraine allemande, qu'on amène encore jeunes à Strasbourg, où l'on achève leur éducation en les engraissant dans la rivière d'Ill, renfermées dans de vastes boutiques.

Les carpeaux du Rhône et les belles carpes de Seine se préparent de même. Quant aux carpes moyennes, elles ne se servent guère que frites, à l'étuvée, à l'italienne, en fricassée de poulet, farcies, aux champignons, etc. C'est un manger fort sain et très-agréable. On sait que les laitances de carpe sont un mets fort délicat ; on les vend séparément et on les sert soit frites, soit en ragoût, soit en tourtes, etc. La langue des grosses carpes cuites au court-bouillon constitue un mets très-distingué ; les véritables gourmands en sont très-friands, surtout lorsque la sauge a fait partie de l'assaisonnement.

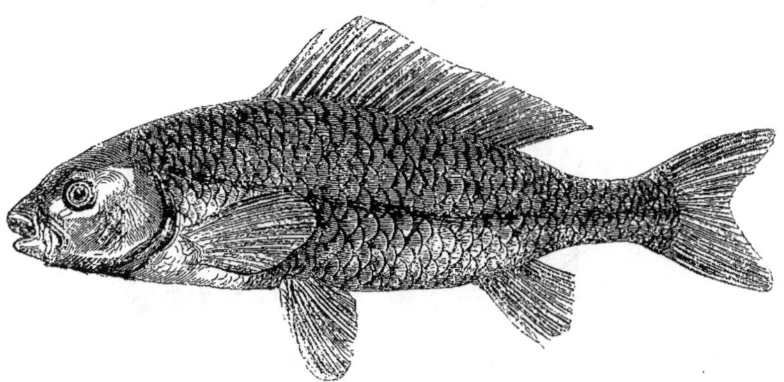

Carpe FRITE. Ayez une belle carpe ; videz-la ; écaillez-la et la fendez en deux par le dos ; mettez à part la laitance ou les œufs ; faites mariner votre carpe dans du vinaigre avec thym, laurier, muscade, sel et poivre ; puis farinez-la et la faites frire ; lorsqu'elle sera à moitié cuite, jetez dans la friture la laitance ou les œufs farinés aussi, et faites en sorte que le tout soit ferme et de belle couleur ; servez votre carpe saupoudrée de sel fin, la laitance dessus et entourez le tout de persil frit. *Rôt.*

Quand on veut faire frire une carpe, on commence par la fendre par le dos dans toute sa longueur, de manière à la partager en deux parties égales

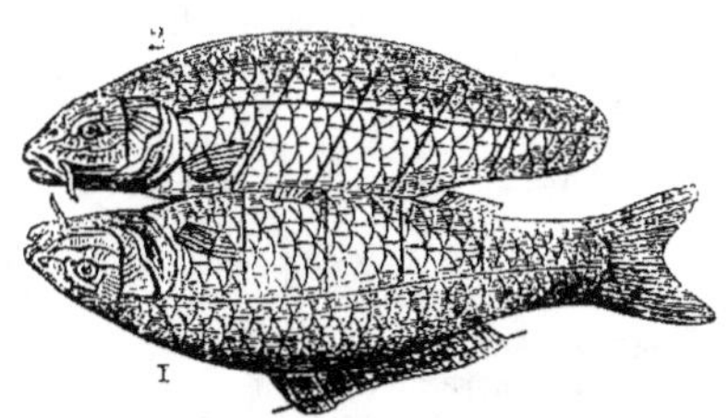

Pour la servir on trace une ligne profonde, de la tête à la queue ; puis on découpe les portions, droites ou obliques : on ne sert que le ventre, s'il y a peu de convives ; le dos est moins délicat ; les œufs sont comestibles et excellents.

Carpe GRILLÉE. Ecaillez et videz une belle carpe ; frottez-la avec de l'huile ; mettez-la sur le gril et servez-la sur un ragoût d'oseille, soit à la sauce blanche, aux câpres, soit à la maître-d'hôtel, soit à l'huile et au vinaigre, etc. *Entrée.*

Carpe AU BLEU. Videz et préparez votre carpe en lui faisant le moins possible d'ouvertures ; ficelez-lui la tête, et mettez (la carpe) dans une poissonnière ; faites bouillir du vinaigre et le versez brûlant sur votre carpe ; mouillez-la ensuite avec du vin rouge ; ajoutez trois gros oignons coupés en tranches, deux carottes, persil, sauge, ciboule, thym, laurier, clous de girofle ; puis mettez votre poissonnière sur le feu ; laissez mijoter environ une heure ; ôtez-la du feu ; laissez-la refroidir dans sa cuisson et servez-la sur un plat avec une serviette dessous. *Rôt.*

Carpe EN MATELOTTE. Préparez votre carpe que vous laissez entière ; ayez quelques autres poissons, tels que anguilles, brochetons, tanches, perches, etc. ; coupez-les par tronçons et faites-les revenir avec quelques petits oignons blanchis ; mettez-y votre carpe entourée des laitances ; mouillez avec quantité égale de vin rouge et de bon bouillon ; ajoutez un bon morceau de beurre manié de farine et faites cuire à gros bouillons ; à moitié cuisson, mettez deux feuilles de laurier et de la sauge ; modérez l'ébullition, et lorsque la sauce sera suffisamment réduite, servez dans un plat bien chaud, votre carpe masquée de ragoût et entourée de croûtons frits et de belles écrevisses. *Entrée.*

Il y a une foule d'autres manières de manger la carpe, telles que à *la Chambord, farcie à la régence, en matelotte, royale, vierge, à la marinière,* etc., au *court-bouillon,* en *fricandeau,* à *l'étuvée,* en *hachis,* etc., etc. On saute les *filets de carpes* ; on en fait des *quenelles,* etc. On fait frire les *laitances et les œufs* ; on prépare aussi les *langues de carpes et les laitances,* que l'on sert en casserole ; on sert encore la carpe à *la bourguignonne,* à *la germanique,* à *la Viennoise,* à *l'anglaise,* etc., etc., etc. *Entrée.*

Carpeau. Nom d'une variété de carpe. On prend le carpeau dans le Rhône et dans la Saône. Ce poisson, qui parait dépourvu des organes de la génération, est d'un prix exorbitant quand il est gros. Sa chair délicate et agréable convient à tous les estomacs. On le prépare à peu près de la même manière que la carpe.

Carré DE MOUTON. On découpe le carré de mouton en passant le couteau entre chacune des vertèbres, et en prolongeant en haut et en bas l'incision, de manière à servir, soit une côte dans les côtes découvertes, de 1 à 2, soit une partie du filet ou côtes couvertes, de 2 à 3. Ces dernières sont les meilleures. *Entrées.* — Voy. *Mouton*.

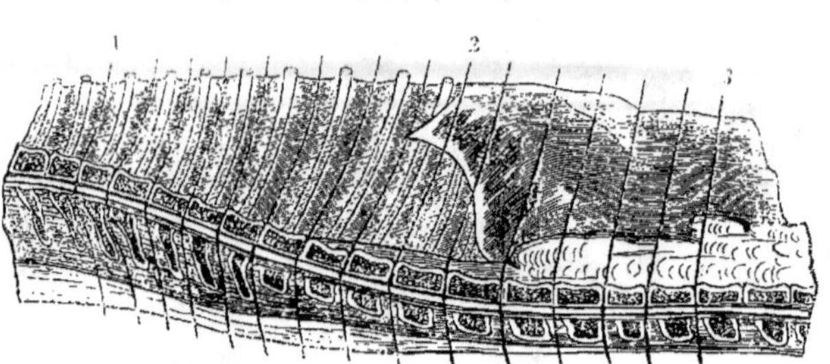

Carrelet (*Pleuronecte quadratulus*). Poisson marin de l'ordre des malacoptérygiens subbrachiens et de la famille des pleuronectes. Le carrelet est très-commun et très-répandu dans nos marchés. Sa chair est blanche, aqueuse, molle, délicate; c'est surtout en mai et en juin qu'il faut manger ce poisson, qui est non-seulement d'un goût excellent, mais encore de très-facile digestion. — Voy. *Sole*.

Carrelet AU GRATIN. — Après avoir vidé et lavé votre carrelet, placez-le dans un plat d'argent ou de terre dans lequel vous aurez déjà mis un morceau de beurre frais, des quatre-épices et des fines herbes hachées; ajoutez un verre de vin blanc; couvrez le tout de chapelure de pain et faites cuire sous un four de campagne. *Entrée.*

Carrelet GRILLÉ. Votre carrelet ou vos carrelets étant vidés et lavés, huilez-les et les assaisonnez de sel et de poivre; mettez sur le gril des chalumeaux de paille et par-dessus vos carrelets que vous faites cuire à feu doux; puis servez-les masqués par une sauce blanche aux câpres ou une sauce brune au jus de racines, dans laquelle vous mettrez des boutons de capucines confits au vinaigre et de la chapelure pour la lier. *Rôt s'il est bien gros.*

On mange encore le carrelet *frit*, en *matelotte normande*, à la *bonne eau*, à la *hollandaise*; on en prépare les filets à *la Orly*, etc., etc. *Entrée.*

Carry. Condiment composé et usité dans l'Inde et dans l'Amérique. On en distingue deux espèces. *Celui de l'Inde*, composé comme il suit:

Curcuma (*terra merita*) en poudre, 15 parties;

Coriandre en poudre, 60 parties;

Poivre noir, piment enragé (ou *capsicum frutescens*).

Celui d'Amérique, composé de poivre-noir, de piment enragé, 10 parties; *dagatapholum ravensara* pulvérisé, 40 parties.

Ces deux espèces de carry sont en grand usage dans les pays chauds.

On s'en sert pour les ragoûts. Le veau, le canard se marient parfaitement avec cet énergique condiment que l'on n'emploie pas sans quelque danger dans nos climats, à cause de ses propriétés extrêmement stimulantes.

Carvi (*Cærum carvi*). Plante dont les fruits vulgairement nommés graines de carvi, brunâtres, d'une odeur aromatique, sont stimulants, carminatifs, échauffants, prédisposant aux maladies inflammatoires. La semence du carvi est une des quatre semences chaudes, majeures, des anciens.

Cette graine se récolte en septembre.

Cassave. Gâteau fabriqué avec la fécule extraite de la racine du manioc; d'un goût agréable, doux et assez nourrissant.

Cassis (Vin de) Provence (Bouches-du-Rhône). Vin de liqueur de troisième classe; 17 à 18 degrés d'alcool.

Catillard. Variété de poires qui ne sont guère bonnes à manger que cuites et qui mûrissent en octobre et en novembre.

Il y aussi une variété de pêches qui portent ce nom.

Cassonnade (*Saccharum non expurgatum ou crudum*). Sucre non raffiné. —Voy. *Sucre*. Ainsi que le sucre, la cassonnade est légèrement nourrissante et laxative.

Cassis (*Ribes nigrum*). Variété du groseiller. Ces fruits sont noirs, disposés en grappes et odorants. On en fait de la gelée et un ratafia qui est tonique et excitant. On prescrit ces fruits dans les maladies inflammatoires des voies urinaires, et les feuilles prises en infusion passent pour diurétiques et apéritives.

Casserole. On donne ce nom à un ustensile de cuisine bien connu et destiné à la coction des viandes, des légumes, etc. On fait des casseroles en cuivre étamé, en fer battu, en fer-blanc, en argent, en plaqué d'argent, en fonte, en terre, en faïence, en porcelaine, etc.

L'inspection des casseroles mérite toute l'attention des maîtresses de maison ; la négligence des cuisinières cause souvent de graves accidents et des empoisonnements dangereux ; l'étamage coûte fort peu et il est indispensable de le renouveler fréquemment.

On se sert encore de cette expression pour désigner certains mets chauds ou froids que l'on sert sur nos tables.

Castor (*Castor*). Quadrupède mammifère de la famille des rongeurs. Le *castor du Canada* (*castor fiber* de Linné) est bien connu. Cette espèce vit en société sur le bord des rivières et des lacs de l'Amérique septentrionale ; le castor vit isolé dans le nord de l'Europe. La queue des castors est plate et couverte d'écailles ; leurs pieds de derrière sont palmés. Ceux qui vivent en société sont remarquables par l'industrie qu'ils mettent dans la construction de leurs cabanes à deux étages, dont l'inférieure, qui est sous l'eau, leur sert de magasin, et le supérieur d'habitation pendant l'hiver. Ils coupent les pieux avec leurs dents et se servent de leur queue comme d'une truelle.

La chair du castor est dure, d'une odeur vireuse, d'un goût peu agréable. Les chasseurs mangent de préférence la partie postérieure. Leur queue, dont le goût est semblable à celui du poisson, est mangée, en Italie, par le clergé à l'époque du carême. En Lorraine on recherche aussi ce mets. On mange aussi leurs pieds de derrière. Il paraît que ces parties du castor, la queue et les pieds de derrière, constituent un aliment tendre, doux, et ressemblant pour le goût au thon et à l'anguille.

Le castor fournit le *castoreum*, matière grasse, onctueuse, très-odorante, sécrétée dans des poches de forme ovoïde placées près des organes de la génération des castors. Le *castoreum* est antispasmodique ; il excite la circulation ; il entre dans beaucoup de préparations pharmaceutiques. On le prescrit dans l'hypocondrie, dans la plupart des névroses et dans l'hystérie. — Voy. *ces mots*.

Caustique. On donne ce nom aux substances qui brûlent ou désorganisent les matières animales.

Cauterets (Hautes-Pyrénées). Parmi les nombreuses sources sulfureuses de Cauterets, deux seulement subissent le transport sans éprouver de notables altérations. Ce sont : le Vieux-César et la Raillère. Employées comme les Eaux-Bonnes dans le traitement des maladies du larynx et de la poitrine, elles sont moins excitantes et presque aussi efficaces. (Dr C. James, *Guide aux Eaux.*)

Cavello (Vin de), Portugal.

Caviar (*Condita sole accipenseris ova*). On nomme ainsi les œufs marinés de l'esturgeon. On le mange seul ou en assaisonnement. C'est de Russie que nous vient le meilleur caviar.

Cet aliment est lourd, d'assez difficile digestion, stimulant et aphrodisiaque ; il ne convient qu'aux estomacs robustes et nullement aux convalescents ni aux personnes de nature excitable. *Hors-d'œuvre.*

Cazouls-lès-Béziers (Vin de), Languedoc (Hérault). Vin de liqueur de quatrième classe ; 19 à 20 degrés d'alcool.

Cédrat (*Citrus medica Florentina*). Fruit du cédratier, variété de citronnier dont on fait des liqueurs et des conserves. Il est rafraîchissant.

Le cédrat est une espèce de citron, mais distingué par la supériorité de son parfum. C'est de tous les fruits à écorces le plus odorant et celui dont les confiseurs et les distillateurs prisent le plus le parfum. Les premiers préparent avec les cédrats des confitures sèches et liquides ; ils les confisent en entier, et, sous cette forme, c'est à coup sûr le plus bel ornement des assiettes montées ; ils en font de la conserve, un pastillage très-distingué, etc. Les distillateurs en obtiennent un grand nombre de liqueurs fines, où il joue le premier rôle, telles que la crème de cédrat, l'eau de cédrat, le parfait-amour, et le font entrer dans un plus grand nombre d'autres pour les aromatiser : c'est avec son secours qu'ils parviennent à fabriquer les liqueurs les plus en vogue. On n'emploie du cédrat que l'écorce, et il ne paraît pas que jusqu'ici on ait cherché à tirer parti de sa pulpe ni de son jus.

Cédrats DE MILAN. Conserve de cédrats, de melroses ou oranges musquées et de bergamottes confites au sucre et à la moutarde. C'est un hors-d'œuvre lombard estimé des amateurs.

Céleri. Variété de l'ache (*Apium graveolens*, L.), qui a perdu son âcreté par la culture, et dont on mange les tiges et les racines, crues ou cuites.

Suivant M. Vogel, de Munich, le céleri doit son odeur pénétrante à une huile volatile, et contient du nitrate de potasse en assez grande quantité.

Cette plante passe pour être stimulante et légèrement aphrodisiaque ; crue, elle ne convient pas aux estomacs débiles ; cuite, elle est de moins difficile digestion et peut être donnée à des convalescents avancés, mais en quantité modérée.

Le plus grand usage du céleri est en salade, ou plutôt en rémoulade ; bien assaisonné d'un bon coulis, il sert aussi de garniture à des relevés ou à de fortes entrées, tels qu'un gigot à la braise, un carré de mouton, etc. Dans les petits ménages, on en fait un entremets peu dispendieux, accommodé comme les cardes poirées ; mais la manière la plus noble de l'admettre sur nos tables, c'est en crème. Une crème au céleri bien faite honore d'autant plus un bon cuisinier qu'elle offre des difficultés assez grandes.

Quinze jours environ après le butage, le céleri est bon à récolter ; il faut seulement, pour en prolonger le produit, ne le buter qu'à mesure des besoins; quand il gèle, on le couvre de litière et on le conserve jusqu'en février. Il y en a plusieurs variétés : à *couper*, *plein blanc*, *nain frisé*, *plein rose*, *violet*, *court hâtif*.

Céleri RAVE (*Apium graveolens*). On l'arrache au mois de novembre; on conserve les racines en jauge, en les couvrant pour les garantir de la gelée, ou bien on les rentre dans la serre aux légumes en supprimant les feuilles. Les racines se conservent jusqu'en mars.

Cèpe ou CEP. Champignon. Nom vulgaire de plusieurs espèces comestibles du genre bolet (Bordeaux, septembre et octobre). Les meilleurs sont larges comme le fond d'un verre; ils sont noirs en dessus et blanc jaune en dessous; plus gros ils perdent de leur qualité, la chair devenant spongieuse; on les accommode à l'huile avec un hachis d'ail, de persil et de la queue du ceps. — Voy. *Champignons*.

Céphaliques. Dénomination donnée aux remèdes propres à calmer les maux de tête.

Cerf (*Cervus*), mammifère ruminant. Pour que le cerf soit mangeable, il faut qu'il soit gras et très-jeune; sa chair est alors fort nourrissante; mais, à partir de sa troisième année, sa chair devient dure, compacte et difficile à digérer.—Voy. *Chevreuil*, *Corne de cerf*.

Cerfeuil (*Cerefolium*). Nom vulgaire d'une espèce du genre *anthriscus*, de la pentandrie digynie et de la famille des ombellifères. On en cultive, dans les jardins, deux variétés, le *cerfeuil commun* et le *cerfeuil frisé*. La saveur aromatique de cette plante fait qu'on l'emploie dans un grand nombre d'assaisonnements. Elle entre aussi dans les bouillons aux herbes. Son suc passe pour avoir des propriétés apéritives et diurétiques. Le cerfeuil est d'assez difficile digestion.

Cerfeuil BULBEUX (*Chærephyllum bulbosum*). On a essayé de mettre la racine de ce cerfeuil au rang du panais ou du salsifis, il n'a pu s'y maintenir ; c'est un légume insignifiant.

Cerfeuil MUSQUÉ ou D'ESPAGNE (*Chærephyllum aromaticum*, L.). Espèce type du genre *myrrhis*, et que beaucoup d'auteurs réunissent au genre cerfeuil. Le cerfeuil musqué appartient à la famille des ombellifères, tribu des scandicinées et à la pentandrie digynie ; il a l'odeur de la myrrhe; on le cultive comme plante d'assaisonnement. Il est légèrement stimulant.

Cerise. Fruit du cerisier (*Cerasus*), arbre originaire de l'Asie Mineure, de la famille des rosacées, tribu des amygdalées ou drupacées et de l'icosandrie monogynie.

Les merises, les guignes et les bigarreaux ne proviennent pas de variétés particulières du cerisier proprement dit (*Prunus cerasus*), mais de différentes variétés du merisier (*Prunus avium*). Ces fruits sont plus indigestes que la cerise. C'est de la merise que l'on retire, par la distillation, le kirschenwasser.

Les bonnes cerises conviennent ordinairement aux estomacs solides, aux tempéraments bilieux et sanguins; elles sont rafraîchissantes et entretiennent la liberté du ventre.

L'acidité de ce fruit est plus agréable à jeun qu'à la suite d'un dîner.

C'est le fruit, lorsqu'il est bien mûr, dont l'excès est le moins dangereux ; ceci n'est vrai que pour les cerises aigrelettes.

Les meilleures espèces, sont la cerise courte-queue de Montmorency, d'un beau rouge clair, grosse, charnue et ayant la queue très-courte; la *Cerise anglaise*, d'assez difficile digestion, est d'un rouge plus foncé, d'une chair plus dure et à longue queue. La *Cerise royale*, d'une couleur rouge plus riche et d'un goût plus sucré, à longue queue.

C'est un des fruits qui offre le plus de ressources aux officiers, aux cuisiniers.

On fait avec les cerises, surtout dans leur primeur, d'excellentes compotes et de très-bonnes confitures; on les dessèche au four, on les botte avec du sucre fin, on les met à mi-sucre, on les confit, on les prépare à l'eau-de-vie, en dragées, on en garnit des tourtes d'entremets. — Voy. *Calendrier*.

Cerneau. On nomme ainsi la partie charnue du fruit du noyer (*juglans regia*); on la mange assaisonnée avec le sel et le verjus ; en hors-d'œuvre ou en entremets ; elle est moins indigeste que la noix sèche. *Hors-d'œuvre et Dessert.* — Voy. *Calendrier*, *Noix*.

Cervelas (*Hilla*). Chair de cochon, hachée, fortement épicée et salée. Cette alimentation indigeste ne convient qu'aux estomacs très-robustes.

Ceux de Lyon sont renommés. S'ils paraissent sur la table, ce n'est que coupés en rondelles et comme *hors-d'œuvre*.

Cervelle. Nom vulgaire du cerveau.

Les cervelles sont des substances *parachymenteuses* dépourvues de sapidité. Celles-qui sont le plus fréquemment employées dans l'art culinaire sont celles du veau, du cochon de lait, du porc frais, de l'agneau ; quant à celle du bœuf, nous n'en conseillons pas l'usage.

Cervelle DE BŒUF. On ne s'en sert guère que chez les pâtissiers qui les emploient à garnir des tourtes d'entrée.

Cervelle DE MOUTON. Elle est souvent substituée à la cervelle de veau, elle est moins délicate que cette dernière, plus stimulante, d'une saveur souvent désagréable ; elle entre dans la confection des tourtes, et sert souvent à falsifier le lait.

Cervelle DE VEAU FRITE. Cet aliment d'assez facile digestion peut se donner en petite quantité dans la convalescence des maladies qui ont amené une certaine langueur des perceptions sensitives, quand cette faiblesse appartient surtout à une profonde anémie, suite de pertes de sang ou encore du liquide générateur. C'est en vertu du phosphore que contiennent les cervelles qu'on doit prescrire cet alimentation, dans l'anaphrodisie par exemple, etc.

Les cervelles de veau frites et marinées à la

sauce, à la poulette, à la purée de céleri, à la purée de lentilles, à celle de champignons, aux truffes, sont de moins facile digestion que frites simplement. Les cervelles aux truffes sont très-stimulantes, ne conviennent qu'en parfaite santé, et encore mangées avec modération. *Entrée.*

Cette (Vin de). De 2 à 2 fr. 25 c. la bouteille. (Novembre 1854.)

Ce vin est souvent vendu comme vin de Madère sec.

L'huile de roses de Cette est renommée.

Cévennes. Les perdrix des Cévennes ont une grande réputation.

Chablis. Vin blanc qui nous vient de la Bourgogne ; il est comme tous les vins blancs, et plus que tout autre, diurétique et stimulant.

Ce vin est donc tout à la fois agréable et utile. Il joint à l'avantage de n'être point très-capiteux celui de passer aisément, de ne jamais fatiguer l'estomac, de convenir à tous les tempéraments, et d'offrir une boisson tout à la fois salutaire, excellente et peu dispendieuse.

Le vin de Chablis, lorsqu'il est de première qualité, vieux et bien choisi, figure avec honneur parmi les vins d'entremets.

Mais c'est surtout avec les huîtres que cet excellent vin est recherché ; il sert merveilleusement d'introduction à un bon dîner, et sa saveur, un peu acidulée, éveille l'estomac et le prépare aux importantes fonctions qu'il va remplir.

En le tirant au mois d'avril, on peut le rendre aussi mousseux que le vin de Champagne et le servir comme tel à ceux qui ne sont point connaisseurs. L'estomac et les nerfs y gagnent, car rien n'est plus contraire à la digestion et n'agite plus les personnes nerveuses, que le vin de Champagne mousseux. — Voy. *Huîtres.*

Les vins les plus renommés du territoire de Chablis sont ceux de la côte de Fonteny, de Vaudesir, du clos de Valmure et de Grenouille. C'est là qu'on recueille la tête des vins.

Les vins de Chablis contiennent 13 à 14 degrés ; ils coûtent les 136 litres 1844-46, 350 fr., et 1848-51, 150 fr., et en bouteilles, depuis 60 c. jusqu'à 1 fr. 50 c. (Novembre 1854.)

Chagny (Vin de) (Côte-d'Or). 228 litres 1844-46 coûtent 350 fr. ; 1848-51, 290 fr. (Novembre 1854.)

Chair (*Caro*). Nom vulgaire donné aux muscles des animaux.

On se sert aussi du mot *chair* pour désigner le parenchyme des fruits.

Chair A SAUCISSES. On la trouve ordinairement préparée chez les charcutiers ; cependant les bonnes ménagères la font faire sous leurs yeux avec du lard frais et bien choisi, mêlé de gras et de maigre en égales quantités ; on peut ajouter à cette préparation du mouton ou du bœuf rôti, de la volaille, du gibier selon l'usage auquel on la destine. On emploie ce hachis à farcir toutes sortes de légumes, artichauts, concombres, choux-fleurs, aubergines, choux.

On en fait du godiveau, des croquettes, des boulettes que l'on fait passer dans la friture. On en remplit des tourtes vol-au-vent, on en fait des lits pour les pâtés de volaille, de gibier, de veau.

En ajoutant à la chair à saucisses de la mie de pain trempée et cuite dans la crème, quelques jaunes d'œufs, de la graisse de veau, de la moelle de bœuf, du blanc de volaille, on farcit avec avantage toutes sortes de volailles, les têtes et les oreilles de veau, des paupiettes.

La chair à saucisses est très-nourrisante et peut à raison des modifications qu'on lui fait subir se prêter à toutes sortes d'usages, soit qu'on l'adoucisse avec des filets de poisson, de volaille, soit qu'on la relève avec des additions d'épices de goût vigoureux.

Il faut, dans tous les cas, que les estomacs délicats se défient un peu de ce mets et que les convalescents s'en abstiennent. — Voy. *Saucisson, Porc, Cochon.*

Chalons. Sa moutarde rivalise avec celle de Dijon.

Chambertin (Vin de). Haute-Bourgogne (Côte-d'Or). Rouge, 1re classe, se sert à l'entremets ; il contient 16 à 17 degrés et coûte les 228 litres 1844-46, 1,000 fr. ; de 1848-51, 600 fr. ; de 2 fr. 25 à 4 fr. 50 c. la bouteille. (Novembre 1854.) — Voy. *Bourgogne.*

Chambolle (Vin de). Bourgogne (Côte-d'Or). Rouge, 2e classe, se sert au 2e service et contient 15 à 16 degrés.

Chameau (*Camelus*). Genre de quadrupède mammifère de l'ordre des ruminants selon les uns, et, selon les autres, genre intermédiaire entre les pachydermes et les ruminants. Quoi qu'il en soit, les chameaux proprement dits, qui sont les seuls qui nous occupent ici, sont des espèces propres à l'Asie et à l'Afrique principalement ; il n'y a que deux espèces connues : le *chameau proprement dit* (*camelus bactrianus*, L.), qui est le plus grand des deux, et le *chameau à une bosse* (*camelus dromadarius*, L.), dont les formes sont plus légères. La chair de cet utile animal était, suivant Galien, en usage en Orient. Les Arabes en mangent encore et la conservent dans des vases qu'ils recouvrent de graisse. Elle est, quoiqu'en dise Aristote, très-indigeste et ne convient qu'aux estomacs robustes.

Chamette (Vin de) (Basse-Bourgogne). Rouge, 136 litres 1844-48, 350 f. ; 1849-51, 300 f. ; 1 f. 50 c. la bouteille. (Novembre 1854.)

Chamois. Chèvre des Alpes (*Antilope rupicapra* L.). Sa chair est bonne à manger et d'autant meilleure qu'elle est fournie par les jeunes chamois. On la digère assez facilement.

Champagne (Vins de).

BLANCS MOUSSEUX DE 1re CLASSE.

Verzenay, Sillery, Bouzy, Aï, Mareuil, Hautvillers, Cramant, Pierry, Avize et les vignes des Closets à Epernay.

2e CLASSE.

Dizy, Saint-Martin, Epernay, Mailly, Ailly,

Verzy, Villers-Marmery, Chigny, Ludes, Cumières, Le Mesnil, Oger et Vertus.

3ᵉ CLASSE.

Villers-Allerand, Chouilly, Mourzy, Monthelon, Cuis, Grauves, Mardeuil et Avenay.

ROUGES DE 1ʳᵉ CLASSE.

Bouzy, Ambonnay, Verzenay, Verzy, Aï, Pierry et clos Saint-Thierry.

2ᵉ CLASSE.

Ludes, Chigny, Villers-Marmery, Hautvillers et Cumières.

3ᵉ CLASSE.

Vertus, Monthelon et Avenay.

ROUGES ORDINAIRES.

Villers-Allerand, Chamery, Ville-Demange, Parguy, Damery, Venteuil et Mardeuil.

Les vins de Champagne *rouges*, de 1ʳᵉ et de 2ᵉ classe, se servent à l'entremets; ils sont très-fins et demandent des soins particuliers pour se conserver, soit en pièces, soit en bouteilles; en pièces, il faut tous les mois remplir le fût; en bouteilles comme en pièces, il faut les placer dans une cave fraîche et aérée.

On récolte peu de ces vins maintenant en Champagne, parce qu'on emploie presque tout le raisin à faire des vins blancs.

Les vins de Champagne, *mousseux* ou non *mousseux*, sont assez généralement adoptés comme vins de dessert.

Cependant les vrais amateurs, à l'instar des Anglais, en commencent l'usage aussitôt le potage, parce qu'ils ont reconnu que, pris de cette manière, il excite la digestion, et parce que son parfum se fait mieux sentir; sous son influence, la conversation devient plus joyeuse et plus animée; le Bordeaux alors est réservé pour le dessert; puis les vins d'Espagne. Quelques amateurs préfèrent les vins de Sillery et d'Aï, crémants ou non mousseux, parce qu'ils trouvent que ces vins portent un peu moins d'excitation au cerveau.

Le vin de Champagne rafraîchi à la glace est toujours préférable.

Il ne convient pas de mêler avec les vins de Champagne ceux des Riceys, Avirey, Bagneux-la-Fosse et Balmot. Ces communes, du département de l'Aube, appartiennent à la Basse-Bourgogne.

Dans cet article, les vins de Champagne sont classés selon leur mérite entre eux, tandis qu'au nom particulier de chacun ils sont classés selon leur mérite entre tous les vins de France. Voy. *Aï, Epernay, Vin.*

Champignons (*Fungi*). Végétaux cryptogames cellulaires, famille de plantes acotylédones (L.), qui renferme une infinité de genres et d'espèces de forme et d'organisation excessivement variées. A l'analyse chimique, les champignons fournissent de la gélatine, de l'osmazome, de l'albumine et de l'adipocire. Suivant M. Braconnot, ils sont de tous les végétaux ceux qui contiennent le plus de principes azotés.

Le concours des champignons comme assaisonnement dans les ragoûts est multiplié à l'infini. Comme aliment principal, leur emploi est plus borné; cependant on les mange à la crème, au four, au gras, en caisse, même frits. La manière la plus ordinaire, et qui n'est pas la plus mauvaise, est de les servir sur une croûte. On les sale, on les confit au vinaigre, enfin on en fait une poudre que l'on conserve et qui n'est pas l'une des moindres ressources de la cuisine savante.

L'administration municipale ayant chargé le conseil de salubrité de rédiger une instruction pour secourir promptement et efficacement les personnes empoisonnées, nous la reproduisons ici avec empressement.

Les figures que nous ajoutons à cette instruction représentent chaque espèce à ses trois périodes de développement, *naissants*, *adultes* et *mûrs*.

Instruction sur les champignons.

Les champignons les plus propres à servir d'aliment sont, de leur nature, difficiles à digérer. Lorsqu'ils sont mangés en grande quantité ou qu'ils ont été gardés quelque temps avant d'être cuits, ils peuvent causer des accidents fâcheux.

Il y a des champignons qui sont de *vrais poisons*, lors même qu'ils sont mangés frais.

Pour les personnes qui ne connaissent point parfaitement ces végétaux, et qui ont l'imprudence d'en cueillir dans les bois ou dans les champs, nous allons indiquer les principaux caractères propres à distinguer l'espèce des champignons, ensuite nous décrirons, en abrégé, plusieurs espèces bonnes à manger; enfin, nous placerons à côté de ces espèces la description des champignons qui en approchent pour la ressemblance, et qui cependant sont pernicieux.

Le champignon est composé d'un *chapiteau* ou tête, et d'une tige, sorte de queue ou pivot qui le supporte. Lorsqu'il est très-jeune, il a la forme d'un œuf, tantôt nu, tantôt renfermé dans une poche ou *bourse*. Quand le chapiteau se développe sous la forme de parasol, il laisse quelquefois autour de la tige les débris de bourse, qui prennent le nom de *collet*.

Le chapeau est garni en dessous de feuillets serrés qui s'étendent du centre à la circonférence.

BON CHAMPIGNON. Champignon ordinaire (*Agaricus campestris*). On le trouve dans les pâturages et dans les friches. Il n'a point de bourse; son pivot ou pied, à peu près rond, plein et charnu, est garni d'un collet très-apparent. Son chapeau est blanc en dessus; ses feuilles ont une couleur de chair ou de rose plus ou moins claire.

C'est ce champignon que l'on fait venir sur couche, et c'est le seul champignon de couche qu'il soit permis de vendre à la halle et dans les marchés de Paris. Il ne peut nuire que lorsqu'on en mange en trop grande quantité, ou qu'il est dans un état trop avancé.

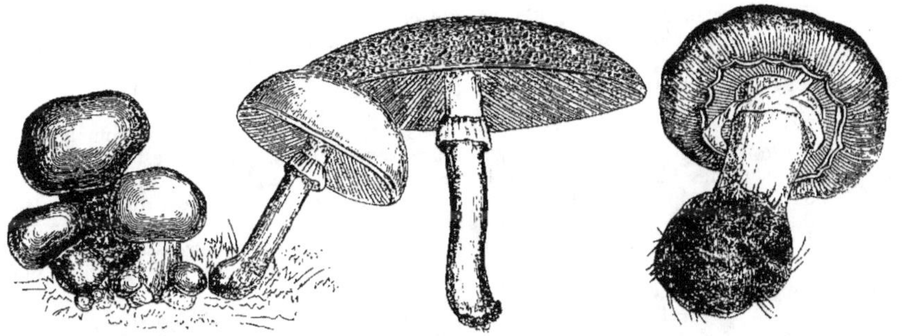

CHAMPIGNONS ORDINAIRES

Campestris.   *Edulis.*   *Arvensis.*

MAUVAIS CHAMPIGNONS. On peut confondre avec cette bonne espèce une autre qui est très-pernicieuse : c'est le champignon bulbeux (*agaricus bulbosus*), ainsi nommé parce que la base de son pivot est renflée en forme de bulbe autour duquel on retrouve des vestiges d'une bourse qui renfermait le chapeau. Il a aussi le collet comme le bon champignon. Les feuillets sont blancs et non point rosés ; le dessus du chapeau est tantôt très-blanc, tantôt verdâtre ; quelquefois le chapeau verdâtre est parsemé en dessus de vestiges ou débris de la bourse.

Son support ou pied est jaunâtre, très-renflé, surtout par le bas ; il est garni d'un collet assez grand et jaunâtre. Ce champignon, qu'on trouve dans les taillis à Fontainebleau et dans le midi de la France, est un mets délicat et très-sain.

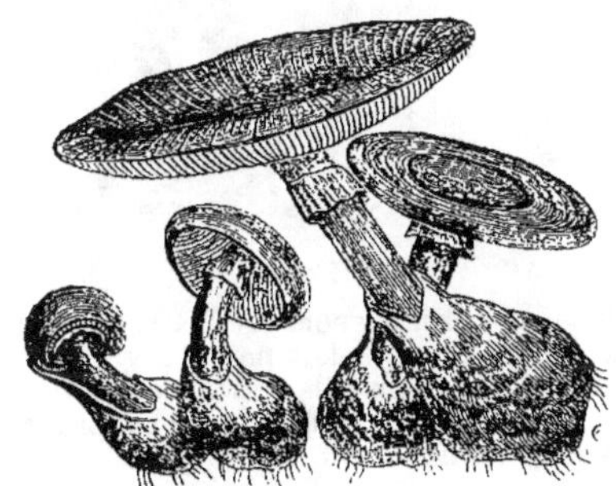

CHAMPIGNON BULBEUX.

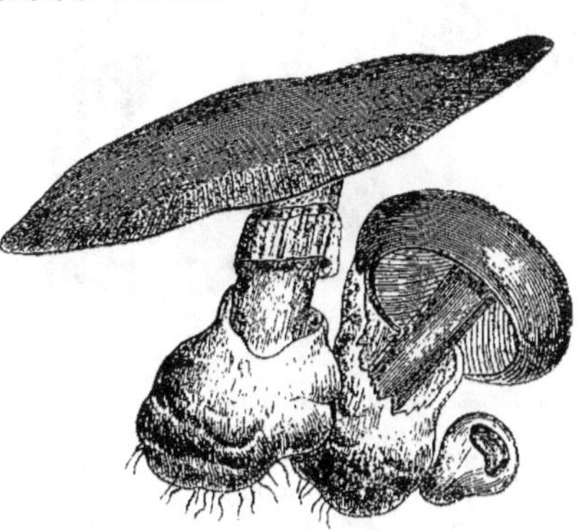

ORONGE VRAIE.

C'est ce champignon, surtout celui qui est blanc en dessus, qui a trompé beaucoup de personnes, et qui a causé des accidents funestes.

Il faut rejeter tout champignon ressemblant d'ailleurs au champignon ordinaire, dont la base du pied ou pivot est renflée en forme de bulbe, qui a une bourse dont on retrouve les débris, et dont les feuillets du chapeau sont blancs et non point rosés.

BONS CHAMPIGNONS. Oronge vraie (*Agaricus aurentiacus*). Ce champignon a une bourse très-considérable. Il est ordinairement plus gros que le champignon de couches. Son chapeau est rouge en dehors ou rouge orangé ; ses feuilles sont d'une belle couleur jaune.

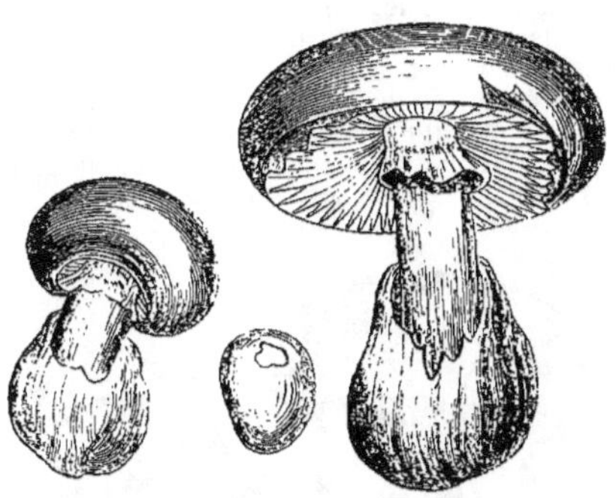

ORONGE BLANCHE.

Oronge blanche (*Agaricus ovoïdeus*). Elle est moins délicate que la précédente ; elle a la même forme, une bourse et un collet pareils ; elle n'en diffère qu'en ce que toutes les parties sont blanches.

MAUVAIS CHAMPIGNONS. Oronge fausse (*Agaricus pseudo-aurentiacus*). Son chapeau est, en dessus, d'un rouge plus vif et non orangé comme celui de l'oronge vraie : il est parsemé de petites taches blanches qui sont les débris de bourse. Son support est moins épais, plus arrondi, plus élevé ; les restes de la bourse ont plus d'adhérence avec le bulbe qui est à la base du support. La réunion de la couleur rouge du chapeau et de la couleur blanche des feuillets est un indice assuré pour distinguer la fausse oronge de la vraie.

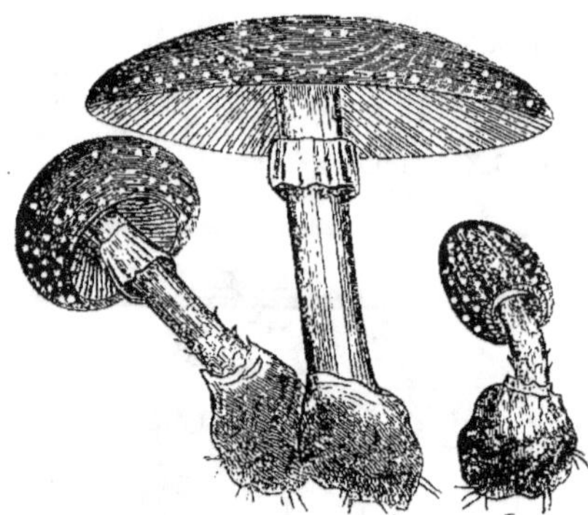

ORONGE FAUSSE.

La fausse oronge se trouve dans les environs de Paris et en divers lieux de la France, notamment dans la forêt de Fontainebleau ; c'est un des champignons les plus vénéneux et qui produit les accidents les plus terribles.

Plusieurs champignons bulbeux et malfaisants ont des rapports moins marqués avec l'oronge vraie ; les uns sont recouverts de tubercules nombreux ou d'un enduit gluant ; les autres ont une couleur livide, une odeur désagréable, et leur seule vue les fait rejeter.

BONS CHAMPIGNONS. Mousserons. Ils croissent au milieu de la mousse ou dans des friches gazonnées. Ils sont d'une couleur fauve :

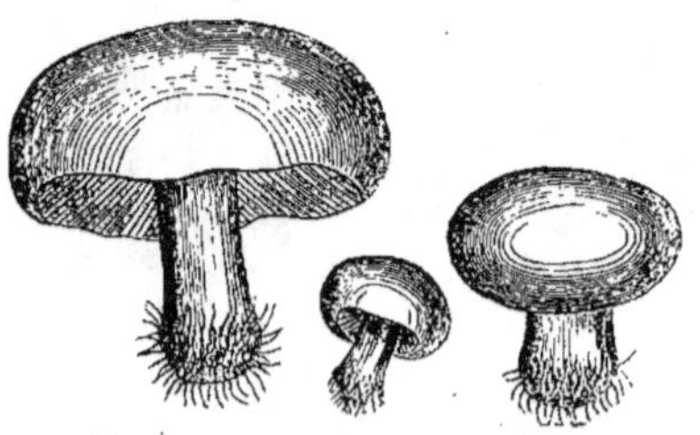

MOUSSERON ORDINAIRE

le chapeau, de forme plus ou moins irrégulière, est couvert d'une peau qui a le luisant et la sécheresse d'une peau de gant. Le pivot plein et ferme peut se tordre sans être cassé. On en distingue de deux espèces : l'une plus grosse, plus irrégulière, à pivot plus gros et par proportion plus court ; c'est le mousseron ordinaire (*agaricus mousseron*). L'autre est plus petite, son chapeau est plus mince, son support est plus grêle ; c'est le faux mousseron (*agaricus pseudo-mousseron*). Ils sont bons à manger tous les deux, et d'un goût fort agréable.

MOUSSERONS SUSPECTS. On peut confondre avec ce mousseron plusieurs petits champignons de même couleur et de même forme, qui n'ont point son goût agréable. On les distinguera, parce que la surface de leur chapeau n'est pas sèche, qu'ils sont d'une consistance plus molle, que leur support est creux et cassant.

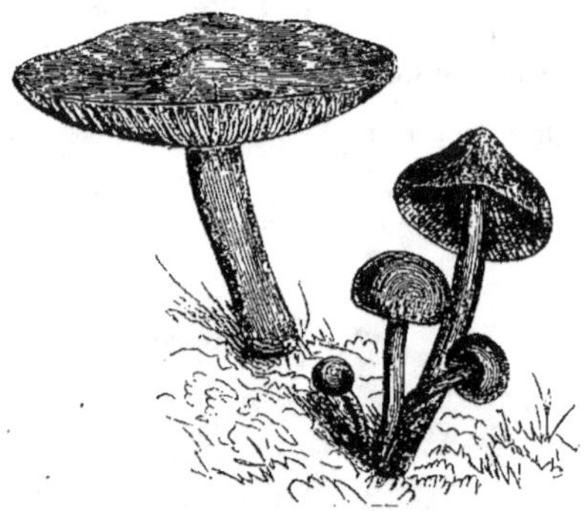

FAUX MOUSSERON.

Parmi les champignons feuilletés, il en est encore beaucoup que l'on peut manger impunément ; mais comme ils ressemblent à d'autres plus ou moins dangereux, il est prudent de s'en abstenir.

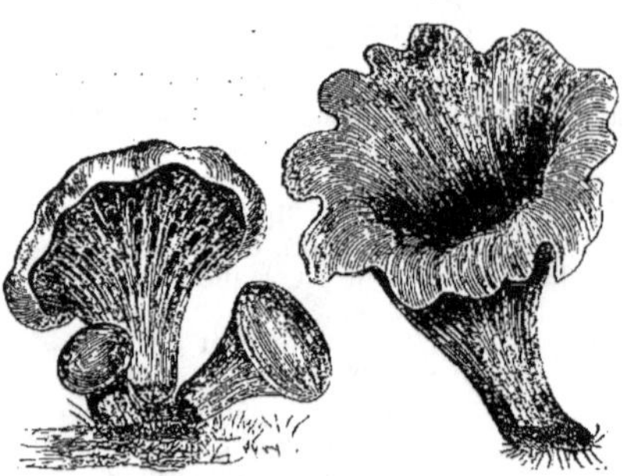

CHANTERELLE.

On doit cependant encore distinguer la chanterelle (*agaricus cantharellus*). C'est un petit champignon jaune dans toutes ses parties. Son chapeau, à peu près aplati en dessus, prend en dessous la forme d'un cône renversé ; couvert de feuillets épais semblables à de petits plis, il est terminé inférieurement en un pied très-court. Cette espèce est recherchée.

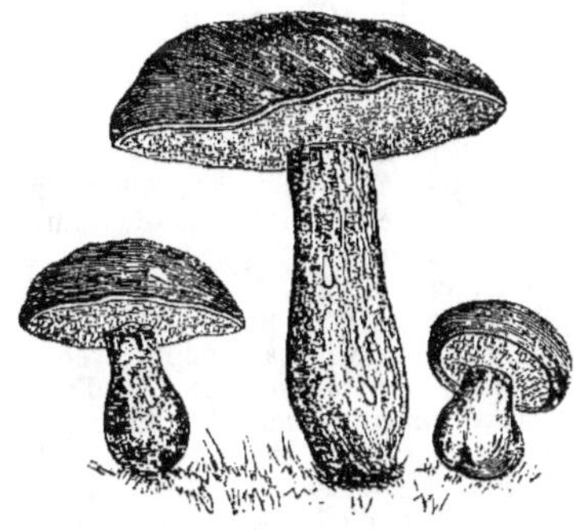

BOLET.

Parmi les champignons non feuilletés, nous ne parlerons point du cèpe ou bolet (*boletus esculentus*), dont une espèce est très-estimée dans le Midi, mais dont on fait peu de cas à Paris, non plus que des vesses-de-loup (*lycoperdon*), dont on fait très-rarement usage, à cause du peu de goût qu'elles ont, et parce que leur chair se change très-promptement en poussière.

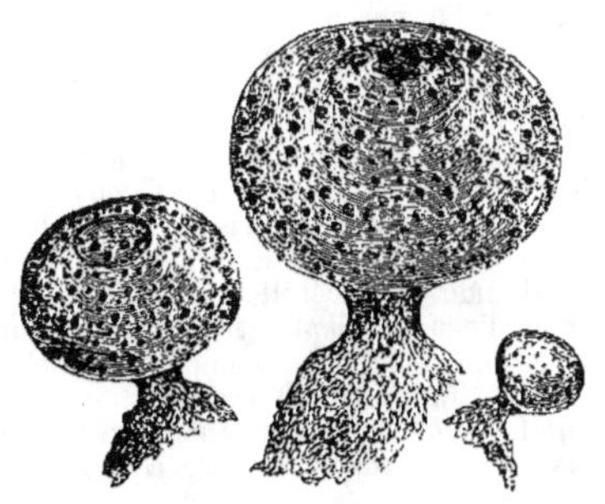

LYCOPERDON.

BON CHAMPIGNON. Morille (*Phallus esculentus*). Sur un pivot élargi par le bas, porte le chapeau toujours resserré contre lui, ne s'ouvrant jamais en parasol, inégal et comme celluleux sur la surface extérieure ; ce champignon croît dans les taillis au pied des arbres ; il est sain et très-recherché.

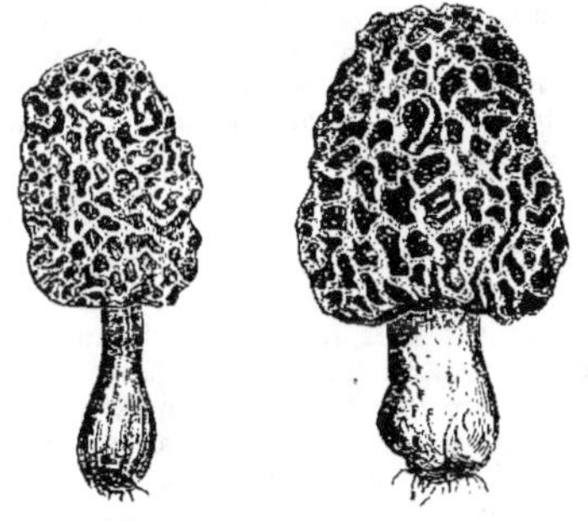

MORILLE.

MAUVAIS CHAMPIGNONS. Le satyre (*Phallus impudicus*), qui ressemble à la morille par son chapeau celluleux, a un pied très-élevé sortant d'une bourse. Le chapeau est plus petit et laisse suinter une liqueur verdâtre. Ce champignon exhale une très-mauvaise odeur et est très-dangereux.

BON CHAMPIGNON. Girole ou clavaire (*Clavario corraloïdes*). Ce champignon diffère de tous les précédents : c'est une substance charnue, ayant une espèce de tronc qui se ramifie comme le chou-fleur et se termine en pointes mousses ou arrondies. Sa couleur est tantôt blanchâtre, tantôt jaunâtre tirant sur le rouge ; son goût est assez délicat. On ne connaît dans ce genre aucune espèce pernicieuse.

On ne saurait trop recommander à ceux qui ne connaissent pas parfaitement les champignons, de ne manger

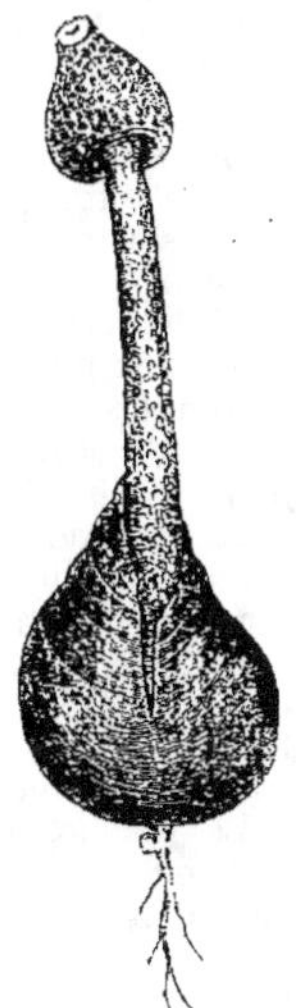

SATYRE.

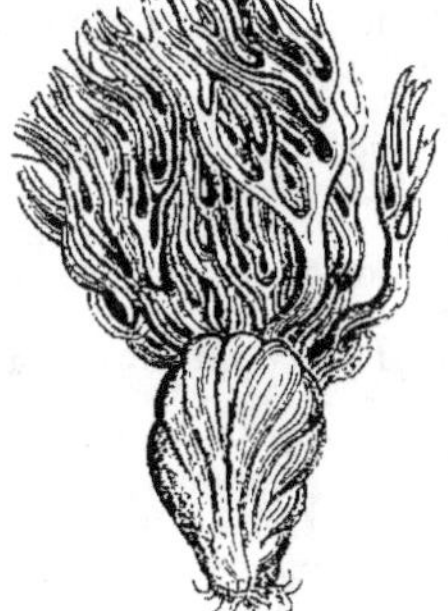

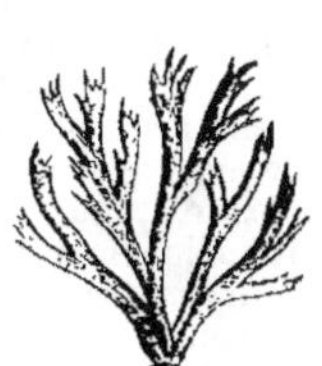

GIROLE CORRALOÏDE   GIROLE AMÉTHYSTE.

que ceux qui sont généralement reconnus pour bons : le champignon de couche, le champignon ordinaire, l'oronge vraie, l'oronge blanche ; les deux mousserons, la chanterelle, le cèpe, la morille et la girole.

Accidents causés par les champignons.

Les personnes qui ont mangé des champignons malfaisants éprouvent plus ou moins promptement tous les accidents qui caractérisent un poison âcre, stupéfiant, savoir : des nausées, des envies de vomir, des efforts sans vomissement, avec défaillance, anxiétés, sentiment de suffocation, d'oppression ; souvent ardeur avec soif, constriction à la gorge, toujours avec douleur à la région de l'estomac ; quelquefois des vomissements fréquents et violents, des déjections alvines abondantes, noirâtres, sanguinolentes, accompagnées de coliques, de ténesme, de gonflement et tension douloureuse du ventre ; d'autres fois, au contraire, il y a rétention de toutes les évacuations, rétraction et enfoncement de l'ombilic.

A ces premiers symptômes se joignent bientôt des vertiges : la pesanteur de la tête, la stupeur, le délire, l'assoupissement, la léthargie, des crampes douloureuses, des convulsions aux membres et à la face, le froid des extrémités et la faiblesse du pouls. La mort vient ordinairement terminer, en deux ou trois jours, cette scène de douleur.

La marche, le développement des accidents présentent quelque différence, suivant la nature des champignons, la quantité que l'on en a mangée et la constitution de l'individu. Quelquefois les accidents se déclarent peu de temps après le repas ; le plus ordinairement ils ne surviennent qu'après dix à douze heures.

Le premier objet, dans tous les cas, doit être de procurer la sortie des champignons vénéneux. Ainsi, on doit employer un vomitif, tel que le tartrite de potasse antimonié ou émétique ordinaire ; mais, pour rendre ce remède efficace, il faut le donner à une dose suffisante, l'associer à quelque sel propre à exciter l'action de l'estomac, délayer, diviser l'humeur glaireuse et muqueuse dont la sécrétion est devenue plus abondante par l'impression des champignons. On fera donc dissoudre dans un demi-kilogramme d'eau chaude, 2 à 3 décigrammes de tartrite de potasse antimonié (émétique), avec 12 à 16 grammes de sulfate de soude (sel de Glauber), et on fera boire à la personne malade cette solution par verrées tièdes, plus ou moins rapprochées, en augmentant les doses jusqu'à ce qu'elle ait des évacuations.

Dans les premiers instants, le vomissement suffit quelquefois pour entraîner tous les champignons et faire cesser les accidents ; mais si les secours convenables ont été différés, si les accidents ne sont survenus que plusieurs heures après le repas, on doit présumer qu'une partie des champignons vénéneux a passé dans l'intestin, et alors il est nécessaire d'avoir recours aux purgatifs, aux lavements faits avec la casse, le séné, et quelque sel neutre, pour déterminer des évacuations promptes et abondantes. On emploiera dans ce cas avec succès, comme purgatif, une mixture faite avec de l'huile douce de ricin et le sirop de pêcher, que l'on aromatisera avec quelques gouttes d'éther alcoolisé (liqueur minérale d'Hoffmann), et que l'on fera prendre par cuillerées plus ou moins rapprochées.

Après ces évacuations, qui sont d'une nécessité indispensable, il faut, pour remédier aux douleurs, à l'irritation produite par le poison, avoir recours à l'usage des mucilagineux, des adoucissants que l'on associe aux fortifiants, aux nervins. Ainsi on prescrira aux malades l'eau de riz gommée, une légère infusion de fleurs de sureau coupée avec le lait, et à laquelle on ajoutera de la fleur d'oranger, de l'eau de menthe simple et un sirop. On emploiera aussi avec avantage les émulsions, les potions huileuses aromatisées avec une certaine quantité d'éther sulfurique. Dans quelques cas on sera obligé d'avoir recours aux toniques, aux potions camphrées, et lorsqu'il y aura tension douloureuse du ventre, il faudra employer les fomentations émollientes, quelquefois même les bains, les saignées ; mais l'usage de ces moyens ne peut être déterminé que par le médecin, qui les modifie suivant les circonstances particulières ; car l'efficacité du traitement consiste essentiellement, non pas dans les spécifiques ou antidotes, dont on abuse si souvent le public, mais dans l'application faite à propos de remèdes simples et généralement bien connus.

Les membres composant le conseil de salubrité,
    Signé : Parmentier, Deyeux, Touret, Husard, Leroux, Dupuytren, C.-L. Cadet.

Suivant M. Frédéric Gérard, on peut, en coupant les champignons en deux morceaux et en les laissant macérer pendant deux heures dans une quantité d'eau vinaigrée double de leur poids, en les lavant à grande eau au sortir du liquide de macération, les faisant blanchir dans l'eau bouillante pendant dix minutes, manger impunément les champignons de toutes sortes. (Frédéric Gérard.)

Il ne faut employer à aucun usage l'eau qui a servi à faire blanchir, macérer, etc., les champignons.

Voici encore une précaution bonne à prendre toutes les fois que l'on a à préparer des champignons dont on n'est pas tout à fait certain ; il ne faut pas négliger de mettre cuire, avec ces champignons suspects, la moitié d'un oignon blanc ordinaire dépouillé de son enveloppe extérieure ; si la couleur de cet oignon s'altère, qu'elle devienne bleuâtre ou brune, tirant sur le noir, c'est un signe que parmi les champignons il y en a de vénéneux et qu'il faut s'abstenir d'en manger ; si, après avoir bouilli pendant un certain temps, l'oignon conserve sa couleur blanche, on n'a rien à redouter.

Champigny-le-Sec (Vin de), Anjou (Maine-et-Loire), rouge ordinaire.

Chanturge (Vin de), Auvergne; rouge ordinaire, 1re qualité.

Chapelure. Croûte de pain râpée. On l'emploie dans certaines sauces brunes au lieu de fécule ou de farine de froment.

Chapon (*Capus, Gallus castratus*), coq châtré. Sa chair grasse et tendre convient aux estomacs délicats; elle constitue une alimentation éminemment réparatrice qui se recommande, surtout aux convalescents, et qui doit être préférée à la chair de la poularde trop grasse et moins digestive. On mange le chapon au gros sel, au riz, aux truffes, à l'indienne, rôti, etc., etc. — Voy. *Poule, Poulet.*

Chapons DU MANS et de LA FLÈCHE. Ces excellents rôtis sont connus de tous les gourmets.

Charbon DE PARIS. Les moyens de chauffage et l'emploi de matières combustibles ont longtemps occupé la science ; le charbon de Paris est une précieuse découverte dont l'efficacité est appréciée par tous les ménages parisiens ; ce charbon brûle sans odeur ni fumée. Sa durée dans la combustion est le double de celle du charbon de bois de première qualité. Son incandescence est si persévérante, qu'un morceau allumé et mis isolément hors du foyer se consume entièrement. Sa pureté et la puissance de son calorique en font, sans contredit, le meilleur des combustibles, et le rendent aussi propre à l'industrie des métaux qu'à tous les usages domestiques.

Pour allumer promptement ce charbon, il suffit d'employer un peu de braise de boulanger, en ayant le soin d'en casser quelques morceaux, afin de présenter des aspérités à l'action du feu. Comme il a la propriété de ne pas s'éteindre, on peut, après s'en être servi, en enterrer dans la cendre, et on le trouve encore tout incandescent le lendemain matin.

Au lieu de l'éteindre dans un étouffoir, on peut le tremper dans l'eau, et il se rallume tout aussi facilement qu'auparavant, sans rien perdre de sa qualité.

Il a naturellement plus de cendre que le charbon de bois, parce qu'il renferme plus de matière sous le même volume. Mais cette cendre n'ôte rien à sa qualité; elle lui donne, au contraire, la propriété de dégager un calorique vif ou modéré, suivant le besoin qu'on en a; car il suffit de le remuer un peu pour en obtenir une action très-vive, et de le laisser en repos pour avoir une chaleur régulière et de très-longue durée.

Il est inappréciable pour griller les viandes, parce qu'il absorbe la graisse, dont il n'est pas noirci comme le charbon de bois, et qu'on peut encore s'en servir après cette opération, sans qu'il répande aucune odeur.

Quoique ce charbon dégage moins d'odeur que le charbon de bois, il est prudent, néanmoins, de ne l'employer que dans un lieu où l'air puisse se renouveler.

Il est précieux pour la chaufferette. Un ou deux morceaux complétement allumés suffisent pour la chauffer régulièrement toute la journée; ce qui le rend aussi très-convenable pour les réchauds de table.

Il remplace avantageusement le poussier de charbon de bois dans presque toutes ses applications.

Si l'on en met quelques morceaux seulement sur le bois du foyer, on en obtient économiquement beaucoup de chaleur.

Il est vendu au poids, afin de donner toute sécurité aux consommateurs, et afin d'éviter les fraudes si fréquentes dans le mesurage des combustibles.

Dans son rapport, M. Payen, membre de l'Institut, secrétaire perpétuel de la société nationale et centrale d'agriculture, signale en ces termes les avantages du charbon de Paris :

« Ce charbon dure plus longtemps que le « charbon de bois; il donne une chaleur plus « régulière, brûle plus lentement; enfin la « consommation est à peu près moitié moin- « dre que celle du charbon de bois. Pour « l'usage du ménage, ce sont là de précieux « avantages. Avec ce nouveau charbon, on « peut chauffer vite ou lentement à son gré. « En définitive, il donne, en moyenne, une « économie de 30 à 40 p. 0/0 sur le charbon « de bois. »

Charbonnées. On donne ce nom à une partie de l'aloyau, qui n'a de chair que d'un côté, on les mange cuits sur le gril, après les avoir fait mariner, avec une sauce à la maître-d'hôtel, ou bien encore braisés et servis sur une purée de haricots rouges au vin de Bourgogne, ou sur un ragoût des quatre racines au jus.

On donne encore ce nom à des tranches maigres de porc, de veau et de venaison ; elles s'apprêtent comme celles de bœuf. *Hors-d'œuvre chaud. Entrée.*

Charcuterie. On donne ce nom à toutes les préparations culinaires qui ont la chair du porc pour base. La charcuterie est d'assez difficile digestion et, en raison des ingrédients dont on l'assaisonne, excitante; elle a besoin d'être consommée très-fraîche sous peine d'être nuisible à la santé ; aussi est-il bon de s'en abstenir dans les saisons chaudes et par les temps humides.

Chardonnette. Plante sauvage qui ressemble à l'artichaut et dont les paysans du Nivernais et du Morvan se servent comme de présure pour faire cailler le lait.

Charlottes. Ces délicieux *entremets*, dus au génie de CARÊME, se composent d'une croûte ou enveloppe faite, soit avec des pâtisseries légères telles que biscuits à la cuiller, macarons, croquettes, génoises, gauffres aux pistaches;

soit avec des tranches de mie de pain trempées dans le beurre, dont on garnit le fond et les parois de moules ou de casseroles destinés à cet usage, de manière à former une cavité que l'on remplit avec de la crème fouettée, des fromages bavarois ou tyroliens, du blanc-manger, des gelées aux fleurs, aux fruits, aux liqueurs; avec toutes sortes de confitures ainsi que des marmelades de poires, de pommes, de pêches, d'abricots, de prunes, etc.

Les charlottes à la crème sont les plus difficiles à digérer.

Les charlottes au blanc-manger, aux fruits, sont rafraîchissantes et laxatives.

Les charlottes, dans lesquelles il entre du rhum ou d'autres liqueurs alcooliques, sont stimulantes et ne conviennent pas aux convalescents.

Les charlottes de pommes sont laxatives, celles de poires légèrement astringentes; ces dernières conviennent dans le cas de dyssenterie. En général, il faut manger de toutes avec modération, surtout les personnes qui sont en état de convalescence, parce que chez ces dernières l'estomac est encore trop faible pour s'accommoder de substances déjà difficiles à digérer par des estomacs qui fonctionnent bien.

Chartres. Ses guignards et ses pâtés de volailles sont renommés.

Chartreuse. Prenez deux bottes de carottes et deux de navets; coupez-les avec un coupe-racines de 2 centimètres de diamètre, et donnez à ces morceaux 6 centimètres de hauteur; plongez-les dans l'eau fraîche, et les blanchissez ensuite à l'eau bouillante et salée, puis séparez vos légumes. Après les avoir rafraîchis, mettez-les dans une casserole avec du bon bouillon et un peu de sucre; faites-les mijoter, et, quand ils sont presque cuits, augmentez le calorique pour les faire tomber à glace et réduire leur mouillement. Pendant leur cuisson vous aurez eu le soin d'ajouter au mouillement de ces racines une essence faite avec leurs parures ou débris, douze oignons, six pieds de céleri, deux clous de girofle et addition de bonne espagnole.

Faites blanchir ensuite trois petits choux que vous aurez coupés par quartiers, enlevez-en les côtons et fendez chaque quartier pour pouvoir y introduire un peu de sel; ficelez-les et faites-les cuire doucement, pendant deux heures, dans une casserole foncée et entourée de bardes de lard et d'une tranche de jambon; placez, au milieu des choux, un saucisson, un morceau de lard blanchi, deux perdreaux troussés et piqués de petit lard, ajoutez un bouquet de persil et ciboules assaisonné, couvrez le tout de bardes de lard et mouillez avec du consommé de volaille. Pendant que cette dernière préparation cuit, on égoutte les carottes et les navets et on les dispose dans un moule beurré; lorsque le tour du moule est garni, on masque le fond avec des carottes et des navets alternés. On égoutte ensuite les choux et on les

presse dans un linge double, afin de leur donner la consistance nécessaire pour soutenir la chartreuse et empêcher qu'elle se déforme. Vous coupez en lames, le saucisson et le petit lard; vous masquez légèrement le tour et le fond du moule avec des choux, vous placez au fond le saucisson et le petit lard disposés en cordon; vous achevez d'emplir le moule avec des choux, vous couvrez d'un rond de papier beurré votre chartreuse et vous la mettez au bain-marie pendant une heure. Lorsque vous êtes pour la servir, vous retournez la chartreuse sur une serviette ployée en huit et la laissez ainsi bien égoutter; puis vous la retirez du moule avec précaution et la servez avec la sauce dans une saucière. On peut garnir la chartreuse avec un petit caneton de Rouen, une sarcelle, un canard sauvage, des grives, des alouettes, des pigeons que l'on laisse entiers ou que l'on sert rôtis et découpés; on remplace aussi les choux par des laitues, à volonté et lorsque la saison le permet, on orne sa chartreuse, en la moulant, de pointes d'asperges, de gros pois, de haricots verts, etc. Cette délicieuse entrée est saine, succulente et se digère généralement bien; néanmoins, elle ne convient pas à des convalescents ni à des estomacs faibles et délicats. *Entrée.*

Chartreuse A LA PARISIENNE, EN SURPRISE. On fait cuire, soit au vin de Champagne, soit dans les cendres, huit belles truffes que l'on épluche et que l'on coupe dans leur plus grand diamètre avec un coupe-racine de 1 centimètre; on pare ensuite un cent de queues d'écrevisses moyennes, et on en forme une couronne au fond du moule, préalablement beurré; on pare les colonnes de truffes et on les place sur les queues d'écrevisses; on y joint des filets de poulet roidis dans le beurre et parés, puis on place sur le haut de cette bordure une couronne de queues d'écrevisses en parallèle avec l'autre couronne du bas, afin que celle-ci se trouve comme encadrée par les queues d'écrevisses. On hache les débris des truffes et on en masque le fond du moule que l'on masque partout et avec soin d'une couche, de 3 centimètres environ, de farce à quenelles de volaille un peu ferme; ensuite on remplit le milieu avec une blanquette de ris d'agneau, ou une escalope de filets de gibier ou de tout autre ragoût distingué, qui doit être mis froid et ne pas emplir le moule jusqu'au bord; on couvre le tout d'un rond de papier beurré, on met la chartreuse au bain-marie pendant une heure environ; puis on enlève le papier beurré et on la sert après en avoir enlevé le moule; on orne la partie supérieure de la chartreuse avec des champignons bien blancs et des filets mignons à la Conti, coupés en croissants, qu'on arrange avec symétrie. Ce mets, non moins distingué que délicat, est sain, agréable; néanmoins, il ne faut en manger qu'en état de santé. *Entrée.*

Chartreuse DE POMMES. Pelez une ving-

taine de belles pommes de rainette. enlevez-
en les chairs, autour du centre, au moyen d'un
vide-pommes de petit diamètre et formez-en
des montants tous d'égale longueur. Faites une
décoction sucrée de safran, jetez-y un tiers de
vos pommes et laissez-les jeter un bouillon,
après quoi retirez-les et les faites égoutter;
répétez l'opération pour le second tiers de vos
pommes dans une teinture de cochenille; et
pour le dernier tiers, dans du sirop de sucre
blanc; prenez de l'angélique verte en quantité
égale à l'un des tiers de vos montants; garnissez, de papier blanc, votre moule que vous
tapissez de vos morceaux de pommes et d'angélique juxtaposés et disposés entre eux de
manière à former tel dessin que vous voudrez;
puis remplissez le milieu avec une marmelade
faite des débris de vos pommes et lorsque
vous voulez servir votre chartreuse, renversez-
la sur un plat et enlevez le moule ainsi que le
papier.

Si vous voulez avoir une chartreuse toute
blanche, jetez vos pommes dans une eau acidulée avec le jus d'un citron.

Ce mets, assez recherché, est rafraîchissant,
de facile digestion et peut être donné en petite
quantité à des convalescents, dans les maladies
inflammatoires surtout. *Entremets.*

Chassagne (Vin de). Bourgogne (Côte-
d'Or.) Rouge 3e classe, se sert au 1er service.

Chasselas. Raisin blanc, doux, rafraîchissant et d'un goût excellent. Lorsqu'il est bien
mûr, il constitue une alimentation douce mais
peu réparatrice. C'est à Thomery, près Fontainebleau, qu'il faut demander le meilleur chasselas. — Voy. *Calendrier.*

Châtaigne. Fruit du châtaignier (*Fagus castanea*). Ce fruit, désigné sous le nom de marron,
constitue la principale nourriture du peuple dans
certains départements. Il se compose de fécule,
de gluten et de matière sucrée; il est nourrissant, mais lourd et difficile à digérer.
On a encore donné le nom de châtaigne à
beaucoup d'autres fruits, ainsi qu'à certaines
graines et à certaines racines. — Voy. *Calendrier.*

Châtaigne D'EAU OU MACRE (*Traja Natans*, L.). Fruit du trèfle d'eau, *écharbot, cor-
nuelle*, *salicot*, de goût agréable et sain; on le
mange cru comme les noisettes, ou en bouillie,
lorsqu'il est réduit en farine. Son alimentation
est douce et substantielle.

Châtaignier (*Castanea*). Genre de la monœcie polyandrie et de la famille des amentacées. L'espèce la plus commune et la plus importante au point de vue de l'économie domestique
est le *châtaignier proprement dit* (*fagus castanea*, L.), grand et bel arbre des forêts de l'Europe, où il est regardé comme indigène depuis la
plus haute antiquité. Lorsque cet arbre a été
greffé, il donne des fruits plus estimés que la
châtaigne et qui portent le nom de *marrons.*

Châteaubriant. Morceau de filet de bœuf
coupé épais et grillé. On le sert sur une sauce

brune, entouré de pommes de terre, de carottes, de truffes. *Entrée.*

Château-Châlons (Vins de). Franche-
Comté (Jura). Blanc, 2e classe.

Château-Giscours (Vin de). Bordeaux,
rouge. Il coûte : 228 litres 1844-46, 600 fr.;
1848-49, 450 fr.; 2 fr. 50 c. la bouteille. (Novembre 1854.)

Château-Grillet (Vin de). Forcy. Blanc,
1re classe, se sert pour les huîtres et le 1er
service.

Rhône, rouge. Il coûte 270 litres 1846-48,
600 fr.; 1849-51, 500 fr.; 3 fr. 50 à 6 fr. la
bouteille. (Novembre 1854.)

Château-Laffite (Vin de) à Pouillac.
Bordeaux (Gironde).

Ce vin, pendant très-longtemps, a été reconnu pour le premier des vins de Bordeaux;
depuis quelque temps, le cru de Brane-Mouton
a conquis un rang égal, et cette année même
(1854) les vins ont été vendus, pour les deux
crus, 5,000 fr. le tonneau. L'expérience a démontré que, pendant les dix premières années,
le cru de Mouton semblait se maintenir, au
moins de près et prendre même un rang supérieur, mais qu'à partir de cette époque le Laffite
reprenait le premier rang.

Rouge, 1re classe. Il contient 17 à 18 degrés
et coûte les 228 litres 1844-46, de 1,200 à
1,600 fr.; et 1848-49, de 8 à 900 fr., et de
4 fr. 50 à 6 fr. 50 c. la bouteille. (Novembre 1854.)

Château-Latour (Vin de) à Saint-Lambert. Bordeaux (Gironde).

Rouge, 1re classe, 17 à 18 degrés; il coûte
de 3 fr. 50 à 5 fr. 50 c. la bouteille.

Château-Léoville (Vin de). Bordeaux,
rouge. Il coûte : 228 litres 1844-46, 1,000 fr.;
1848-49, 600 fr.; 2 fr. 50 c. à 3 fr. la bouteille. (Novembre 1854.)

Château-Margaux (Vin de). Bordeaux
(Gironde).

Rouge, 1re classe, se sert au 2e service, 17 à
18 degrés; il coûte de 3 fr. 50 à 5 fr. 50 c. la
bouteille.

Châteauneuf (Vin de) (Côte-du-Rhône).
Rouge, et coûte : 270 litres 1846-48, 350 fr.;
1849-51, 300 fr.; 1 fr. à 1 fr. 50 c. la bouteille. (Novembre 1854.)

Château NEUF DU PAPE (Vin du).
Avignon, rouge, 2e service et dessert. Il contient 17 à 18 degrés; il coûte les 270 litres
1846-48, 500 fr.; 1849-51, 450 fr.; et de 3 fr.
50 c. à 5 fr. la bouteille. (Novembre 1854.)

Chateldon (Puy-de-Dôme.) Eaux gazeuses
et un peu ferrugineuses, qui ne sont pas sans
analogie avec celles de Spa. Bues aux repas,
elles sont franchement toniques, et conviennent surtout aux estomacs affaiblis et paresseux. (Dr C. James, *Guide aux eaux.*)

Chateldon ET RIS (Vin de). Auvergne,
rouge ordinaire, 1re qualité.

Chaufroix ou **Chauds-froids.** On peut
faire cette excellente préparation avec des pou-

lets, des perdreaux, des bécasses, des faisans, des grives, des sarcelles, des lapereaux de garenne et des levrauts ; l'intérieur de cette entrée doit toujours être rempli par une purée de volaille et de gibier ; le mode de préparation ne varie pas, quelle que soit la nature de la chair avec laquelle on procédera.

Chaufroix DE PERDREAUX. Faites rôtir une demi-douzaine de perdreaux rouges, levez-en les filets entiers ; pilez la chair des membres avec des truffes et des champignons ; mettez les os dans une casserole avec un verre de bon vin blanc, quelques débris de truffes, des échalottes, une feuille de laurier ; faites bouillir jusqu'à réduction des trois quarts ; passez à travers une serviette ; ajoutez à votre sauce deux cuillerées à pot de consommé clarifié ; mettez-en la moitié dans une casserole avec votre chair pilée que vous délayerez avec soin ; faites chauffer sur un feu doux en remuant avec une cuiller de bois, et lorsque ce coulis est bouillant passez-le à l'étamine et le laissez refroidir. Prenez un plat d'entrée, dressez en couronne, étroite et élevée, vos filets de perdreaux, placez entre chaque filet une lame de truffe taillée de même forme que le filet ; versez au milieu de cette couronne votre purée de gibier ; masquez le tout avec votre sauce froide, et entourez ce mets d'un cordon de gelée brillante. *Entrée.*

Chemineaux. On appelle ainsi un gâteau fait de fleur de farine et de lait. On donne à ce gâteau une forme particulière ; on le met au four très-chauffé, afin qu'il prenne une belle couleur dorée couvrant une pâte compacte ; on coupe ce gâteau dans sa partie supérieure, on enlève la mie qui forme le milieu, on sature cette mie de beurre mi-sel et l'on mange le tout bien chaud. Cette pâtisserie ne se trouve qu'en Normandie et pendant le carême ; elle est lourde et indigeste.

Chenas (Vin de). Rouge, 2e classe, dans les Beaujolais et Mâconnais.

Chêne (*Quercus robur*). Genre de la monœcie polyandrie et de la famille des cupulifères. Le fruit du chêne commun n'entre pas ordinairement dans le régime alimentaire, en raison de son goût âpre, quelque peu amer et de sa difficile digestion. Mais le *quercus cerrus* d'Espagne, le *quercus ilex* en Barbarie, le *quercus robur iberias* ou chêne commun d'Espagne, le chêne ballote (*quercus ballota*) du mont Atlas, sont autant de variétés dont les glands doux constituent une alimentation agréable. On prépare avec le gland doux, torréfié et broyé, une liqueur qui remplace le café pour certaines personnes nerveuses, obligées de s'abstenir de l'infusion de moka.

Chenillette (*Scorpiurus vermiculatus*). Plante potagère de la diadelphie décandrie et de la famille des légumineuses.

Ses fruits sont de petites siliques cylindriques, hérissées, un peu contournées ce qui les fait ressembler à des chenilles vertes ; on les mêle aux salades pour jouir de la surprise des personnes qui ne les connaissent pas.

Chenôve (Vin de). Bourgogne (Côte-d'Or). Rouge, 3e classe.

Cheroubles (Vin de). Mâconnais, rouge ordinaire, 1re qualité.

Chervi ou CHIROUIS (*Sium sisarum*). Plante cultivée dans les jardins potagers. Sa racine est douce, aromatique et sucrée ; elle est astringente ; on la mange cuite et elle convient à tous les tempéraments.

On commence à récolter les chervis en novembre et l'on continue pendant l'hiver en les garantissant par une couverture de litière. — Cette racine atteint le volume d'une grosse raiponce. Elle est ligneuse quand elle vieillit. Elle croît mieux dans le midi que dans le nord.

Chester (Fromage de). Angleterre. On le vend sous deux formes : celle d'un cylindre de 25 centimètres de haut sur 18 de diamètre ou celle d'un ananas ou d'une pomme de pin. Cette dernière forme commence à être abandonnée.

La pâte de ce fromage est d'un jaune orangé, assez moelleuse et d'une saveur légèrement aigrelette et amère qui se rapproche de celle du fromage de Hollande et d'abord surprend un palais français ; mais il s'y familiarise bientôt, et accueille avec plaisir ce fromage dont nos voisins d'outre-mer exaltent cependant beaucoup trop le mérite. Il se sèche facilement et perd alors beaucoup de sa qualité. Aussi comme à Paris il n'est pas d'une vente très-rapide, nous conseillerons de n'acheter jamais que d'un fromage nouvellement entamé.

Le chester sous forme d'ananas est fait en hiver, avec du lait maigre ; la pâte en est beaucoup plus sèche. Il se vend, en France, 2 fr. le 1/2 kilog. *Dessert.*

Chèvre (*Capra*). Mammifère de la famille des ruminants. La chèvre ordinaire (*capra hircus*) est un animal domestique dont la chair est dure, d'un goût désagréable, et indigeste. Il n'en est pas de même de son lait qui constitue une excellente nourriture, dont on fait des fromages estimés et que l'on emploie contre les affections chroniques de poitrine et contre les flux dyarrhéiques.

Chevreau. Petit de la chèvre ; il n'est bon à manger que de deux à trois mois parce que sa chair n'a encore aucune odeur de bouc, qu'elle est agréable et de facile digestion.

Chevret DU JURA. Le nom de ces excellents petits fromages indique quel lait sert à leur fabrication. Ils sont de forme ronde et carrée. Leur pâte légèrement aigrelette est moelleuse et fine. Ils sont meilleurs quand ils sont frais. On les vend de 25 à 40 centimes. *Dessert.*

Chevrette OU SALICOQUE (*Gammerus*). Dans les ports de l'Océan, on désigne sous ce nom vulgaire la *crevette de mer* ou le *cardon*, crustacé macroure du genre *crangon*. Ce crustacé est d'un goût agréable, mais il faut en user

modérément, ainsi que des autres espèces de ce genre. — Voy. *Crevette*.

Chevreuil (*Cervus capreolus*). Nom
d'une espèce du genre *cerf*. La chair du
chevreuil est préférée à celle du cerf.
Parmi les chevreuils indigènes, ceux qui
sont le plus estimés sont ceux des Cévennes, du Morvan, du Rouergue et des
Ardennes. Les plus renommés sont ceux
de l'Ombricot, du Padouan, parce qu'ils
se nourrissent d'olives, de lentisques et
de fruits rouges.

Le chevreuil, qui est la chèvre des
bois, se mange à la bourguignonne, en
casserole, en civet, en pâté froid et
rôti avec différentes sauces. C'est de
cette dernière façon que, bien mariné,
piqué de lard fin, et cuit à point, il
nous semble préférable. On tire aussi un
parti fort gracieux des tétines du chevreuil, blanchies à l'eau, coupées par
rouelles frites avec du jus de citron,
cuites dans un ragoût approprié, hachées
ensuite : on en fait des omelettes dans
le genre de celles aux rognons, mais bien
autrement distinguées. — Voy. *Gigot*.

Le chevreuil se mange *rôti, en escalopes, en civet, en crépinettes, en émincé, en hachis, aux oignons, en pâtés*, etc.

Chicorée (*Cichorium*). Plante potagère de la famille des synanthérées,
tribu des semi-flosculeuses ou chicoracées et de la syngénésie polygamie
égale. La *chicorée sauvage* (*cichorium
intybus*) est employée en salade, soit
qu'on en mange les feuilles vertes, soit
qu'on les mange étiolées sous le nom de
barbe de capucin. Ses racines torréfiées
et moulues sont quelquefois jointes au
café, et quelquefois même le remplacent.
Cette chicorée croît partout en France,
sur le bord des chemins ; elle est tonique,
apéritive et très-amère.

La chicorée des jardins (*cichorium
endivia*) se mange en salade et cuite.
On apprête cet excellent légume après
l'avoir blanchi, fait cuire, égoutté, haché, etc., soit au jus, soit au velouté,
soit à la crème, etc. On en fait des
conserves pour en avoir en toute saison.
C'est un mets fort en usage et fort
estimé, quoi qu'un peu lourd et n'étant
pas facilement digéré par certains estomacs délicats. *Entremets*.

Chicorée sauvage (*Cichorium intybus*). On la cueille dès que les feuilles ont
de 15 à 18 centimètres et une couleur vert
tendre ; quand elles sont devenues d'un vert
foncé, elles sont trop dures pour être mangées
en salade, et ne sont bonnes qu'à donner aux
lapins.

Pendant toute la belle saison, on récolte les
chicorées à mesure qu'elles sont arrivées à
point : mais dès que les gelées sont devenues

assez fortes pour les menacer, on les arrache et
on les rentre dans la serre à légume, où on les
enterre à demi dans le sable jusqu'en février.
Les variétés sont la *frisée de Meaux*, la *fine
d'Italie*, la *scarole ordinaire*, la *corne de cerf*,
l'endive de Russie. — Voy. *Salade*.

Chiendent (Nom vulgaire du *Triticum
repens*, L.). La racine de cette plante contient
du sucre et de l'amidon ; réduite en farine, elle

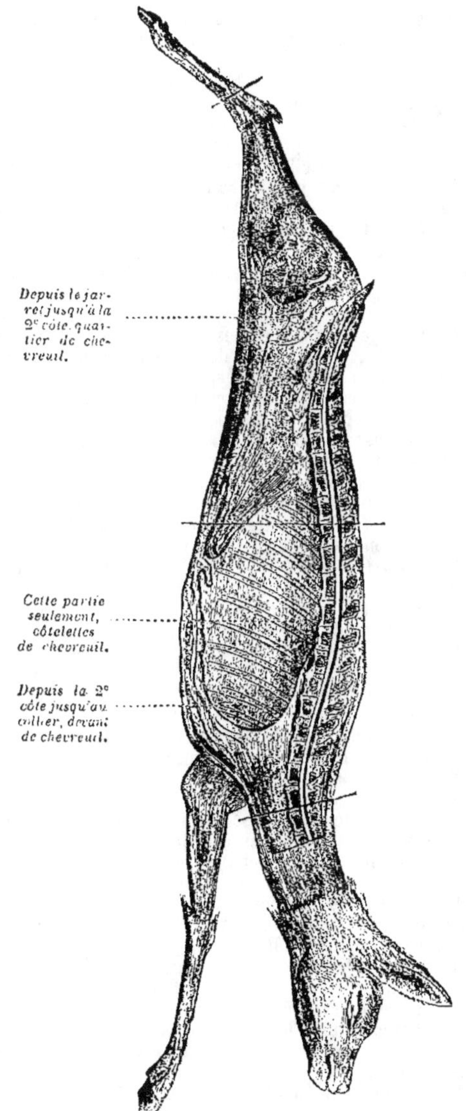

constitue une alimentation saine et agréable. En Suède et en Norwége, elle entre dans la confection du pain.

Chigny (Vin de), Champagne (Marne), rouge, troisième classe.

Chio (Vin de), Grèce. Ce vin passe pour exquis. Il en vient peu en France, et ce n'est que par demi-bouteilles que de hauts fonctionnaires ou les marins de haut grade peuvent l'obtenir.

Chipolata. C'est un ragoût originaire d'Italie qui sert à garnir des entrées de broche, et que l'on met principalement sous des chapons, des dindons, des oisons rôtis et farcis; on y met encore réchauffer des poulets dépecés, des pigeons entiers, des ris, des cervelles, etc. Il entre dans sa composition des carottes et des navets tournés en olives, des petits oignons, des marrons rôtis, le tout cuit dans du consommé avec un peu de sucre; on y ajoute des petites saucisses nommées *chipolades*, des fonds d'artichauts, des champignons, des tranches de céleri et quelques cuillerées de blond de veau. Cette préparation est saine et agréable; elle est assez nourrissante et doit se bien digérer dans la majorité des cas. *Entrée*.

Chiras (Vin de) rose. Il contient 15,52 d'alcool.

Chocolat. Le chocolat est une substance alimentaire ayant pour base principale le cacao qui est la semence du *theobroma cacao*, L. — Voy. *Cacao*. Mangé sec et à la main, ou préparé comme boisson au lait ou à l'eau, le chocolat est un aliment aussi salutaire qu'agréable, nourrissant, tonique et d'assez facile digestion. Il résulte de l'observation des médecins que l'usage du chocolat produit les meilleurs résultats quand il faut rendre à des malades leurs forces épuisées, ou nourrir des convalescents; quand des évacuations abondantes ont précédé ou qu'elles accompagnent encore les convalescences; quand des diarrhées ou des dyssenteries ont laissé après elles un principe d'irritation; dans les cas de diabètes et de sueurs colliquatives; quand, à la suite de maladie de l'estomac ou des intestins, ces organes révèlent un état inflammatoire; dans les suppurations intérieures et surtout pulmonaires; toutes les fois, en un mot, qu'il convient de recourir à un aliment tout à la fois nutritif et adoucissant.

Convenablement fabriqué, le chocolat est une excellente alimentation, non-seulement pour les adultes dont il entretient les forces, pour les vieillards dont il répare la faiblesse, pour toutes les personnes d'un tempérament délicat, mais surtout pour les enfants qui trouvent, dans cette substance, les principes nécessaires à la solidification des os et favorables dès lors à la croissance.

Certes, on ne peut prétendre que le chocolat convienne également à toutes les constitutions; et cependant, si les médecins ne sont pas toujours d'accord entre eux sur les propriétés du chocolat, c'est qu'ils ont eu sans doute à se prononcer d'après l'emploi de chocolats diversement composés et préparés trop souvent sans les soins désirables. Toutefois, on peut affirmer, en considérant cette substance au point de vue de sa digestion, que la plupart des personnes dont l'estomac supporte difficilement le chocolat *cuit*, c'est-à-dire à l'état de boisson, le digèrent avec la plus grande facilité en le mangeant *sec*, c'est-à-dire à l'état de tablettes ou de pastilles.

La bonne fabrication du chocolat se réduit aujourd'hui à deux espèces : le *chocolat de santé* et le *chocolat vanillé*. Ces chocolats sont composés de cacaos *dits* caraque et maragnan, mélés dans une certaine proportion. Nous ne mentionnons que, pour mémoire, une sorte de chocolat appelé *chocolat d'Espagne*, d'un usage peu répandu et additionné d'épices de toute nature.

Le *chocolat de santé* est, de tous les chocolats, celui qui repose sur les éléments les plus simples. Il a pour unique base le cacao et le sucre. Ce chocolat est celui qui convient le mieux aux personnes dont l'estomac n'a pas besoin d'être excité.

Le *chocolat à la vanille* ne diffère, dans sa composition, du chocolat de santé, que par l'addition d'une certaine quantité de vanille avec laquelle on l'aromatise. La vanille est la gousse de l'*epidendrum vanilla*, L.; elle contient un principe aromatique très-doux, et propre à donner plus de ton aux membranes. Aussi le chocolat à la vanille est, au goût, le plus agréable des chocolats et celui qui se digère le plus promptement. Si quelques personnes prétendent que ce chocolat est échauffant, c'est que la vanille, par suite d'une fraude trop commune, a été remplacée, dans le chocolat dont elles font usage, par du benjoin, du styrax ou autres produits résineux.

Le chocolat est et doit être le déjeûner ordinaire des gens de lettres, des hommes de cabinet, de toutes les personnes, en un mot, qui, menant une vie plus sédentaire qu'active, font plus usage des forces de leur esprit que de celles de leur corps. Comme le chocolat présente, sous un petit volume un aliment substantiel, il nourrit et ne fatigue pas l'estomac par une digestion laborieuse.

Mais, pour que le chocolat offre à l'alimentation toutes les ressources qu'on est en droit d'en attendre, il faut qu'il soit composé de matières de premier choix, préparé avec soin et surtout exempt des falsifications introduites dans la fabrication de cette substance, falsifications attestées par les chimistes les plus distingués, MM. Payen et Chevalier, et qui blessent la morale publique non moins qu'elles compromettent la santé.

Si l'on ne perd pas de vue que les qualités du chocolat peuvent être dénaturées par l'emploi de cacaos avariés ou indistinctement mélangés, malgré leurs diverses origines; par leur torréfaction mal réussie ; par la présence de sucres impurs ; par le mode imparfait du broyage ; par l'usage de mortiers et d'instruments en fer qui communiquent aux chocolats une saveur métallique ; par l'insalubrité des lieux affectés à sa fabrication ; on comprendra quels soins éclairés et minutieux exige la bonne et loyale préparation de cette substance.

La fabrication et le commerce du chocolat réclamaient depuis longtemps des réformes indispensables. Elles sont aujourd'hui en voie d'accomplissement. Les efforts de la *Compagnie coloniale*, qui a fondé à Paris, il y a quelques années, en vue de cette fabrication, un établissement spécial, basé sur un ensemble des plus heureuses dispositions, sur l'adoption des procédés les plus nouveaux et les plus perfectionnés, n'auront pas été étrangers à cet important progrès.

En pharmacie, le chocolat est souvent employé pour servir d'excipient aux substances médicinales qu'il convient d'introduire dans l'économie.

Chocolat (Préparation du). Le chocolat se prépare au lait ou à l'eau ; mais, préparé à l'eau, il est plus léger et plus digestible. C'est au consommateur, au surplus, à tenir compte, pour le mode de préparation du chocolat, de la disposition de son estomac.

Le chocolat, contenant par sa nature une substance grasse, on doit rejeter, comme peu convenable pour la santé, l'usage de manger du chocolat avec du pain beurré.

Pour faire cuire le chocolat, il faut employer, par chaque petite tablette de 45 grammes, 160 grammes environ d'eau ou de lait, en ayant soin d'ajouter en plus la quantité de liquide qui doit s'évaporer pendant la cuisson.

Lorsque le liquide commence à bouillir, on y jette le chocolat cassé ou coupé par morceaux et non râpé ; on remue doucement jusqu'à ce que le tout soit *complétement fondu ;* on laisse ensuite bouillir pendant six à huit minutes. Si la cuisson était moins longue, le chocolat serait moins lié et moins onctueux ; mais si l'ébullition était trop prolongée, il perdrait de son arome. On peut, quand il est cuit, laisser le chocolat mijoter auprès du feu *sans bouillir ;* il n'en vaudra que mieux.

Les vases de cuivre bien étamés, ceux d'argent ou de porcelaine, sont préférables aux vases de fer-blanc. Les ustensiles de fer non étamés doivent être rejetés. On remue avec une cuiller d'argent ou une spatule de bois. Dans tous les cas, il faut éviter l'emploi de vases ayant servi à l'usage ordinaire de la cuisine.

Les farines ou fécules ne sont ajoutées, par les fabricants, que dans le but d'augmenter le poids des chocolats. Si ces farines ne sont pas insalubres, quand elles ne sont pas avariées, elles n'en sont pas moins étrangères au chocolat dont elles dénaturent les propriétés.

Au surplus, l'addition de ces farineux au chocolat ne convient que dans certains cas pour lesquels il est utile de prendre l'avis de son médecin. Dans ce cas exceptionnel, rien n'est plus facile, et l'économie a tout à y gagner, que d'ajouter au chocolat, au moment de le préparer, une cuillerée de farine ou de la fécule prescrite.

Chocolat AU MIEL. En substituant au sucre, dans la composition du chocolat, certaines natures de miel, dont les propriétés modifient les principes toniques du cacao, on obtient un chocolat qui, sans rien perdre de sa puissance de nutrition, constitue un aliment éminemment favorable à la santé des personnes atteintes d'irritation. Ce chocolat, qui se prépare comme le chocolat ordinaire, soit à l'eau, soit au lait, ou qui peut être, comme les confitures, étendu et mangé sur le pain, offre de précieuses ressources aux personnes qui se trouvent exposées par la nature de leurs travaux, leur genre de vie ou la disposition naturelle de leur tempérament, à avoir besoin d'une alimentation qui calme et rafraîchisse.

Ce chocolat spécial, dont la fabrication est due aux recherches de la *Compagnie coloniale*, peut être considéré comme un service rendu par cet établissement à l'alimentation et à l'hygiène.

Cholles (Savoie). Eaux sulfureuses et iodurées d'une grande activité, qui supportent bien le transport. Elles conviennent surtout dans les affections glanduleuses le goître, les scrofules et les accidents tertiaires de la syphilis. La dose est d'une ou deux verrées au plus le matin. (Dr James, *Guide aux eaux*.)

Chou (*Brassica*). Genre de plantes de la famille des crucifères et de la tétradynamie siliqueuse.

Il y en a plusieurs variétés : 1° le *chou vert, non pommé*, à grosses côtes, vert, blond ou frangé ; 2° le *chou de Milan*, hâtif, à pied court, commun, gros tardif des Vertus, jets de Bruxelles ; 3° *chou cabus* ou *pommé*, *hâtif* d'Yorck, cœur-de-bœuf, pain de sucre de Poméranie, *tardif* vert de Vaugirard, Hollande à pied court, de Saint-Denis, de Bonneuil quintal, de Hollande tardif, de Brunswick rouge, deux variétés ; 4° *brocolis* violet, nain, hâtif, blanc, vert pommé ; 5° *choux-fleurs* tendre ou hâtif, demi-dur, dur d'Angleterre, de Hollande, etc.

Le chou et ses variétés constitue une alimentation peu nourrissante et indigeste. L'analyse des choux a démontré qu'ils contenaient de la fécule, de l'albumine, du mucilage plus ou moins sucré et un peu de nitrate de potasse ; c'est ce dernier sel qui donne à leur suc ce goût âcre dont la cuisson les dépouille, et qui communique au bouillon des propriétés laxatives.

Les choux sont d'un grand secours dans la cuisine, même dans la cuisine savante. Un habile artiste sait tirer un parti avantageux de ce légume, trop injustement dédaigné par l'orgueil, pour varier les potages, les garnitures et les entourages.

Une culotte de bœuf, et même une perdrix dans sa maturité tiennent à honneur d'être flanquées d'une épaisse muraille de choux: tout dépend de l'assaisonnement. Un chou à la bavaroise qui, sous cette dénomination, est le matelas de prédilection d'une andouille, n'est point un ragoût ordinaire; enfin on fait avec des choux fermentés une préparation connue sous le nom de choucroute, qui, faisant perdre au chou ses qualités délétères, le rend un aliment aussi sain qu'agréable; c'est même pour l'hiver une grande ressource, soit comme entourage, soit comme matelas.

Chou AU LARD. On fait blanchir le chou que l'on coupe par quartiers; on le remet dans la marmite avec un morceau de petit salé, un saucisson, quelques tranches de lard; on mouille avec de l'eau; on ajoute sel, poivre, muscade; on pousse le feu jusqu'à l'ébullition et on le ralentit ensuite; après cuisson on dresse le chou et l'on place dessus le petit salé; on fait réduire la cuisson en la liant sur le feu avec un morceau de beurre manié de farine; on verse cette belle sauce sur le chou.

C'est un mets nourrissant, mais lourd et indigeste. *Hors-d'œuvre chaud, entrées.*

Chou FARCI. On choisit un gros chou bien pommé, bien lourd et bien blanc; ceux de Milan son préférables; on enlève les grosses feuilles qui sont vertes et dures; on fait blanchir et l'on ôte le cœur; on rafraîchit et l'on presse le chou pour en faire sortir l'eau; on prépare une chair à saucisses bien mêlée et hachée avec soin; on y ajoute quatre jaunes d'œufs et de la moelle de bœuf; on remplit avec cette farce le vide que l'on a fait en ôtant le cœur du chou; on enlève ensuite les feuilles une à une, et l'on met sur chaque feuille une cuillerée de farce, que l'on étend un peu; on replace chaque feuille ainsi farcie dans l'ordre primitif, et le chou a l'air d'être tout entier; on le ficelle alors sans trop le serrer, afin de ne pas l'endommager; on le met dans une casserole avec un cervelas, un bouquet garni, oignons, carottes, muscade râpée, gros poivre; on couvre de bardes de lard et l'on mouille avec du bouillon; on dégraisse le chou; on ôte avec soin la ficelle et l'on arrose avec un jus bien étoffé de jambon et de veau.

Ce mets, extrêmement gras par l'addition de la moelle de bœuf, est nourrissant et d'une digestion un peu difficile, et doit, comme tous les mets chargés de substances grasses, être mangé très-chaud.

Il est naturellement interdit aux convalescents et aux personnes d'un estomac susceptible. *Entrée.*

Chou A JETS (*Brassica capitata polycephala*). Cultivé aux environs de Bruxelles. Les jeunes pousses sont très-recherchées des gastronomes. Il est assez indigeste et provoque des flatuosités.

Chou CARAÏBE (*Arum esculentum*, L.). Racine des plus farineuses. Elle constitue la base de l'alimentation des Indiens, des Chinois et des Egyptiens.

Choucroute (*Sauerkraut*). Préparation de choux découpés, assaisonnés, fermentés et conservés dans du sel et du genièvre. Aliment salubre, d'assez facile digestion et antiscorbutique.

Les choux pommés les plus durs et ceux d'Allemagne surtout sont les plus recherchés pour sa fabrication. Il faut tenir compte de la manière dont ils sont préparés; cuits avec beaucoup de graisse ils deviennent indigestes.

Chou-fleur (*Brassica oleracea botrytis*). Légume sain, peu nourrissant, d'un goût agréable, assez facile à digérer, lorsqu'il est bien cuit. Il donne lieu à des flatuosités, et ne convient qu'en bonne santé, encore faut-il en manger modérément.

Les choux-fleurs se mangent étuvés, sautés dans le beurre, à la sauce blanche, au jus, au fromage, frits, farcis, etc.

Le chou-fleur est d'une grande ressource pendant une partie de l'année et se conserve frais jusqu'à la fin de janvier, et même un peu plus tard. Il offre peu de difficultés dans ses apprêts; et, sans être extrêmement habile, un cuisinier peut vous faire manger d'excellents choux-fleurs à la sauce blanche, au jus de mouton, frits, en pâté ou au parmesan, ce qui est la manière la plus fréquente et la plus distinguée de les servir. Les choux-fleurs servent aussi d'entourage à plusieurs sortes de relevés et de garnitures à beaucoup de ragoûts: on en fait même des salades. Enfin, c'est un fort beau légume et qui se prête fort bien à la décoration d'une table. Il faudra choisir les têtes de choux-fleurs blanches, fermes et serrées; celles qui sont d'un blanc sale et grenées doivent être rejetées. *Entremets.*

Chou-MARIN (*Crambe maritima*). Légume précoce et de saveur agréable; se récolte un mois après le buttage.

Chou PALMISTE. On nomme ainsi le bourgeon terminal de plusieurs espèces de palmiers, et principalement de l'arec (*areca oleracea*).

Choux-navets (*Brassica napus*). Se récoltent en juillet et septembre; comme ils sont très-rustiques, on peut les laisser en pleine terre et les cueillir à mesure des besoins. Il y en a plusieurs variétés: le hâtif, l'ordinaire, turneps ou de Laponie, et le rutabaga ou navet de Suède (le meilleur), etc.

Choux-raves (*Oleracea caulo rapa*). On peut recueillir le chou-rave en juillet et en septembre, époque où il n'a pas atteint sa grosseur, mais il est alors très-tendre; il est bon à cueillir en novembre. Ces choux ne craignent pas la gelée et peuvent rester en terre quand on en a coupé les feuilles; ils se conservent en serre jusqu'en mars. Il y en a deux variétés, le nain hâtif et le nain de Siam.

Choux ROUGES. Les deux variétés de *choux rouges* se coupent en lanières minces, comme pour faire la choucroute, et se mangent crues et en salade. On les confectionne au vinaigre.

Choux DE PATISSERIE. Cette pâtisserie se fait avec de la crème, du beurre, de la farine, du sel, du sucre en poudre, des œufs; on en fait des petits gâteaux d'un goût agréable, mais dont il ne faut pas manger immodérément, parce qu'ils seraient de digestion difficile. *Entremets. Dessert.*

Chuselan (Vin de), Languedoc, rouge, troisième classe.

Chuyne (Vin de). Forez (Loire), rouge, ordinaire.

Chypre (Vin de), Grèce, rouge troisième service. Vin fort agréable, fort recherché et fort cher; il sent un peu l'outre; mais si l'on s'accoutume à ce fumet, on en est amplement récompensé par la suavité de ce vin d'élite.

Ciboule (*Allium fistulosum*). Ail, civette, appétit. Employé comme assaisonnement aromatique, piquant et un peu âcre.

Les estomacs irritables et délicats doivent s'en abstenir, car il détermine des gaz intestinaux et des éructations acides ou âcres fort désagréables.

Les estomacs qui ont besoin de stimulants pour digérer s'en trouvent très-bien. — Voy. *Stimulant. Ail. Civette. Appétit.*

Ciboulette ou **Cive**. Nom vulgaire de l'ail civette (*Allium schœnoprosum*). On l'emploie aux mêmes usages que la ciboule ordinaire, c'est-à-dire dans les salades et comme assaisonnement dans les ragoûts; mêmes propriétés.

Ciciolo. Espèce d'agaric très-recherché en Italie (mêmes propriétés que celles des autres champignons comestibles).

Cidre. Mot dérivé de l'espagnol *cidra*. Boisson qu'on retire des fruits du pommier, et qui, lorsqu'elle est bien préparée, est rafraîchissante et salubre. Lorsqu'elle est nouvellement fabriquée, elle donne lieu à la formation de gaz intestinaux, à des coliques, à des maux de tête, et devient nuisible à l'estomac; lorsque, au contraire, le cidre est vieux, il est favorable à la santé quand on peut s'habituer à en boire. Il ne faut pas confondre le cidre avec le poiré. — Voy. *ce mot.*

Il est rare à Paris de trouver du cidre non falsifié, et il l'est souvent d'une façon très-nuisible à la santé.

La première qualité se récolte dans la vallée d'Auge, principalement à Annebouls, Dozulé et dans le Bessin (Calvados) dans le Cotentin, les environs d'Alençon, Pont-Lévêque, Rouen, Bayeux et Gournay. La deuxième qualité provient des environs d'Avranches; on remarque surtout celui de Lolif, du Roumois, du Pays de Caux et d'une partie des départements d'Ille-et-Vilaine, de la Somme et de l'Eure. La troisième qualité provient de la Bretagne, du Bocage et de certains cantons de l'Eure, de l'Aisne et des Ardennes.

Le cidre est après le vin la boisson que l'on frelate le plus à Paris. Le bon cidre de Normandie est fort, pétillant, vineux même: le cidre de Paris est sucré, mielleux et ne présente qu'une fermentation factice: on l'édulcore avec de la mélasse, des miels et autres ingrédiens qui causent ordinairement la dyarrhée.

Quand on peut trouver de bon cidre, c'est une boisson agréable, saine et qui accompagne à merveille les marrons de Lyon.

Le plus spiritueux contient 9,87; le moins, 3,21.

Citrique (Acide) (*Acidum citricum*). On trouve cet acide dans le citron, dans l'orange, les fruits rouges, le fruit du sorbier des oiseaux. Il est anti-septique, diurétique et rafraîchissant; broyé avec du sucre et aromatisé avec un peu d'huile essentielle de citron, il constitue la limonade sèche.

Citron (*Citrus*). C'est le nom donné au fruit du citronnier, variété d'oranger. — Voy. *ce mot.*

Le suc de ce fruit, mélangé avec de l'eau et du sucre, donne une limonade ou boisson acidule rafraîchissante, dont il ne faut pas abuser, parce que son excès fatigue l'estomac. L'écorce de ce fruit renferme une notable quantité d'huile essentielle amère et aromatique que l'on emploie comme tonique et comme assaisonnement.

L'acidité du citron ne convient pas à tous les estomacs; chez certaines personnes, elle détermine des aphtes, des inflammations, tandis que chez d'autres elle contribue à guérir ces mêmes affections. C'est dans le scorbut surtout que le jus de citron possède de précieux avantages.

Il ne faut, en santé, user que très-modérément du jus de citron, parce qu'il détruit les facultés digestives.

La limonade au citron est très-usitée dans les fièvres angioténiques, bilieuses ou adynamiques, dans les diverses phlegmasies, etc.

Les citrons, qui jouent un si grand rôle dans la cuisine, où leur jus sert à aciduler un grand nombre de ragoûts, paraissent quelquefois sur la table et s'y servent à défaut de bigarrades pour aiguiser le rôti. Avec du jus de citron et de l'huile on accommode les filets de sole d'une manière très-distinguée, et c'est un de ces jolis ragoûts que l'on se permet souvent de faire à table, en petit comité. On prépare avec le citron la boisson connue sous le nom de limonade, et d'un usage si fréquent pendant l'été; on en obtient aussi d'excellentes glaces. Il faut se garder d'en faire abus. Mais ce sont les confiseurs et les distillateurs qui font le plus d'usage du citron; il devient, entre leurs mains, le principe d'une foule de friandises, d'autant plus agréables, que le parfum de ce fruit plaît généralement. Les premiers le confisent au sec, au liquide, en tailladins, en bâtons; ils font avec ce fruit des pâtes, des conserves, de la marmelade, des massepains, des dragées, des pastilles, une poudre sèche pour préparer à l'instant de la limonade, un sirop très-agréable, connu sous le nom de sirop de limons, etc.

Les distillateurs font entrer le zeste du citron dans un grand nombre de liqueurs ; ils font de la crème de citron, de la crème de limette, etc. Il est peu de fruits dont il fassent un emploi plus journalier.

Citronnelle (*Citrinus liquor*). Liqueur spiritueuse faite avec du citron, du sucre et de l'eau-de-vie.

On donne ce nom à plusieurs plantes qui exhalent une odeur de citron, telles que la *melissa officinalis*, l'aurone, etc.

Citrouille (*Citrullus*). Nom vulgaire donné à une espèce de courge. — Voy. *Courge, Potiron*.

Citrouille MUSQUÉE (*Cucurbita montiata*). Fruit recherché en France, et surtout en Amérique et en Italie, à cause de la saveur agréable de sa chair. Il est rafraîchissant.

Cive. — Voy. *Ciboulette*.

Civet. Ragoût de gibier fait avec le lièvre, le chevreuil, l'outarde, l'oie sauvage, etc. — Voy. *ces mots*. Ce mets est stimulant et d'assez difficile digestion, excepté pour les estomacs robustes ou pour les personnes qui font beaucoup d'exercice. *Entrée*.

Civette (*Viverra*). Matière odorante très-suave, analogue au musc et au castoreum et composée, d'après M. Boutron Charlard, d'ammoniaque, d'élaïne, de stéarine, de mucus, de résine, d'une huile volatile, d'une matière colorante jaune et de quelques sels. Cette substance fort rare est douée à un très-haut degré de propriétés stimulantes et anti-spasmodiques. La médecine l'a presque abandonnée aujourd'hui et elle n'est plus guère employée que comme aromate, en cuisine, et dans la parfumerie.

La civette est le produit d'une sécrétion animale chez quelques espèces de mammifères de l'ordre des carnassiers, famille des carnivores, et du genre *civette*, type de la famille des viverriens. Ces animaux, mâles et femelles, ont, entre l'anus et les organes de la génération, une poche qui recèle la matière odorante qu'ils secrètent. C'est principalement la *civette d'Afrique* (*viverra civetta*), et le *zibeth de l'Inde*, (*viverra zibetta*), qui fournissent la civette du commerce. D'autres espèces, telles que la *genette d'Europe*, la *mangouste d'Egypte* ou l'ichneumon, etc., etc., sécrètent de la matière odorante ; mais en bien moins grande quantité que les deux espèces énoncées plus haut. La civette du commerce est très-souvent falsifiée par ceux qui la recueillent.

Clarification (*clarificatio*). Opération qui a pour but de rendre transparentes des liqueurs troubles et louches.

On se sert, pour clarifier, de diverses substances, telles que des blancs d'œufs battus dans de l'eau, du charbon, de l'ichthyocolle ou colle de poisson, etc., ces matières ayant la propriété de séparer du liquide que l'on veut clarifier les corps qu'il tient en suspension et qui s'opposent à sa limpidité. (Nous n'entendons parler ici que de ce qui touche les substances culinaires.)

Clavaire (*Clavaria*). Girole. Variété de champignons gymnocarpes, charnus, droits, simples ou rameux, vivant à terre ou sur des végétaux morts. Il y a en Europe un nombre considérable d'espèces de clavaires, toutes comestibles.

On mange la clavaire coralloïde (*clavaria coralloïdes*) ; ce champignon croît à terre, et il est sain et agréable. — Voy. *Champignon*.

On mange encore d'autres clavaires et, entre autres, une qui croît en Chine sur les excréments des éléphants.

Claytonie PERFOLIÉE (*Claytonia perfoliata*). Cette petite plante, de la famille des pourpiers, est une herbe douce qui peut se manger en salade ; on l'emploie aussi comme épinard.

Clazomène (Vin de). *Dessert*.

Clos-Morjot (Vin de), Bourgogne (Côte-d'Or), rouge, première classe. Il contient 16 à 17 degrés.

Clos-de-la-Roche (Vin du), Bourgogne (Côte-d'Or), rouge, première classe.

Clos-Saint-Jean (Vin du), Bourgogne (Côte-d'Or), rouge, première classe.

Clos-Saint-Thierry (Vin de), Champagne (Marne), rouge, deuxième classe.

Clos-du-Tart (Vin du), Bourgogne (Côte-d'Or), rouge, première classe.

Clos-Vougeot (Vin de), Bourgogne (Côte-d'Or), rouge, première classe ; se sert au deuxième service.

Les 228 litres, 1844-46, coûtent 1,200 fr. ; 1848-51, 600 fr. ; la bouteille de 5 50 à 7 fr. (9 novembre 1854).

Closets (Vin des), Epernay (Champagne), première classe.

Cochenille (*Coccus*). Genre d'insectes de la tribu des cocciniens, ordre des hémiptères, section des homoptères. Une des espèces les plus remarquables est celle qui vit au Mexique sur une espèce de cactus appelé nopal ; elle sert à teindre en écarlate et à faire le carmin.

Il y a encore la cochenille de Pologne, qui vient en Pologne sur les racines d'un *polygonum* et sur celles du *scleranthus perennis* ; elle donne une couleur moins vive que la cochenille du Mexique.

Ces deux espèces de cochenille servent à colorer certaines préparations culinaires et pharmaceutiques.

La cochenille n'exerce aucune influence notable sur l'économie.

Cochevis. Nom d'une variété d'alouette qui porte une huppe. Cet oiseau s'apprête comme l'alouette ordinaire. — Voy. *Alouette*.

Cochlearia (*Cochlearia*). Genre de la tetradynamie siliqueuse et de la famille des crucifères pleurorhizées. Parmi les espèces que renferme ce genre, nous signalerons le *cochlearia officinal*, vulgairement appelé *herbe aux cuillers*, qui est douée de propriétés anti-scorbutiques et stimulantes, dont on mâche les feuilles que l'on peut manger comme celles du cresson, et le *cochlearia de Bretagne* (cran ou cranson), *cochlearia armoracia*, plante à racine pivotante fort grosse que l'on emploie sous les noms de *raifort sauvage, moutarde d'Allemagne, capucin*. On rape cette racine et on la mange avec le bœuf en guise de moutarde. Cette plante est cultivée à cause de sa racine.

Cochon, PORC (*Sus, suilla*). Quadrupède mammifère de l'ordre des pachydermes. Sa chair est lourde, indigeste, surtout pour les personnes sédentaires; salée et fumée, elle devient stimulante et de plus facile digestion. L'usage de cette viande ne convient qu'aux individus qui font beaucoup d'exercice. On mange le cochon apprêté de différentes manières, rôti, grillé, braisé, etc.

Les variétés du porc sont nombreuses et leurs qualités sont assez différentes; on remarque parmi celles qui sont préférées :

Le porc de Siam ou chinois. La chair de cet animal est préférable à toutes les autres variétés de cette espèce; elle est plus blanche, plus délicate et d'une digestion plus facile.

Le porc du Jutland. Sa chair est moins délicate que celle des variétés connues sous les noms de porc de noble, siam-anglais, porc danois. L'exportation de cette espèce est considérable.

Le porc noir à jambes courtes. Chair savoureuse, lard abondant.

Le porc de Westphalie et de la basse Allemagne. Chair ferme et délicate employée pour les jambons de Mayence.

Parmi les porcs français, les plus renommés sont ceux de la vallée d'Auge, du Poitou, du Périgord, des Ardennes et de la Champagne.

La viande du porc compte parmi les viandes blanches; elle est échauffante, de digestion difficile et d'un usage dangereux dans les pays chauds ou pendant les chaleurs de l'été; elle est alors moins ferme et moins savoureuse qu'en hiver. La viande du porc chinois, quoique fort délicate, fatigue les estomacs les plus robustes dans les contrées méridionales; cela explique l'interdiction imposée par Mahomet.

Il est donc prudent de s'abstenir de cette nourriture pendant l'été, et de lui adjoindre pendant les autres saisons des aliments plus légers. La viande de porc et ses préparations sont salutaires pour réparer les forces après une longue course ou des travaux pénibles; mais pour les estomacs faibles ou paresseux, il est essentiel de s'abstenir de la cochonnaille. Cette nourriture est succulente et réparatrice pour les jeunes gens et les hommes robustes livrés à l'exercice des arts mécaniques; les gens de la campagne y trouvent une alimentation saine, salutaire et économique.

Lorsqu'on traite de cette estimable bête, on ne sait comment entrer en matière ni par quel bout la prendre. Si nous commençons par la plus molle, nous verrons que, sans un grand travail, on fait de sa tête une hure de sanglier. Ses côtelettes, soit simplement grillées, soit en ragoût, s'offrent de bien des manières à notre sensualité. Ses cuisses et ses épaules ont fait, sous le nom de jambons, la réputation et la fortune de Mayence et de Bayonne. Ses oreilles, sa langue et ses pieds exercent simultanément le cuisinier et le charcutier. Sa fressure, sa panne, sa crépine et ses boyaux sont, ou les premiers fondements ou l'étui nécessaire à toute espèce d'andouilles, de saucisses et de boudins. Son sang même a sur celui des autres animaux l'avantage de tourner au profit de notre appétit. Sa viande hachée menu comme chair à pâté devient, dans nos cuisines, le principe de plus d'une farce savante, et s'ac-

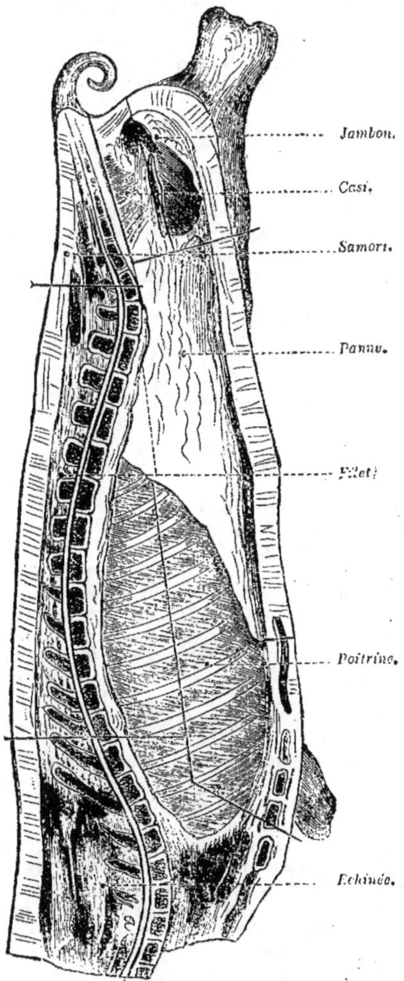

commode à merveille des cavités d'une dinde à la broche. Sa poitrine en petit salé, son carré rôti, son échine en côtelettes, sa tête désossée en fromage; enfin sa graisse convertie en lard s'offrent chaque jour à nos regards satisfaits sans exciter davantage notre reconnaissance.

La figure d'autre part indique la position des différentes parties du cochon.

Cochon DE LAIT. La manière la plus ordinaire, et peut-être aussi la meilleure, de produire le cochon de lait sur la table, c'est à la broche. Après l'avoir saigné, dépouillé et troussé, on le frotte en dedans de beurre, fines herbes et poivre, oignons piqués de clous de girofle, on le fait dégorger à grande eau, pendant vingt-quatre heures; on l'égoutte; on le flambe vivement; on l'embroche par derrière, en faisant sortir sa broche par le boutoir; on lui met dans le ventre un paquet de sarriette, de sauge et d'estragon; on l'enduit de bonne huile d'olive, ce qui rend la peau croquante; on le laisse cuire jusqu'à ce qu'il soit devenu d'un beau jaune; on le sert en sortant de la broche avec une pomme d'api dans le grouin; on l'accompagne d'une sauce au sel, poivre et jus d'orange.

On le farcit aussi quelquefois avec son foie haché avec lard blanchi, truffes, champignons, rocamboles, câpres fines, avelines de Nice, fines herbes, assaisonnés de poivre de la Jamaïque et de sel marin, le tout passé à la casserole; lorsque notre petit ami a tout cela dans son ventre, on le ficelle et on le fait cuire de belle couleur comme ci-dessus. Dans tous les cas, on lui sert, par forme d'acolyte, une sauce à l'orange avec sel et poivre blanc.

Il faut, pour faire cuire le cochon de lait:

A la broche et bon feu, deux heures;

A la cuisinière et feu de cheminée, une heure et demie;

A la cuisinière avec la coquille, une heure vingt minutes.

Dès que le cochon de lait ainsi rôti est arrivé sur la table, il faut, toute affaire cessante, lui trancher la tête; autrement sa peau, naturellement croquante, et la meilleure partie de lui-même, selon beaucoup d'amateurs, deviendrait flasque et molle. Ce précepte est donc de la plus grande rigueur, et l'on ne saurait trop s'en pénétrer. On enlève ensuite la peau par carrés aussi près que possible des os. Cette peau rissolée est excellente; le reste a besoin d'être réveillé par la sauce susindiquée. C'est un manger lourd et indigeste.

Le cochon de lait se sert aussi en daube, au père Douillet, en ragoût, et sous toutes ces préparations l'on s'occupe de relever le goût de la chair, naturellement fade, difficile à digérer (comme toutes les viandes non faites), et qui ne fournit que des sucs grossiers; ce qui fait que les gens de lettres feront bien de s'en abstenir, d'autant plus que cet aliment visqueux émousse les sucs digestifs et relâche souvent le ventre.

Cochonnaille. On nomme ainsi toutes les préparations faites par les charcutiers: quelques-unes ont acquis une réputation européenne.

On cite les andouillettes de Châlons-sur-Marne; les andouilles de Troyes; les belles et grosses andouilles blanches d'Amiens; le cervelas de Lyon; le cochon de Vierzon; la cochonnaille de Champagne; les hures de cochon et de sanglier de Troyes; les jambonneaux de Reims; les jambons de Bayonne, de Mayence; les langues fourrées de Troyes et de Besançon; les saucissons de Lyon, Mayence, Arles, Milan, Bologne et Vérone; les pieds de cochon de Sainte-Ménehould; le sanglier de Compiègne, et toutes les belles préparations italiennes, telles que bondacola, mortadelles de Bologne, jambons de la Romagne, pieds farcis de Modène, mortadelles de foie, etc., etc.

Coconar. Les Persans nomment ainsi la liqueur qui résulte de la décoction dans l'eau des feuilles de pavot. Cette liqueur est échauffante et enivrante.

Cocotier. Genre de la famille des palmiers de la monœcie hexandrie. Arbre dont le fruit sert de nourriture à plusieurs peuples de l'Asie et de l'Amérique. La noix de coco a le goût et la consistance de l'amande à l'époque de sa maturité. On en retire une huile excellente. Les propriétés de la noix de coco sont adoucissantes et nutritives.

Cognac est la patrie des meilleures eaux-de-vie. Voy. *Eau-de-vie.*

Coing (*Malum cydonium*). Genre de la famille des rosacés, tribu des pomacées et de l'icosandrie pentagynie; fruit du cognassier (*pyrus cydonia*), originaire de la Syrie ou de l'Ibérie, suivant Galien. On en fait des compotes, des pâtes, des gelées et une liqueur fort agréable. Le coing est astringent et tonique.

Les coings ne se mangent que cuits. On en fait des compotes de diverses espèces, de la gelée, des confitures liquides, de la marmelade, du ratafia, du sirop, etc., etc., etc. La pulpe de coing préparée forme une gelée très-solide, connue sous le nom de cotignac, et qui nous vient ainsi, en petites boîtes, de différentes villes, et principalement de Mâcon et d'Orléans. Les coings ne sont pas du goût de tout le monde, mais ils trouvent cependant beaucoup d'amateurs. Une compote de coings bien tendres, faite avec soin, n'est point un plat de dessert à dédaigner, surtout lorsqu'elle est glacée avec une gelée de groseille bien transparente.

Colarée (Vin de), 19,75.

Collage. Opération par laquelle on clarifie le vin et les liqueurs. — Voy. *Bourgogne, Vins.*

Collioure (Vin de), Roussillon (Pyrénées-Orientales): vin de liqueurs de 2e classe.

Colmar (Vin de), Alsace (Haut-Rhin): vin de liqueur de 2e classe.

Colombier (Vin de), Périgord (Dordogne): vin de liqueur de 4e classe.

Colorantes. On nomme ainsi des boules composées de principes colorants qui servent à donner une belle couleur au bouillon, aux roux, etc. — Voy. *Oignon brûlé*.

Commercy. Madeleines.

Compiègne (Fromage de) (Oise). Excellents petits fromages, parfaitement faits et qui se rapprochent du *Brie*. La croûte, rougeâtre et un peu gluante, renferme une pâte blanche, onctueuse et fine, dont la saveur est fort agréable malgré une légère pointe d'amertume.

Ils se vendent 50 c. sous la forme de disques de 10 centimètres de diamètre sur 3 de hauteur. *Dessert*.

Compote. Les compotes sont des confitures que l'on fait au moment du besoin et avec beaucoup moins de sucre que l'on n'en met dans celles que l'on doit conserver ; elles conviennent à beaucoup d'estomacs qui ne sauraient s'accommoder de fruits crus ; leurs propriétés sont celles des fruits qui entrent dans leur composition, légèrement modifiées cependant par la cuisson et le sucre. *Entremets*.

On donne encore ce nom à certains ragoûts faits avec des pigeons, des tourtereaux, des ramiers, des perdreaux, des alouettes, etc., que l'on assaisonne avec du petit lard, des racines, des épices, des fines herbes, etc. (Nous en parlons à ces différents articles.)

Compote D'ABRICOTS A LA MINUTE. Après avoir fendu et vidé de leurs noyaux vos abricots, faites-les cuire pendant trois minutes dans un sirop que vous aurez fait à la hâte ; au bout de ce temps écumez votre compote, joignez-y le jus d'une orange et laissez-la refroidir. — Voy. *Abricots*.

Compote D'ABRICOTS GRILLÉS A LA BRETEUIL. Saupoudrez de sucre candi de beaux abricots bien mûrs que vous aurez préalablement ouverts en deux ; faites-les griller sur de la braise, qui ne soit pas de la braise de charbon ; après quoi dressez-les sur un compotier et arrosez-les d'un sirop que vous verserez bouillant et que vous aurez confectionné avec des tranches d'abricots et quelques framboises.

Compote D'ABRICOTS VERTS OU COMPOTE AU VERT-PRÉ. Pelez et jetez dans de l'eau froide des abricots verts, c'est-à-dire cueillis avant leur maturité ; mettez-les ensuite dans de l'eau tiède avec quelques poignées de feuilles d'oseille ; couvrez-les et les mettez bouillir jusqu'à ce qu'ils aient une belle couleur verte ; retirez-les alors du feu et faites refroidir le tout. Ensuite, faites-les égoutter, roulez-les dans du sucre, achevez leur cuisson ; et au moment de les ôter du feu, ajoutez-y deux cuillerées de suc d'épinards.

Ces différentes préparations sont laxatives et assez indigestes pour qu'on n'en doive manger qu'avec beaucoup de modération.

Compote D'AMANDES VERTES. Cette compote se fait comme celle d'abricots verts ; seulement, un instant avant de la faire refroidir, on y joint une petite cuillerée de kirsch de la Forêt-Noire, ou de noyau de Phalsbourg. La liqueur ajoutée modifie un peu cette compote et la rend moins indigeste.

Compote D'ANANAS. On pare l'ananas ; on le coupe par tranches minces et on lui fait jeter quelques bouillons dans un sirop à 22 degrés. On peut encore faire autrement cette compote. Après avoir dressé les tranches d'ananas dans un compotier, on les couvre de sucre en poudre et on les laisse ainsi macérer. Cette dernière compote se sert comme salade lorsqu'on y ajoute un peu de rhum. Cette composition exquise est légèrement diurétique et se digère bien, à moins d'excès ; lorsqu'on mange l'ananas en salade avec du rhum, cette liqueur rend ce mets assez excitant ; il ne faut pas en faire abus.

Compote DE CERISES. Coupez à moitié les queues de vos cerises et piquez-les avec une épingle, du côté opposé ; mettez-les dans l'eau fraîche ; faites bouillir du sirop à 30 degrés ; égouttez les cerises et les jetez dans le sirop bouillant ; faites leur jeter un bouillon et mettez-les dans votre vase ; cette compote agréable est légèrement acide et rafraîchissante ; elle est de facile digestion.

Compote DE CITRONS. Elle se fait comme celle d'oranges ; mais elle est encore plus acide. Il faut être très-modéré lorsqu'on en mange, même en état de santé, les acides, ainsi que nous l'avons répété souvent, ayant une fâcheuse influence sur l'estomac.

Compote DE FRAISES, DE FRAMBOISES OU DE MURES. Elles se font toutes les trois de même. Après avoir enlevé les queues de vos fruits, mettez-les dans une terrine et versez dessus un sirop bouillant à 25 degrés. Ces compotes ne se digèrent facilement que par des estomacs qui fonctionnent bien.

Compote DE GROSEILLES. Egrenez vos groseilles ; lavez-les ; égouttez-les ; mettez-les dans une terrine et versez dessus du sirop bouillant à 28 degrés. Cette compote est rafraîchissante, mais un peu trop acide pour certains estomacs débilités, froids ou paresseux.

Compote DE MARRONS. Mettez vos marrons dans un poêlon, sur du feu, avec de l'eau en assez grande quantité, et que vous changerez si elle rougit trop. Lorsque les marrons sont tendres, vous les pelez et les jetez dans un sirop à 24 degrés et chaud ; faites-leur jeter encore quelques bouillons dans le sirop, puis retirez-les du feu et les aromatisez soit avec un peu d'eau de fleurs d'oranger, soit avec du sirop de vanille. Il faut manger de cette compote avec beaucoup de discrétion, car elle est lourde et indigeste. Les convalescents et les personnes qui n'ont pas un estomac robuste doivent s'en abstenir complétement.

Compote D'ORANGES. Enlevez par petits

filets les zestes de vos oranges, piquez-les en plusieurs endroits et les jetez dans l'eau fraîche ; lorsqu'elles sont toutes préparées ; mettez-les dans un poêlon sur le feu ; après dix minutes d'ébullition, changez-les d'eau (vous servant toujours d'eau chaude) et faites-les bouillir de nouveau jusqu'à ce qu'une tête d'épingle puisse les traverser ; plongez-les alors dans de l'eau fraîche ; mettez dans le poêlon du sirop à 20 degrés en quantité suffisante pour que les fruits soient couverts ; égouttez vos oranges et faites-les achever de cuire dans le sirop jusqu'à ce qu'il soit à 30 degrés ; puis retirez du feu, versez dans une terrine, et lorsque la compote est froide, coupez en quatre vos oranges et les placez dans le compotier en les arrosant avec le sirop. On dresse au milieu de la compote le zeste que l'on a fait blanchir et confire avec les oranges, en ayant eu le soin de le lier avec un peu de fil. Cette compote est rafraîchissante, mais un peu acide ; tous les estomacs ne s'en accommodent pas.

Compote DE PÊCHES. Après avoir essuyé les pêches, on les met, soit entières, soit coupées en deux ou en quatre, dans un poêlon ; on les couvre de sirop à 25 degrés ; on les met sur le feu ayant eu le soin de les couvrir d'un rond de papier blanc. Après quelques bouillons on les met refroidir dans un vase et on verse le sirop dessus ; on peut aromatiser cette compote avec quelques gouttes de sirop de fleurs de sureau. Ce mets délicieux se digère assez facilement.

Compotes DE POIRES. Elles se font comme celles de pommes ; mais les poires étant plus fermes et plus longues à s'attendrir, il faut les mettre dans un sirop plus décuit pour qu'il ne s'épaississe pas trop en restant plus longtemps sur le feu. Cet excellent mets est astringent et devient excitant lorsqu'on y ajoute du vin, de la cannelle, etc.

Compote DE POMMES ORDINAIRES. Choisissez de belles pommes de calville, pelez-les, enlevez-en l'intérieur, coupez-les en deux, à l'exception d'une seule que vous laisserez entière, après l'avoir toutefois vidée, pour faire le milieu du plat ; mettez-les à mesure dans l'eau ou le sirop chaud, après les avoir frottées avec un citron coupé. Servez-vous d'un poêlon bien blanc, couvrez votre compote d'un rond de papier blanc de même étendue que le poêlon, et faites que votre papier adhère au sirop ; après quelques bouillons, et si les fruits sont suffisamment cuits, versez-les dans un vase avec le sirop, pour les dresser, lorsqu'ils seront froids, dans le compotier. Si les pommes ont été blanchies dans l'eau simple, il faut les égoutter et les arroser de sirop pendant qu'elles sont chaudes.

On peut se servir de rainettes et autres espèces pour faire des compotes ; on laisse aussi quelquefois les pommes entières et on en ôte l'intérieur avec un vide pommes ; on a soin, lorsque l'on pèle les pommes de bien unir ou polir leur surface et de leur donner une forme agréable. On orne ces compotes avec des fruits confits, de l'angélique ou des écorces d'oranges, le tout confit, et l'on verse, par-dessus, le sirop. Cet aliment est rafraîchissant et légèrement laxatif.

Compote DE PRUNES DE REINE-CLAUDE. Piquez vos prunes ; mettez-les dans l'eau fraîche, égouttez-les, puis faites-leur jeter un bouillon dans un sirop à 20 degrés ; versez-les dans un vase, et quand elles sont refroidies, dressez-les et versez le sirop dessus. Cette compote, légèrement acide, est rafraîchissante et un peu laxative ; elle se digère cependant assez bien. Il est des estomacs délicats qui ne s'en accommodent pas ; les convalescents doivent s'abstenir d'en manger.

Compote DE PRUNEAUX. Faites tremper dans l'eau vos pruneaux, égouttez-les, mettez-les dans un poêlon avec de l'eau et faites cuire à feu doux. Lorsque les pruneaux commencent à s'attendrir, ajoutez du vin rouge et du sucre, et lorsque la cuisson est suffisante, aromatisez-les en frottant un morceau de sucre sur une orange ou un citron. Il y a des personnes qui préfèrent y mettre de la cannelle.

Cette compote est rafraîchissante et se digère assez bien ; elle est légèrement excitante, et convient aux convalescents.

Il y a une foule d'autres compotes dont il serait trop long de donner le mode de préparation ; qu'il nous suffise de dire qu'en général, les compotes ont les propriétés des fruits avec lesquels on les prépare, et que si on y ajoute des condiments excitants, elles le deviennent également.

Comtat d'Avignon (Vin du) : rouges, 2e classe, le clos de La Nerthe, à Château-Neuf-du-Pape. Rouges, 3e classe, clos Saint-Patrice, de La Nerthe-Sorgues et Saint-Sauveur, à Aubagne.

Concert. Personne n'ignore combien les accords d'une bonne musique ont de puissance sur le calme de l'esprit et comme l'équilibre s'établit facilement dans toute l'organisation, quand une distraction qui plaît occupe les sens. L'étude du piano a de grands avantages et est préférable aux travaux littéraires ; elle permet de tenir le corps droit, et le mouvement des bras et des mains imprime à tout le corps une activité salutaire. Parmi les nombreux professeurs que compte la capitale, M. Dericheville tient un rang élevé, et il y est arrivé avec l'applaudissement de tout ce que Paris compte de sommités musicales.

Conchy (Vin de). Béarn (Basses-Pyrénées). Blanc, 3e classe.

Concombre (*Cucumis sativus*, L.). Originaire d'Orient. De la famille des cucurbitacées et de la monœcie monadelphie.

Les fruits contiennent une pulpe aqueuse et fade, qui rafraîchit et calme la soif. Ils ont aussi, de même que les melons, des propriétés légèrement narcotiques. Les estomacs faibles et délicats doivent s'abstenir de cet aliment qui est froid, lourd, indigeste, peu réparateur et qui ne convient guère qu'aux tempéraments sanguins et bilieux.

Le concombre parvient à sa maturité au moment le plus chaud de l'année, ce qui en rend l'usage doublement avantageux. Les personnes qui ont l'estomac froid et paresseux feront bien d'en faire un usage très-modéré. Le concombre devient moins indigeste lorsqu'on l'apprête avec des assaisonnements épicés, qui remédieront à ces qualités trop froides et trop relâchantes.

Le concombre offre beaucoup de ressources à la cuisine. Longtemps avant sa maturité, on le fait confire dans le vinaigre et prend, sous cette forme, le nom de *cornichon*, il sert à relever un grand nombre de sauces, de ragoûts et sert même de parure à plusieurs poissons. Les cornichons forment un assaisonnement assez sain, mais dont il ne faut pas abuser à cause de son acidité.

On fait avec les concombres plusieurs sortes d'entrées et d'entremets. Les *concombres farcis à la matelotte*, et bourrés d'excellente farce de blancs de volailles, jambon cuit, truffes et fines herbes sont un manger assez agréable.

Les *concombres farcis au maigre* qu'on remplit d'une bonne farce de poisson, et qu'on garnit d'un ragoût de laitances et de champignons ; le *ragoût de concombres* qui, lié par un bon coulis de veau et de jambon, sert pour toutes sortes d'entrées aux concombres, soit de broche, soit à la braise ; les *concombres fricassés* qui sont simplement accommodés avec du bon beurre ou de la crème et liés avec du jaune d'œuf ; les *concombres en salade*, coupés par rouelles et assaisonnés avec du vinaigre, sel, poivre, jus de citron, si l'on veut, sont fort indigestes, quel que soit leur mode d'accommodement.

Les premiers concombres sont bons à cueillir au mois d'août ; on les récolte au fur et à mesure de leur maturité. Il y a le *hâtif de Hollande*, le *blanc hâtif de Bonneuil*, le *long*, le *jaune long* et celui de *Russie très-petit*.

Condé. — Voy. *Abricots, Tourte.*

Condiment (*Condimentum*). Substances que l'on emploie pour l'assaisonnement des mets. Ils sont généralement stimulants ; il ne faut pas en abuser.

Condrieux (Vin de). Lyonnais (Rhône). Blanc, 2ᵉ classe ; se sert à l'entremets.

Conestrallo. Fromage de Sicile qui ne s'emploie que pour la cuisine dont les Français ne font guère usage. Il est extrêmement salé et fort en saveur ; il se vend à Paris, 2 fr. 50 c. ; il a la forme d'une brique de savon d'une couleur brune. *Dessert.*

Confire (*Condire*). Opération qui consiste à imprégner les fruits et les légumes de sucre, de vinaigre, etc., pour les conserver.

Confitures. On donne généralement ce nom à des préparations culinaires qui ont pour base certains végétaux ou seulement leurs sucs unis à du sucre et soumis à un degré plus ou moins considérable de cuisson ; telles sont les *gelées*, les *pâtes*, les *marmelades*, les *compotes*, les *conserves*. Nous traiterons de chacun de ces articles à leurs différentes lettres respectives.

Ces sortes de friandises sont agréables et saines ; elles participent chacune des propriétés des différents végétaux qui entrent dans leur composition ; cependant il ne faut pas en faire excès. *Dessert.*

On peut préparer presque autant de sortes de confitures que la nature nous offre d'espèces de fruits et même de légumes, car on en fait aux carottes, au céleri et même aux tomates.

Les plus communes sont la gelée de groseille, la marmelade d'abricots et la gelée de pommes. On en fait de noix confites, de prunes de reine-Claude, de mirabelles, de quartiers de coings, de cerises, de verjus, d'épine-vinettes.

Certaines villes sont renommées par leurs excellentes confitures. Rouen, pour la gelée de pommes ; Metz, pour les mirabelles, Dijon ; pour l'épine-vinette ; Bar, pour les groseilles ; Montpellier, pour le raisiné fin ; Apt (Vaucluse), Clermont (Puy-de-Dôme), Beaucaire et Béziers.

Confitures D'ABRICOTS ENTIERS OU PAR QUARTIERS. Faites blanchir vos abricots à l'eau bouillante, puis mettez-les égoutter sur un tamis de crin. Mettez ensemble vos abricots, soit entiers, soit en quartiers, et un poids égal de sucre cuit à la petite plume et, après deux ou trois bouillons, faites refroidir vos abricots afin qu'ils prennent bien le sucre. Faites revenir à la petite plume votre sirop ; remettez-y vos fruits et faites cuire pendant cinq ou six minutes ; placez-les ensuite dans vos pots, versez dessus leur sirop et laissez refroidir le tout en observant de ne couvrir et fermer les pots qu'après une complète réfrigération. Ces sortes de confitures peuvent se conserver un certain temps.

Confitures D'ABRICOTS VERTS. Il faut employer ces abricots alors que le bois du noyau est encore à l'état mou ; mettez-les tremper dans de l'eau froide avec du tartre dans le rapport de 32 grammes de tartre pour 500 gr. d'abricots et frottez-les avec un linge pour enlever l'espèce de bourre dont ils sont revêtus. Faites-les cuire ensuite dans une poêle à confitures avec une quantité égale de beau sucre réduit à la petite plume avant d'y mettre les fruits ; il suffit d'une demi-heure pour que ces confitures soient dans un parfait état de cuisson. Terminez votre opération comme la précédente et conservez pour vous en servir au besoin.

Confitures D'ÉPINE-VINETTE. On choisit ce fruit bien mûr ; il faut que les grappes soient grosses ; mais il faut éviter que le bois soit fort, parce qu'il donnerait un mauvais goût aux confitures. Prenez autant de sucre, en poids, que vous avez de fruits ; clarifiez-le, jetez-y votre fruit et, lorsqu'il aura jeté trois ou quatre bouillons, retirez-le avec une passoire.

Mêlez à votre sucre une petite quantité de gelée de pommes, puis remettez votre fruit et faites cuire pendant dix minutes ; au bout de ce temps retirez du feu et mettez votre prération dans les pots.

Le sucre corrige l'acidité de ce fruit ; néanmoins il ne faut pas faire excès de ces confitures.

Conserves. On fait des conserves de fleurs, de fruits, d'écorces de fruits, de semences, de légumes, etc. Pour cela on confit ces différentes matières soit au sucre, soit au vinaigre. On se sert encore de la dessication comme moyen conservateur. *Dessert.*

On conserve aussi certaines substances animales au moyen de l'huile, de la saumure, etc. ; elles servent comme *hors-d'œuvre.* — Voy. ce mot.

Consommé. On nomme ainsi, l'extrait des sucs de la viande, ou le bouillon, préparation analeptique ou fortifiante que tous les estomacs ne digèrent pas, en raison des éléments nutritifs qu'il tient en suspension. —Voy. *Bouillon, Pot-au-feu.*

Constance (Vin de). Afrique. Blanc, 3ᵉ service et dessert. Il contient 19,75 degrés ; le rouge, 18,92 degrés.

Constantinople. Ses langues fumées ont une grande réputation.

Contrexeville (Vosges). Ce sont des eaux souveraines dans le traitement de la gravelle et des affections catharrales de la vessie. On peut les boire pendant les repas ou le matin à jeun. Leur action se rapproche à certains égards de celle des eaux de Vichy. (Dʳ C. James, *Guide aux eaux.*)

Convives. Le convive est l'heureux mortel qui est invité à assister à un bon dîner ; cela s'applique aussi aux infortunés qui ne doivent trouver que la *fortune du pot* ou un *dîner d'ami.* Quel que soit le convive, par cela qu'il a été invité, le maître de maison lui doit les égards que l'hospitalité réclame.

A son arrivée, le maître de maison doit l'accueillir, le sourire sur les lèvres, ou déléguer ce soin à quelque parent ou intime de la maison, si la surveillance du dîner qui se prépare réclame les soins de l'amphytrion.

De quelque nature que soient les invitations acceptées, il faut être exact, et arriver un quart d'heure avant l'heure indiquée ; plus tôt on gêne les maîtres de maison, plus tard on leur déplaît, et l'on choque ceux que l'on fait attendre.

Le retard de la part d'une femme, est toujours attribué au désir de produire plus d'effet en arrivant la dernière et à la petite vanité de montrer une parure plus fraîche. S'il est question d'un homme, on est encore moins indulgent. L'attente dispose à la malveillance et à l'aigreur. Il est bien rare que l'on fasse l'éloge de ceux que l'on attend ; on relève au contraire leurs défauts, même ceux dont la nature les a affectés ; souvent on les exagère, on en crée même, dans la certitude que personne ne défendra celui qui est désagréable à tous. Le mécontentement public et la raillerie n'ont souvent eu d'autre origine que le désœuvrement de l'attente, et il est dangereux de s'exposer à une réprobation qui n'a pas d'autre cause. Il faut ajouter encore qu'un dîner qui attend, perd de son mérite et que l'honneur de l'amphytrion peut dépendre de l'exactitude rigoureuse de ses convives.

Le maître de maison aura soin, pendant le court intervalle qui s'écoule dans le salon, de présenter les convives les uns aux autres afin d'établir entre eux la cordialité nécessaire pour bien disposer les esprits à se réjouir de l'heureuse circonstance qui les rassemble. Le tact de l'amphytrion lui fera saisir facilement les rapports et les convenances, et il acquerra de nouveaux droits à la reconnaissance de ses invités.

Quand tous les convives sont réunis, le maître de maison doit paraître au salon, quelques minutes avant de faire ouvrir les portes de la salle à manger, et faire servir, un verre de vermout, puis il engagera les convives à le suivre dans la salle à manger.

L'amphytrion passera le premier autant pour couper court aux cérémonies, que pour arriver le premier à sa place où il se tient debout jusqu'à ce que tous les convives aient trouvé l'endroit qui leur est indiqué par les cartes posées sur chaque serviette.

Le placement de ces cartes doit être de la part du maître de maison l'objet de soins attentifs ; il met à sa droite et à sa gauche les deux dames les plus considérables et à la droite et à la gauche de la maîtresse de maison, qui est en face de lui, les deux hommes qu'il veut honorer le plus, et il procède ainsi de chaque côté jusqu'à ce que la table soit garnie.

Tout le monde placé, le maître de maison s'asseoit en supposant que les potages soient servis dans les assiettes à l'avance ; dans le cas contraire, l'éloignement de la soupière peut exiger que le maître de la maison reste debout pour servir le potage, mais cela ne se fait qu'en famille.

Le convive doit déplier la serviette, mais au risque de tacher son linge et ses habits pendant le cours du dîner, il faut bien se garder d'en passer l'extrémité dans l'une des boutonnières de son habit, ou dans sa cravate ; on se contente de l'étaler sur ses genoux, et de s'en servir, lorsque le cas le requiert, pour essuyer ses lèvres ou ses doigts.

On ne doit se servir que de la cuiller pour manger la soupe, quelle qu'elle soit ; la délicatesse enseigne à approcher les lèvres du bord latéral de la cuiller et interdit d'engouffrer la cuiller dans la bouche ; à l'égard des juliennes qui pourraient justifier l'emploi de la fourchette, les légumes sont assez divisés pour que ce ne soit pas nécessaire.

Le potage mangé, on laisse la cuiller sur l'assiette, les gens mal élevés la posent sur la nappe. On ne doit jamais employer le couteau pour diviser le pain qui doit être rompu avec les doigts.

Après le potage, il est d'usage de boire un verre de vin pur, à moins que l'on ne fasse servir du vin fin. Le vin ordinaire et l'eau sont à la discrétion des convives, et les hommes doivent être attentifs à prévenir les désirs des femmes sans attendre qu'elles tendent leur verre. Il faut éviter, en versant, de toucher les bords du verre.

L'amphytrion doit veiller sur les assiettes de ses convives et leur proposer quelque chose chaque fois qu'elles sont vides ; il peut renouveler ses offres jusqu'à trois fois, en redoublant chaque fois de gracieuseté et de sourires; pousser l'insistance au delà devient désobligeant, en forçant le convive à accepter. Le convive ne doit jamais demander, c'est un reproche adressé à l'amphytrion et une impolitesse.

Si l'on mange des œufs frais, il faut briser les coquilles vides et ne jamais les renvoyer entières.

Les vins d'entremets sont servis par le maître de maison, qui se garde bien d'offrir du *Pomard*, du *Bourgogne*, etc., mais du *vin de Pomard*, du *vin de Bourgogne*, etc., de même qu'on ne doit pas dire du bouilli pour du bœuf, ou de la volaille ; il faut déterminer l'espèce, et offrir du poulet, de la poularde, du chapon, etc.

Si l'on fait circuler les grosses pièces coupées, autour de la table, le convive ne doit prendre qu'un seul morceau et s'il a quelque préférence, il doit faire glisser avec agilité sur son assiette ce qu'il convoite, sans jamais toucher les morceaux les uns après les autres.

On doit changer les assiettes à chaque mets et les couverts à chaque service, à moins que ce ne soient des plats de poissons. La distinction prescrit de changer les couverts à chaque mets, ce n'est cependant pas de rigueur.

Il n'est pas honnête de présenter une assiette sale pour demander à son voisin d'un plat qui se trouve à sa portée; on ne doit jamais laisser de vin dans son verre ; on doit toujours tenir ses mains sur la table et en évidence ; mais il est de la dernière impolitesse de s'y accouder.

Les gens de campagne amènent des chiens, les amphytrions prudents évitent ces convives en partie double.

Les convives doivent s'observer constamment de manière à ne gêner ni blesser leurs voisins par des inattentions choquantes. Il y a des gens qu'on entend d'un bout de la table à l'autre *avaler* leur soupe et *mâcher* tous les morceaux; d'autres remplissent leur bouche de tant d'aliments à la fois, qu'on peut craindre pour eux la suffocation. D'autres emploient la cuiller avec laquelle ils ont mangé, pour servir des mets à leur portée; ces personnes, qui ne sont pas nées polies, n'ont rien fait pour le devenir.

Il est inconvenant aussi de remuer ou de balancer les jambes surtout quand on touche à la chaise de son voisin ; un mouvement d'oscillation imprimé à la chaise ou à la table peut causer des impatiences et des nausées.

Il y a des personnes peu habituées aux *primeurs* qui s'en font servir avec profusion, les mangent avec avidité ou s'extasient hors de raison ; on doit penser raisonnablement que s'il est agréable pour le maître de maison d'offrir des asperges, des petits pois ou des fraises avant la saison, il doit désirer que chacun en jouisse. S'exclamer sur la beauté des fruits, l'excellence d'un plat, est d'un homme mal élevé qui n'a rien vu et que tout étonne, et c'est prouver que l'amphytrion a traité le convive au-dessus de son mérite.

A moins d'une grande intimité, où la gourmandise peut se produire sans réserve, la tenue d'un convive qui se respecte doit être prudente, polie et attentive. Les femmes et les jeunes personnes sont en général d'une grande sobriété à l'égard des vins, le vin de Champagne seul fait exception.

La manière de servir diffère selon les maisons : s'il y a beaucoup de laquais autour de la table, ils apportent l'assiette chargée et on la garde; s'ils passent les mets découpés, on se sert soi-même ; mais si les domestiques sont en petit nombre, on passe soi-même à ses voisins ce qui a été présenté ; ce qui rend les dîners assez ennuyeux par la politesse qui offre d'une part et la politesse qui refuse de l'autre : néanmoins l'équilibre s'établit, et l'on dîne quelquefois très-gaiement malgré cet inconvénient.

Si l'on trouve dans les feuilles d'une salade une chenille, ou dans tout autre mets quelque objet choquant ou non alimentaire, il faut cacher soigneusement sa surprise et son dégoût, faire changer son assiette en silence, à moins que ce ne soit une épingle, un morceau de verre ou toute autre chose dangereuse, qu'il faut signaler au domestique. Une réprimande qui atteindra le cuisinier et qui peut sauver la vie à une créature ne doit pas être redoutée.

Le convive ne doit jamais toucher aux plats du service sans la prière du maître de maison.

Autrefois on servait tout simplement autour de soi. Maintenant les maîtres de maison tiennent à faire les honneurs de leur table.

Il faut éviter d'accepter des invitations chez les personnes qui réservent quelques-uns de leurs plats entiers et ne les font pas tous découper; soyez sûr que ces personnes vous voient manger avec regret et ne vous offrent ce dîner que parce qu'elles s'y croient obligées par quelques considérations. On ne doit, en général, servir sur la table que ce qu'on désire qu'on mange.

Il ne faut pas offrir de partager une pêche ou une pomme, c'est familier et de mauvaise compagnie.

Il est sage de faire découper les relevés, les rôts et les grosses pièces sur le buffet ou à l'office, et de faire circuler les plats autour de la table ; mais les domestiques doivent éviter avec soin de répandre les sauces ou de tacher les vêtements des convives.

Tous les entremets chauds et les crèmes se servent à la cuiller ; les écrevisses et les homards se servent à la main.

Au dessert, l'on ne sert à la cuiller que les compotes, les fromages à la crème, les confitures et les cerneaux. Tous les fruits crus doivent être coupés avec le couteau d'argent et jamais avec le couteau d'acier ; ainsi que les marrons rôtis ou bouillis, ils se servent à la main, en les prenant par la queue et n'y touchant que le plus délicatement possible ; quant aux assiettes montées de biscuits et de macarons, petits fours, etc., il est d'usage de les faire passer tout entiers aux convives. Les femmes excellent à servir le dessert, et leur dextérité peut être mise à contribution, ce qui serait indiscret pendant les premiers services.

Le maître de maison donne le signal pour quitter la table, en se levant ; ce qu'il ne doit faire qu'après les glaces et les liqueurs, et seulement quand il s'aperçoit que les appétits sont satisfaits.

Tous les convives se lèvent alors simultanément.

Il est cependant d'usage de servir des rince-bouches, mais les convives doivent en user avec la plus grande discrétion ; si cet usage est excellent au point de vue hygiénique pour la conservation des dents et la pureté de l'haleine, il peut devenir repoussant selon l'usage qu'en font certains convives.

Les convives passent de la salle à manger au salon sans préséance, le convive offre le bras à la femme qui se trouve près de lui, l'amphytrion reste le dernier, parce qu'il a toujours quelques ordres à donner.

Le café se sert au salon ; chaque convive s'approche de la table ou du guéridon où sont placées les tasses, reçoit le café, le sucre et se garde bien de le verser dans la soucoupe : ce qui est du plus mauvais ton.

On sert les liqueurs de deux manières, ou les bouteilles sont rangées sur un guéridon, ou renfermées dans des flacons disposés dans un coffre de bois précieux. Les convives choisissent les liqueurs qui leur conviennent, et le maître de maison les leur verse, ou bien les flacons sont abandonnés à la discrétion des convives qui s'en versent à volonté.

Il est impoli de laisser du café ou de la liqueur dans sa tasse ou son verre, et l'on doit éviter avec soin de déposer les vases vides sur les meubles ; on doit les rapporter sur le guéridon où on les a pris.

L'amphytrion doit user avec la plus grande réserve des jeux de cartes, quels qu'ils soient ; les convives acceptent souvent par pure politesse la carte qu'on leur offre pour subir plusieurs heures de whist ou de bouillote. Rien n'est plus pernicieux à la santé que cet usage de se tenir immobile, la tête brûlée par la chaleur des bougies, avec une tension d'esprit constante. Il en résulte fréquemment des congestions et des apoplexies. Il est de bien meilleur ton et bien autrement salubre, pour la santé, d'entretenir une conversation agréable ou récréative qui ne coûte ni attention gênante ni fatigue, et laisse à chacun la liberté indispensable après un bon dîner.

A moins qu'une affaire importante n'oblige de sortir, on doit passer la soirée dans la maison où on a dîné, et l'on doit alors, en acceptant l'invitation, avertir la personne qui l'a faite de cette obligation.

Le convive doit visiter l'amphytrion dans la huitaine, autant pour le remercier de son aimable hospitalité que pour lui donner l'occasion de la renouveler ; si le dîner n'a pas satisfait le convive, il peut s'acquitter de sa dette en déposant chez le concierge de l'amphytrion une carte *cornée*, à moins pourtant qu'une honorable indigestion ne retienne le convive dans son lit.

Coq (*Gallus*). De la famille des gallinacés ; c'est le mâle de la poule. Lorsqu'il est jeune, sa chair est tendre et gélatineuse ; lorsqu'il est vieux, elle est dure, coriace et peu réparatrice. —Voy. *Poulet*, *Poularde*.

Coq (grand) DES BOIS. Cet oiseau, très-estimé comme gibier, est assez rare. On le mange rôti, piqué de fins lardons.

Coq DE BRUYÈRE (*Tetras Urogallus*.) Cet oiseau, connu sous le nom de grand et de petit *tétras*, ne se trouve que dans les pays froids ; il est très-sauvage et habite les grandes forêts du Nord. Celui qu'on nous envoie de l'Alsace, de la Lorraine et principalement des Vosges, est de la grosseur d'un paon, et la petite espèce de celle d'un faisan. La chair de cet oiseau est très-noire ; elle a un fumet très-fort et passe pour être exquise. Cependant son goût varie selon les substances dont l'oiseau s'est nourri. Les baies de genièvre lui en donnent un désagréable, et les sommités de *picea*, espèce de sapin, lui communiquent une odeur de résine si forte, qu'il suffit même de manier cet oiseau pour que les mains la contractent. A tout prendre, c'est un gibier dont le principal mérite est d'être rare et de venir de loin.

Les coqs de bruyère s'apprêtent comme les faisans : on ne les met ordinairement qu'à la broche et piqués de lard sur toutes les parties du corps.

Coq D'INDE. — Voy. *Dindon*.

Coq VIERGE. Ce gallinacé, dont la chair est fort estimée, nous vient du pays de Caux. Certaines personnes le trouvent supérieur au chapon. On le mange rôti et farci aux truffes. Cet aliment peut convenir à tous les estomacs, il est de facile digestion. *Rôt.*

Le coq vierge, ainsi que son titre l'annonce, est le célibataire de nos basses-cours. Il doit à sa continence un goût et un parfum qui le distinguent éminemment du chapon et du poulet. C'est du pays de Caux que viennent les meilleurs. On les mange à la broche et simplement bardés. Ce serait les outrager que de les piquer et les déshonorer que de les mettre en ragoût.

Il n'en est pas de même de la crête. Elle entre dans presque toutes les bisques et les meilleurs ragoûts; on les sert farcies, au gratin, à la poulette, etc.; mais leur usage le plus ordinaire est pour les garnitures; car un plat de crêtes ne convient guère, vu son prix, qu'aux modernes Lucullus.

Le pays de Caux est leur patrie de prédilection.

Coquart. Nom vulgaire du métis du faisan et de la poule.

Coquatre. On donne ce nom à un jeune poulet qui n'a été qu'incomplétement chaponné.

Coqueret. Nom vulgaire de l'ALKEKENGE (*Physalis edulis*). Genre de la pentandrie monogynie et de la famille des solanées. Elle croît en France dans les vignes et dans les haies. Les fruits de cette plante, d'un jaune orangé et couverts par un calice vasculeux, sont de la grosseur d'une petite cerise et légèrement acides. Ils mûrissent au mois d'août.

Coquille. En terme de cuisine, on donne ce nom à certains mets que l'on sert dans des coquilles de nacres ou d'argent. Les différentes préparations qui servent à remplir ces coquilles sont faites avec des ragoûts de viandes blanches ou de poissons, de moules, d'huîtres, de cervelles, de ris d'agneau, de tomates, de champignons, etc. *Entrée.*

Coquillages. Animaux mollusques testacés. Ils fournissent en général un aliment salubre, chaud, mais quelquefois indigeste.

Corbeau (*Corvus*). La chair de cet oiseau est dure, coriace, de mauvaise odeur et de mauvais goût; elle passe, cependant, pour rendre le bouillon meilleur.

Coriandre (*Coriandrum sativum*). Les graines de cette plante sont employées comme condiment; leur odeur aromatique est fort agréable, quoique celle de la plante soit vireuse. Elles sont stimulantes. — Voy. *Stimulant.*

La coriandre est une plante que l'on cultive dans les jardins; on fait quelquefois usage de ses graines odorantes dans la cuisine, mais beaucoup moins souvent que dans l'office, dans l'atelier des confiseurs et dans le laboratoire des distillateurs; leur goût, qui se rapproche de celui du fenouil et de l'anis, est assez agréable, et lorsqu'il s'en rencontre quelquefois des grains sous la dent, on les broie avec une sorte de plaisir.

Cormes. Fruits du *Sorbus domestica*, qui, sous l'influence de la fermentation, donnent une boisson agréable, acide et légèrement astringente. Mûris sur la paille, ils deviennent moins styptiques et constituent un fruit passable qui se récolte en octobre.

Cornas (vin de). Languedoc (Ardèche). Rouge, 3e classe.

Corne de cerf. Les râclures de corne du cerf servent à faire une gélatine fort usitée autrefois en cuisine, et que l'on remplace par de l'écaille de poisson. — Voy. *Blanc-Manger. Cerf, Élan, Gelée.*

Corne DE CERF, PLANTAIN (*Plantago coronopus*). Famille des plantaginées. On le cultive pour le manger en salade; il est diurétique.

Cornichon (*Cucumis sativus*). Fruits courts, verts et rugueux d'une variété de *Cucumis sativus*, que l'on confit dans le vinaigre et qu'on emploie comme assaisonnement. Ils sont excitants, souvent indigestes et ne conviennent pas aux estomacs irritables.

On les récolte en juillet et août. On les conserve dans le vinaigre, quoique les Israélites les préparent dans la saumure; on les choisit petits, avant que les graines ne soient formées, et pleins et lourds. *Hors-d'œuvre.* — Voy. *Concombre.*

Cornouilles. Fruits du cornouiller (*Cornus mas*, L.); rougeâtres, quand ils sont mûrs, d'une saveur acide et astringents; servent à faire des boissons fermentées.

Corse (vin du Cap). Ile de Corse. Vin de liqueur, 3e classe.

Corton (vin de) à Alox. Bourgogne (Côte-d'Or). 2e service. Rouge, 2e classe.

Les 228 litres, 1844-46, coûtent 800 fr.; 1848-51, 450 fr., et 2 fr. 50 c., 3 fr. et 4 fr. la bouteille (novembre 1854).

Cosperon (vin de). Roussillon (Pyrénées-Orientales). Vin de liqueur, 2e classe.

Coteaux DE SAUMUR (vin des). Touraine. Blanc, 2e classe; se sert à l'entremets.

Côte-Bourg (vin de). Bordeaux rouge.

Les 228 litres, 1844-46, coûtent 340 fr.; 1848-49, 260 fr. (novembre 1854).

Côtelettes. On fait des côtelettes de mouton, de porc frais, d'agneau, de veau, de chevreuil, de sanglier, etc. *Hors-d'œuvre chaud.*

En général, les viandes grillées sont et plus nourrissantes et plus savoureuses que préparées de toute autre manière (excepté pourtant lorsqu'elles sont rôties), et se digèrent aussi plus facilement. — Voy. *Mouton, Agneau, Cochon, Veau, Chevreuil, Sanglier.*

Côtelettes DE PORC FRAIS. On les fait griller après les avoir coupées et parées comme les côtelettes de veau, en laissant un peu de gras autour; on les aplatit pour leur donner une bonne forme; on les saupoudre de sel; on les pane et on les sert avec une remoulade additionnée de jus de citron, ou avec une sauce à la ravigote, avec force échalottes ou avec une belle sauce tomate.

On peut encore les mettre à la poêle, en les passant dans le beurre que l'on fait fondre d'abord; on les couvre de mie de pain mélangée avec sel, poivre, fines herbes; quand elles sont cuites, on ajoute de la chapelure, de la farine et un verre de vin blanc ; on laisse réduire et l'on verse sur les côtelettes, après avoir ajouté des câpres, des graines de capucine confites au vinaigre, des champignons, des morilles, des cornichons coupés en filets, des légumes confits au vinaigre, ou des truffes cuites à part préalablement.

Ces côtelettes sont excellentes pour les déjeuners suivis d'exercice ; elles ne conviennent qu'aux bons estomacs. *Hors-d'œuvre chaud.*

Côte-Rôtie (Vin de). Rouge, 2e classe dans les Beaujolais et les Mâconnais ; se sert au 2e service. Il coûte les 270 litres, 1846-48, 600 fr. ; 1849-51, 450 fr. ; et 1 fr. 50 c. à 2 fr. la bouteille (novembre 1854). Il contient 12,32 d'alcool.

Côte-Saint-André (Liqueurs de la).

EAUX de la Côte, — de cannelle, — de girofle, — de noyaux, — d'argent, — d'or, — cordiale, — verte stomachique, — de bergamotte, — d'ananas, — d'absinthe, — d'ambroisie, — d'angélique, — de barbade, — de céleri, — de cédrat, — de citron, — de coing, — de créole, — de cachou, — de framboises, — de fleurs d'oranger, — au vin de Champagne.

Il y en a de deux qualités, à 3 fr. 65 les surfines, à 5 fr. 50 les superfines.

CRÈMES au lis, — de mélisse, — de moka, — de menthe, — de mille roses, — d'oranges, — de roses, — de raisins, — de thé, — de tubéreuse, — de vanille, — de violettes, — de jasmin.

En carafes d'un litre, à 6 fr. 15.

ELIXIRS des Alpes, — cordial tonique, — d'Esculape, — de Garus, — de genièvre, — végétal de la montagne du Haut-Théran, — blanc, vert.

Il y en a de deux qualités, blancs à 5 fr. 25, verts à 7 f. 50, le litre.

HUILES de kirsch, — de rhum, — de sapotille, — de Vénus.

5 fr. 85 le litre.

LIQUEURS DES ÎLES à la cannelle, — au girofle, — aux noyaux, — à la vanille, — au moka, — à l'orange, — au cédrat, — à la rose, — anis des Indes, — ananas, — mirobolantes, — barbade, — créole.

6 fr. 35 la bouteille contenant 3/4 de litre.

LIQUEURS DIVERSES : alkermès, le 1/2 litre, 3 f. 90 c. — Anisette de Bordeaux, 3/4 de litre, 5 fr. — Anisette de Hollande, 5/4 de litre, 8 f. — Curaçao, le cruchon, 6, 7 et 8 f., selon la qualité. — China, le carafon, 6 f. — Scubac, *idem*, 6 f. 15 c. — Marasquin, le carafon de litre, 8 f. — Vespetro, le carafon, 6 f. 15 c. — Punch au rhum, le litre, 4 f. 60 c. — Punch au kirsch, 4 f. 60 c. — Anis des Indes, le litre, 5 f. 85 c. — Liqueur de la Chine, — Liqueur royale, — Lait de vieille, — Menthe verte, — Menthe poivrée, — Nectar du Pérou, — Petit lait de Henri IV, — Rosolio, — Ratafia, — Werder, — Bitter de Hollande, — Eau-de-vie de Dantzick, — Genepi des Alpes, — Mérenc.

Ces liqueurs sont exquises, il faut s'assurer avec soin de leur provenance, car on les contrefait souvent au grand dommage des consommateurs.

Côte-Saint-Jacques (Vin de la), basse Bourgogne, rouge, 1re série. Il coûte, 1846-48, 250 francs les 136 litres, et 1849-51, 200 francs ; 1 fr. 50 la bouteille, (novembre 1854). — Voy. *Bourgogne, Vins.*

Cotignac. Espèce de confiture faite avec des coings. Elle est tonique et astringente. La meilleure vient de Mâcon et d'Orléans. *Dessert.* — Voy. *Coings.*

Coucou (*Cuculus*). Oiseau de l'ordre des grimpeurs et dont la chair est agréable, nutritive et de facile digestion.

Coucourzelle. Petite citrouille verte de la grosseur d'un œuf de poule, et que l'on apprête comme l'aubergine. — Voy. *ce mot.*

Coucou DE MER OU **Grondin** (*Tria cuculos*). Poisson rouge, à chair blanche, ferme, de saveur délicate et de facile digestion.

Coudrier (*Corylus*). Arbres et arbrisseaux de la famille des amentacées et de la monœcie polyandrie, qui croissent en Europe et dans l'Amérique septentrionale. Ce genre fournit le *noisetier* (*Corylus avellana*), qui croît naturellement dans nos bois, et dont le fruit nommé *noisette* contient une amande agréable au goût et fort huileuse. Une de ses variétés donne les *avelines*, qui servent, ainsi que les noisettes, à la préparation des bonbons.

Cougloff ou **Conglof** A L'ALLEMANDE. C'est le nom d'un gâteau d'origine allemande, et dans lequel il entre du beurre, des œufs, de la levure, du lait chaud, de la farine, du sucre en poudre et un peu de sel. Ce gâteau se fait au moyen d'un moule beurré dans lequel on verse la pâte. Il est délicat, moelleux et d'un goût exquis ; il faut en manger avec modération. *Entremets.*

Coukes d'Alost. Gâteaux flamands faits avec des œufs, des zestes de citron, du sel, du sucre, de la crème bouillante, de la farine, de la levure de bière, de beurre et un peu d'eau tiède ; il ne faut pas en faire excès. *Entremets.*

Coulange (Vin de), Bourgogne (Yonne), rouge ordinaire, 1re qualité, se sert au 1er service. Il contient 16 à 17 degrés, et coûte, les 136 litres, 1846-48, 210 fr. ; 1849-51, 140 fr. ; la bouteille de 60 cent. à 1 fr. — Voy. *Bourgogne, Vins.*

Coulommiers (Fromage de), Seine-et-Marne. Ces fromages de lait de vache ont une assez bonne réputation à Paris, et il y en a qui la justifient, suivant qu'ils ont été fabriqués avec du lait pur ou moins écrémé. La pâte blanche, un peu salée, a une petite saveur aigrelette qui rafraîchit le palais. Ils arrivent à Paris, les mardis et vendredis, et demandent à être mangés frais ; quelques personnes cependant attendent qu'ils soient raffinés. Ce sont des disques de 18 à 20 centimètres de diamètre sur 4 ou 5 d'épaisseur. Il se vendent 1 fr. 20 cent., mais les

les marchands les divisent par quarts et par moitié. *Dessert.*

Couleurs. On nomme ainsi, en terme de cuisine et d'office, les différentes préparations avec lesquelles on colore les mets.

Ainsi on colore en *bleu* au moyen de l'indigo dissout dans l'eau; en *vert*, en pilant des feuilles d'épinards, d'ache, de blé vert, de poirée verte; en *jaune*, avec la gomme gutte ou le safran, ou les étamines du lis; en *rouge*, au moyen de la cochenille; en violet, avec la cochenille unie au bleu de Prusse; puis on mélange entre elles ces différentes couleurs pour en obtenir d'autres, telles que l'orangé, en unissant le jaune avec le rouge, etc.

Il faut éviter l'emploi des couleurs minérales, qui sont très-dangereuses.

Coulis. Mettez dans un poêlon du lard coupé en petits morceaux, de la rouelle de veau et quelques carottes; faites revenir votre viande jusqu'à ce qu'elle s'attache doucement; retirez du vase la viande et les carottes; laissez-les de côté, et mettez à leur place, dans la casserole, du beurre et de la farine; quand votre roux est de belle couleur, mouillez-le avec du bouillon chaud; puis remettez la viande et les légumes et laissez cuire à petit feu pendant deux heures; ayez soin de dégraisser souvent votre coulis pendant la cuisson; quand vous jugerez votre coulis suffisamment cuit, vous le passerez à l'étamine et vous le conserverez pour l'usage. Il ne doit être ni trop clair ni trop épais, et sa couleur doit être celle de la cannelle.

Le coulis est tantôt blanc, tantôt roux; il se compose surtout de viandes, tantôt de gibier, tantôt de poisson, tantôt de légume, et prend en général le nom de la couleur ou celui du principe qui y domine.

Les coulis sont en général des assaisonnements fort nourrissants et très-échauffants. Ils présentent sous un petit volume la substance la plus pure et la plus succulente du corps dont ils sont tirés, et dont ils offrent par conséquent l'extrait. Quelques estomacs faibles digèrent difficilement les coulis, parce que ce sont des sucs trop rapprochés; on facilite leur digestion en buvant de l'eau pure.

On introduit les coulis, non-seulement dans les entrées, dans les braises, dans les entremets, mais souvent même dans les potages. Un potage au riz au coulis de navets est une excellente chose, mais rien n'égale un potage au coulis d'écrevisses.

Coulis D'ÉCREVISSES. On choisit une trentaine d'écrevisses moyennes, et après les avoir lavées à plusieurs eaux, on les fait cuire à l'eau; on les épluche ensuite, en mettant les écailles à part; on les pile dans un mortier avec douze amandes douces et les écrevisses. On prend ensuite 750 grammes de rouelle de veau et un morceau de jambon; on les coupe par tranches avec un oignon et quelques tranches de carottes et de panais. Quand tout est attaché comme un jus de veau, on ajoute du lard fondu et un peu de farine; on peut faire quelques tours en remuant; on mouille le tout de bon bouillon; on ajoute sel, poivre, clous de girofle, basilic, persil, ciboules, champignons, truffes, croûtes de pain, et l'on fait mitonner; on ôte le veau; on délaye ce qui est dans le mortier avec le jus et l'on passe le tout à l'étamine.

On peut le faire au maigre en substituant du beurre au lard fondu; on fait un demi-roux; on mouille le tout avec du bon bouillon de poisson, et pour le reste on fait comme ci-dessus.

On rend délicieux tous les potages, soit au riz, soit aux pâtes, soit même aux croûtons, en y introduisant ce coulis d'écrevisses; on s'en sert pour finir divers ragoûts et pâtés chauds; on le fait même entrer dans quelques entremets potagers, tels que cardes, choux-fleurs, etc.

On en fait d'autres coulis moins recherchés, et dont les tranches de bœuf et de jambon et les rouelles de veau forment presque toujours la base; l'essentiel est de bien faire attacher, réduire et dégraisser. Sans un bon coulis, une entrée ne ressemble à rien parce qu'elle ressemble à tout.

Coup D'APRÈS. Il consiste, comme on sait, en un demi-verre de vin pur qu'on boit immédiatement après la soupe. Ce coup ainsi placé dispose très-bien l'estomac. Il fait descendre le potage, qui a l'inconvénient de gonfler ce viscère au lieu de le remplir, et donne du ton aux fibres, de la force aux sucs gastriques, de l'activité au mouvement péristaltique. Il passe à Paris pour si salutaire, qu'on y dit proverbialement qu'après la soupe un verre de vin ôte un écu de la bourse du médecin.

Coup D'AVANT. Il consiste dans un grand verre de vermout ou même simplement d'eau-de-vie, que l'on présente à chacun des convives pour les mettre en appétit. Ce coup se boit dans le salon; il est servi par le maître d'hôtel, l'amphytrion l'accompagne.

Les avis sont partagés sur ce coup; quelques médecins prétendent qu'une liqueur spiritueuse prise à jeun, ou tout au moins longtemps après le déjeuner, crispe l'estomac bien plutôt qu'elle ne le dispose à digérer; dans ce cas, le coup d'avant resserrerait ce viscère au lieu de le dilater: cet usage est surtout adopté dans le Nord.

Coup DU MILIEU. On nomme ainsi un verre de rhum de la Jamaïque, d'absinthe, de vermout et même de Madère, offert entre les deux services d'un bon dîner.

Courge (*Cucurbita*). Genre de la monœcie monadelphie, de la famille des cucurbitacées cucurbitées, originaire des contrées chaudes du globe, aujourd'hui très-répandu partout et l'objet d'une culture qui a miraculeusement multiplié les formes de ce fruit. Les espèces qui méritent d'être signalées sont le potiron jaune commun (*cucurbita maxima*), le giraumon (*pepo*), la courge de Barbarie (*cucurbita verucosa*), le patisson ou bonnet de prêtre et d'électeur (*cucurbita melopepo*), la courge orangine coloquinelle (*cucurbita aurantia*), la courge cougourdette, fausse poire (*cucurbita orifera*), etc. — *Voy. ces différents mots.*

On peut manger les courges dans leur jeunesse comme les concombres; elles sont plus délicates. On peut confire les jeunes fruits comme les cornichons. Les semences des courges fournissent une huile de couleur verte, de bon goût quand elle est extraite à froid, et qui ne peut servir que pour l'éclairage quand elle a été extraite à chaud. Les fruits de courges se conservent fort bien pendant plusieurs mois en lieu sec. Leurs propriétés sont les mêmes que celles des concombres.

Courge cougourdette, fausse poire (*Cucurbita ovifera*). Ce fruit a communément la forme d'une poire; il est blanc, vert ou panaché de vert et de blanc. Cette espèce sert à décorer les orangeries; ses fruits servent d'ornement.

Courge de Barbarie (*Cucurbita verrucosa*), fruit allongé comme le concombre, fort gros, de couleur vert foncé, lisse et brillant, à côtes saillantes et plus ou moins verruqueuses, uni ou panaché de jaune. Cette espèce, d'un goût plus délicat que les autres et d'une saveur fort agréable, peut se manger frite avant sa maturité. Ce fruit est rafraîchissant, laxatif et d'assez difficile digestion pour les estomacs qui ne sont pas robustes.

Courge orangine coloquinelle (*Cucurbita aurantia*). Ce fruit est lisse, globuleux, de la forme et de la couleur d'une orange; la chair en est fibreuse, légèrement amère, et ne peut être mangée. On le mêle au dessert pour attraper les convives.

Courseulles. Ses parcs nourrissent d'excellentes huitres de moyenne grandeur, mais grasses et savoureuses.

Court-Bouillon. C'est une préparation utile à tous moments en cuisine, et, comme elle ne sert qu'à la cuisson sans paraître sur la table, on peut la conserver en ayant soin de l'augmenter constamment de bon vin blanc pour qu'elle soit en quantité convenable.

On remplit la poissonnière de bon vin blanc ordinaire; s'il est de Châblis, cela vaut mieux; si vous voulez faire de la cuisine excentrique, mettez du vin de Champagne; ajoutez un verre de bonne eau-de-vie ou de vin de Madère, sel, poivre, muscade si vous l'écumez, clou de girofle, ail, carottes et oignons coupés en rouelle, panais, quelques navets, céleri, cerfeuil, persil, thym, laurier, menthe poivrée, sariette, lard gras ou beurre, huile d'olive fine si c'est en maigre; accrochez votre poissonnière sur un feu vif et clair; laissez le feu prendre au vin, le court-bouillon n'en sera que meilleur; laissez bouillir jusqu'à réduction d'un tiers environ.

Quand vous voulez faire cuire du poisson ou des écrevisses, vous avez soin de faire bouillir votre court-bouillon et de le compléter, afin qu'il recouvre toujours ce que voulez faire cuire.

Ce court-bouillon peut être simplifié en se servant de moitié eau et vinaigre au lieu de vin, et en supprimant quelques aromates. C'est ainsi qu'on doit faire cuire le poisson pour les convalescents; mais les personnes en bonne santé et qui ne craignent pas les stimulants préféreront la première manière, qui est la plus complète et la meilleure.

On fait encore le *court-bouillon avec de l'eau*, du *lait* et du *sel* : c'est pour les poissons délicats et les personnes qui ne peuvent supporter les excitants.

Le *court-bouillon au bleu* est une eau bouillante avec addition de sel, poivre, girofle, thym, laurier, rouelles d'oignon et de carottes, dans laquelle on plonge le poisson pendant quelques minutes, après l'avoir immergé de vin rouge ou de vinaigre bouillant.

Le *water-fish* est un court-bouillon comme le précédent avec addition de beaucoup de racines de persil.

Court-pendu. Variété de pommes rouges, assez médiocres et à queue très-courte.

Coutellerie. Le couteau est l'arme du cuisinier, le plus bel ornement de sa personne et la marque distinctive de sa dignité. Un cuisinier sans couteau n'est plus qu'un simple marmiton; le petit couteau à découper lui rend cependant plus de services; il lui sert à trousser les poulets, à écailler les poissons, à parer les légumes; le petit couteau à gaîne est dans les mains d'un artiste habile un instrument propre à tout; c'est l'outil universel. Quant au tranche-lard, il est également d'une indispensable nécessité; mieux il est affilé et plus une volaille piquée a d'éclat, parce que les profils de ses lardons sont purs et corrects et ne se déforment jamais dans la lardoire.

En passant de la cuisine à la table; l'attention est encore plus vivement éveillée; un grand couteau de table, accompagné d'une fourchette d'acier, emmanchée dans de l'ébène, sont indispensable pour la dissection des pièces importantes; mais le grand couteau ne peut servir que pour les relevés et les très-grosses pièces de boucherie; il en faut un autre plus petit et non moins bien affilé pour le dépeçage des volailles, et dont la lame étroite se glisse entre leurs membres et en opère sans peine la disjonction. Les pâtés froids exigent une troisième espèce de couteau moins long que le premier, moins étroit que le second et d'une construction particulière.

Le jambon en réclame un quatrième qui lui soit exclusivement consacré et qui participe du tranche-lard pour le peu d'épaisseur et du grand couteau pour la force; enfin les langues fourrés, les galantines, les carolus, les saucissons, les mortadelles veulent aussi un instrument qui leur soit propre; car leur principale gloire est d'offrir des profils sûrs et une surface unie.

Il est essentiel que les convives soient munis de très-bons couteaux, de les tenir toujours en état et d'avoir sans cesse un ou deux bons fusils à portée pour leur donner le fil.

Crabe (*Cancer*). Animal articulé de la classe des crustacés, du genre des décapodes brachyures, famille des cyclomépodes, tribu des cancériens. On le fait cuire comme les homards et les crevettes; il faut que ce crustacé soit mangé très-frais. Propriétés des écrevisses. — Voy. *ce mot*. Entremets.

Cramant (Vin de) : blanc, 2e classe; il contient 12 à 13 degrés. — Voy. *Champagne*.

Crambé. — Voy. *Chou marin*.

Cransac (Aveyron). Ce sont des eaux fortement minéralisées, surtout par les sels de fer et de manganèse. Elles sont tout à la fois toniques et astringentes; employées spécialement contre certaines *obstructions* du foie, les flux muqueux de l'intestin et certaines hémorragies passives de l'utérus. Leur usage à Paris commence à se répandre. (Dr C. JAMES, *Guide aux eaux*.)

Crapaudine. Mode de cuisson qui consiste à ouvrir des pigeons, par le dos, à les aplatir et à les mettre cuire sur le gril.

On peut faire cuire ainsi des perdreaux, des tourterelles sauvages, des ramiers; mais ce genre d'apprêt est plus spécial et s'applique plus ordinairement au pigeon.—*Hors-d'œuvre chaud*.

Crème (*Cremor*). Substance d'un blanc jaunâtre, onctueuse, épaisse, de saveur agréable, et qui contient du *sérum*, du *caséum* et du *butyrum*; ce dernier entre pour les quatre cinquièmes, environ, dans la composition de cet aliment. La crème monte d'elle-même à la surface du lait en vertu de sa légèreté spécifique. Pour que la crème soit douce et qu'elle ne tourne pas, il ne faut pas qu'elle remonte à plus de quelques heures, plus ou moins, selon les saisons. Celle de Sotteville, près de Rouen, a une renommée immense et justement méritée.

On fait avec la crème un nombre considérable de préparations sucrées, cuites ou non, qui, sous le nom de *crèmes*, auquel on ajoute le nom de la substance principale que l'on y joint, constituent des mets délicats, exquis et distingués.

On fait des crèmes à la vanille, à la fleur d'oranger, aux quatre zestes, à la rose, au café, au chocolat, au thé, aux liqueurs, aux fruits, aux amandes, aux pistaches, aux avelines, vierges, etc., etc., etc.

Dans les crèmes *cuites*, il entre des œufs, pour la généralité des cas; les crèmes non cuites ou *crues* sont toujours faites avec de la crème, que l'on n'a fait ni chauffer, ni bouillir, mais que l'on fouette et à laquelle on ajoute tous les ingrédients indiqués pour leur confection.

La crème et les crèmes, quoique nourrissantes, ne conviennent pas à tous les tempéraments, aux bilieux principalement; il est bon d'en user avec modération, surtout lorsqu'il y entre des substances excitantes, telles que café, thé, liqueurs, etc.

Crème A LA MÉDICIS. Délayez huit jaunes d'œufs dans du lait tiède sucré avec 180 grammes de sucre candi cuit ou cassé, blanc et pulvérisé; on y ajoutera le contenu de trois petites ampulles de vieux alkermès de Florence; on passera au tamis de soie et on en garnira un bol de la capacité de huit petits pots, et puis on fera prendre au bain-marie. *Entremets*.

Crème AU CAFÉ. Elle se fait comme la précédente; seulement, au lieu des aromates ci-dessus énoncés, mettez dedans de l'essence de bon café en quantité relative au degré de force que vous voulez donner à votre crème. Vous pouvez encore vous y prendre autrement; jetez dans votre crème bouillante, et laissez-y infuser, pendant une demi-heure, du café en grains que vous venez de torréfier de belle couleur; retirez-le ensuite, passez avec le plus grand soin votre crème et agissez comme il est dit ci-dessus; vous pouvez vous servir de petits pots si cela vous convient. Ce mets est assez excitant lorsque la crème est faite avec l'essence de café; quand il n'y entre qu'infusé entier, elle l'est beaucoup moins. *Entremets*.

Crème AU CHOCOLAT. Pour un demi-litre de crème, mettez trois jaunes d'œufs, 60 grammes de chocolat, 130 grammes de sucre. Mêlez ensemble la crème et le sucre et les faites bouillir jusqu'à réduction d'un quart; faites refroidir, et ajoutez les œufs et le chocolat pilé très-fin; remuez, pour bien mêler le tout et faites cuire au bain-marie. Cette crème est très-nourrissante, mais un peu lourde. *Entremets*.

Crème AUX ABRICOTS. Cette excellente crème se prépare avec des abricots que l'on fait cuire avec du sucre et que l'on passe ensuite au tamis; on y joint des jaunes d'œufs, en quantité suffisante, et passés également au tamis, du sucre et un petit verre de ratafia, de noyau ou des quatre fruits, et on la fait prendre au bain-marie, comme les autres crèmes. On peut remplacer le ratafia par un demi-verre de vin blanc qui ne soit pas trop parfumé ni trop savoureux pour ne pas altérer le goût des abricots. Ce mets, délicieux du reste, est un peu lourd, légèrement excitant et laxatif. *Entremets*.

Crème BACHIQUE. On met dans une casserole un demi-litre de vin de Champagne rosé que l'on fait bouillir avec addition de sucre et d'écorce de citron ou de cannelle. On prend ensuite quinze ou dix-huit jaunes d'œufs que l'on remue bien avec une cuiller, et on les incorpore, petit à petit, avec le vin en l'agitant sans cesse et sans que ce dernier cesse de bouillir. Lorsque le tout est bien lié, passez votre préparation et la versez dans le vase destiné à la recevoir; ce mets agréable est assez excitant.

On fait encore des crèmes à la religieuse, à la rose, au thé, aux pistaches, à l'italienne, renversées, frites, etc., etc. Il y a encore les crèmes dites *pâtissières*, à la frangipane, à la moelle, aux pistaches, aux raisins de Corinthe; les crèmes appelées *plombières*, aux fraises, aux framboises, à la marmelade d'abricots, de pêches, de prunes, etc.; les crèmes à la *bavaroise* qui sont rangées dans la catégorie des fromages (Voy. *ce mot*); et les crèmes *crues* qui sont faites avec de la crème que l'on fouette et à laquelle on joint des aromates, des essences, des liqueurs, des pulpes de fruits, etc. *Entremets*.

Crème D'AMANDES. Après avoir émondé et pilé 62 grammes d'amandes douces auxquelles on ajoutera seulement trois amandes amères, délayez le tout avec de la crème bouillante; passez à l'étamine; ajoutez des jaunes d'œufs et des fleurs d'oranger et faites prendre cette crème au bain-marie. Il est de la plus grande distinction de servir cet entremets, entouré d'un cordon d'amandes pralinées; cet aliment est adoucissant, nourrissant et légèrement laxatif. *Entremets*.

Crème DE MOKA. Montpellier nous fournit cette excellente liqueur.

Crème ORDINAIRE. On fait bouillir du bon lait ou de la crème bien fraîche, on la sucre, on l'aromatise, soit avec l'eau de fleur d'oranger, soit avec la vanille ou le zeste du cédrat, du citron ou de l'orange, etc.; et lorsqu'elle est refroidie, mettez-y des jaunes d'œufs, remuez pour que le mélange se fasse bien; passez votre crème, et faites-la prendre au bain-marie sur un feu modéré; lorsqu'elle est faite laissez-la refroidir, puis servez-la dans le vase avec lequel elle a été faite. Cette crème se digère assez bien; elle est nourrissante et saine.

Crème VIERGE. Emondez et pilez 62 grammes d'amandes douces, en y ajoutant un peu d'eau pour les humecter; mettez-les dans une étamine et versez dessus un demi-litre de crème réduite; aromatisez, passez deux fois; sucrez, et finissez comme il est dit précédemment. Cette excellente préparation est nourrissante, rafraîchissante et légèrement laxative. *Entremets*.

Crêpes. Pour préparer cet aliment, il faut faire une pâte à frire avec de la farine, du lait, des jaunes d'œufs, un peu de sel et une petite quantité d'eau-de-vie. On prend une cuillerée de cette pâte et on l'étend sur le fond d'une poêle dans laquelle on a d'abord fait chauffer un petit morceau de bon beurre; quand la crêpe est cuite d'un côté, on la retourne, en la sautant, pour qu'elle cuise de l'autre côté; puis on la retire et on la saupoudre de sucre. Les crêpes sont agréables à manger, mais un peu lourdes et de difficile digestion.

Crépinettes. Pour donner une idée de ce qu'on entend par crépinettes, disons que les saucisses, que tout le monde connaît, ne sont autre chose que des crépinettes remplies avec un hachis de porc frais. On nomme crépinettes des ragoûts de certaines viandes hachées ou émincées que l'on fait cuire au four, dans la poêle ou sur le gril, après les avoir enfermées dans des morceaux de crépine ou crépinette de porc frais.

Les ris d'agneau, les rognons de veau, les palais de bœuf, les filets de mauviettes ou de lapereau, des rouelles d'anguilles sont les substances qui servent le plus souvent à garnir les crépinettes. Ces mets sont nourrissants et délicats tout à la fois. *Hors-d'œuvre chaud*.

Cresson DE FONTAINE (*Sisymbrium nasturtium*, L.). Crucifère vivace qui croît aux bords des sources, ruisseaux et dans les lieux humides, dont le suc est dépuratif, antiscorbutique et de saveur piquante; ses feuilles sont souvent difficiles à digérer et ne conviennent généralement qu'aux estomacs robustes.

On coupe le cresson avec un couteau ou une serpette et on le porte à l'ombre pour le disposer en bottes; si les bottes doivent voyager, il faut les ranger circulairement dans un panier, les têtes en dessus, les tiges adossées au panier avec un vide au centre pour que les feuilles ne s'échauffent pas et ne jaunissent pas. *Entremets*.

Cresson ALÉNOIS (*Lepidium sativum*, L.; *Thlaspi sativum*, Dec.), de la famille des crucifères. Cette plante, d'un goût âcre et aromatique, est employée comme assaisonnement; elle est stimulante et ne convient guère qu'aux personnes d'une constitution peu excitable et aux estomacs robustes. *Hors-d'œuvre*.

Cresson VIVACE (*Erysimum præcox*). Il a un goût plus prononcé que le cresson de fontaine, lors même qu'il a été abondamment arrosé, et peut se manger en épinards bien mieux encore qu'en salade. *Entremets*. —Voy. *Salade*.

Crête. Appendice érectile qu'on remarque sur la tête de plusieurs oiseaux.

Crêtes DE COQ. On les accommode avec du bouillon, de la moelle de bœuf, des champignons, des fonds d'artichauts, des truffes ou des rouelles de céleri, le tout lié avec des jaunes d'œufs et relevé par du jus de citron. Il est rare qu'on ne joigne pas des rognons de coq aux crêtes; tous les ingrédients ci-dessus entrent en diverses proportions dans la garniture de tous les grands ragoûts. Les crêtes simplement accommodées seraient de facile digestion, mais la sauce est indigeste. Ce mets ne convient qu'aux personnes dont l'estomac est bon et la santé parfaite.

Il est juste de dire que les trois quarts des crêtes de coq que l'on mange à Paris sont des morceaux de palais de bœuf coupés à l'emporte-pièce. On peut se prémunir contre cette fraude qui n'est que trop commune et facile à reconnaître, par l'examen des bords qui sont lisses quand la fraude existe, et rugueux quand les crêtes sont natuelles.

Crevette (*Gammarus*). Petit crustacé du genre des décapodes macroures et de la famille des écrevisses. La chair de cet animal est agréable, légèrement stimulante et aphrodisiaque ; d'assez difficile digestion, si l'on en mange trop, et susceptible de causer des indispositions, si elle n'est pas d'une excessive fraîcheur, ce dont on juge par l'odeur ammoniacale que ces animaux exhalent alors.

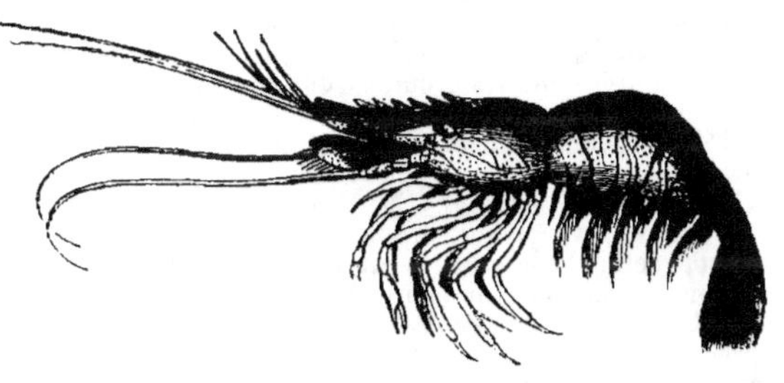

Les crevettes se cuisent comme les homards, à cela près qu'il ne faut les saler qu'après qu'elles sont égouttées, afin que la chair se détache plus facilement de la coquille. Les crevettes ne conviennent pas aux convalescents, surtout dans les maladies inflammatoires.

Sur un lit de persil, avec quelques morceaux de glace, elles forment un très-joli et très-excellent *hors-d'œuvre*.

Creysse (Vin de), Périgord (Dordogne). Rouge, 3e classe.

Criste-Marine. — Voy. *Perce-pied.*

Croquantes. On appelle ainsi des gâteaux aux amandes séchées au four ; il y a des *croquantes montées;* ce sont celles qui sont formées de pièces rapportées, suivant des dessins de figures diverses et coloriées de différentes manières. *Entremets.*

Croquembouche. Ce sont des pâtisseries croquantes ; telles que les croquignoles, les gimblettes, les macarons, les nougats, les bouchées. Ces pâtisseries se montent sur toutes sortes de dessins, c'est-à-dire qu'on leur donne différentes formes gracieuses, et qu'elles servent à l'ornement d'un buffet de bal, ou bien encore à décorer un ambigu d'apparat. Il faut en user modérément, comme de toutes les pâtisseries, en général. *Entremets.*

Croquettes. Les croquettes sont des espèces de beignets, panés et frits, que l'on prépare avec un hachis de viandes rôties ou de poisson cuit, ou avec toutes autres substances. Ainsi on fait des croquettes avec des blancs de volaille, du gibier, des cervelles de veau ; des queues de crevettes, du poisson, des œufs durs, de la purée de pommes de terre, des marrons, du riz au lait, des marmelades de fruits des pommes au beurre, etc. Les propriétés hygiéniques de ces excellentes préparations sont celles des substances qui entrent dans leur composition. Ce mets, de même que les quenelles, convient particulièrement aux personnes chez lesquelles la mastication est devenue difficile par absence de dents. *Entremets.*

Croquignolles. Espèce de pâtisserie de petit-four faite avec des blancs d'œufs, du beurre fin, du sucre, de la fleur d'oranger en poudre et un peu de sel ; on y fait quelquefois entrer des amandes, des avelines, de l'écorce de citron râpé, ou tout autre aromate pour les parfumer. Comme de toutes les pâtisseries, il faut en user modérément. *Dessert.*

Crôses (Vin de), Dauphiné. Rouge, 3e classe.

Croustades. On donne ce nom à des pâtés chauds de toutes dimensions dont la croûte doit être croquante. On fait des croustades au pain, aux truffes, aux nouilles, etc., etc. *Hors-d'œuvre chaud.*

Croûtes AU POT. On prend des croûtes de pain d'une belle couleur, on les met dans une casserole bien étamée et mieux encore dans une casserole d'argent ; on verse dessus du bouillon non dégraissé, on chauffe doucement jusqu'à épuisement du bouillon ; les croûtes se gratinent par le fait de la concentration de la gélatine et de l'osmazome ; avant que les croûtes ne s'attachent, on les couvre de bouillon chaud et dégraissé, puis on les sert. *Second déjeûner. Potage.*

Croûtes A L'ANANAS (Recette de M. Pascal). Coupez de la brioche par tranches de 7 millimètres d'épaisseur, de 6 à 7 centimètres de largeur ; faites-les glacer sur un feu doux ou sous un four de campagne en les couvrant de sucre en poudre, comme on glace les petits gâteaux feuilletés. Coupez en tranches semblables des ananas et faites-les mariner dans de l'eau-de-vie mêlée de marasquin et de kirsch que vous ferez chauffer, puis que vous couvrirez soigneusement et garderez 24 heures. Dressez alors vos croûtes ou tranches de brioche en couronne, sur le plat d'entremets, en les alternant. Faites une sauce du reste de la marinade, dans laquelle vous délayez une purée passée au tamis ou à la fine passoire, et composée de marmelade d'abricots et de rognures d'ananas, faites chauffer les croûtes et la purée séparément au bain-marie ; versez la purée au milieu et servez vivement. *Entremets.*

Croûtons. Ce sont des morceaux de mie de pain découpés, que l'on fait frire dans le beurre et que l'on met dans certains potages, dans une foule de ragoûts ou bien encore sur des légumes. Les croûtons, à moins d'excès, se digèrent assez bien ; cependant, lorsqu'ils sont joints à des mets indigestes par eux-mêmes, comme les purées farineuses, etc., ils peuvent causer des indispositions ; mais alors ce sont plutôt les purées que les croûtons qui causent les indispositions. Néanmoins, il faut en manger modérément, surtout dans les convalescences, parce que cet aliment est un peu lourd. *Potage.*

Crustacés (*Crustacea*). Classe d'animaux de la grande division des articulés. Les animaux de cette classe qui servent à l'alimentation sont, parmi ceux du genre décapode, les *décapodes macrouses* ou *écrevisses.* A la famille des écrevisses appartiennent les *hermites* ou *pagures,* les *langoustes,* les *homards,* les *écrevisses communes,* les *crevettes,* etc. La chair de ces animaux est nourrissante, mais lourde et de difficile digestion ; elle ne convient qu'aux estomacs qui fonctionnent bien. (Voyez ces différents animaux à leurs lettres respectives.)

Cueillette. Mot employé pour désigner la récolte des fruits, fleurs ou feuilles que l'on recueille à des époques de l'année déterminées et variables selon les différents climats. Ces végétaux sont destinés à des usages domestiques, soit comme aliments, soit comme médicaments.

Cuisine. La cuisine doit être vaste, bien aérée, bien claire, d'un abord facile, et pas trop éloignée de la salle où l'on mange. Les fourneaux seront, autant que possible, placés sous les fenêtres, bâtis à une hauteur convenable, et disposés à consommer le moins de charbon et à donner le plus de chaleur possible. De cette façon, les cuisiniers seront moins incommodés de la vapeur du charbon, toujours si dangereuse, et qui mine à la longue les santés les plus robustes. Ils verront mieux leur ouvrage ; le feu, plus actif et plus concentré, ne dissipera point en vain sa chaleur, et la cuisson des aliments sera plus prompte et plus égale. Outre le réverbère suspendu au milieu de la cuisine, on en disposera plusieurs contre le mur d'appui des fourneaux, afin de suppléer à la clarté du jour et d'éviter l'usage des chandelles, qui doivent être proscrites de toute cuisine où l'on tient à la propreté.

La cheminée sera vaste, le manteau assez élevé, mais le tuyau étroit pour brûler moins de bois et perdre moins de calorique ; des porte-chenets en fer, des trépieds, des chevrettes se trouveront dans cette cheminée, et les premiers seront disposés de manière à soutenir jusqu'à trois broches au besoin.

Il est indispensable d'avoir un fourneau disposé pour l'emploi de la rôtissoire, certains rôtis s'arrangeant mieux de ce mode de cuisson.

Une très-grande table en chêne de six pouces d'épaisseur doit occuper le milieu de la cuisine. Elle sert pour hacher, piquer, ajuster, et à l'heure des repas pour ajuster les entrées. Cette table doit toujours être maintenue très-propre et ratissée tous les jours. Un fort billot, posé sur ses trois pieds, et qui ne sert que pour tailler les grosses viandes au couperet ; un tour à pâte, garni de ses rouleaux de buis

ou d'acacia ; une table moyenne qui ne sert qu'au rôtisseur ; quelques pelles et trois ou quatre chaises, sont presque les seuls meubles en bois qui doivent se trouver dans une cuisine. Nous ne comprenons point dans ce nombre les planches de sapin posées sur tasseaux qui en entourent une partie et servent à divers usages, non plus que les menus ustensiles, tels que soufflets, tamis, égrugeoirs, saloires, petite huche à la farine.

A l'égard des ustensiles en fer, ils se bornent, outre les crémaillères et la garniture de cheminée, à plusieurs pelles, soit à four, soit à fourneaux, plusieurs grils de diverses grandeurs ; trois fours de campagne, dont un grand, un moyen et un petit ; quatre poêles à frire, également de dimensions différentes ; étouffoirs, pincettes de diverses grandeurs, marmites de fer, deux couperets, deux paires de hachoirs, douze lardoires assorties, une boîte à compartiments pour les épices, quatre râpes et quatre entonnoirs de diverses grandeurs, en fer-blanc.

La batterie de cuisine, comprenant les marmites, les casseroles, les passoires, les poissonnières, les poêlons, doit être en beau cuivre rouge, parfaitement étamé, entretenue chaque jour avec soin et surveillée avec la plus grande attention.

Dans une cuisine bien montée, elle se compose de quatre marmites, grandes et moyennes, de quatre autres plus petites, de quatre poêlons et d'autant de chaudrons également assortis ; de trois poissonnières avec leurs feuilles, de grandeurs différentes ; de deux passoires, de deux cuillers à pot et de deux écumoires, de quatre cuillers à dégraisser, de quatre casseroles ovales pour les braises, d'autant de plafonds et feuilles de four, d'une bouilloire, de deux coquemards, et de vingt-quatre casseroles avec leurs couvercles, échelonnées de grandeur. Ajoutez-y quatre poêlons à bec pour les caramels, deux bains-marie, une grande fontaine, une chaudière à cylindre pour laver la vaisselle.

Nous le répétons, tout cela doit être visité avec un soin scrupuleux chaque semaine.

Cuisinier. Ce n'est que dans un très-petit nombre de grandes maisons que le travail de la cuisine se partage entre trois individus, savoir : le *chef* ou *cuisinier* proprement dit, qui ne se mêle que des fourneaux ; le *rôtisseur,* qui s'occupe exclusivement de la broche, et le *pâtissier,* qui concentre tout son travail dans le four. Mais, dans les sept huitièmes des autres, il faut que le cuisinier soit tout à la fois cuisinier, rôtisseur et pâtissier. Il n'a pour adjoints qu'un aide et qu'un garçon de cuisine, qui peuvent bien le soulager dans ses travaux, mais non le suppléer.

Il résulte de cet ordre de choses qu'un artiste qui se destine à cet état doit faire des études en pâtisserie et en rôtisserie tout aussi bien qu'en cuisine.

Or, il est prouvé qu'on ne peut être bon cuisinier sans être en même temps chimiste, botaniste, physicien, dessinateur et géomètre. Il faut, de plus, un odorat subtil, un goût très-fin, des yeux perçants, l'ouïe alerte et le goût très-exercé ; autrement l'on serait à chaque instant trompé sur la maturité des viandes, sur l'assaisonnement des ragoûts, sur la cuisson du rôt, sur la coction des aliments et sur l'état de la pâte. Il importe donc qu'un cuisinier soit pourvu d'une délicatesse extrême dans tous ses sens et dans tous ses organes.

Mais ces qualités physiques ne sont rien auprès des qualités morales et des talents que cet état exige. Zèle, probité, désintéressement, activité, propreté, coup d'œil juste, esprit calme, observateur et profond ; sobriété, vigilance, fermeté, patience, modération, modestie, amour du travail, attachement à ses maîtres, voilà ce qu'on doit trouver dans un cuisinier vraiment digne de ce nom ; ce qui suppose une bonne éducation et une sagesse imperturbable.

Un cuisinier doué de ces avantages doit être traité moins en serviteur qu'en ami ; comme il mérite toute confiance, on doit le soutenir contre tous les désagréments de son état, le citer en toute occasion, et ne rien épargner pour sa gloire comme pour sa fortune.

Mais ce n'est pas assez de s'occuper de sa satisfaction morale, le devoir du maître de maison est de veiller à ce que la cuisine soit bien aérée, pour remédier autant que possible aux vapeurs méphytiques et vraiment meurtrières du charbon qui abrègent si souvent les jours des cuisiniers et lui font voir plus souvent la mort en face que le soldat qui n'a que ses jours de bataille, tandis que le cuisinier y est à chaque instant exposé.

Cuisinière. Pour qu'une cuisinière puisse exactement remplir ses devoirs, il faut qu'elle ne soit chargée dans la maison d'aucun autre service. En faisant de sa cuisinière une servante, une bonne et une camériste, on s'expose à voir les ragoûts manqués, les sauces tournées, les rôtis brûlés et le pot au feu compromis. Si la cuisinière est l'esclave de la sonnette, ses fonctions deviennent impossibles ; si elle est maîtresse de son temps elle le consacrera tout entier à l'exercice de son art.

Levée avec le jour en hiver, et à six heures en été, son premier soin doit être de mettre sa cuisine en état et d'y tenir tout dans un ordre parfait et dans une propreté extrême. Ces soins préliminaires remplis, elle mettra son pot au feu, et ne sortira qu'après l'avoir bien écumé ; elle ira ensuite au marché, de préférence à la halle, pour peu que l'éloignement ne soit pas trop considérable, parce que c'est là qu'on trouve tout en plus grande abondance et au meilleur prix. De retour au logis, elle préparera son dîner, dont le menu aura été arrêté la veille par ses maîtres ; elle marquera ses entrées, disposera ses entremets, piquera ou bardera ses rôtis, en un mot se mettra en état de commencer à l'heure convenable, afin que le service n'éprouve aucun retard. Lorsque cette heure sera arrivée, elle trempera ses potages, dressera tous ses plats, et les disposera dans l'ordre où ils doivent paraître. Si c'est elle qui est chargée de l'office, elle aura préparé, dès le matin, son dessert et donnera une attention particulière au café, qui doit toujours être fait sans ébullition.

Après le dîner, elle comptera et serrera l'argenterie, mettra la vaisselle en état, fera ses comptes du jour, et le soir, si c'est l'usage de la maison, elle ira compter avec ses maîtres et fera avec eux le travail du lendemain, c'est-à-dire la rédaction du menu. Bien entendu que le dessert aura été resserré avec soin, en distinguant les plats qui doivent reparaître avec ou sans déguisement, des reliefs qui sont abandonnés pour la nourriture des valets.

On voit, par cet aperçu, qu'une cuisinière, outre son talent d'artiste, doit savoir parfaitement bien acheter, compter et écrire lisiblement. On est de plus en droit d'exiger d'elle beaucoup d'activité, de mémoire, de propreté, de docilité et de zèle. Elle ne doit jamais montrer d'humeur, bien entrer dans les vues d'économie de ses maîtres, savoir tirer parti de tout, tant pour l'honneur que pour le profit de la table, ne point attirer d'étrangers dans la cuisine, fût-ce même ses plus proches parents, etc.

Si c'est elle qui a soin du linge, elle doit le tenir toujours en bon état, c'est-à-dire mettre à part tout celui qui a besoin de réparation, veiller à ce qu'il ne s'en égare point, et le ménager comme si c'était son propre bien.

Dans les maisons où la cuisinière jouit d'assez de confiance pour avoir elle-même la garde des provisions (ce qui est rare), elle doit en dresser un état exact pour s'en rendre compte à elle-même et pouvoir justifier de leur emploi ; elle ne doit confier à qui que ce soit, la clef de la chambre qui les renferme. Il faut qu'elle écrive ce qu'elle en prend, au fur et à mesure de la consommation ; enfin elle doit les ménager avec autant de soin, que si on allait chercher sa denrée en détail, afin de faire mentir autant que possible le proverbe qui dit que *provision est profusion.*

Enfin la probité d'une cuisinière doit être à l'abri de tout soupçon ; les profits légitimes ou réputés tels sont assez considérables dans une grande maison pour la dispenser de se mettre mal avec sa conscience, en en cherchant de frauduleux ; cependant nous ne lui défendons pas de recevoir des gratifications des habitués de la maison, même des étrennes de la part des fournisseurs, pourvu que les intérêts du maître n'en souffrent point.

Si l'on rapproche les qualités que nous exigeons d'une cuisinière, du tableau de celles qu'elle possède réellement, on verra combien peu sont dignes de ce nom ; la plupart ne sont que de grossières servantes, sales, ignorantes.

intéressées et très-souvent infidèles ; d'autres joignent la paresse à l'insolence ; celles qui sont instruites dans leur art, et c'est le plus petit nombre, s'en prévalent pour voler, répondre avec insolence et boire avec excès. En un mot, rien n'est plus rare à Paris qu'un bon sujet de cette classe ; heureux le maître qui en possède une qui joigne, à quelque talent, de la douceur, de la probité et de la propreté. Il doit être indulgent sur le reste ; mais, nous le répétons, pour avoir le droit d'exiger d'une cuisinière toutes les qualités d'un véritable artiste, il faut la traiter comme telle et non pas en servante ; il faut qu'occupée exclusivement de l'achat, de la préparation des denrées et de tout ce qui concerne la cuisine, tous les autres objets de la maison lui soient étrangers ; il faut lui donner des gages honnêtes et les augmenter d'année en année, selon le contentement qu'on en éprouve ; il faut la traiter avec bonté et douceur, mais *sans familiarité* ; il faut ne lui rien passer dans tout ce qui regarde l'apprêt des comestibles, enfin on doit exciter son amour-propre en la flattant à propos, ce mobile étant chez les femmes plus puissant encore que l'intérêt.

Avec ces soins, on parviendra à former de bonnes cuisinières et à les conserver longtemps telles.

Cuisse DE VEAU RÔTIE. Faites mariner pendant deux jours une cuisse de veau, avec du vin blanc, du poivre, du sel et des herbes aromatiques ; ensuite piquez votre gigot avec du lard moyen et faites-le rôtir ; quand il est cuit, servez-le avec une sauce à la ravigote.

Le veau est, comme toutes les viandes qui ne sont pas faites, lourd, relâchant, peu nourrissant et d'assez difficile digestion ; pour cette raison il ne convient qu'aux estomacs robustes et nullement à des convalescents, excepté dans le cas de maladies inflammatoires ; mais en très-petite quantité. — Voy. les articles *Gigot*, *Veau*.

Cuisson. On entend par ce mot le degré convenable de coction de toutes les substances alimentaires, soit qu'elles regardent la cuisine, soit qu'elles rentrent dans les spécialités de l'office. La cuisson qui présente le plus de difficultés est celle des mets rôtis ; il est donc bien essentiel de connaître le temps exact qu'il faut à chaque pièce pour être cuite bien à point ; c'est un art que l'expérience et le temps doivent amener à l'état de perfection chez tout individu doué de quelque intelligence. Nous donnons à chaque article l'indication du temps de cuisson nécessaire.

Cujelier. Nom vulgaire donné à l'alouette des bois ou lulu, *alauda nemorosa*.

Cul-blanc DE RIVIÈRE. Nom vulgaire d'une espèce d'oiseaux du genre chevalier, *totanus ochropus*.

Cul-roux. C'est le nom vulgaire d'une espèce d'oiseaux appartenant au genre fauvette, *curruca speciosa*.

Cumières (Vin de). Champagne (Marne). Rouge, 3e classe.

Cumin (*Cuminum*). Genre de la famille des ombellifères et de la pentandrie digynie, originaire d'Égypte, cultivé dans quelques parties du nord de l'Europe. Ses graines ont une odeur forte et agréable, et une saveur aromatique, âcre et piquante qui lui a valu le nom d'anis aigre ; il jouit en partie des propriétés de l'anis, mais on ne l'emploie pas en médecine. Les Turcs en mettent dans tous leurs ragoûts, les Hollandais et les Allemands dans certains fromages ; dans plusieurs contrées de l'Allemagne ils en mettent dans le pain.

Curaçao. Cette liqueur, qui tire son nom de Curaçao, île située au sud des petites Antilles et appartenant aux Hollandais, est faite avec les zestes desséchés du fruit d'une variété d'oranger, qui croît dans ce pays. Ces matières nous arrivent par le commerce de la Hollande ; on les distille avec de l'eau-de-vie et on y ajoute un sirop de sucre, très-chargé.

La liqueur faite avec les écorces de ce fruit, au parfum exquis, est bien supérieure et préférable à celle que l'on fait avec les différentes espèces de zestes d'oranges de nos contrées ; cette dernière, bien qu'elle en porte le nom et soit assez agréable, n'est pas du véritable curaçao de Hollande. En général, le bon curaçao est assez rare.

Le curaçao des distillateurs est composé d'alcool, d'écorces d'une espèce quelconque d'orange, de macis, de cannelle de Ceylan, de sirop de sucre ; on le colore avec du caramel. On enlève les zestes des oranges, avec soin, pour ne pas attaquer le blanc, on les met macérer dans l'alcool à 33°, pendant quinze jours, avec la cannelle et le macis ; on distille au bain-marie ; on y ajoute le sirop et on colore la liqueur. Il coûte à peu près 7 fr. le cruchon.

Le curaçao a les propriétés toniques des amers ; mais il est excitant à cause de l'alcool et des aromates qu'il contient. Il convient aux personnes en bonne santé, et, en petite quantité, aux lymphatiques.

Curaçao FRANÇAIS HYGIÉNIQUE. On désigne sous ce nom une liqueur de table, ayant pour base l'écorce d'orange amère et préparée sous la direction d'un chimiste distingué de Paris, M. Laroze. Cette liqueur conserve la fraîcheur et la suavité de parfum des écorces d'oranges dont elle est composée. Par ses excellentes propriétés toniques, digestives et apéritives ; par l'influence qu'il exerce sur la vitalité des organes affaiblis, ce curaçao, qui n'a rien à redouter de sa comparaison avec les curaçaos hollandais, toujours colorés d'ailleurs au bois du Brésil, et qui est, tout à la fois, d'une action douce et d'un goût délicieux, peut être justement considéré comme un produit précieux pour la santé.

Cure-dent. L'usage des cure-dents est aussi vieux que le monde et aussi salutaire qu'indispensable. Les cure-dents ne doivent être faits qu'en plumes fines ou en bois blanc léger ; il faut éviter en s'en servant de piquer les gencives, de les comprimer et surtout de les faire saigner ; autant il est sage d'extraire les parties d'aliments qui pèsent sur les gencives et causent de la gêne et de l'irritation, autant il est pernicieux de fatiguer ces parties délicates par un frottement continu et inutile.

Il est de mauvais goût et d'une parfaite ignorance du savoir-vivre d'introduire entre les dents des épingles de cuivre ou d'acier, des pointes de couteau ou de fourchette et de tourner ses doigts dans sa bouche pour en extraire les parties engagées ou gênantes. Ces corps durs irritent toujours les gencives et sont d'un emploi dangereux. Il est si facile de renfermer un cure-dent dans une jolie boîte de Spa ou écossaise, qu'on ne comprend pas que ce petit meuble indispensable ne fasse pas partie de la toilette comme les flacons à essence, et à vinaigre anglais.

L'entretien des dents est du plus haut intérêt pour la fraîcheur de l'haleine qui peut être compromise par le séjour, pendant quelques heures seulement, de parties animales qui s'altèrent rapidement.

Il n'est pas de bon goût de se servir, pendant le repas et ostensiblement, d'un cure-dent qui trahit une dentition irrégulière ou un amour excessif de soi-même. Les gens seuls qui n'ont pas dîné gardent le cure-dent entre les lèvres.

Cussac (Vin de). Bordelais. Rouge, troisième classe.

Cussy. Nom d'un gâteau sec qui se garde pendant plusieurs mois, et que nous devons à l'excellent M. Bourbonneux, le créateur des *gorenflots*.

Cygne (*Cygnus*). Oiseau de l'ordre des palmipèdes et de la famille des lamellirostres. Le plumage du cygne de nos climats est d'un blanc admirable ; ses grosses plumes sont fort estimées et son duvet est très-recherché. Dans la Nouvelle-Hollande les cygnes ont le plumage noir.

La chair du cygne est dure, noire et de difficile digestion. Celle des jeunes cygnes, au contraire, et surtout de l'espèce sauvage, est tendre, savoureuse et fort saine ; c'est à cause de la rareté de ce magnifique oiseau, qu'on ne le voit pas plus souvent figurer sur les tables.

Cachou, autrefois nommé terre du Japon. *Terra Japonica*, désigné d'après les divers idiomes sous les noms de Catechu. Cate, Catch, Cutt, est un suc gommo-résineux qu'on retire de plusieurs espèces du genre Mimosa Acacia et particulièrement du Mimosa Catechu. Il se présente sous forme de fragments plus ou moins volumineux, durs, d'une cassure vive, tantôt luisante, tantôt terne ; d'une saveur astringente et amère, suivie d'un goût un peu sucré et agréable.

Deux sortes de cachou se trouvent dans le commerce : celui de Bombay et celui du Bengale. D'après l'analyse de Davy, celui de Bombay serait préférable à celui du Bengale, qui contient moins de tannin. Le cachou convient pour désinfecter la bouche, raffermir les dents et les gencives : il tonifie l'appareil gastrique, réveille l'appétit, facilite la digestion et est astringent. Il entre dans la composition du bétel en usage dans l'Inde et l'Asie.

Daim (*Cervus dama*). Quadrupède de l'ordre des ruminants et de la famille des cerfs.

Le daim se prépare comme le chevreuil ; on le mange rôti, en civet, en pâtés froids, en escalopes, en crépinettes ; on en fait des purées pour en garnir des croustades, etc. Les Anglais font un cas particulier de la cuisse de daim, qui, sous le nom de *jambe de venaison*, figure de rigueur dans leurs grands repas.

Sa chair est agréable, légèrement stimulante, nourrissante et d'assez facile digestion.

La partie postérieure du daim est la plus estimée. Cet animal figure élégamment sur les tables distinguées, lardé de gros lard, mariné convenablement et rôti sous la salutaire influence d'une purée savante et nutritive ; pour achever de l'honorer, on lui fait une sauce dans laquelle dominent l'anchois, le citron vert, les échalottes et la farine frite mouillée de son jus ; on la lie avec un bon coulis, et c'est alors un manger délicieux. Le faon du daim se traite comme monsieur son père ; mais si l'on veut le festoyer encore davantage, on en sert une cuisse avec la croupe, moitié panée, moitié piquée, avec des petits pâtés pour garniture et une poivrade dessous. — Voy. *Quartier de venaison*.

Daine. Femelle du daim ; sa chair est toujours plus tendre que celle du mâle ; elle subit les mêmes préparations et possède les mêmes propriétés.

Damas (*Damascœna pruna*). C'est le fruit d'une variété du prunier. Mêmes propriétés que les autres prunes.

Dampinard (Fromages de la ferme de), Aisne. Ces fromages de lait de chèvre ont la forme d'une boule de 8 centimètres de diamètre. Leur fabrication est très-soignée, et, bien que peu connus, ils sont fort appréciés des gourmets. Ils se vendent 1 fr. 25. *Dessert*.

Dannemoine (Vin de), Bourgogne (Côte-d'Or). Rouge, troisième classe : il contient 11 à 12 degrés d'alcool. Il est employé comme vin d'ordinaire.

Les 136 litres, 1846-48, coûtent 150 fr. ; 1849-51, 115 fr. ; 60 à 75 cent. la bouteille (novembre 1854). — Voy. *Bourgogne*, *Vins*.

Dantzick (Eau-de-vie de), composée d'alcool, de semences de carvi, de céleri, d'anis vert, de macis et de zestes d'oranges ; elle se vend 4 francs la bouteille.

Stimulante, carminative et tonique.

Dard ou **Vendoises** (*Jaculus*). Poisson de rivière ; il est blanc, de la grosseur du hareng ; sa chair, quoique molle, est agréable et de facile digestion.

Dariole. C'est un entremets de pâtisserie.

Darioles A LA PATISSIÈRE. Faites un mélange avec une once (32 grammes) de bon beurre que vous ferez fondre, trois cuillerées de sucre pulvérisé, deux cuillerées de farine, une demi-écorce de citron bien hachée, de la fleur d'oranger pralinée, quatre jaunes d'œufs, un peu de sel et un verre de bonne crème ; vous verserez dans de petites timbales cette préparation et vous la ferez cuire au four, après quoi vous sortirez de leurs moules vos darioles et vous les servirez saupoudrées de sucre blanc. Cet aliment ne convient qu'en état de santé. *Entremets et Dessert.*

Darioles A LA DUCHESSE. Pour dix-huit darioles, mettez 32 grammes de farine, bien mélangée avec un œuf entier ; ajoutez six jaunes d'œufs, 125 grammes de sucre en poudre, six macarons écrasés, un peu de sel, puis encore un œuf entier ; après avoir bien travaillé le tout, joignez-y un demi-litre de crème, de la fleur d'oranger pralinée, le zeste d'un cédrat confit, une cuillerée de raisins de Corinthe, une pincée d'angélique hachée et quelques merises confites ; foncez vos moules et mettez dans chacun d'eux un peu de beurre ; puis versez dedans votre crème et mettez au four ; servez vos darioles très-chaudes et glacées à blanc. Ce mets délicieux ne convient qu'en bonne santé.

Darioles AU CAFÉ. Faites colorer légèrement dedans un poêlon d'office environ 100 grammes de café moka, et le faites infuser pendant un quart d'heure dans quinze tasses de crème double que vous aurez fait bouillir ; passez à la serviette et procédez de la même manière que pour la précédente recette.

Si vous vous servez de café à l'eau, mettez-en trois demi-tasses.

On fait de la même manière les darioles au thé, au rhum, au chocolat, etc.

Les darioles au café, au rhum, au thé, sont légèrement excitantes ; celles au chocolat sont plus lourdes. Ces sortes de mets ne conviennent pas aux convalescents.

Dattes (*Palmula dactylus*). Fruits du dattier commun, *phœnix dactylifera ;* genre de la famille des palmiers et de la diœcie hexandrie. Les meilleures nous viennent d'Afrique, en passant par Marseille, où M. Bayon les garantit de sa signature. Elles doivent leurs propriétés nutritives à la fécule, au sucre et au mucilage qu'elles contiennent. On reconnaît les bonnes dattes à leur belle couleur transparente et dorée ; elles doivent être saines et sans vers à l'intérieur. Les dattes ont une saveur sucrée très-agréable ; elles sont nourrissantes, adoucissantes mais d'assez difficile digestion pour certains estomacs très-délicats ou affaiblis par diverses causes. Elles font partie des quatre fruits pectoraux, qu'on emploie en décoction, soit pure, soit coupée avec du lait pour combattre certaines phlegmasies, et surtout la toux ; elles servent encore à faire une farine très-nourrissante, fort agréable, et surtout appréciée par les Arabes pendant leurs voyages. *Dessert.*

Daube. Aliment succulent que l'on peut manger froid ou chaud. On met en daube de la noix de bœuf, du filet d'aloyau, le gigot de mouton, la longe de veau, le carré de porc, les oies, les dindes, les chapons, etc. Les condiments, dont on accompagne la confection de ce mets, le rendent agréable et de facile digestion, en lui communiquant des propriétés légèrement stimulantes.

Dauphin (*Delphinus*). Mammifère de l'ordre des cétacés et de la famille des souffleurs. Sa chair très-grasse est fort indigeste et occasionne des nausées ; elle est assez tendre et d'une odeur semblable à celle de la marée. Le foie et la langue de cet animal sont assez estimés. Des personnes qui ont mangé de la chair de dauphin prétendent qu'elle a un goût analogue à celui du thon.

Dauphin (*Fromages*). Ce sont des fromages de Flandres qu'on rencontre rarement à Paris chez les débitants. Quelques amateurs les recherchent et donnent même des ordres pour en faire venir. On ne les mange que très-affinés. Ils acquièrent alors un goût fort relevé et excitent à boire en rehaussant la qualité des vins. Ils ont à peu près la forme de l'animal dont ils portent le nom. Ils se vendent 2 à 2 fr. 50 c. *Dessert.*

Dauphiné (Vins de), Drôme. Rouges, première classe : l'Hermitage, Meal-Greffieux, Bessas, Baume, Raucoulé, Maret, Guiognière, les Burges et les Lands ; 16 à 17 degrés.

Rouges, deuxième classe, deuxième et troisième cuvées des vignobles de l'Ermitage ; 12 à 13 degrés.

Rouges, troisième classe : Crôses, Mercuval, Gervant ; dans le Lyonnais, Verinay ; 11 à 12 degrés.

Blancs, première classe : l'Hermitage ; 17 à 18 degrés.

Dauphiné. Ses bartavelles ont une réputation très-étendue.

Daurade (*Chrysophrys*). Poisson osseux de l'ordre des acanthoptérygiens et de la famille des sparoïdes. C'est le *sparus aurata* de Linné. Sur nos côtes de Provence, on le désigne encore sous le nom d'aourade. A Rome et sur plusieurs côtes d'Italie, on le nomme *orata.* L'étymologie du mot daurade est *aurata.*

Ce poisson est très-commun dans la Méditerranée et sur les côtes d'Espagne ; on le trouve quelquefois dans le golfe de Gascogne, mais il est fort rare dans la Manche. Dans le Midi, il passe de la mer dans les étangs où il s'engraisse beaucoup : sa chair, fort estimée, agréable et délicate, se digère généralement bien. La daurade vient au printemps visiter nos côtes et y frayer à l'embouchure des rivières ; on dit même qu'elle gagne à y séjourner, et que les daurades, qui ont passé quelque temps dans les lacs d'eau douce, sont supérieures à celles de mer ; en hiver, on pêche difficilement la daurade, parce qu'elle habite la profondeur des eaux. Sa chair, fort estimée, agréable et délicate, se digère généralement bien.

On fait souvent passer d'autres poissons pour la daurade dont voici la figure : sa robe est richement brocardée d'or et d'argent ; elle atteint quelquefois une longueur de plus d'un mètre et convient à peu près à tout le monde ; les convalescents n'en doivent user qu'avec modération.

On mange ordinairement la daurade cuite au court-bouillon et avec une sauce blanche aux câpres. On la mange encore frite ; on en prend les filets que l'on pane et que l'on sert avec une purée de tomates ou avec un ragoût d'olives farcies.

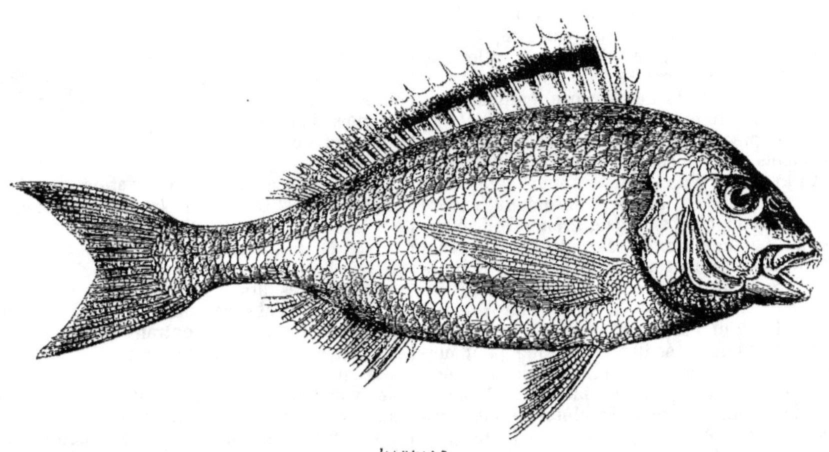

Dauradon (*Coryphæna æquiselis*). Ce poisson diffère de la daurade par sa chair qui est de plus difficile digestion, et par les taches qu'il porte sur le dos.

Davayé (Vin de). Mâconnais. Rouge ordinaire, 1re qualité. 16 à 17 degrés.

Débilitant (*Debilitans*). On donne ce nom à toutes les substances médicamenteuses ou autres, qui tendent à affaiblir les propriétés vitales.

Débilité (*Debilitas*). Etat de faiblesse produit par l'action des débilitants sur l'économie.

Décembre.—Voy. *Calendrier*.

Décoction (*Decoctio*). Dissolution de matières quelconques à la température de l'ébullition. Cette opération a pour agent, le plus souvent employé, l'eau : cependant elle peut se faire avec tout autre liquide.

Décortication (*Decorticatio*). Opération par laquelle on sépare de leur écorce les fruits, les racines, les graines. etc.

Défécation (*Defecatio*). C'est une action propre à tous les êtres organisés et vivants, et qui consiste dans le rejet des matières alimentaires surabondantes qui n'ont pu être absorbées par les organes de la nutrition.

Cette action ne s'applique pas seulement aux animaux ; elle s'étend encore aux végétaux ; en effet, les baumes, les gommes, les résines. etc.. sont regardées comme des défécations ou déjections végétales.

Déglutition (*Deglutitio*). Transport dans l'estomac, par le pharynx et l'œsophage, des aliments mâchés et imbibés de salive. La déglutition ne s'exerce pas tout à fait de même pour les solides que pour les liquides, ces derniers exigeant des efforts beaucoup plus grands de la part des muscles.

Dégoût (*Cibi fastidium*). Aversion pour les aliments. Il ne faut pas confondre le dégoût avec l'anorexie qui n'est que l'absence de l'appétit.

Dégustation (*Degustatio*). C'est l'appréciation, par le moyen des organes du goût, des qualités sapides des substances solides ou liquides.

Déjeuner. Le déjeuner est un repas sans conséquence, qu'un homme qui veut cacher sa fortune, qu'un célibataire qui n'a point de ménage, qu'un gourmet sans prétention peut donner sans scandaliser et sans faire jaser ses voisins. Comme les femmes en sont ordinairement exclues, comme l'heure donne à l'exercice des mâchoires une très-grande latitude ; enfin comme l'appétit du matin est le plus vif et le moins dangereux à satisfaire, la trituration est l'objet principal de ces rassemblements auxquels quelques cloyères d'huîtres servent de prélude : viennent ensuite des rognons de mouton, des pigeons masqués en côtelettes, des pyramides de saucisses et de boudins, des pieds de cochons farcis aux pistaches; un chapon au gros sel peut même s'y montrer en négligé, et y tenir lieu de potage, auquel une étiquette sévère et rigoureuse ne permet jamais de s'y montrer. Une volaille, en salade, accompagnée de tout ce qui peut stimuler l'appétit et enflammer le gosier (comme truffes, gelées savantes, anchois, cornichons, haricots de Gênes, blé de Turquie, bigarreaux, champignons, melons à l'anglaise et petits oignons confits au vinaigre, huîtres marinées de Granville, etc., etc.), relève le chapon et peut même le faire oublier. Le rôti est également exclu de ce repas matinal, mais il s'y trouve remplacé par un énorme pâté de dinde piqué de truffes et de jambon. Quatre entremets sucrés (car les légumes sont également proscrits d'un déjeuner bien réglé), tels que charlotte en écaille, ou mieux encore flan de pomme à l'anglaise, crème, tourte mipartie, beignets composés, etc., lui servent d'acolytes; et quant aux vins dont le moindre doit être celui de Beaune avec la Romanée, il est indispensable qu'ils soient de premier choix. Le tout est relevé par un dessert succinct et qui n'est seulement là que pour nettoyer les dents et entretenir la soif. On peut le terminer par quelques jattes d'un punch ami de l'estomac; mais la clôture obligée est toujours le café à l'eau, suivi de la liqueur, sa compagne inséparable.

Délayants (*Diluentia*). C'est le nom que l'on donne aux substances qui ont la propriété d'augmenter la liquidité du sang et autres fluides animaux. Toutes les boissons aqueuses sont des délayants antiphlogistiques ou rafraîchissants.

Delesseria (*Delesseria*). Genre de la famille des algues et de l'ordre des cryptogames, qu'il ne faut pas confondre avec le *fugus* de Linné. Il renferme un grand nombre de plantes marines. Les habitants des côtes de l'Ecosse mangent, cuite dans du lait ou du bouillon, la *delesseria palmata* qui n'est autre chose que le *fugus palmatus* de Linné.

Demi-bec (*Hemiramphus*). Sous-genre de poissons osseux, de l'ordre des malacoptérygiens abdominaux, établi par Cuvier, aux dépens du genre brochet pour des poissons qui ressemblent assez aux *orchis* et qui habitent les mers chaudes des deux hémisphères. Ces poissons ont la chair huileuse, mais néanmoins d'un goût agréable et assez estimé; ils ne conviennent pas aux estomacs très-délicats.

Demi-entonnoir. Nom vulgaire d'une variété de champignons de l'espèce des agarics; sa saveur est désagréable et ses propriétés très-dangereuses.

Dents. La mâchoire humaine se compose de trente-deux dents, seize à la mâchoire supérieure et autant à la mâchoire inférieure; chaque mâchoire se divise en parties égales composées chacune de deux incisives, n° 1; une canine, n° 2; deux fausses molaires, n° 3; trois molaires, n° 4.

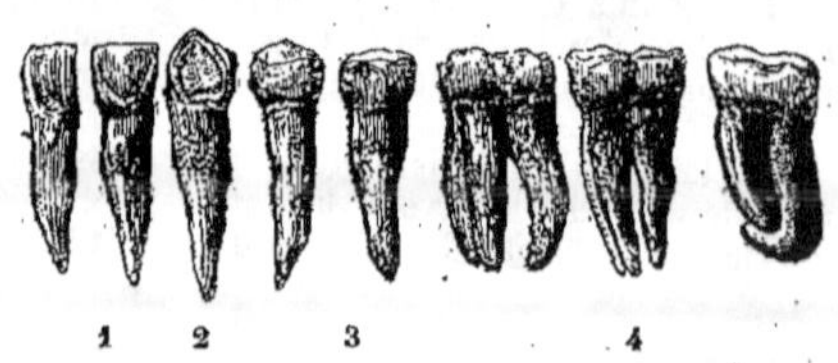

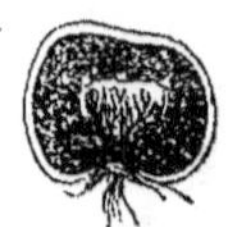

Nous en donnons la figure en y ajoutant une coupe de molaire, pour montrer que la dent se compose d'une pulpe enveloppant le nerf et d'un émail qui recouvre l'ensemble.

L'importance de la conservation des dents pour la mastication et la bonne digestion n'a pas besoin d'être démontrée; des dents saines et soigneusement entretenues préparent à l'estomac une besogne facile, en lui envoyant des aliments bien divisés et déjà amalgamés; l'absence ou le mauvais état des dents produit tout le contraire et, en rendant pénible le travail de l'estomac, l'acheminent vers une détérioration lente, souvent insensible, mais qui se manifeste au bout d'un certain temps par des pesanteurs, des spasmes, des crampes, et enfin par la destruction lente de cet important viscère. Il ne faut pas croire cependant que l'absence absolue des dents rende toute mastication impossible. Il reste encore aux édentés de nombreux avantages lorsqu'ils savent en faire usage; sans doute, ils mangeront moins, plus lentement, et ils seront obligés de s'observer beaucoup plus dans le choix des aliments; mais les gencives, ossifiées par un long exercice, acquerront petit à petit une dureté qui suppléera aux dents dans l'exercice des fonctions masticatoires. Le palais, qui n'aura rien perdu de sa finesse et de sa susceptibilité, n'en restera pas moins un juge, non seulement très-éclairé, mais bien plus difficile encore; obligé de raisonner posément et profondément tous ses morceaux, ils seront mâchés avec plus de soin, et ses décisions seront alors de véritables oracles. Nous indiquerons aux personnes qui ont de mauvaises dents ou qui en sont privées totalement, l'usage d'un instrument qui leur sera très-utile, et qui se nomme *casse-croûte*; c'est simplement un casse noix d'assez grande dimension, en acier trempé, et qui sert à concasser les croûtes et pâtisseries dures en suppléant ainsi à la mastication dentaire; l'usage des hachis est aussi d'un grand secours pour cette époque de la vie où la privation des dents rend la mastication difficile.

La malpropreté des dents, qui est si fréquente, a des inconvénients réels et des dangers; en négligeant de les nettoyer, elles se couvrent d'un tartre épais et fétide, qui exhale une odeur infecte, dont tous ceux qui les approchent sont empoisonnés, et qui corrompt la salive, gâte les gencives, est la source de fluxions fréquentes, de douleurs aiguës, d'inflammations, d'abcès, d'ulcérations dans toute la bouche, et enfin la perte des dents qui privent l'estomac du secours de la mastication, si important à tout le monde, et plus encore à ceux qui sont sujets à faire de mauvaises digestions.

Le meilleur procédé pour entretenir la propreté des dents est l'usage des brosses un peu rudes et de la poudre composée de *moitié* quinquina pulvérisé et *moitié* charbon végétal porphyrisé, le tout aromatisé de menthe.

Dentelé ou DENTÉ (*Synodentum*). Poisson qui ressemble à la daurade et que l'on prend dans les rochers du rivage de la mer. Sa chair est agréable, saine et de facile digestion.

Dépeçage. — Voy. *Service de table et chaque article concernant les rôtis et le gibier.*

Derbio ET DERBIS. Nom vulgaire donné à une espèce de poissons du genre liche (*licha glauca*). La chair de ce poisson est grasse, agréable au goût, mais d'assez difficile digestion.

Dessaler. C'est une opération qui consiste à séparer des matières liquides ou solides le sel dont elles sont imprégnées. Les principaux agents de cette opération sont l'eau et la distillation.

Dessert. Le dessert, qui termine le dîner, n'est à vrai dire que la récréation de l'estomac. Il n'est donc composé que d'aliments légers.

Son apparition doit surprendre, étonner, enchanter, ravir les convives, et si tout ce qui a précédé a pleinement satisfait le sens du goût, le dessert doit parler à l'âme et surtout aux yeux.

Il faut, dans un dessert bien ordonné, des compotes, des pièces montées garnies de friandises, des assiettes montées garnies de confitures sèches, de bonbons, de fruits glacés, des plus beaux fruits de la saison montés en pyramide avec art et simplicité, des confitures liquides déposées dans des compotiers de riche porcelaine, des fromages fouettés et panachés, des fromages glacés et cannelés, des glaces en tasses, en briques, en fruits, des petits fours, des moules de conserves de fleur d'oranger soufflée, enfin, pour les convives qui ont besoin de gagner de la soif, du fromage de gruyère, roquefort ou chester, et surtout des vins généreux. — Voy. *Convive, Dîner, Service, Vins.*

Dessiccation DES SUBSTANCES ALIMENTAIRES VÉGÉTALES. Les moyens de conserver les légumes à l'état de légumes frais ont été, pendant longtemps, l'objet de nombreuses recherches. Mais les essais tentés en ce sens demeurèrent infructueux, ou circonscrits, tout au moins, dans le domaine de la science, ils ne présentèrent que des résultats incertains, et dont l'intérêt général, en tous cas, était loin de pouvoir profiter. Ce ne fut qu'en 1849 que M. Masson, jardinier de la Société d'horticul-

ture, fit connaître de nouveaux et ingénieux procédés, auxquels son nom demeure attaché, et qui, applicables sur une large échelle, assuraient désormais la conservation parfaite des plantes potagères, et offraient à l'alimentation de nouvelles et précieuses ressources. C'est à ces procédés, mis en œuvre par MM. Chollet et Cie, dans l'importante usine qu'ils ont fondée à Paris, que nous devons l'avantage d'avoir, en toute saison, des légumes frais : choux, pommes de terre, haricots verts et blancs, petits pois, asperges, épinards, chicorée, etc., qui n'ont rien perdu, par leur dessiccation, de leurs propriétés, de leur goût, de leur délicatesse première. Sous ce rapport, ces légumes diffèrent complètement soit des légumes desséchés par l'action lente et naturelle du temps, soit des anciennes conserves en boîtes, toujours affectées d'une saveur particulière, due sans doute à leur préparation.

Les procédés, appliqués par MM. Chollet et Cie, ne comprennent pas seulement la *dessiccation* des végétaux de toute espèce, mais encore la *réduction de leur volume* par un puissant système de compression et leur préservation ultérieure contre l'action de l'air humide. En effet, le double problème à résoudre consistait, pour l'alimentation des hommes à la mer, pour les voyages de long cours, pour la nourriture des troupes en campagne, non-seulement à conserver aux légumes toute leur fraîcheur, sans qu'ils puissent s'altérer par la durée du temps ou sous l'influence des climats, mais encore à les rendre facilement transportables ; il fallait, en un mot, présenter, sous une surface réduite, une masse végétale considérable. Ce problème, MM. Chollet et Cie l'ont résolu. La facilité de transport et d'arrimage est établie par ce seul fait que 40,000 rations n'occupent qu'un mètre cube ! Aussi, ces procédés de dessiccation et de réduction des substances alimentaires végétales, qui constituent pour l'alimentation, en même temps que pour l'hygiène, un progrès considérable et dont la conquête honore notre industrie, ont été adoptés par le ministère de la marine et par l'amirauté anglaise, dont MM. Chollet et Cie sont les fournisseurs. C'est à ce titre que, pendant la guerre actuelle (1855), ils ont approvisionné les armées et les flottes d'une quantité considérable de rations de légumes qui ont permis de varier la nourriture des soldats et des marins.

Au surplus, les procédés Masson, sanctionnés par l'expérience et par l'opinion unanime des corps savants, honorés des plus hautes récompenses, sont féconds en heureuses applications ; c'est ainsi qu'ils s'étendent maintenant dans l'usine de MM. Chollet et Cie à la compression des farines. Au point de vue de l'alimentation civile, dans laquelle les *conserves-Chollet* ont conquis leur place, les maîtresses de maison, les chefs de cuisine apprécieront de plus en plus les ressources que leur présente cette immense variété de légumes desséchés, depuis la julienne toute préparée et les légumes ordinaires jusqu'aux légumes les plus fins, et qui conservent une saveur telle qu'il n'existe pas, après la cuisson, de différence appréciable entre eux et les légumes fraîchement cueillis.

Diables ou Diablotins. Genre d'oiseaux, de l'ordre des passereaux, qui sont très-communs à la Guadeloupe et à Saint-Domingue. Leur chair rôtie est un aliment délicieux, sain et de facile digestion.

Diablotins. On donne ce nom à un *entremets* qui est fait avec de la crème aux œufs que l'on a partagée en petits carrés et que l'on a fait frire. On donne encore ce nom à une espèce de dragée aromatique et aux bonbons de chocolat qui sont enveloppés de papillottes.

Diaphorèse (*Diaphorèsis*). On nomme ainsi une espèce d'évacuation ou transudation de la peau, telle que la sueur et la transpiration insensible.

Diaphorétique (*Diaphoretica*). On donne ce nom aux substances médicamenteuses ou autres qui déterminent une diaphorèse, ou, en d'autres termes, qui tendent à faire transpirer.

Diète (*Diæta, ratio victûs*). On désigne par ce mot le régime ou la privation d'aliments imposée à un malade; on entend aussi souvent par ce mot l'usage habituel de certains aliments; d'où la locution de diète lactée, c'est-à-dire l'usage exclusif du lait pour toute nourriture.

Dans l'origine le mot *diæta* était à peu près synonyme d'hygiène et de régime.

Diététique. Régime de vie propre à rétablir ou à conserver la santé.

Digestion. Fonction qui a pour but la transformation des substances alimentaires introduites dans le tube digestif en matières assimilables propres à la réparation des pertes de l'économie et à son accroissement.

Cette transformation en aliments se fait plus ou moins facilement suivant les idiosyncrasies ou dispositions individuelles, suivant la nature des aliments, l'influence des climats, des saisons, des tempéraments, des âges, des impressions morales et des professions. — Voy. *Digestion,* dans la première partie de cet ouvrage.

Dijon (Vin de), Bourgogne (Côte-d'Or) rouge ordinaire 1ʳᵉ qualité, 16 à 17 degrés.

Dijon. Sa moutarde est classique et sa réputation est méritée. Ses confitures d'épinevinette ne sont pas moins renommées.

Dillénie (*Dillenia*). De la famille des dilléniacées et de la polyandrie polygynie. On fait à Java un sirop rafraîchissant qui a pour base le fruit du *dillenia speciosa;* ce même fruit qui est très-acide, sert aussi comme assaisonnement dans ce pays. Aux Indes, les fruits du *dillenia elliptica* se mangent cuits ou crus avec du poisson.

Dinde. C'est le nom que l'on donne à la femelle du dindon. Sa chair est plus délicate et plus tendre que celles du mâle. On lui fait subir les mêmes apprêts. Les meilleures dindes qu'on mange à Paris arrivent du Gatinais et de l'Orléanais, où il s'en fait un très-grand commerce. Après avoir vérifié si elles sont jeunes et tendres, le premier soin est de s'assurer qu'elles ne sont pas amères. Ce secret n'est pas des plus propres à indiquer, mais, comme il est très-bon à connaître, on nous pardonnera ce qu'il a d'un peu sale en faveur de ce qu'il a d'utile. Les femmes voudront donc bien ne pas se formaliser si nous disons qu'il consiste à introduire l'index dans l'anus de l'animal et à le sucer ensuite avec une forte aspiration, ce moyen est immanquable.

Toutes ces vérifications faites (nous ne parlerons pas de celle de la saignée, commune à toutes ces espèces de volailles, depuis le pigeon jusqu'à l'outarde), il est nécessaire de mettre la dinde à son point. Mais, comme il est beaucoup plus difficile de mortifier un sot qu'un homme d'esprit, c'est l'affaire d'un certain nombre de jours, selon la température de l'atmosphère. Il ne s'agit plus alors que de vider, flamber, trousser et embrocher la bête, convenablement lardée, et enveloppée d'un papier blanc. Ce serait lui faire un affront que de la piquer; cette cérémonie ne convient qu'aux dindonneaux. Un peu avant son entière cuisson, vous la déshabillez de son enveloppe pour lui faire prendre une belle couleur, vous la dressez sur le plus beau plat que renferme le buffet, et vous la servirez aux acclamations réitérées des convives.

Ces acclamations seront bien plus vives et bien plus sincères encore, si cette dinde est farcie d'un demi-cent de marrons de Lyon et d'une douzaine de petites saucisses de Nancy. Elles iront jusqu'au transport si on y ajoute une ou deux livres d'excellentes truffes du Périgord.

Telle est, dans toute sa pompe, une jeune dinde à la broche. C'est, selon nous, le premier des rôtis ailés : si ce n'est pas le plus fin, c'est celui qui convient le mieux dans les réunions nombreuses.

La dinde n'a pas encore été flambée que déjà sa dépouille, sous le nom d'abatis (voy. *ce mot*), qui comprend les ailerons, les pattes, la tête, le cou, le gésier, le cœur, le foie, etc., est devenue le principe d'une entrée qu'on diversifie d'un grand nombre de manières. Car on mange ces abatis aux navets, à la purée de lentilles, en fricassée, au blanc, au roux, etc. Mais ces ailerons seuls (et alors il faut en réunir au moins 4 à 5 paires) fournissent d'autres entrées plus délicates et plus savantes. Ainsi on les apprête tantôt à la Sainte-Menehould, à l'espagnole, à la d'Estrées; tantôt à l'essence, aux navets, aux écrevisses, aux huîtres, aux petits pois, au parmesan, en fricassée de poulets; tantôt on les sert frits, au blanc, au four, aux petits oignons, etc., et de toutes façons c'est un plat distingué, quoique peu nutritif. Les convalescents peuvent se les permettre bouillis, à la croque-au-sel, ou même aux nouilles, sans le moindre inconvénient, car c'est pour eux le chef-d'œuvre de la cuisine.

Les dindes ont tant de mérite par elles-mêmes, qu'elles se prêtent complaisamment à toute espèce de métamorphose sans crainte de compromettre leur réputation. Ainsi, sans nous écarter de la broche, nous dirons qu'on les sert de cette manière à la cardinale, farcies de foies gras, etc., etc., et c'est un moyen aussi sûr qu'agréable de varier ce rôti.

Le dindon, qui n'est autre, dans les bonnes maisons, qu'un jeune dinde bien gras et bien en chair, se sert à la princesse, à la provençale, aux anchois, aux concombres, à l'essence, aux oignons, aux huîtres, farci aux fines herbes, piqué de jambon à l'échalotte, passé à l'estragon, mariné, en filets, salmis, en pâté froid, bardé de truffes, etc. Les honneurs de la daube sont réservés aux dindes douairières; ce n'est guère qu'ainsi que l'on consent à les admettre sur nos tables.

Les pattes du dindon se mangent à la Sainte-Menehould; on peut aussi les tremper dans une pâte à frire, les noyer dans une Sainte-Menehould bien liée, les griller et les servir à sec, mais de toutes manières ce ne sera jamais que de gros cure-dents. On dit encore que ces pattes font dormir, mais l'on dort fort bien sans cela dans la compagnie des dindons.

La chair de dindes et des dindons jeunes et tendres, gras et potelés, est un aliment de facile et d'agréable digestion, et non moins sain que nutritif, telle chose qu'on en ait pu dire; mais, dans un âge avancé, cette même chair devient sèche, duriuscule, pour ne pas dire dure, et même quelquefois coriace. C'est alors seulement que les estomacs délicats feront prudemment de s'en abstenir.

Dindes FARCIES. Le Périgord a le privilège de fournir les meilleures; Tulle lui en dispute cependant le mérite.

Dindon (*Meleagris*). Oiseau originaire de l'Inde et importé en France sous le règne de François Ier. Ce genre appartient à la famille des alectrides et à l'ordre des gallinacés. Sa chair est nourrissante, délicate et facile à digérer. On la mange ordinairement rôtie ou cuite dans son jus. Elle est éminemment réparatrice et peut être prescrite aux convalescents dont l'estomac n'est pas trop débilité.

Dindon A LA BROCHE. Après avoir choisi une belle bête, mâle ou femelle, jeune, grasse et blanche; préparez-la, bardez-la et la mettez à la broche. Il faut avoir bien soin de l'arroser tout le temps avec son jus et qu'elle soit de belle couleur.

Cet aliment ainsi préparé convient à presque tous les estomacs; cependant les personnes en convalescence doivent en user très-modérément.

Pour la cuisson du dindon, s'il est gros, il faut :

A la broche et bon feu......	1 h.	30 m.
Avec la cuisinière et feu de cheminée..............	1	10
Avec la cuisinière et la coquille.................	1	
S'il est moyen.............	1	

ou 45 m., ou 40 m.

Pour découper le dindon, on place la pièce sur le dos, les pattes à gauche, on prend de la main gauche la patte qui est à portée, on fait une incision en commençant au-dessus du croupion, puis on contourne la cuisse, en incisant profondément; arrivé à l'aile, on reprend au-dessous du moignon et l'on s'arrête à sa hauteur, on en fait autant de l'autre côté; on retourne alors la pièce, le dos en dessus, on appuie fortement le couteau sur la ligne du dos au niveau des moignons (n° 2) puis, avec la fourchette tenue de la main gauche, on relève le croupion de manière à briser la ligne du dos près du couteau, ce qui se désarticule facilement, on réunit alors les traits qui ont contourné les cuisses et la pièce se trouve divisée en deux parties.

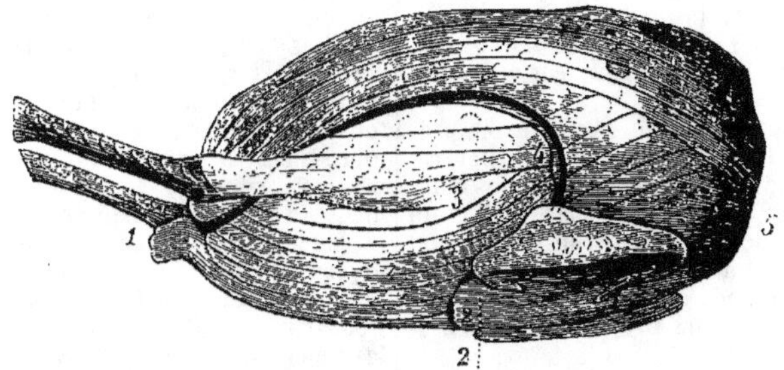

La partie des cuisses s'appelle *bonnet d'évêque* et se dépèce ainsi : on enlève un morceau en forme de V (n° 3) puis on tranche l'articulation (n° 4); la cuisse étant détachée, on la divise selon les traits indiqués, on en fait autant de la partie du dos adhérente au croupion.

Les ailes se dépècent en enlevant d'abord un premier filet de manière que le couteau vienne tomber droit sur l'articulation, puis les filets se divisent transversalement d'abord, et les autres longitudinalement comme il est indiqué en la figure ci-contre.

Dindon AUX TRUFFES. Après avoir préparé votre dindon ou votre dinde comme pour le mettre à la broche, faites une farce avec des blancs de volaille, des foies gras, du petit lard et quelques truffes ; mettez-la dans une casserole avec les truffes entières ; ajoutez sel, poivre et laurier ; laissez bouillir doucement, sur un feu doux, pendant une demi-heure ; laissez refroidir et remplissez votre dinde avec cette farce et deux ou trois douzaines de truffes choisies ; recousez l'ouverture et attendez deux ou trois jours, si le temps le permet, avant de faire cuire cette pièce. Au bout de ce temps, bardez-la, faites-la rôtir enveloppée d'un papier beurré, que vous retirez quand elle est presque cuite, pour lui laisser prendre de la couleur, et servez-la avec une sauce faite avec le jus que la bête aura rendu et des truffes hachées ou coupées par tranches.

Ainsi préparée, cette pièce peut se mettre si l'on veut en daube.

Ce mets ne convient qu'aux personnes en santé, les truffes lui communiquant les propriétés excitantes qu'elles possèdent.

Dindon EN DAUBE. Après l'avoir épluché, vidé, flambé, lardez-le de gros lard avec addition de persil, ciboules, pointe d'ail, quatre-épices, sel et poivre. Mettez-le dans une daubière avec du bouillon, un demi-verre d'eau-de-vie, des tranches de lard, la moitié d'un pied de veau, des oignons, des carottes, un bouquet garni, de l'ail, du thym, du laurier, des clous de girofle ; laissez cuire pendant quatre heures, si c'est une jeune bête, six heures si elle est vieille. Retirez-la du feu, laissez-la presque se refroidir dans son mouillement, égouttez-la, mettez-la sur un plat, passez la sauce au tamis de soie, clarifiez-la et la laissez refroidir. Déballez votre dindon et garnissez-le de cette gelée ; le tout doit être servi froid pour entrée. On peut manger ce plat, chaud ; mais alors on le sert entouré de tous les ingrédients avec lesquels il a cuit et avec son fond réduit. Ce mets, quoique sain et succulent, est assez indigeste pour certains estomacs délicats.

Dindon A LA RÉGENCE. Après avoir préparé un dindon, faites-le revenir dans du beurre ; piquez l'estomac avec du fin lard et faites cuire à la braise avec du vin de Malaga ; faites un ragoût à la financière ; dressez-le sur un plat de forme ovale et glacez la partie de l'animal que vous avez piquée avec du jus de fricandeau bien réduit. Mêmes propriétés que le précédent. *Rôt.*

Il y a une foule d'autres préparations appliquées à ce gallinacé ; ainsi on le mange encore en galantine, farci ; à la macédoine, à la flamande, au beurre d'écrevisses, en bayonnaise, en quenelles, en croustades, en blanquettes, en capilotade ; on mange ses cuisses à la sauce Robert ; ses ailerons à la maître d'hôtel, à la chipolata, au soleil, à la maréchale ; on fait avec les abatis un ragoût aux navets, etc. *Entrées.*

Toutes ces différentes préparations participent à la fois, au point de vue de l'hygiène, de la nature de l'animal et de celle des ingrédients qui l'accompagnent.

Dindonneau. Jeune dindon encore plus délicat et plus tendre que le dindon ; on lui applique les mêmes préparations culinaires qu'au dindon et à la dinde.

Dîner. Le dîner est l'action la plus importante de chaque jour, celle dont on s'acquitte avec le plus d'empressement, de plaisir. Il n'y a guère que les pauvres d'esprit et les malades qui n'attachent point au dîner tout l'intérêt qu'il mérite. La meilleure preuve de ceci résulte de l'impatience que témoignent les convives si le dîner est reculé seulement d'une heure ; les mines s'allongent, la conversation la plus animée languit tout à coup, les visages se rembrunissent et tous les yeux se tournent instinctivement vers la salle à manger ; mais le maître d'hôtel paraît et annonce que l'on a servi ; cette parole magique rend à chacun sa sérénité, sa gaîté et son esprit ; après quelques cérémonies, abrégées par l'excellent usage employé de placer les cartes sur chaque serviette, le silence s'établit et atteste la puissance et l'universalité des sensations. Un potage brûlant, selon les règles, ne diminue point l'attention générale, on croirait les palais pavés en mosaïque. Cependant l'amphytrion s'occupe du soin de garnir les assiettes ; il divise avec art la culotte tremblante d'un bœuf gras, entouré d'un cordon végétal, interrompu par d'appétissantes colonnes de lard. Une sauce aux tomates ou à la moutarde sert de stimulant à ce premier plat, seul mets dont personne ne se lasse et que l'on revoit toujours avec plaisir. Les hors-d'œuvre stimulants disparaissent, les entrées fumantes qui se servent après le bouilli donnent le temps de découper les relevés qui ont remplacé les potages. Cette dissection confiée à un officier spécial permet aux convives de couper court aux cérémonies inutiles ; les assiettes chargées circulent à la ronde, et chacun se sert soi-même, selon son goût. Mais le rôti paraît et son fumet délicieux aiguillonne tous les appétits et les prépare à de nouvelles jouissances. Les vins d'entremets exhalent leur précieux bouquet. Les conversations s'animent ; le vin de Bordeaux, celui de Bourgogne, et surtout le pétillant Aï font circuler les joyeux propos, les bons mots et les traits délicats ; chacun a de l'esprit ou veut en montrer. Dans les festins d'étiquette, et même dans les diners somptueux, l'entremets, au lieu de faire partie du second service, forme un service à part ; un énorme pâté que Strasbourg ou Périgueux a vu naître occupe alors gravement le centre de la table. Des entremets où le génie du cuisinier a épuisé toutes ses ressources pour relever la saveur des végétaux lui servent de prochains acolytes, et les extrémités de la table réservées au petit four, aux crêmes, aux friandises, attirent la vive attention des enfants et des femmes. Qu'offrir à l'appétit après trois services variés ? Le dessert est au dîner ce que le bouquet est au feu d'artifice : c'est la partie la plus brillante du dîner, celle qui demande la réunion d'une foule de talents agréables. Un bon officier doit être confiseur, décorateur, peintre, sculpteur et fleuriste ; mais comme le dessert parle plus aux yeux qu'aux autres sens, le véritable et fidèle gourmand se contente d'admirer ; un morceau de fromage altérant ou apéritif est de plus haut prix pour lui que toutes ces brillantes décorations. Les glaces font partie du dessert, mais c'est encore un art à part. Une savante et parfaite distillation du café suppose encore un mérite éminent. Un maître de maison attentif ne confie à personne la direction de cette merveilleuse infusion, qui réclame pour être parfaite une étude particulière. Les liqueurs viennent couronner l'œuvre ; l'excellente eau-de-vie, le vieux rhum, le kirsch de la Forêt-Noire, le curaçao, les liqueurs de la Chartreuse, de la Côte-Saint-André, l'anisette de Hollande viennent clore dignement cette œuvre capitale qui s'appelle un bon dîner. — Voy. *Convive et chaque mot spécial pour les différentes parties ou les accessoires du dîner.*

Diodon (*Diodon*). Poisson osseux de la famille des gymnodontes et de l'ordre des plectognathes. Les diodons, vulgairement nommés orbes épineux ou hérissons de mer, ont les mâchoires garnies d'ivoire au lieu de dents ; ils ont la faculté de se gonfler et on les voit flotter à la surface de l'eau sous formes de boules hérissées d'épines ; leur chair muqueuse est peu estimée. Les diodons habitent les mers des pays chauds.

Diploé. On nomme ainsi la portion de tissu celluleux comprise entre les deux tables des os plats ou entre les enveloppes ligneuses de certains fruits.

Dissolvant, ANTE (*Dissolvens*). On donne ce nom à tout ce qui a la propriété de transformer, c'est-à-dire de faire passer un corps de l'état solide à l'état liquide ; ainsi la gomme, le sucre, le sel sont dissous par l'eau ; d'autres corps, comme les métaux, sont dissous par l'alcool, etc.

On nomme encore *dissolvants*, *dissolventia remedia*, les substances médicamenteuses qui ont la propriété de dissoudre les engorgements, les concrétions anormales, etc.

Distillation (*Distillatio*). La distillation est une opération par laquelle, au moyen d'un appareil nommé *alambic*, on transforme un corps en vapeurs, lesquelles vapeurs en se condensant redeviennent liquides et sont reçues dans un récipient, totalement séparées des matières fixes que contenait le corps que l'on a distillé. La distillation peut se faire, non-seulement avec des alambics, mais encore avec des matras ou des cornues ; elle a lieu soit au bain-marie, soit au bain de sable, soit à feu nu. — Voy. *Alambic.*

Diurétique. On désigne sous ce nom toutes les substances solides ou liquides qui provoquent la sécrétion urinaire ou excitent la vitalité des reins ; tels sont les racines d'asperges, de chiendent, de fraisier ; les feuilles de pariétaire, de digitale, le nitre, la bière, etc.

Dizy (Vin de), Champagne, blanc, première classe, 13 à 14 degrés, et rouge troisième classe, 11 à 12 degrés.

Dolic (*Dolichos*). Plante de la famille des légumineuses et de la diadelphie décantrie. Ce genre renferme beaucoup d'espèces dont la plupart sont originaires des Indes orientales et de l'Amérique.

Le *Lablad*, dolichos lablad, fournit des fruits analogues à nos haricots ; les Egyptiens en font un grand usage.

Le *Dolichos dinensis* donne des fruits que l'on mange en Chine, et dont les matelots font des provisions pour leurs voyages.

Le *pois sabre*, dolichos ensiformis, qui se mange à la Jamaïque, a des gousses en forme de sabre, qui ont deux pieds de longueur.

Le *pois patate*, dolichos tuberosus, dont on mange à la Martinique les racines tubéreuses, qui sont de la grosseur de deux poings et qui ressemblent à nos raves pour la consistance et la saveur ; on mange aussi les semences.

Le *Dolichos bulbosus*, dont on mange les racines aux Indes orientales ; c'est un aliment délicat quand il est cuit : ces racines ressemblent à des navets.

Le *Dolichos lignosus*, dont on mange les gousses encore vertes aux Indes-Orientales.

Le *Dolichos soja*, avec les semences duquel les Japonais font une fort bonne purée.

Le *Dolichos catang*, dont on fait le plus fréquent usage aux Indes orientales.

Dolichos unguiculatus, haricot d'un blanc jaunâtre à peau rude et à œil noir, d'excellente qualité.

Don Pédro Ximenès (Vin de), dessert ; 18 à 19 degrés.

Donzelle (*Ophidium barbatum*). Poisson osseux du genre ophidium. Ce poisson, qui se pêche dans la Méditerranée, est agréable, délicat et de facile digestion.

Il y a encore un autre poisson de ce nom, le *donzelle vassali*, qui est fort commun et qu'on trouve parmi les rochers qui bordent la mer de Nice ; sa chair est moins bonne que celle du précédent et ne se digère pas aussi bien.

Dorade. — Nom vulgaire du genre coryphène. Il ne faut pas confondre la dorade avec la daurade. La dorade appartient à la famille des scombéroïdes ; elle est très-abondante en haute mer et est remarquable par la variété et la beauté de ses couleurs, tandis que la daurade est de la famille des sparoïdes. — Voy. *Daurade*).

Dorade de la Chine. C'est le nom vulgaire d'une espèce du genre cyprin (*cyprinus auratus*,

L.). Ce petit poisson d'un rouge doré fait l'ornement de nos bassins.

Doras (*Doras*). Genre de poissons osseux de l'ordre des malacoptérygiens abdominaux et de la famille des silaroïdes. Il renferme très-peu d'espèce, et il est originaire des eaux douces de l'Amérique méridionale. La chair de ces poissons est peu estimée.

Dorée. Nom vulgaire du genre zeus, Cuv. Poisson de Saint-Pierre, poisson de Saint-Christophe, poisson de Saint-Martin, poule de mer, zée forgeron (*zeus faber*, L.), genre des scomberoïdes. Ce poisson atteint la taille de 60 à 80 centimètres ; son corps est comprimé, ovalaire, terminé par une courte queue ; sa forme a quelque chose de grotesque et ses reflets métalliques sur un fond gris d'argent traversé de bandes jaunâtres le rendent remarquable. Sa tache noire a inspiré diverses croyances aux pêcheurs ; selon les uns, c'est l'impression des doigts de saint Pierre quand il le tira de l'eau, pour prendre, par l'ordre du Sauveur, la pièce de monnaie qui devait satisfaire le fisc ; selon d'autres, ces empreintes sont celles des doigts de saint Christophe qui prit ce poisson pour amuser l'enfant Jésus quand il le portait sur ses épaules pour traverser la mer. On l'appelle de Saint-Martin à cause de l'époque où on le pêche.

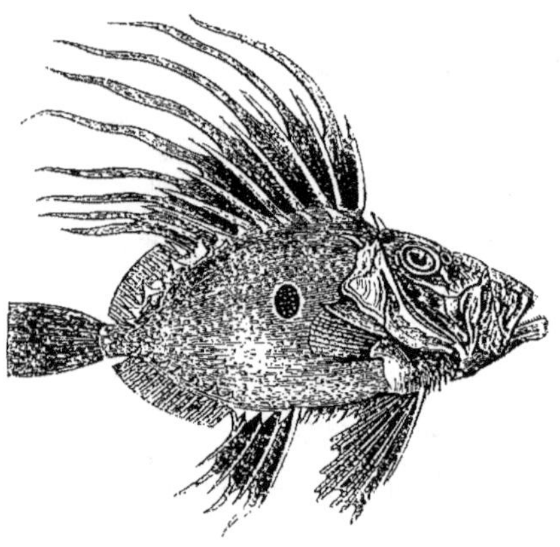

Sa chair est délicieuse et s'accommode au court-bouillon. *Relevé.*

Dormant. On donne ce nom à certains plateaux qu'on dresse au milieu des tables, en surtout de service, et qu'on y laisse depuis le commencement jusqu'à la fin du repas.

Dorsch (*Gadus callarias*). Poisson de l'ordre des malacoptérygiens subbrachiens et de la famille des gades. Sa chair est analogue à celle du merlan et du cabillaud ; elle a les mêmes propriétés que celle de ces deux espèces.

Dorure DE PATISSERIE. Elle se fait de deux manières : ou bien on bat des œufs entiers comme pour faire une omelette ; ou bien on fait, pour les jours de maigre, une infusion de safran ou de fleurs de souci dans laquelle on délaye un peu de sagou jaune.

Quant à la dorure que l'on fait avec les œufs, on peut à volonté la rendre plus pâle ou plus colorée soit en mettant plus de blancs que de jaunes, soit en retranchant tout à fait les blancs et en ne prenant que des jaunes que l'on délaie avec un peu d'eau.

On se sert, pour appliquer la dorure, d'un léger pinceau ou d'une plume.

Double DE TROYES. Variété de pêche appelée encore *madeleine rouge*.

Double-fleur. Belle et bonne poire d'hiver que l'on mange en compotes, au beurre, en marmelade, pour garnitures de gâteaux fourrés, de fleurs, de charlottes et autres pâtisseries.

Douceâtre (*Subdulcis*). Nom que l'on donne à des substances dont le goût est fade, insipide et peu agréable.

Doucette (*Campanula speculum veneris*). Les feuilles de cette plante se mangent en salade. Elles doivent être bien broyées, sous peine d'être indigestes. C'est le nom vulgaire de la mâche. *Entremets.*

Douches On a construit des appareils fort ingénieux pour l'usage des affusions d'eau froide, si utiles dans les cas prescrits par le médecin. Le petit appareil que nous indiquons est construit par M. VICTOR CHEVALIER ; il est rond, à pression et à jet continu ; son emploi est aussi facile que peu dispendieux.

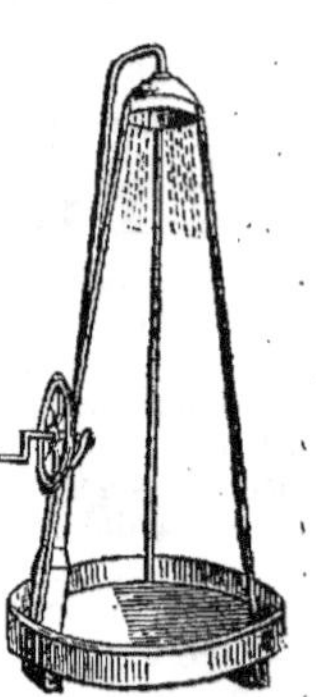

Doum ou **Doume** (*Crucifera*). Arbre de la famille des palmiers et de la diœcie hexandrie. Ce bel arbre, qui est très-commun en Egypte, donne des fruits dont la pulpe est bonne à manger et dont la saveur est analogue à celle du pain-d'épice. On en fait des sorbets et une boisson par infusion. Ses propriétés sont à peu près celles du pain-d'épice.

Douville. Poire d'automne de forme alongée, d'une couleur jaunâtre, dont un côté est rouge. Voir, pour ses propriétés générales, l'article *poires.*

Doux, ce (*Dulcis*). Ce mot s'applique à toute substance de saveur sucrée et agréable au goût.

Doyenné. Belle et excellente poire sucrée et fondante, que l'on mange à la main, mais dont on ne fait aucune préparation culinaire.

Dragées. Bonbons composés d'une amande ou de petits fruits recouverts de sucre durci. Les dragées sont indigestes et quelquefois même vénéneuses, lorsqu'elles sont colorées par des sels métalliques ou par le suc de plantes narcotiques, tel que celui de l'aconitum napellus. Les amandes amères qui entrent dans la composition des dragées devraient être constamment rejetées, parce que, mangées en assez grande quantité, elles peuvent provoquer, surtout chez les enfants, des symptômes d'intoxication ou d'empoisonnement en raison de l'acide hydro-cyanique qu'elles contiennent. En état de santé, on doit donc, ou s'en abstenir, ou, au moins, n'en manger qu'avec beaucoup de modération et rejeter toutes celles qui sont colorées. Les convalescents n'en doivent pas faire usage.

L'on n'a pu réussir à faire à Paris des dragées parfaitement blanches sans y employer l'amidon, tandis qu'on n'en fait jamais entrer dans celles de Verdun qui sont cependant si belles. Celles de Montpellier ont aussi de la réputation.

Draine. Oiseau du genre des grives, mais dont la chair est moins recherchée que celle des autres grives.

Drèche. C'est le nom que l'on donne à l'orge chez lequel on a interrompu la germination au moyen de la chaleur. La drèche sert à la fabrication de la bière; on l'emploie en médecine comme antiscorbutique, antiscrofuleuse, etc.

Drupacé (*Drupaceus*). On donne ce nom à certains fruits qui ressemblent à des drupes.

Drupe (*Drupa*). On nomme ainsi certains fruits simples, charnus, ne renfermant qu'un seul noyau; ces fruits sont presque toujours succulents.

Les drupes prennent différents noms, soit en raison de leur contexture, soit au point de vue de leur configuration; ainsi il y a des *drupes pulpeux*, comme les prunes; des *drupes filandreux*, comme les cocos, etc. Le drupe est *arrondi*, dans le pêcher; *ellipsoïde*, dans l'olivier, etc.

Le noyau des drupes reçoit aussi des appellations diverses : il est *globuleux*, dans la cerise; *comprimé*, dans l'abricot; *bivalve*, dans la prune; etc.

Le drupe prend encore le nom d'*utricule*, lorsqu'il est très-petit, que sa substance extérieure n'est pas succulente et qu'elle forme un sac membraneux autour du noyau.

Drupéole (*Drupeola*). On donne ce nom au drupe dont le volume ne dépasse pas la grosseur d'un pois; quelques espèces de cerisiers sauvages sont dans ce cas.

Drupéolé (*Drupeolatus*). Certains fruits ayant l'apparence d'un petit drupe ou d'une drupéole; on leur a donné le nom de *drupéolés*; telles sont les *graines de grenadier*, du *magnolia*, etc.; les *camares de l'actœa*, les *cypsèles du clibadion*, les *silicules du crambe maritima*, etc.

Dumpling aux pommes. Après avoir fait une pâte chaude et l'avoir roulée très-mince, placez-la sur un plat et mettez par-dessus une certaine quantité de pommes pelées. Mouillez les bords de la pâte, fermez-la, enveloppez-la dans un linge, puis la faites bouillir pendant une heure. Servez ce mets tout entier après avoir versé dessus du beurre chaud et l'avoir couvert de sucre râpé. On peut faire les dumplings avec des prunes ou tous autres fruits. Cet aliment, toujours un peu lourd, a différentes propriétés suivant la nature des fruits qui l'accompagnent; ils ne conviennent pas aux estomacs très-délicats ni aux personnes en convalescence. *Entremets anglais.*

Dumpling ferme. Vous faites des boules, de la grosseur d'un œuf de dinde, avec une pâte composée de farine, d'eau et de sel; vous mettez dans ces boules du raisin de Corinthe et vous les roulez dans la farine; puis vous les enveloppez d'un linge, vous les faites cuire une demi-heure dans l'eau bouillante et vous les servez avec une sauce au vin de Xérès bien sucrée. Ce mets est encore plus indigeste que le précédent. *Entremets anglais.*

Dunlop (*Ayshire*) Ecosse. Les nombreux lecteurs de Walter Scott connaissent ce fromage de nom, mais très-peu, je crois, ont été à même d'en apprécier la qualité, qui est en grande estime en Ecosse, puisque, dans la province d'Edimbourg, Jeannie ne croit pouvoir mieux prouver sa reconnaissance au duc d'Argyle, auquel elle doit la vie de sa sœur, qu'en lui promettant de lui envoyer un fromage de Dunlop qu'elle aura mis tous ses soins à confectionner.

La fabrication, les qualités et la forme de ce fromage sont à peu près les mêmes que celles du Gloucester, du Chester; cependant la pâte en est peut-être moins bien égouttée, et on ne lui ajoute aucune matière colorante. *Dessert.*

Duriaon. C'est le nom que porte le fruit du durion.

Durion (*Durio*). Genre de la polyadelphie polyandrie et de la famille des sterculiacées bombacées de Rumphius. Ce genre renferme le *durio zibethinus*, arbre des Indes orientales, dont les fruits épineux, sont du volume de la tête d'un homme; leur pulpe a la saveur de la meilleure crème et une odeur d'oignon pourri; leurs noyaux, de la grosseur d'une fève, se mangent rôtis et ont le goût de la châtaigne.

Dutroa. Plante d'Amérique du genre datura. Ses graines macérées dans le vin constituent une liqueur spiritueuse, usitée surtout en Portugal.

Eau (*aqua*, ὕδωρ). L'eau a reçu d'abord le nom d'oxyde d'hydrogène; mais depuis la découverte, par M. Thénard, d'un deutoxyde (eau oxygénée), on la nomme protoxyde d'hydrogène, c'est-à-dire une combinaison d'oxygène et d'hydrogène dans la proportion, en poids, de :

    oxygène.... 100,00 parties;
    hydrogène... 12,50   »

En volume, l'oxygène et l'hydrogène sont dans le rapport de 1 et 2.

L'eau était considérée, par les anciens, comme un des quatre éléments qu'ils admettaient. Cette opinion a subsisté jusque vers la fin du xviiie siècle. L'immortel Newton avait bien soupçonné l'existence d'un corps combustible dans ce liquide, en raison du grand pouvoir réfringent dont il est doué; mais ce furent Monge et Cavendish, en 1781, qui, les premiers, constatèrent, par des expériences, que l'eau est le résultat de la combinaison de deux gaz, l'oxygène et l'hydrogène. En 1785, Lavoisier et Meunier répétèrent les expériences et démontrèrent que *le poids de l'eau, produite par la combinaison de deux gaz, est exactement égal à celui des deux gaz réunis; et que ces mêmes gaz, pour produire cette eau, se combinent toujours dans des proportions fixes.* Depuis cette découverte, l'eau a été incessamment l'objet d'ingénieuses expérimentations de la part de tous les savants, tant français qu'étrangers. Nous sommes redevable des proportions données plus haut au célèbre professeur Dumas.

L'eau se présente, dans la nature, sous les trois états *solide, liquide, gazeux.*

L'eau, *à l'état solide,* prend les noms de *glace, neige, givre, gelée blanche,* etc. La glace est une véritable cristallisation; elle est spécifiquement plus légère que l'eau, et offre, sous le même poids, un volume plus considérable. Cette propriété d'expansion, qu'a l'eau glacée, est la cause de la rupture des vases qui la renferment au moment de sa transformation; et l'expression vulgaire : *il gèle à pierre fendre,* est due à ce même phénomène d'expansion de l'eau contenue dans les pores de certaines pierres et qui les fait éclater lors de son passage à l'état de glace. C'est encore à cette même force d'expansion qu'il faut attribuer la mort de certains végétaux dans les hivers très-froids, mort qui est le résultat de la congélation de la sève et des effets désorganisateurs qui en sont la conséquence.

La glace, pour revenir à l'état liquide, absorbe une quantité assez considérable de calorique, puisqu'un kilogramme de glace à 0° exige, pour passer à l'état liquide, un kilogramme d'eau à + 75°, d'après Lavoisier, et à + 79°,06, d'après de plus récentes expériences; ou, ce qui revient au même, un kilogramme de glace à 0° et un kilogramme d'eau à + 79°,06 donnent deux kilogrammes d'eau à 0° : or + 79°,06 de calorique ont été employés pour fondre la glace, sans que, pour cela, sa température ait changé; donc le chiffre du calorique latent de la glace est de + 79°,06. C'est cette portion de calorique, qui peut passer dans un corps sans changer sa température, que l'on nomme *calorique latent* ou *calorique combiné.* Le calorique latent n'est pas percevable par le thermomètre.

L'eau solidifiée n'a pas seulement un rôle momentané pendant l'hiver, où on la voit se transformer en glace à la surface des eaux, tomber en neige des hauteurs élevées de l'atmosphère, couvrir, sous le nom de givre, la terre, les végétaux, les édifices, etc.; dans les régions polaires, où elle ne change jamais d'état, elle fait, avec les granits et autres roches, partie immuable de la croûte terrestre; elle revêt d'un éternel manteau de glaces et de neiges le sommet des hautes montagnes; enfin,

sous l'influence de certaines causes météorologiques indépendantes de la basse température de l'hiver, elle constitue la grêle, qui n'est autre chose que la congélation de la vapeur d'eau répandue dans l'atmosphère.

L'eau, *à l'état liquide,* est transparente, inodore, insipide, incolore, en petite quantité; revêtant, en grande masse, comme l'eau de la mer, etc., une couleur qui tient du vert et du bleu et que l'on a désignée sous le nom de *glauque;* l'eau est presque incompressible, bien qu'elle transmette le son; elle est douée d'un grand pouvoir réfringent; elle conduit mal l'électricité, à moins qu'elle ne tienne en dissolution un sel ou un acide. L'eau dissout l'air, ainsi qu'un grand nombre de corps; elle était autrefois regardée comme *le plus grand dissolvant de la nature.* Elle est à son maximum de densité à la température de + 4°,1 thermomètre centigrade, la pression atmosphérique étant de 0m,76. Sous cette même pression, l'eau bout à + 100° du même thermomètre. L'eau se dilate à partir de + 4°,1; le froid la congèle ordinairement à 0°; mais dans certains cas, la température de l'eau peut être abaissée jusqu'à — 6°, 8° et même 12° sans que ce liquide se solidifie; il faut pour cela que l'eau soit pure, privée d'air, et à l'abri de toute agitation; il ne faut qu'une secousse pour déterminer à l'instant la congélation d'une partie du liquide. L'eau qui tient en dissolution des sels se congèle à une température plus basse que l'eau ordinaire, et il est à remarquer que, en se solidifiant, elle délaisse tous les sels qu'elle renfermait et que la glace est douce, ce qui fait que l'eau qui résulte de la fonte de cette glace est parfaitement pure; au contraire, l'eau qui tient en suspension des particules limoneuses, ainsi que celle qui a bouilli, se congèle plus promptement que l'eau ordinaire.

On décompose l'eau en la faisant passer à l'état de vapeurs sur du fer porté à la chaleur rouge : le fer s'oxyde en s'emparant de l'oxygène de l'eau et l'hydrogène est mis en liberté; on peut le recueillir par différents moyens : c'est ce qu'on appelle décomposer ou analyser l'eau. On peut, à cet effet, se servir, à des températures diverses, d'autres substances, telles que le carbone, le phosphore, le zinc, le potassium, etc. La recomposition ou synthèse de l'eau se fait en combinant directement, au moyen de l'électricité, l'oxygène et l'hydrogène que l'on aura mêlés, en proportion convenable, dans un vase clos.

L'eau est aussi indispensable que l'air atmosphérique à la vie de tous les êtres organisés; elle est très-répandue dans la nature; ses innombrables usages sont bien connus. Elle fait la base de nos boissons; elle sert dans presque toutes nos préparations alimentaires; elle est elle-même un aliment; elle est quelquefois très-efficace dans le traitement des maladies; elle sert d'excipient à un grand nombre de médicaments liquides; enfin, elle est la ressource la plus naturelle pour calmer les ardeurs de la soif.

Dans la nature, on ne trouve jamais l'eau à l'état parfait de pureté; l'eau de pluie, la plus pure de toutes, tient en dissolution de l'air atmosphérique; celle qui provient des pluies d'orage contient, parfois, en petite quantité, de l'acide azotique formé aux dépens de l'air, sous l'influence de l'électricité (voy. *Air*, *Ozone*); enfin, les eaux des profondeurs et de la surface du globe sont toujours chargées de substances minérales en quantités très-variables. Tantôt, et c'est le plus souvent, ces substances s'y trouvent en très-petite quantité et de façon à ne pas rendre nuisible l'emploi de l'eau comme boisson, etc.; tantôt, au contraire, ces substances y entrent dans des proportions telles qu'elles rendent ce liquide impropre aux usages d'économie domestique : dans ce dernier cas, elles ne servent que par exception et comme médicaments; telles sont les eaux minérales, parmi lesquelles on comprend l'eau de mer. Au moyen de la distillation, on parvient à rendre l'eau très-pure, c'est-à-dire débarrassée de tous les principes étrangers qu'elle pouvait renfermer.

A l'état gazeux, l'eau n'a pas un rôle moins important que dans les deux états précédents. En effet, les vapeurs qui se dégagent incessamment de la surface des eaux et celles qui s'élèvent du sol se répandent dans l'atmosphère qui s'en imprègne. La quantité de ces vapeurs est variable suivant le degré de température et de pression atmosphériques ; c'est sur ce phénomène qu'est basé l'hygromètre, instrument qui donne le degré d'humidité de l'air. Enfin, comme rien ne saurait se perdre dans la nature, c'est ce phénomène de vaporisation qui produit les brouillards, les nuages, les pluies, certains météores, etc., et, comme conséquences rigoureuses, les sources, les rivières, les fleuves, etc. Cet enchaînement admirable, par lequel chaque chose retourne incessamment à sa source et qui fait de notre planète un vaste alambic, entretient un équilibre indispensable au maintien des lois physiques et, par suite, à l'existence de tout ce qui vit sur notre globe.

L'eau donne de la vapeur à toutes les températures et même à l'état de glace; l'ébullition la convertit très-rapidement en vapeurs. Pour se transformer en fluide gazeux, elle absorbe cinq fois et demie plus de calorique qu'il n'en faut à la glace pour redevenir liquide. La densité de la vapeur d'eau est, suivant M. Gay-Lussac, de 0,625, celle de l'air étant prise pour unité. L'eau, à l'état aériforme, occupe un volume 1,700 fois plus considérable qu'à l'état liquide. C'est cette expansibilité de la vapeur d'eau qui l'a fait employer comme force motrice.

L'eau, pour être potable, doit être fraîche, vive, limpide, inodore, aérée, dissolvant le savon sans former de grumeaux, cuisant bien les légumes et ne se troublant que très-légèrement par la présence des réactifs.

L'eau de pluie réunit au plus haut point toutes ces qualités.

L'eau distillée est lourde et se digère mal ; c'est pourquoi il faudra l'aérer avant d'en boire : pour ce faire, on la fera tomber en pluie, d'une certaine hauteur, au moyen d'un vase percé comme une passoire, dans un autre vase plus grand, disposé pour la recevoir.

L'eau de fleuve ou de rivière, surtout quand elle ne traverse pas un grand centre de population, est excellente. Celle de la Seine est la plus salubre que l'on puisse boire à Paris.

L'eau de source ou de puits est mauvaise lorsqu'elle ne remplit pas les conditions que nous avons exprimées plus haut.

L'eau de mer ne peut être rendue potable que par la distillation, et encore elle conserve un goût empyreumatique que l'on ne parvient à lui faire perdre qu'en l'exposant à l'air libre, ou au moyen d'un filtre chargé d'une couche de charbon que la vapeur traverse dans son ascension, ainsi que l'a expérimenté un pharmacien de Dieppe, M. Nicolle.

D'après de récentes analyses, l'eau de mer renfermerait, par litre, 26 ou 27 grammes de chlorure de sodium (sel marin), 6 à 7 grammes de sulfate de magnésie, et, suivant quelques chimistes, autant de sulfate de soude; plus, en très-petites quantités, du sulfate de chaux, des carbonates de chaux et de magnésie; l'iode et le brome s'y trouvent en proportions indéterminées et sans doute combinées à la potasse et à la magnésie; enfin, il y existe encore quelques traces d'acide carbonique libre.

L'eau malpropre, corrompue, ou qui renferme des détritus de végétaux ou d'animaux en décomposition, donne naissance à la dyssenterie, au scorbut et à une foule d'autres maladies; néanmoins ces eaux peuvent être purifiées par différents procédés : c'est ainsi que l'on est parvenu à assainir les eaux croupissantes de mares et d'étangs.

L'eau froide, lorsqu'elle réunit toutes les qualités de salubrité que nous venons d'indiquer, est une excellente boisson qui calme la soif, donne du ton à l'estomac, excite l'appétit et facilite la digestion.

L'eau à la glace est encore plus tonique ; mais il est quelquefois dangereux d'en boire pendant les grandes chaleurs ou lorsqu'on est en sueur. On la prescrit parfois comme médicament.

L'eau tiède est relâchante, donne des nausées et excite le vomissement.

L'eau chaude est sudorifique.

Pour montrer combien il est important de connaître la composition des eaux potables que l'on emploie, nous allons mettre sous les yeux de nos lecteurs le tableau suivant, dressé par M. H. Deville pour indiquer la proportion des matières minérales qui entrent dans la composition de l'eau des principaux fleuves de France :

100 LITRES D'EAU.	MARNE (1).	GARONNE	SEINE.	RHIN.	LOIRE.	RHÔNE.	DOUBS.
Silice..................	3.00	4.01	2.44	4.88	(2) 4.50	2.38	1.59
Alumine...............		». »	0.05	0.25	0.71	0.39	0.21
Oxyde de fer..........	». »	0.31	0.25	0.58	0.55	». »	0.30
Carbonate de chaux....	30.10	6.45	16.55	13.56	4.81	7.89	19.10
Carbonate de magnésie.	12.00	(3) 0.64	0.27	0.50	0.61	0.49	0.28
Sulfate de chaux.......	2.20	». »	2.69	1.47	». »	4.66	». »
Sulfate de magnésie....	1.80	». »	». »	». »	». »	0.63	». »
Chlorure de sodium....	2.00	0.32	1.23	0.20	0.48	0.17	0.23
Carbonate de soude....	». »	0.65	». »	». »	1.46	». »	». »
Sulfate de soude.......	». »	0.53	». »	1.35	0.34	0.74	0.51
Sulfate de potasse.....	». »	0.76	0.50	». »	». »	». »	». »
Azotate de potasse.....	». »	». »	». »	0.38	». »	0.40	0.41
Azotate de soude......	». »	0.94	». »	». »	». »	0.45	0.39
Azotate de magnésie...	». »	0.52	». »	». »	». »	». »	». »
Poids total (en gram.)	51.10	13.67	25.44	23.17	13.46	18.20	23.02

(1) Analysée par MM. Boutron et Henri.
(2) Y compris 0.44 de silice de potasse.
(3) Dans ces 0.64 se trouvent 0.30 de carbonate de manganèse.

Eau DE COLLADON. Genève.

Eau DE LA CÔTE. — Voy. *Côte-Saint-André*.

Eau DE MÉLISSE DES CARMES. Ce mélange est formé de huit parties d'alcool de mélisse, d'une partie d'alcool de romarin, de deux parties d'alcool de muscade, d'une partie d'alcool d'anis vert, de quatre parties d'alcool d'écorce de citron, de deux parties d'alcool de coriandre, avec addition de thym, de cannelle, de marjolaine d'hyssope, de sauge, d'angélique et de girofle. Cette liqueur est tonique, stimulante, etc.

Eau DE NOYAU DE PHALSBOURG, composée d'alcool d'amandes d'abricots, de pêches et de prunes, de zestes d'oranges, etc. Jouit des propriétés communes à tous les alcools, mais offre les inconvénients qui appartiennent aux liqueurs qui contiennent de l'acide hydrocyanique, à un degré bien moindre cependant que le kirschen-wasser.

Eau de seltz. L'eau de seltz naturelle se puise à Selters dans le duché de Nassau. Cette eau légèrement gazeuse et acidulée forme une boisson des plus agréables et des plus salubres pendant les chaleurs de l'été. Mêlée avec le vin le plus médiocre, elle a la propriété de le rendre non-seulement potable, mais de lui communiquer un bouquet qui ajoute singulièrement à sa qualité. Salutaire en tout temps, elle peut remplacer avec une grande supériorité l'usage de l'eau de Seine ; elle restaure sans irriter, dissipe les embarras d'estomac, favorise la digestion, dissout les dépôts urinaires, et, par suite, prévient la gravelle. Elle s'emploie avec succès dans les fièvres hectiques, dans certaines maladies du foie et surtout dans la phthisie pulmonaire.

Comme l'eau de seltz doit son goût agréable et ses propriétés hygiéniques au gaz *acide carbonique* qu'elle renferme, l'art a su préparer depuis quelques années une eau gazeuse, nommée vulgairement eau de seltz factice, qui ne le cède en rien à l'eau de seltz naturelle. Pour l'obtenir en grand, on décompose du carbonate de chaux par l'acide sulfurique ou l'acide chlorhydrique, on lave le gaz qui s'en échappe, et on le fait entrer dans l'eau sous une forte pression. Dans les ménages, on peut se procurer à bon marché une eau gazeuse très-pure au moyen d'un petit appareil fort élégant et fort commode, nommé *Seltzogène-D. Fèvre*. Il se compose de deux boules superposées, la petite au-dessus de la grosse, et donne de l'eau de seltz aussi piquante et plus pure que la plupart de celles qu'on achète toutes préparées en bouteilles.

Les personnes qui n'ont pas de *Seltzogène-D. Fèvre* ne sont pas forcées pour cela de se passer d'eau de seltz. Elles peuvent s'en procurer en quelques minutes, en jetant tout simplement deux paquets de poudre gazeuse dans une bouteille d'eau, et fermant aussitôt avec un bouchon de bonne qualité, qu'on assujettit, soit avec une ficelle; soit, ce qui est plus commode, au moyen d'un serre-bouchon. Tout le monde sait quel immense développement M. Fèvre a donné depuis 24 ans à cette industrie, et quel important service il a rendu à la thérapeutique.—Voy. *Gazogène*.

Eau-de-vie (*aqua vitæ*). Liqueur alcoolique que l'on obtient par la distillation du vin, dont elle est le premier produit; elle est composée de beaucoup d'eau, d'une certaine quantité d'alcool, d'une matière huileuse, empyreumatique, etc.; c'est pourquoi on ne peut pas faire de bonne eau-de-vie par un simple mélange d'alcool et d'eau.

On obtient encore de l'eau-de-vie en distillant du cidre, du poiré, de la lie de vin, des marcs de raisin, de la mélasse, du lait, du genièvre, de l'érable, des fruits, tels que cerises, prunes, groseilles, dattes, cocos, etc.; des farineux comme la pomme de terre, le riz, les haricots, les pois, etc.; des racines, telles que carottes, betteraves, etc.; des grains, etc.

L'eau-de-vie est une liqueur de table, et elle entre dans la composition de toutes les autres liqueurs de ce genre.

Elle est employée comme dissolvant d'un très-grand nombre de médicaments, soit pour rendre les boissons stimulantes, soit pour exciter la peau, etc.

L'eau-de-vie, prise modérément, peut convenir aux tempéraments lymphatiques, aux estomacs paresseux, aux gens qui fatiguent beaucoup.

Les enfants, les jeunes gens, les femmes, les tempéraments sanguins, les natures irritables, doivent s'en abstenir complétement.

L'abus de cette liqueur produit sur notre économie les plus grands désordres; leurs résultats sont, le plus souvent, la démence ou la mort.

Les eaux-de-vie les plus renommées par leur saveur et leur odeur, sont celles de Cognac, qu'on tire de Cognac, Jarnac, Rouillac et Angoulême. Celles du pays d'Aunis, qui se fabriquent à La Rochelle, Saint-Jean-d'Angély et Surgères. Celles d'Armagnac, que l'on tire du Gers et des Landes. Celles du Languedoc, que l'on fabrique à Lunel, Montpellier et Béziers.

L'eau-de-vie de Cognac se vend : l'ordinaire, 1 fr. 25 c. la bouteille. — Celle de 6 ans, 1 fr. 50 c. — Celle de 10 ans, 2 fr. à 2 fr. 25 c. — Celle de 15 ans, 2 fr. 50 c. à 3 fr. — Celle de 20 ans, 3 fr. 50 c. à 4 fr. — Celle de 30 ans, 5 fr. 50 c. à 6 fr. — Celle fine de Champagne, 8 fr. à 10 fr.

Eau D'OR DE DANTZICK, composée de zestes frais de citron, d'orange, de cannelle fine, d'anis, de baies de genièvre, noix muscades râpées, iris de Florence, fleurs de romarin, cardamome, girofle, alcool, eau, sirop de sucre et feuilles d'or brisées.

Stimulante, aphrodisiaque; prise à dose modérée, elle peut faciliter la digestion; elle convient aux personnes d'un tempérament lymphatique.

Eau SUCRÉE. Il ne faut pas abuser de l'eau sucrée : prise immédiatement après le repas, elle peut arrêter la digestion; prise pendant la digestion, elle en trouble les fonctions; l'eau fraîche est surtout dangereuse.

Une légère infusion de thé ou de tilleul bien chaude, édulcorée avec réserve, est la boisson préférable quand le travail de la digestion est difficile.

Eaux ACIDULES. On nomme ainsi les eaux saturées d'acide carbonique.

Eaux ARTIFICIELLES. On désigne ainsi des eaux minérales que l'on a préparées en faisant dissoudre des substances gazeuses et salines, dans l'eau, pour imiter les eaux de différentes sources.

Eaux-Bonnes. — Voy. *Bonnes*.

Eaux DISTILLÉES (DE PLANTES) (*aquæ distillatæ*). On désigne sous ce nom les eaux qui ont été distillées sur des plantes soit aromatiques, soit inodores. Lorsque l'on fait de l'eau distillée avec des plantes aromatiques, cette eau se charge d'une quantité plus ou moins grande de l'huile essentielle et aromatique qui fait partie de la plante ; telles sont les eaux de fleurs d'oranger, de menthe, etc.

Ces distillations se font avec un alambic; on sépare du produit de la distillation, la partie huileuse qui surnage.

Les eaux distillées sont tantôt douées de propriétés médicinales, et tantôt n'ont aucune vertu.

Eaux HÉMOSTATIQUES. On désigne sous cette dénomination des substances médicamenteuses liquides douées de la propriété d'arrêter les flux sanguins, tels que hémoptysies, hémorragies utérines, nasales et autres, etc. — Voy. l'article *Hémostatique*.

Eaux GAZEUSES. Elles sont synonymes des *eaux acidules*.

Eaux MINÉRALES. On donne le nom d'eaux minérales à des sources d'une température plus ou moins élevée et d'une saveur variable qui sortent du sein de la terre, tenant en dissolution certains principes dont l'expérience a fait connaître les vertus médicinales. Il paraît prouvé qu'elles se chargent de ces principes en traversant des terrains remplis de minéraux, de sels et de substances organiques.

Nous empruntons à l'excellent livre qu'a publié sous le titre de *Guide aux Eaux*, M. le docteur C. James, les détails qui suivent sur la classification des eaux minérales et sur la désignation des maladies pour lesquelles elles doivent être prescrites. M. C. James étant allé sur les lieux mêmes visiter et analyser toutes les sources minérales, tant de la France que de l'étranger, sans être spécialement attaché à aucune, son ouvrage réunit le double mérite de l'exactitude des recherches et de l'impartialité des appréciations.

Classification des eaux minérales.

On peut diviser en six classes les sources minérales, savoir : *eaux sulfureuses, ferrugineuses, alcalines, gazeuses, salines* et *iodurées*.

1º EAUX MINÉRALES SULFUREUSES. Les eaux sulfureuses sont surtout reconnaissables à l'odeur de gaz hydrogène sulfuré qui s'en dégage. Le soufre qu'elles contiennent s'y trouve le plus habituellement à l'état de sulfure ou de gaz sulfhydrique.

Principales eaux sulfureuses : Acqui, — Aix en Savoie, — Aix-la-Chapelle, — Allevard, — Amélie-les-Bains, — Ax, — Bade (Autriche). —

Bade (Suisse), —Luchon, —Bagnoles, —Bagnols, —Baréges, — Bonnes, —Caldaniccia, —Castera-Verduzan, — Cauterets, — Eaux-Chaudes, — Enghien, — Escaldas, — Gazost, — Guagno, Gitera, — Labasserre, — Lavey, — Molitg, — Penticouse, — Pierrefonds, — Pietrapola, — Preste (La), —Puzzichello, — Saint-Amand, — Saint-Christau, — Saint-Gervais, — Saint-Honoré,—Saint-Sauveur,—Schinznach,—Uriage, — Vernet, — Vinça, — Weilbach.

2° Eaux minérales ferrugineuses. Les eaux de cette classe sont les plus répandues de toutes les eaux minérales. Le fer y est tenu en dissolution par trois agents principaux, l'acide carbonique, l'acide crénique et l'acide sulfurique.

Principales eaux ferrugineuses : — Audinac, — Auteuil, — Bagnères-de-Bigorre, — Bourdeille (La), —Cransac, — Franzensbad, —Forges, — Kronthal, —Orezza, — Passy, — Pyrmont, — Rennes, — Royale-Saint-Mart, — Schwalbach, — Spa, — Sylvanès.

3° Eaux minérales alcalines. La plupart des sources alcalines les plus célèbres doivent leur alcalinité aux sels de soude. D'autres sont surtout minéralisées par des carbonates de chaux et de magnésie.

Principales eaux alcalines : Aix en Provence, — Bains, — Bilin, — Bourboule (La), — Bussang, — Châteauneuf, — Cusset, — Ems, — Évian, — Gastein, —Hauterive, — Luxeuil, — Mont-Dore, — Pfeffers, — Plombières, — Pougues,—Saint-Alyre,—Saint-Nectaire,—Schlangenbad,—Tœplitz,—Vals,—Vichy,— Wildbad.

4° Eaux minérales gazeuses. — Les eaux minérales gazeuses sont caractérisées par la prédominance du gaz acide carbonique. Ce sont ordinairement des eaux froides dont la saveur est fraîche, aigrelette et piquante.

Principales eaux gazeuses : Chateldon, —Fachingen, — Rieunajou, — Rippoldsau,—Saint-Alban, —Saint-Galmier, — Saint-Pardoux, — Seltz, — Soulzmatt, — Vic-sur-Cère.

5° Eaux minérales salines. Ce sont pour la plupart des sources complexes qu'on ne sait à quelle classe rattacher. Ainsi, vous pouvez y trouver de l'acide carbonique, des sels alcalins, du fer et même du soufre, réunis ou isolés, mais en proportion trop faible pour qu'elles puissent être rangées parmi les eaux gazeuses, alcalines, ferrugineuses ou sulfureuses.

Principales eaux salines : Avène, —Baden-Baden, — Bagnoli, — Balaruc, — Barbazan, — Bath, — Birmenstorf, — Bitterwasser, — Bourbon - Lancy, — Bourbon - l'Archambault, — Bourbonne, — Buxton, —Capvern, — Carslbad, — Chaudes-Aigues, — Chaufontaine, — Encausse, — Epsom, —Hombourg, — Ischia, Ischl, —Kissingen, — La Motte, — Loëche,— Marienbad, — Matlock, — Néris, — Niederbron, —Pullna, —Siradan, — Sedlitz, —Saidschutz,— Soden, — Ussat, —Vésuvienne-Nunziante, — Wiesbaden.

6° Eaux minérales iodurées. Nous n'avons pas en France de sources contenant une assez notable proportion d'iode pour être rangées dans cette classe. C'est surtout en Suisse et en Allemagne qu'on les a rencontrées.

Principales eaux iodurées : Castrocaro, — Challes, — Hall, — Heilbrunn, — Iwonicz, — Kreutznach, — Nauheim, — Wildegg.

Désignation des maladies pour lesquelles on prescrit les eaux minérales avec le plus de succès.

Les maladies qu'on traite aux eaux peuvent être divisées en celles qui attaquent le système nerveux, la poitrine ou l'abdomen, celles qu'on appelle générales, parce qu'elles affectent l'organisme dans son ensemble, et en maladies chirurgicales.

1° Maladies du système nerveux. *Paralysies.* — Aucune eau minérale n'est indiquée si la paralysie est récente et se rattache à une lésion organique. Quand, au contraire, la paralysie dépend d'un simple affaiblissement nerveux, ou que le foyer hémorragique, dont elle est l'expression, est depuis longtemps cicatrisé, la plupart des sources thermales, employées avec ménagement, peuvent être utiles, surtout : Bourbonne, Balaruc, Bourbon-l'Archambault, La Motte, Baréges, Luchon, Aix-la-Chapelle, Wiesbaden, Aix en Savoie ; les boues de Saint-Amand, d'Acqui et d'Egra ; les bains de gaz de Kissingen, Nauheim, Kronthal, Marienbad, Franzensbad et de la Grotte d'Ammoniaque ; les étuves naturelles, les arènes et les sources d'Ischia.

Paraplégies. — Deux eaux jouissent d'une efficacité spéciale et quelquefois merveilleuse dans le traitement des paraplégies ; ce sont les eaux de Wildbad et de Gatsein.

Névralgies et névroses. — Les eaux minérales agissent ici spécialement par leur température, qui doit être un peu basse. Ce sont : Néris, Plombières, Bains, Luxeuil, Eaux-Chaudes, Saint-Sauveur, Molitg, Bagnères-de-Bigorre, Pietrapola, Caldaniccia, Ussat, Ems, Schlangenbad, Baden-Baden, Tœplitz, Pfeffers et les bains de mer.

Surdité nerveuse, amaurose. — Douches locales de gaz acide carbonique ; Grotte d'Ammoniaque ; vapeurs sulfureuses (médication douteuse).

2° Maladies de la poitrine. *Phthisie pulmonaire et laryngée, affections catarrhales.* — Si le malade est peu irritable et d'un tempérament lymphatique : Eaux-Bonnes, Cauterets, Labasserre, le Vernet, Amélie-les-Bains, Le Mont-Dore, Saint-Honoré, Enghien, Pierrefonds. S'il y a de l'irritabilité ou de la pléthore : Ems, Soden, Weilbach, Penticouse ; cure de petit-lait.

Asthme nerveux et emphysème. —Mêmes sources que les précédentes.

Maladies du cœur ou des gros vaisseaux. — Toutes les eaux minérales, excepté peut-être Weilbach, seraient nuisibles par l'activité qu'elles imprimeraient à la circulation.

3° Maladies de l'abdomen. *Gastralgie, ano-*

rexic, flatuosités. — Plombières, Vichy, Vals, La Bourbole, Royal-Saint-Mart, Château-Neuf, Ems, Evian, Pfeffers, Kissingen ; certaines sources ferrugineuses ; les eaux acidulées froides, telles que Seltz, Fachingen, Rippoldsau, Chateldon, Saint-Pardoux, Pougues et Bussang.

Diarrhée par atonie. — Les eaux ferrugineuses, surtout celles de Bagnères-de-Bigorre, d'Audinac et de Sylvanès, à cause de leur température élevée ; les eaux gazeuses.

Constipation, hypocondrie. — Toutes les sources fortement muriatiques : Kissingen, Hombourg, Soden, Niederbronn ; les eaux de Saint-Gervais, Carlsbad et Marienbad ; cure de petit-lait.

Suppression d'hémorroïdes. — Mêmes sources que les précédentes, spécialement Marienbad.

Engorgement du foie et des autres viscères abdominaux. — Vichy, Pougues, Saint-Nectaire, Cransac, Encausse, Sermaize, Plombières, Orezza, Bade (Suisse), Ems, Carlsbad, Marienbad, Kissingen, La Poretta, Montecatini, Ischia, et la plupart des sources muriatiques.

Calculs biliaires. — Mêmes sources.

Catarrhe vésical. — Vichy, Pougues, Contrexeville, Saint-Sauveur, La Presle, Ems, Evian, Pfeffers.

Gravelle. — Les mêmes que les précédentes. S'éclairer, pour le choix des sources, de la composition chimique des graviers, comparée à celle de l'eau minérale.

Calculs urinaires. — Aucune source ne jouit de la propriété de dissoudre des calculs, excepté, dans quelques cas, celles de Vichy et de Carlsbad.

Aménorrhée, dysménorrhée. — Ce ne sont que les symptômes d'un état plus général. S'il y a atonie de l'utérus : eaux ferrugineuses, sulfureuses, muriatiques, acidulées, surtout celles qui sont thermales, en boisson, bain et douches ; bains de mer. Si, au contraire, il y a engorgement pléthorique : Néris, Bourbon-Lancy, Plombières, Ussat, Saint-Sauveur, Molitg, Piétrapola, Ems, Schlangenbad, Baden-Baden, Tœplitz, Pfeffers.

Affections utérines. — Mêmes sources et mêmes indications thérapeutiques.

Stérilité. — Son traitement réclame l'emploi de sources différentes, suivant la cause qui la produit ou qui l'entretient.

Impuissance virile, pertes séminales, incontinence d'urine. — Eaux sulfureuses, surtout Baréges, Luchon, Cauterets, Aix, Aix-la-Chapelle, Aix en Savoie ; eaux muriatiques, telles que Balaruc, Bourbonne, Bourbon-l'Archambault, Wiesbaden, Ischia ; la plupart des sources ferrugineuses ; les eaux alcalines de Wildbad et de Gastein ; les bains de mer.

4º MALADIES GÉNÉRALES. *Maladies de la peau, ulcères.* — Si l'affection est ancienne et le malade peu excitable : Loèche et les sources sulfureuses de Bagnères-de-Luchon, Baréges, Gazost, Cauterets. Olette. Castera-Verduzan,

Gréoulxt, Uriage, Allevare, Neyrac, Enghien, Guttera, Puzzichello, Schinznach, Aix en Savoie, Saint-Gervais, La Poretta, Aix-la-Chapelle, Bade (Autriche). Existe-t-il, au contraire, de l'irritation ou un état subaigu, on préférera Molitg, Saint-Sauveur, et les eaux faiblement salines de Néris, Ussat, Bigorre, Ems ou Schlangenbad.

Maladies syphilitiques, cachexie mercurielle. — En première ligne, Loèche et les eaux sulfureuses, spécialement Bagnères-de-Luchon, Baréges, Cauterets, Aulus, Piétrapola, Aix-la-Chapelle, Aix en Savoie, Schinznach ; les eaux iodurées, telles que Challes, Heilbrunn, Iwoniez.

Affections rhumatismales. — Toutes les eaux thermales peuvent être utiles, pourvu qu'on sache choisir la source la mieux adaptée au caractère si variable de l'affection.

Goutte. — Vichy possède, dans quelques cas, une efficacité marquée dans le traitement curatif de la goutte : d'autres eaux, celles de Wiesbaden, Hombourg, Kissingen et Tœplitz, par exemple, agissent plutôt en régularisant les accès et en favorisant leur manifestation, qu'en s'attaquant à la maladie même. Puzzichello, Carlsbad et Marienbad jouissent encore de la propriété de résoudre les concrétions tophacées, propriété qui n'existe pas dans celles de Vichy.

Diabète. — Vichy, Vals, Evian, Ems, Carlsbad, toutes les sources alcalines.

Chlorose, anémie. — Les eaux ferrugineuses de Forges, Bagnères-de-Bigorre, Audinac, Saint-Mart, Passy, Auteuil, Orezza, Spa, Schwalbach, Kronthal, Pyrmont, Franzensbad, les eaux gazeuses et les bains de mer.

Scrofules. — Les sources muriatiques, surtout celles où l'on emploie l'eau mère des salines, telles que Kreuznach, Nauheim, Ischl, Lavey ; les eaux sulfureuses, spécialement Baréges, Luchon, Piétrapola ; quelques sources riches en iode : Challes, Wildeg, Heilbrunn, Iwoniez ; les bains de mer.

Anciennes fièvres intermittentes. — Bourbonne, Cransac, la Bourboule, Encausse, Orezza.

5º MALADIES CHIRURGICALES. *Plaies d'armes à feu, nécroses, caries, trajets fistuleux.* — Baréges, Bourbonne, Bourbon-l'Archambault, Bagnoles, Balaruc, Saint-Amand, Guagno, Aix en Savoie, Aix-la-Chapelle, Wiesbaden, Tœplitz, Gurgitello, en bains et en douches ; les bains de mer.

Entorses, fausses enkyloses, suites de contusions et de fractures. — Les mêmes sources que les précédentes, les bains de boue, et, en général, toutes les eaux thermales fortement minéralisées. (Dr C. JAMES, *Guide aux Eaux.*)

Échalotte (*Allium ascalonicum*). C'est une variété d'ail que l'on emploie dans les préparations culinaires. La saveur piquante de ce condiment excite l'appétit et la soif ; elle relève le goût des aliments.

Il faut user modérément de l'échalotte parce

qu'elle est assez stimulante ; elle ne convient pas aux estomacs irritables ; les personnes en état de convalescence doivent s'en abstenir. — Voy. *Ail*.

Il y en a plusieurs variétés, entre autres : la *grosse échalotte*, *d'Alençon* et *celle de Jersey*. — Voy. *Stimulant*.

Echassiers (*Grallæ*, *grallatores*). On donne ce nom à un ordre d'oiseaux dont les tarses très-longs sont dégarnis de plumes jusqu'à la jambe et dont les doigts externes sont réunis à la base, ce qui leur permet de marcher à gué sur le bord des eaux ou dans les ruisseaux et les marais pour y chercher leur nourriture.

Ils ont le cou et le bec allongés ; ceux dont le bec est très-fort, vivent de poissons et de reptiles ; ceux qui l'ont faible se contentent de vers et d'insectes, de graines et d'herbages. Quelques-uns se contentent de graines et d'herbages, et vivent alors éloignés des eaux. A cet ordre appartiennent les autruches, les pluviers, les cigognes, les bécasses, les poules d'eau, etc., etc.

Echaudés. Ce sont des petits gâteaux non sucrés que l'on fait avec de la farine, des œufs, du beurre, du sel, de la levure de bière. Avant de les mettre au four on les met un certain temps dans l'eau bouillante, puis on les plonge dans l'eau froide ; c'est probablement à cette particularité que cette pâtisserie doit son nom.

Cette pâtisserie légère se digère bien et se donne aux convalescents et quelquefois même aux malades. *Dessert*.

Echauffant, te (*Calefaciens*). Ce mot désigne tout ce qui augmente la chaleur animale et excite l'action organique des différents systèmes de l'économie. Il y a, par conséquent, des aliments échauffants et des médicaments échauffants.

Echinée. L'échinée s'obtient en détachant d'abord le filet et le rognon du porc, et en divisant le restant en parties égales ; on découpe chaque côte à laquelle il doit adhérer de la chair. — Voy. *Cochon*, *Porc frais*, *Rôt*.

Ecrevisse (*Astacus*), Genre d'animaux de la grande division des articulés, de l'ordre des crustacés, de la section des décapodes macroures et de la famille des astaciens. Ce genre, ainsi que nous l'avons dit ailleurs, comprend les *écrevisses proprement dites*, les *homards*, les *langoustes*, les *pagures* ou *hermites*, les *crevettes*, etc. C'est l'écrevisse proprement dite ou commune, *astacus fluviatilis*, qui est le type de ce genre ; c'est de cette espèce seulement que nous nous occuperons ici.

Les écrevisses se prennent dans les rivières et les ruisseaux ; les plus belles que l'on mange à Paris viennent de Strasbourg ou des environs de Bar-le-Duc ; celles de Normandie, quoique fort bonnes, ne sont jamais aussi grosses que les premières. *Entremets*.

L'écrevisse est sans contredit le plus utile, le plus agréable et le meilleur de tous les crustacés que notre sensualité va chercher au fond des mers, des fleuves, des lacs et des ruisseaux pour les introduire sur nos tables.

Plus délicate que le homard, plus parfumée que la salicoque elle a une saveur qui lui est particulière et plaît à tous les goûts.

L'écrevisse est d'une grande ressource en cuisine ; non-seulement on sert les belles, cuites au court-bouillon, ou mieux encore au vin de Champagne, à l'entremets, où elles forment un des plus beaux buissons ardents qui puissent parer une table, et que l'on ne peut mieux comparer qu'au buisson ardent de Moïse ; non-seulement les moyennes sont introduites avec succès dans toutes les garnitures de pâtés chauds, de vol-au-vent, de têtes de veau, de matelottes, de fricassées de poulet et de mille entrées dont elles servent à diversifier le coup d'œil et à relever le goût ; mais encore celles qui sont d'une dimension plus petite servent à faire des purées, d'excellents coulis, en les faisant passer, du mortier ou on les pile, dans l'étamine. Ces coulis apportent aux mets une saveur incomparable. — Voy. *Coulis*.

Il est d'usage de servir les écrevisses en buisson à l'entremets et longtemps avant le moment où on doit les manger ; cette pratique est contraire à toutes les règles d'une saine cuisine ; les écrevisses ainsi disposées se refroidissent, deviennent lourdes et indigestes, surtout s'il est entré du beurre dans leur préparation. Nous admettons qu'on dresse un magnifique buisson d'écrevisses pour satisfaire les yeux et réveiller l'imagination par la vivacité de leur couleur animée encore par la gaieté du persil qui les entoure, mais ces écrevisses préparées pour la décoration doivent être mises de côté pour être réchauffées le lendemain dans le court-bouillou et servies chaudes. Celles que l'on doit manger dans un dîner qui se respecte, doivent être gardées dans le court-bouillon d'où l'on ne doit les sortir brûlantes que pour les servir aux heureux convives dont ces excellents crustacés vont charmer le palais.

On apprête les écrevisses de différentes façons, à l'anglaise, à la gasconne, à la crème ; nous laisserons de côté ces excentricités en nous contentant d'indiquer la meilleure manière qui est celle au *court-bouillon*. On choisit de belles écrevisses, en ayant soin, si l'on n'emploie pas la totalité le même jour, de laisser celles que l'on veut réserver dans un baquet, que l'on se garde de couvrir et dans lequel on met seulement quelques centimètres d'eau pour que les écrevisses puissent respirer et absorber autant d'air que d'eau ; on y ajoute quelques herbes fraîches, si l'on en a sous la main ; on lave les écrevisses à plusieurs eaux et on les vide en tirant un petit boyau noir et amer qui se trouve dans la longueur de la queue.

On les met dans un court-bouillon composé de bon vin blanc (le vin rouge a l'inconvénient de noircir les écrevisses), ou de moitié eau et moitié vinaigre, de thym, laurier, persil, ail, poivre, sel, muscade, oignons, carottes coupées en rouelle, etc.; quand ce court-bouillon a bouilli pendant une demi-heure, on y jette les écrevisses en ayant soin que le court-bouillon les recouvre entièrement; au bout de 7 ou 8 minutes, ôtez du feu et laissez refroidir. Prenez les écrevisses avec soin, posez-les dans une terrine, et versez sur les écrevisses le court-bouillon passé au tamis; égouttez quand vous voulez les servir, et placez-les sur une serviette blanche couverte d'un lit de persil dont les branches sont relevées en pyramide; dressez vos écrevisses sur cet appui en ayant soin de mettre toujours les têtes en haut.

Il faut garder le court-bouillon pour réchauffer les écrevisses le lendemain ; ce court-bouillon réchauffé n'en est que meilleur.

Les écrevisses sont stimulantes et passent pour être aphrodisiaques; elles ne conviennent ni aux estomacs faibles, ni aux malades, ni aux convalescents. — Voy. *Court-bouillon.*

Les écrevisses de Strasbourg sont renommées.

Écrevisses (COQUILLES DE QUEUES D'). L'illustre M. Banet, de Montpellier, a inventé une *Entrée* qu'il compose d'écrevisses de Vaucluse, il en fait aussi de succulentes croquettes.

Ecueil (Vin de). Champagne (Marne). Rouge ordinaire ; 11 à 12 degrés d'alcool.

Édulcoration (*Edulcoratio*). Adoucir, rendre doux. Ce mot désigne l'addition de sucre ou de sirop à des préparations destinées à flatter notre goût. Ces préparations prédisposent aux indigestions, en ce qu'elles déterminent la fermentation et le développement de gaz dans les intestins. Il ne faut donc pas abuser des préparations sucrées, car elles sont la source de maladies graves.

Églantier. Nom vulgaire du rosier sauvage. Les fruits de l'églantier-hérisson sont très-gros ; on les mange crus et on en fait des conserves très estimées. Ces fruits sont astringents. — Voy. *ce mot.*

Egle fin ou **Egre fin** (*Gadus œglefinus*). Nom d'une espèce du genre morue. — Voy. *Morue.*

Poisson des mers du nord. Il est long de 50 centimètres environ. Il a quelque rapport avec le cabillaud, mais il en diffère par des yeux plus grands et plus à fleur de tête, par une raie le long de chaque côté du corps et par un bec plus pointu. Les écailles sont fines et la peau d'un bleu ardoisé. On l'apprête comme le cabillaud. *Entrée.*

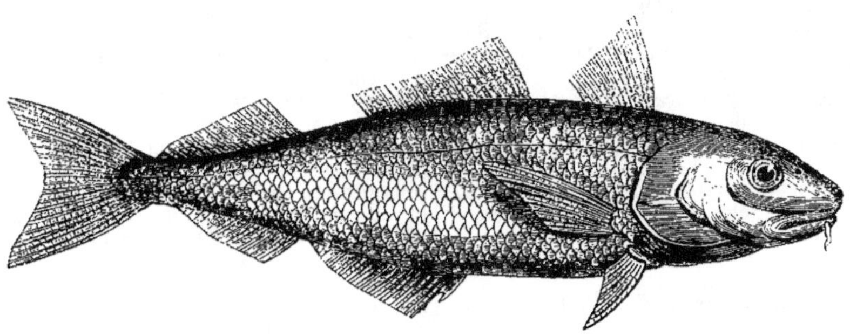

Elan (*Cervus alces*). Quadrupède mammifère de l'ordre des ruminants et de la famille des cerfs. Il habite les contrées nord de l'Europe et de l'Amérique. C'est le plus grand des cerfs connus. Sa chair passe pour être nourrissante et légère; on fait avec son bois une gelée analogue à la gelée de corne de cerf.

Éléphant (*Elephas*). Quadrupède mammifère de l'ordre des pachydermes et de la famille des proboscidiens, dont il est le genre unique. Il existe deux espèces d'éléphants, l'une d'Asie, l'autre d'Afrique. Les habitants de ces deux contrées mangent la chair de cet animal ; cette chair est, à ce qu'il paraît, un bon aliment. Leurs défenses nous donnent l'*ivoire.*

Éléphantusie (*Elephantusia macrocarpa*). Arbrisseau fort élégant dont les fruits très-gros, et en forme de tête, contiennent une liqueur rafraîchissante qui, d'abord limpide, puis laiteuse, finit par acquérir la dureté de l'ivoire. Ce genre croît sur les bords du fleuve de la Madeleine et dans les forêts du Pérou.

Éleusine (*Eleusina*). Plante de la famille des graminées et de la triandrie digynie. L'éleusine, qui croît dans les Indes orientales, donne des graines globuleuses, un peu plus grosses que celles du millet, qui sont d'une grande ressource dans le pays quand le riz vient à y manquer; mêmes propriétés alimentaires que le riz.

Élixir (*Elixir*). On donne ce nom à différentes liqueurs, médicamenteuses ou autres, qui sont composées de substances tenues en dissolution dans l'alcool. Les élixirs sont de véritables teintures alcooliques.

Élixir DE GARUS. Liqueur faite de 2 parties d'aloès succotrin, 1 de myrrhe, 2 de safran, 1 de cannelle, 1 de girofle, 1 de noix muscade, 32 de fleurs d'oranger et 500 d'alcool.

Tonique, stimulante, aphrodisiaque, cette liqueur ne doit être prise qu'en dose modérée ; elle peut néanmoins trouver un emploi utile chez les chlorotiques, les anémiques, etc., mais le médecin seul peut être un juge compétent des circonstances où il convient d'en faire usage.

Embeli (*Embelia indica*). Genre de la pentandrie monogynie et de la famille des myrsinacées, tribu des ardisiées de Jussieu. Cet arbre croît aux Indes orientales ; ses fruits ressemblent aux baies de groseilliers ; on en fait dans le pays une confiture qui ressemble beaucoup à notre gelée de groseilles tant par ses qualités que par ses propriétés.

Émincés. On donne ce nom à des tranches de viandes rôties que l'on coupe très-minces et dont on fait un ragoût. On sert les émincés de mouton sur de la chicorée à la crème ; ceux de chevreuil sur une purée de champignons ; ceux de filet de bœuf se mangent à la sauce piquante.

On donne encore ce nom à des tranches de bœuf ou de veau que l'on emploie pour garnir des braises.

Les émincés de bouilli se nomment des *mirotons*.

Tous ces émincés sont plus ou moins indigestes et ne doivent être consommés que par des personnes en bonne santé et dont l'estomac est robuste.—Voy. *Miroton*.

Emménagogues (*Emmenagoga*). Substances auxquelles ou attribue la propriété de favoriser l'écoulement des menstrues.

Emollient (*Emolliens*). On donne le nom d'émollients à des substances qui ont la propriété de détendre, ramollir, relâcher les parties enflammées ou trop tendues. Les émollients s'emploient à l'intérieur et à l'extérieur : tels sont l'eau de gomme, le bouillon de veau, la décoction de graines de lin, les huiles grasses, fraîches, les cataplasmes de mie de pain, de riz, de feuilles de mauves, etc.

Empoisonnement (*Veneficium*). On nomme ainsi l'action produite sur l'organisme, soit par l'introduction de substances délétères dans le canal digestif ou dans les voies circulatoires, soit par l'application de ces mêmes substances délétères sur les tissus lamineux, séreux, muqueux, etc. Les trois règnes de la nature fournissent les nombreuses substances toxiques qui peuvent déterminer les empoisonnements. Les symptômes caractéristiques de l'empoisonnement varient suivant la nature du toxique absorbé ; il en est de même pour le mode de traitement. L'empoisonnement peut être aigu ou lent. On appelle *antidotes* ou *contrepoisons* les diverses matières que l'on emploie pour neutraliser l'effet de l'intoxication.—Voy. *Champignons*.

Ems (Duché de Nassau). Ce sont des eaux alcalines qui offrent quelque analogie avec celles de Vichy, et qu'elles peuvent remplacer quand celles-ci sont trop actives. Bues le matin à la dose d'un ou deux verres, elles sont très-utiles dans les irritations chroniques du larynx, des bronches et de la poitrine. Quelques malades en boivent aux repas. (Dr C. James, *Guide aux eaux*.)

Emulsion (*Emulsio*). On donne ce nom à une préparation liquide qui est composée d'une huile fixe divisée et tenue en suspension dans l'eau au moyen d'un mucilage. Ainsi le lait d'amandes est une émulsion, etc.

Endive (*Endivia*). C'est un des noms de la chicorée.

Enervation (*Enervatio*). On donne ce nom à un état de débilitation, de faiblesse qui résulte principalement de l'abus de plaisirs des sens. Les travaux intellectuels, de grands chagrins déterminent souvent aussi cet état, qui est à proprement parler l'usure de l'innervation.

Enghien (Seine). L'eau d'Enghien est une eau sulfureuse qu'on emploie dans les mêmes cas que les Eaux-Bonnes. Utile dans les affections catarrhales de la poitrine, l'eau d'Enghien, à cause des sels de chaux qu'elle contient, est quelquefois difficilement supportée par l'estomac. (Dr C. James, *Guide aux eaux*.)

Enothère bisannuelle (*Œnothera biennis*). C'est l'*onagre, herbe aux ânes, jambon des jardiniers*. Ses racines ont une saveur douce et agréable et souvent entrent dans les ragoûts. Comme variété, on les arrache à la fin d'octobre en coupant les feuilles en rosette et laissant celles du cœur. Elles se conservent jusqu'à la fin de mars et deviennent dures quand elles végètent.

Enseté (*Musa ensete*). Plante qui fait partie du genre bananier. On en fait bouillir la tige quand elle est jeune et on la mange ; c'est presque le seul aliment des Gallas. Le goût de cette plante, que l'on accommode avec du lait ou du beurre, est celui du pain de froment tendre ; cet aliment est sain, nourrissant et se digère bien.

Entre-Côte. L'entre-côte est une partie du bœuf placée au-dessus des côtes couvertes, et qui se sert rôtie.

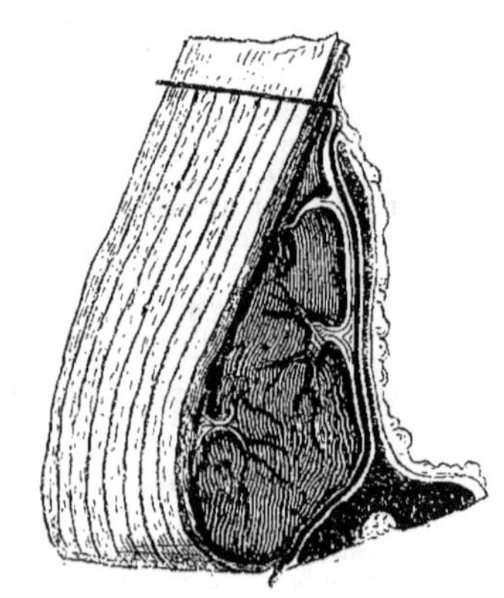

Après avoir détaché la chair de l'os, ainsi que l'indique le trait noir, on la coupe par tranches que l'on peut diviser ensuite. *Rôti.* —Voy. *Bœuf.*

Entrée. On appelle ainsi les mets, presque toujours chauds, que l'on sert, soit en même temps que les potages, soit immédiatement après.

On les divise en entrées ordinaires, grosses entrées, ou entrées de broche.

Elles se servent dans de grands plats ovales ou dans des terrines. C'est ordinairement, *en gras*, une longe de veau farcie à la crème et panée, ou un quartier de chevreuil piqué d'anchois avec une sauce au fumet, ou une tête de veau à la financière, ou un aloyau rôti à l'anglaise avec une sauce piquante, ou une moitié de mouton avec des haricots blancs. *En maigre*, un beau turbot, un saumon frais, un esturgeon, une carpe du Rhin, une alose de Seine, mais toujours avec une sauce ou une garniture, ce qui les distingue des rôtis.

Les grosses entrées sont moins délicates, et il faut que ce soit une belle pièce de résistance, comme un énorme dindon bien bourré de marrons, ou de belles truffes et de chair à saucisses.

Les entrées ordinaires s'élèvent de quatre à douze, selon le nombre des convives.

La cuisine française en compte plus de six cents, et l'on en invente chaque jour. On les divise en entrées naturelles, masquées, grasses, maigres, de boucherie ou de basse-cour, d'issues, de forêts, de plaine, de volière, de marais.

Chaque entrée doit être mangée à son point, et le maître de la maison doit veiller attentivement à ce que les exigences du service n'amènent point de refroidissements compromettant pour ces plats délicats.

Entremets. On désigne, par ce mot, les différentes préparations culinaires que l'on sert avec le rôti, avant le dessert. Tels sont, les légumes, les crèmes, quelques espèces de pâtisserie, quelques ragoûts, etc.

Les entremets sont les intermédiaires entre le rôti et le dessert. Il se composent de presque tous les légumes destinés à paraître sur nos tables, tant frais que conservés, des œufs accommodés de toutes les manières, des crèmes de toute espèce et d'une multitude de pâtisseries; on voit que le nombre en est infini.

La friture qui fait partie des entremets, soit qu'elle recouvre les légumes, soit qu'elle entoure des fruits, soit qu'elle masque des crèmes, offre de grandes difficultés. Il faut qu'elle soit d'une belle couleur, d'un bon goût, ferme et croquante, ce qu'on n'obtient qu'à l'aide d'une excellente pâte, et, par suite, d'un degré de chaleur dans la poêle, qu'il n'est pas toujours facile de terminer rigoureusement. Il y a des légumes et des fruits plus aqueux que d'autres, qui, par consé-

quent, font relâcher plus ou moins la friture et exigent nécessairement une pâte moins coulante et un degré de chaleur plus fort.

Les crèmes, les omelettes soufflées, les mets dont les œufs font la base, et en général tous les entremets sucrés demandent les soins d'un cuisinier habile; le petit-four est encore une des parties les plus brillantes et les plus difficiles des entremets. On trouve à se pourvoir de petits-fours; l'essentiel est de mettre la main sur le bon marchand et de les exiger fraîchement faits.—Voy. *Petit-four, Vins.*

Épaule DE MOUTON. On découpe l'épaule de mouton comme le gigot, en tenant l'os de la main gauche et en coupant par tranches minces la partie appelée noix, en commençant par le n° 1; on retourne ensuite la pièce et on découpe la sous-noix de la même manière. *Rôt.* — Voy. *Mouton.*

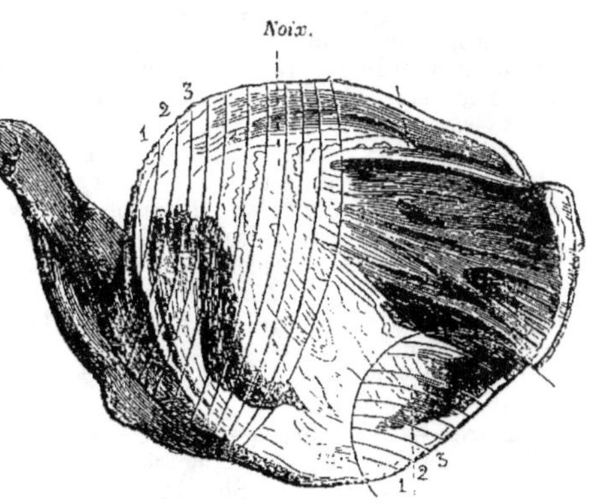

Epeautre (*Triticum spelta*). Variété de froment qui donne une farine très-légère et d'un goût excellent. On fait avec l'épeautre un pain nourrissant et de facile digestion. On en fait aussi des potages très-substantiels, se digérant bien et convenant aux individus qui sont dans l'état de marasme.

Eperlan (*Osmerus, Salmo eperlanus*, L.). Genre de l'ordre des malacoptérygiens abdominaux et de la famille des saumons. L'éperlan (*osmerus eperlanus*) est la seule espèce de ce genre: il a environ un décimètre de longueur; il se tient dans la mer, à l'embouchure des fleuves. Il remonte, au printemps, les rivières afin d'y déposer ses œufs. On en pêche beaucoup à l'embouchure de la Seine et de l'Escaut. On en apporte sur les marchés d'Allemagne, d'Angleterre et de Suède, des quantités considérables. Ce joli petit poisson, remarquable par ses couleurs nacrées, sa transparence et les reflets irisés qui forment ses nuances, répand une odeur analogue à celle de la violette. Sa chair est tendre, de saveur agréable et se digère facilement, à moins d'excès. Elle est peu nourrissante; mais elle convient à tous les âges, à presque tous les tempéraments et aux personnes en convalescence. Ce poisson estimé se pêche au printemps. On le mange le plus souvent frit (*entremets*); cependant on peut l'accommoder au court-bouillon, en matelotte normande, au gratin, au fenouil, etc. *Entrée*.

Epernay (Vin d'), Champagne (Marne) : blanc, 2ᵉ classe, 12 à 13 degrés; et rouge, 3ᵉ classe, 11 à 12 degrés; de 3 fr. 50 c. à 4 fr. la bouteille. — Voy. *Aï*.

Epices. On donne ce nom à certaines substances aromatiques, telles que le poivre, la muscade, le girofle, le macis, le gingembre et le piment. Ces substances servent principalement à relever le goût des viandes, elles sont stimulantes; prises en trop grande quantité peuvent déterminer des inflammations intestinales.

Epinard (*Spinacia*). Genre de la diœcie pentandrie et de la famille des atriplicées. L'épinard de nos jardins (*spinacia oleracea*) est originaire de Perse; il n'y a guère que deux cents ans environ qu'on la cultive en Europe. On en mange les feuilles accommodées de différentes manières; l'épinard est un aliment sain, agréable, de facile digestion, mais peu nourrissant; il est légèrement laxatif. On le prescrit souvent aux convalescents.

Il y en a plusieurs variétés : l'ordinaire, celui de Hollande, d'Angleterre, de Flandre, d'Esquermes et de Gaudry.

Les feuilles des plantes suivantes peuvent se manger en épinards :

Alliaire, — Ansérine, — Baselle, — Claytonie, — Cardamine, — Tétragone étalée, — Raisin d'Amérique, — Poirée blanche, — Pavot, — Oseille, — Ortie dioïque, — Moutarde des champs, — Morelle noire, — Laiteron, — Glaciale, — Ficaire, — Amaranthe de Chine, etc. — Voy. *ces mots*.

Les épinards tiennent, en ce genre, le premier rang, par la facilité qu'on a de s'en procurer de frais pendant huit ou neuf mois de l'année. Quoique ce légume soit fort commun, il n'en est pas moins le désespoir de l'avarice et celui de l'art, parce que son apprêt est aussi dispendieux que difficile, surtout lorsqu'il s'agit de le faire paraître dans toute sa gloire. L'épinard vaut peu par lui-même; c'est une cire vierge, susceptible de recevoir toutes les impressions; mais entre les mains d'un homme habile, il peut acquérir une grande valeur. Tel plat d'épinard a fait, à lui seul, la réputation d'un cuisinier.

L'épinard, le plus sain des légumes, et qui convient à tous les estomacs, s'accommode au jus, au beurre, à la crème, au coulis; on en fait des potages, des tourtes, des rissoles, des crèmes, etc. Il sert d'accompagnement à plus d'un mets distingué. C'est, après l'oseille, le matelas le plus ordinaire des fricandeaux; c'est toujours celui des langues à l'écarlate et des tranches de bœuf fumé de Hambourg.

Enfin il est la ressource de la table du pauvre comme la gloire de celle du riche : tout dépend des mains par lesquelles il passe.

Epinards A LA MAITRE-D'HOTEL. — Faites les cuire à l'eau bouillante; jetez-les ensuite dans l'eau froide, pressez-les, égouttez-les et les hachez grossièrement; mettez-les dans une casserole et faites-les chauffer au bain-marie, assaisonnez de sel, gros poivre et muscade râpée; quand ils sont bien chauds, ajoutez un bon morceau de beurre et remuez jusqu'à ce qu'ils soient bien mêlés avec le reste. *Entremets*.

Epinards AU JUS. Vos épinards étant tout préparés, mettez-les dans une casserole avec de la muscade, du gros poivre, un bon morceau de beurre; ajoutez ensuite, en quantité suffisante, du blond de veau ou du jus de fricandeau réduit en glace, et au moment de les servir, mettez dedans un peu de beurre frais. Garnissez de croûtons frits. *Entremets*.

Epinards AU SUCRE. Faites cuire vos épinards avec un bon morceau de beurre; ajoutez un peu de sel, sucre, un peu d'écorce de citron, quelques macarons pilés et servez cet entremets avec une garniture de biscuits à la cuiller. *Entremets*.

Epinards A L'ANCIENNE MODE. Mettez les épinards dans une casserole avec beurre, sel et muscade râpée; ajoutez un peu de beurre manié de farine, du sucre et de la crème, et garnissez vos épinards avec des tranches de biscuit. *Entremets*.

On prépare encore les épinards à l'anglaise, on en fait des crèmes et des rissolles; enfin on en fait des teintures pour la cuisine et pour l'office.

Epinard-Fraise. C'est le nom vulgaire que l'on donne à la blette (*blitum capitatum*).

Epine A CERISE. — Voy. *Jujubier*.

Epine-Ardente. C'est le nom que l'on donne à une variété de néflier (*mespilus pyracantha*). — Voy. *Néflier*.

Epine-de-Bouc. Nom vulgaire de l'astragale qui fournit la gomme adragant.

Epine-d'Hiver. Variété de poire. Ce fruit est tendre et délicat. Il n'entre dans aucune préparation culinaire; on ne le mange que cru.

Epine-d'Eté. Autre variété de poire.

Epine-Rose. C'est une variété de poire qui mûrit en été.

Epine-Vinette (*Berberis vulgaris*). Arbrisseau de la famille des berbéridées et de l'hexandrie monogynie. L'épine-vinette donne des petits fruits d'abord verts, puis d'un rouge corail, d'un goût agréable, quoique très-acide. On en fait des conserves au vinaigre lorsqu'ils sont encore verts. Mûrs, on en fait des conserves au sucre, des sirops, des gelées, des marmelades. Le fruit du vinetier, en raison même de son acidité, ne convient pas à tous les estomacs; il est rafraîchissant, mais il ne faut pas en manger avec excès. *Dessert*.

On en fait d'excellentes confitures à Bar-sur-Aube.

Épineuil (Vin d'), Bourgogne (Yonne) : rouge, 3ᵉ classe, 11 à 12 degrés. Les 136 litres, 1846-48, coûtent 250 fr.; 1849-51, 200 fr., 1 fr. à 1 fr. 50 c. la bouteille (novembre 1854).

Épinoche (*Gasterosteus oculeatus*). Genre de poissons osseux de l'ordre des acanthoptérygiens et de la famille des scombéroïdes. L'épinoche ou épinochette est le plus petit de nos poissons d'eau douce; sa chair est peu estimée.

Époisse (Fromage d'), Côte-d'Or. La présure avec laquelle on fait cailler le lait, contient de l'eau-de-vie, du poivre et des herbes aromatiques qui donnent à ce fromage une saveur particulière; ceux que nous mangeons à Paris sont salés et affinés; ils ont quelque analogie avec les fromages de Langres. La pâte en est grasse et savoureuse. Ils se font de forme ronde ou carrée. *Dessert*.

Épuisement (*Vires exhaustæ*). Perte progressive des forces, produite ou par une fatigue excessive, ou par des évacuations considérables ou encore par la privation des aliments.

Il ne faut pas confondre l'épuisement avec l'abattement, l'accablement, l'affaissement, la langueur, avec lesquels il diffère complétement.

Érable (*Acer*). Grand arbre de la famille des acérinées et de la polygamie monœcie. Il est originaire du nord des États-Unis d'Amérique et du Canada. Plusieurs érables de l'Amérique fournissent, par la perforation de leur écorce et de leur aubier, un liquide qui se convertit en sucre par l'évaporation. L'érable à sucre (*acer saccharinum*) est d'une grande ressource et d'une grande importance dans certaines contrées de l'Amérique. Le sucre fourni par sa séve, et qui a les mêmes propriétés que le sucre de canne, sert à édulcorer le thé, le café, etc. Il y a encore, parmi les érables, le sycomore (*acer pseudoplatanus*), dont la séve fournit également du sucre analogue à celui que fournit l'érable à sucre.

Ergot DE SEIGLE. — Voy. *Seigle ergoté*.

Ermitage (Vin de l'), Côte du Rhône : rouge, les 270 litres, 1846-48, coûtent 500 fr.; 1849-51, 450 fr., 2 fr. 50 c. à 4 fr. la bouteille (novembre 1854); le blanc contient 17 à 18 degrés, et le rouge 12 à 13 degrés.

Ernolsheim (Vins d'), Alsace (Bas-Rhin) : blanc sec, 3ᵉ classe, 13 à 14 degrés.

Ervy (Fromages d'). Ils se fabriquent aux environs de Troyes et sont préférés, par quelques personnes, à d'autres qui se fabriquent dans le même département. Ils se mangent affinés et ont la forme d'un disque de 14 cent. de diamètre sur 4 cent. d'épaisseur. Ils se vendent 90 c. ou 1 fr. *Dessert*.

Escargot (*Limax helix*). Genre de mollusques testacés, appartenant à la classe des gastéropodes et à l'ordre des adélobranches. Les *hélices* ou *escargots*, appelés vulgairement *colimaçons*, sont des mollusques terrestres, à coquilles univalve et globuleuse. Il y en a de différentes grosseurs, de noirs et de blancs. Lorsqu'on veut en faire usage, on choisit, ou les grands escargots de vigne (*helix pomatia*) ou ceux qui se nourrissent de plantes aromatiques. On en fait des bouillons assez salutaires dans les maladies de poitrine; on les mange en fricassée de poulet, etc. C'est un aliment fort recherché dans certains endroits; il est nourrissant, adoucissant, calmant; cependant on ne le digère pas toujours facilement. *Entrée*.

Escargoule. Nom que l'on donne à tous les champignons qui sont bons à manger.

On donne aussi ce nom à ceux que l'on recueille aux environs de Périgueux et à ceux de la Coulemelle.

Espadon (*Xiphias*). Genre de poissons de l'ordre des acanthoptérygiens et de la famille des scombéroïdes. Ces poissons tirent leur nom de la forme de leur museau qui est semblable à une lame d'épée; ils habitent les mers des deux Indes. Leur chair, quoique un peu huileuse, a une saveur délicate et agréable. La queue surtout est recherchée.

Espagnole. — Voy. *Sauces*.

Esprit-de-Vin (*Spiritus vini*). — Voy. *Alcool*.

Essence DE CAYENNE. Les personnes qui aiment les assaisonnements très-relevés, et dont l'estomac s'en accommode, ne peuvent mieux faire que de faire usage de cette sauce. On s'en sert à froid avec toute espèce de mets. 1 fr. 50 c. le flacon. — Voy. *Sauces anglaises*.

Essence DE JAMBON. On prend de petites tranches de jambon cru, on les bat bien, on les passe dans la casserole avec un peu de lard fondu, on les met sur un réchaud en les tournant avec addition de farine, pour faire prendre couleur; il faut alors ajouter du bon jus de veau, un bouquet de ciboule et de fines herbes, un clou de girofle, une gousse d'ail, des tranches de citron, des champignons et des truffes hachés, des croûtes de pain et un filet de vinaigre; après que cela est cuit, on passe à l'étamine et, sans faire bouillir davantage, on laisse reposer au frais. Cette essence remplace le jambon dans tous les ragoûts où il pourrait entrer, elle est excitante et échauffante; il faut en user modérément.

Essence DE NOIX. Cette sauce, qui a à peu près la couleur du rhum, est très-estimée pour accompagner le bœuf ou le mouton, sous quelque forme qu'on le serve.

On l'emploie chaude ou froide. 1 fr. 50 c. le flacon. — Voy. *Sauce anglaise*.

Estragon (*Artemisia dracunculus*). Plante aromatique du genre *armoise*, de la famille des corymbifères et de la syngénésie polygamie superflue. On emploie l'estragon comme assaisonnement dans différentes préparations de viandes, dans les salades, etc.; il entre dans la composition des vinaigres aromatiques et de différentes conserves au vinaigre. Elle donne aux rôtis une saveur particulière, et peut lutter avec la gousse d'ail pour améliorer le gigot. On fait une incision dans la souris et l'on y introduit la branche d'estragon. On peut arroser le gigot avec une autre branche. Cette plante, légèrement stimulante, facilite la digestion; elle ne convient pas aux tempéraments bilieux, aux natures irritables ni aux convalescents. — Voy. *Stimulant.*

Esturgeon (*Acipenser*). Poisson cartilagineux de la famille des sturioniens. Ce genre parvient toujours à de grandes dimensions. Les esturgeons remontent de la mer dans certaines rivières; leur chair est fort estimée; on fait de leurs œufs le *caviar*, mets très-recherché dans le Nord; leur vessie natatoire donne une colle de poisson supérieure à toutes les autres de même nature.

La chair de l'esturgeon est délicate et ferme; elle se rapproche beaucoup, pour la saveur, de celle du bœuf et du veau; cependant elle se digère difficilement et ne convient pas aux estomacs faibles ni aux personnes en convalescence.

La chair du mâle est préférée à celle de la femelle. L'esturgeon n'a ni écaille ni arête; son corps est cuirassé de plaques osseuses; ceux qui remontent les grands fleuves deviennent gras et d'une exquise délicatesse.

L'esturgeon, à cause de son haut prix et de sa rareté, ne passe guère dans son entier que sur des tables princières; alors on le sert à la broche, piqué d'anchois et d'anguilles, arrosé d'une marinade liée d'un bon coulis d'écrevisses. C'est un manger du plus grand luxe et le rôti du Vendredi-Saint; mais il est plus ordinaire de l'acheter par portions et de le servir en ragoût, soit aux croûtons, soit aux fines herbes, soit en fricandeau au gras, soit au haricots, aux navets, soit enfin froid à l'huile et au vinaigre. De toute manière c'est un manger des dieux, et, en cette qualité, le principe d'un grand nombre d'indigestions. — Voy. *Fricandeau*

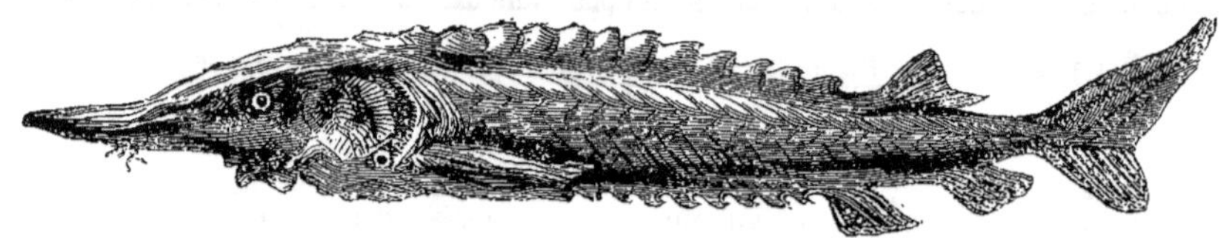

Esturgeon RÔTI. On prend pour cela soit un esturgeon moyen, soit un tronçon de gros esturgeon; on le pique de gros lard assaisonné; on le fait mariner avec du vin blanc, sel, gros poivre et épices; on le met ensuite à la broche; on l'arrose avec la marinade, et on le sert accompagné d'une sauce piquante. *Rôt.*

Esturgeon BRAISÉ. On pique un tronçon d'esturgeon, comme il est dit ci-dessus; on le met dans une braisière avec du lard râpé, des oignons coupés en tranches, des carottes et des panais émincés, sel, poivre, épices, bouquet garni et vin blanc; faites cuire à feu ardent; préparez une sauce piquante que vous mouillerez avec une partie du fond de cuisson et servez votre poisson. *Entrée.*

Esturgeon AU COURT-BOUILLON. Prenez un esturgeon de petite taille, et après l'avoir préparé convenablement mettez-le dans une poissonnière avec un bon court-bouillon de lard râpé, du sel, des aromates; faites cuire avec du feu dessous et dessus et arrosez constamment; lorsqu'il est cuit, égouttez-le et servez-le avec une sauce italienne, dans laquelle vous aurez fait réduire une petite quantité du court-bouillon, avec addition d'un bon morceau de beurre et d'un peu de poivre de Cayenne. *Relevé.*

Esturgeon AU FOUR. — Prenez un petit esturgeon; videz-le; dépouillez-le; fendez le ventre sans le séparer, et placez-le sur un plat avec addition d'une bouteille de vin blanc, jus de citron, un peu d'huile, des aromates pilés, sel et poivre; mettez-le au four; glacez-le; mettez dessus le fond de cuisson bien passé et servez avec de la sauce à l'huile à la provençale. *Relevé.*

Esturgeon EN FRICANDEAU. — Piquez avec du lard fin des tranches d'esturgeon; farinez et faites prendre couleur dans du lard fondu; mettez ensuite dans une casserole vos tranches ainsi préparées avec du blond de veau, truffes, champignons, fines herbes, et si la saison le permet, culs d'artichauts et pieds de céleri; dégraissez lorsque la cuisson est opérée, en ajoutant à la sauce un peu de verjus.

Lorsqu'on veut faire la sauce de l'esturgeon *à la royale*, on fait bouillir le fond de cuisson avec un demi-litre de bonne crème double. *Entrée.*

Esturgeon EN MATELOTTE. Passez au beurre des petits morceaux de mie de pain coupés en rond, et quand ils sont de belle couleur, faites-les égoutter; coupez par tranches minces un morceau d'esturgeon; mettez-les les unes à côté des autres, dans un plat avec sel, gros poivre et beurre; faites cuire pendant un quart d'heure, etc., ayant eu le soin de retourner les tranches de poisson; ôtez-les du plat et mettez-y un peu de farine; remuez un peu et ajoutez persil, ciboule et échalotte, le tout haché, et deux verres de vin rouge; faites bouillir, et, au bout d'un quart d'heure, remettez vos tranches d'esturgeon dans la sauce sans les faire bouillir ; semez le tout de câpres hachées ; placez vos croûtons sur le bord du plat en ayant soin de les arroser avec la sauce de l'esturgeon. *Entrée.*

Étiolement. En botanique, ce mot désigne un état des plantes qui, privées un certain temps du contact de la lumière, sont devenues blanches, fades et aqueuses.

En pathologie, ce mot a le même sens ; il exprime chez les individus la décoloration survenue sous l'influence de la privation du contact de la lumière.

Étretat. Ses huîtres sont renommées.

Eugénia (*Eugenia*). Genre de la famille des myrthes et de l'icosandrie monogynie. Il renferme des arbres et des arbrisseaux naturels aux deux Indes. Parmi les espèces, on distingue l'*eugenia malaccensis*, qui donne des fruits agréables au goût, succulents, rafraîchissants, de la grosseur d'une poire, et l'*eugenia jambos*, dont les fruits moins gros, plus arrondis et moins estimés que les précédents, servent néanmoins à faire des confitures.

Évian (Savoie). Ce sont des eaux froides, très-légèrement alcalines. Elles jouissent d'une remarquable efficacité contre les gastralgies, alors que les eaux gazeuses seraient trop excitantes ; comme elles n'ont aucune saveur, on en fait facilement usage aux repas. La dose est d'une bouteille par jour. (Dr C. James, *Guide aux eaux.*)

Excipient se dit des liquides ou autres substances propres à dissoudre, à incorporer certains médicaments : l'eau, les confections, les électuaires sont très-souvent employés comme excipients.

Excitants (*Excitantia*), synonyme de *stimulants.* — Voy. ce mot.

Excrétion (*Excretio*). Action par laquelle les matières inutiles ou nuisibles à l'économie sont rejetées au dehors naturellement.

Exocets ou **Poissons** volants. Genre de poissons de la famille des ésoces et de l'ordre des malacoptérygiens abdominaux. Ces poissons, dont les nageoires pectorales sont très-développées, s'élancent hors de l'eau et sont soutenus quelques instants en l'air par ces mêmes nageoires, ce qui leur donne l'air de voler. On les trouve dans presque toutes les mers des régions chaudes et tempérées ; leur chair agréable sert souvent dans les voyages de long cours ; leurs œufs, extrêmement âcres, corrodent, dit-on, l'intérieur de la bouche et la langue.

Exotique (*Exoticus*). On nomme ainsi tout ce qui vient des pays étrangers. Il y a des plantes exotiques, des médicaments exotiques, des mets et productions culinaires exotiques, etc.

Extrait (*Extractum*). On donne ce nom aux produits, mous ou secs, de l'évaporation d'un liquide, obtenus, soit par une simple expression des végétaux, soit en traitant des matières végétales ou animales par l'eau ou l'alcool.

Il y a des *extraits gélatineux* qui sont formés spécialement de gélatine, comme les tablettes de bouillon ; des *extraits gommeux* composés de gomme ou de mucilage, comme la gomme adragant ; des *extraits de fruits*, de *plantes*, etc., etc.

Fagarier (*Fagara*). Arbres et arbrisseaux exotiques de la famille des térébinthacées et de la tétrandrie monogynie. Parmi les espèces de ce genre, on distingue le *fagarier poivré* (*fagara piperita* de Linné), arbrisseau du Japon, dont les capsules, les feuilles et l'écorce ont un goût de poivre aromatique et brûlant. Dans le pays, on les emploie comme assaisonnement des aliments. Les propriétés du fagarier poivré sont les mêmes que celles du poivre.

Faible (*Debilis*). Ce mot signifie manquer de force. Il s'applique aux individus ; à certaines fonctions, comme la digestion, la vue, etc.; aux organes de la locomotion, de la circulation, etc.

Faiblesse (*Debilitas*), absence de forces. Cet état peut être général, c'est-à-dire porter sur tout l'organisme, ou n'être que partiel, c'est-à-dire n'affecter que certains organes.

Faim (*Fames*), besoin impérieux d'aliments qui disparaît par la satisfaction qu'on lui donne. La faim est un sentiment pénible qui n'est pas toujours précédé de l'appétit ; l'appétit s'exalte quelquefois lorsqu'on le satisfait, d'où naît le proverbe : *L'appétit vient en mangeant.* La faim au contraire se satisfait pleinement, et souvent même, en mangeant peu, ce qui fait dire à beaucoup de personnes : *J'avais trop faim, j'ai peu mangé,* paroles qui ne sont pas la preuve d'une abstention rationnelle, mais bien d'une impuissance de manger davantage.

Faine, fruit du hêtre. On retire de ce fruit par expression une huile douce et semblable à celle de la noisette ; il fournit aussi une farine qui sert quelquefois à faire du pain.

Les faines se mangent aussi grillées, à la manière des châtaignes, mais elles sont de difficile digestion et ne conviennent qu'aux estomacs robustes.

En Suède, on les fait griller et on les emploie en guise de café.

Faisan (*Phasianus*). Genre d'oiseaux de l'ordre des gallinacés. Ce genre renferme le *coq ordinaire* et la *poule*, sa femelle ; les *faisans proprement dits*, dont les plus belles espèces sont le *faisan doré de la Chine*, l'*argus* et une foule de variétés. Ces différents animaux sont fort utiles, tant par les ressources que l'on tire de leur chair que par celles que fournissent leurs œufs. En effet, ces deux éléments de nutrition sont aussi bienfaisants que nécessaires à l'homme.

La chair du *faisan proprement dit* est délicate, nourrissante, légèrement stimulante, agréable et de facile digestion ; prise modérément, elle convient aux personnes faibles et aux convalescents qui ont besoin d'être reconfortés.

On mange le faisan rôti, cuit à la braise, en

filets sautés, en escalopes, en salmis, etc.; il entre encore dans la composition des pâtés froids de gibier.

La chair du mâle est préférée à celle de la femelle; celle du faisandeau ou jeune faisan est encore plus délicate. Cet oiseau a pour lui le préjugé, mais, à vrai dire, il s'efface singulièrement devant un poulet à la reine ou un chapon du Mans.

L'étymologie du mot *faisander* annonce assez que le faisan doit être attendu longtemps; comme il est naturellement un peu coriace, c'est de sa longue attente que résulte la succulence et la tendreté de sa chair; on le suspend par la queue et on le mange quand il s'en détache; sans respecter cette excentricité, il faut attendre cependant que le faisan soit arrivé à son point; on le plume alors; on le vide

et l'on coupe la tête, les ailes et la queue en plume pour en entourer l'oiseau quand on le met sur la table; on l'enveloppe d'un fort papier beurré, et on le met à la broche, où il doit rester quarante-cinq minutes devant un bon feu, trente-cinq minutes si l'on emploie la cuisinière, et trente minutes si l'on se sert de la coquille et de la cuisinière; pendant qu'il est à la broche, on l'arrose avec du beurre mêlé d'une cuillerée de vin de Madère; on met dans la lèchefrite huit ou dix rondelles de mie de pain beurrées et grillées, et l'on sert avec des tranches de citron. *Rôt.*

Le faisan se sert sur le dos, la tête avec les plumes du col, les ailes et la queue se rapportent avant de servir; on le découpe comme la poularde et les morceaux se servent dans le même ordre.

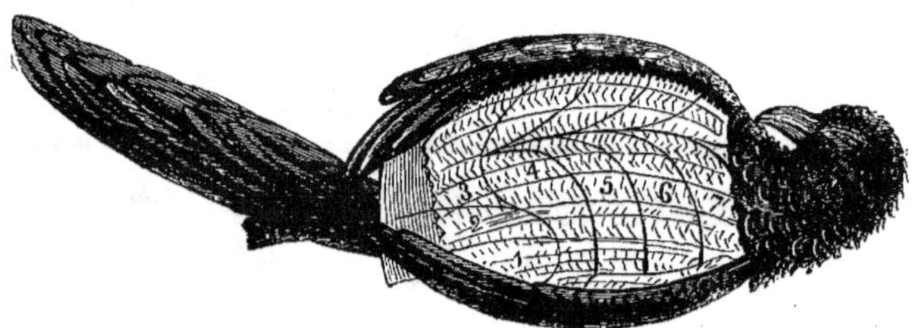

Brillat-Savarin a écrit une bonne page sur le faisan, et il recommande la manière suivante de le faire rôtir :

Quand le faisan est arrivé à ce point que la couleur du ventre et l'odeur déterminent, on le plume et non plus tôt; on le pique avec soin, en choisissant le plus frais et le plus ferme; on désosse et on vide deux bécasses en faisant deux parts, l'une de la chair, l'autre des entrailles et des foies, en mettant au rebut le gésier; de la chair, on fait une farce en la hachant avec de la moelle de bœuf cuite à la vapeur, un peu de lard râpé, poivre, sel, fines herbes et la quantité de bonnes truffes suffisante pour remplir la capacité intérieure du faisan; on a soin de fixer cette farce, de manière à ce qu'elle ne se répande pas au dehors, ce qui est difficile quand l'oiseau est avancé; mais en taillant une croûte de pain, qu'on attache avec un ruban de fil, elle fait l'office d'observateur; on prépare une tranche de pain qui dépasse de deux pouces de chaque côté le faisan couché dans le sens de sa longueur; on prend alors les foies, les entrailles de bécasse, on les pile avec deux grosses truffes, un anchois, un peu de lard râpé et un morceau convenable de bon beurre frais. On étend avec égalité cette pâte sur la rôtie, et on la place sous le faisan préparé comme dessus, de manière à être arrosée en entier de tout le jus qui en découle pendant qu'il rôtit.

Quand le faisan est cuit, on le sert couché avec grâce sur sa rôtie; on l'environne d'oranges amères, et l'on arrose ce mets exquis de vin du cru de la haute Bourgogne. — Voy. *Rôti, Poularde,* Viande.

Faisandeau. Nom vulgaire du jeune faisan.

Faisane. Femelle du faisan commun.

Falerne (Vin de), Italie; 19 à 20 degrés.

Falsification (*Adulteratio*). C'est l'altération d'une substance quelconque par un mélange d'une autre substance qui l'imite, mais dont les effets sont nuisibles, et quelquefois dangereux pour la santé. C'est ainsi qu'on falsifie les aliments liquides et solides, les médicaments, etc.

Le mot *falsification* est synonyme du mot *sophistication.*

Fanchonnettes. C'est une excellente pâtisserie d'*entremets.*

On fait des fanchonnettes à la vanille, au lait d'amandes, au café, au chocolat, au raisin de Corinthe, aux pistaches, aux avelines, aux abricots, etc.

Comme de toutes les autres pâtisseries, il est bon d'en user modérément, surtout les personnes dont l'estomac est faible et délicat. *Dessert.*

Faon (*Hinnulus*). C'est le petit d'une biche ou d'une daine. Le faon de la biche, aussi volumineux qu'un fort mouton, ne peut être employé que par quartiers et reçoit les mêmes apprêts que le chevreuil. Le faon de la daine se fait cuire tout entier et se mange rôti.

La chair de ces animaux ne convient qu'aux estomacs robustes et aux personnes en état de santé parfaite. — Voy. *Daim*.

Farce. On nomme ainsi, en terme de cuisine, des espèces de hachis faits de viande, de poisson, de légumes, d'œufs, etc., dont on se sert pour *farcir*, soit des volailles, soit d'autres comestibles, en gras ou en maigre.

Les farces, en général, sont échauffantes, stimulantes et de difficile digestion; elles ne conviennent point aux estomacs délicats; mais elles peuvent être fort utiles, légèrement modifiées, pour les personnes dont la mastication est rendue difficile par l'absence de dents.

Farine (*Farina*). On nomme ainsi une poudre que l'on extrait, par la trituration, des semences des graminées, des légumineuses et des cucurbitacées. La farine de froment, composée d'amidon, de gluten, d'extrait aqueux sucré et d'une petite quantité de résine, est celle que l'on emploie le plus généralement et de préférence à toutes les autres; elle sert à faire le pain, les pâtisseries, etc. Elle est nourrissante et se digère généralement bien, pourvu qu'elle soit suffisamment cuite et de bonne qualité.

Farine. *Moyen de conserver la farine*. On prend une caisse carrée dont les angles ont été garnis de fer-blanc, et on l'examine soigneusement pour voir si le bois en est sec, si elle ne laisse pas passer l'air, si elle est bien propre, etc. Quand la farine est destinée à être transportée, il vaut mieux avoir des petites caisses, car celles d'un mètre cube, remplies d'une farine bien pressée, pèsent 700 kilog.

La farine qu'on veut conserver doit être bien sèche; on fait bien de la chauffer un peu, dans tous les cas, lorsqu'on la met en caisse. On commence par répandre une couche de farine de la hauteur d'une main sur le fond de la caisse, et, à défaut d'une presse, on se sert d'une massue ou d'un large marteau en bois pour battre la farine jusqu'à ce qu'elle ait atteint le degré de compacité nécessaire. On ajoute ensuite une seconde couche de farine, qu'on affermit de la même manière, et puis une troisième, une quatrième, etc.; et quand la caisse est pleine, on ajuste le couvercle qu'on ferme hermétiquement, afin que l'air ne puisse pas pénétrer.

En battant la farine, il faut d'abord frapper lentement et ne renforcer les coups que peu à peu.

Farine DE MARRONS. On fait avec les marrons une farine, qui, dépouillée de son humidité et séchée par des procédés particuliers, qui ne lui enlèvent rien de son goût ni de sa qualité, peut se conserver un an, et même au delà; elle retient tout le goût du marron, et peut servir, tant en cuisine qu'en office, à une infinité d'usages; on en prépare en gras une

purée sur laquelle on peut établir de petites côtelettes de marrons glacés, et c'est une délicieuse entrée.

On en fait des potages, soit au gras, soit au maigre, des gâteaux et autres pâtisseries, des biscuits, des glaces, et même des croquignoles.

Mais c'est surtout sous la forme de soufflé que cette farine est préférable. — Voy. *Soufflé*.

Farineux, EUSE (*Farinosus*). On donne ce nom à des substances végétales, telles que racines, tiges, fruits ou graines dont on peut extraire une farine.

Les farineux sont peu nourrissants et de difficile digestion; ils développent des gaz intestinaux et sont quelquefois la source, lorsqu'on en mange beaucoup, d'affections cutanées, telles que les dartres, etc. Il faut en user modérément. Les convalescents, les personnes prédisposées à acquérir de l'embonpoint, enfin certains estomacs délicats et faibles doivent s'en abstenir presque complétement.

Le carême est la saison où l'on fait le plus usage des haricots blancs, des lentilles et des pois secs. De ces trois légumes, on permet tout au plus au premier de se montrer dans son entier parmi les entremets d'une bonne table ou comme matelas d'un éclanche; encore faut-il qu'il arrive en droiture de Soissons, le pays de France qui produit les meilleurs haricots; les deux autres n'y paraissent jamais que sous la forme de coulis ou de purée.

Faro. Composé de lambic et de petite bière, fort et blond. Cette bière est surtout usitée à Bruxelles.

Faros. Nom d'une variété de pommes qui mûrit en automne. Propriétés des autres pommes.

Faséole (*Faseolus*). Nom vulgaire de plusieurs espèces de graines appartenant aux genres *fève*, *dolic*, *haricot*. Leurs propriétés alimentaires et hygiéniques sont les mêmes que celles des autres farineux.

Faucon (*Falco*). Genre de l'ordre des oiseaux de proie; il renferme un très-grand nombre d'espèces. Les faucons proprement dits étaient autrefois dressés pour la chasse. Il paraît, d'après certains auteurs, que la chair des faucons n'est pas désagréable.

Fécule (*Fæcula*). On donne ce nom à une substance qui est un principe immédiat des végétaux. La fécule est composée d'hydrogène, d'oxygène et de carbone. En raison de la diversité des végétaux qui la fournissent, elle prend différents noms; ainsi, celle qui est extraite du *blé* ou de l'*orge*, se nomme *amidon*; le *cycas circinalis* fournit le *sagou*; l'*orchis morio* produit le *salep*; il y a encore la *fécule de pommes de terre*, de *bryone*, d'*arum*, de *manioc*, etc. Ce qu'on entend par fécule amylacée n'est autre chose que l'amidon. On fait, avec la fécule, du sucre analogue au sucre de raisin.

Les fécules conviennent aux enfants, aux estomacs délicats, aux personnes en convalescence. Elles sont peu nourrissantes et affaibliraient considérablement les personnes bien portantes et vigoureuses qui en feraient une alimentation spéciale. En petite quantité elles sont salutaires, surtout dans les convalescences des maladies aiguës et inflammatoires.

Fécule DE POMMES DE TERRE. On prépare avec cette substance plusieurs articles de *petit four*, et principalement des gâteaux de Savoie d'une inconcevable légèreté et qui conviennent à tous les tempéraments. Ces gâteaux préparés avec de la fleur de farine ordinaire étaient redoutés autrefois par les estomacs les plus robustes; ils étaient pesants, indigestes et se desséchaient promptement, et la farine les rendait mats, compacts et d'un coup-d'œil désagréable. Avec la fécule de pommes de terre le gâteau de Savoie est moins nourrissant, mais c'est un aliment léger, salutaire, agréable, dont on ne peut rien redouter de fâcheux et qui peut se conserver frais pendant plusieurs semaines, et même plusieurs mois sans rien perdre de ses qualités.

On fait, avec la fécule de pommes de terre, des flans, des omelettes soufflées très-légères et très-délicates, diverses sortes de crèmes, dont on peut varier le goût à l'infini; enfin on en obtient pour les enfants une bouillie qui est d'une digestion facile, ne surcharge point leur estomac délicat et leur évite un grand nombre de maladies.

Il faut, pour donner ces bons résultats, que la fécule soit fabriquée avec grand soin et exempte de toute espèce de falsification.

Fenouil (*feniculum*). Plante de la famille des ombellifères et de la pentandrie monogynie. Toutes les parties de cette plante indigène sont aromatiques, stimulantes et diurétiques.

Le *feniculum officinale* est cultivé, dans le midi de l'Europe, pour ses graines aromatiques avec lesquelles on fait un ratafia. Sous le nom de *finocchio dolce*, on cultive en Italie une variété de fenouil officinal dont on mange les pétioles blancs et volumineux, de la même manière que nous mangeons le céleri. Les pieds de ce fenouil se mangent à la poivrade comme les artichauts, et sont d'un fréquent usage sur les tables riches ou pauvres de ce pays.

De toutes les variétés de fenouil, ce sont les semences du *feniculum officinale*, cultivées dans le Languedoc, et désignées sous le nom de fenouil de Florence, qui sont les plus estimées; il faut les choisir grosses et d'un vert pâle de préférence à celles qui sont brunâtres ou jaunâtres.

Les graines du fenouil fournissent une huile essentielle très-douce, de couleur jaune pâle, se congelant par le froid, d'une odeur aromatique très-prononcée, et du poids spécifique de 0,990.

Fenouillet. Variété de poire que l'on mange souvent en confiture et en compote. Elle se cueille en novembre et peut se conserver jusqu'en février.

Fenouillette. Il y a une variété de pomme à laquelle on a donné ce nom, sans doute parce qu'elle a le goût de fenouil.

On donne aussi ce nom à une liqueur qui est faite avec de l'eau-de-vie distillée avec la graine de fenouil. La fenouillette de l'île de Rhé est assez estimée. Elle est stimulante comme toutes les liqueurs alcooliques.

Ferment (*Fermentum*). On donne ce nom à un principe immédiat que l'on retire du jus de raisin, de groseilles, de cerises et du *decoctum* d'orge, auxquels on fait éprouver la fermentation spiritueuse. Ce principe est composé d'oxygène, d'hydrogène, de carbone et d'azote.

Le levain dont on se sert pour faire lever la pâte est un ferment; il rend le pain plus léger et plus digestible.

Le ferment, appelé vulgairement *levure de bière*, est très-énergique; on l'emploie pour les pâtes à pâtisserie, et même pour celle de certains pains dits *pains mollets*, etc., etc.

Fermentation (*Fermentatio*). Action spontanée, excitée dans les corps, et d'où résulte la formation de l'alcool, de l'acide acétique et d'un produit odorant plus ou moins infect et nauséabond.

On distingue plusieurs sortes de fermentations, la fermentation *alcoolique*, la fermentation *acide*, la fermentation *putride*, et, selon quelques chimistes, la fermentation *panaire* et la fermentation *saccharine* ou *sucrée*.

Fermenter. C'est éprouver l'action de la fermentation.

Ferrugineux (*Ferrugineus, ferruginosus*). Substances qui contiennent du fer, soit à l'état d'oxyde, soit à l'état métallique, soit à celui de sel, etc.

Dans les eaux *minérales ferrugineuses*, le fer ne se trouve qu'à l'état de *carbonate* ou de *sulfate*.

Les préparations ferrugineuses sont toniques et emménagogues; on les emploie avec avantage dans la chlorose, l'anémie et dans la convalescence des maladies asthéniques. — Voy. *Asthénie*.

Feuille (*Folium*). Les feuilles sont des appendices membraneux, plus ou moins charnus, le plus ordinairement de couleur verte, de forme et de disposition très-variables, et qui naissent de la racine, de la tige ou des rameaux des plantes; elles servent d'organe d'absorption ou d'exhalation, soit pour s'emparer des éléments propres à la nutrition du végétal, soit pour rejeter ceux qui lui sont devenus inutiles ou nuisibles.

Parmi les feuilles, il y en a qui sont douées de propriétés médicinales; on les emploie dans la thérapeutique. D'autres possèdent des qualités aromatiques et servent, soit à des infusions odorantes et d'agrément, comme le thé, etc., ou comme condiment dans les préparations gastronomiques. Enfin il y en a qui participent de ces deux natures et qui sont employées, tantôt comme médicaments, tantôt comme aromates.

Feuilletage. Nom que l'on donne à une pâte disposée en lames ou feuilles minces, juxtaposées, ainsi qu'on peut le voir dans les petits pâtés, les vol-au-vent, les tourtes aux confitures, etc. Cette sorte de pâte est plus légère que les autres et se digère mieux.

Feuilleter. En terme de cuisine ce mot signifie disposer la pâte de manière à ce qu'elle puisse se lever par feuillets.

Fève (*Vicia faba* ou *faba vulgaris*). Plante indigène annuelle, de la famille des légumineuses et de la diadelphie décandrie. Cet aliment, d'ailleurs d'un grand usage, est assez nourrissant, mais indigeste. Les fèves, tant qu'elles sont jeunes, se digèrent assez bien ; mais, plus tard, il faut en enlever la peau si on veut en manger impunément. Elles ne conviennent qu'aux estomacs robustes et nullement aux personnes en convalescence. Propriétés des farineux en général.

L'agréable amertume de ce légume s'accommode très-bien d'un peu de crème et de beaucoup de sucre, auxquels surtout il ne faut pas oublier de joindre un bouquet de sarriette, qui en est le parfum obligé.

Pour manger les fèves en vert, on les cueille vers le mois de juillet ; pour les manger en sec, à la fin d'août.

Il y a les variétés *naine hâtive* pour primeurs juliennes, de *marais*, de *Windsor*, *toujours verte*, à *longues cosses*.

Féverolle. Nom d'une variété de la fève le *faba equina*.

Février. — Voy. *Calendrier*.

Fibrine (*Fibrina*). Principe immédiat des animaux, composé d'azote, d'hydrogène, d'oxygène et de carbone, qui se trouve dans le chyle, dans le sang et dans les muscles dont il fait la base. La fibrine est solide, blanche, insipide, inodore, plus pesante que l'eau, molle et légèrement élastique. Elle devient dure, cassante, et acquiert une couleur jaune plus ou moins foncée lorsqu'on la dessèche, etc. (Orfila).

Suivant Chevreul, « la fibrine, unie à l'albumine, à la gélatine et au mucus, est une des substances les plus nutritives que l'on connaisse, puisque c'est elle qui constitue la partie principale des différentes espèces de viandes. A l'état de pureté, elle ne pourrait servir d'aliment à cause de son insolubilité et de sa dureté. »

Ficaire (*Ficaria*). Petite renonculacée dont, en faisant blanchir les feuilles, on peut faire un aliment analogue aux épinards.

Figue (*Carica*). C'est le fruit du figuier ordinaire (*ficus carica*). Ce genre appartient à la famille des urticées et à la polygamie diœcie ; il renferme des arbres et des arbrisseaux qui croissent dans l'Europe méridionale, en Egypte, aux Indes, etc.

Les figues sont sucrées, mucilagineuses et adoucissantes ; elles deviennent nourrissantes lorsqu'elles sont séchées ; elles sont d'assez facile digestion. *Hors-d'œuvre et Dessert*.

Les *figues grasses* sont employées en médecine ; on les prescrit en tisanes pectorales, en gargarismes adoucissants, en cataplasmes émollients, etc.

Les belles figues vertes et violettes se servent en hors-d'œuvre sur des feuilles de vigne, et c'est un des meilleurs hors-d'œuvre potagers que l'on puisse donner à Paris, car on ne les y sert jamais au dessert, et on les y mange avec du sel, et en même temps que le bouilli. Quoique les Provençaux affichent un grand dédain pour nos figues, il faut convenir que celles qui nous viennent d'Argenteuil, bourg voisin de Paris, où cette culture se fait en grand, et dont le territoire est en possession de produire les meilleures, sont succulentes, assez parfumées et plus juteuses même que les figues méridionales.

Les figues sèches nous arrivent, l'hiver, de Provence ou d'Italie ; celles de Calabre sont les plus grosses, et celles d'Olioulles les plus délicates, les plus tendres et les plus estimées. Elles font partie des fruits secs du carême ; et il s'en fait à Paris, pendant six mois de l'année, une prodigieuse consommation. On ne les fait jamais cuire, si ce n'est les figues grasses comme remède. Cependant on les confit quelquefois, dans les ateliers des confiseurs, soit au liquide, soit au sec. Mais cette sorte de confiture n'a pas beaucoup de réputation.

Les figues fraîches sont un aliment très-sain, adoucissant, peu nourrissant, facile à digérer ; il y a très-peu d'estomacs auxquelles elles ne conviennent. Ce fruit, bien choisi et dans sa maturité, est un des plus salutaires que l'on puisse manger ; on a remarqué que l'eau qu'on peut boire ensuite en favorise singulièrement la digestion, parce qu'elle est très-propre à en délayer la pulpe dans l'estomac, et à remédier à une certaine viscosité incommode que la figue communique à la salive.

Quant aux figues sèches, elles sont estimées pectorales et adoucissantes, à cause de l'espèce de miel qu'elles renferment.

Figues FIXES. Celles d'Olioulles sont renommées. Avignon, Marseille en fournissent d'excellentes.

Filet. Dans les quadrupèdes on donne ce nom à un muscle qui est placé le long de l'épine dorsale sous les fausses côtes.

Dans les volailles ce sont les muscles des ailes et de l'estomac que l'on désigne ainsi. On les appelle aussi *suprêmes*.

Dans les poissons on appelle ainsi toute portion de chair sans arêtes, que l'on peut enlever pour en faire diverses préparations culinaires.

Filet D'ALOYAU BRAISÉ A LA ROYALE. Prenez un filet d'aloyau, piquez-le finement, préparez-le comme il est dit à l'article aloyau rôti ; ficelez-le selon la forme que vous lui voulez donner, mettez-le dans une braise formée de tranches de veau, de bardes de lard, et contenant plusieurs oignons, des clous de girofle, un bouquet ; recouvrez ensuite votre filet de lard et versez sur le tout d'excellent bouillon en quantité suffisante pour dépasser de sept à huit centimètres les viandes à cuire. On pousse d'abord le feu pour faire bouillir, puis on le couvre de cendres pour que la cuisson s'opère lentement. Après cinq ou six heures on retire l'aloyau, on fait réduire en glace le fond du ragoût, on dégraisse, on passe ; on met l'aloyau dans la glace où on le réchauffe, puis on le sert dans un plat creux en l'arrosant de sa glace. Ce mets est indigeste comme toutes les viandes bouillies ; mais il est nourrissant. *Entrée.*

Filet D'ALOYAU AU VIN DE MADÈRE. Il faut d'abord le faire cuire à la broche, et dans le jus qu'il aura perdu en cuisant, on versera deux grands verres de vin de Madère, avec addition d'une pincée de mignonnette et de deux bulbes de rocamboles pilés. On aura eu le soin, avant tout, de passer et de dégraisser le jus. Cet excellent plat de relevé est succulent, de facile digestion ; mais rendu légèrement stimulant par le vin et les épices qui l'accompagnent. Ce mets ne convient point aux malades ni aux convalescents. *Entrée.*

Filet D'ALOYAU RÔTI. Parez et lardez un filet, faites-le mariner pendant douze heures dans l'huile avec sel, poivre, persil, laurier, tranches d'oignons ; embrochez-le enveloppé d'un papier beurré ; faites cuire à feu vif ; un peu avant de le servir, enlevez le papier ; puis servez votre filet avec une sauce mise à part et faite avec le jus qu'il aura rendu en cuisant, une pointe de vinaigre ou de citron, échalottes, sel et poivre : ou simplement avec son jus. Ce mets est succulent et se digère bien ; il convient aux personnes qui ont besoin d'être reconfortées. *Rôt.* — Voy. *Aloyau.*

Filets DE BÉCASSE EN CALAPÉ. Après avoir levé, paré et assaisonné de sel et de poivre les filets de quatre bécasses, vous versez dessus un morceau de beurre rendu liquide en le chauffant légèrement. Vous faites ensuite une farce avec les intérieurs, moins le gésier, de vos bécasses que vous hachez bien avec assaisonnement de sel, gros poivre, échalottes, aromates pilés, un peu de persil et gros comme un œuf de lard. Vous taillez des croûtons de la même forme que vos filets, mais un peu plus grands ; vous les incisez à trois millimètres du bord tout au tour, vous les passez au beurre ; puis vous les creusez de manière à pouvoir contenir une portion de votre farce dont vous les emplissez à comble ; vous mettez les croûtons ainsi remplis, soit au four, soit sur un gril et à feu doux, et recouverts d'un four de campagne, jusqu'à ce que vos calapés soient cuits.

Vous sautez alors vos filets, vous dressez à plat vos croûtons et vous posez sur chaque croûton un de vos filets ; vous ferez la même sauce que pour le *sauté de filets de bécasses,* seulement vous y ajouterez de la glace, à peu près gros comme une noix. *Entrée.*

Filet DE BŒUF. Après avoir séparé la noix du filet, comme l'indique la ligne ponctuée, on coupe le filet en tranches obliques, afin de donner au fil de la viande plus d'étendue, et en ayant soin de ne pas couper plus bas que la ligne O. La partie comprise entre 1 et 2 est la plus délicate ; on procède ensuite de la même manière pour la noix ; les parties marquées 4 ne se mangent pas. *Rôt.* — Voy. *Châteaubriant.*

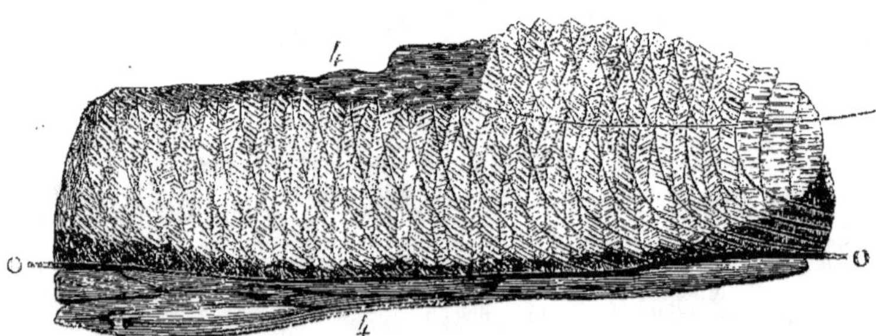

Filets D'ALOSE SAUTÉS. Après que vous aurez coupé et lavé les filets d'alose, vous les mettrez sur un plat à sauter avec du beurre, vous saupoudrerez de sel et, faisant cuire à feu vif, vous retournerez vos filets en ayant soin de ne les laisser qu'un instant sur le feu ; vous les dresserez en couronne et les arroserez de la sauce que vous aurez choisie. C'est une belle *Entrée* pour un jour maigre.

Filets DE CANARD SAUVAGE AU JUS D'O-RANGE. Enlevez les filets de trois canards en ayant soin de conserver la peau, incisez-les légèrement dessus, faites-les mariner dans de l'huile avec ciboules, persil, sel, gros poivre, jus de citron ; laissez-les ainsi une heure. Lorsque vous êtes pour les servir, mettez dans un sautoir deux cuillerées d'huile et vos filets que vous retournerez deux ou trois fois (l'opération doit être faite sur un bon feu) ; puis égouttez-les, dressez-les en forme de couronne et servez-les sur une sauce claire au jus d'oranges amère. *Entrée.*

Filets DE SOLES A LA ORLY. Levez les filets de vos soles; faites-les mariner dans du jus de citron, avec sel et gros poivre; au moment de les servir, farinez-les et faites-les frire de belle couleur, et accompagnez-les d'une sauce faite avec les débris de vos poissons dont vous aurez tiré un bon consommé avec du vin blanc. Clarifiez le tout. Ce mets est délicat, sain, se digère assez bien et convient à peu près à tout le monde. Les convalescents doivent s'en abstenir, surtout à la suite d'affections inflammatoires. *Entrée.*

Filtration (*Filtratio*). Opération qui tend à débarrasser un liquide des matières féculentes, terreuses et autres, qu'il peut renfermer, au moyen de la *clarification*, c'est-à-dire du passage de ce liquide à travers un filtre. Ce filtre varie suivant la nature du liquide; on emploie selon les cas, un cône plissé de papier gris ou de papier Joseph, du verre pilé, du sable fin, une chausse ou manche de drap, le blanchet, les linges, les mèches de coton, l'éponge, etc.

Filtre. — Voy. *Eau, Fontaine.*

Pour les personnes qui habitent Paris, rien n'est plus aisé que de se procurer d'excellente eau clarifiée et épurée au filtre de charbon. M. Jennesson est l'intelligent directeur de l'établissement des Eaux de la Seine qu'il envoie à domicile dans des tonneaux fermés à clef.

Fixin (Vin de). Bourgogne (Côte-d'Or), rouge ordinaire, première qualité, 16 à 17°.

Flammant (*Phœnicopterus ruber*). Oiseau de l'ordre des échassiers et de la famille des cultrirostres. Ce genre assez rare vit dans les pays chauds; on le trouve près des rivages de la mer. Il est plus gros que la perdrix; sa chair, un peu maigre, est délicate et assez agréable, malgré un petit goût de marais; les jeunes flammants sont plus tendres que les vieux.

C'est la langue de cet oiseau que les Romains recherchaient avec tant d'avidité.

Flan. C'est une pâtisserie que l'on garnit soit avec des fruits en compote, soit avec de la crème cuite. Cet aliment est assez lourd; il faut en manger modérément; il ne convient pas aux convalescents.

Flan D'ABRICOTS A LA METTERNICH. Cet entremets très-recherché se prépare en disposant sur une abaisse de tourte en pâte brisée des abricots hâtifs, que vous aurez d'abord pelés et dont vous aurez ôté les noyaux, des cerises ou des merises de belle qualité que l'on aura soin d'entremêler de manière à ce que les morceaux d'abricots soient isolés entre eux et séparés chacun par quatre cerises. Vous saupoudrerez en quantité suffisante avec du sucre pulvérisé et vous ferez cuire soit au four d'office, soit au four de campagne. Vous confectionnerez une sauce dans laquelle vous ferez entrer du sucre, de la crème bien fraîche, la moitié de vos amandes d'abricots et la totalité de celle des cerises préalablement pulvérisées au mortier de marbre et avec un pilon métallique. Lorsqu'elle aura la consistance d'une sauce aux jaunes d'œufs, versez-la sur votre flan et servez le tout à moitié chaud. On ne saurait manger avec excès de ce mets, sans inconvénient. *Entremets.*

Flan D'AMANDES VERTES A LA D'ESCARS. Mondez et pilez 250 grammes d'amandes douces nouvelles, 125 grammes d'avelines ou de grosses noisettes fraîches; deux pincées de fleurs d'oranger pralinées et pulvérisées; ajoutez du sucre en quantité suffisante et quelques grains de sel gris; délayez ce mélange en y ajoutant un demi-litre de crème bouillie et refroidie. Lorsque cette préparation est réduite à la consistance d'une pâte de frangipane, joignez-y quatre jaunes d'œufs frais cuits à la coque; il ne faut pas qu'elle aille sur le feu. On la sert dans une croustade de pâte brisée ou dans un plan de feuilletage à petit rebord. Cette composition doit être refroidie de manière à ne pas altérer la pâtisserie. Cet entremets fort agréable est en même temps très-distingué, mais il est d'assez difficile digestion. *Entremets.*

Flan DE CRÈME A LA FRANGIPANE. Faites une croûte en pâte brisée; garnissez-la de frangipane à la moelle; faites cuire à four chaud et glacez avec du sucre en poudre. *Entremets.*

Flan DE FRUITS. Garnissez de pâte un moule de cinq à six centimètres de hauteur, et arrangez-vous pour que la pâte prenne bien la forme du moule; mettez dans un vase les fruits dont vous voulez garnir votre gâteau, cerises, pêches, brugnons, groseilles, abricots, etc.; sautez-les avec du sucre en poudre, arrangez-les dans la pâte moulée et faites cuire le tout à four chaud; puis prenez les amandes des noyaux, épluchez-les et les semez sur les fruits que vous arrosez avec du sirop. *Entremets.*

Flaniche. Pâtisserie flamande composée de fromage gras salé légèrement, de beurre, d'œufs, de farine, de lait. Elle se cuit au four. Cet aliment est assez lourd et ne convient ni aux estomacs délicats ni aux personnes en convalescence. *Thé et Entremets.*

Flatueux, euse (*Flatuosus*). Ce mot signifie causer des vents ou des flatuosités. Certains aliments, parmi les végétaux, ont cette propriété; on les nomme flatueux. Les choux, les haricots, les navets, etc., ont cet inconvénient.

Flatuosité (*Flatuositas*). On nomme ainsi une émission d'air par la bouche ou par l'anus, ou l'accumulation de vents dans le canal digestif.

Flèches DE LARD. On nomme ainsi les morceaux de lard, de graisse ou de panne dont on se sert pour barder les viandes.

Flet (*Pleuronectes flesus*). Poisson de la famille des pleuronectes et de l'ordre des malacoptérygiens subbrachiens. Ses propriétés alimentaires sont à peu près les mêmes que celles du carrelet.

Ce poisson se prend à l'embouchure des fleuves.

Fleur (*Flos*). On nomme *fleur*, dans le règne végétal, l'appareil composé des organes de la reproduction, et de ceux qui les entourent et les protégent. Il y a des fleurs mâles, des fleurs femelles, des fleurs hermaphrodites, des fleurs apétales, des fleurs complètes, des fleurs incomplètes, des fleurs stériles, etc.

Les fleurs pour la plupart sont odorantes; un grand nombre sont douées de propriétés médicamenteuses, et servent à cet usage; d'autres sont employées, comme aromates, dans les préparations culinaires que l'on veut relever; certaines enfin servent à ces deux usages réunis.

Fleur D'ORANGER PRALINÉE. Agen excelle dans cette préparation.

Fleury (Vin de). Beaujolais, rouge, 220 litres 1846-48, 250 fr. ; 1849-50, 225 fr. ; 75 c. la bouteille (novembre 1854). 14 à 15 degrés d'alcool.

Fley (Vin de). Bourgogne, 14 à 15 degrés.

Florence (Vin de). Muscat, vin cuit, il se transporte facilement et se garde très-longtemps ; 19 à 20 degrés.

Fluviatile (*Fluviatilis*). On donne spécifiquement ce nom aux animaux et aux plantes qui croissent et vivent dans les fleuves ou dans les rivières.

Foie (*Jecur*). Le foie est la plus grosse de toutes les glandes du corps. Il est l'organe sécréteur de la bile. On mange le foie de certains animaux tels que le bœuf, le veau, le mouton le porc; les foies de volailles, d'oies et de poisson. Cet aliment, en général, n'est pas bon; il faut toujours en user très-modérément parce qu'il est lourd et indigeste. Il ne convient pas aux personnes en état de convalescence, ni aux estomacs faibles et délicats.

On emploie dans tout le midi, et notamment à Montpellier, les foies de *baudroie* aux mêmes usages que les foies gras d'oie. On en fait d'excellentes *entrées* fort recherchées des gourmets.

La baudroie est un beau poisson qui atteint 1 mètre 70. Sa tête est énorme, déprimée, et comme circulaire en arrière; le disque se prolonge en une queue conique, soutenant une petite nageoire. La baudroie appartient à l'ordre des acanthoptérygiens.

Foie DE VEAU A L'ITALIENNE. On coupe le foie en tranches de peu d'épaisseur; on met dans une casserole de l'huile fine, du lard fondu, du vin blanc et on fait un lit avec du persil, des ciboules, des champignons hachés avec addition de sel et gros poivre; on met par-dessus une couche de tranches de foie, puis encore une couche comme la première, et ainsi de même jusqu'à la fin; on couvre le tout de bardes de lard et on fait cuire à feu doux. On sert, soit avec une sauce italienne, soit avec le jus de cuisson réduit et dégraissé. *Entrée.*

Foie DE VEAU ROTI. On choisit un beau foie gras et blond; on le pique de gros lardons assaisonnés avec une pointe d'ail, des fines herbes et des épices; on l'enveloppe, soit de panne de porc, soit de tétine de veau; on le fait rôtir à feu doux et on le sert sur son jus dégraissé dans lequel on ajoute du jus de bigarade ou de verjus muscat.

On peut encore, après l'avoir fait rôtir à nu, le servir avec une sauce piquante dans laquelle on mettra des câpres et des boutons de capucines. *Rôt.*

Foies D'OIES EN CAISSE. Cuits au jus de volaille, assaisonnés avec sel, persil, poivre, et relevés de jus de citron, de cédrat ou d'orange amère. Mets recherché, fort indigeste et ne convenant qu'à des estomacs robustes.

On fait encore avec le foie des volailles des gâteaux, des pâtés froids aux truffes, des garnitures de pâtés chauds, de timbales, de casseroles, de vol-au-vent, etc. *Entrée.*

Foie DE RAIE. On le fait cuire au courtbouillon avec le morceau de raie qu'il doit accompagner; puis on en fait une sorte de purée que l'on mêle avec une sauce blanche, dite *à la noisette*, et on en masque la raie.

Les foies de lottes, à cause de leur rareté et du prix élevé auquel ils reviennent, ne servent guère que pour garnitures à la *Chambort*, à *la régence*, ou pour d'autres ragoûts très-distingués, dont on ne fait usage que dans les maisons opulentes. *Entrée.*

Fondue. On donne ce nom à un *entremets* que l'on prépare avec du beurre frais, des œufs brouillés, du fromage de Gruyère, du poivre et une très-petite quantité de sel ou même pas du tout.

On pèse les œufs que l'on veut employer et on met un tiers de leur poids, de fromage râpé ou émincé, et un sixième de beurre. On pose sur le feu la casserole, on tourne jusqu'à ce que le tout soit un peu épaissi et mollet, et on sert sur un plat chauffé. Cet aliment est nourrissant, passablement indigeste, et se rapproche, pour le goût, du macaroni. *Déjeuners, Hors-d'œuvre chaud.*

Fouge. Variété de champignons du genre *bolet*; ces champignons sont bons à manger Propriétés des champignons. — Voy. *ce mot.*

Fontaine hygiénique. L'épuration des eaux potables est de la plus grande importance, et l'appareil de M. Bardouville qui assainit et purifie est à la fois le meilleur et le plus sûr moyen d'arriver à ce but. — Voy. *Filtre.*

Forez (Vins de) : blanc, 1re classe, Château-Grillet; 15 à 16 degrés.

Rouge ordinaire : Saint-Michel-sous-Condrieux, La Chapelle et Lhuyne (Loire); 11 à 12 degrés.

Forges. (Seine-Inférieure). Les eaux de Forges sont nos premières eaux ferrugineuses de France. Elles sont minéralisées par le crénate de fer. On les emploie avec avantage contre la chlorose, l'atonie des organes digestifs, et les hémorroïdes passives. Malheureusement elles s'altèrent assez promptement en bouteilles, de sorte que, comme eau transportée, leur usage est peu répandu. (D* C. James, *Guide aux Eaux.*)

Fournitures. On nomme ainsi des fines herbes hachées que l'on met dans la salade.

Ces fournitures sont le cresson alénois, le cerfeuil, les ciboules, l'estragon, la pimprenelle, le perce-pierre, le baume nouveau, la corne de cerf, les fleurs de capucines, de violette, de bouillon blanc, de bourrache et de buglosse.

Fraise (*Fraga*). Fruit du fraisier. Il y en a plusieurs espèces, la fraise des bois, l'ananas, les caperons, les quatre-saisons, celle de la Calabre, musquée, etc. L'horticulture a merveilleusement développé les proportions de ce fruit, sans nuire à la délicatesse exquise de son goût.

Ce fruit est rafraîchissant et un peu laxatif; il ne convient pas à tous les estomacs parce qu'il est un peu lourd et un peu froid. Les personnes convalescentes doivent s'en abstenir, ainsi que celles dont l'estomac fonctionne mal.

Les fraises se mangent ordinairement crues, au sucre, avec addition de vin rouge, de vin de Madère ou de Frontignan, de rhum, de kirsch, etc. On les mange aussi avec de la crême; mais, alors, elles sont fort indigestes. Quelques personnes ajoutent aux fraises des fragments de zeste de citron frais pour augmenter le parfum naturel de ces fruits.

On fait, avec le suc des fraises, des glaces, des sorbets, des liqueurs et des pastilles qui sont rafraîchissantes. On en garnit des tartes en ayant soin, toutefois, de n'employer ces fruits que crus. On en fait des conserves, qui ne réussissent pas toujours, et des compotes crues; mais ce fruit ne se prête nullement à aucune espèce de préparation cuite comme les confitures proprement dites.

Il faut principalement se défier de la fraise ananas, blanche et odorante; elle est très-froide et très-indigeste et n'est réellement bonne qu'en la mélangeant en très-petite quantité avec les autres espèces. — Voy. *Calendrier.*

Fraise DE VEAU. On donne ce nom, dans le veau, au mésentère et aux boyaux. Cet aliment nourrissant se digère assez bien, mais cependant ne convient pas à tous les estomacs ni aux personnes en convalescence.

On mange la fraise de veau au gros sel, en friture, à la rémoulade et au gratin, légèrement assaisonnée de poivre de Cayenne et de jus de citron. Ce mets n'est bon que très-chaud et devient fort indigeste quand il est froid.

La fraise de veau sert surtout à faire les andouilles d'Amiens, etc. — Voy. *Veau.*

Fraisier (*Fragaria*). Genre de la famille des rosacées, tribu des fragariées et de l'icosandrie polygynie. Les racines du *fragaria vesca* sont toniques et légèrement diurétiques.

La culture du fraisier a pris une extension si extraordinaire depuis quelques années, que nous ne signalerons que les plus belles variétés :

1° Fraisier DES BOIS, type: la fraise des bois, petite, parfumée, produit les variétés suivantes : *fraise hâtive de Fontenay*, médiocre; *fraise sans filets*, peu productive; *fraise des Alpes* ou des *quatre-saisons*, excellente, parfumée, produisant abondamment jusqu'à l'automne, *variété à fruits blancs.*

2° Fraisier ÉTOILÉ, type; le fraisier de Bargemont, à fruits ronds, d'un rouge foncé et très-parfumé, variété; *Downton*, à gros fruits, à chair fondante et acidule.

3° Fraisier CAPERON, type; le *caperon commun* à fruits sphériques, d'un blanc teint de rouge, peu parfumé, variétés; *caperon framboisé, caperon royal*, à chair plus savoureuse.

4° Fraisier ÉCARLATE, type; la *fraise écarlate* ou de *Virginie*, à fruits pointus d'un rouge vif, chair rosée et très-parfumée, fertile et précoce : variétés; *rose Berry* à fruits moyens velus, chair ferme, qualité moyenne, une des plus fertiles dans les mauvais terrains, ne donnant rien dans les terres bien fumées; *rose Berry noire*, supérieure à la précédente; *écarlate tardive de Wilmot*, fruits très-gros d'un rouge clair, de saveur moyenne, mais très-fertile et très-tardif; *écarlate crête de coq* à fruits gros et crêtés; chair savoureuse et sucrée; *british queen*, fruits très-gros, d'un rouge obscur, chair rosée, centre creux, saveur exquise.

5° Fraisier ANANAS, type; *ananas*, fruits gros, d'un rouge vif, d'une saveur médiocre : variété; *ananas à fruits blancs, princesse Alice*, fruit moyen, assez hâtif, d'excellente qualité, mais difficile sur le choix du terrain. *Swainstone's-seedling*, une des plus excellentes; fruits gros, d'un rouge clair; chair blanche et très-parfumée, très-fertile. *Elisa*, fruit moyen mais d'une excellente qualité; souche des meilleures variétés que nous possédions. Les sous-variétés de qualité excellente, venues de la semence de cette fraise, sont la *duchesse de Trévise*, la *comtesse Zamoyska. Keen's seedling*, fruit gros, chair ferme, écarlate, saveur très-prononcée, plante très-fertile. *Elton's seedling*, fruit gros, d'un rouge foncé; chair ferme, saveur relevée; très-fertile, plus tardive que les variétés de cette section; elle mûrit à la fin de juin. *Myatt's pine*, une des meilleures de cette section, fruit moyen, mais parfumé; délicate sur le choix du terrain, il lui faut un terrain frais et de fréquents arrosements. *Princesse royale*, fruits arrondis ou coniques, d'un rouge vif; chair fondante et parfumée, une des meilleures à forcer. *Comte de Paris*, excellente et de transport facile.

6. Fraisiers DU CHILI, type; *fraisier du*

Chili, fruits énormes; mais peu savoureux, que l'on féconde en le mêlant à l'ananas, car ses fleurs sont femelles par avortement des étamines; il a produit les meilleures variétés connues. *Hybride de Brest*, fruits gros comme un petit œuf de poule et de bon goût, ne vient que sur la Côte d'or, près de Roscoff. *Superbe de Wilmot*, fruit très-gros, savoureux, mais ne produisant pas plus de deux ou trois fruits. — Voy. *Calendrier*.

Framboise. Fruit du framboisier. Ce fruit, d'un parfum suave et d'une saveur des plus agréables, est acidule, sucré, rafraîchissant. Il y a deux sortes de framboises, les blanches et les rouges.

On fait avec les framboises des crèmes, du sirop, de la gelée, des compotes, des ratafias, des glaces, des sorbets, des conserves, des confitures, de la marmelade, des dragées. On en parfume le sirop de vinaigre; les officiers et les confiseurs font beaucoup d'emploi de ce fruit. En l'unissant avec le vinaigre on en fait un sirop antiphlogistique.

Les propriétés de ce fruit sont à peu près les mêmes que celles des fraises.

La framboise a un parfum délicieux, mais très-fort, et qui ne plaît pas à tout le monde, ce qui fait que lorsqu'on les mange crues, on les mêle ordinairement avec des fraises ou avec des groseilles. On en fait de très-bonnes compotes glacées avec une couche de gelée de groseille.

Les framboises sont peu nourrissantes, c'est un aliment extrêmement sain, qui se digère généralement bien, pris en quantité modérée. Les personnes dont l'estomac est faible, paresseux ou froid, ainsi que celles qui relèvent de maladie, doivent s'abstenir d'en manger, ou au moins ne le faire qu'avec une extrême réserve.

Framboisier (*Rubus idæus*). Le framboisier est une des espèces du genre *ronce*. Il est de la même famille que le fraisier.

Franche - Comté (Vins de) : blancs, 2e classe; Château-Châlons, Arbois et Pupilien (Jura), 13 à 14 degrés.

Rouge ordinaire 1re qualité; Salins, Arbois (Jura), Seyssel (Ain).

Rouge ordinaire; l'Etoile, Quintigny (Jura), 16 à 17 degrés.

Francolin. Nom d'une section du genre perdrix, cet oiseau ressemble, pour le goût, au faisan; il est à peu près de la même forme et de la même grosseur. Sa chair est blanche, tendre, agréable, nourrissante et de facile digestion.

On apprête le francolin de même que les faisans, les perdreaux, les bartavelles, etc. *Rôt*.

Frangipane. Cette préparation culinaire tire son nom d'un prince italien, César Frangipani. Elle se fait en délayant, dans de la crème ou dans du lait, une petite quantité de fécule de pommes de terre; on y ajoute des jaunes d'œufs et tel aromate que l'on trouve convenable et on fait cuire sur de la cendre chaude ou au bain-marie, en tournant toujours. C'est avec cette crème qu'on fait les tartes à la frangipane, les darioles, les tartelettes; elle sert encore à garnir ou foncer certaines pièces de pâtisserie. La frangipane est un aliment d'assez difficile digestion; elle ne convient pas aux estomacs délicats et faibles, ni aux convalescents. *Entremets*.

Fretin (*Pisciculi*). Les pêcheurs désignent, par ce mot, tous les poissons de très-petite taille qu'on ne saurait manger autrement que frits.

Fricandeau. Ragoût fait avec des viandes ou du poisson.

Fricandeau A LA MÉNAGÈRE. On prend ou une noix de veau, ou un morceau de rouelle; on pique le dessus avec du petit lard et on le fait cuire avec du bouillon et addition d'un bouquet garni. Quand le fricandeau est cuit, on le retire de la casserole, on dégraisse et on passe la sauce, puis on la fait réduire sur le feu; quand il n'y en a presque plus, on le glace de belle couleur du côté du lard et on le sert, ou sur son jus, ou sur une litière de chicorée, d'oseille, d'épinards, de céleri ou de cardons. *Entrée*.

Fricandeau D'ESTURGEON. Piquez de lard fin quelques tranches d'esturgeon, épaisses de 8 à 10 centimètres, et après avoir enlevé la peau du poisson, farinez ces tranches et les mettez, avec du lard fondu, dans une casserole, en ayant soin que le côté piqué du fricandeau se trouve en dessous; quand ils sont bien colorés, retirez-les. Faites un hachis de truffes, de champignons ou de mousserons et mettez ce hachis dans un plat avec du jus de jambon; posez dessus vos fricandeaux, le côté piqué en vue, couvrez le plat et faites mijoter le tout à très-petit feu, l'espace d'une heure environ. *Entrée*.

On prépare de la même manière les fricandeaux de brochets, de saumons, etc.

Le fricandeau est un bon aliment, seulement un peu lourd; il ne faut pas en manger avec excès, surtout les personnes dont l'estomac est délicat. Ce n'est pas non plus un mets de convalescents. — Voy. *Veau*.

Fricassée. On donnait autrefois ce nom à toute préparation de viande coupée par morceaux; on ne l'applique plus aujourd'hui qu'à l'égard des poulets; ainsi on dit une *fricassée de poulet;* on a substitué le mot *ragoût* à toutes les autres. *Entrée*.

Frictions. Les frictions doivent être employées fréquemment pour entretenir l'équilibre des fonctions vitales; si tous les matins dans le lit, étant couché sur le dos et ayant les genoux un peu élevés, on se frotte l'estomac et le ventre avec un morceau de flanelle ou une brosse de laine, on augmente ainsi la circulation dans tous les viscères du bas-ventre, on prévient les engorgements, on dissipe même ceux qui ont déjà commencé à se former, on facilite les sécrétions et les digestions. Si l'on frotte tout le corps, on favorise la transpiration et l'on active la circulation; les frictions peuvent tellement augmenter cette fonction qu'en les faisant fortes et longtemps, on peut déterminer une fièvre ardente; par ce moyen on supplée un peu au manque d'exercice.

Frire. Mode de cuisson très-rapide, au moyen du beurre, du saindoux, de l'huile, etc.; il s'applique à toutes sortes de préparations culinaires. — Voyez *Friture.*

Friture. On donne ce nom tout à la fois et à l'action de frire, et à la substance frite, et au corps gras quelconque qui a été l'agent au moyen duquel on a opéré cette action. *Entremets.*

En général, les aliments frits sont assez difficiles à digérer; ils ne conviennent pas aux estomacs faibles et délicats, ni dans l'état de convalescence.

La friture est la cuisson des viandes, poissons, légumes, fruits, crème, etc., faite dans la poêle avec l'emploi des huiles, graisses, saindoux. C'est une préparation à la portée de tout le monde, et pourtant rien n'est plus rare, même à Paris, qu'une excellente friture.

Pour la friture commune on emploie de la graisse de bœuf ou de veau, en parties égales, on les fait fondre sur un feu doux, on les écume, on les décante dans le pot à friture pour s'en servir au besoin.

On fait avec le saindoux, qui est la graisse qu'on obtient de la panne de porc après l'avoir fondue et purifiée, une friture beaucoup plus délicate que la précédente. C'est ordinairement celle dont on se sert pour faire les beignets, soit de fruits, soit de crème, et les autres fritures sucrées. Mais c'est avec l'huile qu'on fait la friture la meilleure, la plus délicate et la plus croquante. Tout ce qu'on fait frire, dans cette substance, est d'un tout autre goût que les fritures à la graisse, de couleur blonde, d'un aspect agréable, et plus croquant sous la dent.

Il est indispensable d'avoir deux fritures, l'une pour le poisson et l'autre pour les autres objets.

Quelle que soit la matière que l'on emploie pour la friture, il faut qu'elle soit extrêmement chaude, si l'on veut que ce que l'on y fait frire ait une belle apparence, soit ferme et croustillant; c'est ce qui fait qu'une friture faite sur le fourneau n'est jamais bonne, il faut un feu clair et ardent sous la poêle.

Si le feu prend à la friture et par suite à la cheminée, il ne faut pas s'en effrayer: si la graisse brûle dans le foyer on l'éteint avec de la cendre; si la friture s'enflamme dans la poêle, il suffit de la couvrir d'un grand couvercle ou d'un torchon imbibé d'eau; si le feu prend dans la cheminée, un drap mouillé, appliqué devant l'ouverture, et qui la ferme hermétiquement, éteindra le feu sur-le-champ.

En général, les fritures pèchent par l'impatience des cuisinières qui jettent les objets à frire dans la friture sans attendre qu'elle soit suffisamment chaude.

Si la friture pétille en y jetant, avec le bout du doigt, quelques gouttes d'eau, la chaleur est suffisante; des personnes, peu scrupuleuses, envoient la salive comme explorateur du degré de chaleur de la friture; ce mode est peu convenable et dégoûtant.

Si l'on fait frire du poisson, avant de le glisser dans la poêle, il faut le prendre par la tête et tremper le bout de la queue dans la friture, si ce bout devient cassant, on peut abandonner le poisson en le retournant quand il est à moitié frit.

Si la graisse n'est pas assez chaude, on n'a qu'une friture pâle, molle, qui déshonore les meilleures tables, et qui offense à la fois l'œil et l'estomac. Quand la friture n'est ni dorée ni croquante, elle est plus difficile à digérer.

Le degré de chaleur convenable obtenu ne suffit pas seul pour faire une bonne friture.

A l'exception du poisson qu'on se contente de bien dessécher et de rouler dans la farine au moment seulement où l'on va le jeter dans la poêle, des pommes de terre que l'on jette dans la poêle en les essuyant comme il faut, on couvre tout ce qu'on veut frire d'une pâte bien faite, on la compose avec de la farine, des jaunes d'œufs, de la bière ou de l'eau-de-vie, un peu d'huile d'olive, etc. (Voy. **Pâte.**) Elle doit être coulante, légère, d'une consistance particulière que la pratique seule peut indiquer.

Si la pâte est mate, trop épaisse, et qu'on ait négligé d'y mettre de la bière et de l'eau-de-vie qui contribuent à la faire lever, si on ne l'a pas laissé revenir au moins deux heures avant de l'employer, elle gâtera la friture, et les objets ne seront jamais croquants, quoique la friture soit bien chaude.

La pâte doit avoir plus de consistance pour les choses solides que pour les choses légères.

Quand le poisson est cuit, on le met égoutter sa graisse sur une serviette, et l'on sert saupoudré de sel fin.—Voy. *Beignets, Entremets, Goujon, Carpe.*

Deux règnes de la nature, le règne animal et le règne végétal, sont tributaires de ce mode de cuisson. On frit les pieds, les oreilles, les cervelles de veau; les pieds, les cervelles de mouton; les membres de toute espèce de volailles, et même les œufs; presque tous les poissons, mais surtout les soles, les merlans, les carrelets, les limandes, les éperlans, les carpes, les tanches, les barbeaux, les goujons, et tout le petit poisson blanc; les lapins; les artichauts; les pommes, les abricots, les pêches; toutes sortes de crèmes, brioches et pâtisseries; le persil, les fleurs d'accacia, les feuilles de vigne, etc.

La friture est, comme on voit, un champ vaste sans cesse ouvert aux travaux d'un artiste. C'est un des plus beaux fleurons de la couronne des cuisiniers.

La friture est d'autant plus précieuse à l'économie domestique, qu'elle offre les moyens de déguiser beaucoup de mets qu'on n'oserait reproduire sous leur première forme. Grâce à elle, une vieille fricassée de poulets devient une marinade nouvelle; d'une antique brioche, d'un vieux baba, d'un biscuit de Savoie à demi mangé, on compose de jolis beignets glacés de la meilleure mine du monde. Les crèmes se transforment en excellent entremets. Enfin la poêle est une excellente friperie où chacun va troquer son vieil habit contre un neuf.

Fromage (*Caseus*). Aliment sain, nourrissant et agréable, formé par le caséum et le butyrum du lait réduits à l'état de coagulation, soit spontanément, soit par ébullition, soit enfin au moyen d'un agent acide nommé *présure*. Le fromage, après que l'on y a ajouté du sel en quantité variable, suivant l'espèce, s'enferme dans des moules, et il est soumis à une pression qui doit le débarrasser du petit-lait ou sérum qui nuirait à sa sapidité, à sa conservation et à toutes les autres qualités qui lui sont nécessaires pour être dans un état aussi parfait qu'il est possible.

Suivant MM. Gay-Lussac et Thénard, le fromage est formé d'oxygène, d'hydrogène, de carbone et d'azote.

Le lait, quel que soit le mammifère dont il provienne, est toujours plus ou moins susceptible d'être converti en fromage; mais on n'emploie ordinairement que celui de vache, de chèvre ou de brebis. Malgré des opinions contraires, c'est le lait de vache qui est préférable pour cet usage; de même que pour le beurre, parce qu'il est le plus riche et le plus agréable au goût. Le lait de chèvre et celui de brebis ne viennent qu'après.

Les fromages offrent une grande variété dans leur goût, leur arome, leur couleur, leur consistance et le temps pendant lequel ils peuvent se conserver; mais ces différences tiennent plutôt aux divers modes de fabrication, aux manipulations dont ils sont l'objet qu'à la composition chimique du lait, à la nature du pâturage et à l'influence du climat.

Les fromages peuvent se diviser en trois classes : les fromages frais, les fromages demi-sel et les fromages salés.

Dans la première, nous trouvons les fromages de *Neufchâtel* (Normandie). Les fromages de *Viry*, dits à la crème, les fromages *blancs* ou à la *pie*. Ces fromages fort recherchés des femmes et des enfants peuvent être délayés dans un peu de lait avec addition de sucre en poudre, et offrent ainsi un dessert fort agréable aux personnes dont l'estomac digère facilement le laitage. Ils demandent à être mangés très-frais, car ils s'aigrissent promptement. Le travail de l'office multiplie à l'infini les fromages à la crème fouettée ou panachée, à la rose, à la vanille, au marasquin, aux pistaches, etc.

Dans la deuxième classe, nous trouvons le fromage de *Coulommiers*, une autre espèce de *Viry*, le *Chevret* du Jura, le *Pont-l'Evêque*, le *Stracchino* et quelques autres fromages blancs qui, en raison de cette préparation, peuvent se conserver pendant quelque temps sans s'aigrir.

La classe des fromages salés comprend toutes les imitations de Gruyère : les fromages de *Brie*, de *Huppemeau*, de *Roquefort*, de *Sassenage*, de *Septmoncel*, de *Neufchâtel affiné*, de *Gerardmer* ou *Géromé*, de *Marolles*, *Livarot*, de *Blois*, de *Troyes*, de *Mignot*, *Compiègne*, *Rollot*, *Saint-Nectaire*, du *Cantal*, de *Saint-Gervais*.

Les fromages de *Flandre* et de *Hollande*.

Les fromages étrangers sont, pour la Suisse, les fromages de *Gruyère* et de *Brintz*, le *Schabziger*, etc.

Pour l'Italie, le *Stracchino*, le *Gorgonzola*, le *Caccio-Cavallo*, le *Conestrato*, le *Parmesan*.

Pour l'Angleterre, le *Stilton*, le *Chester*, le *Glocester*, le *Dunlop*, le *Wiltshire*, etc.

Les divers fromages de *Hollande*, ceux de *Flandre*, le fromage persillé du *Limbourg*.

Les fromages se servent à la fin du dîner, le sel qui entre dans la préparation de ceux de la troisième classe, aide à la digestion, aiguise la soif, tandis que leur saveur plus ou moins relevée ravive les organes du goût blasés par la multiplicité de mets qu'on a soumis à leur appréciation, et les dispose à mieux déguster les vins de choix et les liqueurs qui accompagnent un dessert. De là le proverbe : Le fromage est le biscuit des buveurs. Ces fromages, qui contiennent des principes stimulants, sont échauffants ; les convalescents doivent s'en abstenir et les personnes prédisposées aux inflammations n'en doivent faire usage qu'en petite quantité.

Ils demandent à être mangés en état de parfaite maturité et de conservation, et deviennent malsains lorsque, comme le font quelques personnes, on attend qu'ils soient arrivés à l'état de putridité.

Les fromages à la crème, à la pie, sont rafraîchissants, mais d'une digestion difficile pour les estomacs délicats ; l'expérience doit guider à cet égard. Dans la convalescence de quelques maladies inflammatoires, on peut en faire usage, mais modérément. Quant à la prééminence que mérite le produit de telle ou telle province, c'est surtout en fait de fromage que *tout dépend du goût*, et d'ailleurs le mérite d'un même fromage varie considérablement au jugement d'un amateur, suivant qu'il a été plus ou moins gardé, qu'il est plus ou moins affiné.

Les insectes qui attaquent le fromage sont : le *ciron* ou *mitte* des fromages (*acarus ciro*); lorsque le fromage est à demi-sec, ils éclosent sous la croûte et le dévorent à l'intérieur. Les larves de la mouche verte dorée (*musca cesar*); de la mouche commune (*musca domestica*); de la mouche stercoraire, et surtout de la mouche de la pourriture (*musca putris*). Les ravages causés par ces animaux ne sont à redouter que dans les magasins à fromage. Comme ils annoncent un état de putréfaction, les consommateurs pourront toujours éviter cet inconvénient. Quelques personnes préfèrent le fromage arrivé à cette maturité, parce qu'il est plus fort et que sa saveur est de plus haut goût.

La France possède d'excellents fromages, mais par leur défaut de fabrication, ils ne sont pas de longue garde, comme le *Hollande*, le *Chester*, etc. Cependant, grâce aux encouragements offerts par les sociétés d'agriculture, des essais ont été tentés en Normandie, en Lorraine, dans les Vosges, la Franche-Comté, le Dauphiné et les Alpes, et on a réussi à imiter avec succès les fromages de Gruyère, Hollande, Chester et Parmesan. Peut-être enfin l'industrie de nos fabricants parviendra-t-elle à affranchir, à leur profit, la France du tribut considérable qu'elle paie aux divers pays étrangers qui concourent à son approvisionnement.

Fromage A LA PIE. C'est une autre espèce de fromage blanc, d'une qualité inférieure, fait de lait tout à fait écrémé. On l'étend sur le pain et on y ajoute du sel. Il est peu égoutté. Mêmes propriétés que la précédente.

Fromage DE CRÈME FRAICHE DE VIRY. Le fromage de Viry est un des desserts les plus recherchés de la table parisienne. Il a donné une grande réputation à un petit village. Comme toutes les choses bonnes, on a cherché à l'imiter ; on a décoré de son nom des fromages communs, revêtus de crème, afin de les faire passer pour cet excellent produit. Il n'y a qu'un seul dépôt à Paris des fromages de Viry, chez M. Turquand. On donne un goût délicieux à ces fromages en saupoudrant la crème avec du sucre vanillé.

Fromages BAVAROIS. Ce sont des espèces de crèmes crues et faites avec de la crème fouettée, à laquelle on incorpore une substance aromatique quelconque comme fleurs d'oranger, vanille, thé, café, menthe, roses, violettes, œillets, etc. ; puis les fromages bavarois aux fruits rouges, aux abricots, aux pêches, au melon, au marasquin, aux noix vertes, etc., etc., et enfin les fromages glacés.

Les fromages bavarois et glacés sont de délicieuses préparations, dont il ne faut pas faire abus parce qu'elles sont toujours un peu lourdes ; néanmoins les ingrédients plus ou moins stimulants que l'on y ajoute en facilitent un peu la digestion ; certains peuvent être donnés aux convalescents ; il y a des personnes qui ne peuvent s'accommoder de ceux qui sont à la glace.

Fromages BLANCS. Ces Fromages qui se fabriquent aux environs de Paris, ont une pâte blanche, molle, dont la qualité varie suivant que le lait caillé dont ils sont faits a été plus ou moins écrémé. Ils s'étendent facilement sur le pain, mais plus généralement on les délaie avec du lait et on y ajoute du sucre. Ainsi préparés, c'est un mets qui plaît aux enfants et aux femmes. Cet aliment est d'assez difficile digestion.

Comme ils contiennent une assez grande quantité de petit-lait, ils sont rafraîchissants, mais ils s'aigrissent facilement. Leur diamètre est de 28 à 30 centimètres : mais on les détaille par portions. Ils arrivent sur le marché, les mardis et les vendredis.

Fromages DE CHARCUTERIE. Ces préparations lourdes et échauffantes ne conviennent qu'à des estomacs robustes, notamment le *fromage d'Italie*, dont voici la recette :

On pile et broie un foie de cochon avec deux tiers de lard et un tiers de panne ; on mêle le tout en l'assaisonnant de poivre, sel, muscade, girofle, thym, sauge, basilic, persil haché, coriandre et anis ; on couvre le fond et les bords d'un moule de fer-blanc avec de la crépine ; on place le hachis au milieu ; on le recouvre de bandes de lard et l'on fait cuire au four : quand le fromage est cuit, on le laisse refroidir dans le moule et on l'en retire en trempant le tout dans l'eau bouillante.

Le *fromage de cochon* diffère du précédent ; on désosse une tête de cochon ; on coupe toute la chair qu'elle contient en filets ; on y ajoute les oreilles ; on mêle le tout avec du laurier, du thym, du basilic, de la sauge, du persil haché très-fin, des épices, sel et poivre, muscade râpée, un zeste et un jus de citron ; on étend la peau de la tête dans un saladier ; on place les filets, en les entremêlant de gras et de maigre, les tendons des oreilles, la panne, la langue, des truffes, des pistaches, des avelines ou des amandes mondées ; on enveloppe le tout dans la peau que l'on coud serrée ; on fait cuire ce fromage dans une marmite longue avec de l'eau additionnée de thym, de laurier, de persil, sauge, basilic, girofle, sel, poivre et vin ; après sept ou huit heures sortez le fromage de la marmite et mettez-le dans un moule d'étain ; couvrez-le de sa gelée clarifiée avec des blancs d'œufs. *Hors-d'œuvre.*

Fromages DE HOLLANDE. Il y en a de trois qualités.

Le *fromage de Hollande* proprement dit, blanc à l'extérieur, rond, pâte salée.

Le *Cantert*, rouge à l'extérieur, rond, salé avec addition d'anis, clous de girofle et pousses de sapin.

La troisième qualité en boules (têtes de moines), plus petites, rouges sans addition de clous de girofle, d'anis et de pousses de sapin et moins salé.

Fromages DE M. FROMAGE. C'est encore un produit de la Normandie, mais il paraît devoir l'emporter sur ses rivaux Rollot, Livarot, Mignot, etc. Le fermier qui y attache son nom en soigne la fabrication, et, malgré le prix élevé de ce fromage, le débit en est considérable. Il se vend sous forme de disques de 5 centimètres de diamètre sur 3 ou 4 de hauteur, au prix de 1 fr. 50.

Froment (*Triticum*). Genre de la famille des graminées et de la triandrie digynie. L'espèce de froment qui porte le nom de *blé* est une plante céréale dont les graines, au moyen de la trituration, fournissent une farine qui est la base du pain et autres pâtes alimentaires, et qui entre en outre dans beaucoup de préparations culinaires.

Il y a plusieurs autres espèces de froment et bon nombre de variétés ; nous en parlerons à leurs divers articles respectifs. — Voy. *Farine*.

Fromenteau. Variété de raisin, d'un gris rouge, à grosses grappes et d'un goût excellent ; il croît en Champagne. Il ne faut pas manger l'enveloppe des grains parce qu'elle est indigeste. Mêmes propriétés que les autres espèces de raisin.

Fronsac (Vin de), Bordelais, rouge ordinaire, 1ʳᵉ qualité ; 17 à 18 degrés.

Frontignan (Vin de), de 2 fr. 50 à 4 fr. la bouteille (novembre 1854). Il contient de 12 à 13 degrés d'alcool quant il est bon.

Comme tous les vins du Laguedoc, il plaît beaucoup aux femmes. Ce vin est un peu pâteux et porte facilement à la tête ; il y a des gens délicats qui le boivent avec les huîtres, et nous estimons cette pratique excellente et digne de propagande. Deux heures avant le dîner et accompagné d'un biscuit de Reims, un verre de ce vin est excellent pour occuper utilement l'estomac. *Dessert*.

Frugivore (*Frugivorus*). Nom que l'on donne aux espèces qui se nourrissent exclusivement de fruits.

Fruit (*Fructus*). On donne ce nom à tout ovaire fécondé et accru, et, par extension, à l'ensemble des ovaires fécondés et rapprochés, soit dans une même fleur, soit dans plusieurs fleurs portées sur un même pédoncule.

On nomme *fruit simple*, celui qui n'est composé que d'un seul ovaire, comme la cerise ; il est irrégulier.

On appelle *fruit multiple*, celui qui provient de plusieurs carpilles isolées naturellement dans une seule fleur, la fraise, la framboise, le fruit des renoncules, etc.

Enfin on nomme *fruit composé ou agrégé*, celui qui est formé par la réunion ou le rapprochement de plusieurs ovaires qui proviennent, dans l'origine, de fleurs distinctes, l'ananas, la mûre, la figue, le cône, etc.

Les fruits servent, pour la plupart, d'aliment ; certains sont employés comme médicaments ; quelques-uns sont sans usage ; d'autres enfin sont vénéneux.

Les fruits, quelque agréables qu'ils soient, ne doivent pas être mangés avec excès ; certains estomacs ne s'en accommodent pas ; d'autres ne les peuvent digérer que cuits et mis au sucre.

Les fruits secs qui contiennent de la fécule sont plus nourrissants que ceux qui renferment de l'huile ; les uns et les autres sont d'assez difficile digestion.

Les fruits acides et aqueux sont moins nourrissants mais plus rafraîchissants ; ils se digèrent mieux que les secs ; mais tous les estomacs ne s'en accommodent pas, à cause de l'acidité dont ils sont doués.

Les fruits dont on fait généralement le plus d'usage sont les cerises, les fraises, les framboises, les raisins, les groseilles, les différentes espèces de prunes et de pêches, les poires fondantes, les abricots, tous ne sont pas également salubres : les cerises, les pêches, les poires fondantes, les raisins sont ceux qui méritent la préférence. On doit les éviter quand on est sujet aux aigreurs, quand l'estomac et les intestins sont dans un état de relâchement, que tout le corps est affaibli, le sang pauvre, les forces épuisées. Les personnes même auxquelles ils conviennent se trouveront toujours mieux de les prendre hors des repas, seuls ou avec un peu de pain, que de les mêler à d'autres aliments, et surtout il convient, en mangeant ceux qui sont acides principalement, de ne boire que de l'eau pure, parce que le vin détermine souvent de la fermentation. Certains fruits, tels que pêches, fraises, framboises, etc., demandent, au contraire, à être accompagnés d'un peu de vin ou de liqueur pour en faciliter la digestion et neutraliser l'action par trop sédative qu'ils ont sur l'estomac — Voy. *Calendrier et le nom de chaque fruit*.

Fruits FRAIS. Les progrès obtenus par le développement de l'horticulture ont amené de surprenants résultats. Les fruits de dessert sont arrivés à des grosseurs prodigieuses. M. Couturier vient d'ouvrir, boulevard des Italiens, n° 38, un établissement spécial où l'on peut en toute saison se procurer les plus beaux fruits que l'on peut même, si on le désire, consommer sur place.

Fruits SECS. Avignon (Vaucluse), Reims (Marne), Montpellier (Hérault) ont le privilége de nous fournir les meilleurs.

Les fruits secs ou frais, cuits ou crus, sont un bon aliment quand ils sont pris avec mesure. Seuls, ils ne pourraient suffire, comme agent nutritif, aux besoins de notre organisme ; mais ils s'ajoutent d'une manière salutaire à notre nourriture.

Il est bon, dans les convalescences, de donner de préférence les fruits cuits, parce qu'en cet état, sans perdre leurs propriétés, ils se digèrent mieux, et, par conséquent, fatiguent moins l'estomac. — Voy. *Calendrier*.

Fruitier. On nomme ainsi le lieu destiné à conserver les fruits pendant l'hiver. Il faut qu'un fruitier ne soit ni trop sec, ni trop humide ; et, qu'en outre, il soit à l'abri des variations de la température. — Voy. *Calendrier*.

Fumet (*Odor*). On donne ce nom à une vapeur odorante et agréable qu'exhalent certains mets et certains vins.

Fumet DE PERDRIX. Mettez dans une casserole deux lapins de garenne, deux vieilles perdrix coupées en quartiers, carottes, oignons, panais, pied de céleri, champignons, bouquet garni, quatre épices, coriandre et une bouteille de vieux vin blanc. Écumez pendant la cuisson et ajoutez un demi-litre de consommé réduit; laissez mijoter deux heures et passez au tamis. Après avoir dégraissé, remettez sur le feu, en la mouillant, cette composition; faites-la réduire en glace et ajoutez-y soit un peu d'espagnole, soit trois cuillerées d'un roux léger.

Cette préparation, assez stimulante, que l'on tient en réserve, sert à assaisonner certains mets et en particulier les œufs pochés et brouillés. Elle ne convient qu'en état de santé; elle est très-reconfortante. *Entrée.*

Fumigation (*Fumigatio*). En terme de cuisine, cela signifie fumer les viandes et autres comestibles que l'on a préliminairement salés.

Ces préparations stimulantes ne conviennent qu'aux estomacs robustes et nullement aux personnes en convalescence.

Fusil. Instrument de fer long, rond, cannelé, emmanché de bois qui sert à donner le fil aux couteaux.

Gade (*Gadus*). Famille de poissons osseux de l'ordre des malacoptérygiens subbrachiens. Les gades se reconnaissent à leurs ventrales jugulaires étroites et pointues; leurs espèces nombreuses et fécondes sont un des objets les plus intéressants de nos pêcheries. A ce genre appartiennent la morue, le merlan, la merluche, le lieu, la lotte de rivière, etc. — Voir *ces mots.*

Gaëte (Vin de). (Naples), rouge, léger, d'un exquis parfum; 19 à 20 degrés.

Gainier (*Cercis*). Genre de la décandrie monogynie et de la famille des papilionacées sophorées. L'arbre de Judée ou gainier commun, *cercis siliquastrum*, est originaire de l'Europe méridionale; ses fleurs, d'un beau rose, naissent immédiatement sur le bois avant le développement des feuilles; en raison de la saveur piquante de ces fleurs, on s'en sert comme d'assaisonnement dans les salades et on les confit au vinaigre. Les fruits de ce bel arbre sont aigre-doux et rafraîchissants.

Galactophage (*Galactophagus*). On donne ce nom à certaines peuplades qui se nourrissent principalement de lait.

Galantine. Grosse pièce d'entremets que l'on sert froide et qui est composée de chair de volaille, de cochon de lait, etc.; on décore les galantines avec de la gelée. Ce mets est assez lourd et ne convient pas aux personnes en convalescence ni aux estomacs faibles et délicats. *Relevé.*

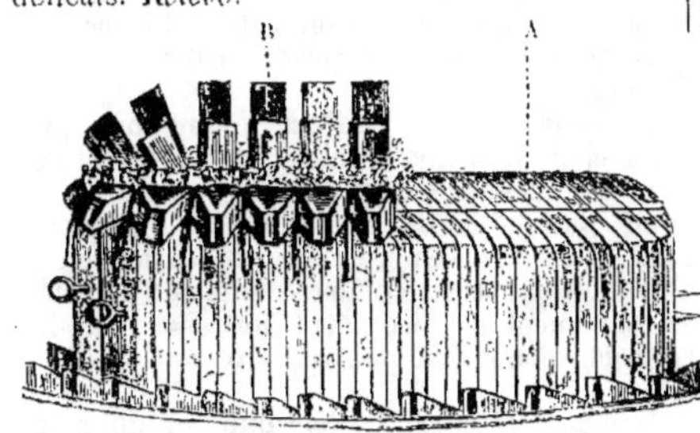

Pour faire une galantine on choisit une belle dinde que l'on désosse, en coupant la peau au milieu du dos dans toute sa longueur, en évitant de la déchirer; on ôte les nerfs des cuisses, on en tire les chairs et celles de l'estomac ; on ajoute des parties égales de porc frais, de rouelle de veau, de lard gras assaisonnés de sel, d'épices et d'herbes sèches hachées menu. On pile le tout dans un mortier; on étend la peau sur un linge fin, la chair en dessus, on place alors alternativement la farce, les tranches de jambon, les lardons de langue de porc à l'écarlate, ou de truffes, ou d'amandes de pistaches mondées, de petits cornichons, jusqu'à ce que la viande soit remplie; on rapproche alors la peau et on la coud en remplissant les lacunes avec de la farce et en donnant une forme un peu allongée. On couvre de bardes de lard et de sel, on enveloppe le tout dans une serviette bien serrée et ficelée pour que la viande ne se déforme pas. On fait cuire comme une daube et on sert avec le jus de cuisson réduit en gelée.

Pour découper la galantine on procède ainsi :

On commence par couper la galantine par le milieu dans toute sa longueur et perpendiculairement, et on coupe en travers des tranches minces en maintenant le tout de manière à lui laisser sa forme primitive; on introduit ensuite dans chacun de ses deux côtés deux brochettes d'argent qui en maintiennent toutes les parties, et on la décore ensuite de gelée comme il est indiqué du côté B.

Quand la galantine doit figurer plusieurs fois sur la table, on la sert ornée, mais sans être coupée préalablement, on la coupe alors par tranches minces, en commençant par l'un des bouts; on coupe avec la tranche la partie de gelée qui y correspond, de façon que la partie qui reste conserve son ornement.

Galette. Pâtisserie compacte, lourde, indigeste, qui ne convient qu'aux estomacs robustes et nullement à ceux qui sont faibles, ni aux personnes en convalescence.

Cette pâtisserie se fait avec de la farine, du beurre, du sel et de l'eau. *Thé et Entremets.*

Gallinacés (*Gallinæ*). Ordre d'oiseaux pesants, à vol court, dont les narines sont recouvertes, en partie, d'une pièce charnue, et dont les pieds, de grandeur médiocre, ont les doigts de devant réunis à leur base par une courte membrane. La plupart couvent à terre sans faire de nids. Ils vivent principalement de grains et avalent leur nourriture sans l'écraser. Quelques espèces ont les tarses armés d'un éperon pointu. Cet ordre renferme presque tous nos oiseaux de basse-cour, tels que les pigeons, les paons, les dindons, les faisans, les pintades, les tétras, etc.

Gan (Vin de). Béarn (Basses-Pyrénées).

Blanc. 2e classe : 14 à 15 degrés.

Garbure. Potage originaire de Gascogne dont le fond doit toujours être gratiné.

On fait des garbures à la béarnaise, aux oignons, aux laitues, aux choux, à la Villeroy, à la Polignac, au fromage, etc.

Ces divers genres de garbure ne conviennent qu'aux estomacs robustes et se digèrent assez difficilement.

Il y a des garbures de deux sortes :

Les garbures au gras et les garbures au maigre.

Pour faire une garbure au gras, il faut avoir d'abord un bon potage ou, à son défaut, d'excellent bouillon, ensuite on prend des choux que l'on coupe en quatre. Après les avoir fait blanchir et rafraîchir, on les presse bien pour les égoutter, et l'on ficelle chaque quartier légèrement. On fonce une casserole ou une braisière avec des bardes de lard; on arrange les choux dessus avec du petit lard, quelques petits morceaux ou un morceau de jambon, des rouelles, ou un jarret de veau. Après avoir recouvert le tout de bardes de lard, on y ajoute des carottes, des oignons et un bouquet garni: on mouille ensuite avec l'empotage ou le bouillon et on fait cuire à petit feu. Quand la cuisson est parfaite, on coupe du pain de potage que l'on fait mitonner un peu épais avec l'empotage ou le bouillon. On égoutte ensuite les choux sur un linge blanc et on les presse; on prend du fromage de Gruyère et du Parmesan râpés et mêlés par parties égales, on en saupoudre la soupière qui doit être d'argent ou tout au moins d'une terre qui puisse aller sur le feu; on y met un lit de choux poudré de fromage, puis un lit de pain mitonné, également poudré de fromage, et on élève successivement ces lits jusqu'à ce que la soupière soit pleine, en remarquant que les choux doivent former la couche de dessus, que l'on saupoudre encore plus que les autres. La soupière étant ainsi remplie jusqu'aux bords, on la met gratiner doucement, soit au four, soit sous un four de campagne, soit, à défaut de l'un ou de l'autre sur un fourneau avec feu très-doux dessous et dessus et l'on sert brûlant.

On sert en même temps que la garbure, mais dans une écuelle à part, de bon bouillon bien chaud pour les personnes qui n'aiment point le potage épicé.

La garbure au maigre se fait ainsi :

On fait un bon bouillon maigre avec pois secs, carottes, oignons et céleri. Lorsque tout est cuit, on passe ce bouillon ; on prend d'autres oignons, carottes et céleri que l'on fait suer dans une marmite avec un peu de beurre; quand cela commence à s'attacher, on y met le bouillon de pois et on laisse le tout bien cuire. On peut y ajouter des cuisses de grenouilles, de la carpe, de la tanche, le tout bien frais, ce qui procurera un excellent potage. On presse après l'avoir goûté, et on procède comme ci-dessus pour faire la garbure, à l'exception bien entendu, qu'au lieu de lard on emploiera du beurre pour faire cuire les choux, et que l'on mouillera avec du bouillon maigre.

Ces potages sont d'excellents reconfortatifs qui conviennent aux personnes affaiblies dont les forces ont besoin d'être relevées ; ils ne sont pas de facile digestion pour des estomacs délicats, mais ceux qui fonctionnent bien s'en accommodent parfaitement. L'alliance des choux avec le fromage leur communique une saveur tout à fait particulière et les rend plus digestibles.

Les garbures maigres, sans être aussi succulentes que celles au gras, sont cependant les potages les plus distingués que l'on puisse manger en carême. Elles exigent plus de soins dans leur confection, parce qu'il est plus difficile de tirer un bon parti du poisson que de la viande; et offrent un aliment plus sain, quoique moins savoureux et moins nutritif.

Les garbures ont cependant l'inconvénient d'être trop nourrissantes pour un potage, et il est difficile de faire honneur à un bon dîner quand on a commencé la solennité par une garbure bien faite et bien étoffée.

Gardon. Nom vulgaire qui se rapporte à une espèce de poisson, le *leuciscus idus*, et appliqué indistinctement à toutes les espèces du genre *able*. Ces poissons sont peu estimés; on ne les mange guère que frits. Ils sont d'assez facile digestion.

Garenne. On donne ce nom à des bois taillis ou à des clos de bruyères où vivent des lapins sauvages. — Voy. *Lapin*.

Garniture. En terme de cuisine, on donne ce nom à plusieurs substances dont on accompagne les viandes de boucherie, le gibier, la volaille, le poisson et les pâtisseries telles que vol-au-vent, timbales, etc.

Ces garnitures sont de différentes espèces, elles sont composées ou de légumes, ou de purées, ou de pâtes, ou de foies gras, etc.

Garrot (*Anas clangula*). Genre d'oiseaux de l'ordre des palmipèdes et du genre canard. Le garrot, canard à bec court, déprimé, rétréci et étroit à la pointe, à narines basales arrondies, à pouce pinné, à queue pointue; vit presque toujours dans l'eau, son vol est très-rapide, mais peu élevé. Les garrots ne vivent dans nos climats que pendant l'hiver, ils émigrent au printemps dans les contrées septentrionales de l'Europe et de l'Asie. Leurs propriétés alimentaires et hygiéniques sont celles du canard sauvage. On les mange surtout rôtis. — Voy. *Canard.*

Garum (*Garum*). Espèce de saumure que les anciens Romains faisaient en recueillant les liquides qui s'écoulaient de poissons salés et à demi putréfiés. Ils aromatisaient fortement cette saumure avec du thym, du laurier, etc., et la faisaient servir comme condiment. Cet assaisonnement de luxe était fort cher; on le regardait comme un puissant excitant de l'appétit.

Gâteau (*Placenta*). Nom que l'on donne à

beaucoup d'espèces de pâtisserie et aussi à des préparations d'entremets que l'on sert en *terrines*.

On fait encore une foule de gâteaux grands et petits dont il serait trop long de donner ici les formules ; ainsi on fait des gâteaux au lard, au fromage, à la royale ; les gâteaux dits du sérail, les gâteaux de sable ; les gâteaux à la portugaise, au vermicelle, le grand gâteau de mille feuilles à la royale, les petits gâteaux dits à la Madeleine, les gâteaux à la fleur d'oranger, à la violette, à l'anis, à l'angélique, à la bergamote, à toutes sortes de conserves, etc., etc. Il faut manger modérément de tous, les plus légers étant encore très-indigestes si on en fait excès. Les convalescents surtout doivent s'en abstenir.

Gâteau A LA CRÈME. Prenez un litre de belle farine ; faites un trou dans le milieu et mettez dedans 25 centilitres de crème double et une pincée de sel ; pétrissez et laissez reposer la pâte pendant une demi-heure ; ajoutez-y ensuite 250 grammes de bon beurre ; abattez cinq fois la pâte, comme pour la pâte à feuilletage ; formez-en un ou plusieurs gâteaux ; dorez-les avec de l'œuf battu et les mettez au four. Cette pâtisserie est un peu lourde et ne doit être mangée, ni par les personnes en convalescence, ni par celles dont l'estomac est faible et délicat. *Entremets.*

Gâteau D'AMANDES. Pétrissez ensemble un litre de farine, gros comme la moitié d'un œuf de bon beurre, quatre œufs entiers, une pincée de sel, 125 grammes de beau sucre râpé et 192 grammes d'amandes bien pilées ; formez-en un gâteau que vous ferez cuire à l'ordinaire et que vous glacerez avec du sucre et une pelle rouge. Ce gâteau fort agréable est passablement indigeste, ainsi que tous ceux qui contiennent des amandes ; il ne convient qu'aux estomacs qui fonctionnent bien, et nullement à des estomacs délicats ni à des personnes qui relèvent de maladie.

Gâteau D'AMANDES MASSIF. Prenez 1 kilogramme d'amandes douces et 10 grammes d'amandes amères que vous monderez, pilerez et laverez ; ajoutez des zestes de citron confit, de l'angélique hachée, de la fleur d'oranger pralinée, un peu de sel, 1 kilogr. de sucre, 125 grammes de fécule de pommes de terre, douze jaunes d'œufs et cinq œufs entiers ; le tout étant bien mélangé, beurrez un moule et garnissez-le de papier brouillard également beurré ; mettez votre préparation dans ce moule et faites cuire à four doux ; vous servirez cet *entremets* accompagné d'une crème liquide faite avec des jaunes d'œufs et du lait d'amandes. Ce mets est encore plus indigeste que le précédent.

Gâteau D'AMANDES DIT DE PITHIVIERS. La préparation de ce gâteau est la même que pour les petits gâteaux d'amandes ; seulement ce gâteau, qui doit être de volume à garnir un plat d'entremets, doit être recouvert d'une lame de pâte feuilletée. En général, tous les gâteaux d'a-

mandes qui sont des préparations assez agréables, sont de difficile digestion, et, sans les œufs qui entrent dans leur confection, ils détermineraient souvent des effets laxatifs ; il est donc prudent de n'en manger que fort modérément et principalement en état de santé. *Entremets.*

Gâteau DE COMPIÈGNE. — Voy. *l'article Brioche.*

Gâteau DE LIÈVRE AUX TRUFFES. Après avoir dépouillé et vidé un lièvre conservez-en le foie et le sang ; levez-en avec soin la chair et hachez-la ; hachez une quantité égale de foie de veau et ajoutez-y le foie du lièvre ; hachez et pilez, jusqu'à consistance de pâte, de la noix de jambon, puis ajoutez-y la chair du lièvre, son foie et le foie de veau ; pilez le tout avec addition de lard râpé en quantité égale au tiers de la totalité du volume des viandes ; pilez de nouveau, et assaisonnez avec sel, fines épices, fines herbes cuites, muscade râpée ; ajoutez un demi-verre d'eau-de-vie, six ou huit jaunes d'œufs, le sang du lièvre et un jus d'ail. Mêlez bien le tout ; mettez au fond d'une casserole des bardes de lard, puis une couche, de deux doigts d'épaisseur, de votre composition, rangez sur cette couche de grands lardons distancés entre eux, et dans les intervalles mettez des pistaches ou des truffes coupées, remettez encore une couche comme la première et continuez de même jusqu'à la fin ; couvrez le tout de bardes de lard et d'un rond de papier, couvrez la casserole, mettez-la sur une tourtière et faites cuire au four pendant trois heures. Retirez et laissez refroidir ; faites chauffer légèrement une autre casserole pour pouvoir retourner le gâteau, ôtez-en les bardes et servez-le sur une assiette comme pièce d'entremets. *Relevé.*

Cet aliment, fort agréable du reste, est lourd et assez stimulant ; il ne peut convenir qu'en état de santé, les estomacs faibles et les personnes en convalescence doivent s'en abstenir.

Gâteau DE PLOMB. Faites une *fontaine* avec 125 grammes de farine passée ; mettez-y 32 grammes de sel, 64 grammes de sucre, 750 grammes de beurre, douze œufs ; détrempez votre pâte ; fraisez-la trois fois, et si elle était trop ferme, il faudrait la mouiller avec un peu de lait ; laissez reposer la pâte une demi-heure ; ajoutez-y 250 grammes de bon beurre, abattez-la quatre fois ; formez votre gâteau très-épais ; coupez les bords en losange ; dorez-le ; mettez-le sur un plafond ; rayez-le ; piquez-le et faites-le cuire au four pendant une heure et demie. Cette pâtisserie, fort lourde et fort indigeste, ne convient qu'aux estomacs robustes et nullement aux convalescents. *Thé, Déjeuner et Entremets.*

Gâteau DE RIZ. Faites crever dans de l'eau d'abord, et du lait ensuite, 125 grammes de beau riz ; quand il est bien cuit et bien épais, laissez-le refroidir ; faites une pâte avec un litre de farine, du sel, quatre œufs, 250 grammes de beurre et le riz ; pétrissez le tout et formez-en un gâteau que vous dorez avec de l'œuf battu, et mettez-le cuire au four pendant une heure ou sous un couvercle de tourtière, après avoir eu le soin de mettre au-dessous du gâteau un rond de papier beurré.

Ce gâteau n'est point indigeste, il est adoucissant et convient à tout le monde; les convalescents dans les maladies aiguës peuvent en manger, mais avec modération. *Entremets.*

Gâteau DE SAVOIE. — Voy. *l'article Biscuit.*

Gâteau FEUILLETÉ. Détrempez 500 grammes de farine avec de l'eau et un peu de sel, et faites-en une pâte molle; au bout d'une demi-heure de repos, étendez-la avec le rouleau et couvrez cette abaisse de beurre frais; pliez-la en double et pétrissez-la avec le rouleau; recommencez quatre ou cinq fois à replier la pâte sur elle-même; formez ensuite votre gâteau; dorez-le et le faites cuire à feu vif. Ce gâteau se digère assez facilement; il convient à peu près à tous les estomacs; néanmoins il ne faut pas en manger avec excès; les convalescents doivent en user avec beaucoup de circonspection. *Entremets.*

Gâteaux FOURRÉS AUX CONFITURES. Prenez de la pâte à feuilletage et formez-en deux gâteaux de grandeur égale et de 6 à 8 millimètres d'épaisseur chacun; on met sur l'un des deux des confitures jusqu'à un doigt du bord et l'on humecte avec un peu d'eau la portion du bord restée sans confiture; posez le second gâteau sur le premier; collez-les bien l'un contre l'autre; façonnez un peu; dorez avec de l'œuf battu et faites cuire au four; quand le gâteau est cuit couvrez-le de sucre fin et glacez-le à la pelle rouge, ou bien encore jetez dessus de la petite nonpareille après l'avoir légèrement enduit d'une petite quantité de beurre à peine chauffé. Ce gâteau se digère assez bien. Les convalescents doivent n'en manger qu'avec beaucoup de modération. *Entremets.*

Gâteaux (Petits) D'AMANDES. Mondez et pilez 250 grammes d'amandes douces, en y joignant un blanc d'œuf pour empêcher qu'elles ne tournent en huile; ajoutez 500 grammes de sucre, quelques cuillerées de crème, un peu de fleurs d'oranger pralinées; faites une pâte feuilletée épaisse de 2 à 3 millimètres; coupez cette pâte comme pour des petits pâtés; garnissez chaque morceau de feuilletage avec votre composition; faites cuir à four chaud et saupoudrez ensuite avec du sucre blanc. *Entremets.*

Mêmes propriétés que les précédents.

Gaude. Espèce de bouillie que l'on fait en Bresse, en Bourgogne et dans d'autres provinces avec de la farine de maïs; les habitants de ces pays en font un grand usage, et ils s'en servent même pour nourrir les enfants. Cet aliment est assez succulent, mais il ne convient qu'aux estomacs robustes.

On attribue à la farine de maïs, prise comme alimentation habituelle, le développement de quelques affections herpétiques et encore celui de la lèpre.

Gaufre (*Collyra*). Pâtisserie originaire du Brabant. Les gaufres ordinaires se font avec une pâte qui doit avoir la consistance du lait et dans laquelle entre de la farine, de la crème fraîche en quantité suffisante, du sucre pulvérisé dans la proportion de 14 à 16 (c'est-à-dire que pour quatorze parties de farine on en met seize de sucre); on aromatise avec l'eau de fleurs d'oranger ou toute autre eau distillée, aromatique; on chauffe un gaufrier et on le graisse légèrement avec du beurre fondu; on met une cuillerée et demie de la composition et on fait cuire, en retournant le gaufrier, sur du charbon allumé, pour que la gaufre soit colorée également des deux côtés; lorsque la cuisson est constatée, on retire la gaufre du gaufrier à l'aide d'un couteau que l'on passe dessous; on la roule sur elle-même à mesure qu'elle se détache; on l'étend toute chaude dans les formes et on la met à l'étuve pour qu'elle se tienne bien sèche.

Cette pâtisserie ainsi faite est délicate et de facile digestion; elle convient à peu près à tous les estomacs; on peut en manger dans les convalescences, mais il faut le faire avec modération.

On fait encore des gaufres à l'allemande, à la flamande, au fromage, au beurre de la Prévalais, à la crème, aux amandes, au vin d'Espagne, en cornets, etc. Toutes celles dans lesquelles il entre du beurre, du fromage, des œufs, des amandes, sont de plus difficile digestion que celles dont nous avons donné la formule et déterminent des aigreurs. Les gaufres dans lesquelles on fait entrer le vin d'Espagne sont légèrement excitantes et ne conviennent point aux convalescents dans les maladies nerveuses, ni aux tempéraments très-irritables, à moins cependant que l'on n'en mange qu'en petite quantité. *Entremets et Dessert.*

Gaz (*Gaz*). Les gaz sont des corps ou fluides aériformes, dont les molécules intégrantes n'ont aucune force de cohésion, et semblent au contraire tendre sans cesse à s'écarter indéfiniment les unes des autres. Ils ne peuvent affecter aucune forme par eux-mêmes et prennent exactement celle des vases dans lesquels on les renferme; néanmoins ils possèdent les autres propriétés générales de la matière : *porosité, impénétrabilité, élasticité, pesanteur,* etc.

On distingue les *gaz permanents* des *gaz non permanents* ou *vapeurs.* Les premiers conservent l'état aériforme à toutes les températures et sous toutes les pressions; les seconds reprennent l'état liquide ou solide par une diminution de température ou lorsqu'on les soumet à une forte pression. Un grand nombre de corps peuvent être transformés en *gaz permanents.* L'air atmosphérique est un *gaz permanent.*

Gazogène-BRIET. L'emploi généralement adopté de l'eau de Seltz a fait naître la pensée de substituer aux appareils en usage, un procédé au moyen duquel l'eau de Seltz se fait sur la table même au moment de s'en servir.

Ces appareils ne sont pas de ces énormes machines employées pour la fabrication en grand des eaux de Seltz : c'est l'élégant ustensile, dont la figure est ci-contre, et dont on se sert pour faire soi-même des boissons gazeuzes.

Au moyen de l'appareil gazogène-Briet, on obtient, aux frais les plus minimes et à la minute, pour ainsi dire, non-seulement de l'eau de Seltz, mais une grande variété d'autres solutions gazeuzes, telles que : eau de Vichy, eau de Sedlitz, limonade, vins mousseux, sodawater, etc., etc. — Voy. *Eau de Seltz*.

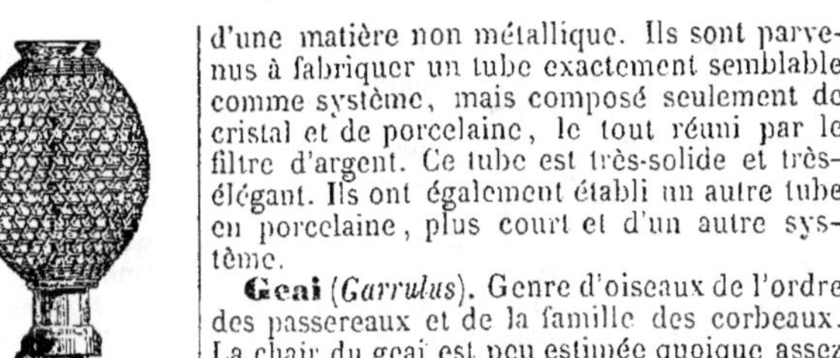

L'eau de Seltz, comme il a été dit, est l'eau ordinaire combinée avec le gaz acide carbonique. Dans l'appareil en question on obtient ce gaz par le mélange d'une certaine quantité d'acide tartrique et de bicarbonate de soude.

On verse cette poudre dans la boule du bas de l'appareil, et un tube vient établir la communication avec la boule du haut, laquelle renferme le liquide destiné à la boisson.

Ce tube fait descendre une quantité voulue d'eau dans la boule du bas pour amener la dissolution des poudres, et conduit ensuite dans la boule du haut le gaz acide carbonique, mais le gaz seulement, et de manière à empêcher qu'il ne s'y introduise aucune parcelle de poudre.

Ce tube remplit très-simplement ces complexes fonctions ; il distribue à la boule du bas la juste quantité d'eau nécessaire à la dissolution des poudres ; le gaz monte dans la boule du haut en traversant un filtre d'argent à trous capillaires, et se tamise en quelque sorte à travers tout le liquide qu'il doit saturer. Ce filtre, cette espèce de tamis, distribue le gaz en particules très-ténues ; il le mélange parfaitement à l'eau.

Ajoutons que, pour parer à tout accident, le gazogène-Briet est entouré d'un clissage en rotin ; ce clissage, par la disposition de son dessin, fait à l'œil le meilleur effet. Le rotin employé est d'une solidité assez connue, et il offre l'heureux avantage de préserver l'appareil en amortissant les chocs, et de lui conserver toujours son lustre et sa propreté.

Le tube qui est l'âme de cet instrument est en étain anglais pur, métal aussi sain que l'or et l'argent ; c'est celui dont se servent les hôpitaux de Paris. Cependant, pour donner satisfaction à des scrupules sans motifs, MM. Mondolot ont cherché à établir un tube composé d'une matière non métallique. Ils sont parvenus à fabriquer un tube exactement semblable comme système, mais composé seulement de cristal et de porcelaine, le tout réuni par le filtre d'argent. Ce tube est très-solide et très-élégant. Ils ont également établi un autre tube en porcelaine, plus court et d'un autre système.

Geai (*Garrulus*). Genre d'oiseaux de l'ordre des passereaux et de la famille des corbeaux. La chair du geai est peu estimée quoique assez succulente. Celle des jeunes geais, quand ils sont gras, est délicate et se rapproche de celle de la grive. On ne fait guère usage de ces oiseaux dans l'art culinaire ; cependant en cas de besoin on peut les utiliser. Cet aliment est nourrissant, sain, d'assez facile digestion et très-légèrement stimulant ; on peut en donner à des convalescents qui ont besoin d'être restaurés, alors qu'on manque de tout autre alimentation mieux appropriée à leur état.

Gélatine (*Gelatina*). La gélatine est une substance demi-transparente, incolore, inodore, insipide ; sa densité est plus considérable que celle de l'eau ; sa dureté et sa consistance sont variables. La gélatine, principe immédiat des animaux, que l'on retire de la peau, des muscles, des ligaments, des tendons, des os, etc., est composée d'oxygène, d'hydrogène, de carbone et d'azote. L'air ne l'altère point lorsqu'elle est à l'état solide, mais à celui de liquide ou de gelée elle s'aigrit rapidement et se pourrit. L'eau chaude la dissout bien mieux que l'eau froide. On obtient la gélatine en faisant bouillir dans l'eau les parties énoncées plus haut, et l'on concentre par l'évaporation le liquide obtenu, qui ne tarde pas à se transformer en gelée par le refroidissement. La gélatine fait la base de l'ichthyocole et de la colle forte. Le bouillon lui doit une partie de ses propriétés nutritives ; elle constitue un aliment peu nourrissant et ne convient que très-médiocrement aux personnes faibles ou convalescentes qui ont besoin d'être restaurées.

Gelée (*Jus gelatum*). Substance de consistance molle, tremblante, transparente, qui n'est autre chose que de la gélatine refroidie. Selon que la gelée est fournie par des animaux ou par des végétaux, on la nomme *gelée animale* ou *gelée végétale*. La gelée animale sert à orner ou à masquer des mets qui se mangent froids et sert aussi comme entremets. La gelée végétale, qui se trouve dans le suc de presque tous les fruits acides et en maturité, forme la base de toutes nos confitures de gelée. La gelée animale est très-nourrissante, légèrement stimulante et de très-facile digestion. La gelée végétale est rafraîchissante, légèrement laxative ou astringente, suivant que les fruits qui la fournissent possèdent ces différentes propriétés ; elle est en général peu nourrissante ; on doit en user dans tous les cas avec modération, parce qu'elle fatigue l'estomac, surtout chez les personnes prédisposées à l'inflammation de ce viscère ou chez celles qui sont d'un tempérament nerveux. Les convalescents ne doivent en faire usage qu'en petite quantité, et encore doivent-ils choisir parmi ces gelées celles qui sont douées de propriétés favorables à la nature de la maladie dont ils ont été affectés. C'est au médecin à les diriger dans ce choix.

Gelée DE COLLE DE POISSON. L'ichthyocole est employée en cuisine, soit pour donner de la consistance à certaines gelées de fleurs ou de fruits, soit pour faire des gelées d'entremets, que l'on aromatise avec telle substance que l'on veut.

Pour faire cette gelée, on prend de la colle de poisson la plus fine; on la lave à plusieurs eaux tièdes; on la met sur le feu dans un poêlon d'office avec de l'eau filtrée; on écume, et lorsque le liquide est réduit des trois quarts, on passe à travers une serviette, au-dessus d'un vase très-propre, et on s'en sert suivant ce que l'on en veut faire. Au moyen de la gelée de colle de poisson on fait les gelées à la violette, à la rose, à la fleur d'oranger, au rhum, au kirsch-wasser, au vin de Champagne, à toutes sortes de fruits, etc.

Gelée DE CORNE DE CERF. On prend 250 grammes de corne de cerf que l'on râpe; on la lave à l'eau chaude et on la fait bouillir dans deux litres d'eau jusqu'à réduction de moitié; on passe avec expression et on y ajoute 125 grammes de sucre, du blanc d'œuf étendu d'un peu d'eau, du jus de citron (32 gr. de chacun), et on fait bouillir de nouveau; après avoir passé la liqueur, on la fait réduire par évaporation jusqu'à ce qu'il n'en reste que 250 grammes; on aromatise et on verse sur une assiette que l'on place dans un lieu frais.

Cette gelée entre dans différentes préparations, entre autres dans celle dite blanc-manger et dans quelques boissons mucilagineuses; c'est un aliment nourrissant, restaurant, adoucissant, qui convient dans les affections de poitrine et dans la convalescence de certaines maladies inflammatoires; cependant il faut en manger avec modération parce qu'elle n'est pas de très-facile digestion.

Pendant les chaleurs, on ne peut la conserver plus d'un jour, à moins de la mettre dans la glace.

Gelée DE CORNE DE CERF (blanc-manger). Prenez : cornes de cerf râpées, 8 onces (250 gr.); sucre blanc, 4 onces (125 gr.); un blanc d'œuf et le jus d'un citron; eau, quantité suffisante; lavez la corne de cerf à l'eau chaude; faites-la bouillir dans un vase étamé et couvert avec 4 livres (2 kilog.) d'eau clarifiée; réduisez à moitié; passez; exprimez fortement à travers un linge; ajoutez le sucre et le blanc d'œuf délayé dans une petite quantité d'eau; remettez sur le feu et portez à l'ébullition; ajoutez le suc de citron pour rendre la clarification plus parfaite; passez et faites réduire à 8 onces (250 gr.) de gelée, que vous aromatisez sur la fin avec quelques morceaux de zeste de citron; on coule dans un ou plusieurs petits pots, et on obtient, par le refroidissement, une gelée de consistance tremblante; elle est nourrissante, adoucissante et convient dans la diarrhée et la convalescence de certaines maladies inflammatoires; il ne faut pas cependant en faire abus.

Gelée DE CORNE DE CERF ÉMULSIONNÉE (blanc-manger). Prenez : gelée de cornes de cerf, 8 onces (250 gr.); amandes douces mondées ou privées de leur pellicule, 1 once (32 gr.); sucre, 4 gros (16 gr.); eau de fleur d'orange, 1 gr. (4 gr.); esprit ou teinture de zeste de citron, 24 gouttes (1 gr.); on chauffe un mortier de marbre à l'eau bouillante ainsi que son pilon; on y met les amandes mondées, le sucre et l'eau de fleur d'oranger, et on les pile bien, de manière à en former promptement une pâte fine que l'on délaye avec la gelée de corne de cerf, qui est encore chaude et liquide; on passe ensuite à travers un linge, ou mieux une étamine de laine, en exprimant légèrement; puis on ajoute l'esprit de citron; on mêle; on coule ensuite dans un ou plusieurs pots; cette préparation (aujourd'hui délaissée) est à la fois un médicament et un aliment très-agréable, un peu laxatif, qui convient dans certaines maladies inflammatoires des organes respiratoires, des voies digestives, etc.

Gelée DE FRAISES. Prenez 500 grammes de fraises; épluchez-les et jetez-les dans 125 grammes de sirop très-clair; laissez cette infusion passer la nuit après avoir eu soin de la couvrir; le lendemain filtrez à la chausse; clarifiez 250 grammes de sucre; jetez dedans une pincée de cochenille; passez au tamis; ajoutez le suc de deux citrons, 32 grammes de colle de poisson, puis le fruit; remuez légèrement la gelée; moulez-la et la mettez à la glace; vous pouvez remplacer le citron et la cochenille par 500 gr. de groseilles blanches. *Dessert.*

Pour la gelée de framboises, faites comme pour celle de fraises, seulement mettez une livre de framboises et une livre de groseilles blanches.

On fait encore des gelées de groseilles, de cerises, des quatre fruits, de verjus, de raisin muscat, d'épine-vinette, de grenades, d'abricots, de pêches, d'ananas, d'oranges, de citrons, de vanille, au caramel, au café, au thé, à l'essence d'angélique, à celle de menthe; des gelées de liqueurs, des gelées macédoines aux fruits, des gelées fouettées, etc. *Entremets et Dessert.*

Gelée DE GROSEILLES. On choisit de belles groseilles rouges, bien mûres et bien sèches; on les épluche; si on ne les épluche pas la gelée contracte un peu d'âcreté; si on veut la gelée bien claire, on met un tiers de groseilles blanches pour deux tiers de rouges; on ajoute des framboises rouges ou blanches en quantité proportionnée, c'est-à-dire un vingtième du poids total.

On met le tout dans une bassine bien nette; on ajoute du sucre de bonne qualité, poids pour poids; on fait bouillir jusqu'à ce que la surface soit en ébullition; on verse alors sur un tamis; on met le jus dans les pots, et le marc qui reste sur le tamis fait une excellente confiture, qu'il faut manger immédiatement; la fermentation l'altérant promptement.

On laisse les pots, remplis de jus, à l'air sans les couvrir; quand ce jus est pris en gelée on couvre les pots avec des ronds de papier imbibés d'eau-de-vie; ces ronds couvrent la gelée hermétiquement; on prépare ensuite des ronds plus grands de papier collé qu'on ajoute sur chaque pot que l'on ficelle; si l'on veut éviter cette opération, on imbibe de colle de pâte les bords extérieurs de chaque pot, et le papier en séchant se tend et se colle naturellement; on met les pots dans un endroit sec et ces gelées se gardent deux ou trois ans.

Gelée DE POMMES. Rouen lui doit sa juste renommée.

Gelée PRINTANIÈRE A LA ROSE. Après avoir clarifié 365 grammes de sucre, jetez dedans une trentaine de belles roses effeuillées et une pincée de cochenille; couvrez l'infusion, et, lorsqu'elle n'est plus que tiède, passez-la au tamis et joignez-y un demi-verre d'eau distillée de roses, un demi-verre de kirsch-wasser et une once (32 gr.) de colle de poisson clarifiée; remuez cette préparation; versez-la dans un moule d'entremets; introduisez dans ce moule de la glace pilée; couvrez-le avec un couvercle de casserole, afin qu'il se trouve autant de glace au-dessus qu'au dessous; au bout de trois heures, retirez le moule de dedans la glace; plongez-le rapidement dans l'eau chaude, afin que la gelée s'en détache; renversez sur un plat; enlevez avec précaution le moule et servez immédiatement. *Entremets.*

Pour que les gelées soient de belle apparence, il ne faut jamais employer d'ustensiles étamés ou d'étain, surtout pour celles de fleurs et de fruits rouges.

On prépare de même les gelées de jasmin, de tubéreuses, de jonquilles et d'œillets.

Gelée DE VIANDES. On prend pour faire cette gelée 1 kilogr. de tranche de bœuf, une vieille poule ou un vieux coq, un jarret de veau; on met le tout dans une marmite avec trois litres d'eau; on écume et on ajoute des carottes, des oignons, un pied de céleri, deux clous de girofle et un peu de sel; on fait bouillir pendant quatre heures à petit feu: on passe, on laisse refroidir; puis on met deux blancs d'œufs battus; on remet le tout dans une casserole sur le feu; on fait bouillir; on écume et on laisse la composition réduire jusqu'à consistance de gelée; on passe de nouveau et on laisse refroidir afin de s'en servir au besoin. Cette gelée convient aux convalescents qui ont besoin d'être reconfortés; elle sert à lier des sauces et est un très-bon mouillement pour les viandes que l'on cuit à la braise, parce qu'elle leur conserve l'intégrité de leurs sucs et qu'elle ne leur prend rien.

On fait de la gelée avec de la volaille, du gibier, du poisson, des pieds de veau, etc.

Gelinotte (*Tetras bonafia*). Oiseau de l'ordre des gallinacés et de la famille des tétras. La gelinotte, que l'on nomme aussi *poule sauvage, poule des bois, poule des coudriers*, est de la grosseur d'une perdrix; on la trouve partout où il y a des forêts; sa chair convient à tous les estomacs.

Elle est un peu plus grosse que la perdrix; plumage varié de brun, de blanc, de gris et de roux; une large bande noire près du bout de la queue courte et étagée; la gorge du mâle est noire, sa tête un peu huppée. La chair est exquise, surtout lorsque l'oiseau vient du pays de Caux. On n'a pas encore pu les accoutumer à la domesticité.

La gelinotte se tient honorée de subir toutes les préparations du faisan, et il faut convenir qu'on le serait à moins. C'est un manger fort délicat et digne des estomacs les moins vulgaires. On connaît aussi une gelinotte d'eau qui participe de la nature de la poule et du canard; elle s'apprête comme le canard sauvage, mais elle prétend avoir sur lui l'avantage de pouvoir être mangée les jours maigres.

On ne mange cet oiseau que rôti; il est fort recherché. *Rôt.*

Gelos (Vin de), Béarn (Basses-Pyrénéés); blanc, 2e classe; 14 à 15 degrés.

Genestat (Vin de), Périgord (Dordogne); blanc, 2e classe; 15 à 16 degrés.

Genet (*Genista*). Genre de la famille des papilionacées génistées et de la diadelphie décandrie. Dans certains pays, on fait confire les boutons des fleurs de cet arbrisseau dans le vinaigre et le sel et on s'en sert pour assaisonnement. Propriétés diurétiques.

Genevrette. Boisson fort en usage dans le Gâtinais, et composée de graines de genièvre, d'absinthe et d'eau. Amère, aromatique, stimulante et tonique comme les amers et les aromates. — Voy. *ces mots.*

Genévrier (*Juniperus*). Genre de la famille des cupressinées et de la diœcie monadelphie. On fait, avec les baies du genévrier commun, du vin et du ratafia; on s'en sert encore comme condiment; elles sont toniques et diurétiques.

Genièvre (*Juniperi communis baccæ*). On nomme ainsi les fruits du genévrier commun. Les baies de genièvre sont toniques et diurétiques; on en fait un rob connu sous le nom d'extrait de genièvre, et un alcoolat connu sous le nom de liqueur de genièvre.

Génoise. Nom d'une pâtisserie d'entremets; on fait des génoises à l'orange, aux pistaches, aux avelines, au raisin de Corinthe, etc.

Il entre dans cette pâtisserie, des amandes, de la farine, des œufs, du sucre, du sel, et aussi quelquefois du zeste d'orange ou des raisins de Corinthe et un peu d'eau-de-vie. Il faut en manger modérément parce qu'elle est de difficile digestion. Il ne convient pas aux personnes qui relèvent de maladie. *Entremets.*

Géoglossum. Genre de champignon établi aux dépens du genre clavaire, et dont le *clavaria ophioglossoïdes* est le type.

Géographie. La géographie et l'art de la cuisine ont occupé les meilleurs esprits, et ce n'est pas sans un certain regret qu'on rencontre souvent, parmi les personnes les plus instruites, une ignorance complète des excellentes productions de la France et des pays étrangers ; nous donnons dans ce livre, à chaque nom de ville, l'indication de ses produits ; nous ne pouvons mieux indiquer la portée d'une bonne géographie culinaire qu'en rappelant, avec le spirituel auteur du *Manuel des amphytrions*, le projet d'éducation dont il développe le plan.

Dans une petite comédie fort gaie de MM. Chazet, Francis et de la Fortelle, jouée avec succès l'été dernier sur le théâtre des Variétés du Palais-Royal, sous le titre de l'*Ecole des Gourmands*, on trouve une idée originale, et dont il nous semble que l'on pourrait tirer grand parti. Un gourmand du premier ordre s'est chargé de l'éducation de son filleul, qu'il fait élever chez lui ; il ne lui donne, pour étudier, que des livres de cuisine : ce n'est pas là ce qu'il y a de plus comique ; mais il lui fait apprendre la géographie par le moyen de la gourmandise, ce qui est vraiment piquant.

Ainsi, au lieu de lui demander quelle est la capitale de l'Alsace, il lui demande : Comment appelez-vous cette ville fameuse par ses carpes, ses saumons, ses pâtés de foies d'oie, et ses écrevisses ? et le jeune homme répond Strasbourg, la seule ville en effet qui réunisse ces quatre avantages.

S'il l'interroge ensuite sur la ville d'où nous viennent les meilleurs canetons, les meilleurs pâtés de veau de rivière et la meilleure gelée de pommes, le nom de Rouen se trouvera nécessairement au bout de la langue du candidat, comme celui de Verdun sur ses lèvres, s'il s'agit de l'endroit où l'on fabrique les meilleures dragées.

Ces demandes sont simples, parce qu'elles ne peuvent s'appliquer qu'à une seule ville, mais elles pourraient devenir plus compliquées. Si l'on s'enquiert, par exemple, d'où nous viennent à Paris les meilleures huîtres, aussitôt les noms de Dieppe, de Cancale, de Marennes, d'Etretat, de Grandville, se présenteront ensemble à la mémoire de l'élève ; il faut donc alors diviser la question, et spécifier la qualité des huîtres, telles que les vertes, les blanches, les plus grasses, les marinées, etc.; alors il n'y aura plus d'erreur ni d'équivoque.

C'est ainsi que la ville la plus célèbre par ses terrines de perdrix, c'est Nérac ; par ses pâtés de foies de canard, également en terrines, Toulouse ; par ses pâtés de mauviettes, Pithiviers ; par ses petites-langues et son fromage de cochon, Troyes ; par son pain d'épice et ses poires de rousselet, Reims ; par son huile vierge, Aix ; par son vinaigre, Orléans, etc. Mais si l'on demande d'où nous vient à Paris le meilleur mouton, voilà encore une question complexe, et l'élève hésitera nécessairement entre les Ardennes, Cabourg, Beauvais et les prés salés de la Normandie. Il en sera de même pour le beurre, et il se trouvera embarrassé entre Isigny, Gournay et la Bretagne. Dans ce dernier cas on lèvera toute équivoque en distinguant les saisons, le beurre en motte, et celui en panier, etc.

Mais les difficultés s'accroîtront s'il s'agit, par exemple, d'une ville qui, célèbre par ses perdrix, son vin et ses truffes, le soit encore par la délicatesse de ses carpes et de ses anguilles, le parfumé de ses raisins qui rappellent successivement le goût de la violette, du citron et de la fleur d'oranger ; le velouté de ses petits fromages, comparables à ceux de Neufchâtel et de Viry ; enfin l'excellence de son pain, que ses habitants regardent comme le seul digne de la table d'un souverain, et dont ils font tant de cas, qu'ils mettent entre ce pain et celui de Paris la même différence que les enfants d'Israël mettaient entre la manne du désert et les oignons de l'Egypte. Notre élève se perdra dans ce dédale d'excellentes choses, dont plusieurs même ne peuvent être appréciées que sur les lieux. Il faudra donc que l'érudition du maître vienne ici à son secours, et lui apprenne que tant d'avantages se trouvent réunis à Cahors, qui, s'il en faut croire l'un de ses enfants, de qui nous tenons ces détails, est, sous le rapport gourmand, l'une des villes les plus intéressantes de l'empire français.

Au reste, cet embarras [se présentera rarement, et l'on ne compterait peut-être pas] en France deux autres villes dont le territoire produise autant d'objets dignes, sous divers rapports, de la sensualité gourmande.

Ce moyen d'apprendre la géographie de la France aux enfants nous paraît aussi simple qu'ingénieux ; et il est d'autant plus propre à fixer dans leur mémoire le nom des villes et même des plus petits villages, qu'à cet âge l'on a toujours beaucoup de dispositions à la gourmandise : aussi retiendront-ils plus vite le nom de Sotteville, en songeant à sa délicieuse crème, que ceux d'Ivry, de Poitiers ou d'Azincourt, lieux illustrés par de mémorables batailles, mais qui ne sont renommés par aucune production nutritive.

Lorsqu'on voudra former, par cette méthode, des sujets d'une grande distinction, l'on ne se bornera point à la France, et on l'appliquera à toutes les villes de l'Europe ; car il en est peu, sans doute, qui ne jouissent du beau privilége de fournir à la table quelques productions plus ou moins célèbres, plus ou moins recherchées. C'est ainsi que l'excellent bœuf fumé sera pour notre élève le synonyme de Hambourg; le cabillaud, celui d'Ostende; que les harengs pecs et la Hollande ne feront qu'un dans sa mémoire; qu'au nom seul de macaroni, il citera Naples; Constantinople, dès qu'il entendra parler de langues fumées; que Gênes et les citrons confits, Bologne et les saucissons, Zara et le marasquin, Florence et le chocolat, l'eau d'or et Turin ne seront, en quelque sorte pour lui, qu'une même chose.

Enfin l'on peut encore appliquer cette méthode aux autres parties du monde; et le salep de Perse, le vin du Cap, les liqueurs de la Martinique, la morue de Terre-Neuve lui apprendront à distinguer l'Asie, l'Afrique et l'Amérique, mieux que toutes les relations des plus habiles voyageurs.

Avec cette nouvelle manière d'étudier la géographie, cette science qui n'était guère que celle des noms, deviendra celle des choses; ceux qui voyagent pour la perfectionner n'iront plus désormais consulter des savants de chaque pays; c'est aux cuisiniers, aux gourmands qu'ils s'adresseront. Ils visiteront les marchés au lieu des bibliothèques, et ils seront aussi jaloux de rapporter dans leur patrie la connaissance d'un mets nouveau, qu'ils étaient glorieux autrefois d'y revenir avec le dessin d'un monument antique.

Nous laissons nos lecteurs méditer sur ce texte, qui peut enfanter de longs commentaires. Ils verront s'il ne serait pas à propos de joindre à la connaissance de tant de productions succulentes, celle des divers moyens de les apprêter selon la méthode de chaque pays, en sorte qu'on formerait tout à la fois de bons géographes et d'habiles cuisiniers, au moins en théorie. Ces savants d'une nouvelle espèce propageraient rapidement la science gourmande, et nous leur devrions l'avantage d'enrichir la cuisine française de tous les ragoûts les plus distingués qui se font dans les quatre parties du monde.

Gérofle ou **Girofle** (Clou de) (*Caryophillus*). On nomme ainsi la fleur non épanouie du giroflier. Elle est très-aromatique et fort stimulante. On l'emploie comme assaisonnement et comme médicament. Dans le premier cas, il faut en user modérément. Les convalescents, dans les maladies inflammatoires surtout, n'en doivent pas faire usage. Comme médicament, cette substance est très-stimulante; elle ne s'emploie guère qu'à l'état d'alcoolat ou d'hydrolat et unie à des eaux distillées pour constituer des potions, ou bien encore en poudre pour former des électuaires, des opiats ou en frictions. Le gérofle passe pour être éminemment aphrodisiaque. — Voy. *ce mot.*

Le gérofle tient, après le poivre, le premier rang parmi les épices; les clous de gérofle sont d'un assez grand usage en cuisine. On pique un oignon de plusieurs de ces clous pour donner bon goût au pot-au-feu, on en met dans toutes les braises, dans beaucoup de ragoûts, dans un grand nombre d'entremets végétaux, dans certaines crèmes. Le parfum du girofle est agréable et d'un goût presque général; il ne faut jamais laisser les clous employés dans les mets que l'on place sur la table. Les plus fleuris sont préférables aux autres. — Voy. *Stimulant.*

Géroflier ou **Giroflier** (*Caryophillus aromaticus*). Arbre de la famille des myrtacées-myrtées et de la polyandrie monogynie, qui croît naturellement dans les Moluques et qui est cultivé à l'Ile de France et à Cayenne. Il donne le clou de gérofle qui est, comme on le sait. un excitant des plus énergiques.

Géromé ou **Gerardmer.** Fromage de lait de vache qui se fabrique dans les Vosges et dont le débit est assez considérable à Paris parmi la classe ouvrière. Sa préparation est peu soignée; on mêle ensemble les traites de plusieurs jours, on sale avec du sel de Lorraine qui lui communique, dit-on, un goût particulier et on y ajoute du cumin pour lui donner de l'arome.

Il s'affine promptement et acquiert un haut goût pour lequel les buveurs de cabaret le tiennent en grande estime, mais cette saveur et cette odeur, très-énergiques, lui ferment les portes des salles à manger de l'aristocratie et même de la bourgeoisie. Il arrive par disques de 20 centimètres de diamètre sur 15 de hauteur, et se vend 80 c. *Dessert.*

Gervant (Vin de), Dauphiné : rouge, 3e classe, 11 à 12 degrés.

Gésier. Dans les oiseaux on nomme ainsi l'estomac proprement dit. Cette chair tendre quand elle est bien cuite, mais peu savoureuse, se digère assez bien; elle convient à tout le monde.

La membrane intérieure du gésier est douée de la propriété de coaguler le lait; on s'en sert comme de présure.

Gesse (*Lathyrus*). Plante de la famille des papilionacées-viciées et de la diadelphie décandrie. La plupart des espèces de ce genre croissent spontanément en France, les autres se trouvent dans les deux Amériques, en Sibérie et au Japon. Parmi les espèces de nos environs, nous signalerons : la *gesse cultivée* (*lathyrus sativus*), nommée vulgairement *pois de brebis, pois breton, lentille d'Espagne*, dont les graines servent à la nourriture des habitants de quelques provinces de France; le *lathyrus cicera*, qui est employé comme aliment en Espagne; la *gesse tubéreuse* (*lathyrus tuberosus arnole*), gland de terre *macusson* ou *marcusson*, qui produit des tubercules d'une saveur analogue à celle de la châtaigne. Elles contiennent du sucre et de la fécule. Cet aliment ne convient qu'aux estomacs robustes.

Gesse tubéreuse (*Lathyrus tuberosus*). On arrache en octobre les racines de cette plante. On les conserve dans la serre aux légumes et dans le sable.

Gevrey (Vin de), Bourgogne (Côte-d'Or) : rouge, 3e classe; 11 à 12 degrés.

Gibelotte. C'est le nom que l'on donne à une préparation culinaire dans laquelle il entre toujours comme base ou partie principale un lapin. *Entrée*. — Voy. l'article *Lapin*.

Gibier (*Præda venatica*). Parmi les animaux qui peuvent servir à l'alimentation de l'homme, on donne ce nom à ceux qui vivent à l'état sauvage dans les bois, les campagnes et même sur les rivages des mers, des fleuves, des étangs, etc. Tels sont, dans la classe des quadrupèdes mammifères, le chevreuil, le sanglier, le marcassin, le lièvre, le lapin, etc., et dans celle des oiseaux, les faisans, les perdrix et toute la famille des tétras, les bécasses, les pluviers, les vanneaux, les flamants, les râles, les poules d'eau, les canards sauvages, les sarcelles, etc.

La chair de ces animaux est généralement plus sapide et plus stimulante que celle des autres. Cet aliment ne convient pas à tous les estomacs, quoique sain et de facile digestion ; l'expérience sert de guide à cet égard. Les personnes sédentaires, nerveuses, affectées d'irritation de poitrine ou de quelque autre organe doivent en éviter l'usage. Dans les convalescences des maladies inflammatoires il faut aussi s'en abstenir.

C'est une erreur de croire qu'il faut manger le gibier corrompu ; en cet état il est nuisible à la santé ; cet aliment est bien assez savoureux, mangé frais, sans qu'il soit nécessaire de recourir à la putréfaction.

Gigot. On donne ce nom à la cuisse du mouton, du chevreuil, de l'agneau, etc. Le gigot se mange rôti, braisé, etc.

Gigot DE CHEVREUIL ROTI. Piquez de lard fin votre gigot après l'avoir paré ; faites-le mariner pendant cinq ou six heures avec l'huile d'olive et le sel ; mettez-le à la broche et l'arrosez avec sa marinade ; au bout d'une heure de cuisson servez-le avec une sauce poivrade dans laquelle vous aurez fait entrer une partie de la marinade du gigot. La sauce poivrade devra être servie à part dans une saucière.

Les personnes qui veulent que le chevreuil ait un goût plus relevé, le feront mariner pendant deux jours avec l'huile d'olive, le sel, épices, tranches d'oignon, thym et une demi-bouteille de bon vin rouge.

Ce qui vient d'être dit pour le chevreuil peut s'appliquer au cerf, à la biche, au daim et à leurs faons ; mais on fait peu d'usage de ces animaux.

La chair du chevreuil est nourrissante et de facile digestion ; mais elle est trop stimulante pour convenir à des convalescents, et ne doit être mangée que dans le cas où l'estomac fonctionne bien.

On fait rôtir, après les avoir piqués et marinés, les quartiers et les selles d'agneau et de chevreau. On leur fait subir aussi presque toutes les préparations culinaires du mouton. La chair de l'agneau et du chevreau est relâchante, peu nourrissante, peu savoureuse et d'assez difficile digestion ; elle ne convient pas à des convalescents.

Gigot DE MOUTON A LA BROCHE. Rien n'est si succulent, en fait de cuisine bourgeoise, qu'un gigot de mouton à la broche, bien choisi et cuit à point ; mais aussi, en général, rien n'est plus dur. C'est fâcheux, car un gigot rôti, d'une tendreté parfaite, est l'une des plus excellentes choses que la boucherie puisse offrir à l'alimentation ; c'est un mets sain, naturel, juteux et succulent, préférable à tous ces ragoûts incendiaires qui trop souvent ne flattent le palais qu'aux dépens de la santé.

Mais la tendreté d'un gigot dépend moins de l'art du cuisinier que de ses soins, de sa patience, et surtout du naturel de la bête.

Il est tel mouton que rien ne peut attendrir, et tel autre que trois ou quatre jours d'attente suffisent pour rendre fondant. Ce sont là les élus de la boucherie ; c'est cependant rare à Paris, où les meilleurs moutons viennent du Cotentin, de la Normandie et de Beauvais et ne sont guère recommandables que par leur volume. Quant à ceux des Ardennes, de Cabourg et de Présalé, qui sont les plus délicats et les plus succulents, il faut les tirer en droiture pour les avoir excellents. Après avoir choisi un gigot de bonne qualité et bien mortifié, battez-le, embrochez-le et le laissez au feu environ une heure et demie ; servez alors votre gigot sur son jus. Ce mets est très-succulent, de facile digestion, et convient à peu près à tout le monde.

Cuisson du gigot. Il faut, pour faire cuire le gigot ou l'épaule de mouton pesant 3 kilogr. :

A la broche et devant la cheminée.............................	1 h. 30 m.
Dans la cuisinière devant la cheminée.........................	1 10
Dans la cuisinière et devant la coquille......................	1

et pour 2 kilogr. :

A la broche devant la cheminée.............................	1 h. m.
Dans la cuisinière et devant la cheminée......................	45
Dans la cuisinière et devant la la coquille..................	40

Première manière de découper le gigot. On prend le gigot de la main gauche, on enlève d'un seul coup la partie A (la souris) et on coupe des tranches minces et obliques dans la noix B, en allant jusqu'à l'os C ; arrivé là on glisse le couteau horizontalement sur l'os, et on enlève toutes les tranches déjà coupées. Si l'on veut servir la sous-noix E, on retourne le gigot, en le tenant toujours de la main gauche, on enlève la partie D comme on a fait pour la souris, et on la coupe comme la noix par tranches minces et obliques.

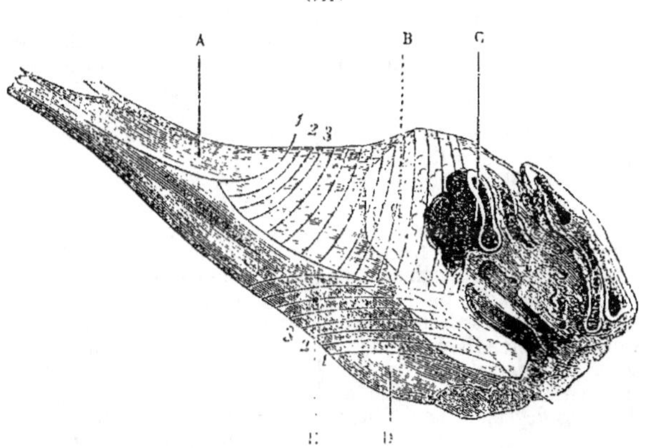

La *seconde manière de découper le gigot* est la manière horizontale; on le tient de la main gauche et appuyé sur le côté plat, on enlève la souris, puis on coupe la noix hori- zontalement et par tranches minces. On retourne le gigot et, après avoir enlevé la partie X comme on a fait pour la souris, on découpe la sous-noix de la même manière que la noix.

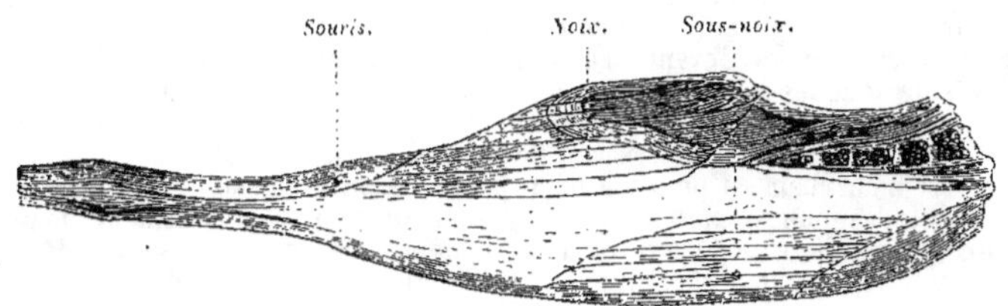

Dans la convalescence des maladies inflammatoires, surtout celles qui auront pour siége les organes de la digestion, il sera bon de s'abstenir de cet aliment qui ne laisse pas que d'être assez stimulant, et pourrait dans le cas susdit occasionner des rechutes.

Gigot DE MOUTON A L'EAU. Désossez votre gigot et faites-le revenir dans une casserole avec un peu de beurre, jusqu'à ce qu'il ait pris une belle couleur; mouillez-le avec un peu d'eau et ajoutez trois gousses d'ail, quatre ou cinq oignons, deux carottes et du sel. Faites cuire doucement pendant six ou sept heures; puis dégraissez la sauce, liez-la avec un peu de fécule; glacez-en le gigot et servez-le sur un lit de chicorée, de haricots, de marrons, etc. Ce mets, de même que le précédent, ne convient pas à des convalescents. Il est moins nourrissant que rôti et de moins facile digestion. *Relevé.*

Gigot DE MOUTON BRAISÉ. Procurez-vous un bon gigot que vous désosserez à l'exception de l'os du manche; piquez-le de gros lardons que vous aurez assaisonnés avec des fines épices, du sel, du basilic en poudre, du poivre, du persil et des ciboules hachés; ficelez votre gigot et lui rendez sa première forme. Foncez une braisière avec des parures de viande de boucherie; cinq ou six carottes et autant d'oignons que vous posez sur votre gigot; mouillez-le avec de bon bouillon et un demi-verre d'eau-de-vie; ajoutez thym, laurier, trois clous de girofle et deux gousses d'ail; couvrez le tout d'un papier et faites cuire doucement, feu dessus et dessous, pendant cinq heures. Egouttez-le ensuite, glacez-le et le servez, soit sur un lit de chicorée ou de tout autre ragoût, soit simplement sur son jus. Ce mets est moins nourrissant et de plus difficile digestion que le précédent; il ne convient ni aux convalescents ni aux estomacs délicats. *Relevé.*

Gimblette. Pâtisserie de petit four analogue aux croquignoles, aux croquembouches, etc.

Gin. Eau-de-vie de grains (Angleterre): elle contient 51,60 d'alcool, propriétés analogue à celles de l'alcool. — Voy. *Alcool.*

Gingembre (*Zingiber*). Genre de la famille des zingibéracées globbées. Plantes qui croissent naturellement aux Indes orientales et en Chine, et que l'on cultive dans l'Amérique méridionale et aux Antilles. La racine tubéreuse du gingembre officinal est d'un gris jaunâtre, de saveur âcre et piquante; d'une odeur aromatique fort agréable. On la confit au sucre; on l'emploie comme condiment. Elle est douée de propriétés fortifiantes, stimulantes et passe pour aphrodisiaque. Les tempéraments sanguins, bilieux, nerveux, les natures irritables, les personnes en état de convalescence doivent en éviter l'usage. Elle ne convient nullement aux enfants.

On apporte le gingembre en Europe soit confit, soit desséché. C'est sous cette dernière forme qu'il se trouve le plus ordinairement dans le commerce. Cette substance, qui est d'un goût très-âcre, aromatique, brûlant, et d'une odeur assez agréable, quoique très-forte, est la base des épices. Dans la cuisine française on ne s'en sert guère que pour les venaisons, mais les Anglais et les Hollandais en font un emploi considérable. Il vient de la Chine une conserve de gingembre d'un goût exquis et délicieusement parfumée ; elle est stimulante au plus haut degré. — Voy. *Stimulant*.

Girafe (*Camelo-pardalis*). Genre de mammifères de l'ordre des ruminants et de là section des ruminants à cornes pleines, toujours recouvertes par une peau velue, et qui ne tombent jamais. Les girafes, espèce unique de ce genre, sont des animaux de l'intérieur de l'Afrique ; leur cou est long, leurs jambes sont très-hautes, surtout celles de devant ; ce sont les plus élevés de tous les animaux ; leur tête atteint plus de six mètres de hauteur ; elles sont d'un naturel très-doux et se nourrissent de feuilles d'arbres. Leur chair est bonne à manger, surtout celle des jeunes sujets.

Giraumon. Nom d'une espèce de courge. Les meilleurs sont les plus gros, les plus ronds et ceux dont la peau est moins dure, la plus rugueuse, et la moins colorée. Leur chair fine et délicate est moins aqueuse que celle du concombre et a les mêmes propriétés alimentaires. — Voy. *Potiron*.

Girofle. — Voy. *Gérofle*.

Givry (Vin de). Bourgogne (Côte-d'Or) : rouge ordinaire ; 1re qualité, 16 à 17 degrés.

Glace. C'est ainsi que l'on nomme l'eau amenée, soit naturellement, soit artificiellement, à l'état solide ou de congélation. La glace pure est incolore, transparente, spécifiquement plus légère que l'eau à l'état liquide, et d'un volume plus considérable ; elle est très-élastique, très-dure, d'une extrême ténacité et réfracte fortement la lumière.

La glace est employée avec succès comme tonique et comme répercussif ; on s'en sert aussi pour arrêter certains vomissements ; mais c'est au médecin à décider de l'opportunité de son emploi.

La glace sert encore à conserver les substances alimentaires et autres, en les préservant, pendant un certain temps, de la putréfaction. Unie à l'hydrochlorate de soude (sel commun), elle est employée à la congélation de certaines préparations gastronomiques, telles que *glaces proprement dites, fromages glacés, sorbets*, etc., etc. ; on l'emploie aussi à réfrigérer certains vins et autres boissons.

Les vieillards, les enfants, les convalescents, les estomacs faibles et débiles doivent s'abstenir de l'usage de la glace et de toutes préparations et boissons glacées ; et encore, les personnes qui peuvent se les permettre doivent-elles le faire modérément et immédiatement après le repas ou quelques heures après, parce que l'ingestion de ces substances, pendant le travail de la digestion, pourrait le troubler et provoquer des indispositions ; il faut donc, ou que cette fonction soit à peine commencée, ou qu'elle soit complétement achevée.

Il faut bien se garder, lorsqu'on a très-chaud par suite d'un exercice quelconque, de faire usage de glace et d'aucune préparation glacée sous peine d'accidents qui peuvent devenir funestes.

Glace, en terme de cuisine, signifie un jus que l'on a extrait d'une viande quelconque, viande de boucherie, volaille, gibier, etc., etc., et que l'on emploie à la préparation des mets.

Sous le nom de glace on désigne aussi le jus obtenu de certaines racines et dont on se sert pour potages et autres préparations culinaires maigres.

Glace DE CONFISEUR. C'est une gelée transparente obtenue au moyen du suc des fruits, de sucre et quelquefois d'une petite quantité d'ichthyocolle.

Glace DE CUISSON. On passe à travers un tamis de soie un mouillement de ragoût quelconque ; on le fait ensuite réduire jusqu'à sa conversion à l'état de glace et on y joint, au moment de le servir, un peu de beurre frais pour en modérer l'âcreté. Mêmes propriétés que la précédente.

Glace DE RACINES AU MAIGRE. — Voy. l'article *Potages* et l'article *Sauces*.

Glace DE VEAU. Coupez en quatre morceaux un cuissot de veau ; ajoutez trois poules, des légumes entiers en quantité suffisante et faites écumer dans une casserole que vous remplissez de consommé. Mettez ensuite sur un feu doux et laissez mijoter pendant trois ou quatre heures ; puis passez votre glace à travers une serviette.

On peut également se servir de parures ou débris de viande.

Cette préparation est très-succulente et donne un goût fort agréable aux mets auxquels on la joint ; néanmoins il ne faut pas en faire abus parce qu'elle ne laisse pas que d'être légèrement stimulante ; elle convient surtout aux personnes qui ont besoin d'être reconfortées, mais il est des estomacs qui ne sauraient s'en accommoder. Dans la convalescence de certaines maladies inflammatoires il faut s'en abstenir,

Glaces D'OFFICE. C'est une crème quelconque aromatisée, ou un sirop de fruits amenés à un état de congélation au moyen d'un mélange de glace pilée et unie à du sel, dans lequel on plonge la préparation que l'on veut congeler. Il y a deux sortes de glaces d'office : les glaces faites avec des fruits et les glaces à la crème.

Les glaces aux fruits se font avec du sucre, de l'eau et des fruits tels que groseilles, framboises, fraises, cerises, oranges, citrons, bigarades, ananas, abricots, pêches, prunes, etc., etc.

Les glaces à la crème sont composées de crème ou de lait, de sucre, d'œufs et d'un parfum quelconque, tel que vanille, fleurs d'oranger, cédrat, etc., etc.; on fait encore les glaces à la crème au chocolat, au café, aux pistaches; à toutes sortes de liqueurs, de ratafia, de vins, de jus de fruits, etc., etc.

Il y a encore les glaces *à la plombière*, espèces de sorbets composés moitié de crème blanche à la vanille, et moitié de glace aux fruits rouges. On dispose ordinairement à la surface de ces glaces des morceaux de confitures sèches, des merises au candi, des petits carrés d'angélique et des filets de citron confit.

On donne quelquefois aux glaces la forme de fruits, au moyen de moules creux en étain, que l'on remplit avec la préparation; puis on les met comme les autres dans la glace salée. Ces glaces sont d'un aspect fort agréable.

Il y a encore les *fromages glacés*. C'est un assemblage de glaces de différentes natures et de couleurs diverses que l'on range avec précaution et symétrie dans des moules destinés à cet usage et que l'on met glacer dans un mélange de glace et de sel, à la manière des autres glaces.

On met encore à la glace des biscuits, des macédoines de fruits rouges ou de fruits glacés au vin du Cap, etc.

Les *sorbets* ne sont autre chose que des glaces liquides qui se font avec tous les mêmes ingrédients que les glaces solides, et qui ne diffèrent de celles-ci que dans le mode d'apprêt qui consiste à éviter qu'elles se congèlent en masse; pour ce faire, on agite continuellement la préparation avec la houlette, et on arrive à obtenir un mélange de glace solide flottant dans un breuvage de glace fondue.

Lorsque l'on veut rendre les boissons très-froides, sans cependant être glacées, on plonge les carafes, qui les contiennent, dans de l'eau de puits, on les entoure de glace et on les retire avant qu'elles ne se trouvent *frappées*, c'est-à-dire, en terme de limonadier et d'office, *congelées aux parois*.

Nous le répétons, on ne saurait être trop circonspect dans l'emploi des préparations glacées. Prises avec modération et en temps opportun, elles peuvent être fort innocentes et quelquefois même utiles; dans d'autres conditions, elles exposent à de graves dangers; c'est au médecin à décider des cas dans lesquels on en doit faire usage.

Les glaces, sorbets et autres préparations glacées participent des propriétés des substances qui entrent dans leur composition, c'est-à-dire qu'elles peuvent être rafraîchissantes, astringentes, stimulantes, etc., selon qu'elles sont faites avec des matières susceptibles de produire ces différents effets. En général, il faut en user avec modération, l'excès en tout étant nuisible.

On fait d'excellentes glaces avec les fraises, les cerises et les abricots. Les premières surtout sont singulièrement parfumées; on y met un peu de suc de groseilles. Quant aux glaces de cerises et d'abricots, il est nécessaire de faire entrer dans leur composition quelques amandes des noyaux de ces fruits, afin d'en relever le goût qui serait fade, en glaces, sans cette précaution.

Glaciale (*Mesembryanthenum cristallinum*). Nom vulgaire d'une espèce du genre ficoïde. Les feuilles de cette plante exotique, qui sont charnues et fort tendres, peuvent se manger comme les épinards. *Entremets.*

Glaireux. Nom que l'on donne à une variété de champignons.

Gland (*Glans, balanus*). Nom que l'on donne au fruit des chênes. — Voy. *Chêne.*

Glande (*Glandula*). Ce nom qui désignait autrefois un grand nombre d'organes de tissu généralement mou et de contexture plus ou moins globuleuse, ne s'applique plus aujourd'hui qu'à huit organes principaux qui ont pour caractères d'être mollasses, grenus, lobuleux, composés de vaisseaux, de nerfs et d'un tissu parenchymateux, tels que les glandes lacrymales, salivaires, mammaires, les testicules, les ovaires, le foie, le pancréas et les reins.

Certaines glandes de différents animaux sont employées dans l'art culinaire; mais c'est en général un aliment visqueux, lourd, de difficile digestion et qui ne convient nullement à des convalescents ni aux estomacs délicats.

Glanis (*Silurus glanis*). Genre de poissons de la famille des siluroïdes et de l'ordre des malacoptérygiens abdominaux. Ce poisson est, après l'esturgeon, le plus grand de nos poissons d'eau douce; il pèse jusqu'à 700 livres. On le trouve dans les grandes rivières de l'Europe et de l'Asie et particulièrement dans le Danube, l'Oder, le Volga, etc. Sa chair est blanche et d'une saveur assez agréable, mais de difficile digestion; elle ne convient donc qu'aux estomacs robustes. Sa vessie natatoire sert à faire de l'ichthyocolle.

Glayeul (*Gladiolus*). Genre de la triandrie monogynie et de la famille des *iridées*. La racine bulbeuse du glayeul commun, *gladiolus vulgaris*, après avoir été râpée dans l'eau, fournit une fécule analogue à celle de la pomme de terre et qui pourrait être employée comme aliment.

Glocester (Fromage de). Très-estimé en Angleterre et dont la fabrication exige des manipulations multipliées et intelligentes. Il se fait avec du lait de vache et est de deux espèces :

Glocester *double*, pour lequel on n'emploie

que le lait d'une seule traite et tout frais; le glocester simple, qui se fait avec le lait écrémé de la traite du soir auquel on ajoute le lait frais du matin. Pour faire cailler le lait, on se sert de présure contenant du citron, et sa coloration est due au *rocou*.

Le glocester simple reçoit 3 salures; le double en exige 4. La couleur de la croûte tient à ce qu'on la frotte avec un chiffon de laine enduit d'un mélange de rouge indien et de brun d'Espagne délayé dans de la petite bière. Cet excellent fromage offre une pâte moelleuse, homogène, serrée, ayant l'apparence de la cire et d'une saveur douce et agréable.

On reconnaît le *vrai* glocester à sa croûte bleuâtre qui s'aperçoit sous la peinture. Il ne doit pas s'émietter, lorsqu'on le coupe en tranches minces; enfin, si on le présente au feu, la partie grasse doit se fondre à l'extérieur et le fromage s'amollir sans brûler.

Il se vend sous forme de gros disques, pesant 10 kilos. Prix : 2 ou 2 fr. 50 c. le demi-kilo.

Ceux fabriqués par Mme Hayvard jouissent d'une grande réputation. *Dessert.*

Gluten. Le gluten est un principe immédiat des végétaux; cependant sa composition l'a fait ranger parmi les principes végéto-animaux. En effet, il contient de l'hydrogène, de l'oxygène, du carbone et de l'azote. Le gluten est solide, mou, d'un blanc grisâtre, très-visqueux, collant, insipide, exhalant une odeur spermatique, doué d'une grande élasticité et susceptible d'être étendu en lames minces.

On rencontre le gluten dans le froment, le seigle, l'orge et dans beaucoup d'autres céréales; on le trouve encore dans les glands, les châtaignes, les marrons d'Inde, les pins, les fèves, etc.

Le gluten donne à la farine la propriété de faire pâte avec l'eau et, par conséquent, de faire de bon pain. Uni à la fécule, le gluten a pour résultat la formation d'un sirop sucré soluble en partie dans l'alcool et qui, mêlé avec du levain acide, est susceptible de donner de l'esprit de vin. Le gluten est doué de propriétés très-nutritives : celui de Groult est assurément le meilleur que l'on puisse employer.

Glycine TUBÉREUSE (*Glycine apios*). Espèce de la famille des papilionacées phaséolées-glycinées. Sa racine produit des renflements qui ont une saveur médiocre; on a cherché à les utiliser, mais avec peu de résultat.

Gobie (*Gobius*). Espèce de poissons de l'ordre des acanthoptérygiens et de la famille des gobioïdes. Ces poissons, généralement petits, vivent entre les roches des rivages. Leur chair est délicate et de facile digestion. Il y en a deux sortes, le gobie doré et le gobie ensanglanté.

Godiveau. On donne ce nom à un hachis de viandes dont on forme des quenelles ou boulettes avec lesquelles on garnit des vol-au-vent, des pâtés chauds, des tourtes, des ragoûts, etc. Ces préparations, dans lesquelles on fait entrer du veau, de la volaille, du gibier, du poisson, sont, par conséquent, douées de propriétés nutritives et peuvent être employées avec succès par les personnes dont la mastication est empêchée par l'absence des dents.

Godiveau DE BLANC DE VOLAILLE AUX TRUFFES. Prenez 500 grammes de blanc de volaille, poularde ou autre; hachez-les et joignez-y 250 grammes de graisse de bœuf bien hachée; ajoutez 32 grammes de sel épicé, un peu de muscade, quatre œufs, et continuez à hacher. Mettez ensuite dans le mortier et pilez jusqu'à réduction de pâte dans laquelle il ne devra se trouver aucun fragment de graisse ni de chair. Enlevez alors votre préparation du mortier et mettez-la pendant deux heures à la glace ou dans un lieu frais. Pilez-la ensuite et ajoutez des morceaux de glace lavés pour la ramollir; puis vous mettrez le tout dans une terrine avec addition de quatre cuillerées de truffes hachées et de deux cuillerées de velouté. Employez votre farce comme pour quenelles. Ce mets est de facile digestion, très-délicat et assez nourrissant; il convient à peu près à tous les estomacs; cependant, dans la convalescence de certaines maladies inflammatoires, il faudrait, ou n'en pas faire usage, ou en retrancher les truffes qui sont un peu lourdes et stimulantes. *Entrée.*

Godiveau DE GIBIER. Vous agissez comme il est indiqué plus haut; seulement, au lieu de veau ou de volaille, vous prenez la chair, soit de perdreaux gris, soit de lapereaux de garenne; si vous ne voulez pas mettre de truffes, remplacez-les par quatre cuillerées de champignons hachés et passés dans un peu de beurre à l'ail. Cet aliment ne convient pas dans les cas d'affections inflammatoires, parce qu'il ne laisse pas que d'être assez stimulant. En bonne santé, il convient à peu près à tous les estomacs et se digère bien. *Entrée.*

Godiveau DE POISSON. Vous pouvez vous servir soit de chair de carpe, soit de chair de turbot, de brochet ou d'anguille de mer. Procédez comme il est dit précédemment; seulement, comme c'est un aliment maigre, ajoutez à votre farce de la panade pour lui donner de la consistance. Joignez quatre cuillerées de fines herbes, un peu d'échalottes, de persil, de champignons et de truffes. Cet aliment se digère généralement bien et convient à presque tous les estomacs; cependant, dans l'état de convalescence, il ne faut en faire aucun usage qu'avec beaucoup de modération. *Entrée.*

Godiveau DE VEAU. Hachez 500 grammes de noix ou de rouelle de veau dont vous aurez eu soin d'enlever tout ce qui pourrait être dur; hachez ensuite 500 gr. de graisse de bœuf; mêlez le tout et ajoutez sel, épices mêlées, persil et ciboules hachées. Pilez ensuite cette composition en y ajoutant successivement des œufs entiers jusqu'à ce que la pâte ait une bonne consistance ; mettez alors un peu d'eau pour l'amollir et formez vos boulettes. Il ne faudra pas mettre d'œufs dans le godiveau quand on voudra l'employer comme farce ou comme gratin. Ce mets n'est pas toujours de très-facile digestion. Les estomacs faibles et les personnes en convalescence devront ou s'en abstenir, ou n'en manger qu'avec beaucoup de discrétion.

Goéland (*Larus*). Genre d'oiseau de haute mer de l'ordre des palmipèdes et de la famille des longipennes ou grands voiliers. La chair de ces oiseaux est dure, coriace, de mauvais goût ; il n'en est pas de même de leurs œufs qui sont très-bons à manger et fort sains.

Goës ou **Goët**. Variété de raisin blanc surnommé verjus mûr. Lorsqu'on l'emploie vert, il sert comme condiment et jouit des propriétés des acides ; parvenu à sa maturité, il est très-relâchant. Il faut en user avec modération.

Gombo (*Hibiscus esculentus*). Ketmie comestible dont les capsules, qui se mangent vertes, sont estimées des habitants des climats chauds.

Gomme ADRAGANT (*Tragacantha gummi*). C'est une substance gommeuse qui s'écoule spontanément du tronc et des gros rameaux de plusieurs variétés d'astragales, l'*astragalus creticus*, l'*astragalus gummifera*, etc. Cette gomme, que l'on est obligé de pulvériser pour la faire fondre dans l'eau, est en lames dures, coriaces, tortues ; on s'en sert pour donner de la consistance à certaines crèmes et à certaines gelées, et aussi à plusieurs médicaments ; on en fait des loochs, etc. La gomme adragant est douée de propriétés nutritives, calmantes et adoucissantes ; on l'emploie en médecine comme analeptique, c'est-à-dire propre à rendre des forces aux convalescents. Cette gomme est encore employée dans les arts.

Gomme ARABIQUE (*Gummi arabicum*). Sous le nom de gomme arabique et de gomme du Sénégal, on désigne une substance jaunâtre ou orangée, transparente, fragile, et, par conséquent, très-facile à réduire en poudre ; elle se présente sous la forme de petites masses concaves d'un côté et convexes de l'autre. Cette gomme est fournie par l'acacia d'Égypte, *mimosa nilotica*, par l'acacia du Sénégal, *mimosa senegalensis*, et par plusieurs autres variétés de *mimosa*; mais c'est principalement du *mimosa nilotica* qu'on la retire. La gomme arabique est soluble dans l'eau avec laquelle elle forme un mucilage qui est beaucoup moins épais que celui produit par la gomme adragant. La gomme arabique s'administre à la dose de 8 à 10 grammes pour 500 grammes d'eau ; on en fait un sirop adoucissant connu sous le nom de *sirop de gomme*. La gomme, dont les éléments sont à peu près ceux du sucre, est douée de propriétés nutritives et adoucissantes. Au Sénégal, elle entre pour beaucoup dans l'alimentation des habitants.

Gorée (Vin de), à Cantenac, Bordeaux (Gironde); rouge, 1ʳᵉ classe ; 17 à 18 degrés.

Gorenflot. Gâteau d'entremets très en faveur et à juste titre. C'est une variété de savarin.

Gorgonzola (Fromage de). Les habitants de ce bourg, situé à 10 milles de Milan, possédèrent seuls longtemps le secret de la fabrication de ce fromage, pour lequel ils emploient le lait que leur vendent les pasteurs qui amènent au printemps leurs troupeaux paître sur les montagnes de Bergame ; mais actuellement cette espèce de stracchino se fabrique dans plusieurs districts d'Italie. Il s'expédie sous la forme de cylindres de 25 cent. de hauteur sur 15 cent. de diamètre ; la pâte en est légèrement colorée au safran ; celle d'une crème (*una panna*) qu'on trouve généralement dans le commerce est un peu sèche et salée, et d'une saveur qui plaît beaucoup aux palais italiens, mais que les palais français apprécient moins ; on attend pour le manger qu'il soit persillé ; il est alors stimulant, provoque la soif et se digère facilement. Il se vend à Paris, 3 fr. le demi-kilo. On fabrique aussi des gorgons de double crème (*di due panne*), mais je doute qu'il en vienne à Paris. *Dessert*.

Goujon (*Gobius*). Poisson osseux de l'ordre des malacoptérygiens abdominaux et de la famille des cyprins. Il y en a de deux sortes, le goujon de mer, qui est blanc et vert, et celui de rivière, qui est bleuâtre. Les goujons longs et menus doivent être préférés aux plus gros, qui sont ordinairement œuvés et moins délicats que les goujons à laitance.

Les goujons se mangent frits ou étuvés ; leur chair est agréable, délicate et de facile digestion. Les personnes en convalescence peuvent s'en accommoder sans danger, à moins qu'elles n'en fassent abus.

Une friture de véritables goujons de Seine n'est pas une chose indifférente ; c'est l'éperlan des rivières et un entremets fort distingué à la suite d'un bon repas. On laisse au vulgaire les fritures de brème et d'ablettes, et même les tanches et les barbillons. On a tort cependant de trop déprécier ce dernier. Un beau barbillon mérite quelque estime. — Voy. *Entremets*.

Gousse (*Legumen*). C'est le péricarpe ou l'enveloppe sèche et membraneuse dans laquelle sont attachées les graines. Ce péricarpe est à deux valves et à une seule loge le plus ordinairement ; les graines y sont attachées alternativement à l'une et à l'autre valve, et à la partie supérieure seulement. Ainsi on nomme *gousses* les fruits de toutes les plantes légumineuses, telles que pois, haricots, etc.

Goût (*Gustus*). C'est le sens au moyen duquel nous percevons les saveurs ; c'est la langue qui est l'organe principal du goût.

Goûter. Depuis qu'on dîne à Paris de six à sept heures du soir, on n'y goûte plus ; il n'y a que les enfants et les écoliers qui pratiquent encore ce repas intermédiaire, dont l'usage

s'est maintenu dans quelques provinces éloignées, à la campagne, et en général partout où
les mœurs patriarcales sont encore en pratique.

Goyave ou GOUYAVE. Fruit du goyavier ou
gouyavier (*psidium pyriferum*). Genre de l'icosandrie monogynie et de la famille des myrtacées-myrtées. Ce genre renferme des arbres de
l'Amérique méridionale et des Indes orientales.
L'espèce type de ce genre est le *goyavier-poire*
(*psidium pyriferum*), vulgairement goyavier, et
dont les fruits, de la grosseur d'un œuf blanc,
affectent la forme des poires ; leur pulpe est
charnue, fondante, douce, agréable et odorante.
Lorsque la goyave est bien mûre, elle est saine
et rafraîchissante ; verte, elle est légèrement
astringente ; on la mange crue ; on en fait des
gelées, des pâtes et une limonade fort agréable. Les convalescents peuvent en faire usage,
mais avec modération. *Dessert.*

Graine (*Semen*). Portion du fruit qui se
trouve contenue dans la cavité du péricarpe et
qui renferme l'embryon ou le rudiment d'une
plante nouvelle.

Graisse (*Adeps*). Matière que l'on trouve
dans tous les tissus des animaux, mais principalement dans les interstices du tissu cellulaire.
La graisse est formée d'oxygène, d'hydrogène
et de carbone ; elle est composée de deux principes immédiats, la stéarine et l'élaïne ; quelques variétés de graisses renferment encore un
principe odorant. La graisse est ou incolore
ou jaunâtre ; quelquefois inodore, de consistance variable, selon les animaux dont elle provient ; d'une saveur douce et fade, fondant à
une température peu élevée, plus légère que
l'eau et insoluble dans ce liquide ; exposée à
l'air, elle rancit et exhale une odeur désagréable ; le charbon de bois exerce sur elle une action dépurative. Lorsqu'on veut engraisser les
animaux, il faut les priver d'exercice et de tout
travail.

La graisse ne contient que très-peu de principes nutritifs ; elle est, en général, indigeste ;
elle affaiblit et relâche, produit souvent du dégoût et même des nausées ; elle augmente la
sécrétion de la bile et ne convient qu'aux personnes robustes et qui font beaucoup d'exercice ; généralement elle ne convient pas aux
tempéraments bilieux ni aux convalescents, excepté pourtant dans le cas de certaines affections, où elle agit comme dissolvant ; mais alors
c'est au médecin à décider de son emploi.

En pharmacie, la graisse sert d'excipient
pour les onguents, les pommades, etc. ; on s'en
sert aussi quelquefois comme émollient.

La graisse a la propriété de préserver des
atteintes du froid ; aussi les peuples septentrionaux en font-ils usage en frictions pour s'en
garantir.

Graminées (*Gramineæ*). Famille naturelle
qui comprend tous les végétaux connus, sous
les noms vulgaires de *céréales*, *herbes*, *gramen*
ou *gazon*, etc.

Les principaux genres sont, parmi les céréa-
les, le *froment* ou *blé*, le *seigle*, l'*orge*, l'*avoine*,
le *riz*, le *maïs* ou *blé de Turquie*, *blé d'Inde*.
Parmi les plantes économiques, le *mil* ou *millet*, la *canne à sucre*, le *roseau*, le *bambou*. Parmi
les plantes à fourrage, l'*agrostis*, le *brome*, la
fétuque, le *fléau*, le *paturin* et le *vulpin des prés* ;
enfin la *houque*, la *flouve* et l'*ivraie*.

Grande-Chartreuse (Liqueurs de la). Il
y en a de trois qualités : la blanche, qui vaut
6 fr. ; la jaune, 8 fr., et la verte, 10 fr. 50 c.

Granville. Ses huîtres marinées en baril
sont très-recherchées.

Grappe (*Racemus*). On donne ce nom à un
assemblage de fleurs ou de fruits qui sont groupés le long d'un pédoncule commun ; chacun
de ces fruits ou fleurs est supporté par un pé-
dicelle plus ou moins incliné à une ligne horizontale. Les grappes de la vigne et du groseillier sont appelées *composées* à cause de la sub-
division des pédicelles de ces fruits.

Gras-double. On désigne par ce mot vulgaire, qui a un synonyme plus vulgaire encore,
tripes, une portion intestinale du bœuf. On
mange le gras-double cuit et assaisonné de différentes manières ; mais c'est un aliment qui,
sans être désagréable, est lourd et de difficile
digestion ; il ne convient qu'aux personnes
dont l'estomac est robuste et à celles qui font
beaucoup d'exercice, mais nullement aux convalescents. — Voy. *Tripes.*

Grauves (Vin de), Champagne rouge ordinaire ; 11 à 12 degrés.

Grave (Vin de). Vin qui tire son nom du
pays où on le récolte. Grave est aux environs
de Bordeaux. Ce vin est estimé ; pris avec modération, il est cordial et convient aux estomacs faibles et délicats. Il contient 13, 37 d'alcool.

Il y en a du rouge et du blanc.

Grave DU LOMON (Vin de), Bordeaux blanc.
Se sert avec les huîtres ; 1er service et l'entremets.

Les 228 litres du Grave blanc 1844-46, coûtent 300 fr. ; 1848-51, 290 fr. ; 1 fr. la bouteille
(novembre 1854) ; 12 à 13 degrés.

Les 228 litres du Grave rouge 1844-46, coûtent 400 fr. ; 1848-49, 275 fr. (novembre 1854) ;
13 à 14 degrés.

Grenache (Vin de), Roussillon (Pyrénées-
Orientales). Vin de liqueur, 2e classe ; se sert un
peu avant le dessert. Il se vend de 2 à 3 fr. la
bouteille (novembre 1854) ; il contient 18 à
19 degrés d'alcool.

Grenache (Vin de), Comtat d'Avignon
(Vaucluse). Vin de liqueur, 3e classe. — Voy.
Avignon (comtat d').

Grenade (*Malum punicum*). C'est le fruit
du grenadier, *punica*, arbrisseau des pays méridionaux, originaire d'Afrique ; de l'icosandrie monogynie et de la famille des myrtacées.
Les fleurs doubles desséchées du grenadier sont
employées comme astringentes ; on les nomme
balaustes. L'écorce de la grenade est aussi fort
astringente ; on l'appelle *malicorium*. La pulpe

des fruits est rafraîchissante et apaise la soif, mais elle n'est nullement nourrissante.

Il y a des grenades douces, des grenades acides et des grenades qui ont le goût vineux. On fait avec le jus des grenades le sirop nommé *grenadin*, qui calme la toux. Les grenades sont agréables de saveur, quoique dépourvues d'arome ; on peut en faire usage en état de santé, de convalescence et quelquefois même de maladie ; mais il faut que toujours elles soient en parfaite maturité.

Il y a deux sortes de grenadiers : le *grenadier commun* (*punica granatum*), qui atteint 6 ou 7 mètres de hauteur, et le *grenadier nain* (*punica nana*), qui n'a guère que 30 à 40 centimètres de haut.

Les grenades constituent un fruit d'une très-belle apparence dont il arrive une assez grande quantité à Paris, mais que, cependant, on voit rarement figurer à nos desserts ; elles y tenaient autrefois un rang plus distingué. On mange les grains de la grenade avec du sucre en poudre.

Le suc de la grenade sert, dans le Languedoc, à faire une espèce de limonade assez agréable en y mêlant du sucre. Il faut éviter en suçant ce fruit de sucer l'écorce qui est fort astringente et peu agréable au goût.

Grenadille (*Passiflora*). Genre de plantes de la gynandrie pentandrie et de la famille des passiflorées. Ce genre renferme un grand nombre d'espèces qui, toutes, croissent dans les régions chaudes de l'Amérique ; elles sont toutes sarmenteuses et grimpantes ; leurs fleurs, de formes singulières, sont, en général, de couleurs vives. Le fruit de quelques espèces (la grenadille écarlate, *passiflora coccinea*, et de la grenadille pomiforme, *passiflora maliformis*, etc.) peut être mangé ; il est rafraîchissant, doux, agréable, savoureux et odoriférant.

Grenadin. Faites cuire à la braise, dans une marmite foncée de bardes de lard et de godiveau, des volailles, telles que poulardes, poulets, perdrix, pigeons, canards, etc., que vous aurez farcies avec du godiveau bien assaisonné. Lorsque la sauce sera assez réduite, dressez votre grenadin dans une tourtière ; panez-le ; faites-lui prendre couleur en le mettant au four et servez-le avec une sauce au jus de verjus ou de bigarade. Ce mets agréable et de facile digestion convient, à peu près, à tous les estomacs ; les convalescents, excepté dans les maladies inflammatoires, peuvent en faire usage, mais avec modération.

Grenouille (*Rana*). Genre de reptiles de l'ordre des batraciens et de la famille des anoures. Les grenouilles ont le ventre effilé, les pieds de derrière très-allongés et palmés : elles n'ont point de queue. Ces animaux sont timides, ont la vie très-dure, et s'enfoncent, l'hiver, dans la vase.

On mange en Europe la grenouille commune ; on en fait aussi des bouillons adoucissants et rafraîchissants, analogues à ceux de veau et de poulet ; leur chair, meilleure en automne qu'en aucune autre saison, est un aliment qui, pour ne plaire qu'à très-peu de gens, est cependant sain, nourrissant, léger ; il convient aux estomacs les plus délicats, aux convalescents et dans les cas de phthysie et autres maladies de consomption.

Quoi qu'en disent les Anglais, on fait en France un très-rare usage de ce mets. On ne mange (des grenouilles) que les cuisses ou train de derrière, et on les accommode soit à la friture, soit à la poulette. Elles se digèrent fort bien. *Entrée.*

Il n'y a qu'une saison pour les manger dans toute leur bonté, et ce n'est guère que pendant le carême qu'on les voit admises sur les tables parisiennes. On fait encore avec les grenouilles des potages sains, adoucissants et légèrement nourrissants.

On les accommode de la manière suivante : Après avoir écorché la grenouille et supprimé ce qui ne se mange pas, on les jette à mesure dans l'eau fraîche pour les faire bien dégorger et blanchir ; on les met tremper ensuite dans du blanc d'œufs, on les saupoudre avec de la farine, et on les fait frire d'une belle couleur. Lorsqu'elles sont dressées sur le plat, on y met la dernière main par l'expression d'un ou deux jus de citron, et on les sert brûlantes.

Griblettes. Mets villageois qui consiste dans des tranches de porc frais que l'on fait cuire en les sautant dans une poêle à frire, avec accompagnement de vert d'oignon haché ou de blanc de poireau coupé en tranches. Cet aliment est lourd, d'assez difficile digestion, ne convient qu'aux estomacs robustes et nullement aux convalescents. *Hors-d'œuvre chaud.*

Gril. Instrument de cuisine qui sert à faire griller les viandes sur de la braise ou des charbons enflammés.

Grillade. C'est le nom que l'on donne aux viandes que l'on met cuire sur le gril.

Cuites de cette façon, les viandes conservent leurs propriétés succulentes ; elles sont savoureuses et de très-facile digestion. Elles conviennent dans les convalescences où l'on permet une alimentation fortifiante.

La grillade est un des moyens les plus innocents de faire reparaître, sous une forme nouvelle, les débris d'un rôti de volaille ou même de quelques espèces de gibier, et, sous ce rapport, elles sont quelquefois usitées aux déjeuners à la fourchette ; elles ne sont point admises dans les dîners de cérémonie.

Ce sont ordinairement les cuisses de dindes rôties que l'on sert sur le gril, et, après les avoir tailladées et assaisonnées de poivre et de sel, on les fait paraître sur un émincé d'oignons bien revenus dans le beurre et fortement assaisonnés de moutarde. C'est ce que l'on appelle vulgairement *cuisses de dinde à la sauce Robert*.

Les cuisses, même les ailes de poulets et de

poulardes, se font souvent griller, mais on les sert ordinairement au *feu d'enfer*, afin d'en relever le goût trop fade. On sait que le feu d'enfer est une couche assez épaisse de sel et de poivre dont on recouvre les membres sur le gril. Cet assaisonnement doit emporter la bouche.

Les pigeons à la crapaudine sont aussi une espèce de grillade, mais on les sert toujours sur une sauce à la ravigotte, à la rocambolle, ou même au pauvre homme. Cette manière de manger les pigeons, surtout les pigeons bisets, qui ne seraient pas présentables en rôti, est la meilleure, principalement au déjeuner ; il est même rare qu'on les y serve autrement.

Le boudin noir et blanc, les saucisses rondes et les plates, les andouilles se mangent presque toujours sur le gril ; ce sont aussi de véritables grillades.

Il en est de même des côtelettes de mouton ; c'est le manière la plus simple de les manger ; et qui osera dire que ce n'est pas la meilleure, surtout si ces côtelettes sont panées et servies sur une sauce un peu piquante ?

Les côtelettes de veau, quoique cuites sur le gril, sortent de la classe des grillades proprement dites pour rentrer dans celle des papillottes dont nous parlerons dans un autre article.

Parmi les poissons, ce sont principalement les harengs que l'on fait cuire sur le gril et que l'on sert avec une sauce à la moutarde. On fait aussi griller les vives et les rougets, avec une sauce aux câpres et au verjus, ainsi que les darnes de saumon, avec une sauce blanche aux câpres.

Quoique au premier coup d'œil rien ne paraisse plus simple et plus à la portée du vulgaire des artistes, qu'une grillade, on doit dire cependant que cette sorte de cuisson exige des soins particuliers, et qui ne sont que trop souvent négligés dans les cuisines de premier ordre. Le gril réclame une surveillance particulière, parce qu'un coup de feu de trop ou mal dirigé devient un mal sans remède. Il faut que les charbons soient bien allumés, leur feu vif et clair, afin que l'objet soit saisi et cuit à son point. Si le feu est trop lent, la grillade reste molle ; elle brûle s'il est trop actif.

La grillade en elle-même est un mode de cuisson primitif, sain et recommandable ; la sauce dont on l'accompagne peut seule en rendre l'usage difficile pour les estomacs délicats.

Grimpeurs (*Scansores*). Nom d'un ordre d'oiseaux dont le doigt externe se porte en arrière comme le pouce, ce qui leur donne une grande facilité pour s'accrocher aux branches, mais les gêne beaucoup quand ils marchent sur un terrain uni. Ils ont donc deux doigts en avant et deux en arrière. Ceux qui ont le bec grêle se nourrissent d'insectes et de vers ; ceux qui ont le bec gros et léger vivent de graines et de fruits.

Les principaux genres de cet ordre sont : ceux des *jacamars*, des *torcols*, des *barbus*, des *pics*, des *coucous*, des *toucans*, des *perroquets*, et toutes leurs variétés, telles que les *kakatoës*, les *loris*, les *aras*, les *perruches*, etc.

Griotte ou **Griote**. Variétés de cerises à queue courte, grosses et noirâtres ; elles sont un peu plus acides que les autres. On fait avec les griotes un bon ratafia de cerises. Leurs propriétés sont à peu près les mêmes que celles des autres cerises. *Dessert.*

Grive (*Turdus*). Nom vulgaire d'un oiseau du genre merle, de l'ordre des passereaux et de la famille des dentirostres. La chair de la grive est nourrissante, de facile digestion et légèrement stimulante ; elle est meilleure en automne qu'en aucune autre saison, parce que cet animal a, pendant l'été, une nourriture variée qui lui donne une saveur agréable. Cet aliment convient aux scrofuleux, aux personnes atteintes d'anémie, et généralement à toutes celles qui ont besoin d'une nourriture succulente et dont l'estomac n'est pas trop affaibli ; elle ne convient pas aux convalescents.

Lorsqu'on veut manger les grives rôties, on a le soin de les envelopper, sans les vider, chacune dans une bande de lard et une feuille de vigne ; on met dans la lèchefrite des rôties de pain destinées à recevoir le jus qui s'écoule des grives, et on les sert sur ces mêmes rôties avec addition d'un jus de citron vert et d'un peu de poivre blanc ; il leur faut vingt minutes de cuisson.

Telle est la manière la plus simple de les servir en rôti ; mais, si l'on veut y ajouter quelques ornements, on les flambera tandis qu'elles rôtissent avec du lard ; on les saupoudrera de pain et de sel mêlés, et, après avoir frotté le plat avec une échalotte, ou mieux encore avec une rocambole, on les y dressera incontinent avec poivre et verjus.

Si de la broche nous passons à la casserole, nous y trouverons les grives à l'étuvée, et même en ragoût, composé d'un verre de vin blanc, de fines herbes, lard fondu, etc., le tout aiguisé avec un bon jus de citron ; mais, si nous retournons des fourneaux à la cheminée, nous commencerons par des grives au genièvre, qui méritent bien une description particulière.

On débute par les couvrir d'un lard succulent, on les enveloppe ensuite d'un papier conservateur ; on les attache (car l'on sait que les petits oiseaux ne s'embrochent jamais que dans des brochettes fixées à la grosse broche) ensuite solidement à la broche et on les abandonne à sa rotation ; pendant ce temps, vous mettez dans une casserole parties égales de jus et de coulis, mouillés d'un verre d'excellent vin blanc et du jus d'un citron vert ; vous laissez ce mélange jeter quelques bouillons ; puis vous faites blanchir douze grains de genièvre (on peut même en mettre jusqu'à quatorze), que vous mettez dans votre coulis sur les grives à leur descente de la broche ; vous laissez mitonner le tout et vous dégraissez votre coulis avant de servir ; lorsque ce petit ragoût est bien fait, il n'est rien de plus exquis.

Les grives s'apprêtent encore à l'eau-de-vie, en gibelotte, en salmis, en croustades, en garnitures, à la sauce au laurier, etc. *Entrée.*

Grivette (*Turdus minor*). Variété de grive fort commune aux États-Unis. C'est au printemps qu'il la faut manger, parce qu'à cette époque sa chair est plus grasse et plus savoureuse qu'en toute autre saison. Mêmes propriétés que la grive.

On donne en Bourgogne le nom de grivettes aux grives proprement dites.

Grondin, qu'on nomme aussi *rouget, grondin, trigle grondin*, est un de ces poissons que leur couleur font appeler rougets. Il est gros et sa tête est monstrueuse ; il a peu d'arêtes.

On l'arrange au court-bouillon, mais il faut faire le court-bouillon d'avance, parce que le grondin cuit en un instant.

Avant de le servir, on ôte avec soin les écailles et la cuirasse de la tête, que l'on remplace par un bouquet de persil en branches. *Entrée.*

Groseille (*Ribes rubrum*). C'est le fruit du groseillier ordinaire. Ce fruit, qui paraît en même temps que les cerises, est une baie rouge ou blanche, agréablement acide, rafraîchissante, assez nourrissante ; néanmoins son usage immodéré est nuisible, à cause du principe acide qu'il renferme et qui porte atteinte aux organes de la digestion et les enflamme ; elle provoque de la toux et pourrait donner lieu ultérieurement à la consomption. Il convient fort aux personnes échauffées ou qui éprouvent des insomnies et aussi dans les maladies cutanées. Les convalescents n'en doivent faire usage qu'avec l'assentiment du médecin, s'il juge à propos de le leur permettre. Les groseilles, surtout les rouges et leur jus, donnent quelquefois lieu à l'apparition de boutons dans la gorge.

Les groseilles rouges ou blanches, après avoir été égrénées, se mangent crues avec du sucre qui vient en corriger l'acidité ; mais il faut qu'elles soient en parfaite maturité ; on en mange aussi en compotes et on les bat avec du sucre fin ; si on les expose ainsi à un soleil ardent, c'est un plat de dessert délicieux.

On fait avec ces groseilles des compotes, des gelées, des glaces, des sorbets, des sirops, des bonbons, etc. Dans certains pays on en tire même un vin assez recherché. — Voy. *Gelée.*

Les groseilles rouges sont beaucoup plus acides et moins sucrées que les blanches ; ces dernières sont aussi en moindre quantité que les rouges ; quand on emploie ces fruits, il faut avoir le soin de les mêler en proportion convenable.

Les baies du groseillier noir, vulgairement appelé *cassis*, servent à faire des gelées et un ratafia tonique et excitant ; on les prescrit dans certaines affections inflammatoires des voies urinaires. Les feuilles de ce groseillier, prises en infusion, passent pour avoir des propriétés diurétiques et apéritives. En général, ce n'est que sur l'avis du médecin qu'il faut faire usage de ces matières ; quant au ratafia, il va sans dire qu'il ne convient, et en quantité modérée, qu'aux personnes en bonne santé, à cause de l'alcool qu'il contient et qui le rend extrêmement stimulant.

Le *groseillier à maquereau* comporte plusieurs variétés. En effet, il y en a à fruits blancs, à fruits rougeâtres, à petits fruits jaunes, à gros fruits verts, à fruits noirs, etc. ; on les mange crues lorsqu'elles sont bien mûres. Lorsqu'elles sont vertes, elles peuvent remplacer le verjus et servir d'assaisonnement aux viandes, au poisson, et particulièrement au maquereau. Il faut en manger modérément. Elles ne conviennent pas aux convalescents ni aux personnes dont l'estomac est faible ou délicat. — Voy. *Gelée.*

Groseilles DE BAR. Les groseilles sont entières, privées de leurs pepins et cuites dans un sirop très-épais. Les blanches sont les meilleures. Ces confitures sont véritablement délicieuses.

Groseillier (*Ribes*). Genre de la pentandrie monogynie et de la famille des groseilliers. Il y en a de plusieurs espèces, parmi lesquelles on distingue le groseillier commun, *ribes rubrum*, dont les baies appelées groseilles sont rouges ou blanches ; le groseillier noir, *ribes nigrum*, dont les fruits noirs et odorants sont disposés en grappes comme les précédents ; le groseillier à maquereau, *ribes uva crispa*, dont les fruits sont isolés et dont les branches épineuses servent à faire des baies, etc.

Gruau (*Avena excorticata, glumis exempta, grutum, gruiellum*). Avoine dépouillée par une sorte de mouture de sa balle floréale ou enveloppe extérieure ; on fait aussi du gruau avec de l'orge et du froment.

Le gruau et sa farine servent à faire des tisanes, des potages, des crèmes cuites, etc. ; il est délayant, adoucissant et nourrissant ; il convient aux malades et aux convalescents.

Il ne faut pas néanmoins faire du gruau (celui d'orge particulièrement) un usage par trop exclusif, surtout chez les jeunes enfants, l'abus de cette substance ayant les mêmes inconvénients que les farineux en général et pouvant amener des dartres. Le gruau n'est pas toujours de très-facile digestion ; beaucoup d'estomacs ne s'en accommodent pas.

Le gruau se prépare ainsi : on prend de préférence le gruau de Bretagne de l'année ; on le met tremper à pleine eau, qu'on remue avec une cuiller et qu'on laisse reposer ensuite ; on décante et l'on renouvelle trois fois cette opération ; on passe au tamis de crin ; on laisse déposer la farine et on jette cette dernière eau ; après trois heures de repos, on délaye la farine dans un demi-litre de lait ; on y ajoute un peu de sel et l'on en fait une bouillie que l'on sucre à volonté.

Gruyères (Fromage de). Cet excellent fromage a été une source de richesses pour le canton de Fribourg, qui en fabrique des quantités considérables.

On en fait de trois espèces : *gras, demi-gras, maigre*. On se sert pour la première qualité de lait non écrémé; pour la seconde, on mêle la traite fraîche du matin avec le lait écrémé de la veille; on emploie, pour la troisième, du lait écrémé; c'est la deuxième qualité qu'on trouve généralement dans le commerce.

Ce fromage se fait avec du lait de vache qu'on soumet à des manipulations assez multipliées et qu'on élève à une haute température, en sorte qu'on peut dire que c'est un fromage *cuit*. Sa pâte soigneusement purgée de petit-lait est grasse, moelleuse, d'un jaune pâle, légèrement salée et semée de grands œils. La saveur en est extrêmement agréable; le sel absorbé pendant sa fabrication est de quatre ou quatre et demie pour cent de son poids.

La pâte de ceux de troisième qualité est plus sèche et n'offre que peu d'œils. Il est assez stimulant et s'emploie également comme complément du dessert et comme assaisonnement de divers potages et mets, tels que choux-fleurs gratinés, omelettes, etc.; mêlé au parmesan, on s'en sert pour accommoder le macaroni et diverses pâtes d'Italie.

On l'expédie en disques pesant 30 kil. et il se vend 1 fr. à 1 fr. 20 c. La faveur dont il jouit a donné lieu à beaucoup d'imitations, et on en fabrique dans nos départements des Vosges, du Jura et de l'Ain. *Dessert.*

Guebwiller (Vin de), Alsace (Haut-Rhin); blanc, 2e classe; 13 à 14 degrés.

Guignard (*Pluvialis minor*). Espèce de pluvier de la grosseur d'un merle. La chair du guignard est délicate, succulente, légèrement stimulante et de facile digestion; elle convient à presque tous les estomacs et aux convalescents qui ont besoin de fortifiants. Ces oiseaux servent à la confection d'excellents pâtés. Il paraît que ceux qui ont fait la réputation du fameux Philippe de Chartres étaient faits avec des guignards.

Le guignard est un oiseau de passage qui se montre de septembre à octobre; on le mange à la broche et on lui fait subir les mêmes métamorphoses qu'au pluvier.

Guigne (*Cerasum crassius*). Variété de cerise. La chair de la guigne est plus douce, mais moins agréable que celle de la cerise; elle est aussi moins facile à digérer que cette dernière. Il y a des guignes blanches, des guignes rouges, des guignes noires; elles se mangent à la main sans aucune préparation. C'est un fruit peu estimé et qui ne convient pas aux convalescents ni aux estomacs faibles ou délicats. *Dessert.* — Voy. *Bigarreaux, Calendrier.*

Guignes (Vin de), Orléanais. Rouge ordinaire; 11 à 12 degrés.

Guimauve(*Althœa*). Genre de la monadelphie polyandrie et de la famille des malvacées. La guimauve ordinaire, *althœa officinalis*, est d'un fréquent usage en médecine. Toutes ses parties, et surtout sa racine, fournissent en abondance un principe mucilagineux et sont employées comme émollientes à l'intérieur et à l'extérieur.

La guimauve est une plante indigène qui croît au bord des ruisseaux.

Guiognière (Vin de), cru de l'Ermitage, Dauphiné (Drôme). Rouge, 1re classe; 12 à 13 degrés.

Guttier (*Cambogia gutta*). Genre de la polyandrie polygynie et de la famille des guttifères. C'est un grand arbre qui croît aux Indes orientales; sa tige est large et touffue; ses fleurs sont jaunâtres ou couleur de chair; son fruit, que l'on mange cru, est une baie de la forme et de la grosseur d'une orange, et qui est jaunâtre lorsqu'il est mûr.

Les Malabares mêlent ce fruit séché et réduit en poudre à leurs aliments pour les rendre de plus facile digestion.

C'est le *cambogia gutta* qui fournit la gomme-gutte la plus estimée.

Guyanne (Vin de), Landes. Rouges de 3e classe, le cap Breton. Soustons, Messange et vieux Bouccau; 11 à 12 degrés.

Hachis. On donne ce nom à toute espèce de chair hachée; on s'en sert pour farce, gratin, quenelles, rissoles, etc. — Voy. *ces mots.*

Le hachis se fait avec toutes les viandes bouillies ou rôties qui rentrent à la cuisine; les restes de gigot, de volaille, de bouilli, mélangés ou séparés, forment le fonds du hachis, auquel on ajoute de la chair à saucisses. On hache le tout très-menu et l'on assaisonne avec persil, ciboule; on met le tout dans une casserole, on passe au feu avec un morceau de beurre, une pincée de farine si l'on veut, on mouille de bouillon ou d'eau, on laisse mijoter sur un feu doux pendant une demi-heure, on ajoute un filet de vinaigre et des cornichons coupés en quatre, et l'on sert très-chaud.

On peut faire avec ce hachis, additionné d'œufs battus et de mie de pain, des boulettes que l'on fait frire après les avoir roulées dans la farine. On les sert sur une sauce tomate pendant la saison ou sur une sauce blanche. *Hors-d'œuvre chaud.*

Halbourg. C'est le nom que l'on donne à une variété de harengs beaucoup plus gros que les harengs ordinaires. Sa chair est délicate et recherchée. Ses propriétés et son mode de préparation sont les mêmes que ceux des autres harengs. *Hors-d'œuvre.*

Halex. Nom d'une sauce, analogue au *garum*, assez estimée des anciens et que l'on faisait avec la saumure et les entrailles d'un petit poisson qui paraît être la sardine ou l'anchois. Cette préparation était fort stimulante; elle n'est plus en usage.

Hambourg. Le bœuf fumé de cette ville est la meilleure viande fumée qui puisse paraître sur la table du gourmet le plus difficile. *Hors-d'œuvre.*

Hareng (*Harengus*). Genre de poissons

osseux de l'ordre des malacoptérygiens abdominaux et de la famille des harengs ou clupes. Le hareng se trouve en quantité prodigieuse dans toutes les mers septentrionales de l'Europe, de l'Asie et de l'Amérique. *Hors-d'œuvre chaud.*

On nomme *hareng frais* celui qui est pris nouvellement. Les meilleurs harengs frais que l'on puisse manger à Paris, sont ceux qui nous arrivent des côtes de Normandie. La chair du hareng est saine, délicate, agréable, nourrissante et de facile digestion ; néanmoins il est bon de ne pas en faire un usage trop fréquent. Les convalescents devront s'en abstenir surtout à cause des accommodements de ce poisson.

On appelle *hareng pek* ou *pec*, celui qui n'est salé que depuis peu de temps. Les harengs pecs auxquels on donne généralement la préférence sont ceux qui nous viennent de Rotterdam, Leuwarde ou d'Eukhuisen en Hollande. Ce poisson se mange cru et en salade, après avoir été préliminairement coupé en rouelles. Cette chair est saine, d'un excellent goût, légèrement stimulante, mais de moins facile digestion que celle du hareng frais. Il faut en manger avec modération ; il va sans dire que ce n'est point un mets de convalescent.

Les *harengs saurs* sont ceux qui sont fumés ; les plus beaux et les meilleurs sont les saurets de Germuth en Irlande ; on les fume au genièvre. Il faut en user avec beaucoup de discrétion. Ce mets excite l'appétit, altère, échauffe et ne convient qu'aux estomacs robustes ; les personnes atteintes d'affections herpétiques devront s'en abstenir complétement.

Il y a encore les *harengs salés* qui ne sont guère en usage que parmi les classes laborieuses des villes et des campagnes. Avant de les manger, on les fait dessaler dans du babeurre ou dans de l'eau tiède et on les mange grillés ou en ragoût, etc. Ce mets ne convient nullement aux convalescents ni aux estomacs qui ne sont pas robustes.

Les harengs laités sont plus délicats et plus recherchés que les œuvés. C'est à partir du commencement de septembre qu'il faut manger le hareng frais ; à cette époque il est gras, plein et arrivé au degré de perfection convenable. C'est un bon poisson ; mais il est peu recherché sans doute parce qu'il est très-commun et de bas prix.

Hareng SAUR. On sert en *hors-d'œuvre* des filets de harengs pecs dessalés pendant quelques heures et entourés de persil. Cet aliment, pour n'être pas des plus salubres, rachète néanmoins par plus d'une qualité les inconvénients attachés à sa préparation. Il réveille l'appétit blasé, il chatouille vivement les houppes nerveuses de la langue ; servi en hors-d'œuvre, il dispose à faire honneur aux entrées ; coupé en petits morceaux et jeté dans la salade, il l'aiguillonne, surtout celles des mâches et betteraves, naturellement trop douces, enfin c'est un excipient utile dans plus

d'une circonstance, et qui, pris avec modération, ne doit pas être entièrement proscrit. Il a de plus une excellente vertu dont les amateurs de bon vin sentent vivement tout le prix, c'est qu'il excite singulièrement la soif, et qu'il rend très-indulgent sur la qualité du vin.

On peut accommoder les harengs saurs de la manière suivante : on prend huit beaux harengs saurs bien choisis, on leur coupe la tête et la queue, on leur ôte la peau et l'arête du milieu, et lorsqu'ils sont bien parés, on les coupe en deux longitudinalement pour former de chaque hareng deux filets ; on les range côte à côte dans la caisse ; entre chaque filet on met de petits morceaux de beurre bien frais, manié de fines herbes, force champignons coupés en dé (un maniveau pour huit harengs) ; persil, ciboule, échalotte, une gousse d'ail coupée bien menu et poivre fin ; on peut y ajouter un filet d'huile vierge. On saupoudre ensuite le tout avec de la fine chapelure de pain, et l'on met cuire sur le gril à feu clair et en prenant les précautions nécessaires pour que le papier ne brûle point ; il faut donc le prendre fort, l'employer en double et le beurrer exactement.

Lorsque les harengs sont cuits, on les retire du feu et on les sert dans leur caisse avec l'addition d'un jus de citron. — Voy. *Harengs saurs grillés.*

Harengs FRAIS A LA SAUCE A LA MOUTARDE. Après avoir vidé, écaillé et bien nettoyé les harengs, faites-les mariner dans un peu d'huile avec assaisonnement de sel et persil en branches ; puis mettez-les sur le gril, en ayant soin de les retourner souvent pendant leur cuisson et servez-les accompagnés d'une sauce blanche au beurre, à laquelle vous joindrez une cuillerée de bonne moutarde ; ayez soin de ne pas laisser bouillir votre sauce. Ce mets ainsi préparé ne peut convenir qu'aux personnes en bonne santé.

On mange encore les harengs frais en matelote, au fenouil, etc. : mais comme toutes ces préparations sont assez stimulantes, elles ne conviennent qu'en parfaite santé.

Harengs FUMÉS NON SALÉS. Il nous vient de Hollande de magnifiques et excellents harengs bien fumés, sans saumure. On enlève délicatement la peau et on les accommode à la maître d'hôtel, comme les maquereaux frais : c'est un manger exquis, savoureux, mais qui ne convient qu'aux estomacs qui fonctionnent bien. *Hors-d'œuvre.*

Harengs PECS EN HORS-D'OEUVRE. Après avoir lavé vos harengs, coupez-leur la tête et le bout de la queue, enlevez la peau, les nageoires et la grosse arête et mettez-les dessaler dans de l'eau et du lait, moitié l'un, moitié l'autre ; égouttez-les ensuite, coupez-les en tronçons et arrangez-les, sur un bateau ou une coquille à hors-d'œuvre, avec des tranches d'oignon cuit sous la cendre et de pommes de rainette crues ; servez avec une marinade ou vinaigrette assaisonnée de cresson alénois.

On fait encore servir les harengs pecs comme plat d'entrée maigre ; après les avoir fait cuire sur le gril, on les sert masqués d'une purée de pois verts, de haricots rouges, de lentilles, etc. Ces mets ne conviennent ni aux estomacs faibles ni aux convalescents.

Harengs SAURS GRILLÉS. Après avoir fait dessaler les harengs dans du lait, et les avoir bien essuyés, on les met dans une marinade d'huile, gros poivre, persil, ciboules, pointe d'ail, champignons ; le tout bien haché ; panez-les ensuite, faites-les griller et servez ce hors-d'œuvre chaud avec une pile de tartines au beurre de noisettes.

Il y a une foule d'autres manières d'arranger les harengs saurs ; mais dans aucun cas ils ne sauraient convenir aux estomacs délicats ni aux personnes qui relèvent de maladie.

Haricot DE MOUTON. Ragoût populaire dans lequel il entre du mouton coupé en morceaux, des navets, des pommes de terre, quelques oignons et un bouquet de persil assaisonné. Ce mets, peu recherché, n'est cependant pas désagréable ; la viande y étant bouillie est moins nourrissante que si elle était rôtie ou grillée, et de moins facile digestion ; les convalescents, les estomacs faibles et délicats n'en doivent point faire usage. *Entrée.*

Haricot (*Phaseolus*). Genre de la diadelphie décandrie et de la famille des papilionacées, tribu des phaséolées. Cette plante, originaire de l'Inde, comprend un grand nombre d'espèces et de variétés, dont les graines farineuses sont douées de propriétés nutritives.

Il y a plusieurs sortes de haricots : les *Soissons* qui sont les meilleurs et se vendent secs 60 c. le litre ; les *Liancourt* qui se vendent secs 50 c. le litre ; les *flageolets* ; les *rouges* et enfin les *nains* qui sont de qualité inférieure.

Haricot VULGAIRE (*Phaseolus vulgaris*). Six semaines après le semis, on commence à recueillir des haricots verts, très-fins d'abord, puis successivement plus développés. Les haricots verts commencent à donner à la fin de juin, et fournissent abondamment pendant juillet et août. A la fin de ce dernier mois, les haricots frais apparaissent et donnent jusqu'à la fin de septembre, et même jusqu'à la mi-octobre.

Ils ne se gardent pas au delà d'une année. Il y a beaucoup de variétés : *à rames* de Soissons, le meilleur de tous ; sabre, prédome, Prague rouge et jaspé ; Sophie, le meilleur comme mange tout ; beurre, riz. D'*Espagne* rouge, blanc, tricolore ; *de Lima, du Cap. Nains* de Hollande, flageolet, Bagnolet, Soissons nain, sabre nain, Suisse blanc-rouge, gris, Mohawk, rouge d'Orléans, jaune du Canada, de la Chine, jaune, noir et nègre.

Haricots AU BEURRE DE PIMENT. Après les avoir fait cuire comme il est dit ci-dessus, faites-les sauter avec un morceau d'excellent beurre, soit d'Isigny, soit de Rennes, soit de Vanvres, en ayant soin de ne pas les laisser bouillir ; joignez-y, en quantité modérée, du poivre de Cayenne en poudre et n'y mettez pas de fines herbes.

On mange encore les haricots blancs à la crème, au jus, à l'intendante, à la villageoise. On s'en sert en ragoût pour servir de litière au mouton rôti, etc. *Entremets.*

Haricots BLANCS A LA MOELLE. Après les avoir fait bien cuire dans l'eau salée et les avoir égouttés, sautez-les dans de la moelle fraîche, nouvellement fondue ; ajoutez une bonne pincée de mignonnette et quelques grains de verjus dont vous aurez ôté les pepins et que vous aurez fait blanchir à l'eau de sel. *Entremets.*

Haricots BLANCS EN PURÉE. Quand les haricots ont été convertis en purée, on assaisonne cette purée au fumet de gibier, à l'essence de jambon, au blond de veau réduit, à la graisse d'oie rôtie, au jus de mouton. La purée de haricots sert à foncer et garnir des plats d'entrée ou des grillades ; elle sert encore d'entremets, et, dans ce cas, il est de bon goût de la préparer à la crème ; on l'assaisonne de muscade et l'on y mêle des petits filets de céleri frits bien croustillants. Si l'on veut entourer ce plat d'un chapelet de croquignoles salées et sautées au beurre, ce sera d'un effet fort élégant. *Entremets.*

Haricots BLANCS ET VERTS A LA MAITRE D'HOTEL. Ayez moitié de haricots verts et moitié de haricots blancs nouveaux ; faites-les cuire dans l'eau salée ; égouttez-les ; tenez-les chaudement. Faites tiédir un morceau de bon beurre manié de fines herbes et assaisonné de sel et de gros poivre, versez-le sur les haricots, sautez-les un moment et les servez chaudement.

(On les prépare de même séparément.)

Haricots CONSERVÉS (Manière de les conserver). On prend des haricots verts de belle qualité, dont on casse les queues ; on les étend par couches peu épaisses dans un vase qui puisse être fermé. On met sur chaque couche un peu de sel gris. Puis on ferme le plus hermétiquement possible. Quand on veut se servir des haricots, on les fait dessaler pendant un peu de temps dans de l'eau tiède et on les fait cuire comme tous les légumes frais, c'est-à-dire en les jetant dans l'eau bouillante.

Haricots ROUGES A LA BOURGUIGNONNE. On prend des haricots rouges de l'espèce appelée *cardinale* ; on les fait cuire dans du bouillon de racines, avec addition d'un morceau de beurre, d'un bouquet aromatique et des oignons piqués de clous de girofle. Après vingt minutes, environ, d'ébullition, on enlèvera les oignons et le bouquet, après quoi on ajoutera du vin rouge, du poivre noir en poudre, et on servira cet entremets entouré de petits oignons glacés, de queues d'écrevisses, de rissoles de poisson, de laitances de carpe, de hareng, d'huîtres marinées ou de moules frites. *Entremets.*

Haricots ROUGES EN PURÉE. Cette purée se prépare au bouillon gras; elle sert à *corser* des bisques ou des coulis d'écrevisses; on en garnit des potages au riz, au vermicelle, aux nouilles, etc.; on en fait des soupes aux croûtes gratinées.

Nous le répétons ici, les haricots, quels qu'ils soient, sont de difficile digestion et ne conviennent qu'à des estomacs qui fonctionnent bien, *Entremets.*

Les haricots verts, soit à la sauce blanche, soit à l'anglaise, soit à la crème, soit au vin de Champagne, forment un entremets aussi sain qu'agréable.

Haricots SOISSONS (Aisne). Les haricots de Soissons jouissent à juste titre d'une renommée sans rivale; ils sont gros, très-farineux, et leur enveloppe est tellement mince qu'on pourrait les supposer décortiqués.

Les haricots se mangent verts ou secs. En général, ce légume est flatulent et de difficile digestion; il ne convient qu'aux estomacs robustes et aux personnes qui font beaucoup d'exercice; celles qui sont sédentaires, dont l'estomac est faible et délicat ou qui relèvent de maladie, doivent s'en abstenir complétement.

Il y a deux manières de manger les haricots verts : ou bien avant leur maturité et la formation complète de leurs graines, et, dans ce ce cas, on mange tout, gousse et graines; ou bien lorsque les graines sont formées, mais non encore parfaitement mûres; alors on ne mange que la graine. Dans le premier cas, les haricots sont de plus facile digestion, mais moins nourrissants que dans le second.

Il y a encore une espèce de haricot que l'on mange sans l'écosser, c'est-à-dire, dont on mange la gousse entière, c'est le haricot *mange-tout*; il est peu recherché et a les mêmes propriétés que les autres espèces de haricots.

Haricots VERTS A L'ANGLAISE. Après que vos haricots seront cuits, comme il est indiqué ci-dessus, et bien égouttés, mettez un morceau de beurre sur votre plat à servir, dressez les haricots, entourez-les d'un cordon de persil haché, chauffez le plat et servez promptement. *Entremets.*

Haricots VERTS A LA POULETTE. Choisissez des haricots bien petits et bien tendres, et après les avoir épluchés, mettez-les dans l'eau fraîche. Faites-les cuire dans de l'eau salée bouillante et à grand feu; leur cuisson terminée, plongez-les dans de l'eau froide; égouttez-les, et les jetez dans une casserole avec un morceau de beurre. Coupez, en petits dés, un oignon que vous passerez à blanc dans le beurre, et lorsqu'il sera presque cuit, ajoutez une pincée de farine que vous ferez cuire un peu sans la laisser roussir; mouillez avec une cuillerée à pot de bouillon; mettez sel, gros

poivre, persil et ciboules hachés, laissez cuire votre sauce, ajoutez-y les haricots; faites-leur jeter un bouillon, liez le tout avec des jaunes d'œufs et ajoutez du jus de citron. Il faut avoir soin que la sauce ne soit pas trop longue. *Entremets.*

Haut-Brion (Vin de), à Pessac, Bordeaux (Gironde) : rouge, 1re classe; se sert au 2e service; 17 à 18 degrés.

Bordeaux rouge, 228 litres, 1844-46, 800 fr.; 1848-49, 500 fr.; 3 à 4 fr. la bouteille (novembre 1854).

Haut-Sauterne blanc, 228 litres, 1844-1846, de 500 fr. à 1,000 fr.; 1848-51, de 300 fr. à 500 fr.; 1 fr. à 3 fr. la bouteille; 14 à 15 degrés (novembre 1854).

Haut-Villers (Vin de), Champagne (Marne) : blanc, 1re classe, 13 à 14 degrés; et rouge, 3e classe, 11 à 12 degrés.

Hauterive (Allier). Ce sont des eaux alcalines qui ont la plus grande analogie de composition et de propriétés avec les célèbres sources de Vichy dont elles sont aujourd'hui une dépendance. — Voy., pour plus de détails, l'article *Vichy.* (Dr C. JAMES, *Guide aux eaux.*)

Hélianthe (*Helianthus*). Genre de la syngénésie polygamie frustranée et de la famille des synanthérées, tribu des radiées ou corymbifères. Ce genre renferme une foule de plantes dont les plus remarquables sont le tournesol ou grand soleil des jardins, et le topinambour, dont la racine tuberculeuse, charnue, rougeâtre extérieurement, est un aliment pour l'homme et les animaux domestiques. — Voy. *Topinambour.*

Hélice (*Helix*). Mollusque terrestre de la famille des gastéropodes, de l'ordre des adélobranches et du genre des testacés. Les hélices ou escargots, vulgairement appelés colimaçons, ont une coquille univalve, globuleuse et dont l'ouverture plus large que longue offre la forme d'un croissant. La chair des hélices renferme beaucoup de mucus; elle est très-légèrement nourrissante; on en fait des bouillons et des sirops adoucissants, pectoraux, que l'on emploie avec succès dans les affections aiguës et chroniques de poitrine. On mange les hélices en fricassée de poulet, etc.; elles sont de facile digestion et conviennent aux personnes faibles et délicates, ainsi que dans la convalescence des maladies inflammatoires.

Heligenstein (Vin de). Alsace (Bas-Rhin). Vin muscat de 3e classe.

Helvelle COMESTIBLE (*Helvella esculenta*). Variété de champignons qui ressemble aux morilles et qui en a les propriétés et les usages. — Voy. *Morille.*

Hémoptysie (*Hæmoptysis*). Crachement de sang ou hémorragie qui a lieu par la membrane muqueuse des bronches, de la trachée-artère ou du larynx.

Hémostatiques (*Hæmostatica*, de αἷμα, sang, et de ϲταϲις, stagnation). On donne le nom d'hémostatiques à tous les médicaments qui ont la propriété d'arrêter les pertes de sang ou hémorragies.

De tous les hémostatiques connus jusqu'à ce jour, l'*eau hémostatique de Lechelle*, pharmacien de Paris, est celui qui réussit le mieux en ce que, outre les excellentes propriétés médicatrices dont il est doué, il ne cause aucune répugnance, aucun dégoût aux malades. Cette eau, adoptée dans presque tous les hôpitaux de Paris, l'est aussi dans la pratique particulière d'un grand nombre de médecins honorables qui tous ont rendu bon témoignage de son efficacité.

L'*eau hémostatique Lechelle* s'administre à l'intérieur et localement, le plus ordinairement des deux manières à la fois ; elle réussit très-bien à arrêter les flux sanguins à la suite d'opérations chirurgicales, dans les blessures, coupures profondes, application de sangsues, etc.; dans les hémorragies nasales, utérines, etc.; dans les hémoptysies et, en général, toutes les fois qu'il s'agit d'arrêter les effusions sanguines. Cette eau est, en outre, adoucissante, calmante, tonique, etc.; elle a souvent été employée avec bonheur dans des cas de brûlures, de contusions ; dans un grand nombre d'affections aiguës ou chroniques de la poitrine, du larynx, de l'utérus, etc. Elle est encore excellente dans le cours et à la suite de diarrhées rebelles, d'épuisement, amené par une cause quelconque, etc., etc., ainsi que l'ont certifié de nombreux malades.

Les déclarations faites par les docteurs Horteloup, de l'Hôtel-Dieu, Régnauld, Gardet, Guillaud, Saillard de Raveton, Billout, Buisson, Sabatier, Bordone, Langlebert, Muratori, P. Taillefer, A. Aussandon, Duplangy, etc., etc., sont une garantie suffisante des excellents effets de ce médicament et de sa supériorité sur tous les autres hémostatiques.

Herbe (*Herba*). On donne ce nom à toute plante non-ligneuse qui perd sa tige en hiver. Les herbes sont annuelles si elles meurent au bout d'un an, bisannuelles si elles se conservent deux ans, trisannuelles si elles vivent trois ans, enfin vivaces si elles se reproduisent deux, trois ou plusieurs années.

En terme de cuisine, on donne le nom d'*herbes* potagères à l'oseille, à la laitue, à la poirée, à l'arroche, à l'épinard, au pourpier vert, etc.

On nomme *herbes d'assaisonnement* le persil, le cerfeuil, l'estragon, la cive ou civette, la ciboule, la sarriette, le fenouil, le thym, le basilic, la tanaisie, etc.

On appelle *fines herbes* ou *herbes à fourniture de salade* le cresson alénois et celui de fontaine, le cerfeuil, l'estragon, la pimprenelle, la perce-pierre, la corne de cerf, le petit basilic, le pourpier, les cordioles de fenouil, le jeune baume et la ciboulette, etc.

Hermaphrodite (*Hermaphroditus*). On donne ce nom à tout individu qui réunit les deux sexes.

On ne trouve pas d'hermaphrodites dans les animaux des classes supérieures, ou si l'on en trouve quelquefois, au moins en apparence, ce sont des monstruosités qui tiennent à un vice primitif d'organisation ou de conformation; mais, dans ce genre d'hermaphrodisme, il n'y a pas possibilité de reproduction chez les individus qui en sont atteints.

Il n'en est pas de même à l'égard des animaux des classes inférieures, telles que les zoophytes, les mollusques acéphales, gastéropodes, etc., où les cas d'hermaphrodisme sont très-fréquents; mais là, les individus peuvent se reproduire.

Le règne végétal nous offre un grand nombre d'exemples d'hermaphrodisme; en effet, la majeure partie des végétaux sont hermaphrodites, et là, encore il y a reproduction des mêmes espèces.

Hermitage (Vin de l'). Dauphiné. Blanc, 1ʳᵉ classe, 17 à 18 degrés, et rouge, 1ʳᵉ classe, 12 à 13 degrés. Il sert à l'entremets. — Voy. *Ermitage. Dauphiné.*

Herpétique (*Herpeticus*). Dartreux, maladie cutanée qui est de la nature des dartres.

Hêtre (*Fagus sylvatica*). Genre de la monœcie polyandrie et de la famille des cupulifères. Cet arbre, qui est très-élevé, peuple nos forêts ; il fournit une amande connue sous le nom de *faîne*, qui est bonne à manger, et dont on retire une huile excellente, qui, après celle d'olive, est la plus estimée.

L'huile de faîne a les mêmes propriétés que l'huile d'olive.

Hippopotame (*Hippopotamus*). Mammifère de la famille des pachydermes; animal amphibie qui tient du cheval et du bœuf. Les hippopotames ont le corps très-massif, les jambes courtes, le ventre traînant presqu'à terre, un museau renflé ; ils ont quatre incisives à chaque mâchoire ; celles de la mâchoire inférieure sont pointues et couchées en avant; celles de la mâchoire supérieure sont recourbées en dessous ; les canines sont très-fortes; les inférieures sont recourbées et plus longues que celles d'en haut. Ces dents, employées dans les arts, servent aux dentistes et ont les mêmes usages que l'ivoire. Les hippopotames vivent dans les grands fleuves d'Afrique et ne se nourrissent guère que de végétaux aquatiques. Leur chair est estimée et recherchée des peuples des contrées où l'on trouve ces animaux.

Hirondelle (*Hirundo*). Oiseau de l'ordre des passereaux et de la famille des fissirostres. Ces animaux vivent d'insectes qu'ils saisissent en volant la bouche béante. Leur chair est de mauvais goût et sans emploi dans l'art culinaire.

Il y a plusieurs espèces d'hirondelles : l'hirondelle domestique, qui fait son nid dans les cheminées; l'hirondelle sauvage, qui réside dans les bois; l'hirondelle ambrée, qui fréquente les rivages de la mer et exhale une forte odeur d'ambre gris; l'hirondelle de mer, plus grosse que les autres; l'hirondelle salangane, de petite taille (qui a été aussi désignée sous le nom d'Alcyon), oiseaux de rivage de la Cochinchine, dont les nids sont un aliment très-recherché des Chinois et dans toutes les îles de l'Archipel indien. Ces nids gélatineux, assez semblables à du frai de poisson, ont un goût exquis et des propriétés aphrodisiaques et analeptiques.

On sait aujourd'hui que plusieurs autres espèces d'hirondelles fournissent ces nids gélatineux. On a pendant un temps employé en médecine, comme rubéfiants, les nids de l'hirondelle de cheminée et de fenêtre broyés dans du vinaigre.

Hocco (*Crax*). Genre d'oiseaux de l'ordre des gallinacées et de la famille des alectrides. Le hocco est de la grosseur d'un petit dindon et se trouve, à l'état sauvage, dans les bois des régions moyennes de l'Amérique; il est facile à apprivoiser. La chair du hocco, et particulièrement celle du hocco noir, *crax alector*, de la Guyane française, est blanche, abondante, d'une saveur agréable; elle est légèrement nourrissante et pourrait le devenir davantage par des soins, si l'animal n'était plus à l'état sauvage.

Hochepot. On donne ce nom à un ragoût dans lequel on fait entrer, soit des morceaux de poitrine ou de queue de bœuf, soit des volailles telles que oies grasses ou canards de grosse espèce; on joint à cela des légumes tels que carottes, navets, panais, salsifis et autres scorsonères, topinambours, pieds de céleri, pommes de terre vitelottes, oignons, etc.; puis un morceau de jambon et un cervelas. Ce mets est lourd, de difficile digestion et ne convient qu'à des estomacs robustes et à des personnes qui font beaucoup d'exercice. *Entrée.*

Hoche-queue (*Motacilla*). Oiseau du genre des becs-fins, de l'ordre des passereaux et de la famille des dentirostres. La chair de cet oiseau est agréable, délicate et de facile digestion. Le hoche-queue tire son nom de la propriété qu'il a de remuer continuellement la queue.

Homard (*Cancer gemmarus*). Grosse écrevisse de mer. Variété de l'ordre des articulés, de la classe des crustacés, du genre des décapodes macroures et de la famille des écrevisses. Ces animaux sont pourvus, ainsi que l'indique le nom du genre dont ils font partie (décapode), de cinq paires de pieds, d'une queue épaisse et allongée, non recourbée pendant le repos et terminée par des appendices latéraux en forme de lames qui composent, avec le dernier segment, une nageoire en éventail; ils nagent au moyen de leur queue; leurs serres ou pattes de devant leur servent à la fois d'organes de préhension et de locomotion; le grand développement de ces organes oblige ces animaux à marcher le plus souvent de côté, et ils n'avancent guère qu'à reculons, c'est-à-dire en sens contraire du mouvement qu'ils exercent quand ils sont dans l'eau. *Entrées* ou *Entremets.*

La chair du homard est peu nourrissante, lourde et de difficile digestion; on doit en manger avec modération. Les personnes en convalescence et celles dont l'estomac est faible et délicat n'en doivent point faire usage. Ses propriétés sont légèrement stimulantes et aphrodisiaques.

Pour juger de la fraîcheur du homard, il faut flairer le dos entre la naissance de la queue et le corps; il doit avoir bonne odeur; la queue, prise par le petit bout, doit se tourner difficilement et se replier sur elle-même: s'il est lourd à la main proportionnellement à sa grosseur, c'est une preuve qu'il n'a pas été recuit et qu'il est bien plein.

Le homard se mange cuit au court-bouillon, dans lequel on fait entrer de l'eau salée, un bon morceau de beurre frais, une botte de persil, un piment rouge, deux ou trois poireaux et un bon gobelet de vin de Madère; on laisse cuire pendant vingt-cinq minutes, puis refroidir l'animal dans le court-bouillon, en ayant soin toutefois de ne pas le laisser dans un vase de cuivre et on le sert avec la sauce suivante: après avoir enlevé tout l'intérieur du homard, détachez-en toutes les chairs blanches; prenez-en la crème ou laitance qui se trouve dans la grande coquille; ajoutez-y les œufs, s'il y en a, et remuez tout cela en y joignant une quantité suffisante d'huile verte, une cuillerée de bonne moutarde, une pincée de fines herbes, deux échalottes écrasées, de la mignonnette, dix à douze gouttes de soya de la Chine, un demi-verre d'anisette de Bordeaux et le jus de deux ou trois citrons. Ce plat d'*entremets* est fort recherché.

On mange encore le homard cuit à la broche; pour cela faire, on l'attache tout vivant sur un attelet que l'on fixe sur une broche; puis on le met devant un feu très-ardent, en ayant soin de l'arroser avec du beurre fondu et mêlé avec du vin de Champagne, du sel et du poivre; lorsque le homard est cuit, ce dont on juge en voyant si la coquille se détache d'elle-même et devient friable; on le sert avec le contenu de la lèchefrite, auquel on ajoute le jus d'une bigarade, une pincée des quatre épices et un verre de vin de Champagne.

Lorsqu'on achète les homards tout cuits, il faut avoir soin de choisir les plus lourds; puis, comme ils sont généralement peu cuits et qu'ils ne l'ont été que dans de l'eau salée, on fera bien de les mettre recuire dans le court-bouillon que nous avons indiqué plus haut; cette préparation a le double avantage de les rendre plus savoureux et moins indigestes.

Le homard se mange encore en salade. — Voy. *Salade.*

Les homards jeunes, préparés en filets minces et couverts d'une mayonnaise, avec feuilles de persil et d'estragon hachées, font un très-joli plat de hors-d'œuvre.

Le homard se sert coupé dans toute sa longueur; on divise chacune des parties en six ou huit portions, suivant sa grosseur, et on les sert avec la cuiller. Les œufs ne se servent pas, on les emploie pour la sauce, qui se compose d'huile, vinaigre, moutarde, jus de citron et épices si on les aime. Il en est de même de la *langouste*.

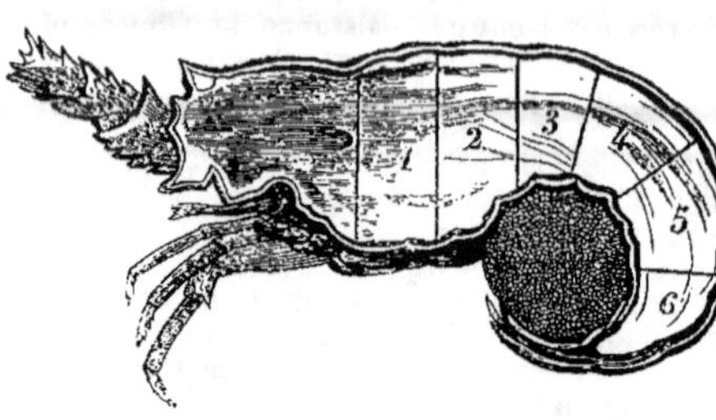

Montreuil (Pas-de-Calais), Fécamp (Seine-Inférieure), nous envoient d'excellents homards très-gras et très-savoureux.

Hombourg (Hesse). Ce sont des eaux fortement salines dont le chlorure de sodium fait la base. Deux verres pris le matin à jeun produisent un effet doucement laxatif. Employées surtout contre les embarras gastriques et certaines constipations opiniâtres. (C. James, *Guide aux Eaux.*)

Hoornleys. Fromage de Hollande modifié et préparé pour la conservation dans les climats chauds et tempérés. *Dessert*.

Hors-d'œuvre. On appelle ainsi les mets sans conséquence qui se servent immédiatement après le potage et ornent la table depuis le commencement du repas jusqu'au second service.

On les sert sur de petites assiettes ou dans des bateaux en porcelaine, que l'on nomme *hors-d'œuvriers*, et qui varient selon ce qu'ils doivent contenir; leur nombre peut être indéfini et l'on ne saurait les orner avec trop d'élégance, parce qu'ils servent à embellir la table pendant un temps assez long, et que leurs variétés admettent les couleurs les plus éclatantes; la symétrie doit donc étudier les combinaisons qui doivent le mieux remplir ce but.

Ils se divisent en végétaux et en animaux. Dans la première classe, il faut ranger les cornichons, les olives farcies, les fruits et légumes marinés, graines de capucines, maïs, cristemarine, câpres, confits au vinaigre, a chards de l'Inde, petits artichauts à la poivrade, raifort, cerneaux, figues, betteraves, céleri rave, mûres, bigarreaux, guignes, cerises, petites oranges, petits abricots, petites pommes, les raves et radis, champignons confits au vinaigre, etc.

Dans la seconde catégorie, on comprend les côtelettes d'agneau et de mouton, les grillades, saucissons en tranches, les langues fourrées, les cervelas, rillettes et rillons de Tours, les saucisses, pieds truffés, boudin, andouille, le jambon cru, le bœuf fumé, les harengs saurs, salés, fumés et grillés, les filets de merlan, les crevettes, les petits homards, le thon mariné, le saumon mariné et fumé, les sardines, le caviar, huîtres fraîches ou marinées, les anchois en salade et en calapés, les sept-œils, le beurre, les petits pâtés, etc.

Houblon (*Humulus*). Genre de la diœcie pentandrie et de la famille des cannabinées.

Le houblon est une plante vivace, grimpante et sarmenteuse, à fleurs dioïques; son fruit est un cône formé par des écailles minces entre chacune desquelles sont deux petits akènes. Il croît naturellement en Europe; on le trouve inculte dans les haies; dans certaines localités on le cultive. Ses graines amères et légèrement aromatiques entrent dans la composition de la bière; elles sont employées en médecine comme toniques, hypnotiques, antiscrofuleux, antiherpétiques, antiscorbutiques, etc.

Les jeunes pousses de houblon, cuites dans de l'eau salée, se mangent à la manière des asperges.

Le meilleur houblon est celui de Bohême; le goût en est très-fin; celui de Bavière ne vient qu'ensuite.

Les jeunes bourgeons de cette plante ont une saveur très-agréable et peuvent être mangés comme des asperges avant qu'ils ne soient sortis de terre.

Houlque ou **Houque** (*Holcus*). Plantes monocotylédones, de la triandrie monogynie et de la famille des graminées. Parmi les variétés de ce genre on distingue le sorgho, *holcus sorghum*, originaire des Indes et de l'Afrique, cultivé en Europe et aux Antilles; on fait du pain en Italie avec les graines de cette plante.

Huile (*Oleum*). Nous ne nous occuperons ici que des huiles employées dans l'art culinaire, les autres n'étant pas du ressort de cet ouvrage.

On distingue les huiles en huiles *fixes* ou *grasses* et en huiles *essentielles* ou *volatiles*. Les huiles fixes se divisent en siccatives et en non siccatives. Les huiles volatiles peuvent être végétales, animales, etc.

Les huiles essentielles prennent le nom de *fugaces* lorsqu'elles sont extrêmement volatiles, comme celles de violettes, de jasmin, etc.

Huile de faine. Cette huile fixe est la meilleure après l'huile d'olive, avec laquelle elle a beaucoup d'analogie; elle se conserve beaucoup plus longtemps; on l'obtient des semences du *fagus sylvatica*; elle a les mêmes propriétés que l'huile d'olive, qu'elle remplace dans l'occasion.

Huile de noix. Huile fixe obtenue des semences du *juglans regia*. Préparée à froid, sa saveur est douce et elle peut servir à assaisonner les aliments. Elle est regardée comme ayant des propriétés vermifuges. On l'emploie dans la peinture et dans l'éclairage.

Huile d'œillette. Elle est fournie par les graines du pavot (*papaver somniferum*). Cette huile fixe est inodore, d'un blanc jaunâtre, douée d'une légère saveur d'amande ; elle reste liquide même au-dessous de zéro ; elle est susceptible de devenir siccative.

On l'emploie dans l'assaisonnement des mets et aussi dans quelques préparations pharmaceutiques. Elle sert pour la peinture et l'éclairage. C'est avec cette huile que l'on sophistique celle d'olive.

Huile D'OLIVE. L'huile d'olive est une huile fixe que l'on obtient du fruit de l'olivier. Il y a trois variétés de cette huile.

La première, que l'on nomme *huile vierge*, est très-légèrement colorée, d'odeur et de saveur agréable, mais peu marquée ; on l'obtient par l'expression à froid d'olives mûres non fermentées.

La seconde variété est l'*huile commune*, que l'on obtient en délayant dans de l'eau bouillante la pulpe des olives qui ont déjà fourni l'huile vierge. Cette huile est jaunâtre et se rancit facilement ; son odeur et sa saveur sont très-marquées.

La troisième variété d'huile d'olive est nommée *huile fermentée* ou *huile verte*. On l'obtient par la pression des olives que l'on a préliminairement entassées pour les faire fermenter ; elle est un peu trouble, d'un jaune verdâtre, d'une odeur et d'une saveur plus fortes que les précédentes, mais moins agréable.

Ces trois variétés d'huile se solidifient à une température de 10 degrés au-dessus de zéro ; on s'en sert comme apprêt ou assaisonnement des aliments. Dans certains pays, où il n'y a que peu ou pas de beurre, elles le remplacent ; cependant tous les estomacs ne s'en accommodent pas ; chez certaines personnes elles provoquent des indigestions ou autres indispositions ; elles ne conviennent pas aux tempéraments bilieux ; enfin il est toujours bon d'en user avec modération.

Les huiles sont relâchantes et émollientes ; elles sont quelquefois fort utiles dans certains cas d'empoisonnement ; on leur attribue des propriétés vermifuges lorsqu'on les emploie à des doses élevées ; enfin elles servent à la fabrication des savons.

Aix nous fournit l'huile la meilleure et la plus pure.

Il y a encore un grand nombre d'huiles fixes, mais elles sont étrangères à l'objet de cet ouvrage.

Quelques huiles essentielles ou volatiles odoriférantes sont employées comme aromates dans des préparations culinaires solides ou liquides ; elles sont plus ou moins stimulantes : telles sont celles d'écorce de cédrat, de citron, d'oranger, de cannelle, de girofle, de vanille, de roses, etc.

On donne encore le nom d'huile à certains alcoolats édulcorés ou ratafias de table, tels que l'huile de curaçao, de Vénus, de Chypre, d'anis, de vanille, de roses et autres fleurs, etc. Ces liqueurs sont légèrement excitantes, à cause de l'eau-de-vie qu'elles contiennent ; il faut en user modérément ; les convalescents doivent s'en abstenir complétement.

Huile D'ANIS ET DE KIRSCH-WASSER. Ces liqueurs faites à Verdun sont douces et agréablement veloutées.

Huile DE ROSES. La ville de Cette est renommée pour cette délicieuse liqueur.

Huile DE VÉNUS. Liqueur forte avec de l'alcool et des fleurs de carottes récentes. Jouit des propriétés communes aux alcools.

Huître (*Ostreum*). Genre de mollusques de la classe des acéphales (c'est-à-dire dont la tête ne consiste que dans une bouche) et du genre des acéphales testacés ou à coquille. Comme tous les individus de ce dernier genre, les huîtres sont à coquille bivalve ; elles sont hermaphrodites ; leur manteau est garni d'une double rangée de franges ; leurs coquilles ont une charnière non dentelée, composée de feuillets qui se séparent facilement. Les huîtres se fixent aux rochers et même les unes sur les autres par leur valve la plus convexe.

Les huîtres constituent un aliment assez nourrissant, sain, léger et de facile digestion lorsqu'on les mange crues ; elles conviennent dans certaines maladies chroniques et dans les convalescences.

Il n'en est pas de même des huîtres cuites et même des huîtres marinées ; les huîtres cuites, que l'on prépare de diverses manières, telles que *frites*, en *coquilles*, en *ragoût pour garnitures*, en *purée* pour potages, litières, gratins, sauces, etc., *à la poulette*, en *hachis*, etc., sont de difficile digestion et ne conviennent pas dans les mêmes cas que les crues. Les huîtres que l'on marine, quoique moins indigestes que les huîtres cuites, le sont néanmoins beaucoup plus que les huîtres mangées crues. Le mieux est donc de manger les huîtres crues, bien fraîches et nouvellement ouvertes.

Les huîtres sont considérées comme possédant des propriétés analeptiques, et leurs coquilles, principalement composées de carbonate de chaux, sont employées en poudre comme absorbants.

Il y a des localités (dans la province de l'Aunis principalement) où l'on fait acquérir aux huîtres une belle couleur verte, car il n'y a point d'huîtres qui soient vertes naturellement. Pour arriver à ce but, on choisit un parc de petite dimension et on y fait parvenir l'eau de la mer que l'on y conserve un certain temps sans la changer. Au bout de trois jours les huîtres ont déjà acquis une légère coloration, mais il leur faut un mois pour que cette coloration en vert soit achevée. Il faut, pour faire cette opération, que la température ne soit ni extrêmement chaude, ni extrêmement froide, c'est ordinairement en mars, avril, septembre et octobre qu'elle réussit le mieux. C'est de ces pays que viennent les huîtres vertes, dites de Marennes, si recherchées des gourmets.

Il y a encore les huîtres d'Ostende qui sont

fort estimées ; mais celles que l'on mange le plus communément à Paris viennent de la baie de Cancale et de Courseulles, sur les côtes de la Manche.

La manière la plus ordinaire de manger les huîtres, c'est crues avant le potage. Beaucoup de gens même ne se doutent pas qu'on puisse les servir autrement et se permettent tout au plus de les égayer par une pincée de mignonnette et un filet de jus de citron. Que diraient-ils donc en apprenant qu'il y a plus de vingt manières différentes de les apprêter ; qu'on les sert à la bonne femme, à la daube, au bonhomme, au parmesan, en casserole, en hachis, en paille, farcies, frites, sautées, grillées, en papillotes, en caisse ; qu'on en fait des ragoûts en gras et en maigre, des garnitures de toutes sortes, et jusqu'à des potages et des petits pâtés ? Les huîtres sont le prélude ordinaire et en quelque sorte indispensable de tous les déjeuners d'hiver.

Le vin de Chablis est le compagnon indispensable et l'excipient nécessaire des huîtres. Les élus accompagnent les huîtres de bon Frontignan. Les huîtres se mangent toujours avant le dîner ; il importe qu'elles soient promptement digérées, afin qu'elles ne nuisent point à l'appétit et qu'elles fassent place aux aliments qui vont suivre. Si on les arrosait avec des vins nutritifs, tels que ceux de Bordeaux ou des vins capiteux, tels que ceux de Champagne ou du Rhône, on troublerait les fonctions digestives et les têtes faibles, dès le commencement du dîner, ce qu'il faut éviter avec soin.

Il importe que les huîtres traversent l'estomac presque aussi rapidement que l'œsophage et qu'elles s'y dissolvent avec promptitude. Après le lait rien ne remplit mieux cette indication que le vin de Chablis.

Marennes, Ostende, Cancale, Courseulles, Etretat, nous fournissent abondamment ces mollusques si recherchés.

Manière d'ouvrir les huîtres. Rien ne peut paraître plus indifférent que la manière d'ouvrir les huîtres et que le moment de cette ouverture, rien n'est pourtant plus important.

Si l'on veut suivre ce précieux testacé depuis le moment où, après avoir été arraché à son rocher natal et s'être engraissé convenablement dans les parcs destinés à ce complément d'éducation, il arrive dans les paniers mêmes, dont on ne le sort que pour le dresser sur nos tables, on se convaincra qu'il reste dans la plénitude de son existence et qu'il arrive vivant dans les mains de l'ouvreuse.

Ce fait résulte non-seulement du mouvement de l'huître, qui, lorsqu'elle n'est pas comprimée, s'ouvre d'elle-même aux heures de la marée montante, comme pour humer l'eau de la mer qui lui sert de nourriture, mais encore une expérience très-facile à faire et qui consiste à toucher légèrement avec un corps aigu, tel que la pointe d'un canif, la barbe d'une huître qui vient d'être ouverte, on s'apercevra

facilement à la contraction qu'éprouve cette partie, qui est chez elle le principal siége de la sensibilité, que l'huître est aussi vivante en ce moment qu'à son départ de Dieppe, Cancale ou Courseulles ; ce n'est que lorsqu'on la détache de la coquille inférieure qu'elle perd la vie ; aussi les vrais amateurs d'huîtres défendent expressément cette opération aux ouvreuses, se réservant de la faire eux-mêmes, afin d'avaler cet excellent animal pendant qu'il est encore en vie.

Il faut donc se garder de faire ouvrir les huîtres à l'avance, et surtout de les détacher de la coquille inférieure, ce que l'on ne doit faire qu'au moment où on les mange.

On a essayé de beaucoup d'instruments pour ouvrir les huîtres ; le meilleur est un petit couteau court et arrondi, manœuvré avec un peu de dextérité ; on place l'huître dans la main gauche en faisant présenter à l'extérieur le côté anguleux de l'huître, on cherche le joint avec le couteau, et l'huître s'ouvre d'elle même. On la pare bien avec le couteau et l'on garde précieusement l'eau qu'elle contient.

Huîtres MARINÉES. Elles forment un plat excellent pour hors-d'œuvre ; on les tire du barillet ; on les lave et on les sert sur une sauce d'échalottes hachées menu, vinaigre, poivre, huile, fines herbes, jaunes d'œufs durs écrasés, en hachant menu les blancs pour en faire des petits tas que l'on tierce avec les jaunes et les fines herbes. *Hors-d'œuvre.*

Huîtres MARINÉES EN BARIL. Granville nous gratifie de ce hors-d'œuvre si justement recherché.

Huppemeau (Loir-et-Cher). Fromages salés excellents, s'ils sont mangés à point ; ils sont expédiés en boîte de 10 centimètres, coûtent 50 centimes ; la pâte, extrêmement fine, délicate, est supérieure aux meilleurs fromages de Brie. On peut se les procurer en les demandant à la *fromagerie solognote*, chez M. Menard, à Huppemeau. Il faut s'y prendre d'avance et l'on doit les attendre pour les avoir parfaits. *Dessert.*

Hure. On donne ce nom à la tête du sanglier. On l'applique aussi à désigner cette partie du corps des animaux chez le saumon, le brochet, l'esturgeon, le cabillaud, etc.

On mange la hure du sanglier apprêtée à la façon de Troyes, de Mayence, de Reims, etc. — Voy. l'article *Sanglier. Hors-d'œuvre.*

Hure DE COCHON OU DE SANGLIER. On désosse la tête avec grand soin ; on dépouille la langue et on la coupe en filets ; on y joint des morceaux de lard bien gras et des morceaux de chair maigre ; on fait mariner pendant plusieurs jours, dans deux parties égales de vinaigre et d'eau, avec tranches d'oignon, persil, sarriette, estragon, laurier, girofle, muscade, sel et poivre ; on remplit le fond de la hure avec un hachis de morceaux de langue et de chair marinées ; on recouvre la tête en lui donnant sa forme naturelle ; on l'enveloppe d'un linge blanc; on la met dans une braisière avec les os brisés; on remplit de vin blanc et d'eau avec thym, laurier, persil, sauge, coriandre, persil, clou de girofle, sel, poivre; on fait cuire à petit feu; après huit heures on peut essayer avec un tuyau de paille si la hure est cuite; on la sort du court-bouillon, on la presse fortement pour extraire le liquide; on la laisse refroidir et on la couvre de chapelure mêlée de persil haché.

On coupe la hure, servie entière, par le travers, au-dessus des défenses; on coupe ensuite des tranches minces dans toute l'épaisseur, en rapprochant toujours les parties qui restent pour éviter qu'elles ne se dessèchent. La hure ainsi préparée est nourrissante et les estomacs délicats devront en user avec prudence.

Herve (Fromage de la), ou fromage persillé du Limbourg. Il se fait de lait non écrémé dans lequel on ajoute du persil, des ciboules, de l'estragon hachés menu. Lorsqu'il est à point, la pâte est veinée de rouge, de bleu, de jaune, d'un goût agréable, et d'une consistance un peu ferme; il lui faut au moins trois mois de garde et de soins. *Dessert.*

Hydrogène (*gaz hydrogène, gaz hydrogenium*). Le gaz hydrogène est incolore, insipide, inodore, insoluble dans l'eau, environ treize fois et demie plus léger que l'air atmosphérique; c'est pourquoi on l'emploie à remplir les ballons aérostatiques, qui s'élèvent alors dans l'atmosphère en vertu de leur légèreté spécifique. Le gaz hydrogène pur est impropre à la respiration et à la combustion; mais, uni à l'oxygène, il s'enflamme et donne une chaleur susceptible de fondre les substances regardées comme les plus infusibles (au moyen du chalumeau à gaz); si on le chauffe suffisamment ou qu'on le soumette à l'action de l'électricité, il s'empare de son oxygène, décompose l'air atmosphérique et donne naissance à de l'eau. Le gaz que l'on emploie à l'éclairage est de l'hydrogène carboné, c'est-à-dire combiné avec une petite quantité de carbone.

On ne trouve l'hydrogène dans la nature que combiné avec d'autres corps, principalement avec l'oxygène, le carbone et l'azote.

L'hydrogène uni à l'oxygène forme de l'eau; combiné avec l'oxygène et le carbone, il constitue la plupart des matières végétales; uni à l'oxygène, au carbone et à l'azote, il compose la plupart des matières animales.

L'ammoniaque n'est autre chose que l'hydrogène combiné avec l'azote.

L'hydrogène a la propriété de dissoudre le carbone, le phosphore, l'iode, le soufre, etc., et forme avec ces différents corps les composés gazeux connus sous les noms d'*hydrogène carboné, phosphoré, d'acide hydriodique, d'acide hydro-sulfurique.*

On n'obtient l'hydrogène à l'état de pureté qu'en décomposant l'eau au moyen du zinc et de l'acide sulfurique; le métal s'empare de l'oxygène et l'hydrogène est mis à nu.

On connaissait autrefois l'hydrogène sous le nom d'*air inflammable.* Son nom, qui signifie *générateur de l'eau*, lui vient de la propriété qu'il a de produire l'eau par son union avec l'oxygène.

Hydromel. Boisson très-ancienne que l'on fait avec du miel fermenté et de l'eau; on y ajoute quelquefois des aromates.

On distingue trois variétés d'hydromel :

L'*hydromel simple*, qui est un mélange d'une petite quantité de miel uni à beaucoup d'eau. Il est rafraîchissant.

L'*hydromel vineux*, qui se compose d'une partie de miel et de trois parties d'eau. Il peut se conserver plusieurs années; il devient très-capiteux et acquiert les propriétés des boissons fermentées. Il est tonique, nourrissant, stimulant. Il est fort en usage en Pologne et dans tout le nord de l'Europe. Il contient 7,32 d'alcool.

Enfin l'*hydromel composé*, dans lequel on a introduit des substances aromatiques; il est encore plus stimulant que l'hydromel vineux.

Ces deux dernières variétés d'hydromel ne sauraient convenir à des convalescents, surtout à la suite de maladies inflammatoires.

Hygiène. On donne ce nom à cette partie de la médecine qui traite des règles à observer pour maintenir la conservation de la santé.

Hypnotique (*Hypnoticus, somnifer*). On donne ce nom aux médicaments qui ont la propriété de provoquer le sommeil.

Hypocras. Boisson peu usitée dans laquelle il entre, soit du vin, soit du cidre, soit de la bière, avec addition de sucre, cannelle, girofle, gingembre, etc. Cette boisson est tonique et stimulante.

On a encore donné ce nom à une dissolution dans de l'eau d'un nombre plus ou moins grand d'huiles essentielles.

Icaquier (*Chrysobalanus*). Genre de l'icosandrie monogynie et de la famille des rosacées, tribu des amygdalées ou drupacées.

Cet arbrisseau exotique a des rapports avec le prunier et l'amandier. Ses fruits sont des drupes de la forme et de la grosseur des prunes de damas, et d'un rouge pourpré, violet ou jaunâtre. On les mange, aux Antilles et dans l'Amérique méridionale, crus ou confits au sucre; ils sont rafraîchissants.

Ichthyocolle (*Ichthyocolla*). Colle de poisson.

On donne ce nom à la vessie natatoire des esturgeons. Cette vessie, composée presque uniquement de gélatine, sert, dans l'art culinaire, à la préparation de gelées végétales, etc.; en pharmacie, on s'en sert aussi pour préparer des gelées analeptiques. La colle de poisson, pour être bonne, doit être transparente, blanche et sans odeur.

Ichthyophage (*Ichthyophagus*). On donne ce nom à certains peuples qui se nourrissent presque exclusivement de poisson. Les ichthyophages, surtout dans les pays chauds, sont sujets aux affections de la peau, à la gale, à la lèpre, etc. Les Islandais, les Groënlandais, les peuples riverains de la mer Rouge et du golfe Persique, ceux des îles, de la Nouvelle-Hollande, de la Sibérie australe, etc., sont ichthyophages.

Igname (*Dioscorea*). Genre de plantes monocotylédones de la diœcie hexandrie et de la famille des dioscorées, à laquelle il donne son nom. Ces plantes herbacées, vivaces, habitent les régions chaudes de notre globe. Leur rhizome atteint parfois d'assez fortes dimensions; tantôt sa substance est ligneuse, mais le plus souvent elle est tubéreuse et fournit une matière alimentaire excellente, d'un grand usage en Afrique et aux Indes.

Les espèces les plus importantes en ce genre sont l'igname ailée, *dioscorea alata*, très-répandue et très-communément cultivée. Son rhizome, blanc et rougeâtre à l'intérieur, noirâtre extérieurement, de formes différentes suivant les diverses variétés, du volume, le plus ordinairement, de nos plus grosses betteraves et atteignant quelquefois un poids de 20 kilogrammes et une longueur d'un mètre, constitue un aliment sain, nourrissant, d'une saveur douce et agréable quand cette substance est cuite, un peu âcre quand elle est crue. On en fait d'excellentes préparations culinaires et on s'en sert comme de pain.

L'igname du Japon, *dioscorea Japonica*, l'igname à racine blanche, *dioscorea eburnea*, sont encore cultivées à cause du rôle important qu'elles jouent, dans l'alimentation, sur différents points de notre globe et particulièrement en Cochinchine. L'igname se cultive absolument comme la pomme de terre; elle fournit environ 20 p. 100 de fécule.

Ignivore (*Ignivorus*). C'est le nom que l'on donne aux individus qui mangent des matières enflammées.

Iguane (*Iguana*). Reptile de l'ordre des sauriens et de la famille des iguaniens. Ces animaux, de l'Amérique méridionale, sont remarquables par la crête qu'ils portent sur le dos, et par le fanon ou goître, dentelé en scie, qu'ils ont sous la gorge. La chair de l'iguane vulgaire, *lacerta iguana*, est un mets fort estimé dans ces contrées; on la mange fricassée au gras ou au maigre; elle est nourrissante et assez stimulante.

Ilots (vin des). Bordelais (Gironde). Blanc, 3ᵉ classe; 14 ou 15 degrés.

Impériale. Nom d'une variété de prunes qui se mangent en août. Cette prune est grosse, oblongue et de couleur violette, blanche, jaune ou verte, et a les propriétés des autres prunes.

Inanition (*Inanitio, inanitas*). Ce mot exprime un état de faiblesse ou d'épuisement, par défaut de nourriture, qui peut amener la mort par sa prolongation.

Inappétence (*Inappetentia*). Ce mot exprime le défaut ou manque d'appétit.

Indigène (*Indigenus*). Mot opposé à *exotique*. On donne ce nom à tout ce qui vient dans le pays même où l'on se trouve : minéraux, végétaux, animaux, et, en général, à tous autres produits ou substances fournis par ce même pays.

Indigeste (*Crudus, durus, operosus*). On donne ce nom aux aliments difficiles à digérer et qui restent pendant un temps anormal dans l'estomac avant de se convertir en chyme.

Les forces de l'estomac font beaucoup varier le degré de digestibilité des substances alimentaires chez les différents individus, ce qui fait qu'il n'y a rien d'absolu à cet égard.

Indigestion (*Prava digestio*). On entend par ce mot une mauvaise digestion des aliments que l'on rend par le vomissement, ou qui sont entraînés par des selles sans avoir subi les modifications convenables, c'est-à-dire sans avoir été élaborés dans l'économie.

Les indigestions proviennent ou de la trop grande quantité ou des qualités nuisibles des substances ingérées.

Les symptômes des indigestions sont fort nombreux et fort variés. Ce sont des sentiments de plénitude et de pesanteur à l'estomac, avec gêne de ce viscère qu'on appelle *cardialgie*, du dégoût, des nausées, respiration gênée, le mal de tête, des hoquets, des éructations, des vomissements, des borborygmes ou mouvements intestinaux causés par des vents, la diarrhée.

Le traitement de l'indigestion est fort simple lorsque cette affection ne dépend que de la nature de la quantité, de la qualité des aliments et de certaines circonstances qui accompagnent les repas. Les moyens qu'on emploie généralement contre elle sont pris parmi les délayants et les évacuants.

Il faut donc aider la nature en procurant au malade une prompte évacuation. Si les nausées provoquent le vomissement, le soulagement est immédiat. Quelques tasses de tilleul léger ou de thé noir, très-chaudes et sucrées, peuvent rétablir la digestion sans que les vomissements aient lieu; des applications de serviettes chaudes sur le ventre, une immobilité complète dans le lit, les pieds entretenus dans une chaleur modérée, sont des moyens faciles pour éloigner les premiers symptômes de l'indigestion; si les symptômes persistent, le concours d'un médecin devient indispensable, et il ne faut pas retarder son appel d'une minute.

Il est toujours sage, après une indigestion, de s'observer pendant quelques jours, et de continuer la médication par les boissons émollientes et les lavements adoucissants.

En général, c'est bien moins l'excès que la mauvaise qualité des aliments qui provoque l'indigestion. Le laitage, les pâtisseries chaudes, qui conviennent, la plupart du temps, aux femmes, ne réussissent pas toujours à des estomacs robustes qui digéreraient un bœuf, et qui pâlissent devant un petit pot de crème.

Lorsqu'on a acquis la connaissance de son tempérament, on peut se livrer sans crainte à son appétit. Il y a loin même du gourmand à l'homme vorace ; il mâche plus qu'un autre, parce que cette fonction est pour lui un véritable plaisir, et qu'un long séjour des aliments dans le palais est le premier principe de la sensualité. Or, cette mastication est une première digestion ; les aliments arrivant ainsi préparés dans l'estomac sont mieux disposés à subir cette transformation qui doit en assimiler une partie à notre propre substance.

Il est donc nécessaire de bien mâcher et longtemps, de diviser les matières compactes, telles que la croûte de pâté, ramequins, etc., par un fréquent mélange de pain rassis, d'avaler de petites bouchées, et de boire à petits coups.

Par ce moyen, aidé du *coup du milieu* et du coup *d'après*, du café et de la liqueur, on se trouvera rarement incommodé, même après le plus long et le plus solide des dîners.

Un exercice modéré ou tout au moins une position verticale après le repas, est un très-bon moyen de favoriser et même de hâter la digestion. Rien ne lui est plus contraire que de s'ensevelir dans un fauteuil et surtout de se tenir le corps ployé en quittant la table. Cette position, en comprimant les viscères, arrête le travail de la digestion. Il est aussi très-essentiel de favoriser la chaleur de l'estomac en cet instant et de le garantir du froid extérieur, qui, chez les personnes délicates, suffit souvent pour en suspendre les fonctions. Une camisole ou une ceinture de flanelle sont, dans ce cas, une précaution très-salutaire.

Indisposition (*Mala dispositio*). Trouble léger dans les fonctions qui produit un état de malaise plus ou moins grand, mais qui, cependant, n'est pas une maladie.

Individu (*Individuum*). On nomme ainsi, dans chaque espèce, un être égal et semblable à ceux de l'espèce dont il fait partie, et qui ne saurait être divisé, sous peine de perdre son individualité.

Infusion (*Infusio*). L'infusion est une opération qui consiste à verser de l'eau bouillante ou toute autre liqueur sur une substance aromatique ou médicamenteuse, en la laissant séjourner un certain temps ; par ce moyen, les principes que l'on veut obtenir se trouvent dissous et unis au liquide obtenu, auquel on donne, par corruption, ce même nom d'*infusion*, qui appartient à l'opération et non à son résultat, qui devrait se nommer *infusée*.

Ingersheim (vin de), Alsace (Haut-Rhin). Blanc, 2ᵉ classe ; 13 à 14 degrés.

Inodore (*Inodorus*). On nomme ainsi les corps qui n'ont point d'odeur.

Insalubre (*Insalubris*). Ce mot, qui signifie *malsain*, se dit de tout ce qui peut porter atteinte à la santé.

Insipide (*Insipidus, sapore carens*). On donne cette qualification à tous les corps qui sont dépourvus de saveur.

Intempérance (*Intemperentia*). Ce mot signifie un usage immodéré d'aliments ou de boissons, cause fréquente de maladies, de trouble dans les fonctions intellectuelles et même de mort prématurée.

Intestin (*Intestinum*). On donne ce nom, dans l'homme et dans les animaux supérieurs, à un long canal musculo-membraneux situé dans la cavité abdominale, et s'étendant, en formant de nombreux replis sur lui-même, depuis l'orifice de l'estomac, appelé *pylore*, jusqu'à l'extrémité du tronc, nommée *anus*. Dans l'homme, ce canal a environ 6 à 8 fois la longueur du tronc ; les parois de ce canal, quoique composées, en général, des mêmes parties que la peau extérieure, sont cependant modifiées, comme toutes les membranes muqueuses, pour offrir une surface éminemment absorbante. La digestion, ainsi que l'absorption qui en est la suite, s'opère dans ce tube intestinal. On divise le tube intestinal, chez l'homme, en deux portions, dont l'une, d'un plus petit diamètre que l'autre, est appelée *intestin grêle*, et l'autre, plus grosse, est le *gros intestin*. L'intestin grêle, qui forme à peu près les quatre cinquièmes de la totalité, commence à l'estomac et finit au gros intestin ; on le divise en trois parties, dont la première a été nommée *duodénum*, la seconde *jéjunum*, et la troisième *iléon*. Le gros intestin fait suite à l'intestin grêle et se divise aussi en trois parties, qui sont : le *cœcum*, le *côlon* et le *rectum*.

La longueur du canal digestif est, en général, plus considérable chez les mammifères que dans les autres classes ; elle varie aussi en raison des moyens de nutrition. Ainsi, chez les herbivores, le conduit intestinal est beaucoup plus considérable que dans l'homme ; chez les carnivores, il est court, le cœcum est petit ou nul et l'estomac peu charnu ; les omnivores sont, en quelque sorte, intermédiaires entre ces deux classes.

Le canal intestinal va en diminuant, des oiseaux aux reptiles, et de ces derniers aux poissons. Parmi quelques espèces, chez ces derniers, et chez une grande partie des animaux non vertébrés, le tube digestif finit par n'être plus qu'un canal droit qui commence à la bouche et finit à l'anus. Si l'on descend encore l'échelle des êtres, on voit ce canal se modifier graduellement et finir par n'être plus qu'un sac ou cloaque percé d'une seule ouverture, qui est tout à la fois la bouche et l'anus (la plupart des zoophytes) ; alors la nutrition ne s'opère plus que par imbibition.

On fait avec les intestins de quelques animaux diverses préparations culinaires ; ceux du porc servent particulièrement à envelopper les boudins, les saucisses, les andouilles, etc. ; mais tout cela est de fort mauvaise digestion et ne convient qu'aux estomacs très-robustes.

Irancis (Vin de). Bourgogne ; 14 à 15 degrés.

Iris (*Iris*). Genre de la triandrie monogynie et de la famille des iridées. Les racines de plusieurs variétés d'iris sont employées à divers usages pharmaceutiques. Dans l'art culinaire, la racine d'iris est souvent employée, après avoir été convertie en farine, à des pâtisseries de petit four, biscuits, frangipanes aromatisées, etc. L'iris que l'on doit préférer pour cet usage est celui de Florence, dont l'odeur se rapproche de celle de la violette. L'iris de Florence a des propriétés irritantes, purgatives, émétiques, hydragogues, expectorantes, etc. ; à forte dose, il devient poison. C'est aussi avec cette dernière variété d'iris que l'on fait les pois à cautères.

Irritant (*Irritans*). On donne cette qualification à tout ce qui produit de la douleur, de la chaleur, de la tension, enfin à tout ce qui détermine une irritation, soit *mécaniquement*, comme les piqûres accidentelles ou résultant d'opérations chirurgicales ; soit *chimiquement*, comme les acides, les alcalis, etc. On nomme *irritants* les médicaments et autres substances qui ont la propriété de produire les effets énoncés ci-dessus.

Isigny. Son beurre frais est justement recherché.

Issue. En terme culinaire, on donne ce nom aux abatis de certains quadrupèdes.

Italienne. Nom donné à une sauce. — Voy. ce mot.

Ivraie (*Lolium*). Genre de la triandrie digynie et de la famille des graminées. Parmi les variétés d'ivraie, il en est une nommée *herbe d'ivrogne, lolium temulentum*, qui est très-vénéneuse. La bière et le pain dans lesquels on a introduit une certaine quantité de graines de cette plante enivrent, causent des vertiges, des nausées et des vomissements.

Jacinthe. C'est le nom d'une variété de prunes assez grosses, violettes, fermes et de saveur fade. Mêmes propriétés que les autres prunes.

Jagra. On a donné ce nom au sucre que l'on retire de la noix de coco.

Jambolier (*Jambolifera*). Genre de l'octandrie monogynie. On mange les baies du jambolier pédonculé ; ses feuilles sont employées comme aromates.

Jambon (*Perna*). Nom donné à la cuisse et à l'épaule du porc et du sanglier. Les jambons les plus estimés sont ceux de Westphalie, de Mayence, de Bayonne, de Portugal ou de Lamego. Quoique assez agréable au goût, le jambon est un aliment peu sain, surtout pendant les chaleurs, et dont il ne faut faire usage que quand on possède un bon estomac et que l'on est en parfaite santé ; encore faut-il en manger peu, comme des autres salaisons. *Déjeuner* et *Hors-d'œuvre*.

Le jambon se mange par tranches, au naturel ; il est d'un usage journalier pour tous les repas, et son utilité dans l'alimentation est constante. Il se met entre deux tartines de pain tendre et bien beurrées, et se sert avec le thé, sous le nom de *Sandwich*. On le coupe en fines tranches que l'on fait cuire dans la poêle ou sur le gril et que l'on sert entourées de persil.

On le découpe de la manière suivante :

On prend le manche de la main gauche, on coupe les chairs en tranches perpendiculaires en commençant par le côté opposé au manche ; après cette première opération, on passe le couteau horizontalement à la base des tranches pour les séparer les unes des autres. Ces tranches sont ainsi mélangées de gras et de maigre. Il faut rapprocher les parties qui ne sont pas consommées immédiatement pour éviter qu'elles se dessèchent.

Jambon A LA BROCHE. On prépare le jambon comme ci-dessus, et quand il est dessalé, on le met dans une terrine avec des oignons, des carottes coupées en larges rondelles, branches de persil, feuilles de laurier, thym ; on mouille de vin au choix, le blanc est préférable ; on laisse mariner au moins pendant 24 heures dans la terrine bien fermée avec un linge sous son couvercle, on embroche le jambon, on l'arrose avec sa marinade ; quand il est cuit, on le débroche, on enlève la couronne et on le couvre de chapelure.

Jambon AU NATUREL. Il faut enlever le dessus de la chair du jambon que l'on achète tout fumé et aussi ce qui pourrait être rance. On ôte l'os du cassis et celui du milieu, le jambon se dessale plus aisément. On supprime le bout du jarret et l'on met le jambon tremper dans l'eau tiède pendant un, deux ou trois jours, selon la grosseur. Quand on juge le jambon assez dessalé, on l'enveloppe soigneusement dans un linge blanc que l'on noue hermétiquement ; on le place dans la marmite avec moitié eau, moitié vin, des oignons, des carottes, du persil, laurier, basilic, thym, ail ; on fait cuire à petit feu pendant cinq ou six heures, sans que jamais le liquide bouille. On juge de la cuisson en enfonçant dans le jambon une lardoire ou un tuyau de paille qui doit pénétrer jusqu'à l'os. Le jambon étant cuit, on le dénoue, on ôte l'os du milieu, on renoue en serrant bien les nœuds pour donner une bonne forme et on le met sur une passoire ; on le laisse refroidir et égoutter jusqu'au lendemain, on le pare alors en arrondissant bien sa forme, on soulève la couenne, on le couvre d'une chapelure fine de pain mélangée avec des fines herbes et un peu de poivre, on sert sur un plat avec une serviette repliée dessous et une papillote de papier au bout du manche.

Si l'on veut relever un peu le goût du jambon, on verse, quand il est cuit, un demisetier de bonne eau-de-vie dans le bouillon et l'on remet sur le feu pendant un quart d'heure.

Ce bouillon peut être utilisé pour faire cuire une tête de veau, une poitrine de mouton, des légumes, etc.

Jambon DE BAYONNE. On lave et on pèle un bon jambon, en attachant le manche à la noix avec une ficelle : on le met en presse pendant 24 heures entre deux planches pesamment chargées ; on le retire, on pile autant de sel et de salpêtre que le jambon pèse de kilos, et on l'en assaisonne ; on fait un court-bouillon de vin, d'eau, sel, thym, sauge, laurier, genièvre. basilic, poivre, anis et coriandre ; on tire à clair et on laisse refroidir ; on met le jambon sur une planche inclinée sur une terrine pour recevoir le jus ; on humecte chaque jour le jambon avec le court-bouillon au moyen d'une serviette ou d'une belle éponge bien propre ; après 15 jours, on l'essuie et on le couvre de lie de vin ; quand la lie est sèche, on l'expose sous la cheminée à une fumée de genièvre, trois ou quatre fois par jour, pendant une heure, et durant huit jours ; quand le jambon est bien sec on le met dans la cendre très-sèche pour le parfumer.

Manière de découper le jambon. On place le jambon à plat, l'os à gauche, et en le prenant de la main gauche, on fait une incision en obliquant le couteau à droite et à gauche ; il en résulte une encoche auprès du manche, elle sert de point de départ pour découper en tranches toute la noix en suivant l'ordre des numéros indiqué dans la gravure. La noix se sert seule dans un dîner.

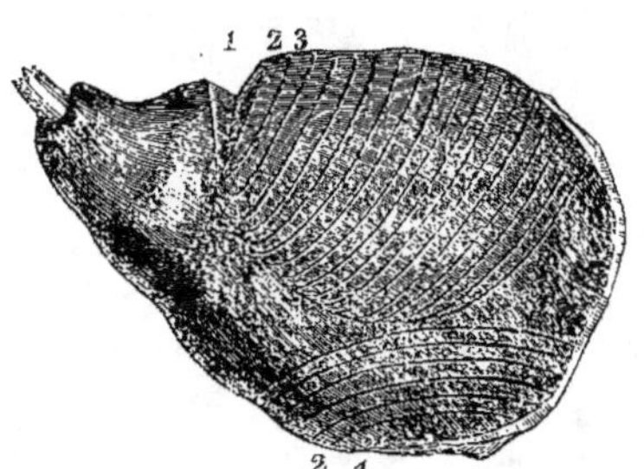

Quand on veut aller plus loin, on retourne le jambon, on place l'os en haut et on découpe la partie inférieure également par tranches en coupant du centre vers le bord.

Jambon DE MAYENCE. On trempe le jambon dans de l'eau de puits pendant un jour ou deux, on le laisse égoutter, on le fait ensuite séjourner pendant trois semaines dans une saumure composée d'eau suffisante pour saturer 1 kilogramme de sel, 250 grammes de salpêtre, 250 grammes de cassonade, 16 grammes de calamus aromatique enveloppés dans un linge

On peut attendrir les jambons en les enveloppant d'un linge et en les enterrant, pendant deux heures, à une profondeur de 60 à 70 cen-

timètres dans une terre saine, cela suffit pour les rendre fort tendres.

Les jambons de Bayonne et de Mayence sont les plus estimés, ce qui tient autant à la manière de les faire qu'à la nature même du cochon, qui, sous deux latitudes si différentes, réunit presque le même degré d'excellence. Les jambons de Bayonne (qu'il faut toujours faire venir par terre, car la mer leur ôte une grande partie de leurs qualités), sont plus gros et pèsent ordinairement de 7 à 10 kilos.

Ceux de Mayence, plus petits, sont aussi plus délicats. Ces jambons se mangent à la broche, à l'allemande, au vin de Champagne ; on en tire une essence qui, dans une cuisine savante, devient une espèce de panacée. On les sert en tranches, à la poêle, etc. Mais toutes ces préparations ne conviennent qu'aux jambons vulgaires ; ceux de Bayonne et de Mayence veulent être servis en entremets frais, panés et parés, ou tout au plus glacés dans les grandes occasions, comme fêtes, bals, etc. C'est depuis Pâques jusqu'à la Pentecôte qu'ils sont dans toute leur bonté ; c'est le relevé le plus noble et le plus succulent. Mais c'est principalement à déjeuner que le jambon est apprécié comme il mérite de l'être. Pour peu qu'on réunisse cinq à six amis à ce repas, autour d'un de ces jolis mayençais, il disparaît en moins d'une heure, surtout si, pour ne pas le dépayser, l'on a soin de l'arroser avec l'excellent vin du Rhin, qui en est l'accompagnement, comme le vin de Pic-Pouille, et autres vins du Roussillon, est celui des jambons de Bayonne.

Jambon PARÉ (Petit). On place le petit *jambon paré* devant soi, le manche à sa droite, on prend la fourchette de la main gauche et l'on s'en sert pour maintenir la partie opposée au manche, et l'on coupe cette partie verticalement par tranches minces, en ayant soin de ne pas détruire la gelée qui orne la partie qui reste intacte ; on ne touche pas au manche qui est orné de papier découpé très-fragile. *Déjeuner.*

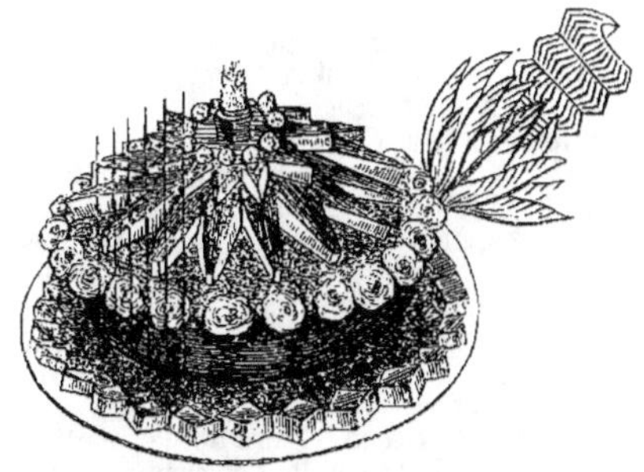

Jambosade (*Eugenia jambos*). Arbre cultivé à Saint-Domingue mais originaire de l'Inde. Ses fruits, qui ont l'odeur de la rose, servent dans les colonies à préparer une boisson agréable et rafraîchissante. Cet arbre appartient au genre Jambosier. — Voy. *Eugenia*.

Janvier. — Voy. *Calendrier*.

Jaquier ou **Jacquier** (*Artocarpus*). Genre, type, de la monœcie monandrie et de la famille des artocarpées. Parmi les variétés de ce genre, on remarque l'arbre à pain (*artocarpus incisa*) dont les fruits ronds, globuleux, de la grosseur de la tête d'un homme, ont une pulpe blanche, douce, agréable, qui ressemble à de la mie de pain frais et qui constitue un aliment sain et nourrissant. Cet arbre croît dans les îles de la mer du Sud, dans les Moluques, aux îles Mariannes et à Batavia ; on le cultive à la Jamaïque, à Cayenne, à l'île de France, etc.

Jardinière. Nom donné à un ragoût de légumes. — Voy. *Chartreuse, Macédoine*, etc.

Jarjot ou **Jargeau** (Fromages de). Ils se fabriquent dans les environs d'Orléans et ont une saveur plus relevée que les fromages d'Olivet. Ils sont de forme ronde et coûtent 50 à 60 centimes. *Dessert*.

Jarret DE VEAU. Cette partie du veau fournissant beaucoup de gélatine, on l'emploie souvent dans les braises pour faire de la gelée. On s'en sert aussi pour faire le bouillon de veau. Propriétés adoucissantes, rafraîchissantes, mais peu nutritives.

Jasmin (*Jasminum*). Genre de la diandrie digynie et de la famille des jasminées qui porte son nom. On fait avec les fleurs du jasmin ordinaire des liqueurs et des essences très-recherchées. Dans l'art culinaire on en parfume les sorbets, les glaces, les bonbons, etc. Cet arbrisseau est, dit-on, originaire des côtes de Malabar.

Jeûne (*Jejunium*). Abstinence de toute espèce de nourriture alimentaire.

Joigny. Basse-Bourgogne, rouge ordinaire. 136 litres 1846-48, 200 fr. ; 1849-51, 125 fr. ; 75 c. la bouteille. (Novembre 1854.) 14 à 15 degrés.

Joué (Vin de). Touraine (Indre-et-Loire). Rouge ordinaire, 14 à 15 degrés.

Jubas. C'est le nom que l'on donnait autrefois aux gâteaux à la Madeleine.

Juin. — Voy. *Calendrier*.

Juillet. — Voy. *Calendrier*.

Jujube (*Ziziphum*). Nom que l'on donne au fruit du jujubier. Ces fruits, quoique assez fades, se mangent frais. Secs on en fait des conserves, des tisanes et une pâte très-usitée dans les catarrhes pulmonaires. Ils passent pour être adoucissants, pectoraux ; ils sont nourrissants, mais ne se digèrent pas toujours facilement. *Dessert*.

Jujubier (*Ziziphus*). Genre de la pentandrie digynie et de la famille des rhamnées. Ce genre se compose de petits arbres et d'arbrisseaux qui croissent dans le voisinage du tropique, dans l'hémisphère nord ; dans toute la partie méridionale de l'Europe, en Afrique et dans la partie intertropicale de l'Amérique.

Deux espèces de ce genre méritent d'être signalées, ce sont :

Le *jujubier commun*, *rhamnus ziziphus*. L.. Grand arbrisseau originaire de Syrie et que l'on cultive sur tout le littoral de la Méditerranée. Ses fruits nommés jujubes sont de forme ovalaire, de 1 à 2 centimètres de longueur, d'une couleur rouge, qui devient jaunâtre à l'époque de leur maturité. La chair de ces fruits est ferme, de saveur douce et agréable. — Voy. *Jujubes*.

Le *jujubier lotos*, *ziziphus lotus*, Lam. Cette espèce qui croît en Afrique, en Sicile, en Portugal, etc., ressemble sous beaucoup de rapports à la précédente. Dans le nord de l'Afrique on prépare avec les fruits du jujubier lotos une liqueur d'origine fort ancienne. C'est cette espèce dont le fruit, célèbre dans l'antiquité, constituait l'alimentation favorite des Lotophages.

Julep (*Julapium, jelepus, zulapium, juleb des Persans*). Ce mot qui signifie *potion douce*, sert en médecine pour désigner les potions adoucissantes que l'on prend particulièrement la nuit.

Juliénas (Vin de). Mâconnais. Rouge ordinaire, 1re qualité, 16 à 17 degrés.

Julienne. Potage aux légumes coupés en filets. — Voy. *Potages*.

Julna (Vin de). 14 à 15 degrés. Beaujolais rouge, 220 litres 1846-48 et 1849-50, 250 fr. (Novembre 1854.)

Jurançon (Vin de). Béarn (Basses-Pyrénées). Blanc, 2e classe, se sert à l'entremets et au dessert ; 14 à 15 degrés.

Jus (*Succus*). On donne ce nom au suc des végétaux ou des animaux obtenu par la pression. On donne encore ce nom à certaines décoctions préparées avec des matières végétales ou animales ; tels sont :

Le *jus d'herbes* dans lequel entrent les sucs de fumeterre, de bardane, de trèfle d'eau, de chicorée sauvage, de cerfeuil, de poirée, etc. Propriétés dépuratives.

Le *jus de réglisse* préparé en faisant décocter dans l'eau la racine de cette plante ; on évapore fortement. Propriétés sudorifique et adoucissante.

Le *jus de viande* qui n'est autre chose qu'un bouillon très-concentré fait avec du mouton, du bœuf, du veau, etc. Il est très-restaurant ; mais un peu irritant, et ne convient pas à tous les estomacs. Pris en quantité modérée, il peut être donné avec succès aux personnes convalescentes ou débilitées par une cause quelconque. C'est au médecin à déterminer l'opportunité de son emploi.

Jussy (Vin de). Lorraine (Moselle). Rouge ordinaire, 14 à 15 degrés.

Kaiserberg-Ammerschwihr (Vin de), Alsace (Haut-Rhin) : vin de liqueur de 2e classe, 13 à 14 degrés.

Kanguroo (*Kangurus*). Genre de mammifère, de la famille des marsupiaux. Ces animaux qui, comme les rongeurs sont dépourvus de canines, sont herbivores (voy. *ce mot*); leurs membres antérieurs sont très-petits et les postérieurs très-grands; ils se tiennent presque toujours sur les pieds de derrière en s'appuyant sur leur queue comme sur un troisième pied, et marchent par bonds sans se servir des pieds de devant. Ces animaux se rencontrent dans la Nouvelle-Hollande; leur chair a la saveur de celle du cerf, selon les uns, du lapin, selon les autres; en tout cas, on la dit excellente.

Kari. Sauce indienne. — Voy. *Sauce*.

Katchup. Sauce anglaise. — Voy. *Sauce*.

Kaviar. — Voy. *Caviar*.

Ketmie (*Hibiscus*). Genre de la monadelphie polyandrie et de la famille des malvacées, tribu des hibiscées. Parmi les herbes et arbrisseaux exotiques qui font partie de ce genre, on distingue :

1º La ketmie musquée (*Hibiscus abelmoschus*), qui croît en Arabie, en Égypte, aux Indes, et fournit l'ambrette (voy. *ce mot*); elle exhale une odeur de musc très-prononcée. Dans ces différents pays, on mêle, après les avoir réduites en poudre, les semences de cette plante, au café, pour communiquer à ce dernier une odeur plus suave.

2º La ketmie gombo (*Hibiscus esculentus*), plante potagère que l'on cultive dans les contrées chaudes de l'Asie, de l'Afrique et de l'Amérique. Il se fait dans ces différents pays une consommation assez grande des fruits verts de cette plante; on les mange en nature, ou cuits et assaisonnés de diverses manières. On en retire, en les mettant dans l'eau bouillante, un mucilage abondant qui sert à donner de la consistance aux aliments liquides. Les fruits de cette plante, quoique fades, sont nourrissants.

3º L'oseille de Guinée (*Hibiscus sabdarifa*), originaire de la Guinée et des Indes et que l'on cultive aux Antilles et dans la Caroline. Ses feuilles et son écorce sont douées d'une acidité agréable, analogue à celle de notre oseille, et s'emploient aux mêmes usages dans l'art culinaire. On fait, avec le calice des fleurs, une confiture de saveur très-agréable, fort saine, qui est susceptible de se conserver longtemps et d'être transportée au loin.

Kientzhem (Vin de), Alsace (Haut-Rhin) : vin de liqueur, 2º classe, 13 à 14 degrés.

Kieu (*Allium triquetrum*). Variété d'ail que l'on cultive dans la Cochinchine et qui sert aux usages de la table. On nomme cette substance, en Chine, *kiai* et *khiaothen*.

Kin et **Kuit-xu**. Espèce d'oranger que l'on cultive en Chine et dont on mange les fruits avec du sucre. C'est un arbrisseau d'environ 1 mètre de hauteur et qui est d'une grande beauté.

Kirsch-wasser. Cette liqueur doit avoir le goût du noyau de merisier, franchement. Elle doit être limpide comme de l'eau de roche et pour avoir toute sa qualité, être âgée au moins de cinq ou six ans.

C'est une eau-de-vie simple de merises, qui ne se distingue de la bonne eau-de-vie ordinaire : 1º que parce qu'elle doit-être très-blanche; 2º parce qu'au lieu de l'arrière-goût de l'eau-de-vie ordinaire qui n'est pas agréable en soi, le kirsch-wasser doit avoir le goût très-agréable du noyau de la merise; le moindre soupçon d'un autre goût, trahit une falsification trop souvent fréquente. Cette liqueur facilite la digestion, et est préférable au rhum et aux liqueurs sucrées; il faut en user avec réserve parce qu'elle contient un principe (l'acide hydro-cyanique) qui pourrait devenir dangereux si l'on faisait abus de cette liqueur.

Le vieux kirsch vaut 4 fr., celui de bonne qualité, 2 fr. 50 c. — Voy. *Liqueurs*.

Kissingen (Bavière). Excellentes eaux alcalines et ferrugineuses, qui sont admirablement appropriées au traitement des affections intestinales. Elles rendent presque autant de service transportées que prises à la source même. La dose est d'un à deux verres le matin. Elles sont toniques et en même temps un peu laxatives. (Dr C. James, *Guide aux eaux*.)

Kloes de Berlin. Sorte de quenelle que l'on fait avec de la farine ou de la mie de pain trempée dans du lait, avec du riz ou de la semoule, avec de la viande, de la volaille, des ris de veau, des rognons, etc. On les fait cuire dans l'eau, le lait ou le bouillon, suivant la nature des kloes et on les sert avec une sauce, soit comme plat solide, soit comme entremets sucré, soit enfin comme garnitures pour potages, ragoûts, plats de légumes, etc. Cet aliment a les propriétés des substances qui entrent dans sa composition. *Entrée*.

Kluskis au fromage à la crème. Prenez 250 grammes de bon beurre; ajoutez six œufs, six cuillerées de fromage à la crème, sucre, muscade, sel, mie de pain, crème, quantité suffisante, mêlez le tout et formez-en une pâte. Frottez vos mains dans de la farine, formez des boulettes sphériques; jetez-les dans l'eau de sel bouillante, faites égoutter, dorez au beurre roussi et servez cet entremets. Quoiqu'un peu moins lourd que le précédent, ce mets ne devra être mangé qu'en petite quantité par les convalescents. *Entremets*.

Kluskis de viande frite. Hachez menu 1 kilogramme de maigre de porc frais; ajoutez-y du pain trempé dans du vin, puis ajoutez du zeste de citron, du sel et du poivre; formez avec cette pâte des boulettes aplaties, parez-les et les faites frire de belle couleur. Ce mets ne convient pas aux convalescents ni aux estomacs faibles et délicats.

Kluskis ou boulettes de pate. Faites une pâte peu épaisse, avec de la farine, des œufs légèrement chauffés, de l'eau tiède, du sel, du sucre et de la levure de bière; placez-la dans un lieu chaud pour qu'elle puisse renfier; formez-en ensuite des boulettes que vous laisserez reposer pour qu'elles renflent encore; jetez-les dans l'eau de sel bouillante, et lorsqu'elles sont suffisamment cuites, dorez-les au beurre roussi et servez pour *entremets*. Cette préparation un peu lourde, comme toutes les pâtes, ne convient pas aux personnes en convalescence ni aux personnes qui ne sont pas robustes.

Knépier (*Melicocca*). Genre de l'octandrie monogynie et de la famille des saponacées. Cet arbre, qui est cultivé au Mexique, donne des fruits dont la pulpe est douce et légèrement acide; ils sont fort agréables à manger. Les graines se font rôtir et se mangent comme nos châtaignes auxquelles elles ressemblent pour le goût.

Koulbac (Pâté russe). Nous empruntons cet article à l'auteur de *la Cuisinière de la campagne et de la ville*, ou *Nouvelle cuisine économique* :

« Ayez de la pâte à brioche que vous n'employez que le lendemain du jour où elle a été faite. Faites-en, en l'aplatissant avec la main, une abaisse d'un centimètre d'épaisseur et du diamètre du pâté. Posez-la sur une feuille de papier beurré et sur une plaque de four. Vous aurez fait crever, très-épais, du riz au bouillon gras; ayez la même quantité de jaunes d'œufs durs hachés; ayez du tendre de viande de boucherie, ou chairs de volaille ou gibier, émincés par filets et assaisonnés dans une terrine, avec sel, poivre, épices, fines herbes. Faites un lit mince de ces chairs sur votre abaisse de pâte, un lit d'œuf, un lit de riz et ainsi de suite, jusqu'à ce que le pâté forme une demi-boule. Couvrez d'une seconde abaisse de même pâte, remployez les bords *en dessous*, tout autour, pour fermer le pâté; décorez le dessus avec des filets de pâte; dorez et faites cuire à four modéré. Servez chaud. On peut employer de la grosse semoule au lieu de riz, et faire le pâté en maigre, avec des chairs de poisson de mer ou d'eau douce; le riz alors crevé à l'eau. *Relevé, Entrée*.

Cet aliment, sans être dépourvu d'agrément, est néanmoins lourd et d'assez difficile digestion; il faut en user avec modération. Les personnes en convalescence et celles dont l'estomac est faible et délicat, devront s'en abstenir complétement.

Koumiss. Eau-de-vie de lait de jument.— Voy. *Alcool*.

Labarde (vin de). Bordelais rouge, troisième classe. De 12 à 13 degrés d'alcool.

Labasserre (Hautes-Pyrénées). Ce sont de toutes les eaux sulfureuses des Pyrénées celles qui supportent le mieux le transport. Employées, comme les Eaux-Bonnes, dans le traitement des maladies de poitrine, elles rendent d'importants services surtout dans le catarrhe pulmonaire. La dose est d'un à deux verres le matin. (Dr JAMES, *Guide aux Eaux*.)

Labre (*Labrus*). Genre de poissons osseux de l'ordre des acanthoptérygiens et de la famille des labroïdes. Les labres sont remarquables en ce qu'ils ont la lèvre supérieure double et charnue; ils sont, en général, de forme élégante, d'une grande variété de couleur et d'une extrême agilité. Ce genre renferme un très-grand nombre d'espèces marines; plusieurs servent à l'alimentation.

Lacryma-Christi (vin de). Naples. Rouge léger, d'un parfum très-délicat. Il contient 19/70 d'alcool. Se sert au dessert.

La Chainette (vin des côtes de), à Auxerre. Bourgogne (Yonne). Rouge, 2e classe. Se sert au dessert. 14 à 15 degrés.

La Chapelle (vin de). Forez (Loire). Rouge ordinaire; 11 à 12 degrés.

La Chapelle-Guinchay (vin de). Mâconnais. Rouge, 3e classe, 11 et 12 degrés, et rouge ordinaire de 1re qualité, 16 à 17 degrés.

La Chapelle-Saint-Aï (vin de). Orléanais. Rouge ordinaire; 11 à 12 degrés.

La Ciotat (Vin de). Provence (Bouches-du-Rhône). Vin de liqueur, 3e classe; 14 à 15 degrés.

Lactiphage (*Lactiphagus*). Ce mot, qui est synonyme de *galactophage*, signifie *je mange du lait;* mais cette expression, dérivant de deux langues différentes, ne doit pas être conservée dans un langage exact.

Lafitte (Vin de). Bordeaux (Gironde). Lafitte-Mouton et Lafitte-Ségur. Vins rouges de 1re classe qui se servent au deuxième service; 17 à 18 degrés.

Laflèche. Ses chapons sont de la famille du Maine, c'est-à-dire gras, fins, exquis.

Laforce (Vin de). Périgord (Dordogne). Rouge, 3e classe; 11 à 12 degrés.

Lagaude (Vin de). Provence (Var). Rouge, 3e classe; 12 à 13 degrés.

Lagopède (*Lagopus*). Oiseau de l'ordre des gallinacés alectrides et du genre *tétras*. Cet oiseau vit habituellement sur les hautes chaînes de montagnes, au milieu des neiges et des précipices; sa chair est très-estimée, assez nourrissante, légèrement stimulante, de facile digestion, analogue enfin à celle de la perdrix; elle ne convient qu'aux convalescents qui ont besoin d'être restaurés, mais non à la suite de maladies inflammatoires.

Laie. Femelle du Sanglier. (*Voy.* ce mot). Sa chair subit les mêmes apprêts culinaires que celle du mâle. On fait avec la tétine de laie des andouillettes fort estimées que l'on sert sur un hachis de truffes au jus ou sur une purée de marrons à la crème et au vin blanc. Ce mets ne convient nullement à des convalescents.

Lait (*lac*). Le lait est une substance liquide, opaque, blanche, plus pesante que l'eau, douée d'une saveur douce, légèrement sucrée, qui est sécrétée par les glandes mammaires des femelles chez les mammifères, dont il est le premier aliment. Le lait est composé de butyrum, de caséum, de sérum ou petit lait, d'eau, de sucre de lait, d'hydrochlorate, de phosphate et d'acétate de potasse, d'acide lactique, de lactate de fer et d'un atome de phosphate terreux. Abandonné à lui-même, il se sépare en trois parties bien distinctes : le *butyrum*, en vertu de sa légèreté spécifique, qui occupe la surface ; le *caséum*, qui est au fond, et le *sérum* ou petit lait. Tous les acides ont la propriété de décomposer le lait ; plusieurs sels le décomposent aussi ; d'autres sont décomposés par lui. Le lait est très-utile dans beaucoup de cas d'empoisonnement, soit qu'on l'emploie comme adoucissant, soit qu'il décompose les matières toxiques, soit qu'il les neutralise en se combinant avec elles. Il entre dans beaucoup de préparations culinaires : il fournit le beurre et tous les fromages ; enfin l'acide, le sucre et les sels qu'il contient servent à des préparations pharmaceutiques.

Excepté dans la première enfance, dans les affections de poitrine et dans la convalescence de certaines maladies inflammatoires, le lait est un mauvais aliment ; il ne convient ni aux adultes, ni aux vieillards, ni aux bilieux, ni aux lymphatiques, ni aux scrofuleux, etc. Les personnes nerveuses et irritables se trouvent quelquefois bien de son emploi.

Le lait est peu nourrissant, adoucissant, relâchant ; il serait insuffisant à l'entretien des forces chez des personnes robustes et en bonne santé ; il ne se digère pas toujours facilement.

Le lait est meilleur cru que cuit ; celui de la campagne est préférable à celui des villes, parce que les animaux qui le fournissent respirent un air plus pur et sont plus convenablement nourris à la campagne qu'à la ville.

Lorsqu'on mêle le lait à certaines substances, telles que sel, œufs, sucre, eau-de-vie, rhum, thé, café, aromates, etc., il réussit mieux que seul.

Le lait de vache est celui que l'on emploie le plus généralement dans les préparations culinaires, ainsi que dans la fabrication du beurre, du fromage, etc. ; il est de saveur et d'odeur agréables.

Le lait d'ânesse ressemble beaucoup à celui de femme comme consistance, odeur et saveur ; il contient un peu moins de crème et un peu plus de matière caséeuse molle. On l'emploie comme adoucissant dans les affections chroniques de poitrine.

Le lait de brebis fournit plus de crème que celui de vache, mais le beurre obtenu est plus mou ; le caséum est plus gras, plus visqueux, et contient moins de sérum que le lait de vache. On en fait des fromages estimés, et notamment celui de Roquefort.

Le lait de chèvre ressemble beaucoup à celui de vache ; mais il conserve une odeur et une saveur qui le rendent moins agréable que ce dernier. La matière butyreuse qui entre dans sa composition est plus solide que celle du lait de vache. Le beurre qu'il fournit est blanchâtre, ferme, de saveur douce, et se conserve longtemps ; on fait avec son caséum plu-

sieurs espèces de fromages. Ce lait est administré avec succès dans les flux diarrhéiques.

Le lait de femme renferme plus de sucre de lait et de crème que le lait de vache, mais il fournit moins de caséum que ce dernier. Sa composition varie en raison de l'époque plus ou moins rapprochée, ou éloignée de la parturition.

Le lait de jument contient peu de matière butyreuse fluide, peu de caséum, et plus de sérum que celui de vache. Il est sans usage dans l'art culinaire.

Les différents laits dont nous venons de parler se reconnaissent facilement à la vue, à la saveur, au goût, à l'odeur ; mais ils se ressemblent de telle sorte par les caractères microscopiques, qu'il est presque impossible de les distinguer. En effet, on trouve toujours dans le lait, quel que soit l'animal dont il provienne, des globules qui nagent dans un liquide ; mais ces globules n'offrent aucun trait caractéristique, et il n'y a de différence que dans leur quantité, encore cette quantité, représentant la richesse et les qualités nutritives du lait, est un signe fort obscur qui n'offre rien de positif, puisqu'elle peut être augmentée ou diminuée sous l'empire de diverses causes.

Pour constater la richesse du lait on a imaginé différents instruments avec lesquels on arrive assez bien au but que l'on se propose, tels sont les *lactomètres, galactomètres, lactoscope,* etc.

Nous n'entrerons pas dans de plus amples détails sur cet article, parce qu'ils sont inutiles au but de cet ouvrage.

Lait d'amandes (*Amygdalina lac*). On donne ce nom à une émulsion d'apparence laiteuse que l'on fait avec des amandes pilées, du sucre et de l'eau. Cette émulsion est adoucissante, rafraîchissante, calmante et légèrement nourrissante.

En voici la formule selon le codex :

Amandes douces dépouillées de leur pellicule, 32 grammes ;

Sucre blanc, 32 grammes ;

Eau froide, 1,000 grammes.

Pilez les amandes avec une petite quantité d'eau froide dans un mortier de marbre, de manière à les réduire en une pâte très-fine ; délayez cette pâte avec le reste de l'eau ; faites dissoudre le sucre ; passez à travers une étamine.

On fait avec le lait d'amandes d'excellents potages au riz, au vermicelle, à la semoule, à l'arow-rout, au salep, à l'orge perlé, aux biscottes, aux profiterolles, etc., etc.

Lait de beurre. — Voy. *Babeurre.*

Lait de poule. On met dans un bol du sucre en poudre à moitié de sa contenance ; on fait un trou au milieu de la poudre de sucre ; on y dépose un ou deux jaunes d'œufs sans aucune partie des blancs ; on remue vivement avec deux fourchettes d'argent que l'on tient de la main droite jusqu'à ce que les jaunes d'œufs et le sucre en poudre soient amenés à l'état de sirop liquide, on verse de l'eau bouillante, un peu d'eau de fleur d'oranger, et l'on boit aussi chaud que possible. On peut ajouter quelques gouttes de rhum ou de kirsch ; mais alors cette boisson perd ses propriétés adoucissantes, l'addition de l'alcool la rendant légèrement excitante.

Le lait de poule est nourrissant et adoucissant ; il convient dans les irritations de poitrine, et aussi quand l'estomac est trop faible pour supporter une alimentation plus substantielle.

Laite ou **Laitance** (*Lactea pulpa*). Substance blanche, molle, assez semblable à du lait caillé, que l'on trouve dans le corps des poissons mâles et qui caractérise leur sexe. La laite de beaucoup de poissons constitue un aliment nourrissant, agréable et délicat ; mais ce sont principalement les laites de carpe, de hareng et de maquereau qui méritent la préférence et sont le plus recherchées des gourmets.

On apprête ces laitances en caisse, en friture, en papillotes farcies, au gratin maigre, en garnitures de ragoûts au vin blanc et pour foncer les tourtes au poisson.

Il faut manger modérément de ce mets qui, si l'on en faisait excès, pourrait donner lieu à des indigestions, à des nausées, à des vomissements, etc. ; il est, en outre, aphrodisiaque à cause du phosphore qu'il contient. Il convient peu dans les convalescences. *Entrée.*

Laitron (*Sonchus*). Genre de la syngénésie polygamie et de la famille des composées chicoracées, sous tribu des lactucées. Ce genre participe des propriétés des chicorées et des laitues tout à la fois ; les espèces qui le composent contiennent beaucoup de lait, ce qui leur a valu le nom qu'elles portent ; elles sont indigènes.

Le *sonchus oleraceus*. commun dans les jardins, ne manque pas de saveur ; quoique un peu coriace, il peut, après une longue cuisson, être mangé comme épinards.

On le mange en salade lorsque les feuilles sont tendres, ou bien on les fait cuire à la manière des épinards. L'hiver, ses racines fraîches servent à l'alimentation. Mêmes propriétés que la chicorée et la laitue. — *Voy. ces mots. Entrée.*

Laitue (*Lactuca*). Genre de la syngénésie polygamie égale, de la famille des composées chicoracées. La laitue cultivée, *lactuca sativa*, est une plante potagère qui a un assez bon nombre de variétés, telles sont : l'*escarole*, *scarole* ou *scariole*, la *romaine*, la *laitue pommée*, la *laitue crépue*, etc., etc., etc.

La laitue se mange en salade, en bayonnaise, en ragoût, farcie et braisée, à la crème, en marinade frite, et sert de garniture pour toutes les grosses pièces de relevé.

La laitue, qui doit son nom, suivant les uns, à la couleur de son suc d'apparence laiteuse, et, suivant les autres, à la propriété qu'on lui attribue d'augmenter la sécrétion du lait chez les femmes qui nourrissent, est un aliment sain, très-peu nourrissant, froid, rafraîchissant, calmant. La laitue cuite peut être donnée, mais en quantité restreinte, à des convalescents ; elle convient encore aux tempéraments bilieux, pléthoriques, nerveux, etc.

La laitue sauvage, *lactuca virosa*, contient un principe narcotique qui pourrait, au besoin, remplacer l'opium. On prépare avec cette même laitue une eau distillée et un extrait fort usités, et dont les propriétés diurétiques et calmantes sont utilisées dans la thérapeutique.

Cette espèce de laitue est sans emploi dans l'art culinaire.

Il y a deux sortes de laitues : les *laitues pommées* et les *romaines* ou *chicons*.

Les premières se divisent en laitues de *printemps*, d'*été*, d'*hiver* et à *couper* ;

Les laitues de printemps se récoltent au mois de mai ; il y en a plusieurs variétés : gatte, à graine noire ordinaire, à bords rouges, et dauphine ;

Les laitues d'été se récoltent deux mois après le semis ; les variétés en sont nombreuses ; de Gênes, vert-doré, de Versailles blonde, méterelle plus verte, blonde à graine noire, Batavia blonde, brune turque, grosse brune, Palatine.

Les laitues d'hiver sont celles de la Passion, petite crêpe et petite noire.

Les laitues à couper, qui, à partir d'avril, se récoltent quinze jours après le semis, sont la laitue chicorée à feuilles crépues, la laitue épinard, et la laitue chicorée anglaise blonde.

Les *laitues romaines* se divisent en romaines d'été et en romaines d'hiver.

Il y a encore la laitue vivace, *lactuca perennis*.

Laitues FARCIES. Après avoir nettoyé, épluché et fait blanchir des laitues, égouttez-les, puis écartez avec soin les feuilles, jusqu'à ce que vous soyez parvenu au centre que vous enlevez et auquel vous substituez une boule de godiveau ou de farce à quenelles. Ficelez alors les laitues et faites-les cuire à la braise avec des tranches de rouelle de veau, des bardes de lard, des racines, un bouquet et du bon consommé. Si vous voulez les manger au blanc, ôtez-les de la braise et passez-les dans un coulis que vous lierez avec des jaunes d'œufs. Ce procédé rend ce mets moins succulent. Cet aliment convient à des convalescents, sauf, par eux à n'en point faire abus. *Entrée.*

Laitues FARCIES, FRITES. Après avoir préparé les laitues comme il est indiqué ci-dessus, égouttez-les, trempez-les une à une dans des œufs battus en omelette, panez-les et faites-les frire dans du saindoux ; vous les servirez, soit seules et accompagnées de persil frit, soit comme garniture de grosses entrées. Ainsi apprêtées, elles sont moins succulentes que les précédentes ; elles peuvent convenir à des convalescents ; mais toujours en quantité modérée. *Entrée.*

On mange encore les laitues cuites *au jus, à la sauce blonde, hachées en chicorée, à l'espagnole, en salade*, avec accompagnement de lard, d'œufs, de thon ou de crème, etc., etc.

Les laitues en salade ne conviennent pas aux convalescents.

Lamalgue (Vin de). Provence (Var). Rouge, 3e classe ; 12 à 13 degrés.

Lamantin ou **Manate** (*Manatus*). Genre de mammifères amphibies vivipares, de l'ordre des cétacées herbivores, de Cuvier, de la classe des bipèdes et de l'ordre des siréniens de M. J. Geoffroy. Ce genre renferme deux espèces remarquables :

1º Le *lamantin d'Amérique*, *manatus americanus*, désigné sous les noms vulgaires de *bœuf marin*, *vache marine*, *sirène*, etc. Sa chair passe pour être excellente ; on la fait ressembler, pour le goût à celle du bœuf, suivant les uns, à celle de veau ou de porc suivant les autres. D'après le docteur Aulagnier cette chair, quoique délicate, est de difficile digestion et ne convient qu'aux estomacs robustes et aux personnes qui font beaucoup d'exercice. La graisse des lamantins est fort douce et peut se conserver longtemps sans rancir ni s'altérer ; le lait des femelles mères est dit-on d'une saveur fort agréable ;

2º Le *lamantin du Sénégal*, *manatus senegalensis*, le *pazzi-mouller* ou *poisson-femme* des Portugais. Cet animal a une chair de couleur rouge pâle, plus délicate que celle du veau ; sa graisse est blanche et épaisse de 6 à 10 centimètres. Mêmes propriétés que l'espèce précédente.

Lamarque (Vin de). Bordelais. Rouge, 3e classe ; 12 à 13 degrés.

Lambic. La plus forte bière de Bruxelles, mal fermentée et bonne seulement après au moins six mois de fabrication pour qu'elle soit bien claire ; blonde, nourrisante, fabriquée avec la farine d'orge germé et la farine de blé non germé.

Lambras (Vin de). Périgord (Dordogne). Rouge, 3e classe ; 11 à 12 degrés.

Lamproie (*Petromyzon*). Genre de poissons cartilagineux ou *chondroptérygiens* de la famille des *suceurs* ou *cyclostomes*.

Les *lamproies*, poissons de mer qui remontent les fleuves, ont la bouche ronde au bout du museau, les branchies fixées à la peau et ouvertes par plusieurs trous percés dans cette peau qui est lisse ; leur corps est cylindrique et allongé ; ces animaux ont la faculté de s'attacher fortement à divers corps en appliquant sur eux leur bouche charnue et retirant leur langue qui se meut comme un piston ; les lamproies, en se fixant ainsi sur d'autres poissons, parviennent à les percer et à les dévorer à l'aide de leurs dents pointues, placées au fond de leur bouche.

La chair des lamproies a quelque ressemblance avec celle du levraut ; elle est d'assez difficile digestion et ne convient qu'aux estomacs robustes ; ce n'est point un mets de convalescents.

Les lamproies se mangent étuvées, à l'angevine, procédé gastronomique très en considération parmi les gourmets ; en civet, dans lequel on fait entrer le sang de la lamproie qui doit, à cet effet, être prise et découpée vivante ; on fait une sauce au vin avec des poireaux et l'on épaissit avec de la farine ; on les accommode encore à la tartare, aux champignons, à la sauce douce, en matelote bourguignonne (voy. *ce mot*) ; on en fait des pâtés froids, etc. Celles de Bordeaux sont renommées. *Entrée.*

Le frai de la lamproie est un hors-d'œuvre qui, sous le nom de *sept-œils*, est fort recherché. On le reçoit de Rouen et de Barfleur, tout préparé, avec un mélange de beurre frais, de purée d'oseille et de fines herbes, dans des vaisseaux nommés *pichets*. Ce mets ne convient pas aux convalescents.

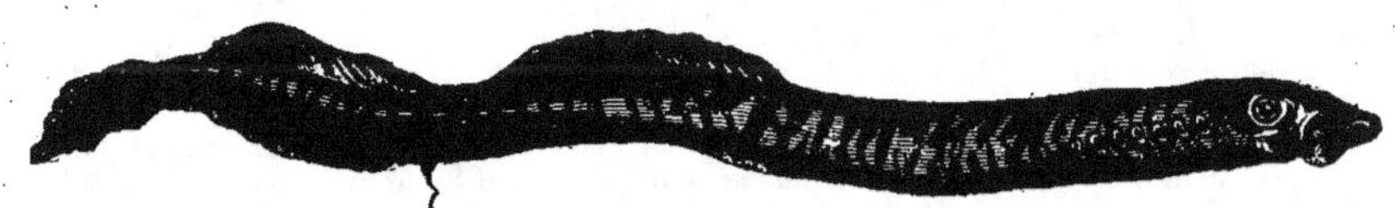

Lampsane (*Lampsana*). Genre de plante de la syngénésie polygamie égale, et de la famille des composées-chicoracées. On mange la lampsane commune crue, en salade, dans plusieurs provinces de France ; elle est aussi d'un grand usage en Turquie, à Constantinople, etc. La Lampsane a les propriétés de la chicorée. — Voy. *ce mot*.

On lui attribuait autrefois la propriété de guérir les ulcérations qui surviennent aux seins chez les femmes qui allaitent, et d'être utile dans les affections cutanées.

Lands (Vin des). Cru de l'Hermitage, Dauphiné (Drôme). Rouge, 1re classe ; 17 à 18 degrés.

Lanerthe (Vin du clos de) à Château-Neuf-du-Pape (comtat d'Avignon). Rouge, 2e et 3e classe ; se sert au 2e service, 13 à 14 degrés. 270 litres 1846-48, 600 fr. ; 1849-51, 500 fr. ; 2-50 à 5 fr. la bouteille (Novembre 1854.) ; 16 à 17 degrés.

Langoiran (Vin de). Bordelais (Gironde). Blanc, 3e classe ; 12 à 13 degrés.

Langon (Vin de). Bordeaux. Vin blanc pour les huîtres et le 1er et 2e service ; 14 à 15 degrés.

Langouste (*Polinarus*). Genre d'animaux *articulés*, de l'ordre des *crustacés* et de la famille des *décapodes macroures* ou *écrevisses*. Les langoustes parviennent à une taille considérable. Elles ne diffèrent du homard que par la petitesse des pattes. Elles vivent dans les profondeurs de la mer pendant l'hiver. La chair du mâle est préférée à celle de la femelle, excepté à l'époque de la ponte où la femelle est alors plus recherchée. Ce crustacé constitue un aliment d'assez difficile digestion; il faut en manger modérément; il ne convient pas aux estomacs faibles ni aux personnes en convalescence.

L'usage de la langouste donne parfois lieu à des éruptions cutanées. Mêmes propriétés que le homard. — Voy. *ce mot*.

Il faut faire cuire la langouste dans un bon court-bouillon et la manger avec une rémoulade aux câpres. *Entremets*.

Langres (Fromages de) (Haute-Marne). Légèrement salés, ils se mangent affinés et ont un bon goût qui les fait assez rechercher à Paris. La forme en est cubique; ils se vendent de 75 c. à 1 fr. Les meilleurs sont ceux qui se fabriquent en septembre et en octobre. *Dessert*.

Langue (*Lingua*). La langue est un organe musculeux, très-mobile, destiné à porter dans l'arrière-bouche, en se soulevant, la pâte alimentaire qui vient d'être formée dans l'acte de la mastication. La langue est le siége du goût. Cet organe subit certaines modifications à mesure que les différents animaux qui en sont pourvus se modifient eux-mêmes; mais ce sujet étant étranger au but de cet ouvrage, nous n'en traiterons qu'au point de vue qui nous occupe ici, de l'art culinaire enfin!

On mange, apprêtées de différentes manières les langues du bœuf, du veau, du mouton, du porc, etc. Ces différents mets ne conviennent pas aux convalescents, ni aux estomacs délicats.

Langue DE BŒUF A L'ÉCARLATE. Après avoir enlevé le cornet d'une langue de bœuf, mettez-la griller sur de la braise ardente afin de pouvoir la débarrasser de sa peau. Quand cette opération est terminée, mettez-la dans un vase de terre qui ferme bien, frottez-la avec du poivre et un peu de salpêtre; entourez-la de sel blanc; ajoutez quelques clous de girofle, thym, laurier. Au bout de vingt-quatre heures, frottez-la de nouveau avec du sel et ajoutez-en chaque jour à mesure qu'il fond. Laissez ainsi baigner votre langue pendant douze à quinze jours en ayant soin de la retourner souvent. Après ce temps, faites-la cuire, ou faites-la sécher trois jours à la cheminée, fourrée dans un boyau.

Avant de la faire cuire faites-la dégorger pendant deux heures; mettez-la dans une marmite pleine d'eau avec oignons, clous de girofle, thym, laurier; laissez-la refroidir dans sa cuisson, puis égouttez-la et la servez froide pour *entrée*.

Ce mets ne convient pas aux convalescents.

Langue DE BŒUF AU GRATIN. Après que la langue a subi ses préparations premières, faites-la cuire à la braise, comme il est indiqué plus haut; puis ôtez-en la peau, laissez-la refroidir et coupez-la par tranches. Hachez du persil, de la ciboule, quelques échalottes, un peu d'estragon, des câpres et un anchois; trempez de la mie de pain mollet dans de bon bouillon, mettez le tout dans un mortier et pilez en ajoutant un peu de beurre. Garnissez le fond d'un plat d'argent avec la moitié de cette farce, mettez dessus les tranches de langue dont vous couvrirez la surface avec l'autre moitié de votre farce; versez sur le tout un peu de beurre fondu et de bouillon, posez le plat sur un feu doux et couvrez-le d'un four de campagne. Cet excellent mets, de même que les précédents, ne doit point être donné à des convalescents, ni à des estomacs faibles et délicats.

On mange encore les langues de bœuf en *paupiette*, au *parmesan*, *piquées et rôties*, au *miroton*, à la *brochette*, à la *sauce au poulet*, à la *sauce hachée*, *fumées et fourrées*. Dans ces deux cas, elles deviennent très-stimulantes et il faut en manger avec modération. Les convalescents et les tempéraments échauffés doivent s'en abstenir. *Entrée*.

Langue DE BŒUF BRAISÉE. Après avoir fait dégorger, blanchir et rafraîchir ladite langue, parez-la et la piquez avec des lardons assaisonnés; mettez-la ensuite cuire dans une casserole à petit feu pendant quatre ou cinq heures, avec accompagnement de bardes de lard, de tranches de veau ou de bœuf ajoutez carottes, oignons, thym, laurier, clou de girofle. Au moment de la servir, parez-la, dépouillez-la et fendez-la par le milieu dans sa longueur de manière à lui donner, sur le plat, la forme d'un cœur; puis accompagnez-la d'une sauce piquante. — Voy. *ce mot*.

Ce mets succulent ne convient qu'en état de santé. *Entrée*.

Langue DE BŒUF EN PAPILLOTES. Après avoir fait cuire votre langue ainsi qu'il est indiqué à l'article *langue braisée*, coupez-la par morceaux, tous de même forme, mettez dessus des fines herbes, enveloppez chaque morceau dans un papier huilé après avoir eu le soin de le couvrir sur chaque face d'une barde de lard; vous pliez et serrez le papier afin que le jus ne puisse pas s'échapper et vous mettez ces papillotes quelques minutes sur le gril. Ce mets n'est bon qu'en parfaite santé. *Entrée*.

Langue DE VEAU. La langue de veau s'apprête de la même façon et aux mêmes sauces que la langue de bœuf; il devient donc inutile de nous étendre davantage à ce sujet. *Entrée*.

Langue DE VEAU A L'ÉTUVÉE. Après avoir fait dégorger, blanchir et rafraîchir la langue sur laquelle on veut opérer, on la pique de lard fin assaisonné d'épices et de fines herbes; on la met dans une casserole avec un bouquet garni, deux carottes, deux oignons, trois clous de girofle; on mouille avec du consommé et on fait cuire à petit feu pendant quatre heures; on la dépouille ensuite, on la dresse sur une sauce piquante et on la glace. On peut remplacer la sauce piquante par une ravigote ou une sauce poivrade. *Hors-d'œuvre.*

La langue de veau est moins succulente que celle de bœuf; elle est plus délicate, mais ne se digère pas mieux; comme toutes les viandes qui ne sont pas faites, elle est relâchante et ne convient que très-peu à des convalescents ou à des estomacs affaiblis; encore faut-il faire la part des accommodements qui pourraient en faire exclure l'usage, hors les cas de santé.

Langues DE MOUTON. On mange les langues de mouton en ragoût, ou grillées, ou fumées.

Langues DE MOUTON A LA LIÉGEOISE. Préliminairement cuites comme les précédentes, les langues sont mises dans une sauce préparée avec des oignons passés au beurre, une pincée de farine, du vin blanc, du bouillon, du persil, des champignons, des ciboules, du sel, du poivre, du jus de citron ou du vinaigre. Cet assaisonnement n'en fait encore qu'un mets plus ou moins agréable, mais peu convenable aux personnes débiles et aux estomacs délicats.

Langues DE MOUTON AU GRATIN. Cuites et dépouillées de la muqueuse ou peau qui les recouvre, après avoir garni un plat de farce cuite, on pose sur cette farce les langues qu'on recouvre de lard, puis d'un papier beurré; on place sur un feu doux et recouvert d'un four de campagne; le tout cuit à point et bien gratiné, on dégraisse, etc., on en relève le goût par une sauce à l'italienne, ou des truffes accommodées convenablement.

De même que les langues braisées, ce ragoût ne peut être digéré qu'en parfaite santé.

Langues DE MOUTON AUX TOMATES. Cuites et préparées comme les précédentes, on place entre chacune d'elles un crouton frit, et la sauce tomate est versée dessus de manière à couvrir entièrement le tout.

Langues DE MOUTON BRAISÉES. Blanchies, piquées avec du lard, garnies de bardes, on y ajoute des carottes, des oignons, un bouquet, du sel, du poivre, du bouillon, on fait cuire à feu doux; quand la cuisson est complète, on dégraisse, on passe au tamis, on fait réduire, on ajoute alors des cornichons et des câpres.

Il est facile de juger que ce ragoût ne peut convenir que dans l'état de santé et chez les personnes dont l'estomac fonctionne bien. *Entrée.*

Langues DE MOUTON EN PAPILLOTE. Parées et blanchies à l'eau bouillante, on laisse égoutter les langues. On les fait cuire ensuite avec des oignons, des carottes, du bouillon ou de l'eau, du poivre, du sel, un bouquet; dépouillées de leur enveloppe, on les fend selon leur longueur, on les entoure de papier huilé et, après les avoir trempées dans une sauce, on

les met sur le gril. Cet accommodement est celui qui les rapproche le plus des langues grillées dont elles ne sont qu'une variante.

Langues DE MOUTON GRILLÉES. Dépouillées de leur enveloppe ou peau, après qu'elles ont été cuites dans l'eau salée ou le bouillon, on les fend en deux dans toute leur longueur, on les baigne dans une marinade à l'huile et aux fines herbes, on les passe, puis on les fait griller; on les sert cuites convenablement avec une sauce piquante.

Elles sont ainsi moins indigestes que cuites dans une sauce quelconque.

(Pour les langues de mouton fumées et fourrées, voir ce que nous avons dit à l'article *Langue de bœuf.*)

Langues DE PORC. On les mange fumées et fourrées. Ce hors-d'œuvre ne convient qu'à des estomacs qui fonctionnent bien et nullement à des convalescents.

Langues FUMÉES. Constantinople nous envoie des langues parfaites et très-recherchées.

Langues (Petites). Troyes. Les charcuteries de cette bonne ville sont délicieuses.

Languedoc (Vins de). Hérault, vins de liqueur de 2e classe; 12 à 13 degrés.

Frontignan, 12 à 13 degrés, Lunel, 15 à 16 degrés, vins de liqueur de 3e classe,

Picardan, Marseillan, Pommeroles, vins de liqueur de 4e classe; 11 à 12 degrés.

Vins muscats dont quelques-uns rouges:

Béziers, Bassan et Montbazin, Cazouls-lès-Béziers.

Languedoc (Vins de). Rouges de 3e classe.

Chusclan, Tavel, Livac, Saint-Geniez, Saint-Laurent-des-Arbres, Lenédon, et les vins de Cante-Perdrix à Beaucaire (Gard); les vins de Cornas et de Saint-Joseph (Ardèche), 11 à 12 degrés.

Languedoc. Ses perdrix sont renommées.

Lansac. Nom d'une variété de poires d'automne. — Pour les propriétés, voy. *Poires.*

Lantigné (Beaujolais): rouge, 220 litres, 1846-48; 250, 1840-50, 225; 75 c. la bouteille (novembre 1854); 14 à 15 degrés.

Laon. Ses artichauts sont les meilleurs de France.

Lapereau. Petit du lapin. Le lapereau, pour avoir de la saveur, ne doit pas être mangé avant trois mois. C'est un mets agréable, quoique un peu relâchant; il se digère assez bien. Il ne convient pas aux convalescents ni aux estomacs paresseux.

Quand on veut donner aux lapereaux un embonpoint convenable et le fumet des lapereaux de garenne, il suffit de leur faire manger pendant quinze ou vingt jours des plantes odoriférantes mêlées à du son, de l'avoine ou de l'orge. Le lapereau subit les mêmes préparations culinaires que le lapin. — Voy. *ce mot.*

Lapereaux (Gibelotte de). Ayez 250 grammes de lard que vous aurez fait dessaler;

coupez-le en dés et faites-le revenir dans du beurre; ajoutez-les membres de deux lapereaux; passez-les pendant cinq minutes dans ce même beurre; mettez deux cuillerées à bouche de farine, sel, poivre, muscade râpée, un oignon piqué de deux clous de girofle, un bouquet garni; mouillez avec une bouteille de vin blanc et faites bouillir doucement pendant trois-quarts d'heure. Ayez une vingtaine de petits oignons que vous aurez passés au beurre et que vous aurez fait cuire à part, dans ce même beurre, auquel vous aurez ajouté quelques cuillerées de la sauce de la gibelotte, plus un petit morceau de sucre. Tournez deux maniveaux de champignons et faites-les cuire avec les oignons. Quand les lapereaux sont suffisamment cuits, dressez-les, versez dessus leur sauce dégraissée, réduite et passée à l'étamine et garnissez avec les petits oignons et les champignons. Ce mets ne convient pas à des convalescents. *Entrée.*

Lapereaux A LA SAUCE TOMATE (Côtelettes de). Ayez quelques culottes de lapereaux; coupez-les en deux, désossez-les; puis, après leur avoir donné la forme d'une côtelette, et les avoir garnies d'une farce de lapereaux aux fines herbes, servez-vous du grand os que vous aurez conservé pour simuler celui d'une véritable côtelette, mettez refroidir vos côtelettes dans du beurre, et mettez-les en presse; parez-les ensuite légèrement et les passez à l'œuf. Mettez clarifier du beurre dans un plat à sauter, faites cuire dedans vos côtelettes; quand elles sont de belle couleur, égouttez-les; dressez-les et les masquez d'une sauce tomate légère. Ce mets agréable ne convient pas à des personnes en convalescence. *Entrée.*

Lapereaux AU CHASSEUR. Dépecez deux lapins ou lapereaux en morceaux, autant que possible égaux en grosseur; émincez 250 grammes de bon jambon; passez-le dans un plat à sauter, avec addition de deux oignons coupés en dés; une demi-gousse d'ail écrasée; puis ajoutez les lapereaux, plus un bouquet garni, persil et ciboules hachés; faites cuire à feu vif pendant vingt minutes, et mettez du feu sur le couvercle; mettez deux cuillerées à dégraisser, de financière réduite, deux maniveaux de champignons émincés, un verre de vin de Chablis et servez en ayant soin que la sauce ne soit pas trop longue. Ce mets convient principalement à des estomacs de chasseur; il est légèrement stimulant et ne conviendrait pas à des convalescents. *Entrée.*

Lapereaux AU FUMET (Escalope de). Enlevez les filets et les noix des cuisses de vos lapereaux, coupez-les en escalopes; placez ces escalopes dans un plat à sauter, préalablement beurré; coupez en escalopes de belles truffes crues; couvrez le tout de beurre fondu et d'un rond de papier beurré, et saucez vos escalopes d'une bonne espagnole réduite, travaillée au fumet, et tirée des débris. Ce mets délicieux ne convient qu'en état de santé.

Lapereaux FRITS. Coupez-les en morceaux; faites-les mariner avec du vin blanc, verjus, persil, ciboules, thym, laurier, sel, poivre, une pointe d'ail, le tout grossièrement haché. Au bout d'une heure retirez les morceaux; égouttez-les, essuyez-les, farinez-les et les faites frire; puis servez-les avec une sauce aux tomates. Ainsi préparé, ce mets est d'assez facile digestion, pourvu que l'on n'en mange pas avec excès. *Entrée.*

Lapereaux RÔTIS (Accolade de). Dépouillez et videz deux lapereaux, laissez-y le foie, passez-les sur de la braise allumée; piquez-les de fin lard sur le dos et les cuisses; mettez-leur dans le ventre, pour leur donner plus de fumet, quelques feuilles du prunier de Sainte-Lucie ou un bouquet de mélilot, et mettez-les à la broche en accolade. Ce mets est de plus facile digestion que préparé en ragoût quelconque.

Lapereaux SAUTÉS AUX FINES HERBES. Après avoir passé au beurre, persil, deux échalottes, deux maniveaux de champignons, le tout bien haché, mettez-y les membres de deux lapereaux avec poivre, sel, muscade râpée, bouquet garni; passez le tout sur le feu; mouillez avec un verre de vin de Champagne; faites cuire pendant vingt minutes, feu dessus et dessous; ajoutez deux cuillerées d'espagnole réduite, gros comme une noix de glace de gibier, le jus d'un citron et un petit morceau de bon beurre; dressez vos lapereaux et servez-les. Ce mets ne se donne pas à des convalescents. *Entrée.*

La Perrière (Vin de), Bourgogne (Côted'Or) : rouge, 1re classe; 16 à 18 degrés.

Lapin (*Lepus cuniculus*). Quadrupède mammifère de l'ordre des *rongeurs* et du genre *lièvre.*

Malgré sa ressemblance extérieure avec le lièvre, le lapin diffère essentiellement de ce dernier par ses mœurs, ses habitudes et la nature de sa chair qui est plus blanche et plus tendre, mais moins savoureuse que celle du lièvre. Le lapin sauvage, nourri de thym, de marjolaine, de serpolet et autres herbes odoriférantes, est un aliment sain, délicat et agréable, surtout si l'individu n'est ni trop jeune ni trop vieux; il n'en est pas de même du lapin domestique ou lapin de chou, dont la chair fade n'est jamais présentée sur de bonnes tables.

La chair du lapin se digère généralement assez bien; elle est un peu moins relâchante que celle du lapereau; elle ne convient ni aux personnes dont l'estomac ne fonctionne pas bien, ni aux convalescents. Le lapin demande à être mangé aussitôt qu'écorché. Le lièvre préfère attendre quelques jours, et alors il se contente d'être mangé à la broche piqué ou bardé avec une bonne sauce faite du sang de l'animal et d'échalottes, etc.

Si le lapin est gros, il faut pour le faire cuire :

A la broche et bon feu..........   45 m.
A la cuisinière et feu de cheminée.   33
A la cuisinière et la coquille......   30
S'il est petit :
A la broche et bon feu..........   30
A la cuisinière et feu de cheminée.   23
A la cuisinière et la coquille......   20

Il y a encore une foule de manières d'arranger le lapin. Ainsi, on le mange à l'anglaise, en blanquette; on prépare ses filets à la Conti, à la maréchale, à la Polignac, aux truffes, à la chicorée. On met les lapins en marinade, en galantine, en gâteau, en terrine, on en fait des purées, des quenelles, des boudins, des croquettes, des cromesquis, des fritots; on les mange en ragoûts dits pain à la Sainte-Ursule, pain à la financière; on les prépare à la Marengo, en matelote, en Kari, en mayonaise, etc., etc. Aucune de ces préparations ne conviennent aux convalescents. On sert encore le lapin à la broche, piqué ou bardé, en gibelotte, à l'étuvée, en fricassée de poulet, en casserole, en brezoles, à la polonaise, à l'italienne, à l'anglaise, à l'espagnole, au gîte, à la rossane, au coulis de lentilles, et de mille autres manières. On en fait même des boudins et jusqu'à des papilotes. De tous les lapins qu'on mange à Paris, ceux de Coberney sont les plus estimés. Ce qui vient d'être dit à l'égard du lapin de garenne peut s'appliquer au lapin domestique; ce dernier, moins estimé, moins savoureux, moins facile à digérer, ne se sert que dans les ménages pauvres et à la campagne; il s'en fait une énorme consommation à Paris; mais les gourmets n'en font aucun cas.

Lapin EN GIBELOTTE (à la mode ancienne). Ayez un lapin et le coupez par morceaux; coupez en tronçons une anguille moyenne; faites un roux, passez-y le lapin et l'anguille, avec addition de champignons et de petits oignons. Quand tout est revenu, mouillez avec du vin blanc et une quantité double de bouillon. Assaisonnez avec sel, poivre, thym, persil et ciboule, puis ôtez les tronçons d'anguille et les oignons; faites cuire le lapin à grand feu, et lorsque la sauce sera diminuée des deux tiers, remettez les tronçons et les oignons, et achevez de cuire à feu doux. Dégraissez le mouillement s'il y a lieu. Ce mets est excellent mais un peu lourd; il ne convient pas aux estomacs faibles ni aux convalescents.

On peut, si l'on veut, ne pas mettre d'anguilles dans cette gibelotte. De même, on peut y ajouter des fonds d'artichauts, des croûtons, etc. *Entrée*.

Lapin EN SALADE. Après avoir fait rôtir des lapereaux, désossez-les; coupez les chairs en filets; faites-les mariner avec huile, vinaigre, sel, poivre, estragon, pimprenelle, civette hachée. Mettez dans le saladier des cœurs de laitues coupés par quartiers; disposez par dessus vos filets entremêlés de filets d'anchois, de petits tas de câpres, de blanc et de jaune d'œufs durs hachés, de betteraves, de cerfeuil, d'estragon, de pimprenelle, le tout haché, et faites autour du saladier un cordon de cœurs de laitues coupés en quatre. Cette salade ne convient ni aux estomacs paresseux, ni aux convalescents. *Entrée*.

Lapin GRILLÉ. Fendez l'animal sur toute sa longueur, aplatissez-le avec le couperet; enveloppez-le de papier beurré et le mettez sur le gril. Lorsque le lapin est cuit, enlevez le papier et servez-le (le lapin) sur du beurre d'anchois ou sur du beurre manié de fines herbes. Le lapin ainsi préparé est plus succulent que bouilli; il est aussi de plus facile digestion. *Entrée*.

La Prévalaye. Le beurre de ce riche pays nous arrive à mi-sel dans des petits pots de grès noir.

Lard (*Lardum, laridum*). On donne ce nom à la partie grasse qui est entre la couenne et la chair du porc. En cuisine, on appelle *gros lard* celui qui ne contient pas du tout de chair, et *petit lard*, ou lard maigre, celui qui est entremêlé de graisse et de chair. Ces deux espèces servent à piquer, barder et assaisonner les aliments. Le lard est de très-difficile digestion; il ne convient ni aux estomacs faibles ni aux convalescents. Le lard se prépare de la manière suivante :

On enlève toute la chair que peut recouvrir la partie grasse, et l'on imbibe la surface de cette partie avec du sel bien fin, dans la proportion de 500 grammes de sel pour 5 kilogrammes de lard, et en ajoutant au sel 200 grammes de salpêtre par demi-kilogramme de graisse. Le lard ainsi frotté se met à la cave, tranche sur tranche, entre deux planches pesamment chargées; après un mois, on le met au grand air ou dans un endroit frais, pour le dessécher complétement.

Larder. Opération qui consiste à enfoncer dans les viandes, au moyen d'un instrument appelé *lardoire*, des filets plus ou moins gros de lard. On se sert encore du mot *piquer* pour désigner cette opération; ainsi *piquer* et *larder* sont synonymes en termes de cuisine. Cette opération se fait ainsi : on prépare un morceau de gras de lard bien carré, en conservant la couenne en dessous, on passe un couteau long, mince et bien affilé, dans toute l'étendue du morceau, en le divisant par moitié sur la surface; on partage le morceau qui est adhérent à la couenne en autant de traits qu'on veut faire de lardons, on enfonce le couteau jusqu'à la couenne, on passe ensuite le couteau entre le lard et la couenne et l'on se trouve ainsi avoir des lardons bien carrés et bien égaux. On fait la même opération pour la partie enlevée primitivement. La viande étant préparée d'avance et débarrassée des membranes, de la graisse et des tendons, de manière à ce qu'il ne reste plus que les muscles, on étend sur un linge la pièce à larder, on la tient de la main gauche, et de la droite on enfonce la lardoire à quelques lignes dans la chair, de façon que les deux extrémités du lardon soient apparentes, on le fait entrer dans la lardoire par l'ouverture extérieure, et on la retire sans que le lardon dépasse plus d'un côté que de l'autre; on continue ainsi plus ou moins près, à distances égales et par lignes droites, la seconde croisant la première, la troisième la seconde et ainsi de suite, jusqu'à ce que le morceau soit tout à fait couvert.

Lardons. On donne ce nom à des morceaux de lard taillés carrément, de longueur et de grosseur variables, qui servent à larder ou piquer les viandes, telles que viande de boucherie, volaille, gibier, et même la chair de poisson.

La Romanée (Vin de). — Voy. *Romanée*. 19 à 20 degrés.

La Romanée de Saint-Vincent (Vin de), Bourgogne (Côte-d'Or) : rouge, 1re classe ; 16 à 17 degrés.

Larose-Balguerie (Vin de), à Saint-Julien de Reignac, Bordeaux (Gironde); rouge, 2e service, 1re classe ; 17 à 18 degrés.

Larronin (Vin de), Béarn (Basses-Pyrénées) : blanc, 2e classe; 14 à 15 degrés.

Laurier (*Laurus*). Genre de l'ennéandrie monogynie et de la famille des laurinées.

Ce sont des arbres ou arbrisseaux fort élégants. Parmi les principales espèces de ce genre, nous ne citerons que ceux que l'on emploie dans l'art culinaire, tels sont, le *Laurier commun* ou d'*Apollon* dont les feuilles âcres, aromatiques et amères servent à aromatiser les aliments. Le *Laurier Canellier*, originaire de Ceylan, dont l'écorce est la canelle. Les *Muscadiers*, dont le fruit est une sorte de drupe contenant une seule graine, recouverte d'une arille découpée en lanières. L'arille (ou enveloppe non adhérente de certaines graines) de ce fruit est d'un rouge orangé et porte le nom de macis. — Voy. *ce mot;* la graine proprement dite est la *muscade* du commerce; elle est ovoïde, dure et marbrée intérieurement. Les feuilles du laurier d'Apollon, la canelle, le macis et la muscade sont des substances fort stimulantes; elles sont employées comme aromates; mais elles ne conviennent ni aux personnes excitables ni à celles qui sont échauffées ni aux convalescents, surtout après des maladies inflammatoires.

Le laurier tient un rang distingué parmi les végétaux aromatiques de nos jardins. Ses feuilles donnent un très-bon goût aux ragoûts dans lesquels on les met à petite dose, c'est-à-dire au nombre d'une, deux ou trois au plus; il fait partie des bouquets garnis, il entre dans toutes les braises et dans la plupart des entrées. — Voy. *Stimulant*.

Laurier-cerise ou AMANDÉ (*Cerasus Lauro-Cerasus*), Genre de l'icosandrie monogynie, de la famille des rosacées, des amygdalées ou drupacées. Les feuilles de cet arbrisseau sont amères et exhalent une odeur d'amandes; on s'en sert pour communiquer aux soupes au lait et aux crèmes un excellent goût d'amande; comme le suc de ce laurier-cerise est un violent poison, on doit en user avec beaucoup de prudence, et ne jamais mettre plus d'une ou deux de ses feuilles dans les préparations diverses auxquelles on veut communiquer le goût qui les distingue. Ce laurier séché conserve son arome. Ces feuilles sont narcotiques et deviennent vénéneuses lorsqu'on les emploie à haute dose. Elles contiennent de l'acide hydrocyanique, et sont plus aromatiques en automne qu'au printemps. L'eau distillée des feuilles du laurier-cerise est calmante et anti-spasmodique; on la prescrit dans la phthysie pulmonaire, l'hystérie, l'épilepsie, etc.

On ne saurait être trop circonspect dans l'emploi de ces feuilles à cause des principes toxiques qu'elles renferment. Il n'en faut qu'une seule pour aromatiser un litre de lait.

Quant aux fruits de cet arbrisseau, ils sont innocents et l'on peut en manger sans inconvénient, pourvu que l'on n'en fasse pas excès. — Voy. *Stimulant*.

Lascombe (Vin de) à Margaux, Bordeaux (Gironde), rouge, 1re classe ; 17 à 18 degrés.

Latour (Vin de), Bordeaux rouge, deuxième service; 14 à 15 degrés.

Lavaret (*Coregonus*). Genre de poissons osseux de l'ordre des malacoptérygiens abdominaux du genre corégone et de la famille des saumons. Ces poissons vivent dans les eaux douces des pays montagneux et sont fort estimés pour la bonté de leur chair. Les lavarets des lacs de Suisse et de Savoie sont très-recherchés; mais ceux du lac du Bourget sont regardés comme les plus délicats et les plus savoureux. Leur chair n'est pas toujours de très-facile digestion, c'est pourquoi il faut en manger modérément, surtout les personnes dont l'estomac ne fonctionne pas bien; les convalescents n'en devront pas faire usage.

Les lavarets petits ou gros se préparent de la même manière que les ombres et les truites. — Voy. *ces mots*.

Laxatif, ive (*Laxativus*). Substances alimentaires ou médicamenteuses qui ont la propriété de purger doucement sans irriter. Tels sont la plupart des fruits acides, le sucre, les tamarins, la manne, la casse, etc., etc.

Laye femelle du sanglier. — Voy. *ce mot*.

La Vache (Vin de), Bourgogne (Côte-d'Or), rouge, 1re classe ; 16 à 21 degrés.

Lazagne ou **Lazaigne**. Pâte d'Italie en forme de rubans et dont la composition est la même que celle du vermicelle. On en fait des potages gras ou maigres; on l'apprête, de même que les macaronis et le vermicelle, avec du fromage. Cette pâte est nourrissante; mais les estomacs très-délicats ne s'en accommodent pas toujours. Dans les convalescences, c'est au médecin à décider si l'on peut en faire usage.

Le Clos Premeaux. Vin de Bourgogne (Côte-d'Or), rouge, 1re classe ; 16 à 17 degrés.

Légume (*Legumen*). On donne ce nom à toutes sortes de plantes potagères, de racines et même à certains fruits à gousses tels que les pois, les haricots, les lentilles, etc. En général, les légumes sont peu nourrissants, surtout ceux qui ne contiennent pas de fécule ; ils sont relâchants ; certains sont de difficile digestion ; dans la majorité des cas, ils sont rafraîchissants. — Voy., pour les propriétés, les différents articles qui traitent de chacun de ces végétaux à leurs lettres respectives.

Si l'on veut considérer que l'homme est, de sa nature, *omnivore*, on comprendra combien la variété lui est nécessaire dans les substances qui servent à son alimentation. Les légumes donc font diversion au régime zoologique qui ne manquerait pas de lui irriter l'estomac par ses propriétés stimulantes. Mais il ne faut pas qu'il se nourrisse spécialement de végétaux sous peine de tomber bientôt dans un état de faiblesse et de débilitation. Il lui faut user de tout ce que la prévoyante nature a bien voulu mettre à sa disposition ; mais jamais avec excès.

Le Mans. Ses chapons sont connus et leur mérite est égal à leur haute réputation.

Lenédon (Vin de), Languedoc, rouge, 3e classe ; 14 à 15 degrés.

Lentille (*Ervum*). Genre de la diadelphie décandrie et de la famille des papilionacées. Ce genre renferme plusieurs espèces dont la seule utile et la plus connue est la lentille cultivée, *ervum lens*, plante annuelle et rameuse qui croît dans le midi de la France, en Suisse, en Carniole, etc.

Il y a deux variétés de lentilles, la grosse et la petite. Cette dernière est connue sous le nom de *lentille à la reine*. C'est celle que l'on préfère pour les purées, parce qu'elle est de plus agréable couleur et de saveur plus délicate que la grosse.

La lentille est d'un usage fort ancien, ainsi que le prouve l'histoire d'Esaü et de Jacob. Esaü vendit à Jacob son droit d'aînesse en échange d'un plat de lentilles. On voit encore Esope servir à Xantus, son maître, une lentille ; enfin ce mets était fort répandu, dans l'antiquité, parmi les peuples des pays méridionaux. Il ne l'est pas moins de nos jours, et il s'en fait une grande consommation dans toute la France. La lentille se récolte en septembre.

En Provence, les lentilles de Saint-Maximin et du Thòlonet ont une bonne réputation.

Les lentilles s'apprêtent comme les haricots ; il faut les choisir d'un blond clair et s'assurer qu'elles sont de cuisson facile.

Les lentilles servent principalement à faire des purées, soit pour potages, soit pour masquer des viandes cuites à l'étuvée, telles que langues et queues de bœuf, filets de mouton, faisans, perdrix, cailles braisées.

Les lentilles mangées en purée nourrissent et se digèrent mieux qu'avec leur peau.

Les lentilles sont stimulantes, échauffantes et sudorifiques ; elles ne sont pas de très-facile digestion et ne conviennent ni aux convalescents ni aux personnes dont l'estomac est faible et délicat.

La décoction de lentilles a longtemps servi à faciliter l'éruption des boutons varioleux. Les lentilles jaspées sont les meilleures.

Léognan (Vin de), dans les Graves. Bordelais (Gironde). Rouge, 3e classe ; 14 à 15 degrés.

Léoville (Vin de), à Saint-Julien-de-Reignac. Bordeaux (Gironde). Rouge, 1re classe ; 17 à 18 degrés. Se sert au dessert.

Lestrac (Vin de), Médoc. Bordelais (Gironde). Rouge, 3e classe ; 14 à 15 degrés.

L'Etoile (Vin de), Franche-Comté (Jura). Rouge ordinaire ; 14 à 15 degrés.

Levain (*Fermentum*). Pâte aigre dont on se sert pour exciter la fermentation de la pâte fraîche avec laquelle on fait le pain, qui, s'il ne contenait pas de levain, serait lourd, indigeste et de mauvaise qualité.

Levraut (*Lepusculus*). Jeune lièvre. Ceux qui naissent en janvier sont les plus estimés. Le levraut subit à peu près les mêmes apprêts culinaires que le lièvre, et il a les mêmes propriétés. — Voy. *Lièvre*.

Lorsqu'on veut savoir si un lièvre est jeune ou *levraut*, il faut lui prendre les oreilles et les écarter l'une de l'autre ; si la peau se relâche facilement, c'est un signe de jeunesse dans l'animal ; mais si elle n'a aucune élasticité, on peut en inférer qu'il est vieux.

Il faut, pour la cuisson à la broche devant le feu, 45 minutes ; dans la coquille, à la cheminée, 33 minutes ; dans la coquille, à la cuisinière, 30 minutes.

Levrauts RÔTIS. Ayez plusieurs levrauts, et, après les avoir dépouillés, vidés, etc., retranchez-en les cuisses et les épaules, et coupez-les carrément et d'une seule pièce ; fixez-les sur la broche au moyen d'attelets, après que vous les avez piqués de fin lard ou bardés largement. Lorsque vos reins de levraut sont cuits, servez-les sur un plat que vous garnirez de quartiers d'oranges amères. Vous ne ferez pas de sauce, comme pour le lièvre. *Rôt.*

Levure (*Spuma cerevisiæ*). On donne ce nom à l'écume qui s'élève à la surface de la bière en fermentation. Cette écume, après qu'elle a été égouttée, pressée et réduite en pâte, est un ferment très-énergique qui est d'un grand usage dans la pâtisserie pour obtenir promptement la fermentation des pâtes. On en fait également usage dans la boulangerie.

Lorsque la levure est bien desséchée, elle

peut se conserver indéfiniment, autrement elle ne se conserve qu'un certain temps.

Liaison. En terme de cuisine, ce mot signifie que l'on a introduit dans une sauce quelconque des substances telles que, jaunes d'œufs, farine, fécule, crème, gelée de viande, etc., dans le but de l'épaissir et de lui donner une certaine consistance. L'opération se nomme *lier ;* la substance quelconque qui a servi à lier, se nomme *liaison*.

L'art des liaisons est un des grands secrets de la haute cuisine, car il ne s'agit pas de les faire épaisses, il faut qu'elles soient onctueuses, insinuantes, et qu'elles lient parfaitement toutes les parties d'un ragoût, de manière à ne jamais y dominer. La liaison ne doit donc jamais s'apercevoir ; elle ne se fait sentir que par la perfection qui résulte de l'accord simultané de toutes les parties constituantes d'une sauce, d'une entrée ou d'un entremets bien finis.

Les œufs et la crème sont la base des liaisons ; la farine et les fécules employées avec modération ; de vrais coulis de viande et de gibier ; des essences et des réductions bien faites viennent les compléter. C'est de l'art de la bien combiner qu'une bonne liaison tire son principal mérite. Les liaisons ne se mettent qu'au moment même de servir. Il est donc de la plus grande importance de ne jamais faire attendre le dîner.

Lièvre (*Lepus*). Quadrupède mammifère de l'ordre des rongeurs. Les lièvres des montagnes sont préférés à ceux des plaines, et, lorsqu'ils ont été bien courus à la chasse, ils n'en valent que mieux. Les lièvres appelés *trois-quarts*, c'est-à-dire qui sont arrivés au terme de leur croissance, sont les plus estimés par les gourmands ; ils tiennent le milieu entre le *levraut* et le *capucin*. Cet intéressant animal se prête avec la plus aimable condescendance à toutes sortes de préparations gastronomiques, *rôtis, civets, daubes, pâtés chauds ou froids*, etc. Sa chair est succulente, savoureuse, stimulante et d'assez facile digestion, surtout chez les personnes qui font de l'exercice. Les natures échauffées ou irritables, les personnes dont l'estomac est faible et délicat, et celles qui relèvent de maladies du genre inflammatoire surtout, feront bien de s'abstenir de l'usage de cette viande.

Le lièvre rôti se digère généralement mieux que bouilli, sous quelque dénomination que ce soit.

Lièvre EN CIVET. Prenez un lièvre *trois-quarts*, coupez-le en morceaux ; faites revenir dans une casserole, avec 125 grammes de bon beurre, 250 grammes de petit lard bien dessalé ; lorsque le tout est légèrement roux, ajoutez-y deux fortes cuillerées à bouche de farine, puis les morceaux de lièvre ; mouillez avec une bouteille de bon vin rouge et assaisonnez avec poivre, épices, bouquet garni de thym, laurier, basilic, un oignon piqué de

clous de girofle ; point de sel pour le moment. Laissez cuire doucement pendant cinq quarts d'heure environ ; ayez soin que rien ne s'attache pendant la cuisson. Passez au beurre, de belle couleur, un litre de petits oignons ; mouillez-les avec un peu de consommé, ajoutez un peu de sucre, et faites-cuire à part ces oignons de manière qu'en cuisant ils tombent à glace. Tournez deux maniveaux de champignons, et lorsque le lièvre sera presque cuit, jetez-les dans le civet ; retirez-en l'oignon, le girofle et le bouquet ; goûtez, afin de mettre du sel si cela est nécessaire, et achevez la cuisson. Détachez les petits oignons avec quelques cuillerées de sauce ; dressez votre civet et le garnissez avec les oignons et les champignons.

On peut, si l'on veut, lier la sauce avec le sang du lièvre que l'on aura conservé et mis à part. C'est au moment de servir qu'il faut incorporer ce sang à la sauce, en y ajoutant quelques petits morceaux de beurre, et remuant toujours, comme pour une liaison d'œufs. *Entrée.*

Lièvre EN DAUBE. Désossez un lièvre, brisez tous les os et la tête ; coupez un jarret de veau en morceaux ; ajoutez carottes et oignons, et faites cuire le tout dans du bouillon et du vin blanc ; mettez sel, poivre, bouquet garni, clous de girofle ; faites cuire à petit feu, et au bout d'une heure et demie, passez avec expression.

Foncez de bardes de lard une terrine de faïence qui puisse aller au feu ; mettez dans cette terrine la chair du lièvre, en ayant soin de l'entremêler d'émincés de petit lard et de rouelle de veau ; ajoutez sel, poivre et épices ; mouillez avec le jus obtenu des os, couvrez de bardes de lard ; faites cuire à feu doux et servez la composition dans la terrine après qu'elle est bien refroidie. *Entrée.*

Il y a encore une foule de manières d'apprêter les lièvres et les levrauts, ainsi que leurs filets, dont on fait des escalopes, des quenelles, des gâteaux, des pâtés, des purées, des soufflés, des sautés, etc. Ces différents mets ne conviennent pas à des convalescents.

Lièvre RÔTI. Si le lièvre est un adulte, attendez, avant de le manger, trois ou quatre jours en été, et huit en hiver. Après qu'il a été dépouillé, vidé et paré, faites-le revenir sur de la braise ardente pour raffermir la surface ; piquez-le de fins lardons bien assaisonnés depuis le cou jusqu'à l'extrémité des cuisses ; mettez-le à la broche et l'y laissez environ une heure et demie, et servez-le avec une sauce poivrade dans laquelle vous aurez fait entrer la cervelle et le foie de l'animal, préliminairement écrasés et passés au tamis de crin. Il est de très-bon goût d'accompagner ce mets d'une gelée de groseilles.

Manière de découper le lièvre rôti. On commence par enlever d'un seul coup de couteau la partie de la cuisse qui comprend les nᵒˢ 1, 2 et 3 ; on la divise ensuite ; on enlève de même l'autre moitié de la cuisse nos 4 et 5. On enlève ensuite le filet, en partant de la ligne du dos et en descendant obliquement, comme il est indiqué de 6 à 10. Le n° 11 s'en-

lève de même ; seulement, on prolonge l'in-cision jusqu'auprès de l'épaule, en enlevant tout ce qui reste de chair. On trouve en-core une dernière portion dans l'épaule n° 12 ;

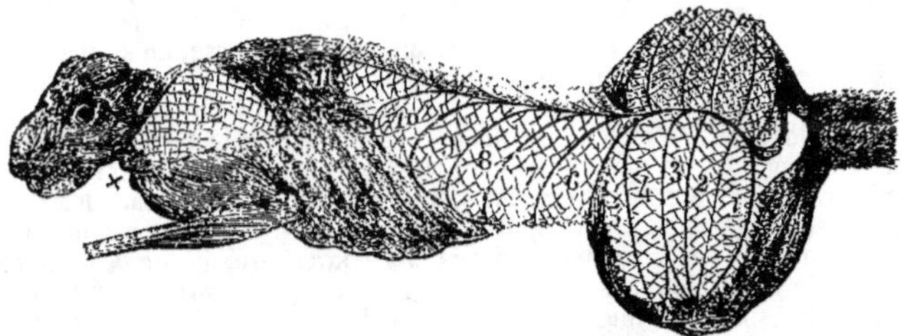

on la détache en la désarticulant à sa partie la plus étroite et en passant le couteau tout au-tour et en dessous.

Si le lièvre est gros, il faut, pour le faire rôtir à la broche, devant la cheminée, 1 heure 30 minutes ; dans la cuisinière et devant la che-minée, 1 heure 10 minutes ; dans la cuisinière et la coquille, 1 heure.

Limande (*Pleuronectes limanda*, de Linné, et *Passer*, de Plaut). Poisson osseux, plat, de l'ordre des malacoptérygiens subbrachiens et de la famille des pleuronectes. On peut man-ger les limandes cuites au court-bouillon ou sur le gril avec une sauce ; mais, le plus ordi-nairement, on les mange frites. C'est au prin-temps, de préférence à l'époque du frai, qu'il faut manger la limande ; sa chair est blanche, molle, humide, un peu visqueuse, délicate et agréable au goût quand elle est bien fraîche ; elle se digère généralement bien et convient à tous les estomacs. On la prescrit comme ali-ment dans les convalescences. *Entremets.*

Limon (*Limonia malus*. C'est le fruit du limonier. — *Voy.* ce mot.

Limonade (*Ex malorum limoniorum succo confecta potio*). Boisson que l'on prépare avec le suc de citron ou de limon, du sucre et de l'eau ; souvent elle contient encore de l'huile essentielle de citron. La limonade se prépare à chaud ou à froid. Lorsque l'on veut la préparer à chaud, on fait bouillir dans l'eau, pendant une ou deux minutes, le citron privé de son écorce et coupé par tranches ; on passe et on verse le liquide bouillant sur l'écorce de ci-tron ; on le laisse refroidir, puis on l'édulcore.

La limonade à froid se fait en exprimant le suc des citrons dans une quantité suffisante d'eau, puis on y ajoute le sucre.

On fait encore une limonade sèche en broyant l'acide citrique avec du sucre et en aromati-sant le mélange avec de l'essence de citron ; lorsqu'on veut s'en servir, on le fait dissoudre dans l'eau.

La limonade est rafraîchissante ; elle apaise la soif ; mais il ne faut pas en faire abus, à cause de ses propriétés acides ; elle ne convient pas aux estomacs irritables

Limoncllier (*Limonia*). Genre de la dé-candrie monogynie et de la famille des auran-tiacées-limonées. Cet arbuste croît aux Indes orientales. On fait avec les fruits du limoncllier à trois feuilles des confitures sèches et liquides, d'un goût agréable, et douées de propriétés rafraîchissantes. Ces fruits sont rouges et de la grosseur d'une cerise.

Les fruits du limoncllier acide se confisent également au sucre.

Limonier (*Citrus limonum*). On donne ce nom à une variété de citronnier. Le suc de son fruit est rafraîchissant ; l'écorce est tonique. Les limons servent à la préparation d'un sirop, très-usité, qui est rafraîchissant et qui convient aux jeunes gens, aux tempéraments bilieux et aux tempéraments sanguins. On confit dans le sucre les écorces et les fruits du limonier.

Linac (Vin de), Languedoc. Rouge, 3e classe : 11 à 12 degrés.

Linge DE TABLE. Une table proprement et magnifiquement vêtue, c'est-à-dire un couvert bien ordonné dans toutes ses parties prévient agréablement les yeux en faveur d'un dîner. Il est donc nécessaire, si l'on s'occupe un peu de sa table, d'avoir un fonds de très-beau linge, d'en surveiller l'entretien, et surtout le blan-chissage. parce que c'est de cette opération qu'en dépendent l'éclat et la durée.

Il y a trois espèces de linge de table, les ser-vices unis à liteaux, les services ouvrés et les services damassés.

Les *serviettes et nappes à liteaux* résistent mieux que les autres aux fréquentes lessives et font plus de profit, mais elles gardent une cer-taine roideur qui les rend peu propres au service que les convives en attendent ; elles gardent longtemps leur apprêt, et leur surface unie et non spongieuse les empêche de pomper et même d'absorber les molécules grasses des aliments lorsqu'on veut s'essuyer le visage et les mains.

Les *nappes* présentent un coup d'œil peu agréable et ressemblent à des draps ; l'écono-mie fait passer sur ces inconvénients.

Les *services ouvrés* sont d'un aspect plus gai, la variété des dessins les rend plus agréables au coup d'œil ; ce linge est doux au toucher assez spongieux pour absorber les parties grasses des aliments et réunit tous les avantages qu'on exige du linge de table; s'il n'est pas d'une durée aussi longue que le linge uni, on peut assurer pourtant que lorsqu'il est bien choisi, entretenu avec précaution, il fait encore un très-bon service.

Quant aux *services damassés*, ils permettent un grand luxe par l'élégance des dessins, l'ampleur et la solidité des tissus; c'est l'accessoire obligé des dîners d'apparat, des repas de noces et de cérémonie. Ce linge peut offrir des dessins à ramage, des arabesques, des figures d'hommes et d'animaux, des armoiries, des souvenirs de famille ou d'histoire. Le calandrage donne à cette espèce de linge un coup d'œil enchanteur; il produit surtout aux lumières des reflets qui ajoutent singulièrement à l'éclat du couvert.

Les serviettes en coton qui se sont introduites dans le service de la table, pour être d'un usage fréquent, n'en sont pas meilleures; ce linge n'a ni coup d'œil ni consistance; il peluche toujours sur les habits de drap, et l'espèce de prurit qu'il excite sur les lèvres et sur la peau n'a rien d'agréable.

Les maîtresses de maison nous sauront gré de leur recommander l'honorable maison de M. Détolle, fournisseur de la maison impériale de Saint-Denis, dont l'immense assortiment permet le choix le plus varié.

Lingot. Gâteau léger et digestif qui se prend avec le thé. Il se trouve chez Bailleux, 3, boulevard Montmartre.

Liqueur (*Liquor*). Nom que l'on donne à toute substance à l'état liquide.

Pour nous renfermer dans les limites de cet ouvrage, nous nous bornerons ici à ne parler que des liqueurs spiritueuses que l'on sert sur les tables, ainsi que de leurs effets sur l'économie.

L'usage trop fréquent ou immodéré des liqueurs spiritueuses, c'est-à-dire de celles qui ont pour base l'eau-de-vie ou l'alcool, a pour résultat d'accélérer la circulation, d'irriter le système nerveux, de disposer à l'inflammation les parties faibles ou irritables; de donner lieu aux affections du foie, des voies urinaires, de la poitrine, du cerveau. Les liqueurs occasionnent quelquefois la goutte et les rhumatismes; elles commencent par stimuler, mais peu à peu elles finissent par réduire à un état de faiblesse et de langueur; elles occasionnent souvent, par l'abus que l'on en fait, des nausées, des vomissements, du tremblement dans les mains, l'hydropisie, la jaunisse, les obstructions; enfin quelquefois la folie, la paralysie, l'apoplexie et la mort sont les suites inévitables des excès que l'on a faits des boissons alcooliques.

Prises en petite quantité, les liqueurs ne sont pas nuisibles; elles sont même fort utiles dans les pays froids; elles stimulent légèrement, facilitent la digestion, réchauffent et réjouissent; mais ce n'est que dans l'état de santé qu'il faut en faire usage ou dans un cas subit de défaillance; mais alors c'est au médecin à en prescrire l'emploi.

Kirsch-wasser ou eau-de-vie de cerises. — Cette liqueur s'obtient par la distillation des fruits du merisier. On la prépare dans plusieurs cantons de la Suisse. Le kirsch est limpide, incolore, d'une saveur forte, agréable et légèrement amère; il s'améliore en vieillissant.

On peut faire le kirsch-wasser avec des cerises sèches, alors on y introduit de l'eau; on le fait aussi avec des amandes de noyaux d'abricots, avec des prunes, des pêches, etc.; mais le kirsch qui mérite la préférence est celui qui est obtenu des fruits du merisier.

Le kirsch joint à toutes les propriétés enivrantes et excitantes de l'eau-de-vie ordinaire (Voy. *ce mot*) une propriété toxique causée par la présence, dans cette liqueur, de l'acide hydrocyanique, poison des plus énergiques; il est donc bon de n'en user qu'avec beaucoup de réserve.

Punch. — Le punch est une boisson fort en usage de nos jours; on le prend chaud ou à la glace, à la suite des repas, dans le cours de l'après-midi, aux thés, dans les soirées, les bals, etc. Cette boisson se compose ordinairement de thé, de rhum, de citron et de sucre: c'est là le véritable punch. Mais on ne s'est pas contenté de ce mode unique de préparation, et on a imaginé de faire le punch à l'eau-de-vie, au rack, au kirsch et à toutes sortes de vins. Il en est qui remplacent le thé par l'eau bouillante; d'autres varient encore le punch avec des jaunes d'œufs, du marasquin et une foule de liqueurs aromatiques. Il y a des sirops tout préparés pour faire le punch, mais mieux vaut le faire soi-même; c'est du moins l'opinion des gourmets. L'habitude que l'on a de mettre le feu au punch le rend âcre et lui fait perdre ses qualités spiritueuses.

Le punch peut être considéré comme une limonade qui n'a d'inconvénient qu'autant qu'on en fait abus. Dans les saisons froides et humides, dans les soirées et les bals, à la suite des repas, il est excellent pour favoriser la digestion, entretenir la chaleur, et dans les bals surtout il soutient les forces et empêche les refroidissements quelquefois si funestes.

Rack ou arack. — Le rack est une liqueur spritueuse faite avec de l'eau-de-vie de grains. Le rack que les Anglais emploient vient de Batavia et de Malaca. Le rack se fait de trois manières, avec le cocotier, avec le riz et avec le sucre. Mêmes propriétés que les liqueurs précédentes. Comme elles il ne convient, et en très-petite quantité, qu'aux estomacs froids et paresseux, aux tempéraments lymphatiques et aux natures peu excitables.

Rhum. — Le rhum est la liqueur obtenue par la distillation de la mélasse et des écumes de sucre fermentées. Dans les colonies françaises cette liqueur prend le nom de *tafia*; on la nomme **rhum** dans les colonies anglaises. Le tafia n'a pas autant d'arome que le rhum, parce qu'on n'emploie pas dans sa fabrication, comme dans celle du rhum, les écumes fermentées du sucre; on voit d'après cela que la différence qui existe entre le rhum et le tafia tient à ce que dans le rhum on joint à la mélasse les écumes de sucre, ce qui donne à cette liqueur une odeur légèrement empyreumatique, tandis que dans le tafia on ne se sert que de mélasse. Le rhum que l'on fait en France n'est autre chose que du tafia fabriqué avec les mélasses de nos raffineries.

Le rhum a les propriétés des eaux-de-vie; c'est un puissant cordial dans les cas de faiblesse ou d'épuisement accidentel; il neutralise les effets du froid et de l'humidité. Lorsqu'on joint une petite quantité de cette liqueur avec de l'eau et du sucre, on obtient une boisson rafraîchissante, agréable et sans inconvénient dans les chaleurs. Cette même boisson chaude, après les repas, facilite la digestion en stimulant légèrement l'organisme; néanmoins, il faut toujours user de ces ressources très-modérément. Les tempéraments nerveux et sanguins feront bien de s'en abstenir, ainsi que de toutes les autres liqueurs spiritueuses, ou au moins de n'en user qu'avec beaucoup de modération.

Après les liqueurs que nous venons d'énumérer viennent les ratafias, les crèmes, les huiles, les élixirs, les eaux spiritueuses diversement parfumées, etc.; toutes ces préparations alcooliques, quoique moins stimulantes que les différentes espèces que nous venons de signaler, ne sont pas moins dangereuses si l'on en fait excès; prises à petites doses elles sont sans inconvénient, et quelquefois même utiles; mais, de même que des autres, il faut en user avec modération et en état de santé seulement.

Les liqueurs de Madame Amphoux sont d'une qualité supérieure; ce sont, en général, des crèmes aromatisées d'une suavité exquise et que les vrais amateurs recherchent avec amour.

Nous citerons encore, parmi les liqueurs les plus recommandables, celles qui suivent :

Ratafia de Grenoble ;
Eau de canelle de la Côte-Saint-André ;
Eau de noyaux de Phalsbourg ;
Parfait-amour de Nancy ;
Huile de kirsch-wasser de Verdun ;
Eau cordiale de Genève ;
Marasquin de Zara.

L'eau-de-vie de Cognac de six ans et à 22 degrés, prise avec modération et dans des conditions de santé qui le permettent, n'est nullement malfaisante. Des opinions recommandables prétendent cependant que les liqueurs bien fabriquées, douces, onctueuses, balsamiques, sont moins nuisibles que l'eau-de-vie simple, parce que le sucre corrige ce qu'elle a de trop spiritueux et qu'elles conviennent mieux à l'estomac, tout en flattant davantage le palais. Quoi qu'il en soit, il ne faut faire abus ni de l'une ni des autres.

Liquides désinfectants. On nomme ainsi des substances fluides susceptibles, par leur mélange avec des corps en putréfaction ou en décomposition, d'annihiler les émanations qui s'en échappent et de détruire les propriétés délétères que ces émanations ont pour les organismes vivants soumis à leur influence.

Cette question de désinfection a été l'objet de bien des recherches de la part d'un grand nombre de savants; il appartenait à M. J. Ledoyen, chimiste de Paris, de résoudre ce problème, et d'acquérir un titre à la reconnaissance publique en dotant son pays d'un procédé aussi simple et aussi logique que de facile exécution, et sans aucun effet nuisible pour notre économie.

Le *liquide désinfectant*, ou *solution de nitrate de plomb* de M. Ledoyen, va rendre les plus grands services dans les pensions, les hôpitaux, les casernes, les administrations, les ateliers, les maisons particulières, partout enfin où il y a agglomération d'êtres vivants, et, par conséquent, dégagement de miasmes délétères. Les fosses d'aisance, les cloaques, les égouts, les plombs, les lieux, les foyers pestilentiels vont être, enfin, désinfectés; et ainsi seront détruites dans leur source bien des causes de maladie que l'insalubrité faisait naître.

C'est en 1844 que M. Ledoyen a découvert, ou compris, que le nitrate de plomb (*azotate de plomb*) était un des premiers désinfectants.

Pour obtenir la désinfection des matières fétides, M. Ledoyen recherha un sel très-décomposable, ayant pour base un métal doué d'une grande affinité pour le soufre qui fait partie des gaz des fosses, dont les nouveaux composés pussent offrir une grande stabilité et dont le sel fût de nature à se combiner immédiatement avec l'ammoniaque des gaz des fosses.

Le nitrate de plomb lui a donc présenté tous ces effets. Ainsi ce sel se décompose immédiatement en présence du sulfhydrate d'ammoniaque et de l'hydrogène sulfuré, gaz fétides résultant de la décomposition putride des matières animales.

L'acide nitrique de ce sel s'empare de l'ammoniaque des gaz pour former du nitrate d'ammoniaque, sel soluble, inodore, qui reste dans le liquide; l'oxyde de plomb cède son oxygène à l'hydrogène sulfuré qui forme de l'eau; le plomb s'unit au soufre de l'hydrogène sulfuré et du sulfhydrate, et forme du sulfure noir de plomb, sel insoluble, très-difficile à décomposer, et inodore; une portion de l'acide nitrique s'empare de la chaux des sels de chaux; l'acide carbonique de ces sels de chaux s'unit à des parties d'oxyde de plomb pour reformer un peu de céruse. C'est la double décomposition la plus régulière, la plus scientifique; la polypharmacie est mise de côté pour l'application vraie de la théorie chimique : en mêlant dans les fosses une petite quantité de nitrate de plomb, on empêche la fermentation pendant un temps déterminé, temps nécessaire à l'industrie pour changer les matières en poudrette pulvérulente que réclame l'agriculture comme engrais.

Lisbonne (Vin de). 19 degrés d'alcool.

Lissa (Vin de). 25,41 degrés.

Livarot (Fromage de), (Calvados). Ces fromages, qui se vendent sous forme de brique carrée de 5 centimètres de côté sur 3 centimètres d'épaisseur, se fabriquent avec le lait de plusieurs traites presque entièrement écrémé. Leur préparation n'offre rien de remarquable ; la croûte jaune et un peu visqueuse recouvre une pâte d'un blanc jaunâtre, salée et d'un goût assez bon lorsqu'on ne la laisse pas trop vieillir. Ils provoquent la soif et se digèrent facilement ; ils se vendent 50 à 60 centimes. *Dessert.*

Loche (*Cyprinus gobio*). Petit poisson osseux de l'ordre des malacoptérygiens abdominaux et de la famille des cyprins. C'est un mets très-rare, très-délicat et très-recherché, qui convient à tout le monde. On apprête la loche comme l'éperlan. — Voy. *ce mot.*

Longe. On donne ce nom à la partie du veau qui se trouve située entre les côtes et la queue, et qui renferme par conséquent le rognon.

Loriot (*Oriolus*). Oiseau de l'ordre des passereaux et de la famille des dentirostres. La chair de cet oiseau est assez bonne à manger et de facile digestion. On mange quelquefois le loriot ordinaire.

Lotier (*Lotus*). Genre de la diadelphie décandrie et de la famille des légumineuses papilionacées. Dans l'Europe méridionale et sur les côtes de la Barbarie, on mange les gousses du *lotus edulis.*

Lotte (*Lotta*). Poisson osseux, de l'ordre des malacoptérygiens subbrachiens et de la famille des *gades.* La chair de ce poisson est excellente, de facile digestion et convient à tous les estomacs. La lotte subit à peu près les mêmes préparations culinaires que l'anguille ; on la mange *frite,* en *matelote,* à la *poulette,* à la *tartare,* etc., etc. — Voy. *Anguille.* Le foie de la lotte est très-estimé et sert à faire des garnitures de ragoûts. — Voy. *Foie. Entrée.*

La lotte s'apprête comme l'anguille ; on la mange encore en compotes, frites, à la bourgeoise, glacée au lard, à l'italienne, à la Villeroy, à la romaine, à la prussienne, au vin de Champagne, avec un ragoût de son foie. Les foies de lottes sont un mets très-délicat, et les Lucullus modernes s'en font une fois dans leur vie servir un plat, afin de pouvoir se vanter d'avoir atteint à l'un des plus grands bonheurs réservés sur la terre aux gourmands riches.

Loubine. — Voy. *Bar.*

Louise-Bonne. Nom d'une variété de poire qui mûrit en automne ; elle a de l'analogie avec la poire de Saint-Germain ; on la mange crue et on en fait des compotes, des charlottes, etc. Elle a les propriétés des autres poires. — Voy. *ce mot.*

Loup. — Voy. *Bar.*

Louvres, RATAFIA DE CERISES. Ce ratafia jouit d'une renommée qui n'est pas à l'abri de toute contestation.

Ludes (Vin de), Champagne (Marne). Blanc, 1re classe ; 13 à 14 degrés, et rouge, 3e classe, 11 à 12 degrés.

Ludon (Vin de), bordelais. Le meilleur cru rouge, 3e classe ; 11 à 12 degrés.

Lunel (Vin muscat de), Languedoc (Hérault). Vin de liqueur, 2e classe ; se sert au 3e service et au dessert ; 15 à 16 degrés. Il coûte de 2 à 2 fr. 50 cent. la bouteille ; novembre 1854 ; il contient 15,52 d'alcool.

Luth. Espèce de reptile chélonien du groupe des tortues de mer. — Voy. *Tortue.*

Lutjan (*Lutjanus*). Nom réservé à quelques espèces des genres *mésoprion, centropiste, pristipome, crénilabre* et *sublet.*

Ces poissons ont la chair agréable, délicate et de facile digestion ; ils conviennent à peu près à tout le monde.

Lyon. Ses cervelas ne sont pas sans mérite.

Lyonnais (Vins du). Blancs, 2e classe ; Condrieux (Rhône), Saint-Peray (Ardèche) ; 15 à 16 degrés.

Macareux (*fratercula*). Genre d'oiseaux, de l'ordre des palmipèdes et de la famille des alcidées, que l'on trouve dans le nord de l'Europe et de l'Amérique.

Les œufs de cet oiseau sont bons à manger. La chair des jeunes macareux passe pour un assez bon aliment.

Les macareux sont des oiseaux qui émigrent ; ils nagent et plongent avec la plus grande facilité, mais en revanche ils volent et marchent fort mal.

Macaron (*Massula ex saccharo et amygdalis cum ovorum albuminibus intritis*). Pâtisserie de petit-four faite avec du sucre, des blancs d'œufs, des amandes douces ou amères, des pistaches, des avelines, des noix fraîches, des noisettes, etc. Cette friandise est d'assez difficile digestion ; elle devient quelquefois dangereuse lorsqu'on y fait entrer des amandes amères qui, comme on le sait, contiennent de l'acide hydrocyanique. Il faut manger de tous avec modération. Ceux de Nancy ont une réputation méritée. *Dessert.*

Macarons D'AMANDES AMÈRES. Amandes amères 315 gram., amandes douces 185 gram., sucre en poudre 1 kil. 500 gram. On opère comme ci-dessus.

Macarons D'AVELINES. Avelines cassées 500 gram., sucre en poudre très-fin 1 k. 500 gram., râpure d'un citron. On opère comme pour les macarons ordinaires.

Macarons LÉGERS A LA FLEUR D'ORANGER. Amandes 500 gram., sucre passé au tamis de soie 2 kil., fleurs d'oranger pralinée 30 gram.

On opère comme ci-dessus ; on les mouille par-dessus avec un pinceau lorsqu'ils sont dressés, et on cuit à four doux.

Macarons ORDINAIRES. Amandes pelées et bien séchées, 500 gram., sucre pilé et bien sec, 1 k. 500 gram., râpure d'un citron ou de l'essence.

On pile les amandes avec des blancs d'œufs, et quand elles sont bien pilées, on y mêle le sucre avec une spatule; puis après on les dresse sur des feuilles de papier, on les fait de la grosseur d'une noix; si la pâte est trop molle, on y ajoute du sucre et on cuit à four doux. On doit ouvrir le four le moins possible.

Macarons DE PISTACHES. Pistaches 500 gram., sucre pilé et bien sec 1 k. 500 gram. Même procédé que ci-dessus.

Macarons PRALINÉS. Amandes pelées et coupées en filets 500 gram, sucre très-fin 1 kil. 500 gram.

On fait griller les amandes dans un peu de sucre par le même procédé que celui mis en usage pour les amandes grillées, puis après on les met dans une terrine avec quatre blancs d'œufs et de la fleur d'oranger pralinée; on bat bien le mélange en y mettant le sucre par partie; quand la pâte est maniable, on les dresse sur du papier de manière à ce que les macarons aient à peu près la grosseur d'une noix, et on les cuit à four doux.

Macaroni. Pâte faite avec de la farine de riz ou avec de la farine de froment. Cette pâte est en tuyaux de la grosseur d'une plume; on en fait des potages gras ou maigres; mais, le plus ordinairement, on en fait des mets dont le fromage est le principal assaisonnement. Cet aliment est fort en usage dans toute l'Italie; il est nourrissant et d'assez facile digestion; cependant, lorsqu'il est apprêté au fromage, il ne convient pas aux estomacs irrités ou enflammés; il en est de même pour les personnes en convalescence de maladies aiguës.

Macaroni A LA MÉNAGÈRE. Faites cuire, dans de l'eau bouillante, 500 grammes de macaroni avec addition d'un morceau de beurre, d'un peu de sel et d'un oignon piqué de girofle. Faites-le ensuite égoutter et le mettez dans une casserole, avec un peu de beurre et 125 grammes de fromage de Gruyère râpé, autant de fromage de Parmesan, un peu de muscade, de gros poivre, quelques cuillerées de crème; faites sauter le tout et dès que le macaroni filera on peut le servir. *Entremets.*

Macaroni A LA NAPOLITAINE. Après avoir fait cuire votre macaroni dans de l'eau salée, ayez une soupière et dressez dedans successivement une couche de macaroni et une couche de fromage de Parmesan; arrosez ensuite avec du jus, et versez par-dessus, quand toutes les couches sont disposées, du beurre fondu dans la proportion de un à quatre, c'est-à-dire 250 grammes pour 1 kilogramme de macaroni. *Entremets.*

Macaroni AU GRATIN. Le macaroni étant préparé comme il est indiqué ci-dessus, mettez-le sur un plat et saupoudrez-le de mie de pain et de fromage râpé; après cette opéra-

tion, mettez-le sous un four de campagne afin de lui faire prendre couleur. *Entremets.*

Macaroni EN POTAGE. — Voy. *potage.*

Macaroni EN TIMBALLE. Le macaroni étant cuit dans l'eau de sel et égoutté, ajoutez poivre, beurre, fromages de Gruyère et de Parmesan râpés, autant de l'un que de l'autre; laissez sur le feu jusqu'à ce que le fromage soit fondu; beurrez un moule, garnissez-le d'une pâte brisée très-mince, mettez dedans le macaroni ainsi préparé: recouvrez de pâte, et mettez un rond de papier beurré par-dessus la pâte pour qu'elle ne brûle pas; mettez ensuite votre timbale au four, qui doit être passablement chaud, et au bout de trois quarts d'heure ou une heure, selon la grosseur, renversez-la sur un plat et servez. *Entremets.*

Nous le répétons, toutes ces préparations stimulantes et échauffantes ne conviennent ni aux estomacs irrités, ni aux convalescents de maladies aiguës ou inflammatoires.

Macau (vin de), bordelais rouge, 3e classe; 11 à 12 degrés d'alcool.

Macédoine. On fait des macédoines de toute sorte et elles aident beaucoup pour les hors-d'œuvre; le thon, les filets de sardines et d'anchois, de harengs saurs, des chairs de homard, des queues de crevettes épluchées, des olives sans noyaux, des cornichons, des betteraves assaisonnées avec d'excellente huile, un filet de vinaigre ou une sauce mayonnaise, forment une parfaite et exquise macédoine que l'on peut disposer artistement sur les hors-d'œuvre et entourer de ronds de citrons coupés par la moitié et faisant bordure autour de chaque plat.

On donne aussi ce nom à un mélange soit de légumes, soit de fruits, soit de gelées de fruits, soit de fruits glacés, etc. Ces mets, d'une grande distinction, demandent à être parfaitement préparés.

Macédoine AVEC LES LÉGUMES. Tournez en colonnes de deux ou trois centimètres de hauteur, sur un diamètre d'un centimètre environ, des carottes et des navets. Après les avoir fait blanchir et égoutter, faites-les achever de cuire dans du consommé que vous laisserez réduire; prenez ensuite des petits pois, des haricots de toute espèce, des fèves, des petits oignons, des choux-fleurs, des pointes d'asperges, enfin tous les légumes que pourra offrir la saison; faites-les cuire à l'eau de sel, laissez égoutter; dressez le tout en le mélangeant d'une manière agréable à la vue et versez sur le tout une Béchamel.

On peut manger les macédoines de légumes au maigre ou à l'huile. *Entremets.*

Ce mets se digère généralement bien; il est rafraîchissant, mais peu nourrissant; il ne convient pas aux convalescents, à cause de certains légumes, d'assez difficile digestion, qui entrent dans sa composition.

Macédoine DE FRUITS ROUGES A LA GELÉE DE FRAISES. Après avoir préparé la gelée de fraises, comme nous l'avons indiqué précédemment pour la recette de cette gelée, vous placez le grand dôme bien droit dans quinze livres de glace pilée. Vous posez le petit dôme dans le grand, que vous remplissez de gelée. Pendant sa congélation, vous épluchez une vingtaine de fraises ananas et autant de petites fraises ordinaires bien roses, puis autant de belles framboises blanches, une douzaine de belles grappes de groseilles blanches et autant de rouges ; lavez tous ces fruits et égouttez-les sur une serviette. Ayez soin de les toucher le moins possible, afin de leur conserver leur fraîcheur primitive ; ensuite, lorsque la gelée est prise, comme pour la renverser, vous remplissez aux trois quarts le petit dôme avec de l'eau chaude, pour le détacher de la gelée, ce qui s'opère en un clin d'œil, alors vous l'enlevez avec attention du grand dôme qui, par ce moyen, se trouve vide de tout le volume du petit. Vous placez dans la gelée, et au milieu deux cuillerées de groseilles blanches que vous entourez d'une couronne de fraises ananas, ensuite d'une couronne de framboises blanches, puis vous versez dessus deux ou trois cuillerées de gelée conservée et la laissez se congeler. Vous continuez à garnir l'intérieur de la gelée en plaçant sur les framboises une couronne de fraises ordinaires, ensuite une couronne de groseilles blanches. Vous garnissez le milieu de ces fruits avec le reste des framboises, des groseilles blanches et des petites fraises ; vous y joignez trois cuillerées de gelée et continuez à placer sur les groseilles blanches une couronne de fraises ananas, ensuite une de groseilles rouges. Vous placez au milieu le reste des fruits et achevez de remplir le moule avec de la gelée. Le tout étant frappé par la glace, vous trempez le dôme dans une casserole d'eau chaude et le retirez de suite, en plaçant dessus une serviette pour essuyer la surface de la gelée et le moule en même temps ; alors vous posez le plat d'entremets sur la gelée que vous retournez à l'instant en enlevant le moule. Par le procédé de la serviette, la gelée se trouve fixée sur le fond du plat, tandis qu'en ne la ressuyant pas, elle glisse aisément ; et dans les moules à cylindre, les gelées sont susceptibles de se déformer. Vous enlevez le moule avec promptitude ; alors vous voyez au milieu de la gelée transparente les fruits que vous y avez groupés avec symétrie. *Entremets*.

Cette gelée ne convient pas aux estomacs froids et paresseux ; elle est douce, agréable et rafraîchissante.

On fait de la même manière des macédoines avec toutes sortes de fruits et de gelées de fruits.

Mâche. Nom vulgaire de la *valerianella olitoria*, dont on mange les feuilles en salade. Cette plante, indigène et annuelle, est rafraîchissante ; elle convient à beaucoup de personnes, excepté celles dont l'estomac ne peut supporter les crudités et celles qui sont en convalescence.

On joint à cette salade des raiponces, du céleri, de la chicorée blanche, de la betterave et des endives de conserve. *Entremets.* — Voy. *doucette, salade*.

Mâche, DOUCETTE (*valeriana lactuca*).

Mâche D'ITALIE (*val. coronata*).

Mâche D'ALGER (*val. cornucapia*).

Macis (*macis*). C'est l'arille de la muscade ; elle est aromatique et stimulante. On l'emploie fréquemment dans la bonne cuisine ; on s'en sert aussi dans les compositions de l'office et dans un grand nombre de préparations pharmaceutiques.

Cette substance ne convient pas aux personnes irritables et échauffées ; elle ne convient pas non plus dans les convalescences, surtout à la suite d'affections aiguës ou inflammatoires.

Le macis, connu improprement sous le nom de *fleur de muscade*, est rarement employé dans les ragoûts ; mais on le fait entrer quelquefois dans les crèmes, dans les entremets sucrés, ainsi que dans les compotes ; il leur communique un goût très-agréable et plus fin que celui de la muscade. — Voy. *Stimulant*.

Mâcon. Nous fournit d'excellent cotignac.

Mâcon (Vin de), Bourgogne. Rouge, 2e classe et ordinaire de 1re qualité. Se sert au premier service. 16 à 17 degrés d'alcool. — Voy. *Bourgogne*.

Mâconnais (Vins du). Rouge ordinaire, 1re qualité, Brouilly, Juliénas, Cheroubles, Davayé, La Chapelle-Guinchey (Saône-et-Loire, Rhône). 16 à 17 degrés d'alcool.—Voy. *Beaujolais*.

Mâconnais (Fromages) (Saône-et-Loire). Ce sont de tout petits cônes aplatis, dont la base n'a que quatre centimètres de diamètre sur 3 de hauteur ; la pâte en est sèche et salée, d'une saveur assez douce. C'est cependant un fromage de buveurs. Le prix est de 15 centimes. *Dessert*.

Macquelines (Fromages de la ferme de). Ces fromages demi-sel ont paru nouvellement sur le marché et paraissent prendre faveur ; ils sont bien fabriqués, de bon goût, et ont de l'analogie avec le Coulommiers. Ils sont de forme ronde, douze centimètres de diamètre et trois d'épaisseur. Ils se vendent 80 centimes. *Dessert*.

Macre (*Trapa*). Genre de la tétandrie monogynie. Parmi les cinq ou six espèces que renferme le genre macre, il en est une fort utile que nous signalerons ici ; c'est la *macre flottante* (*trapa natans*, Linn.), plus connue sous les noms vulgaires de *châtaigne d'eau, truffe d'eau, noix d'eau, corniole, tribule d'eau, saligot*, etc. Ces fruits, de la couleur et du volume d'une châtaigne moyenne, sont armés de quatre fortes cornes aiguës, et renferment une amande blanche, dure, cordiforme et bonne à manger ; ils ressemblent, pour le goût, à la châtaigne ; mais ils sont plus fades. On

les mange tantôt crus, tantôt et plus habituellement rôtis ou cuits sous la cendre. Cette plante
se trouve dans les lacs et dans les eaux douces
stagnantes, mais non croupissantes de l'Europe
centrale et méridionale et d'une grande partie
de l'Asie. Cet aliment est nourrissant, mais
d'assez difficile digestion ; il ne convient ni
aux convalescents ni aux estomacs faibles et
délicats.

Macreuse (*Videmia*). Oiseau de l'ordre
des palmipèdes et du genre des canards. Sa
chair, noire, maigre, dure, d'un goût sauvage,
constitue, malgré tous les efforts des plus
habiles cuisiniers, un aliment assez mauvais et
de difficile digestion. La macreuse noire est
celle que l'on doit manger de préférence à la
grise, qui est la femelle, et que l'on nomme
bizette.

Cet aliment, que l'on mangeait et que l'on
mange encore en carême, a été rangé au nombre des mets maigres, par suite de l'ignorance
où l'on était autrefois du mode de génération
de cet oiseau, ignorance qui a donné lieu aux
hypothèses les plus burlesques, et qui, écar-
tant toute idée de reproduction par accouple-
plement ou par un œuf, dégagèrent les con-
sciences de tout scrupule et déterminèrent les
conciles à en permettre l'usage. Aujourd'hui,
quoique l'on soit plus éclairé à ce sujet, et
bien que le doute sur la nature de la macreuse
ne soit plus permis, on n'en persiste pas moins,
dans un grand nombre de diocèses, à regarder ce mets comme maigre et à l'employer aux
jours d'abstinence religieuse.

Le meilleur parti possible à tirer de ces animaux consiste à les faire cuire pendant quatre
ou cinq heures à très-petit feu avec du vin
blanc, du beurre, des fines herbes, sel et gros
poivre, clous de girofle et laurier ; on y ajoute
une sauce au beurre dans laquelle on fait
entrer du vinaigre à l'estragon. *Entrée.*

Macreuse AU CHOCOLAT. Après avoir vidé
la macreuse, on la lave dans l'eau-de-vie et
on la fait revenir sur de la braise ; on la fait
cuire ensuite dans un vase de terre avec addition de vin blanc, sel, poivre, laurier et fines
herbes. On fait ensuite du chocolat à la manière ordinaire, et on le verse sur la macreuse.
Ce chef-d'œuvre de l'art culinaire n'a trouvé
que peu d'amateurs. *Entrée.*

Macreuse RÔTIE. On peut encore manger
la macreuse en la faisant cuire à la broche
après avoir rempli le corps avec une pâte faite
de mie de pain et assaisonnée de sel, poivre,
girofle, feuilles de laurier, thym, persil, beurre
frais manié de jaunes d'œufs et de sauge,
écorce d'orange. *Rôt.*

On fait encore avec la macreuse des terrines, des pâtés maigres dans lesquels on ajoute
de l'anguille, et certains potages aux navets
qui sont assez estimés.

La macreuse ne convient qu'aux estomacs
robustes et nullement aux estomacs faibles et
délicats ni aux convalescents.

Mactre (*Mactra*). Genre de mollusques
acéphales à coquille bivalve. La Méditerranée
en fournit beaucoup d'espèces ; on en mange
plusieurs et notamment la *mactre lisor* (*mactra
stultorum*). Leurs propriétés alimentaires sont
les mêmes que celles des autres coquillages
bivalves, excepté la *mactre poivrée*, de la même
mer, dont la chair est fort âcre.

Macusson ou **Marcusson** (*Lathyrus
tuberosus*). C'est le nom vulgaire de la gesse
tubéreuse. — Voy. *Gesse*.

Madeleine (*gâteau*). (*Recette de Madeleine
Paumier, ancienne cuisinière de Mme Perrotin
de Barmond*). « Râpez sur un morceau de
sucre le reste de deux petits cédrats (ou de
deux citrons ou bigarades) ; écrasez ce sucre
très-fin, mêlez-le avec du sucre en poudre,
pesez-en 282 grammes que vous mettez dans une
casserole avec 250 grammes de farine tamisée,
quatre jaunes et six œufs entiers, deux cuillerées d'eau-de-vie d'Andaye et un peu de sel ;
remuez ce mélange avec une spatule. Lorsque
la pâte est liée, vous la travaillez encore une
minute seulement. Cette observation est de rigueur si l'on veut avoir de belles madeleines ;
autrement le mélange étant trop travaillé, il
fait beaucoup trop d'effet à la cuisson, et cela
dispose les madeleines à être compactes, à s'attacher aux moules, à être plucheuses ou à se
ratatiner, ce qui rendrait cet entremets de bien
pauvre mine.

« Faites ensuite clarifier dans une petite casserole 314 grammes de beurre d'Isigny ; au fur
et à mesure que le lait monte dessus, vous avez
soin de l'écumer ; lorsqu'il ne pétille plus, cela
indique qu'il est clarifié ; alors vous le tirez à
clair dans une autre casserole ; lorsqu'il est un
peu refroidi, vous en remplissez un moule à
madeleines ; vous verserez ce beurre dans un
autre moule, et ainsi de suite jusqu'au nombre
de huit, après quoi vous reversez le beurre
dans la casserole ; vous garnissez ensuite de
nouveau un moule de beurre chaud et le
versez tour à tour dans les huit autres moules ;
enfin vous recommencez deux fois cette opération, ce qui vous donnera trente-deux moules
beurrés. Il ne faut pas renverser les moules,
après les avoir beurrés, attendu qu'ils doivent
conserver le peu de beurre qui s'égoutte au fond
de chacun d'eux.

« Après, vous mêlez le reste du beurre dans
le mélange et puis vous le placez sur un fourneau très-doux ; vous remuez légèrement ce
mélange afin qu'il ne s'attache pas à la casserole, et, aussitôt qu'il commence à devenir liquide, vous le retirez de dessus le feu pour
qu'il n'ait pas le temps d'y tiédir ; ensuite
vous garnissez les moules avec une cuillerée
de cet appareil ; mettez-les au four de chaleur
modérée. » *Entremets, Dessert.*

Cette pâtisserie est fort lourde et ne convient
ni aux convalescents, ni aux personnes dont
l'estomac est faible et délicat.

Les madeleines de Commercy ont une grande

réputation ; nous voulons croire qu'elle est méritée.

Madère. Le vin de Madère est chaud, tonique, excitant et éminemment digestif. On le dit sec, à cause de la légère amertume qu'il contracte par suite d'une manutention particulière, et de la perte qu'il fait, avec le temps, d'une partie de sa matière saccharine. C'est un vin de dessert qui hâte et facilite la digestion, mais dont il ne faut pas faire un usage habituel lorsqu'on n'est pas doué d'un estomac vigoureux. Il contient de 22 à 24 p. 100 d'alcool. Le Madère qu'on boit à Paris, n'est souvent pas autre chose, que des eaux-de-vie de plus ou moins riche qualité.

Le vin de Madère doit être sec, un peu amer, et exhaler un agréable parfum avec un petit goût de poix qu'il reçoit des outres dans lesquelles on le transporte. Il coûte de 2 fr. 50 à 8 fr., selon l'âge et la qualité.

L'île de Madère, située dans l'océan Atlantique au 20e degré de longitude et à 30o 33' de latitude, fut découverte en 1344 et conquise en 1431 par Juan Gonzalès et Tristan Vaz, Portugais. On prétend qu'ils mirent le feu aux portes et que cet embrasement produisant un amas considérable de cendres, rendit le sol excellent pour le vin. Quoiqu'il en soit, le vin de Madère jouit depuis longtemps d'une grande réputation, et la mérite à tous égards.

La plus grande partie du vin récolté à Madère passe en Angleterre ; c'est, avec celui d'Oporto, le vin dont les Anglais font le plus de consommation ; mais, soit pour l'accommoder au goût de l'Angleterre, soit pour aider ce vin à supporter le trajet de mer, on le coupe avec une forte dose d'eau-de-vie de France ; cela explique les innombrables cargaisons d'eau-de-vie, qui partent des ports de La Rochelle et de Bordeaux pour se rendre à Madère.

Il est donc très-difficile de se procurer du vin de Madère naturel. Le vin de Madère a néanmoins pris une grande faveur, mais c'est rarement au dessert qu'on le fait servir ; son plus grand usage a lieu comme coup du milieu ; le plus sec est préféré, comme le plus apéritif.

La consommation qui se fait de ce vin est considérable ; il tient un rang important dans les réductions et partage cet honneur avec le vin de Malaga. C'est surtout avec la viande de boucherie ou la venaison qu'il s'allie merveilleusement. Un filet de bœuf ou de sanglier, un quartier de chevreuil au vin de Madère sont des relevés d'un grand luxe. Cette réduction entre aussi dans tous les ragoûts dits en tortue, et n'en est pas un des moindres agréments.

Les filets sautés au vin de Madère sont d'un usage journalier chez tous les restaurateurs honorables de la capitale.

C'est un mets très-nutritif et dont s'accommodent parfaitement les bons estomacs ; il faut l'épargner aux estomacs délicats. Ce vin contient 24 à 25 degrés d'alcool.

Madi (*Madia*). Genre de la syngénésie polygamie superflue et de la famille des corymbifères ou des composées-sénécionidées. Cette plante, qui est annuelle, croît au Chili où on la cultive sur une grande échelle. On n'en connaît encore que deux espèces : l'une sauvage, le *madia mellosa* ; l'autre cultivé, le *madia sativa*. On retire de cette dernière, soit par expression, soit par coction, une huile très-douce, analogue et même préférable, pour le goût, à l'huile d'olive ; elle a les mêmes propriétés et sert aux mêmes usages que cette dernière.

Mai. — Voy. *Calendrier*.

Mailly (Vin de). Champagne (Marne).

Blanc, 1re classe.

Rouge, 2e classe.

Maïs (*Zea*). Genre de plantes monocotylédones, de la famille des graminées et de la monœcie triandrie, dont la graine, connue sous le nom de blé d'Inde ou de Turquie, contient, selon le docteur John Gorham, de la fécule amylacée, une matière gommeuse, de l'albumine, du sucre, un principe extractif et une substance particulière, nommée zeïne. L'absence de gluten rend la fécule du maïs impropre à la panification. Un cinquième environ de fécule, mélangé à la farine de froment, communique cependant au pain un goût assez agréable. La farine de maïs sert, en Italie et dans le midi de la France, à faire des gâteaux ou des bouillies, connues sous les noms de polenta, de millasse, de cruchade, de gaudes, etc. Les peuples de l'Asie, de l'Afrique et de l'Amérique se nourrissent principalement de maïs ; c'est la farine de cette plante qui constitue la base de leur alimentation.

Les semences du maïs, concassées et légèrement bouillies, donnent, par la fermentation, des boissons spiritueuses, telles que le yolatole des Indiens et le chicoka, qui les enivrent plus promptement que le vin, et qu'ils boivent les jours fériés.

Suivant Parmentier, elles peuvent remplacer l'orge dans la fabrication de la bière, et les grains torréfiés fournissent une liqueur analogue au café.

Dans certaines contrées de la France et notamment aux environs de Paris, on cultive le maïs dans l'unique but d'en confire dans le vinaigre, de même que les cornichons, les épis non encore fécondés.

La farine de maïs constitue une alimentation douce, réparatrice et de facile digestion. Sa bouillie est recommandée aux convalescents et aux individus affectés de maladies chroniques des voies digestives.

Le docteur Paul Gaubert prétend avoir prescrit les gaudes avec avantage, pour combattre des irritations d'entrailles compliquées de constipation opiniâtre.

On cultive, en Pensylvanie, une variété de maïs nommé blé doux, que l'on mange comme les petits pois. On cueille les épis quand le grain est en lait ; on fait aussi cuire les épis à la vapeur et l'on assaisonne de beurre frais avec du sel ; on les fait cuire aussi égrénés.

Il y en a deux variétés : *maïs à poulets, à quarantaine.*

Maison DE SANTÉ. Les établissements fondés pour le traitement de maladies qui exigent une action hygiénique sont d'une incontestable utilité pour l'application de ces soins assidus qui souvent sont difficiles à administrer à domicile. Mme Renard a fondé une excellente maison où toutes les précautions sont rigoureusement observées pour la cure des maladies les plus difficiles. Deux médecins consacrent tout leur temps à cet établissement important.

Maître D'HÔTEL. La sauce à la maître d'hôtel est une excellente sauce blanche faite avec du beurre extrêmement frais et à laquelle on ajoute des fines herbes et l'expression d'un jus de citron. On la sert très-chaude dans une saucière, en même temps que le plat qu'elle doit accompagner. — Voy. *Maquereau* et *Sauce.*

Maître DE MAISON. Il doit faire ses invitations trois jours d'avance, et veiller à ce qu'elles arrivent exactement et franches de port. Le devoir de l'invité est de répondre à l'invitation, si non son silence au bout de vingt-quatre heures sera pris pour acceptation ; il sera censé engagé et doit arriver à l'heure indiquée ; le maître de maison ne doit pas faire attendre le dîner, ou pourvoir à ce que cette attente paraisse la moins longue possible en faisant offrir dans le salon un verre de wermouth ou de vin de Madère.

Le dîner servi, le maître de maison doit faire passer tout le monde à table, les convives doivent se soumettre à l'obéissance pour éviter les cérémonies compromettantes pour l'excellence des mets.

Si l'on a adopté la méthode des cartes nominatives posées sur chaque couvert, tout le monde sera placé en un clin d'œil, et si la soupe a été servie d'avance dans chaque assiette, on entrera en fonctions sans autre préliminaire.

Le maître de maison doit servir lui-même les principales pièces et veiller avec attention sur chaque assiette ; les convives, de leur côté, se feront une obligation de le seconder dans l'exercice de ces devoirs, soit en disséquant eux-mêmes les pièces que le maître de maison leur aurait confiées, soit en servant avec promptitude, abondance et dextérité, les mets placés devant eux, d'après les demandes respectives. Ce concours simultané permet un prompt débit de tous les mets, les appétits les plus timides sont satisfaits, et il s'établit, entre tous les convives, un véritable esprit de confraternité.

La même marche s'observe à chaque service, ainsi que pour le service des vins fins.

Si le devoir du maître de maison est de veiller à ce que les assiettes soient garnies, celui des convives est de les renvoyer nettes. Laisser quelque chose dessus, c'est faire injure au maître de la maison dans la personne de son cuisinier. Ce devoir n'est pas moins obligatoire pour les femmes que pour les hommes, et nous en avertissons surtout les petites maîtresses qui croient qu'il est du bon ton d'en agir autrement. Il faut donc ne pas accepter ou accepter peu, mais manger jusqu'à la dernière parcelle de ce qu'on a reçu ; ce précepte est de rigueur.

Le ton de la conversation doit être donné par l'amphytrion ; les convives ne doivent pas le contrarier trop ouvertement, mais s'attacher plutôt à faire ressortir son esprit, valoir son opinion, et louer à propos, d'une manière délicate, son dîner et ses vins ; c'est le moyen le plus sûr de gagner ses bonnes grâces et d'être souvent invité. De son côté, le maître de maison tâchera de dire à chacun quelque chose d'agréable, de partager également son attention et ses soins, et de faire en sorte qu'on le quitte aussi content de son esprit que de sa table. — Voy. *Convive.*

Malaga. Vin d'Espagne d'un parfum et d'un goût fort agréables. Il est stimulant, tonique, et convient, en quantité modérée, aux convalescents qui ont besoin d'être restaurés et aux estomacs faibles.

Rouge et blanc onctueux d'un beau jaune quand il est vieux. Il se conserve longtemps, se sert au dessert, et se vend de 2 fr. 25 c. à 4 fr. 25 la bout. Novembre 1854 ; il contient 17 à 18 degrés d'alcool.

Malaga. Les raisins de Malaga ne démentent pas la juste renommée de l'excellent vin de ce pays.

Malarmat (*Peristedion*). Genre de poissons osseux de l'ordre des acanthoptérygiens et de la famille des joues cuirassées. On n'en connaît bien qu'une espèce, le Malarmat (*trigla cataphracta*, L.), qui habite les parties de la Méditerranée qui sont situées à l'occident ; son corps est d'un beau rouge, couvert, sur les flancs, d'une teinte dorée et, sous le ventre, d'un blanc plus ou moins argenté. Sa chair, d'un goût agréable, est de facile digestion, et peut convenir à des convalescents.

Maligny. Vin blanc de Bourgogne. 228 litres, 1844-46, 200 fr. ; 1848-51, 130 fr.

Malique (ACIDE). Son nom lui vient de la pomme (*Malum*). Presque tous les fruits à pépin en contiennent. Les poires, les prunes sauvages, la joubarbe des toits, les baies du sorbier, du sureau noir, de l'épine-vinette, etc. C'est de cet acide que ces fruits tirent leur goût aigrelet.

Malpighier (*Malpighia*). Genre de la décandrie trigynie et de la famille des Malpighiacées à laquelle il donne son nom. Parmi les vingt espèces de ce genre décrites par de Jussieu, il en est deux que nous mentionnerons ici.

1° Le MALPIGHIER GLABRE (*Malpighia glabra*); arbrisseau qui croît dans les parties chaudes de l'Amérique, où il porte le nom de *cerisier des Antilles ;* son fruit est une sorte de drupe rouge, de la forme et de la grosseur d'une cerise, d'une saveur aigrelette ; on le mange seul ou avec du sucre. Il est rafraîchissant. Cette espèce, cultivée dans nos jardins comme plante d'ornement, développe ses fleurs de janvier à juillet. Il lui faut la serre chaude pendant l'hiver et, pendant l'été, une exposition méridionale.

2° Le MALPIGHIER BRULANT (*Malpighia urens*) ; il croît naturellement aux Antilles ; il est connu en Amérique sous les noms de *bois capitaine, cerisier de Courwith,* etc. Cet arbrisseau peu élevé, dont les rameaux sont glabres, donne après la floraison des fruits ou drupes globuleux, de la couleur et de la grosseur d'une cerise, que l'on mange aux Antilles, surtout confits au sucre ; ces fruits sont astringents ; on les emploie avec succès, ainsi que l'écorce de ce même arbrisseau, contre la diarrhée, les hémorragies, etc. Cette espèce, cultivée comme la précédente, porte des fleurs qui se développent, dans nos climats, de juillet à octobre.

Malt. On nomme ainsi l'orge germée, séchée, dont on a séparé les germes, et qui sert à la fabrication de la bière.

Malvoisie. Vin qu'on récolte dans l'île de Malvoisie, en Grèce. Il est d'un goût exquis, sucré, tonique et stimulant. C'est un des vins étrangers les plus recherchés. Malheureusement la plupart de nos malvoisies sont fabriqués de toutes pièces à Paris ou nous viennent du midi de la France. On doit le boire comme de la liqueur, c'est-à-dire modérément.

Il coûte de 3 fr. 50 c. à 6 fr. la bouteille, et de 2 fr. 25 c. à 4 fr. 50 c. (novembre 1854), et contient de 16 à 17 degrés d'alcool.

Malvoisie DE TÉNÉRIFFE (Vin de). Afrique. Rouge, 3ᵉ service. 16 à 17 degrés.

Malvoisie (Vin de). Provence (Bouches-du-Rhône). Vin de liqueur, 3ᵉ classe. 15 à 16 degrés.

Mamei (*Mammea*). Genre de la polyandrie monogynie et de la famille des clusiacées-garciniées de Linné. Parmi les espèces que renferme ce genre, il est un très-bel arbre des Antilles que l'on nomme *abricotier*, dont les fleurs ont une odeur suave, et dont les fruits, qui sont du volume de la tête, ont une saveur douce, aromatique et agréable. Ce fruit est on ne peut plus estimé à Saint-Domingue.

Mandarines. Ce sont de jolies petites oranges de Malte de couleur riche, grosses comme une pomme de reinette. Elles ont la peau un peu molle et épaisse, leur odeur est aromatique, leur saveur exquise. Elles sont en général assez chères.

Mangoustan ou **Mangostan** (*Garcinia*). Genre de la dodécandrie monogynie et de la famille des clusiacées ou guttifères. Parmi les différentes espèces de ce genre, la plus remarquable est le MANGOUSTAN CULTIVÉ (*Garcinia mangostana*), bel arbre, originaire des Moluques, mais qui est très-répandu dans l'Inde et dans une grande partie des régions intertropicales où on le cultive à cause de son fruit. Ce fruit a le volume d'une orange moyenne ; son péricarpe, de couleur foncée, forme une sorte d'écorce spongieuse qui renferme une pulpe molle, fondante, blanche et succulente, d'une saveur très-agréable, légèrement acide et exhalant une odeur de framboise. On mange ce fruit cru, après l'avoir dépouillé de son écorce ; on en fait des confitures ; il est rafraîchissant et un peu laxatif ; il convient aux convalescents et aux malades. On lui attribue des propriétés contre les fièvres, le scorbut, les inflammations, etc. L'écorce péricarpienne de ce fruit est regardée comme astringente et vermifuge ; on la confit au sucre et on l'emploie avec avantage dans les flux dyssentériques. Les graines, renfermées dans la pulpe, sont anguleuses, velues et munies d'une arille ; elles ont la saveur, la couleur et la consistance des châtaignes.

Il y a encore d'autres espèces de Mangoustans dont les fruits sont comestibles, et entre autres le *Cambogia gutta,* de Linné, arbre qui fournit la gomme-gutte.

Mangue. Fruit du manguier.

Manguier (*Mangifera*). Genre de la pentandrie monogynie et de la famille des anacardiacées. Les espèces qui composent ce genre sont des arbres originaires de l'Inde. La plus connue et la plus intéressante de ces espèces est le *Manguier des Indes (Mangifera Indica),* originaire des Indes-Orientales et cultivé à l'île de France et dans l'Amérique intertropicale. Ce bel arbre donne des fruits qui portent, aux Antilles, les noms de *mangue* ou *mango ;* ces fruits, qui varient de couleur suivant la variété à laquelle ils appartiennent, sont jaunes, verts ou rouges, du volume d'un petit melon ; ils pèsent environ un demi-kilogramme. Certaines variétés, comme à Java, atteignent un poids qui va de 2 à 3 kilogrammes. Ce fruit qui a, à peu près, la forme d'un rein, a une chair jaune, un peu filandreuse, fondante, de saveur sucrée et très-agréable ; il constitue un aliment abondant, sain, nourrissant, adoucissant et rafraîchissant. Le manguier fleurit et fructifie en avril, mai, juin et juillet. On le mange au naturel et sans préparation, ou bien cuit ou salé. On le mange encore pelé, coupé par tranches et assaisonné avec du vin, du sucre et des aromates. On en fait des compotes et des confitures. Lorsqu'il est cueilli jeune, on le confit au vinaigre, à la manière des cornichons, qu'il remplace sans désavantage.

Il y a encore deux espèces du même genre dont le fruit est comestible : ce sont, le *Mangifera fetida,* grand arbre de la Cochinchine et des Moluques ; son fruit est cordiforme et pubescent à la surface ; et le *Mangifera laxiflora,* de l'île Maurice, dont le drupe est globuleux.

Le fruit, l'écorce et les feuilles de certaines variétés du manguier sont doués de plusieurs propriétés médicinales fort estimées, ce qui fait que ce bel arbre est un des plus utiles que possèdent les contrées chaudes de notre globe.

Maniguette. On donne le nom de *maniguette* et celui de *graines de paradis* aux semences de l'*amomum granum paradisi*, de Linné, plante de Madagascar, de Ceylan et de Guinée. Ces semences de saveur chaude et poivrée sont très-aromatiques; elles sont employées rarement aujourd'hui.

Manioc (*Jatropha manihot*). Médicinier cassave. Plante de la famille des euphorbes. Sa racine, formée de gros tubercules charnus et ovales, contient tout à la fois un suc âcre, volatil, vénéneux, et une fécule alimentaire très-recherchée en Amérique.

On fabrique avec cette fécule un pain appelé pain de Cassave, jaune en dehors, blanc en dedans, d'un goût fort agréable. Il est nourrissant, de facile digestion et se conserve très-bien à l'abri de l'humidité.

Suivant MM. Boutron et Henry, le principe vénéneux du suc de manioc est l'acide hydrocyanique; on parvient facilement à le détruire en mélangeant avec de l'eau la racine broyée et privée de son écorce dans un sac d'écorce de palmier, en exprimant le suc et en suspendant le sac dans une cheminée jusqu'à parfaite dessiccation. Cette racine ainsi préparée et pulvérisée constitue la farine de cassave, mélange d'amidon, de fibre végétale et d'un peu d'extractif.

La fécule blanche que laisse déposer le suc de la racine, n'est autre chose que de l'amidon; cette fécule, lavée et séchée à plusieurs fois différentes, constitue le sagou blanc ou tapioka.

Maquereau (*Scomber*). Genre de poissons osseux de l'ordre des acanthoptérygiens et de la famille des scombéroïdes. Le maquereau est un poisson de mer; sa chair est nourrissante, mais d'assez difficile digestion, et ne convient ni aux convalescents, ni aux estomacs faibles et délicats.

La cuisine s'est emparée de cet excellent poisson pour en varier les apprêts, et, quoique celui à la maître d'hôtel, c'est-à-dire cuit sur le gril dans un papier gras, fendu par le dos et farci d'un bon morceau de beurre frais manié de fines herbes, soit le plus en usage, on voit les maquereaux paraître sur les tables somptueuses, tantôt à l'espagnole et piqués, tantôt à la flamande en caisse, à la Périgord, en fricandeaux, aux écrevisses, en côtelettes, en papillotes, et même en potage. On les accommode encore au gras, après avoir fait suer du jambon et les avoir arrosés d'une bonne essence lorsqu'ils sont dressés. Cette dernière méthode est extrêmement succulente et même aphrodisiaque. Les maquereaux conviennent donc ainsi aux appétits à stimuler et aux tempéraments lymphatiques.

La meilleure manière de les manger, c'est de les mettre sur le gril, dans un papier huilé, de les fendre par le dos, et, au moment de les servir, d'introduire, dans cette ouverture, un morceau de beurre extrêmement frais, manié de fines herbes. La chaleur du maquereau fait fondre le beurre, et c'est la sauce qui en découle que l'on appelle une *maître-d'hôtel.* — Voy. *ce mot.*

Mais si le beurre n'est pas parfaitement frais, si le plat sur lequel on dresse le maquereau n'est pas brûlant, cette sauce cesse d'être bonne; elle se fige même en peu d'instants.

Il est préférable de servir séparément une sauce maître-d'hôtel (Voy. *ce mot*), et l'on mange le maquereau; chacun fend le sien par le dos sur son assiette, et y introduit aussitôt cette maître-d'hôtel, dans laquelle on ne met qu'une pincée de farine, et dont le jus de citron relève merveilleusement le goût.

Maquereaux A LA MAÎTRE-D'HÔTEL. Ayez des maquereaux bien frais, et après les avoir vidés, parés, nettoyés et fendus en longueur du côté du dos de l'animal, mettez-les sur un plat de faïence ou de terre et les faites mariner une demi-heure environ avec de l'huile, du sel fin et quelques branches de persil. Mettez-les sur le gril et prenez bien garde que la laitance se perde; quand ils sont bien cuits, dressez-les et, avec une cuiller de bois, introduisez-leur, dans le dos, une maître-d'hôtel froide que vous aurez forcée de jus de citron, et servez-les bien chauds.

La laitance du maquereau est un manger très-délicat et très-agréable; on l'apprête, de même que les laitances de carpe et de hareng, en friture, en caisse, en papillotes farcies, au gratin maigre, etc.; on en fait encore des garnitures de ragoût au vin blanc, et on s'en sert pour foncer des tourtes au poisson. *Entrée.*

Ce mets est excitant et échauffant; il en faut manger avec modération.

Maquereaux AUX GROSEILLES VERTES A L'ANCIENNE MODE. Ayez des maquereaux et farcissez-les avec des groseilles à moitié mûres que vous aurez eu soin de bien éplucher et épépiner; ajoutez à cette farce un peu de chair d'anguille de mer ou de hareng frais, du beurre frais, des fines herbes, du sel et du poivre de Cayenne. Lorsque les maquereaux sont farcis, faites-les cuire dans de l'eau salée avec beurre, oignons et quelques tranches de racines; lorsque vos poissons sont cuits, faites-les égoutter et les servez masqués par une sauce au beurre que vous préparerez de la manière suivante:

Ayez deux poignées de groseilles à maquereau à moitié mûres, après les avoir ouvertes en deux et en avoir retiré les pépins, faites-les blanchir dans de l'eau de sel; égouttez-les, jetez-les dans votre sauce au beurre dans laquelle vous ajouterez un peu de crème double et un peu de muscade râpée. Cette manière de manger les maquereaux est fort ancienne et ne manque pas d'agrément. Ce mets ne convient qu'aux estomacs robustes. *Entrée.*

Marasquin. Liqueur alcoolique faite avec

une petite cerise nommée en Italie Marasca. Le marasquin de Venise, de Bologne et de Dalmatie est une liqueur douce, tonique, et dont il ne faut pas mésuser.

On fait encore le marasquin avec plusieurs autres sortes de fruits, tels que pêches, groseilles, fraises, framboises, abricots, prunes, coings, etc. Enfin, il y a le marasquin de Zara. Cette liqueur est excitante, et ne convient ni aux malades, ni aux convalescents, ni aux personnes irritables.

Marasquin DE ZARA. Dalmatie. Liqueur composée avec des merises, des framboises, feuilles de framboisier, noyaux de pêches et iris de Florence.

Cette liqueur participe, par le fait des éléments qui entrent dans sa composition, aux inconvénients et aux avantages des liqueurs alcooliques. (Voy. *ces mots*.) Elle a, de plus, une propriété toxique qui tient à l'acide hydrocyanique qui s'y rencontre, et qui est due à la présence des noyaux de merises et de pêches qu'on joint aux fruits destinés à sa préparation ; aussi doit-on n'en user que très-sobrement, ainsi que l'on doit faire pour le kirschwasser.

Marbrée DE VEAU, BOEUF ET COCHON. C'est une préparation en usage chez les charcutiers, et qui, comme tout ce qui tient au porc, doit être consommée avec ménagement par les estomacs délicats.

On prend un nombre égal d'oreilles de veau et d'oreilles de cochon ; on les met dans une marmite avec une noix de jambon, un filet de bœuf, sel, poivre, échalottes, thym, basilic ; on mouille avec de bon bouillon ; à la moitié de la cuisson, on ajoute une bonne poularde ; après cuisson, on désosse toutes ces viandes, on les mélange en les coupant par morceaux plats et en les serrant bien : on couvre le tout d'une bonne sauce de velouté et d'essence de jambon. *Entrée*.

Marcassin (Voy. *Sanglier*). C'est le petit de la laie ; il se mange en août, cuit à la broche, farci ou non ; il est d'un bon goût, sa chair est assez tendre et agréable, mais lourde et trop muqueuse. Cet héritier présomptif du roi des forêts, malgré sa noble et sauvage origine, ne vaut pas les frais d'une indigestion.

Le marcassin ne se montre guère qu'à la broche. On le pique partout de petit lard, à la réserve du cou et de la tête, et on le sert pour rôt. Il passe pour un mets délicat, de bon goût, et sa chair, quoique nourrissante, se digère assez facilement. Cependant les personnes délicates, celles qui relèvent de maladie, feront bien de s'en abstenir.

Marennes. Les huîtres de Marennes sont considérées, à juste titre, comme les meilleures que l'on puisse manger.

Maret (Vin de), cru de l'Hermitage, Dauphiné (Drôme) : rouge 1re classe, 12 à 13 degrés.

Mareuil (Vin de), Champagne (Marne) :

blanc, 1re classe, 13 à 14 degrés ; et rouge, 3e classe, 11 à 12 degrés.

Margaux-Paysan (Bordeaux) : rouge, 228 litres, 1844-46, 600 fr. ; 1848-49, 450 fr. ; 1 fr. 50 c. à 2 fr. la bouteille (novembre 1854).

Marienbad (Bohême). Ce sont les mêmes eaux que celles de Carlsbad ; seulement elles sont froides, tandis que celles de Carlsbad ont une température élevée. On les prescrit dans les mêmes circonstances. Elles possèdent de plus la propriété toute spéciale de rappeler le flux hémorroïdal supprimé. La dose en est de deux verres le matin.

Marinade. Assaisonnement dans lequel on trempe les viandes et le poisson avant de les faire cuire. Une marinade se compose de vin ou de vinaigre, quelquefois de tous les deux à la fois, de sel, d'épices, d'herbes aromatiques, de ronds de citrons, etc. Il y a encore une autre espèce de marinade dont l'huile est la base.

Les marinades sont plus ou moins excitantes et échauffantes, selon la dose d'épices et d'aromates que l'on a fait entrer dans leur composition ; mais elles relèvent fort agréablement le goût des substances. Les marinades ne conviennent qu'en état de santé.

Mariner. Opération qui consiste à faire séjourner, plus ou moins de temps, les viandes et le poisson dans des préparations de haut goût, dans le but ou de rendre ces viandes plus tendres, ou d'augmenter leur sapidité naturelle, ou de les conserver plus longtemps.

Marjolaine (*Majorana*). Genre de la didynamie gymnospermie et de la famille des labiées. Parmi les espèces peu nombreuses qui composent ce genre, il en est une généralement connue et très-répandue dans nos jardins ; c'est la *marjolaine commune*, plante originaire de l'Amérique septentrionale. Cette plante est estimée pour l'odeur agréable qu'elle exhale ; sa saveur chaude et son odeur aromatique la font employer comme condiment dans certaines préparations culinaires.

La marjolaine est stimulante et favorise le travail de la digestion ; il ne faut pas faire abus cependant de son emploi. Les convalescents, à la suite d'affections inflammatoires surtout, n'en doivent pas faire usage.

Marjolaine (*Origanum majorana*). Condiment de haut goût estimé dans le midi ; se récolte toute l'année.

La marjolaine est une plante odoriférante qui s'emploie moins souvent que le thym, quoiqu'il serve aux mêmes usages. On en nourrit utilement les lapins quelques jours avant de les tuer, dans l'espérance de leur donner un goût de lapin de garenne. On l'emploie fraîche.— Voy. *Stimulant*.

Marmelade. Sorte de confiture dans laquelle entrent des fruits et du sucre, convertis, par une cuisson suffisante, en un mélange ou préparation que l'on peut conserver.

Marmelade D'ABRICOTS. Faites blanchir

vos abricots à l'eau bouillante, après en avoir ôté les noyaux ; enlevez - les ensuite avec l'écumoire et mettez-les égoutter sur un tamis de crin. Faites cuire, à la petite plume, autant de sucre que vous aurez en poids d'abricots, et mettez-y successivement les fruits entiers ou coupés par quartiers. Après deux ou trois bouillons, mettez-les refroidir afin qu'ils se dégorgent et qu'ils prennent sucre. Faites ensuite revenir votre sirop à la même cuisson ; remettez-y les fruits, faites-les bouillir pendant cinq ou six minutes, après quoi vous les mettrez dans les pots, en ayant soin de ne fermer ces derniers qu'après un entier refroidissement de la marmelade.

Si vous voulez mêler quelques amandes à la marmelade, ayez soin de ne le faire qu'après leur avoir fait jeter quelques bouillons dans de l'eau sucrée.

On opère encore sur les abricots après les avoir pelés ; puis on passe la composition au tamis de crin ; ce dernier mode de préparation fait de plus belle marmelade ; mais il est certain que celui que nous avons indiqué en premier, donne une confiture beaucoup plus savoureuse que lorsqu'on a enlevé la peau des fruits.

La marmelade d'abricots est rafraîchissante et d'assez facile digestion ; néanmoins il faut en manger avec modération, surtout dans les convalescences et dans la vieillesse. *Dessert.—* Voy. *Abricots.*

Marmelade DE CERISES. Choisissez de belles cerises bien mûres ; ôtez-en les queues et les noyaux ; faites-les cuire dans un sirop de sucre, dans la proportion de 500 grammes pour 750 grammes de cerises ; enlevez les cerises ; faites cuire le sirop au grand perlé, puis remettez les cerises, écumez et remuez souvent. Au bout d'une heure la confiture est faite. On procède ensuite comme pour les autres confitures. Cette confiture est saine, rafraîchissante, et convient à peu près à tout le monde.

On la permet aux convalescents, et quelquefois même aux malades. *Dessert.*

Marmelade DE COINGS. On opère comme il est dit à l'article *Marmelade de poires.*

Cette marmelade est très-astringente ; elle resserre encore plus que celles de poires. *Dessert.*

Marmelade D'ÉCORCES DE CITRONS. Prenez les zestes de quinze à vingt citrons ; mettez-les dans l'eau bouillante, quand ils commencent à se ramollir, retirez-les et jetez-les dans l'eau froide ; puis, après les avoir bien égouttés, pilez-les fortement et faites-les passer à travers un tamis de crin. Lorsque tout est passé, pesez et mettez 750 grammes de sucre par 500 grammes d'écorce. Mettez le tout dans une bassine sur le feu, après toutefois avoir clarifié et fait cuire votre sucre au fort perlé, et faites bouillir en remuant sans cesse avec la spatule : quand la marmelade est

assez cuite, vous la retirez du feu et la mettez dans les pots.

Faites de même toutes les marmelades aux écorces d'oranges, de cédrats, de bergamotes, de bigarades, de melroses, etc.

Ces différentes marmelades sont saines et rafraîchissantes ; les convalescents doivent s'en abstenir ou n'en manger qu'avec beaucoup de modération. *Dessert.*

Marmelade D'ÉPINE-VINETTE. Egrenez des baies de belle épine-vinette bien mûre ; faites-les bouillir dans une quantité d'eau suffisante ; après quelques bouillons, réduisez-les en pulpe, ajoutez à cette pulpe un poids égal de sucre, et procédez comme pour les autres marmelades.

Cette confiture est saine, agréable, rafraîchissante, légèrement acide ; elle convient aux jeunes gens, aux tempéraments bilieux, aux estomacs chauds. Les convalescents n'en doivent faire usage qu'avec beaucoup de sobriété et autant que le médecin le leur permettra. *Dessert.*

Marmelade DE FRAISES. Ayez de belles fraises de bois bien mûres, épluchez-les ; disposez-les par couches que vous couvrirez de sucre en poudre, et laissez-les ainsi macérer pendant une heure, une heure et demie ; écrasez-les ensuite dans un mortier de marbre, en ajoutant du sucre jusqu'à consistance d'une marmelade ordinaire. Cette opération faite, introduisez votre mélange dans des bocaux de verre que vous boucherez hermétiquement avec un bouchon de liége, puis vous plongerez les bocaux dans un bain-marie, dont l'eau sera entretenue en ébullition l'espace de deux heures ; au bout de ce temps, retirez du feu, et, quand l'eau du bain-marie sera suffisamment refroidie, retirez les bocaux.

Cette excellente marmelade est rafraîchissante, mais elle se digère assez difficilement quand on en fait excès. Elle convient généralement aux personnes en bonne santé ; les estomacs paresseux, froids et faibles, ainsi que les personnes en convalescence, feront bien de s'en abstenir ou de n'en user qu'avec beaucoup de modération. *Dessert.*

Marmelade DE FRAMBOISES. Ayez de belles framboises ; épluchez-les et faites-les macérer, pendant trois ou quatre heures, avec du sucre en poudre. Mettez ensuite le tout dans une bassine et faites cuire à grand feu. Quand les framboises sont bien fondues, passez-les à travers un tamis assez fin pour que les graines ne puissent le traverser. Remettez ensuite, dans la bassine, les framboises avec le reste du sucre, achevez vivement de cuire, et quand la marmelade est de consistance convenable, ôtez la bassine du feu et mettez en pot suivant le mode ordinaire.

Il faut mettre du sucre dans la proportion de 625 grammes par 500 grammes de framboises.

Cette confiture est rafraîchissante, mais un

peu froide, d'assez difficile digestion ; il faut en manger modérément, particulièrement les convalescents, les vieillards et les personnes dont l'estomac est paresseux, froid et délicat. *Dessert.*

Marmelade DE PÊCHES. Ayez des pêches d'automne bien mûres ; ôtez-en la peau et les noyaux ; rangez-les par couches que vous saupoudrerez de sucre ; et laissez-les ainsi pendant douze ou quinze heures dans un endroit frais.

Mettez, au bout de ce temps, vos pêches dans une bassine avec au moins 500 grammes de sucre par 500 grammes de fruit ; faites bouillir et écumez. Cassez quelques noyaux ; pelez les amandes ; faites-leur jeter quelques bouillons dans de l'eau sucrée et mêlez-les à la marmelade après que cette dernière a été passée au tamis de crin.

Si l'on met 750 grammes de sucre par 500 grammes de pêches, on fera bouillir beaucoup moins longtemps la marmelade, ce qui lui conservera davantage le goût et le parfum de la pêche.

On peut, si l'on veut, se dispenser de passer au tamis de crin la marmelade.

Cette confiture est rafraîchissante ; mais froide et d'assez difficile digestion ; il faut en manger avec modération, surtout lorsqu'on n'est plus jeune ou que l'on est en état de convalescence. Les estomacs froids, délicats et paresseux doivent aussi s'en abstenir complétement. *Entremets.*

Marmelade DE POIRES. Ayez des poires de rousselet, ou de martin-sec, ou de messire-jean, ou de bon-chrétien, etc. ; pelez-les, coupez-les par quartiers ; mettez-les dans une bassine avec une quantité d'eau suffisante pour les baigner ; faites cuire à grand feu, et quand elles cèdent sous le doigt, retirez-les de l'eau avec une écumoire, et mettez dans cette eau fondre le sucre destiné à édulcorer le mélange. 250 grammes de sucre suffisent par 500 grammes de fruit. Écrasez les poires et faites-les passer à travers un tamis clair ou une passoire. Quand toute la pulpe est passée, remettez-la dans la bassine avec le sucre que vous venez de faire fondre, et faites réduire jusqu'à consistance convenable.

Si vous le préférez, vous pouvez faire que les poires restent par moitié ou en quartiers ; il faudra faire fondre le sucre avec moitié de son poids d'eau, faire bouillir à grand feu, et quand les poires sont cuites, si le sirop est de consistance convenable, mettre le tout dans des pots, selon l'usage ; si le sirop n'était pas assez cuit, il faudrait retirer les poires, les mettre dans les pots, que l'on remplirait ensuite avec le sirop, aussitôt qu'il serait cuit suffisamment. On peut ajouter à cette marmelade un peu de canelle, ce qui l'aromatise agréablement.

La marmelade de poires est assez astringente ; la présence de la canelle, dans cette confiture, la rend échauffante et légèrement stimulante. Elle ne convient pas aux personnes qui relèvent de maladies inflammatoires, ni à celles qui sont habituellement constipées. *Dessert.*

Marmelade DE PRUNES DE MIRABELLES. Choisissez ces prunes bien mûres ; celles qui sont petites et piquées de rouge sont les meilleures. Ôtez-en les noyaux et faites-les macérer dans le sucre en poudre pendant douze ou quinze heures, après quoi vous ferez cuire et passerez au tamis. Le mieux serait de ne point passer la marmelade qui est alors beaucoup plus savoureuse.

Il faut mettre 500 grammes de sucre pour 750 grammes de marmelade.

On agit de même pour la marmelade aux prunes de reine-Claude.

Il faut être très-réservé dans l'emploi de ces sortes de confitures qui, quoique rafraîchissantes, amènent, par l'abus, de la diarrhée, des fièvres bilieuses, etc. Les vieillards, les convalescents, les personnes dont l'estomac est paresseux, froid, faible et délicat, doivent s'abstenir d'en manger, sous peine d'indispositions causées par la nature un peu indigeste de ces fruits.

Marmelade DE VERJUS. Ayez de beau verjus, égrenez-le et enlevez-en les pépins ; mettez-le dans une bassine avec poids égal de sucre cassé en morceaux ; faites cuire à grand feu et terminez comme pour les autres confitures.

Lorsqu'on passe au tamis cette marmelade, on obtient de la gelée de verjus.

Si le verjus n'était pas mûr, il serait bon de le faire blanchir à l'eau bouillante pour en corriger l'acidité.

Cette confiture, agréable et rafraîchissante, est cependant assez acide pour fatiguer et irriter l'estomac si l'on en mange trop. Les personnes dont l'estomac est délicat, et celles qui relèvent de maladie, feront bien de s'en abstenir, ou, au moins, de n'en manger qu'avec une extrême modération. *Dessert.*

Marolles (Fromage de), près Landrecies (Nord), croûte jaunâtre et gluante, pâte maigre et molle, fabrication peu soignée. L'odeur et la saveur de ce fromage ont une énergie telle qu'il ne se rencontre guère que dans la mansarde ou sur les tables du marchand de vin, dont il favorise beaucoup le commerce en excitant la soif et en masquant la défectuosité des compositions vendues dans ces établissements sous le nom de vin. *Dessert.*

Maroquin. Variété du genre raisin, qui vient de Maroc ; ce raisin est excellent. — Voir, pour les propriétés, le mot *Raisin.*

Marouette (*Gallinula maculata*). Oiseau du genre râle. — Voy. *ce mot.*

Marquise. Variété de poire fondante et sucrée, qui mûrit en novembre et en décembre. Cette poire est de forme pyramidale et de couleur vert-jaunâtre. — Voir, pour les propriétés, le mot *Poire.*

Marquise. Boisson composée de deux tiers de vin blanc et un tiers de sirop de gomme ou de capillaire, étendu d'eau et d'un jus de citron.

On la compose encore ainsi : un tiers de vin blanc, un tiers d'eau de seltz et un tiers de sirop étendu d'eau, avec addition de citron.

Marron (*Balanus*). Fruit du marronnier d'Inde. On donne aussi ce nom à une châtaigne de grosse espèce, qui est plus ferme et de meilleur goût que la châtaigne ordinaire, bien qu'elle ait, du reste, les mêmes propriétés que cette dernière.—Voy. *Châtaigne.*

Les marrons, surtout s'ils arrivent de Lyon ou du Luc, jouent pendant l'hiver un assez grand rôle sur nos tables ; le cuisinier, l'officier et le confiseur s'en emparent à l'envi pour les y faire paraître avantageusement. Le premier prépare un potage de marrons au gras, qui est un mets très-distingué ; il les fait entrer dans les chipolata, dans le corps des dindes à la broche ; il en fait une excellente purée, sur laquelle on peut dresser diverses sortes de viandes ; enfin, avec la farine de marrons, il prépare des crèmes et des omelettes soufflées, etc.

L'officier les fait bouillir ou rôtir, et c'est sous cette dernière forme qu'ils paraissent le plus souvent au dessert ; mais il en fait aussi des compotes, des biscuits, et les sert à l'étouffade, avec une sauce à la bigarade et beaucoup de sucre ; de cette manière, ils sont délicieux.

Qui ne connaît les marrons confits, tirés au sec, et improprement appelés marrons glacés ?

C'est une branche très-importante du commerce des confiseurs, et nous parlerons, dans le cours de ce volume, des pâtés de marrons glacés comme d'une friandise des plus surprenantes et des plus aimables.

Enfin, on glace les marrons en fruit, et l'on en fait une pâte. Ces deux préparations, moins connues que les autres, méritent cependant de l'être.

Le marron, qui est le fruit du châtaignier greffé et cultivé, renferme une substance nourrissante, mais qui ne convient qu'aux personnes douées d'un estomac robuste, ou à celles qui font beaucoup d'exercice ; les estomacs faibles, les gens sédentaires le digèrent difficilement. Les marrons rôtis, mangés en quantité à la suite d'un grand dîner, causent souvent des indigestions, ou tout au moins des pesanteurs d'estomac, même aux personnes robustes.

Ceux du Luc (Var), Gap, Embrun et Briançon (Hautes-Alpes), Corse, Marmande (Lot-et-Garonne), Le Mans (Sarthe), sont renommés.—Voy. *Farine.*

Marronnier D'INDE (*Æsculus hippocastanum*). Genre de l'heptandrie monogynie et de la famille des érables. Ce bel arbre, naturalisé dans toute l'Europe depuis le XVIᵉ siècle, est originaire des montagnes situées dans le nord de l'Inde, où il croît spontanément ; cependant, Loudon pense que l'*æsculus hippocastanum* pourrait bien appartenir au nouveau continent en même temps qu'à l'ancien.

Le marronnier d'Inde, outre la richesse de ses fleurs et de son feuillage, fournit un fruit qui renferme une grande quantité de fécule dont il serait possible de tirer parti dans un temps de disette ; jusqu'à présent, ses graines n'ont guère servi qu'à la nourriture de quelquques animaux ; mais on pourrait, le besoin échéant, les dépouiller de leur amertume, et en obtenir une fécule qui donnerait du pain passable. L'écorce du marronnier d'Inde est un bon fébrifuge.

Mars. — V. *Calendrier.*

Marseillan (Vin de), Languedoc (Hérault) : vin de liqueur, 3ᵉ classe ; 12 à 13 degrés.

Marseille. Ses thons frais et marinés, ses préparations et conserves à l'huile sont recommandables à tous les gourmets.

Marsouin (*Delphinus phocæna*). Mammifère de l'ordre des cétacés, de la famille des cétacés ordinaires, nommés vulgairement *souffleurs* et du genre *dauphin.* Cet animal, qui fournit beaucoup d'huile, a une chair fort grasse, lourde, peu agréable et de très-difficile digestion. Les Groënlandais, les Norwégiens, les Écossais en font une grande consommation. Les Français, établis au grand banc de Terre-Neuve, font avec cette chair des andouilles. Cet aliment ne peut convenir qu'à des estomacs très-robustes.

Martainsec ou **Martin-Sec.** Variété de poire, de couleur rousse, dont la chair agréable, parfumée, cassante et pierreuse, sert principalement à faire des compotes et des marmelades.—Voir, pour les propriétés, le mot *Poire.*

Marum. Espèce de thym dont on se sert pour aromatiser et assaisonner la viande.

Mascarille. Champignon musqué, du genre agaric, fort recherché des amateurs. — Voir, pour les propriétés, le mot *Champignon.*

Massepain. Variété de macarons.—Voy. *ce mot.*

Mastala (Vin de). Il contient 25,09 d'alcool.

Mastication (*Masticatio*). Action de mâcher les aliments et de les broyer avec les dents ; opération pendant laquelle la substance alimentaire s'imprègne de salive, ce qui facilite extrêmement la digestion stomacale.

Les aliments bien mâchés se digèrent mieux que ceux que l'on a mal broyés, soit parce que l'on a mangé trop précipitamment, soit par l'absence de dents. Dans le premier cas, il est facile, avec un peu de bonne volonté, d'éviter cet inconvénient ; dans le second, on peut y remédier en se nourrissant exclusivement de potages, de viandes pilées, de hachis, de légumes tendres, et généralement de toutes choses qui n'exigent pas de grands efforts pour être divisées. L'usage du *casse-croûte* est, dans ces circonstances, des plus utiles, et nous ne saurions trop en recommander l'usage.

Les Allemands peuvent, en cette matière, servir de modèle, et savent mettre dans leur mastication une lenteur qui désolerait l'impatience française.

Ce fait explique comment on peut, en Allemagne, manger pendant aussi longtemps sans s'incommoder. Une mastication lente et raisonnée tourne, non-seulement au profit de la digestion, mais fait que l'on mange beaucoup moins que l'on n'en a l'air. Il est prouvé qu'un homme qui avale sans mâcher consomme plus d'aliments en un quart d'heure que celui qui mâche avec lenteur et réflexion ne le fait en une heure. Ainsi, le dernier, en restant huit heures de suite à table, se trouvera, en définitive, avoir mangé moins que le premier, qui n'y sera demeuré que deux heures.

On ne saurait trop insister sur le degré d'importance d'une bonne mastication; et le proverbe qui dit que la première digestion se fait sous la dent, tout trivial qu'il est, n'en renferme pas moins une grande vérité. Les Allemands donnent, dans cette circonstance, une preuve de ce sens droit qui caractérise en général cette bonne nation. Ils doivent à cette attention le bonheur de posséder d'excellents estomacs, de pouvoir manger de tout sans en être incommodés; enfin, de rester à table pendant toute une journée, sans que leur constitution en souffre. Cette lenteur désolerait l'impatience française; mais cette impatience, cette précipitation, que nous portons jusque dans nos repas, est cause qu'il y a parmi nous si peu d'estomacs robustes. Aussi les hommes vraiment dignes du nom de gourmands se rapprochent-ils beaucoup sur ce point de la méthode allemande; ils mâchent longtemps et lentement; c'est le moyen d'exprimer toute la quintessence des aliments, de les savourer dans toutes leurs parties, et de les assimiler à sa propre substance par la facilité qu'on donne alors aux sucs gastriques de les dissoudre sans peine. Le plaisir et la santé trouvent donc également leur compte dans cette heureuse habitude, qu'il importe de faire contracter aux hommes dès leur enfance.

Ceux au contraire (qu'on nous pardonne cette locution triviale, mais expressive) qui ne font que tordre et avaler se préparent une triste vieillesse, parce qu'ils détruisent en peu d'années leur estomac, tel bon qu'ils l'aient reçu des dons de la nature; aussi, dans la force même de l'âge, toutes leurs digestions sont-elles laborieuses et pénibles; et, pourrait-il en être autrement, puisque leurs aliments arrivent dans l'estomac tels à peu près qu'ils étaient sur leur assiette, et sans qu'une division préalable et essentiellement nécessaire les ait élaborés, de manière à les rendre propres à subir le travail de la digestion. — Voy. *Indigestion*.

On ne peut parler de *mastication* sans rappeler les éminents services rendus à l'art dentaire par M. **Fattet**, dont l'habileté est au premier rang parmi les plus célèbres dentistes de Paris.

Matelote. Ragoût de poisson que l'on fait cuire, après l'avoir passé au roux, avec du vin blanc ou du vin rouge, et quelquefois avec du cidre et du poiré mousseux.

Les matelotes constituent un aliment sain, agréable, assez nourrissant, légèrement stimulant et d'assez facile digestion. En état de santé, ce mets convient à tout le monde; il n'en est pas de même dans l'état de convalescence, pendant lequel la matelote ainsi que les autres ragoûts au roux, doivent être exclus du régime alimentaire.

Matelote ORDINAIRE. Une matelote de la Rapée est ce que l'on peut manger de plus appétissant et de meilleur en fait de poisson d'eau douce. Le cuisinier le plus habile, le plus profond dans son art, le mieux et le plus abondamment pourvu de toutes les provisions de luxe inhérentes à une cuisine somptueuse, n'atteindra jamais à l'excellence de ces sortes de matelotes, et, malgré tout son savoir, il pâlit devant la Râpée, au dire de l'illustre Grimod de la Reynière.

Cependant la confection d'une matelote n'est pas plus un secret à la Râpée qu'ailleurs. Là, comme au centre de Paris, une matelote se compose d'un barbillon, d'une carpe, d'une anguille et de huit ou dix écrevisses entières, sans être blanchies et dont on n'ôte que les pattes. Là, comme ailleurs, on coupe ce poisson tout vivant par tronçons; on y a ajouté de petits oignons blanchis et cuits à moitié et des champignons en dés; on fait un petit roux avec de la farine et du beurre, mouillés de bon bouillon; on y met le poisson avec un bouquet garni, vin rouge, sel, poivre, et les autres ingrédients ci-dessus prescrits; enfin on fait cuire le tout à grand feu et l'on ajoute, en servant, des croûtes frites. Voilà tout ce qui compose une matelote ordinaire.

Mathilde, excellent gâteau sec qui se sert avec le thé, ou comme entremets, ou au dessert.

Mattes. Nom du lait caillé. — Voy. *Lait*, *Fromage*.

Maturité (*maturitas*). État complet de développement des fruits et des graines. Ce mot a d'autres acceptions, mais elles sont étrangères à notre sujet.

Mauritia (*mauritia flexuosa*). Bel arbre des contrées chaudes du globe et de la famille des palmiers. Les progrès de l'âge amènent dans la tige de cet arbre, ainsi que dans plusieurs autres palmiers, le développement d'une grande quantité de fécule analogue au sagou du commerce. Suivant M. de Mascius, les Indiens Arovaces de la Guyane donnent à la fécule qu'ils retirent de cet arbre le nom d'aru-aru (fécule de fécule), qui, défiguré en celui d'arrow-root, a été transporté à tort à plusieurs autres fécules. Quoi qu'il en soit, cette fécule, qui forme en se séchant des espèces de galettes, constitue un aliment sain et utile. La séve, qui s'écoule, par incision ou par perforation, du tronc, fournit un liquide sucré qui subit aisément la fermentation alcoolique et donne ainsi une liqueur spiritueuse connue sous le nom de *vin de palme*, qui remplace les produits de la vigne dans les régions chaudes où celle-ci ne donne pas de vin. Enfin les fruits de cet arbre fournissent une nourriture saine et variée, soit qu'on en fasse usage avant leur parfaite maturité, soit qu'ils aient atteint leur complet développement.

Mauve (*malva*). Genre de la monadelphie polyandrie et de la famille des malvacées, à laquelle il donne son nom. Parmi les espèces qui composent ce genre, il en est deux que nous citerons, parce qu'elles sont alimentaires.

1° La MAUVE SAUVAGE (*malva sylvestris*), connue sous les noms de *mauve, grande mauve*; elle croît en abondance dans les lieux incultes, le long des maisons, des haies, des chemins, etc.;

2° La MAUVE A FEUILLES RONDES (*malva rotundifolia*), appelée vulgairement *petite mauve*; elle croît dans les mêmes lieux que la précédente, et elle est à peu près aussi commune qu'elle.

Ces deux espèces de plantes étaient alimentaires chez les Grecs et les Romains, qui les mangeaient comme nous mangeons les épinards. Cependant la cuisson ne ramollissant que très-peu cette plante, elle constitue un médiocre aliment. Aujourd'hui encore, dans quelques parties de la France, de l'Italie et de la Basse-Égypte, on mange ces deux espèces communes. Ce mets est émollient, adoucissant, rafraîchissant, sinon recherché.

On fait un grand usage de ces deux mauves à cause des propriétés émollientes et adoucissantes dont elles sont douées et qu'elles doivent à l'abondante quantité de mucilage qu'elles renferment; ainsi on les emploie journellement, surtout dans la médecine populaire, en décoction pour bains, tisanes, injections, etc. La mauve sauvage est la plus usitée des deux.

Les autres espèces de mauve sont cultivées comme plantes d'ornement dans la plupart des jardins.

Mauviette (*Pinguior alauda*). Nom vulgaire de la grive et de l'alouette des champs. La chair de la mauviette est nourrissante et de facile digestion; elle convient aux tempéraments lymphatiques et aux convalescents, excepté à la suite d'affections inflammatoires. — Voy. *Alouette*.

Mauviettes A LA MINUTE. Sautez vos mauviettes dans du beurre, en ajoutant un peu de sel; lorsqu'elles sont de belle couleur, joignez-y du vin blanc, du bouillon, des champignons, des échalotes et du persil, le tout bien haché; faites jeter quelques bouillons et servez avec une garniture de croûtons frits. *Entrée*.

Mauviettes AU CHASSEUR. Après avoir fait revenir dans une casserole des tranches de lard de poitrine et des petites saucisses, joignez-y vos mauviettes et des champignons; saupoudrez le tout d'un peu de farine, puis mouillez avec du vin; assaisonnez convenablement et servez après avoir dégraissé la sauce.

Pour obtenir des mauviettes à la Chipolata, il suffira d'ajouter à ce ragoût des marrons grillés ou cuits sous la cendre. *Entrée*.

Mauviettes EN CAISSE. Désossez vos mauviettes, et remplissez-les d'une farce cuite, dans laquelle vous ferez entrer le foie de ces oiseaux et des truffes, le tout bien haché. Faites avec du papier huilé autant de caisses que vous aurez de mauviettes; garnissez le fond de vos caisses avec un peu de farce; posez sur cette farce une mauviette que vous couvrez d'une barde de lard, enveloppée d'un papier beurré; faites cuire sous un four de campagne; et, lorsque la cuisson est suffisante, enlevez la graisse qui se trouve dans vos caisses et remplacez-la par un peu de sauce réduite. *Entrée*.

Mauviettes EN CÔTELETTES. On enlève toute la chair de l'estomac des mauviettes; on figure, autant que possible, avec cette chair, que l'on aplatit, une côtelette dans laquelle on implante une patte; on assaisonne ces côtelettes; on les fait cuire à feu vif et on les sert, dressées en couronne, recouvertes d'une sauce quelconque. *Entrée*.

Mauviettes RÔTIES. Ayez vingt-quatre mauviettes bien grasses; plumez-les, flambez-les sans les vider; enveloppez-les, chacune, dans une barde de lard frais; embrochez-les au moyen d'un attelet que vous fixerez, par ses extrémités, à la broche; faites-les cuire à feu clair et vif pendant vingt minutes et servez-les sur des rôties parées que vous aurez mises dans la lèche-frite, pendant la cuisson, pour recevoir le jus des mauviettes. *Rôt*.

Mauviettes SAUTÉES AUX TRUFFES. Levez les filets de quelques douzaines de mauviettes; faites fondre du beurre dans une casserole à sauter, rangez-y les filets et placez dessus des truffes coupées en lames circulaires. Mettez dans une casserole du blond de veau en quantité suffisante; ajoutez-y les carcasses de vos mauviettes, dont vous aurez enlevé le gésier et les intestins; plus du vin de Champagne. Laissez cuire une demi-heure, puis dégraissez et passez à l'étamine; cette opération terminée, faites réduire à demi-glace votre sauce. Vos filets de mauviettes et les truffes étant cuits, enlevez-en le beurre, en ayant soin de bien conserver le jus, et mettez le tout dans votre sauce; sautez sans laisser bouillir, et liez avec un morceau de beurre de Vanvres. *Entrée*.

On fait encore des pâtés de mauviettes. Tous les ragoûts de mauviettes que nous venons d'indiquer ne sauraient convenir à des convalescents, en raison des ingrédients plus ou moins excitants que ces mets renferment; ce n'est que rôti que cet aliment peut leur convenir; encore faut-il que le médecin en ait permis l'usage, la chair par elle-même étant assez stimulante.

C'est à la fin de l'automne et pendant l'hiver qu'il faut manger les mauviettes, parce qu'à cette époque de l'année elles sont plus grasses et plus savoureuses qu'en tout autre temps. Celles de Pithiviers sont renommées.

Mauvis (*Turdus liber*). Oiseau du genre merle. — Voy. *ce mot*.

Les mauvis se mangent ordinairement rôtis, enveloppés d'une feuille de vigne et bardés avec de la tétine de veau.

La chair de ces oiseaux est agréable au goût, délicate et de facile digestion ; elle convient à tous les tempéraments et particulièrement aux lymphatiques ; les convalescents n'en doivent faire usage qu'avec l'avis du médecin.

Mazagran. On donne ce nom à un verre d'eau à la glace ou au moins très-fraîche, bien sucrée et additionnée de deux petites cuillerées de bon café noir. Cette boisson est excellente pendant les ardeurs de l'été.

Mazan (Vin de), comtat d'Avignon (Vaucluse) : vin de liqueur, 3ᵉ classe ; 12 à 13 degrés.

Mazères (Vin de), Béarn (Basses-Pyrénées) : blanc, 2ᵉ classe ; 13 à 14 degrés.

Mead. Boisson des pays septentrionaux, préparée à peu près de la même manière que l'hydromel, mais qui en diffère par la fermentation que lui fait éprouver l'addition de levure de bière, fermentation qui lui donne un goût vineux, agréable et la rend tonique.

Méal-Greffieux (Vin de), Cru de l'Ermitage-Dauphiné (Drôme) : rouge, 1ʳᵉ classe ; il contient 12 à 13 degrés.

Médoc (Petit), Bordeaux : rouge, 228 litres. 1844-46, 225 fr., ou 75 cent. la bouteille (novembre 1854).

Médoc (Vin de). Bordeaux rouge, 1ᵉʳ service (Voy. *Bordeaux*, 2ᵉ service) ; 14 à 15 degrés.

Mélasse. On nomme ainsi l'espèce de sirop qui reste après la cristallisation du sucre.

Mélisse-Calament (*Melissa calamintha*). Plante aromatique, de la famille des labiées, qui croît naturellement dans les environs de Paris, dans le midi de la France et de l'Europe. On l'emploie surtout en infusion théiforme qui facilite la digestion.

On en retire aussi une eau distillée et une teinture alcoolique employées en médecine.

Melon (*Melo*). Espèce du genre *concombre*, de la monœcie monadelphie et de la famille des cucurbitacées-cucurbitées.

Le *concombre melon* est originaire des contrées chaudes de l'Asie ; il est cultivé en Europe, à cause de l'excellence de son fruit, depuis un temps immémorial ; ce fruit, dont la chair est tendre, sucrée, fondante, abondante en principes aqueux, d'un parfum agréable et quelquefois musquée, est fort recherché.

On le cultive dans les environs de Paris avec plus de succès que partout ailleurs.

Cette plante a produit, par l'hybridation, de nombreuses variétés.

On distingue trois espèces ou races de melons.

Voici l'indication des variétés connues du melon :

PREMIÈRE RACE. — MELONS BRODÉS.

Melon de Coulommiers, très-gros, oblong, à côtes bien marquées. Chair ferme et de très-bonne qualité.

Melon de Honfleur brodé à côtes, un peu plus délicat de goût que le précédent.

Melon de Langeais. Excellent melon de moyenne grosseur, à chair rouge très-sucrée.

Maraîcher, rond, sans côtes, brodé partout, à écorce mince, épaisse, juteuse mais grossière. Il produit beaucoup.

Sucrin de Tours, petit, mais d'une qualité exquise ; il y en a une variété à chair blanche. Il produit beaucoup.

DEUXIÈME RACE. — MELONS CANTALOUPS.

Boule de Siam, même qualité, forme plus aplatie ;

De Portugal. Plus gros que le prescott, à écorce noire, excellent de goût.

Noir des Carmes, petit, hâtif, excellent.

Prescott fond blanc. Le meilleur de tous, d'une finesse de parfum qui surpasse tout ce que l'on connaît de plus délicat ; c'est le plus cultivé.

TROISIÈME RACE. — MELONS A ÉCORCE LISSE.

De Malte, excellente variété parfumée et à chair sucrée ;

De Perse, même qualité ;

De Salonique, gros comme un concombre, à peau jaune, fine, chair blanche, ferme, cassante et d'un goût exquis.

De Tiflis, gros, à peau fine, chair blanche plus fondante que le *Salonique* ;

D'hiver, petit, à chair mince et peu relevé de goût ;

La chair du melon est rafraîchissante, mais froide et de difficile digestion ; elle renferme un principe légèrement narcotique.

Les melons sont un aliment agréable, se mangent avec du sel, du poivre, ou du sucre ; mais ils doivent être d'une maturité parfaite. Il est prudent de ne les manger qu'en même temps que d'autres aliments, et, pour aider à la digestion de ce comestible, il faut boire un peu de vin vieux et pur.

Les estomacs froids ou faibles, les vieillards, les personnes en convalescence doivent s'abstenir de manger de ce fruit. Dans tous les autres cas, il faut toujours en user modérément, l'excès pouvant déterminer des accidents cholériques et même le choléra ; lorsque cette dernière maladie subsiste, il faut absolument renoncer à l'usage de ce cucurbitacée pendant toute la durée de l'épidémie.

Quand on veut acheter un bon melon, il faut

d'abord se défier du marchand, faire ensuite attention à la couleur du melon qui doit être ni trop verte, ni trop jaune; trop vert, il n'est pas assez mûr; trop jaune, il l'est trop, passé et sans goût. Le poids est la troisième chose qui mérite attention; si le melon est léger, il est creux et sans jus; s'il est lourd et s'il ne résonne pas en le frappant, c'est bon signe. L'odorat est encore un guide à peu près sûr. Il ne faut pas que la queue soit trop longue; les côtes doivent être saillantes, boursouflées et bien divisées. Il faut faire rafraîchir le melon, avant de le manger, dans de l'eau de puits bien fraîche pendant au moins une heure.

Des indigestions, des fièvres pernicieuses peuvent encore être la suite des abus que l'on ferait des melons.

On fait, en Italie, avec les côtes du cantaloup, une confiture rafraîchissante fort agréable.

On confit au vinaigre, à la manière des cornichons, les très-jeunes melons qui, ainsi préparés, sont excellents.

Dans quelques pays, on confit la chair du melon au sucre et au vinaigre; après en avoir enlevé l'écorce, on pique la chair avec de la cannelle et des clous de girofle, et on en fait une conserve agréable et saine que l'on mange avec les viandes bouillies et le bouilli proprement dit. Dans les pays chauds, particulièrement à Béziers, on confit le melon au sec, et ses tranches font partie des confitures si renommées de cette ville.

Potage au melon à la chartreuse. Faites cuire la chair du melon dans du lait, avec du beurre et de la cannelle, et finissez de la même manière que pour la citrouille et le potiron.

Entremets au melon. Ce ragoût, d'origine sicilienne, se prépare ainsi : Coupez en dés la chair d'un bon melon cantaloup; passez-les à la casserole avec du beurre frais; assaisonnez de muscade; mouillez avec du lait; faites cuire; puis jetez dans la préparation quelques macarons d'amandes amères et quelques amandes pralinées. Ayez sur le fond d'un plat une abaisse de biscuit de Savoie, versez sur cette abaisse votre composition et garnissez-la de petits carrés d'écorce de melon frits, et de grains de grenade glacés au sucre. *Entremets.*

Melon D'EAU, PASTÈQUE (*Cucurbita citrullus*). Espèce toute méridionale. La chair est molle, aqueuse, insipide, mais très-rafraîchissante.

Melon DE MALABAR (*Cucurbita lagenaria*). Espèce de courge dont on fait d'excellentes conserves peu connues en France, très-recherchées en Portugal.

Melongène. — Voy. *Aubergine.*

Mendiants. On donne ce nom à quatre sortes de fruits secs que l'on sert mêlés ensemble au dessert; ce sont : les raisins de Malaga, les figues de Provence, les amandes et les avelines. — Voy. *ces mots.*

Menthe (*Mentha*). Genre de la didynamie-gymnospermie et de la famille des labiées. Ce genre renferme un grand nombre d'espèces, indigènes pour la plupart, aromatiques, stimulantes. Parmi les espèces, nous signalerons la menthe poivrée, *Mentha piperita*, anti-spasmodique et aphrodisiaque; elle provoque l'appétit; mais les personnes dont l'estomac est irrité, et celles qui sont sujettes à la toux, doivent s'en abstenir. On prépare avec la menthe une eau distillée, des sirops, des pastilles surtout qui facilitent la digestion, et donnent à la bouche une odeur et une fraîcheur agréables dues à l'élaboration de l'huile essentielle qu'elles contiennent. On en retire aussi une huile essentielle, abondante, et un alcoolat ou esprit de menthe.

La menthe crépue, *mentha crispa*, jouit des mêmes propriétés que la menthe poivrée; mais elle est plus amère et par conséquent plus tonique.

La menthe des jardins, *mentha gentilis*, qui sert d'assaisonnement; elle a une odeur très-pénétrante.

Le pouliot, *mentha pulegium*, qui croît aux bords des ruisseaux, et a les mêmes propriétés que la précédente; son odeur est aussi très-pénétrante.

La menthe cultivée, *mentha sativa*, qui donne une grande quantité d'huile aromatique, etc.

Menthe VERTE (*Mentha viridis*). Ses feuilles se mêlent aux salades, et on peut les cueillir du premier printemps à l'automne.

Mercurey (Vin de). Haute-Bourgogne, rouge ordinaire, 1re qualité; se sert au 1er service, 16 à 17 degrés.

Mereuval (Vin de). Dauphiné. Rouge, 3e classe; 11 à 12 degrés.

Merignac (Vin de). Bordelais. Rouge, 3e classe; 12 à 13 degrés.

Meringues. On donne ce nom à un entremets délicieux, délicat et fort recherché; il se compose : 1° d'une pâte légère dont nous allons donner la formule; 2° d'une garniture de crèmes ou de confitures choisies. Cet aliment convient à peu près à tout le monde; il n'y a que les estomacs très-délicats ou les personnes en convalescence, pour lesquels la digestion en serait difficile; néanmoins, il ne faut pas en manger avec excès.

Fouettez, avec un balai de buis, des blancs d'œufs, auxquels vous ajoutez du sucre en poudre et l'aromate que vous jugerez convenable (essence de zestes de fruits, eau de fleurs d'oranger, de roses, marasquin, alkermès, rhum, café, vanille, fraises, framboises, abricots, ananas, pistaches, amandes, avelines, etc.), en ayant soin de ne pas cesser de fouetter la pâte. Quant à la quantité de sucre, elle sera de 500 grammes pour douze blancs d'œufs. Lorsque la pâte est suffisamment travaillée, vous avez des plaques de fer-blanc sur lesquelles vous étendez des feuilles de papier blanc; vous couchez sur ce papier vos meringues, aux-

quelles vous donnez ordinairement la forme
d'un demi-ovoïde, mais auxquelles vous pouvez donner toute autre forme, si cela vous
plaît. Ayez soin que les meringues soient es-
pacées entre elles d'environ 15 millimètres.
Avec du sucre pilé très-fin, vous sucrez légèrement la surface de vos meringues, et les
mettez cuire à four doux. Quand elles sont
cuites, vous les détachez, avec précaution, du
papier; vous enfoncez légèrement le centre
avec une cuiller, et vous les faites sécher à
l'étuve sur des tamis.

Au moment de les servir, vous remplissez,
deux par deux, vos meringues, soit avec de la
crème (fouettée, plombière ou pâtissière), soit
avec des confitures (en marmelade, en gelée,
ou en fruits); puis vous les accouplez ensemble
par les surfaces qui sont garnies. Le plus souvent, la surface extérieure de cet entremets
reste unie; cependant, dans certains cas, on la
sème, soit de pistaches hachées, soit de raisins
de Corinthe, soit de gros sucre, etc.

On fait aussi des meringues de grosses dimensions; ce sont des pièces on ne peut plus
distinguées. *Dessert.*

Il va sans dire que les meringues aromatisées avec des substances excitantes ne conviennent ni aux personnes très-nerveuses, ni à
celles qui sont en état de convalescence; encore ces dernières feront-elles bien de s'abstenir complétement des meringues en général.

Merise (*Cerasus minus* ou *silvestre*). Fruit
du merisier ou cerisier sauvage, de l'icosandrie monogynie, de la famille des rosacées,
tribu des amygdalées ou drupacées. Ce fruit
est agréable, sain et rafraîchissant; il y a des
merises blanches, des jaunes, des rouges, des
noires, etc.; les plus communes sont les rouges
et les noires.

On fait avec les merises, des confitures, des
compotes, des glaces et des sorbets, des ratafias, du vin, et, par distillation, on en obtient
le *kirsch-wasser.*

Merlan (*Gadus merlangus*). Genre de poissons osseux de l'ordre des malacoptérygiens
subbrachiens et de la famille des *gades.*

La chair de ce poisson, que l'on pêche avec
abondance sur nos côtes, est saine, légère et
de facile digestion; elle convient éminemment
aux convalescents.

Le merlan vaut mieux rôti que bouilli.

Outre le merlan commun, il y a encore:

1° Le COLIN OU MERLAN NOIR (*Gadus carbo-
narius*), dont la chair, quand ce poisson est
jeune, est délicate, saine et de digestion facile.
Ce poisson, qui atteint un mètre de longueur,
peut, lorsqu'il est séché et salé, suppléer à la
morue, sans qu'il soit possible, au moins pour
le goût, de distinguer ces deux espèces l'une
de l'autre.

2° Le LIEU OU MERLAN JAUNE (*Gadus pol-
lachius*). La chair de ce merlan, qui ne dépasse
jamais vingt-cinq ou trente centimètres de longueur, est moins bonne que celle du merlan

commun; mais elle a les mêmes propriétés
alimentaires.

3° Le SEY OU MERLAN VERT (*Gadus virens*).
Cette espèce, qui abonde sur les côtes de la
Norwége, remplace, dans ce pays, notre merlan
de la Manche. Le merlan vert est de la même
taille que ce dernier et il possède les mêmes
propriétés alimentaires.

Le merlan, poisson délicat et en général peu
cher, surtout le moyen, est d'une grande ressource à Paris pendant six mois de l'année. La
manière la plus usitée de le servir, c'est frit,
d'une belle couleur dorée et saupoudré de sel
blanc. Lorsque cette friture est bien croquante,
ce qui dépend presque toujours de son degré
de chaleur, le merlan ainsi servi forme un rôti
en maigre ou un relevé de rôt en gras, ce qui
n'est assurément pas sans mérite. Mais ses
préparations sont loin de se borner à la poêle.
On le sert en entrées de diverses manières,
toutes plus appétissantes les unes que les autres, car ce poisson, naturellement très-doux,
a besoin d'être relevé. On peut donc l'apprêter
avec confiance à la bourgeoise, à la romaine, en
miroton. On fait de ses filets d'admirables pâtés
chauds, et ces mêmes filets se servent aussi en
ragoût, en salade, frits, à la sauce Robert.

Lorsque, dans les diverses préparations du
merlan, il entre des substances excitantes et
échauffantes, comme truffes, épices, vin, etc.,
ces mets ne conviennent pas aux convalescents.

Merlans AU GRATIN. Ils se préparent absolument comme les soles au gratin. *Entrée.*
— Voy. *Sole.*

Merlans AUX FINES HERBES. Après avoir
préparé vos poissons comme les précédents,
mettez-les dans un plat profond, dans lequel
vous aurez étendu du beurre; semez sur ce
beurre du persil et de la ciboule hachés;
ajoutez sel fin et muscade râpée; couchez sur
ce lit vos merlans tête-bêche, laissez tomber
dessus du beurre fondu, mouillez avec parties
égales de vin blanc et de bouillon. Lorsque
vous jugerez que les poissons sont à moitié
cuits, retournez-les avec précaution, et, quand
ils seront cuits tout à fait, versez, sans ôter
les merlans du plat, leur mouillement dans une
casserole; ajoutez-y un peu de beurre manié
de farine, faites cuire et liez votre sauce,
ajoutez-y le jus d'un citron et une pincée de
gros poivre, et reversez cette sauce sur les
poissons. *Entrée.*

Merlans FRITS. Ecaillez, lavez et videz,
en réservant le foie, de beaux merlans bien
frais; coupez les nageoires et le bout de la
queue; faites-leur des incisions obliques de
chaque côté; saupoudrez-les de farine et jetez-
les dans de la friture bien chaude; quand ils
sont frits et de belle couleur, retirez-les;
faites-les égoutter sur une serviette chaude;
semez dessus un peu de sel fin et servez-les
sur une serviette. On peut les faire accompagner d'une garniture de persil frit.

Lorsque les merlans sont très-gros, on les coupe en deux ou trois morceaux et on procède comme ci-dessus. *Entremets.*

Merlans GRILLÉS. Après leur avoir fait subir les préparations indiquées ci-dessus, faites-leur des incisions des deux côtés; salez et poivrez; trempez-les dans de l'huile d'olive; lorsque vous êtes sur le point de les servir, mettez-les sur le gril, et faites-les cuire à feu doux, en ayant soin de les retourner souvent; lorsqu'ils sont cuits, enlevez-les avec précaution, dressez-les sur un plat, et versez dessus, soit une sauce blanche aux câpres ou aux capucines, soit une sauce aux tomates avec une garniture de citrons ou de cornichons coupés en rouelles. *Entremets.*

FILETS DE MERLANS A LA ORLY. Levez les filets de plusieurs merlans un peu gros; faites mariner ces filets avec du jus de citron, ou, si on n'en a pas, avec un peu de vinaigre; ajoutez à cette marinade sel, persil, tranches d'oignon. Au moment de servir, farinez-les, à moins que vous ne préfériez les tremper dans une pâte à frire; jetez-les dans la friture, et, quand ils sont fermes et de belle couleur, retirez-les; faites-les égoutter sur du linge; masquez-les d'une sauce italienne ou d'une sauce aux tomates. *Entrée.*

FILETS DE MERLANS AU GRATIN. Levez vos filets; garnissez-les dans toute leur longueur d'une farce grasse ou maigre (c'est-à-dire faite de viande ou de poisson); garnissez le fond du plat de cette même farce; posez dessus les filets en couronne; couvrez-les en dedans, en dehors et par-dessus, avec cette même farce; unissez la surface de votre gratin avec la lame d'un couteau trempée dans l'eau tiède; panez-la et arrosez-la de beurre fondu; mettez au four ou sous un four de campagne pour faire prendre couleur; puis *saucez* d'une sauce italienne rousse ou d'une espagnole réduite. *Entrée.*

FILETS DE MERLANS AUX TRUFFES A LA CONTY. Levez les filets de quelques beaux merlans; après avoir paré ces filets, faites-en, de chacun, quatre morceaux; mettez fondre du beurre dans une casserole à sauter; placez au fond vos filets; assaisonnez de sel et gros poivre, versez dessus du beurre fondu et exprimez le jus de deux citrons. Quand vos filets seront cuits d'un côté, retournez-les; égouttez-les sur un linge; mettez, dans la casserole où ils ont cuit, des lames de truffes; faites réduire votre sauce, puis liez-la avec un morceau de beurre, et dressez le tout sur un plat, avec une garniture de croûtons frits. *Entrée.*

QUENELLES DE MERLANS. — (Voy. *Quenelle.*)

Merle (*Turdus*). Genre d'oiseaux de l'ordre des passereaux.

On mange la chair du merle commun (*Turdus merula*); cette chair, lorsque les individus sont jeunes et gras, constitue un aliment succulent, savoureux, légèrement stimulant, fort estimé des gourmets.

Les Romains étaient fort gourmands de ces oiseaux, qu'ils élevaient dans des volières, que Gueneaud de Montbeillard a nommées *grivières*; et là, ils leur donnaient une nourriture abondante et choisie dont faisaient partie les baies de lentisque, de myrte, de lierre, et surtout une pâte composée de figues et de millet, le tout pilé et mêlé.

Sous le nom de *merles de Corse*, il nous arrive de Bastia, dans des petits barils remplis de graisse fine, une assez grande quantité de ces oiseaux. On les mange à la manière des bec-figues et des ortolans (voy. *ces mots*); mais avant de les faire cuire, on les débarrasse de la graisse qui les enveloppe en les plongeant dans l'eau bouillante.

La chair des merles ne convient pas à des convalescents, surtout à la suite de maladies inflammatoires; mais on peut en faire manger à des personnes qui ont besoin d'être reconfortées par suite d'épuisement subit causé accidentellement, ou qui ont besoin d'un régime alimentaire très-succulent.

Merles DE CORSE (Terrines de). L'île de Corse est le point de la France que cet oiseau fréquente le plus; le genièvre qui y abonde, et dont le merle se nourrit de préférence, donne à la chair une saveur recherchée par les gourmets; pour que les amateurs de la bonne chère ne soient privés, en aucun temps, de ce mets savoureux, un artiste culinaire d'un grand mérite, M. Louis Guidon, a eu l'heureuse idée de préparer à Ajaccio des terrines de merles du prix de 7 à 20 fr., truffées et non truffées, qui se conservent indéfiniment, et qui s'exportent sur tous les points du globe. Les personnes de Paris en trouvent le dépôt chez MM. Baille et Cie, et elles remarqueront que, grâce à la terrine de faïence, les merles arrivent frais et savoureux, et se conservent fort longtemps en cet état; ce qui n'a pas lieu quand ils sont contenus dans une croûte de pâté qui détermine promptement la moisissure. *Entrée.*

Merluche SÈCHE de Marseille. Est renommée.

Merlus (*Gadus merluccius*). Grand poisson osseux de l'ordre des malacoptérygiens subbrachiens et de la famille des gades. Il habite l'Océan d'Europe et la Méditerranée. C'est un poisson vorace, qui vit en troupes et que l'on trouve en grande abondance, surtout le long des côtes de la Méditerranée. Il donne lieu à de bonnes et abondantes salaisons qui rendent sa chair plus ou moins sèche, suivant la manière de le saler. Quand il n'est pas très-dur; on vend ce poisson sous le nom de *merluche*; et, quand il est tout à fait roide et sec, sous celui de *stockfish*. C'est surtout en Flandre et dans le nord de la basse Allemagne qu'on le réduit à ce dernier état; il constitue une nourriture abondante et à bon marché, qui est d'une grande ressource pour les classes pauvres.

Il ne faut pas confondre le merlus avec la

morue et le merlan; le merlus est devenu le type d'un genre particulier de la famille des gades, parfaitement distinct des genres *morue* et *merlan*.

Le merlus se prépare comme la morue; cet aliment est d'assez difficile digestion et ne convient ni aux estomacs faibles, ni aux personnes en convalescence.

Messange (Vin de). Guyenne (Landes): rouge, 3ᵉ classe; 12 à 13 degrés.

Messire-Jean. Nom d'une variété de poires.

La chair de cette poire est cassante, succulente, parfumée et d'un excellent goût; mais elle n'est pas de très-facile digestion, et ne convient guère, mangée crue, qu'aux jeunes gens et aux estomacs robustes. On en fait des compotes fort agréables; dans ce dernier état, ces poires se digèrent mieux. (Pour les propriétés, voy. l'article *Poire.*)

Méteil. Mélange de blé et de seigle. Le meilleur méteil est celui qui contient un tiers de seigle sur deux de froment. Le pain de méteil est savoureux et nourrissant; on en fait surtout usage à la campagne.

Metheglin. Boisson anglaise faite avec du romarin, du thym, de la sauge, deux parties d'eau et une partie de miel. On la dit cordiale et sudorifique.

Metz. Bec-figues, mirabelles et son vin de pêches.

Meung (Vins de), Orléanais: rouge ordinaire; 12 à 13 degrés.

Meunier. Nom vulgaire d'une espèce d'*able*, le *Cyprinus dobula*, de Linné, que l'on nomme aussi quelquefois *chevaine*.

La meilleure manière de manger ce poisson consiste à le faire cuire à l'étuvée comme la carpe; on ajoutera de l'eau-de-vie qu'on fera brûler jusqu'à ce que le mouillement soit suffisamment consommé.

Meursault (Vin de), Bourgogne (Côte-d'Or):

Rouge, 2ᵉ classe et ordinaire, 1ʳᵉ qualité; 16 à 17 degrés.

Blanc, 2ᵉ classe, pour les huîtres et l'entremets; 14 à 15 degrés. Les 228 litres, 1844-46, coûtent 800 fr.; 1848-51, 500 fr.; 2 fr. 50 c. à 4 fr. 50 c. la bouteille (novembre 1854).

Micocoulier (*Celtis*). Genre de la polygamie monœcie et de la famille des celtidées (Tournefort). Ce genre renferme une trentaine d'espèces, parmi lesquelles nous citerons le micocoulier austral (*Celtis australis*, L.), connu vulgairement sous le nom de *bois de Perpignan*, *fabrecaulier*, *fabreguier*, qui croît dans le midi de la France. Cet arbre, qui atteint 15 à 16 mètres de hauteur, donne un fruit drupacé, noirâtre, de la forme et de la grosseur d'une petite cerise, astringent, sucré et d'un goût agréable. Scopoli a retiré des amandes de ce fruit une huile analogue à celle que fournissent les amandes douces.

Miel (μέλι, *mel*). Substance végétale mu-

coso-sucrée, due au travail des abeilles. La qualité du miel varie à l'infini, selon l'état de l'atmosphère et suivant les plantes sur lesquelles il a été recueilli. Les miels de Mahon, du mont Hymette, de l'Ida, de Cuba, sont les plus renommés; ils sont liquides, blancs, transparents. Ceux de Narbonne et du Gâtinais, qui leur sont inférieurs, sont blancs et grenus, mais beaucoup plus estimés que ceux de Bretagne, d'un rouge brun, de saveur âcre et d'odeur désagréable.

Le miel est adoucissant et laxatif. Délayé dans cinq fois son poids d'eau, il donne par la fermentation, l'hydromel vineux, boisson stimulante qui remplace dans certains pays le vin et la bière.

Miel BLANC AROMATIQUE DES ALPES. Est renommé ainsi que ceux de Corse, Draguignan (Basses-Alpes), Guéret (Creuse), Narbonne et Carcassonne (Aude), Perpignan (Pyrénées-Orientales), Auch (Gers).

Miès (Vins de), Provence; 13 à 14 degrés.

Mignot (Fromage de), vallée d'Auge (Normandie). La préparation de ces fromages est plus soignée que ne l'est généralement celle des autres fromages de la même province, et ceux fabriqués avec du lait non écrémé sont réellement d'une très-bonne qualité. Ils sont moulés dans des formes de bois de frêne de 16 centimètres de diamètre sur 10 centimètres de hauteur. La croûte est épaisse, d'un rouge brun et visqueuse. Il se vendent de 50 à 60 c. Ils sont d'un goût fort agréable. *Dessert.*

Migrenne (Vin de la côte de), à Auxerre, Bourgogne (Yonne): rouge, 2ᵉ classe; 14 à 15 degrés.

Mil ou **Millet** (*Milium*). Genre de la triandrie digynie et de la famille des graminées. Parmi les espèces de ce genre, nous citerons comme pouvant servir à l'alimentation humaine: 1° le *panicum miliaceum* dont les grains servent de nourriture aux oiseaux, mais qui sont fort utiles dans certains pays. Après avoir dépouillé ces graines de leur enveloppe, on les fait cuire dans le lait. En Italie, on en fait, avec une addition de lait, des gâteaux que l'on mange chaud; cet aliment est nourrissant, rafraîchissant et adoucissant. Du temps des empereurs romains, les paysans italiens en faisaient du pain; mais cet aliment était on ne peut plus lourd et de difficile digestion.

2° Le millet d'Afrique ou millet d'Inde qui est le *sorgho*. Ce millet, lorsqu'il a été mondé, fournit un aliment très-nourrissant et d'un excellent goût.

Milouins (*Fuligula*). Oiseaux de l'ordre des palmipèdes et du genre canard.

Cette variété est très-nombreuse; les milouins nous arrivent, du nord de l'Europe et de l'Asie au mois d'octobre, par troupes de vingt à quarante individus; ils descendent dans les pays méridionaux et jusqu'en Egypte. On le trouve pendant l'hiver, en grande quantité, sur nos marchés et sur ceux de Londres. La chair de ce canard est très-estimée.

Mirabelle. Nom vulgaire d'une espèce de prune.

Cette prune, petite, ronde, d'un jaune doré, charnue, parfumée et agréable au goût, se mange crue, et fournit d'excellentes confitures. Il y a deux espèces de mirabelles ; l'une plus grosse et l'autre plus petite ; c'est à l'espèce la plus petite qu'il faut donner la préférence. Mêmes propriétés que les autres prunes. — Voy. *ce mot*.

Mirliton. Nom d'une pâtisserie d'entremets dont nous allons donner la formule : avec un litre de feuilletage auquel vous donnerez douze tours ; faites une abaisse de cinq millimètres d'épaisseur ; au moyen d'un coupe-pâte rond et cannelé, faites de cette abaisse trente rondelles que vous placerez, chacune, sur un moule à tartelettes, d'un diamètre de 54 millimètres et creux de 15 millimètres. Ayez dans une terrine deux œufs entiers et deux jaunes ; ajoutez 125 grammes de sucre pilé, 95 grammes de macarons écrasés, un peu de sel, quelques gouttes d'eau de fleurs d'oranger, ou de la vanille ; remuez cette composition pendant deux minutes et incorporez-y 65 grammes de beurre tiède. Fouettez, bien fermes, deux blancs d'œufs, mêlez-les avec le tout ; garnissez vos rondelles de pâte avec cette préparation ; masquez vos mirlitons avec du sucre passé au tamis de soie ; lorsque ce sucre est fondu, semez dessus quelques grains de gros sucre ; faites cuire à four modéré et servez chaud ou froid.

On peut faire des mirlitons aux amandes, aux pistaches, au chocolat, à la marmelade d'abricots ; pour ce faire, on ajoute l'une de ces substances aux macarons pilés qui sont la base de cette pâtisserie. On peut également varier les parfums, suivant le goût des personnes.

Il faut manger modérément de ce mets qui est assez difficile à digérer pour certains estomacs faibles.

Miroton. Mélange de viande, d'oignon et de pommes de terre fricassés, ou de lard, de champignons et de fines herbes. Cet aliment est indigeste et ne convient pas à tous les estomacs. Les convalescents doivent s'en abstenir complétement. — Voy. *Émincé*.

Mittelwhir (Vin de), Alsace (Haut-Rhin) : blanc, 2ᵉ qualité ; 13 à 14 degrés.

Moelle (*Medulla*), Substance huileuse, grasse, liquide pendant la vie, de couleur blanche ou jaunâtre, qui remplit la cavité cylindrique des os longs, le tissu celluleux des extrémités de ces mêmes os, l'intérieur des os courts, et le diploé des os plats.

La moelle, que l'on rencontre dans les os longs de certains quadrupèdes servant à l'alimentation, tels que bœufs, veaux, moutons, etc., est employée en cuisine et sert à la préparation de certains mets auxquels elle communique de l'onctuosité et les rend plus agréables.

La moelle est un aliment peu nourrissant, dont il faut manger modérément parce qu'il est difficile à digérer. Elle ne convient ni aux tempéraments bilieux, ni aux personnes qui ont des digestions laborieuses ; les convalescents doivent aussi s'en abstenir.

Moelle ÉPINIÈRE OU VERTÉBRALE. Long cordon nerveux, à peu près cylindrique, situé dans le canal des vertèbres, et dont la nature est identique avec celle du cerveau. Cette substance, assez nourrissante, est de difficile digestion dans la majorité des cas ; elle ne convient, en général, ni aux estomacs faibles et délicats, ni aux convalescents ; néanmoins il y a, à cette règle, des exceptions. L'usage et l'expérience doivent guider à cet égard.

La moelle épinière des divers animaux que nous avons désignés plus haut sert, en cuisine, soit comme base de certains mets, soit comme garniture dans des ragoûts, des tourtes, etc.

Quant à la moelle végétale ou long cordon de nature variable contenu dans l'étui médullaire situé au centre des tiges des végétaux, nous n'en parlerons qu'aux articles des différents produits qu'on en retire (comme le *sagou*, etc.) au profit de l'alimentation humaine.

Moët (Champagne mousseux), 4 fr. 25 à 5 fr. 50 c. la bouteille. — Voy. *Champagne*.

Moineau (*Fringilla*). Genres d'oiseaux de l'ordre des passereaux et de la famille des conirostres. Ce genre renferme un grand nombre d'espèces. La chair de ces oiseaux est fort peu estimée.

Mollé (*Schinus*). Genre de la diœcie décandrie et de la famille des térébinthacées.

LE POIVRIER D'AMÉRIQUE (*schinus molle*), est un arbrisseau qui appartient à ce genre ; il est originaire du Pérou ; il suinte de ses feuilles un suc laiteux qui a l'odeur du poivre. Avec la pulpe de ses fruits, écrasée dans l'eau, on fait une boisson rafraîchissante, d'un grand usage, qui devient, avec le temps, vineuse, puis, par la suite, acide.

Monarde (*Monarda*). Genre de la diandrie monogynie et de la famille des labiées. Parmi les peu nombreuses mais magnifiques espèces de ce genre, nous citerons la *monarde didyme*, monarda didyma ; cette espèce est connue sous le nom vulgaire de *thé d'Oswégo* ou de *Pensylvanie*, qui lui vient de ce que ses feuilles aromatiques sont employées en guise de thé dans toutes les parties septentrionales de l'Amérique.

Monbin (*Spondias*). Genre de la décandrie pentagynie et de la famille des térébinthacées.

Parmi les espèces que ce genre renferme, nous signalerons les deux suivantes :

1° Le PRUNIER D'ESPAGNE (*spondias monbin*), qui donne des fruits dont la pulpe est douce, légèrement acide, d'une odeur suave et d'un goût agréable. Les Américains en font beaucoup de cas. On en fait des marmelades qu'on envoie en Europe ;

2° L'ARBRE DE CYTHÈRE (*spondias cytherea*), dont les fruits ont la saveur des pommes de reinette et sont très-estimés à l'île de France, où cet arbre a été transporté d'Otaïti.

Montbazillac (Vin de), Périgord (Dordogne) : vin de liqueur, 3e classe ; 14 à 15 degrés.

Montbazin (Vin de), Languedoc (Hérault) : vin de liqueur, 4e classe ; 11 à 12 degrés.

Mont-Dore (Puy-de-Dôme), fromage de lait de chèvre qu'on fait quelquefois cailler avec du vin blanc ou du vinaigre. Il reçoit une légère salaison, et on l'expédie pour Lyon et Paris, dix ou douze jours après sa fabrication, dans des boîtes à dragées. On affine quelquefois ces fromages en les humectant de vin blanc, les recouvrant d'une pincée de persil et en les mettant entre deux assiettes ; ils se vendent 40 c. *Dessert*.

Mont-Dore (Puy-de-Dôme). Ce sont des eaux justement célèbres dans le traitement des maladies de poitrine, mais elles rendent peu de service loin de la source. Leur action est surtout puissante par les bains qu'on prend à une température fort élevée. (Dr C. JAMES, *Guide aux eaux.*)

Montferrand. Bordeaux rouge : 228 litres, 1844-46 ou 1848-51, 380 fr. (novembre 1854) ; 14 à 15 degrés.

Montefiascone (Vin de), Toscane. Très-estimé dans le pays, et porte aisément à la tête ; il contient 17 à 18 degrés.

Monte Pulciano (Vin de), Italie. 18 à 19 degrés d'alcool.

Monthelie (Vin de), Bourgogne (Côte-d'Or) : rouge ordinaire, 1re qualité ; 16 à 17 degrés.

Montilla (Vin de), Espagne. 19 à 20 degrés.

Montpellier. Cette bonne ville est un véritable foyer incandescent de préparations culinaires supérieures, de productions justement célèbres et recherchées ; c'est enfin la patrie où M. Banel répand les bienfaits de son expérience.

On peut dire du Midi, particulièrement de la région dont Montpellier est le point principal, qu'il est très-renommé pour la *brandade de morue*, qui s'accommode en hiver avec des truffes. Souvent M. Banel en a fait la *morue à la Louisiane*, qui est une brandade broyée avec de grosses huîtres, *ostrea cyrnus*, de Cette, etc., analogues à quelques égards au *pied de cheval* du Havre, et des truffes. Ce plat est délicat et de bon goût ; il se sert en *entrée*.

Pour les *coquilles de queues d'écrevisses*, c'est-à-dire chair de queues d'écrevisses en coquilles ; Vaucluse, grâce au chemin de fer, fournit vivantes et en quantité de bonnes écrevisses, qui sont des avortons si on les compare à celles d'Allemagne, etc. [On fait aussi des *croquettes d'écrevisses*.

La *macreuse*, qui est une foulque, et non un canard, comme on le dit dans quelques ouvrages d'histoire naturelle, est un oiseau réputé *maigre* ; c'est un excellent gibier d'eau, qui sert pour faire des pâtés forts délicats.

Le *thon*, parfois très-abondant sur les côtes du Midi, est un très-bon poisson dont on peut faire des mets très-variés ; il est délicieux en pâtés froids. Pour ces pâtés, il faut toujours prendre les morceaux gros et situés près de la région des viscères.

En fait de poissons, la *baudroie*, qui a le foie aussi gros que celui des gros canards, est abondante ; on en fait des entrées qui sont parfaites et qui ont toujours été appréciées par les véritables gourmets.

On pêche aussi le *rouget* de la Méditerranée, qui n'est pas notre *rouget* du Nord, mais le *mullus* des naturalistes, qui était si recherché des anciens. On prend assez souvent des *esturgeons*. Les madragues de Marseille procurent la plupart des thons, qui se consomment ici, mais on en prend aussi à Cette, etc.

Le *gibier* est abondant ; la bécasse, la bécassine et tous les gibiers d'eau sont d'une bonté parfaite, les marécages étant nombreux dans les environs. La perdrix rouge foisonne dans ce pays, l'ortolan gras y est en grande renommée.

Les truffes sont assez abondantes dans les environs de Montpellier ; la plupart y sont cependant apportées du Gard et surtout de la Drôme.

On prise dans une partie du Rhône français l'*ombre chevalier* ; on y reçoit les *truites* et les *anguilles* de Vaucluse, qui sont renommées.

En fait de viande de boucherie, on peut citer l'*agneau de lait*, qui est parfait et peut faire des plats variés et appréciés ; on cite ses côtelettes, etc.

Le mouton est abondant et bon dans le Midi ; les brebis de Larzac fournissent du lait, du beurre, des fromages (fromage de Roquefort). Les moutons d'Afrique sont mauvais.

Les principales cultures sont celles de la vallée de l'Hérault et des environs de Perpignan. L'Algérie fournit des objets de primeur.

Parmi les vins, il faut citer le Saint-Georges, à deux lieues de Montpellier ; les vins muscats Lunel, Frontignan, etc. Cette a des fabriques de vins étrangers pour l'exportation et aussi pour l'intérieur ; on y fait des madères en quantité, des vins d'Espagne, etc. On récolte dans le Midi de très-beaux raisins pour vins de bouche et vin de distillerie ou pour fruits à manger, amandes, olives, figues ; mais la culture de ce qu'on appelle *les fruits* dans le Nord y est très-arriérée.

Montrachet (Vin de), Bourgogne (Côte-d'Or) : blanc, 1re classe ; se sert avec les huîtres et le 2e service ; 16 à 17 degrés. 228 litres, 1844-46, 1,200 fr. ; 1848-51, 800 fr. ; 4 fr. 50 c. à 6 fr. la bouteille (novembre 1854).

Monsaujon (Vin de), Champagne (Marne) : rouge ordinaire ; 11 à 12 degrés.

Morelle (*Solanum*). Genre de la pentandrie monogynie et de la famille des solanées, tribu des solanées qui lui empruntent leur nom. Le nombre des espèces qui composent ce genre est peut-être le plus considérable de tous les genres connus.

Parmi ces espèces nous citerons :

1° La MORELLE TUBÉREUSE (*solanum tuberosum*), vulgairement *pomme de terre*. — Voy. ce mot.

2° La MORELLE NOIRE (*solanum nigrum*); plante très-répandue, dans les lieux cultivés, le long des enclos. Cette plante sent le musc d'une manière très-prononcée. Depuis l'antiquité, ses feuilles sont employées comme substance alimentaire et remplacent celles de l'épinard. En France, elle est négligée presque partout.

3° La MORELLE MELONGÈNE (*solanum melongena*), désignée vulgairement sous les noms d'*aubergine*, de *melongène*, de *melauzane*, etc. — Voy. *Aubergine*.

4° La MORELLE DES MONTAGNES (*solanum montanum*), plantes herbacées des montagnes du Pérou, dont les racines tuberculeuses sont très-recherchées des Indiens, qui les mangent dans des ragoûts et dans des soupes.

5° La TOMATE OU POMME D'AMOUR (*solanum lycopersicum*). — Voy. *Tomate*.

6° La MORELLE TRIANGULAIRE (*solanum triangulare*), dont on mange les feuilles au Malabar.

Morey (Vin de), Bourgogne (Côte-d'Or). Rouge, 2e classe ; 14 à 15 degrés.

Morille (*morchella*). Végétaux cryptogames de la classe des *thécasporés* et de la famille des champignons. C'est au printemps que nous voyons arriver les morilles ; sous la latitude de Paris, il est rare qu'elles paraissent avant la seconde quinzaine du mois d'avril ; tandis que dans le midi de la France, elles paraissent au mois de mars. On les trouve dans presque tous les terrains, mais plus particulièrement et plus abondamment dans ceux qui sont siliceux, dans les bois, sur les bords des chemins. Les morilles sont presque toutes comestibles.

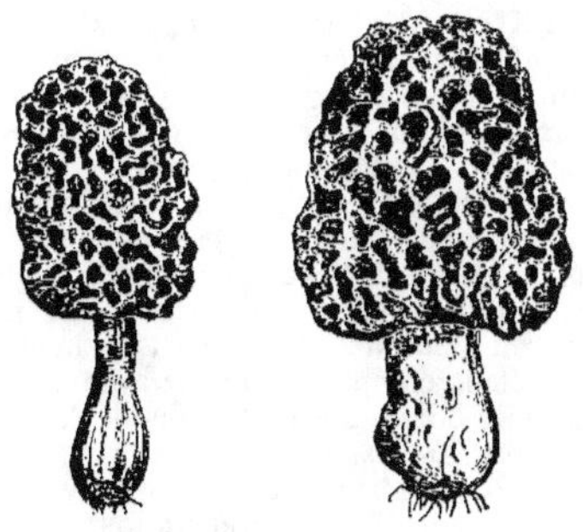

On distingue les espèces suivantes :

1° La MORILLE COMMUNE (*morchella esculenta*), qui donne naissance aux variétés ci-après :

La *morille blanche* (*morchella alba*) que l'on ne rencontre guère à Paris que chez les marchands de comestibles ; elle est fort recherchée, quoique fade et aqueuse. Dans la Russie méridionale, cette variété atteint jusqu'à un pied de hauteur.

La *morille blonde* (*morchella rotunda*) c'est la plus grosse variété de nos pays ; elle est fort estimée à cause de son bon goût ; elle est assez rare dans les environs de Paris. C'est dans les terrains argileux, dans les bois, sur les places où l'on a fait le charbon qu'on la rencontre le plus souvent.

La *morille ordinaire* (*morchella vulgaris*); elle est la plus commune de toutes et passe pour la meilleure.

La *morille violette* (*morchella violacea*). Cette variété a été trouvée au Mexique par le docteur Despréaux, qui l'a dessinée.

La *morille changeante* (*morchella cærulescens*) dont la chair, après avoir été rompue, prend, au contact de l'air, la couleur de l'indigo.

2° La MORILLE DÉLICIEUSE (*morchella deliciosa*). Cette espèce est très-commune en Hongrie.

3° La MORILLE CONIQUE (*morchella conica*). Cette espèce est regardée, par certains auteurs, comme une variété de la morille commune. On la trouve assez abondamment en Alsace et en Allemagne ; elle est assez rare en France ; elle apparaît à l'époque de la floraison du prunellier, du pétasite et des primevères. On la rencontre encore dans les maquis de la Corse, et principalement dans les lieux qui ont été incendiés ; elle est encore très-commune et très-estimée en Moldavie et en Valachie, où on la fait sécher au soleil pour la conserver.

4° La MORILLE PERFORÉE (*morchella foraminulosa*), ainsi nommée parce qu'elle présente une ouverture circulaire à son sommet. Cette espèce a beaucoup de rapport avec la *morchella esculenta*. On la trouve dans l'Amérique septentrionale.

5° La MORILLE D'HIVER (*morchella hiemalis*); elle est de la grosseur de la *morille commune*, et croît en Italie, au mois de janvier, particulièrement sur les murs exposés au nord.

6° La MORILLE A GROS PIED (*morchella crassipes*), trouvée par Ant. de Jussieu, dans le bois de Pont-Chartrain et remarquable par sa haute taille.

7° La MORILLE TREMELLOÏDE (*morchella tremelloïdes*), qui paraît n'être qu'une variété de la morille ordinaire dont elle ne diffère que par la brièveté du pédicule et la forme des alvéoles. C'est aussi dans le bois de Pont-Chartrain qu'elle a été découverte par Ant. de Jussieu.

8° MORILLE ÉLEVÉE (*morchella elata*). Quoique de grande et belle espèce, cette morille est de saveur fade, aqueuse, et devient très-fétide en vieillissant. Quelques personnes la croient vénéneuse ; mais Krombholtz assure qu'on peut la manger sans avoir rien à en redouter.

9° La MORILLE PUBESCENTE (*morchella pubescens*). Commune en Suisse, dans le Jura et en Bohême, où on l'apporte avec la morille comestible sur les marchés : elle croît, à terre, dans les forêts de pins.

10° La MORILLE DE LOUP OU DU DIABLE (*morchella pleopus*). Ce cryptogame, dont l'espèce peu connue n'est pas encore bien déterminée, diffère de la morille ordinaire par la tige qui n'est pas creuse, par la forme et par l'odeur. On la trouve au printemps dans la forêt de Fontainebleau, dans les friches et dans les bruyères. Elle a causé des accidents presque mortels ; il est donc prudent de s'abstenir complétement d'en manger.

Les morilles, soit qu'on les mange fraîches ou conservées, constituent un aliment délicieux ; elles sont douées d'une saveur et d'un parfum fort agréables ; elles sont peu nourrissantes, se digèrent généralement bien ; elles excitent l'appétit, sont légèrement stimulantes, aphrodisiaques et échauffantes. Elles ne conviennent ni aux estomacs très-délicats ni aux personnes en convalescence. Les tempéraments chauds, bilieux, irritables, feront bien de n'en manger qu'avec une extrême modération. Dans aucun cas, du reste, il ne faut faire excès de ce champignon.

Lorsque l'on veut conserver les morilles pour l'usage culinaire, il faut avoir soin : 1° de couper le pied à une certaine distance du sol, et non de se borner à l'arracher, afin que les alvéoles ne se pénètrent pas de terre ; 2° de ne les couper qu'après que la rosée est dissipée ou que la pluie a cessé de tomber, et qu'elles sont bien ressuyées, parce que ces végétaux, comme le plus grand nombre des champignons, absorbent de l'eau en quantité dans les temps humides, propriété qui nuit beaucoup à leur qualité et aussi à leur conservation, si on n'observe pas cette précaution au moment de couper les morilles.

On les enfile avec de la ficelle, et on a soin de les distancer entre elles ; on les fait sécher en les exposant à un courant d'air. Lorsqu'elles sont bien sèches, on les enveloppe dans des sacs de papier, ce qui vaut mieux que de les laisser exposées à la poussière, aux insectes, etc., puis on les conserve dans un lieu sec et bien aéré.

Lorsqu'on veut s'en servir, il faut les laver dans de l'eau tiède (précaution toujours bonne, même à l'égard des morilles fraîches) ; cette préparation les décolore un peu, les débarrasse de la terre et du sable qu'elles pourraient avoir conservés, ainsi que des moisissures et d'un goût de renfermé qui ne manquent jamais de se développer, surtout si elles ne sont pas récemment cueillies.

Le procédé d'Appert est encore fort bon en ce qu'il conserve aux morilles leur parfum et leur saveur ; mais il faut que ces mêmes morilles soient employées immédiatement après l'ouverture des vases qui les renferment, parce que le contact de l'air les décompose avec une extrême rapidité.

Si l'on ne tenait à avoir que le parfum des morilles, on pourrait, après leur complète dessiccation, les raper à la manière des ceps ou des mousserons, et conserver la poudre obtenue dans des vases exactement clos pour s'en servir au besoin ; quelques cuillerées, introduites dans les préparations culinaires que l'on voudrait aromatiser, suffiraient pour leur donner l'odeur des morilles.

Il y aurait encore un moyen, ce serait de faire avec les morilles un *ketchup* analogue à celui que les Anglais font avec le ceps. Ainsi, après avoir lavé et coupé par morceaux les morilles, il faudrait les faire cuire avec de l'eau, du sel, du poivre et d'autres aromates ; puis, lorsque l'eau aurait acquis une consistance *sirupeuse*, passer avec expression le tout, ajouter au *decoctum* obtenu une petite quantité d'eau-de-vie comme moyen préservatif d'altération, et conserver dans des vases parfaitement clos ; lorsqu'on voudrait parfumer une sauce de l'odeur des morilles, on n'aurait qu'à verser dedans une quantité relative de ce *ketchup*.

Le développement des morilles, dans les localités où elles ont l'habitude de se montrer, varie avec les circonstances plus ou moins favorables qui accompagnent leur apparition ; ainsi, attendu l'invariabilité de l'époque de leur végétation, si le mois d'avril est pluvieux, on peut s'attendre à ce que les morilles seront abondantes et d'un gros volume ; mais que ce même mois d'avril soit sec, le phénomène opposé se manifestera, la récolte sera rare et le végétal petit, sans aucun espoir qu'il en paraisse le mois suivant quand même le temps serait favorable. De même, lorsqu'on a défriché un lieu où elles croissent d'ordinaire, on peut être certain que les morilles manqueront totalement l'année d'après. Aussi, dit-on généralement que ce cryptogame est capricieux. — Voy. *Champignons*.

Morilles A L'ANDALOUSE. Les morilles ayant été préparées, ayez du jambon de Bayonne ou de Malaga, coupez ce jambon en dés auxquels vous ferez prendre couleur dans un verre de bonne huile ; joignez-y vos morilles pour qu'elles se colorent aussi ; mouillez avec un verre de vin de Xérès et quelques cuillerées de vin de Malaga ; ajoutez sel, mignonnette, muscade, piment rouge et doux, persil haché ; au bout de trois quarts d'heure, la cuisson étant complète, finissez avec un petit morceau de bonne glace et le jus de la moitié d'un citron. *Entremets*.

Morilles A L'ITALIENNE. Après avoir fait subir à vos morilles les préparations préliminaires que nous avons indiquées à l'article précédent, sautez-les dans du beurre avec persil et truffes hachés, sel, poivre, muscade ; mouillez avec un verre de vin de Madère, faites cuire pendant une demi-heure à petit feu ; puis, les morilles étant suffisamment cuites et de belle couleur, terminez avec quelques cuillerées de bon velouté, le jus de la moitié d'un citron, gros comme une noix de glace de volaille, deux douzaines et demie de petits croûtons taillés en liards ; passez au beurre et servez votre ragoût. *Entremets.*

Morilles (Croûtons aux). Après avoir préparé vos morilles, mettez-les dans une casserole avec un morceau de beurre et un bouquet de persil et de ciboules ; passez au feu, sautez, ajoutez une pincée de farine et mouillez avec du consommé. Quand les morilles sont cuites et la sauce réduite, ôtez le bouquet, liez avec un jaune d'œuf délayé avec de la crème ; ajoutez une pincée de sucre en poudre et servez avec une croûte que vous aurez préparée de la manière suivante : Prenez la croûte de dessus d'un pain mollet râpé ou chapelé, beurrez cette croûte en dedans et en dehors, mettez-la sur le gril et posez le gril sur des cendres rouges, afin que cette croûte se dessèche ; quand vous serez sur le point de servir, versez un peu de sauce dans votre croûte, placez-la sur le plat, la partie bombée en dessus, dressez votre ragoût de morilles et servez. *Entremets.*

Morilles SAUTÉES. Après avoir bien épluché vos morilles, fendez en deux les plus grosses, lavez-les dans deux eaux et faites-les dégorger dans l'eau tiède pendant dix minutes au moins ; égouttez-les et les mettez dans une casserole avec 190 grammes de beurre, le jus d'un citron, un peu de muscade râpée, une pincée de sucre en poudre, sel, poivre ; sautez-les pendant dix minutes et ajoutez du consommé assez pour qu'elles baignent, un petit bouquet de persil tout seul et un oignon piqué d'un clou de girofle. Faites cuire à petit feu pendant une demi-heure ; lorsque les morilles sont assez cuites, enlevez le bouquet et l'oignon, mettez dans le ragoût quelques cuillerées d'espagnole réduite, la moitié d'un jus de citron et servez. *Entremets.*

Les champignons proprements dits, les mousserons, les oronges, les ceps, etc., subissent les mêmes apprêts culinaires que les morilles. Il est toujours nécessaire et prudent, avant d'employer ces différentes espèces de végétaux, et après qu'ils auront été épluchés et lavés, de les jeter dans l'eau bouillante et de les y laisser pendant quelques minutes.

Les morilles bien préparées et lavées, comme il a été indiqué, servent comme garniture dans une foule de ragoûts et de sauces.—Voy. *pour les propriétés ce que nous en avons dit dans le cours de cet article.*

Morillon (*Anas fuligula*). Oiseau du genre canard. Mêmes propriétés.

Mormyre (*Mormyrus*). Genre de poissons osseux de l'ordre des malacoptérygiens abdominaux et de la famille des ésoces. On connaît une dizaine d'espèces de ce genre qui toutes vivent dans le Nil et sont rangées parmi les meilleurs poissons que fournit ce fleuve.

Mortadelle. Saucisson d'Italie dont l'alimentation est fort indigeste.

Morue (*Gadus morua*). Poisson osseux, exclusivement marin, de l'ordre des malacoptérygiens subbrachiens et de la famille des gades.

On pêche la morue dans les mers septentrionales de l'Europe, principalement au Doggers-Bank, en Irlande, au cap Nord et sur d'autres points épars de ces mers ; en Amérique, où la pêche est plus considérable, surtout sur le grand banc de Terre-Neuve ; aux atterages des îles Miquelon et Saint-Pierre ; et, sur les côtes du continent américain, depuis le Canada et la Nouvelle-Ecosse jusqu'au golfe Saint-Laurent ; mais c'est principalement au banc de Terre-Neuve que la pêche de la morue est le plus abondante.

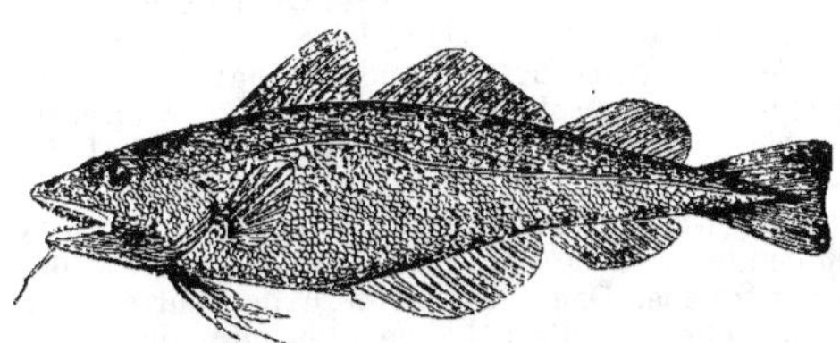

Ce poisson, d'un grand usage dans l'économie domestique, prend différents noms en raison des diverses préparations qu'il a reçues.

La morue, telle qu'elle sort de l'eau, se vend sous le nom de *cabillaud*, ou sous celui de *morue fraîche.*

La morue, quand elle est seulement salée sans être séchée, prend le nom de *morue verte.*

Si elle a été séchée et salée, elle est nommée *morue sèche.*

Lorsqu'elle a été séchée et fumée sans être salée, on la désigne sous le nom de *stockfish.*

On pêche la morue fraîche principalement à l'entrée de la Manche et dans la mer d'Allemagne.

Les Hollandais ont pratiqué des viviers dans leurs navires, ce qui leur permet de ramener des morues vivantes du Doggers-Bank en Hollande, qui n'en est éloignée que d'une cinquantaine de lieues.

La morue fraîche est plus agréable à manger et de plus facile digestion que la morue sèche et salée : sa chair est tendre, blanche, ferme, feuilletée, nourrissante et de bon goût. On préfère généralement le mâle à la femelle.

Le foie et la langue, fraîche ou salée, de la morue, constituent des mets délicats, excellents et recherchés.

La vessie aérienne de ce poisson, appelée par les pêcheurs *naut* ou *noues*, est regardée comme une partie de très-bon goût. On conserve ces vessies en les salant.

L'huile, que l'on retire du foie des morues, est l'objet d'un commerce immense. Sa composition a permis de l'employer avec succès dans les affections scrofuleuses, etc. Dans les arts, elle sert aux mêmes usages que l'huile de la baleine.

Enfin les œufs salés des morues, sous les noms de *rogue* ou de *résure*, servent à la pêche de la sardine, sur les côtes de la Bretagne.

La morue salée est toujours plus ou moins coriace; elle n'est pas de très-facile digestion et ne convient qu'aux estomacs qui fonctionnent bien : les convalescents doivent s'abstenir complétement de l'usage de ce mets.

La morue est aujourd'hui considérée comme le type d'un genre de la famille des gadoïdes. Ce genre, dont la morue vulgaire est la première espèce, a encore d'autres espèces parmi lesquelles nous citerons les suivantes :

1º La MORUE ÉGREFIN OU ÉGLEFIN (*Gadus eglefinus*). Cette espèce, presque aussi nombreuse que la première, sert à faire d'abondantes salaisons. La morue égrefin est fort commune sur les côtes de Saint-Malo et de Bretagne; à l'île Dieu, où on a fait des pêches assez considérables, mais elles sont actuellement abandonnées. La chair de cette morue est moins agréable, plus molle, et pas aussi blanche que celle de la première espèce. — Voy. *Eglefin*.

2º Le DORSCH OU PETITE MORUE (*Gadus callarias*). Cette petite espèce abonde sur les côtes de la Norwége, dans la mer Baltique et en Islande. Les habitants de ces pays en font des salaisons qui sont estimées. On a donné à ces poissons les noms de *klippfisch* ou poissons de roche; de *rondfisch* et quelquefois de *stockfisch rond*, parce qu'ils sont roulés et roides comme des bâtons après qu'ils sont desséchés;

3º Le CAPELAN OU OFFICIER (*Gadus minutus*). Petite morue de 15 à 16 centimètres de longueur, très-bonne à manger fraîche. Dans les grandes pêches de la morue, elle sert d'appât ou d'amorce; on la conserve, pour cet usage, à mi-sel ou dans la saumure.

On désigne dans la Méditerranée, sous le nom de *capelan*, une petite morue dont l'espèce paraît être différente de celle dont nous venons de parler. — Voy. *Capelan*.

Il existe encore d'autres espèces de morue; plusieurs savants en ont signalé sur les côtes de l'Amérique septentrionale. Il y a lieu de présumer qu'il y en a aussi dans les mers arctiques et antarctiques, ce qui n'est pas d'un petit intérêt, vu l'utilité de ce comestible et la destruction que l'on fait de ces poissons, destruction qui pourrait bien finir par dépasser en rapport la reproduction, malgré la fécondité si extraordinaire des morues.

Montpellier a inventé une *entrée* distinguée exquise : c'est une brandade de morue à laquelle on ajoute des truffes en hiver et de grosses huîtres (*ostrea cyrnus*) de Cette, semblables au pied de cheval du Havre.

Morue (Croquettes de). Après avoir fait cuire votre morue, coupez-la en dés; jetez-la dans une casserole; saupoudrez-la de farine; ajoutez beurre, sel, poivre, muscade râpée; mouillez avec un demi-verre de crème; mettez votre sauce sur le feu, et faites jeter un bouillon; remettez dedans votre morue en remuant afin qu'elle se mêle bien avec la sauce; puis laissez refroidir. Divisez-la ensuite en quinze ou vingt petites portions auxquelles vous donnez une forme agréable et unie; vous panez ces croquettes; vous les trempez dans quatre ou cinq œufs que vous aurez assaisonnés et battus, et vous panez une seconde fois. Au moment de servir vous mettez votre friture sur le feu, et, quand elle est assez chaude vous faites frire, de belle couleur, vos croquettes; vous les faites égoutter sur un linge; vous les dressez en pyramide et vous les servez entourées d'une garniture de persil frit. *Entrée*.

Morue A LA BÉCHAMEL. Préparez et faites cuire votre morue comme il est dit précédemment; égouttez-la et en ôtez les arêtes. Mettez dans une casserole un fort morceau de beurre, une cuillerée à bouche de farine, sel, gros poivre, muscade râpée, persil et ciboule hachés menu; mêlez et ajoutez un verre de crème, mettez votre sauce sur le feu et faites-l'y jeter un bouillon, si elle est plus épaisse que de la bouillie ordinaire, mettez-y un peu de crème; puis versez-la sur votre morue et ayez soin de tenir le tout chaudement sans bouillir; dressez votre morue en dôme et servez. *Entrée*.

Morue A LA MAITRE-D'HÔTEL. Commencez par faire dessaler votre morue en la laissant, pendant vingt-quatre heures, dans une eau de rivière que vous aurez eu soin de renouveler trois fois, au moins. Puis vous la râtisserez, la gratterez, et la mettrez cuire dans de l'eau pure et froide. Après qu'elle sera cuite, faites-la égoutter; mettez dans une casserole un morceau de beurre en quantité relative à ce que vous aurez de morue; coupez ce beurre par morceaux; ajoutez gros poivre, muscade râpée, persil et ciboule hachés fin, et une pincée de farine; remuez bien l'assaisonnement et placez dessus votre morue avec addition d'une cuillerée à dégraisser d'eau de morue. Mettez votre casserole sur le feu; remuez sans cesse, pour que le beurre ne tourne pas en huile, et lorsque la morue sera bien chaude et la sauce bien liée, dressez-la sur un plat, et ajoutez-y le jus d'un citron au moment de servir. *Entrée*.

Morue AU BEURRE NOIR. Faites cuire votre morue; mettez-la sur un plat, assaisonnez-la; versez dessus votre beurre noir, et servez après avoir mis autour de votre morue une couronne de persil frit. *Entrée.*

Nous le répétons ici, toutes ces diverses préparations de la morue ne conviennent ni aux estomacs faibles, ni aux convalescents.

Morue AU GRATIN. Votre morue étant cuite selon la règle, ôtez-en les arêtes et mettez-la en petits morceaux dans une casserole avec un bon morceau de beurre, une cuillerée moyenne de farine, sel, gros poivre, muscade râpée et trois quarts de verre de bonne crème; posez votre sauce ainsi assaisonnée sur le feu; remuez sans cesse jusqu'à ce qu'elle ait jeté un bouillon; versez cette sauce sur la morue et tâchez que le tout se mêle bien ensemble; puis laissez refroidir.

Appliquez sur le rebord de votre plat, un rond de mie de pain en croûtons; dressez sur ce plat votre morue de manière à ce qu'elle fasse le dôme autant que possible; unissez la surface de ce dôme et la panez une première fois en ajoutant, si vous voulez, à la mie de pain un peu de fromage de Parmesan ou autre, laissez tomber sur ce premier lit du beurre fondu; quand toute la surface est imbibée de beurre, panez une seconde fois et recommencez à arroser de beurre fondu ce nouveau lit de mie de pain; posez votre plat sur un feu doux; couvrez-le avec un four de campagne pour faire prendre couleur à votre préparation; ôtez les croûtons qui sont à l'entour, ainsi que le beurre converti en huile; remplacez les premiers croûtons par de nouveaux, passés au beurre et servez promptement. *Entrée.*

Morue AUX POMMES DE TERRE. Votre morue étant cuite, faites-la mijoter dans une sauce à la Béchamel et servez-la avec une garniture de vitelottes sautées au beurre. *Entrée.*

Morue FRAICHE. — Voy. *Cabillaud.*

Morue SÈCHE OU STOCKFISCH. — Voy., pour la préparation, l'article *Stockfisch.*

Moselle (Vin de). Blanc, entremets; 13 à 14 degrés.

Moscouade. C'est le sucre brut et non raffiné.

Mou. Nom vulgaire donné aux poumons de quelques mammifères servant à l'alimentation.

Le mou du veau est le seul qui serve en cuisine, encore n'entre-t-il que dans les ménages peu fortunés. Cet aliment est peu nourrissant, d'un goût fade et médiocrement agréable et d'assez difficile digestion; il ne convient qu'en état de santé. Les propriétés rafraîchissantes et adoucissantes dont il est doué sont perdues, en grande partie, par les assaisonnements dont on l'accompagne; il faut donc que les convalescents et les estomacs délicats s'en abstiennent complètement.

On fait avec le mou de veau des bouillons adoucissants, que l'on prépare en coupant du mou par morceaux, que l'on fait bouillir avec des jujubes, du cerfeuil et des navets.

On prépare encore avec le mou de veau le sirop dit *sirop de mou de veau*; il est adoucissant, pectoral et rafraîchissant.

Le mou de bœuf et celui du mouton se distribuent aux chats.

Mou DE VEAU A LA POULETTE. Coupez un mou de veau en morceaux carrés de grosseur moyenne que vous ferez dégorger à l'eau tiède, puis blanchir à l'eau bouillante pendant quelque temps; faites-les ensuite rafraîchir et égoutter; mettez dans une casserole un morceau de beurre; lorsqu'il sera fondu, jetez-y votre mou de veau, et remuez avec une cuiller de bois pour qu'il ne s'attache pas; lorsqu'il est revenu, ajoutez de la farine, et mêlez bien le tout; mouillez avec du bouillon, mettez un bouquet garni, des champignons, du sel, puis des petits oignons. Quand le mou est cuit, dégraissez la sauce, et la finissez avec une liaison de trois jaunes d'œufs et un filet de vinaigre.

Mou DE VEAU AU ROUX. Après l'avoir préparé comme il vient d'être dit, passez-le dans un roux, mouillez avec du bouillon, ajoutez sel, poivre, champignons, petits oignons. Quand le mou est cuit, dégraissez la sauce, et, si elle n'a pas assez de couleur, ajoutez-y un peu de sucre brûlé.

Mouflon. Nom donné généralement à tous les moutons sauvages. Dans l'origine, ce nom appartenait à toute l'espèce type mouton.

Plusieurs peuplades de l'Amérique du Nord estiment assez la chair de ces moutons, lorsque les individus sont jeunes; ils donnent la préférence à la femelle. Ces animaux sont l'objet, de la part de ces peuplades, d'une chasse très-productive. — Voy. *Mouton.*

Mouille-bouche. Excellente variété de poire fondante, aqueuse et délicate; elle se mange crue. — Voy. *Calendrier.*

Moule (*mytilus*). Genre d'animaux mollusques conchifères de la classe des acéphales, de l'ordre des acéphales testacés et de la famille des *mytilacés.* Leur corps est de forme ovalaire allongée; leur coquille, de couleur plus ou moins foncée à l'extérieur et souvent nacrée à l'intérieur, est bivalve, équivalve régulière, close, longitudinale; le pied, dont cet animal est pourvu, sécrète un byssus ou paquet de fils, qui sert à le fixer aux rochers et autres corps marins.

Parmi les espèces du genre *moule*, nous ne parlerons que de la moule marine comestible. La moule marine comestible, à coquille lisse, est une espèce très-connue et fort abondante sur toutes les côtes de l'Europe; elle est agréable au goût, mais de digestion difficile. C'est principalement de septembre à avril inclusivement qu'il faut en manger, de préférence aux autres mois de l'année.

Les moules de mer sont plus estimées que les anodontes ou moules d'étangs.

Il survient quelquefois, lorsque l'on a mangé des moules des accidents tels que coliques, vomissements, dyspnée ou difficulté de respirer, enflure de visage, éruptions cutanées. Ces symptômes d'intoxication durent rarement plus de vingt-quatre heures.

Les avis sont bien partagés, quant à la cause qui produit ces phénomènes. MM. de Baunie et Lamouroux pensent que les moules doivent leurs propriétés malfaisantes au frai de certains zoophytes, tels que les méduses, les astéries, etc. Le docteur Mœhring les attribue à des maladies, telles que la mousse et la gale, maladies auxquelles ces mollusques seraient sujets. Un grand nombre les font rattacher, à tort, à la présence d'un petit crustacé qui s'introduit et vit dans les moules, mais sans nuire à l'animal, ni à ses qualités alimentaires. Certains supposent que c'est au contact du cuivre qui double les embarcations, dans leur voisinage, que des moules contractent leurs propriétés vénéneuses; enfin, quelques-uns pensent que ces mêmes propriétés vénéneuses pourraient bien tenir, soit aux localités, soit au manque de fraîcheur de l'animal, soit enfin à une disposition particulière de celui qui le mange.

Quoi qu'il en soit, on combat avec avantage les différents accidents, énoncés plus haut, avec des vomitifs, des purgatifs, des boissons délayantes; la limonade dans laquelle on ajoutera un peu d'eau-de-vie; des lavements d'huile de ricin, de graines de lin, etc.; et, pour les affections cutanées, avec des bains et des lotions d'eau tiède, etc.

Les moules, étant de difficile digestion, ne conviennent ni aux estomacs délicats, ni aux personnes en convalescence. Quant aux personnes qui peuvent en faire usage, elles devront toujours en manger avec beaucoup de modération et s'en abstenir dans les mois où elles peuvent être nuisibles.

Moules A LA MARINIÈRE. Faites sauter les moules dans une poêle avec addition d'un bon morceau de beurre, persil, ciboule, ail, hachés fin; ajoutez du poivre et un peu de mie de pain, et servez. *Entrée.*

Moules A LA MINUTE. Faites-les cuire et ouvrir comme il est dit ci-dessus; passez au tamis l'eau rendue par les moules et ne gardez de cette eau que la quantité qui vous est nécessaire; ajoutez du beurre et du persil haché; sautez bien le tout et servez après avoir ajouté le jus d'un citron. *Entrée.*

Moules A LA POULETTE. Après les avoir nettoyées et bien lavées, mettez-les sur le feu dans une casserole, sans rien y ajouter; remuez-les, et, à mesure qu'elles s'ouvrent, ôtez-en soit la coquille entière, soit seulement une des deux valves; mettez ensuite vos moules dans une autre casserole; ajoutez un bon morceau de beurre, gros poivre, muscade râpée, persil et ciboules hachés; passez sur le feu; mettez un peu de farine; mouillez le tout avec du bouillon et un peu de l'eau qu'auront rendue les moules et que vous aurez passée au tamis; faites bouillir pendant quelques ins-

tants, puis tenez le tout chaudement. Au moment de servir, liez, avec des jaunes d'œufs, votre sauce et y ajoutez le jus d'un citron. *Entrée.*

Moules A LA PROVENÇALE. Procédez, pour les préparations préliminaires, comme il est dit plus haut; puis mettez dans une casserole un demi-verre d'huile, persil, ciboules truffes, champignons, demi-gousse d'ail, le tout bien haché. Passez au feu et mouillez avec une cuillerée de bouillon et la moitié de l'eau des moules. Quand votre sauce est suffisamment cuite et réduite, jetez dedans vos moules, auxquelles vous n'aurez laissé qu'une seule valve en les faisant ouvrir; ajoutez une cuillerée de jus et, après avoir fait jeter quelques bouillons, gros poivre, muscade râpée et le jus d'un citron. Il faut que la sauce soit courte. *Entrée.*

Moule D'EAU DOUCE OU D'ÉTANGS. Nom vulgaire de l'anodonte. La moule d'eau douce se trouve dans presque tous les fleuves, rivières, lacs et étangs d'Europe. Elle est moins agréable que la moule marine; néanmoins elle peut servir à la nourriture de l'homme et subit les mêmes apprêts culinaires que celle de mer. *Entrée.*

Moulin-à-Vent (Vin de). Beaujolais. Rouge, 2ᵉ classe des beaujolais et mâconnais; 14 à 15 degrés. 220 litres 1846-48, 325 fr.; 1849-50, 275 fr.; 1 fr. 50 à 2 fr. la bouteille (novembre 1854).

Moureiller (*Malpighia*). Genre de la décandrie trigynie et de la famille des malpighiacées. Ce genre renferme des arbrisseaux originaires de l'Amérique méridionale et des Antilles. Parmi les espèces nous citerons le moureiller glabre, appelé *cerisier* dans ces régions, qui donne des fruits ou baies, de couleur rouge, de saveur agréable et légèrement acide, que l'on mange ordinairement confits au sucre.

Mousse. En terme d'office, on entend par ce mot d'agréables préparations qui ont pour base une crème fouettée, glacée, sucrée et mélangée avec une substance aromatique quelconque, les sucs de fruits, les liqueurs fines, le chocolat, etc. Mêmes propriétés que les glaces, les sorbets et autres préparations glacées.

Mousse DES VINS. Pour faire mousser les vins et les boissons, faites tremper pendant quarante-huit heures des grains de blé dans de bonne eau-de-vie. Il suffit d'en déposer trois grains au plus dans chaque bouteille pour obtenir un vin qui mousse comme du champagne. Si on mettait plus de trois grains par bouteille on la ferait casser. — Voy. *Vins.*

Mousseline. En terme de confiseur, ce mot désigne une pâte faite avec de la gomme adragant fondue et acidulée avec le jus de citron, que l'on fait sécher à l'étuve après l'avoir dressée en dôme, en rocher, etc. On nomme mousseline blanche ce pastillage.

On colore cette même pâte en rose, en jaune,

en bleu, en vert, en violet, etc., et on ajoute le nom de la couleur au mot mousseline. Ces préparations servent de garniture aux assiettes de four; il faut en user avec modération.

Mousseron. Végétaux cryptogames de la famille des champignons, du genre agaric.

Les mousserons croissent au printemps et à l'automne, sur les friches, les terres mousseuses, etc.

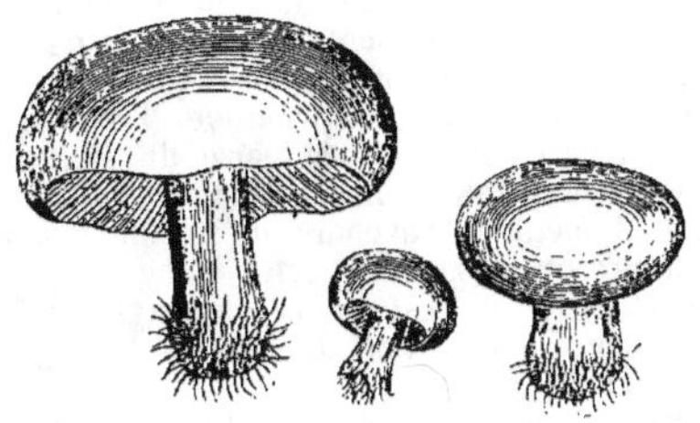

Ce cryptogame est le plus parfumé de tous les champignons; il se dessèche facilement sans perdre aucune de ses qualités. Réduit en poudre et conservé dans des fioles de verre, il sert à aromatiser des sauces et des ragoûts. Les mousserons sont aphrodisiaques, stimulants, échauffants et d'assez difficile digestion. — Voy. *Champignon.*

Mousseux. Le vin doit sa qualité d'être mousseux à l'acide carbonique qui se produit dans les bouteilles qui le contiennent, sous l'influence d'un reste de fermentation. Il facilite la digestion et prédispose à la gaieté. Il est stimulant, mais souvent insuffisant pour prévenir les indigestions que déterminent les repas trop copieux. — Voy. *Mousse, Vins.*

Mout ou **Moust** (*mustum*). C'est la liqueur exprimée du raisin ou d'autres fruits, et qui n'a pas encore éprouvé la fermentation alcoolique.

Moutabea. Les moutabea sont des arbrisseaux de l'Amérique tropicale dont le fruit est comestible. Ce genre, dont la place n'est pas encore fixée, a pour principale espèce le *moutabea Guianensis*, qui croît en Guyane dans les terrains défrichés, et que les indigènes appellent *aymoutabou.*

Moutarde. Condiment composé de graine de moutarde noire (*sinapis nigra*), pulvérisée et mélangée avec du mout, ou mieux avec un peu de farine et de vinaigre. Ce condiment est âcre et piquant. Il stimule l'estomac et facilite surtout la digestion des viandes grasses. Il convient aux estomacs paresseux, et notamment à celui des vieillards. Dijon, Châlon et Reims sont renommés pour sa fabrication.

De tous les stimulants que l'on sert à table, la moutarde occupe le premier rang. Cet assaisonnement s'accorde bien avec toutes les viandes rôties et bouillies et surtout avec la viande de porc, et toutes les préparations dont le porc est la base; elle s'allie très-bien avec les dindons, surtout le lendemain du jour où l'on en a mis les cuisses en réserve. Elle est la base de toutes les sauces Robert, de toutes les rémoulades, et l'ornement des émincés, avec elle on fait des navets de Freneuse, un entremets délicieux; sans elle les pieds à la Sainte-Menehould ne sont qu'une épigramme sans sel; enfin, depuis les hors-d'œuvre jusqu'au dessert, la présence de la moutarde est indispensable sur une table bien servie.

La moutarde subit des préparations infinies, par les additions d'estragon, de fines herbes, de ravigote, etc.

Moutarde ANGLAISE. On délaye de la farine de moutarde, très-forte, avec de l'eau seulement. — Voy. *Sauces anglaises.*

Moutarde DES CHAMPS (*Sinapis arvensis*). Cette crucifère, à feuilles larges et glabres, se trouve dans nos champs et mêlée à nos cultures; ses feuilles fournissent d'excellents épinards.

Mouton-Lafitte (Vin de). Bordeaux. Rouge, 2e service, 17 à 18 degrés; 2 fr. 50 c.; la bouteille (novembre 1854).

Mouton (*Ovis*). Genre de quadrupèdes de la classe des mammifères, de l'ordre des ruminants à cornes creuses et de la famille des moutons. C'est à Linné que le genre mouton doit sa création.

Les moutons sont très-répandus dans l'ancien et dans le Nouveau-Monde; c'est en Corse, en Sardaigne et dans plusieurs autres îles de la Méditerranée que se trouve l'espèce la plus anciennement connue, et qui a été probablement la souche de nos moutons domestiques.

La chaîne de l'Atlas, les montagnes de la Sibérie, celles du Kamtschatka et du Canada fournissent les autres espèces.

Il y a plusieurs espèces de moutons :

1° Le MOUFLON D'AFRIQUE OU MOUTON BARBU (*ovis tragelaphus*), qui habite les parties escarpées et désertes de la Barbarie et du nord de l'Afrique. Le mouton à manchettes (*ovis ornata*) est une variété du mouton barbu; le mouton à manchettes est de la taille d'un mouton ordinaire, et a été trouvé aux portes de la ville du Caire.

2° Le MOUFLON D'AMÉRIQUE OU BÉLIER DE MONTAGNE (*ovis montana*), découvert, en 1800, par Gillevray, voyageur anglais.

3° L'ARGALI (*ovis ammon*), qui habite les régions tempérées de l'Asie, les montagnes de la Mongolie, de la Sougarie, de la Tartarie et du Kamtschatka.

4° Le MOUFLON proprement dit, *ovis aries fera*, Auct.; *musmon et ophion*, Pline; *musmon et musimon*, Gesner; *tragelaphus*, Belon; *mouflon*, Buffon; *ovis argali*, Boddaërt, Shaw; *ovis ammon*, Linné, Gm.; *capra ammon*, Linné; *ovis musimon*, Goldf.; *mouflon*, Fr. Cuv., A. G. Desm.; *musione de Sardaigne; muffole de Corse*, etc.

Le mouflon proprement dit est plus grand que le mouton domestique. On croit que de cette espèce sont dérivées les races européennes de bêtes à laine.

Les quatre espèces de moutons sauvages que nous venons d'indiquer sont les plus connues jusqu'à ce jour ; il nous reste maintenant à parler des moutons domestiques et des diverses races qui en émanent.

Les mâles des moutons, lorsqu'ils ne sont pas coupés, se nomment *béliers;* les femelles sont appelées *brebis;* et les petits ont reçu le nom d'*antennois* à leur naissance, et, plus tard, pendant un an, celui d'*agneaux*.

Au point de vue de l'économie domestique, l'homme tire des moutons les plus grands avantages ; en effet, leur chair et leur lait servent à son alimentation ; il se fait des vêtements avec leur laine et leur peau ; il s'éclaire pendant la nuit avec leur graisse, dure et solide ; enfin, il tire des excréments de ces utiles animaux un engrais qui vient augmenter la fertilité des terres.

Nous allons parler maintenant des variétés et races de moutons les plus remarquables ; ce sont les suivantes :

1° Le MOUTON MORVAN OU MOUTON A LONGUES JAMBES (*ovis aries longipes*); bélier et brebis des Indes, originaire de la côte de Guinée et de l'Afrique, et élevé en Barbarie et au Cap de Bonne-Espérance. Cette variété, naturalisée en Europe et croisée avec les moutons du Texel et de la partie orientale de la Frise, a produit une grande race de moutons sans cornes, désignés sous les noms de moutons du Texel, de moutons flandrins.

2° Le MOUTON A GROSSE QUEUE, MOUTON A LARGE QUEUE (*ovis aries laticaudata*); mouton de Barbarie, d'Arabie ; de la grosseur de nos moutons ordinaires; cette variété habite la Buckarie, l'Éthiopie, l'Egypte, le cap de Bonne-Espérance, la Perse et l'Inde ; elle donne plusieurs races dont les principales sont : l'*ovis aries stealopyga*, le mouton à grosse queue, le mouton d'Astracan, le bélier du Cap, etc.

3° Le MOUTON A LONGUE QUEUE (*ovis aries doluchura sive tscherkessika*). Ce mouton, dont la queue traîne à terre, se trouve dans les environs d'Astrakan et de la Buckarie.

4° Le MOUTON VALACHIEN (*ovis aries strepsiceros*); taille des moutons ordinaires.

Cette variété habite la Hongrie, la Valachie, et se trouve aussi, suivant Belon, dans l'Ile de Crète.

5° Le MOUTON D'ISLANDE, BÉLIER A PLUSIEURS CORNES (*ovis aries polycerata*). Cette variété, de petite taille et dont quelques races sont sauvages, habite l'Islande, les îles Féroë ; elle a dû être importée en Norwége où elle se trouve communément.

6° Le MOUTON COMMUN (*ovis aries Gallica*), de taille moyenne, qui, par son mélange avec es moutons de race espagnole, anglaise, fla-

mande a donné naissance à beaucoup de races métisses dont les quatre suivantes sont les plus remarquables : la race *flandrine*, la race *solognote*, la race *roussillonaise*, la race *berrichonne*, etc.

7° Le MOUTON D'ESPAGNE, MÉRINOS DES ESPAGNOLS (*ovis aries Hispanica*). Cette variété, par ses croisements avec les races françaises, a donné lieu à un grand nombre de races appelées demi-mérinos. Ces races, croisées plusieurs fois de suite avec des béliers mérinos de pure race, finissent par acquérir des caractères qui les rapprochent le plus possible de la race espagnole primitive. Le mouton d'Espagne paraît être originaire de Barbarie.

8° Le MOUTON ANGLAIS (*ovis aries anglica*); variété métisse provenant du mélange d'une race presque disparue d'origine anglaise, avec des béliers et des brebis d'Espagne et de Barbarie. Cette variété donne lieu à un grand nombre de races.

Parmi nos moutons domestiques, ceux qui tiennent le premier rang proviennent des Ardennes, de Cabourg, de Présalé et d'Arles ; viennent ensuite ceux de Beauvais, de Reims, de Dieppe, d'Avranches, du Cotentin, etc. Ceux du Berri, de la Sologne et des environs de Paris, sont très-inférieurs à tous les autres dont la chair est beaucoup plus savoureuse et plus tendre.

La chair du mouton est, après celle du bœuf, la plus succulente; elle est très-saine, agréable au goût et très-sapide. Ses qualités varient avec la nature des pâturages qui ont servi à alimenter les moutons. Cette chair est stimulante, aphrodisiaque, d'assez facile digestion et convient à presque tous les estomacs ; les personnes qui ont besoin d'être restaurées, se trouvent bien de son usage; les estomacs irritables ou irrités doivent s'en abstenir; de même que les convalescents à la suite de maladies inflammatoires.

Les parties le plus estimées du mouton sont, en termes de cuisine, la selle, les filets mignons, les côtelettes, le gigot et la poitrine. Le mouton se mange rôti, grillé, braisé, bouilli, etc. Rôti et grillé, il se digère et nourrit généralement mieux que bouilli.

Dans le bas Languedoc, où l'on ne connaît pas l'usage du bœuf, on met le pot au feu avec une selle de mouton, qui forme un excellent bouilli, mais on n'en mange jamais le gigot à la broche, parce qu'on ne sait pas, dans ces contrées ce que c'est que de laisser mortifier la viande. A Paris, au contraire, le gigot de mouton est le rôti le plus ordinaire des tables bourgeoises ; mais, quoique vulgaire, il n'en est pas moins un manger nutritif et succulent, surtout si, attendri, mortifié, sanguinolent, il conserve tout à la fois son goût, sa tendreté, sa succulence; c'est dire assez qu'il ne doit pas être trop cuit pour être mangé dans toute sa gloire ; de longs ruisseaux de jus doivent sortir de ses flancs lorsqu'on le dépèce, et ses tranches minces et d'un beau rouge incarnat seront alors délicieusement savourées par le palais avant de fournir aux estomacs les plus délabrés un aliment tout à la fois salutaire et réparateur. Si le gigot n'est pas assez cuit, il est facile d'y remédier, quoique découpé, en passant un moment ses tranches dans la casserole, sur un feu clair ; mais s'il l'est trop, plus de remède. c'est un malheur irréparable ! Ce point, sans doute, est fort difficile à saisir, car un tour de broche de plus ou de moins fait faire la honte ou la gloire du plus distingué des gigots. L'art de rôtir les viandes à leur degré précis est l'un des plus difficiles qui existent dans le monde, où l'on trouve mille bons cuisiniers contre un parfait rôtisseur.

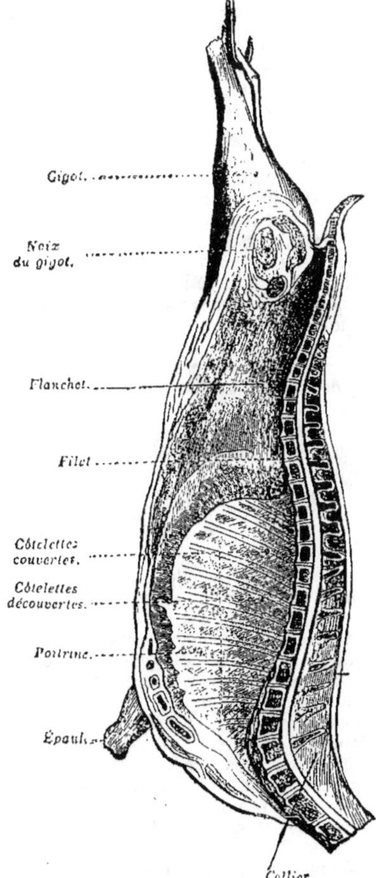

Les lignes ponctuées indiquent les parties comestibles ; les lignes noires indiquent les parties non comestibles.

Le gigot, lorsqu'il ne se trouve point assez tendre pour supporter les honneurs de la broche, figure très-bien à la braise ou sous le nom de gigot de sept-heures ; il repose mollement étendu sur un lit de légumes, variés suivant les saisons. Ces gigots, glacés d'un bon jus, cuits dans une braise savante et assaisonnés selon les principes de l'art, offrent des relevés fort estimables et tiennent même quelquefois lieu de rôti sur une table sans prétention. — Voy. *Gigot.*

L'épaule à la broche est souvent plus tendre que le gigot, et elle a un goût particulier qui trouve quelques amateurs ; mais ce rôti, dédaigné par l'opulence, est ordinairement celui du pauvre. L'épaule, non moins complaisante que le gigot, se prête aussi à diverses autres préparations : on la mange au four, en ballon, en croustade, à la roussie, voire même à la Sainte-Menehould. L'esprit d'un grand cuisinier est un catalogue inépuisable de recettes savantes. — Voy. *Épaule.*

Le carré de mouton se mange également en rôti, mais plus souvent en entrée, dressé sur un trône de légumes, comme les gigots à la braise ; ceux en terrine, à l'anglaise, aux lentilles, et ceux à la Conti, sont très-estimés. On en mange aussi de fort bons aux concombres. Un carré de mouton à la broche et piqué de persil n'est point un mets indifférent : c'est le rôti du philosophe. — Voy. *Carré.*

La manière seule de diversifier les côtelettes ferait le sujet d'un gros livre et d'un livre fort savant. Que serait-ce s'il fallait parler des filets, de la poitrine, de la queue, des pieds, des rognons, des langues qui, fendues sur le gril et servies avec une sauce piquante, sont bien venues partout ; enfin des cervelles qui, dans les mains d'un patricien instruit, remplacent celles de veau, au point de tromper souvent les palais les plus exercés ?

— Cervelle de mouton. — Voy. *Cervelle.*

— Côtelettes de mouton a la jardinière. — Après avoir paré vos côtelettes, faites fondre un peu de beurre dans un plat qui aille au feu ; mettez-y vos côtelettes avec assaisonnement de sel, poivre, muscade râpée et couvrez-les avec un rond de papier beurré ; posez votre plat sur le feu ; quand vos côtelettes sont cuites d'un côté, retournez-les, afin qu'elles cuisent de l'autre. et lorsque la cuisson est achevée, égouttez-les ; dressez-les en couronne et versez dans le puits formé par les côtelettes un ragoût de légumes que vous confectionnerez ainsi qu'il suit : tournez des petites carottes et des petits navets ; joignez-y des champignons, des haricots verts et blancs, des petits pois, etc., etc. ; faites cuire le tout dans du consommé ; mettez dans une casserole plusieurs cuillerées d'espagnole ; jetez-y vos légumes et laissez mijoter votre ragoût ; quand il est suffisamment réduit, dégraissez-le ; liez-le avec un peu de beurre ; ajoutez une pincée de sucre en poudre, et, lorsque le ragoût est placé dans la cavité que forment les côtelettes, surmontez-le d'un beau morceau de chou-fleur bien blanc.

Les côtelettes de mouton cuites, comme il vient d'être indiqué, ou sautées à la poêle, ou même grillées au naturel, peuvent être servies sur une litière de chicorée au jus, ou avec une sauce aux tomates , ou avec des ragoûts de champignons, de laitues, etc. *Entrée.*

— CÔTELETTES DE MOUTON A LA SOUBISE.— Parez et aplatissez légèrement vos côtelettes; lardez-les avec moitié lard et moitié jambon ; mettez dans une casserole les parures de vos côtelettes, avec trois ou quatre oignons et deux carottes, un bouquet de persil et de ciboules assaisonné; posez vos côtelettes dessus et mouillez-les avec du consommé assez pour qu'elles trempent; couvrez-les de bardes de lard et mettez sur le tout un papier beurré; aussitôt qu'elles bouillent, couvrez la casserole et mettez du feu sur le couvercle; lorsque leur cuisson est achevée, retirez-les ; faites-les égoutter et refroidir et parez-les de nouveau; passez au tamis le mouillement; faites-le réduire jusqu'à consistance de glace ; puis remettez vos côtelettes dans cette glace; quand elles sont bien glacées des deux côtés, dressez-les en couronne et versez dans le creux une purée d'oignons au blanc; puis entourez vos côtelettes d'un cordon de petits oignons blanchis et cuits dans du consommé et plantez dans la queue de chaque oignon une petite branche de persil cru. *Entrée.*

— CÔTELETTES DE MOUTON AU NATUREL.— Les côtelettes étant bien parées, trempez-les dans du beurre tiède ; salez et poivrez et les mettez sur le gril, en ayant soin de les retourner plusieurs fois ; au bout de dix minutes de cuisson, retirez-les ; dressez-les et servez-les avec leur jus.

On peut, si l'on veut, ne pas tremper les côtelettes dans le beurre. *Hors-d'œuvre chaud.*

—CÔTELETTES DE MOUTON PANÉES.—Après les avoir préparées comme les précédentes, salez-les et les poivrez; trempez-les dans le beurre tiède ; panez-les; mettez-les sur le gril et servez. *Hors-d'œuvre chaud.*

—LANGUES DE MOUTON. — Voy. *Langue.*

— PIEDS DE MOUTON. —Voy. *Pieds.*

— POITRINES DE MOUTON.—Parez deux poitrines de mouton; ficelez-les et les mettez cuire dans la marmite ou dans une bonne braise; quand elles sont assez cuites, ôtez-en les os et la peau; parez-les de nouveau; assaisonnez-les de sel et de poivre; panez-les; grillez et servez-les avec une sauce quelconque. *Entrée.*

— QUEUE DE MOUTON. — Voy. *Queue.*

— ROGNONS DE MOUTON. — Voy. *Rognons.*

— SELLE DE MOUTON BRAISÉE.—Parez votre selle et maintenez les flancs roulés en les ficelant, au lieu d'y mettre des attelets, comme pour la selle à la broche; ayez une grande braisière; foncez-la de bardes de lard; couchez dedans, du côté gras, votre selle et ajoutez deux grandes cuillerées de consommé, deux carottes, deux gros oignons, un bouquet garni et un petit verre de vieille eau-de-vie; commencez à faire cuire sur un feu ardent; arrosez votre selle et la couvrez d'un papier beurré; faites-la ensuite mijoter doucement, feu dessous et dessus; au bout de trois ou quatre heures de cuisson, faites égoutter votre pièce; débridez-la avec soin; masquez-la de glace et faites-la glacer dans la braisière, en mettant du feu ardent sur le couvercle, qu'on laisse entr'ouvert; dressez la selle et la glacez de nouveau; puis servez-la sur son jus passé et réduit convenablement. On peut , si l'on veut, entourer cette pièce d'une garniture de légumes glacés ou en purée. *Entrée.*

—SELLE DE MOUTON RÔTIE. —On nomme *selle* toute la partie des reins.

Ainsi on coupe la selle à la première côte; ensuite on coupe les gigots au-dessous de la queue et en biais vers les flancs , que l'on roule sur eux-mêmes et que l'on maintient avec des attelets; vous embrochez votre selle; vous la mettez au feu, et, au bout d'une heure et demie de cuisson, vous le servez sur son jus. *Rôt.*

—SELLE DE MOUTON RÔTIE A L'ANGLAISE.— Laissez mortifier autant que possible le mouton; parez votre selle; embrochez-la; emballez-la de papier beurré et la mettez au feu; quelques minutes avant de la servir, enlevez le papier pour que le rôti prenne couleur ; puis débrochez et servez sur un jus corsé ou une demi-glace; servez en même temps une purée de navets cuits au blanc et une sauce au beurre, les navets dans une casserole d'argent et la sauce dans une saucière. *Rôt.*

Mucilage (*Mucilago*). — Substance composée d'eau, d'albumine végétale, d'un principe analogue à *l'arabine*, de la gomme, de principes sucrés et acides ; elle rend l'eau plus visqueuse, plus filante que les gommes.

Le mucilage est contenu en abondance dans les graines de lin et de coing, dans les racines des malvacées, de la grande consoude, etc.

On appelle aussi mucilage le liquide épais et visqueux que forment la solution ou la division d'une gomme dans l'eau.

Muge (*Mugil*). Genre de poissons osseux de l'ordre des acanthoptérygiens et de la famille des mugiloïdes. La chair de ce poisson, qui ne compte pas moins de cinquante-deux espèces ou variétés, est tendre, grasse et très-agréable au goût; on peut la conserver pendant plusieurs mois séchée ou salée. Les œufs, après qu'on les a comprimés, salés et séchés, donnent, sous le nom de *botargue*, une espèce de *caviar* fort recherché en Provence, en Corse et en Italie.

Les muges habitent les mers de l'Europe, de l'Amérique, de l'Afrique et des Indes ; elles remontent les fleuves et sont l'objet d'une pêche active dans les pays où elles résident.

Mulet ou **Barbet-Surmulet.** — Voy. *Mulle.*

Mulle (*Mullus*). Genre de poissons osseux de l'ordre des acanthoptérygiens et de la famille des percoïdes. On a fait de ce genre deux sections ; à la première on a réservé le nom de *mullus* ; on a donné à la seconde celui d'*upeneus*.

Le premier sous-genre ou mulles proprement dits, habitent tous l'Europe et sont connus sous les noms de *rougets* ou *rougets-barbets*. Il y en a deux espèces principales :

1° Le *surmulet* ou *grand mulle rayé de jaune* (*mullus surmuletus*, L.). Le surmulet habite la Méditerranée et l'Océan. Sa chair est moins estimée que celle de l'espèce suivante, quoique cependant il s'en fasse une grande consommation ;

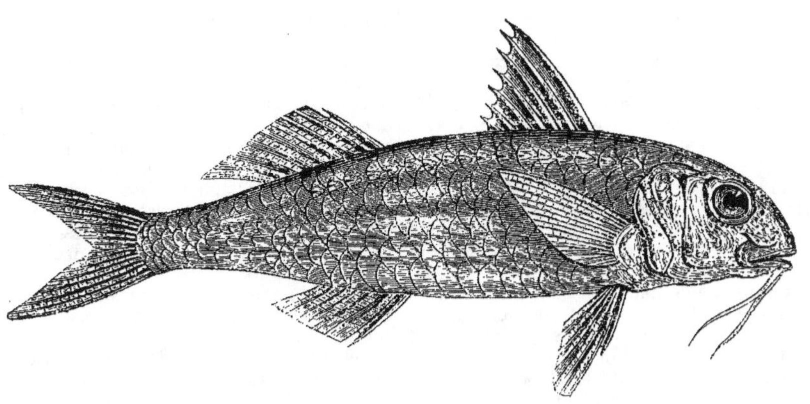

2° Le *vrai rouget* ou *rouget-barbet* (*mullus barbatus*, L.). Ce poisson, très-recherché des anciens Romains, l'est beaucoup moins dans nos pays ; il n'a que 20 à 25 centimètres de long. Sa chair blanche, ferme, friable, est agréable et se digère bien. Cette espèce se trouve dans la Méditerranée, ordinairement sur les fonds limoneux ; on la trouve encore sur les côtes de l'Océan et dans la Manche, mais en quantité plus restreinte et de qualité inférieure.

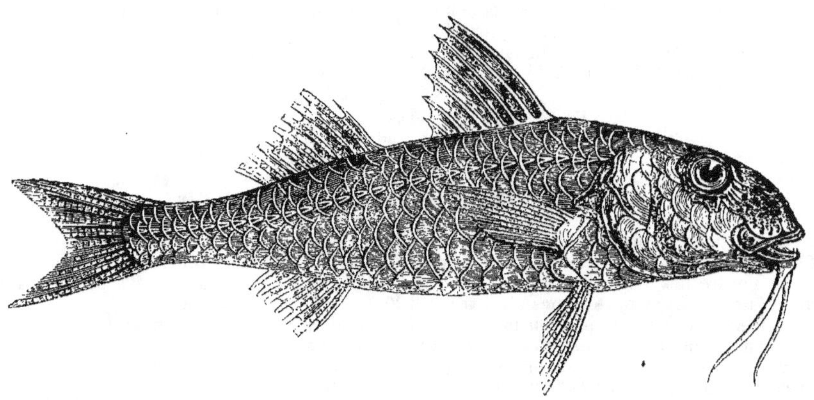

Les *upeneus*, plus nombreux que les *mulles proprement dits*, proviennent tous des mers des contrées chaudes, principalement des mers des Indes. Ces poissons, en raison des caractères différents qui les distinguent, ont donné lieu à la formation de quatre ou cinq divisions.

Le rouget s'accommode comme les bécasses, on ne le vide pas ; on retire seulement les ouïes et l'écaille avec précaution ; on le lave, on l'essuie, on le met mariner une heure avec un peu de sel, de gros poivre et d'huile ; on le pose une demi-heure avant le service sur une feuille de papier huilé placée sur un gril ; on le retourne après un quart d'heure, en le posant sur un autre papier, si le premier est détérioré, et l'on sert sur une sauce à la maître-d'hôtel.

Les mulles se mangent le plus ordinairement cuits au court-bouillon et accompagnés d'une sauce à la maître-d'hôtel ou d'une sauce blanche aux câpres, etc. *Entrée.*

Ces poissons sont sains, de facile digestion et conviennent à presque tous les estomacs ; les convalescents peuvent en manger, mais avec modération.

Mûre (*Morum*). — C'est le fruit du mûrier. — Voy. *ce mot.*

Mûres. Les belles mûres roses et noires se servent en *hors-d'œuvre* sur des feuilles de vigne.

On les choisit bien grosses, noires de préférence, et bien mûres, et ou les mange avec du sel, en même temps que le bouilli et les entrées ; on en confit aussi, soit au liquide, soit au sec ; elles servent à colorer plusieurs sortes de liqueurs et de confitures. Quelques personnes en font même une espèce de vin qui n'est point désagréable. D'autres s'en servent pour faire prendre une couleur plus foncée au vin rouge, auquel il contribue même à donner de la douceur. C'est une des plus innocentes sophistications que se permettent les marchands de vins. Enfin l'on fait avec le suc des mûres cueillies avant leur maturité un sirop qui, pris en gargarisme, est très-propre à calmer les inflammations de la gorge et à déterger les petits ulcères de la bouche.

Les mûres, mangées dans leur maturité constituent un aliment rafraîchissant, apéritif, fondant, légèrement laxatif et réputé très-sain. Cependant il faut faire observer qu'il se trouve au centre de ce fruit une partie solide qui ne se digère pas, et qui doit empêcher les personnes délicates, et dont l'estomac est faible, de manger des mûres, à moins qu'elles ne fassent que les sucer. C'est aussi le parti que l'on prend assez généralement.

Comme le suc des mûres tache les doigts et y imprime une couleur rouge qui s'efface très-difficilement, on doit toujours les offrir avec de petites brochettes de bois, dont on se sert pour les porter à la bouche. Cette attention est surtout essentielle pour les femmes, qui n'en mangeraient jamais sans cette précaution.

Murène (*Muræna*). Genre de poissons osseux de l'ordre des malacoptérygiens apodes et de la famille des anguilliformes. Il y a plusieurs espèces de murènes plus ou moins estimées ; nous ne parlerons ici que de la *murène commune, muræna helena ;* poisson très-abondant dans la Méditerranée ; il est carnassier, vorace et rusé. Sa chair très-délicate était fort recherchée par les anciens, qui faisaient élever les murènes dans des viviers : on le fait encore de nos jours.

La chair de ce poisson est blanche, ferme, saine et agréable, mais elle d'assez difficile digestion ; il faut en manger avec modération, surtout les convalescents, auxquels on aura permis l'usage de la murène.

Les murènes, que certains Romains comme Pollion, etc., ont eu la barbarie de nourrir de chair humaine, ont une morsure souvent dangereuse. Ces animaux sont susceptibles de s'apprivoiser facilement.

Mûrier (*Morus*). Genre de la monœcie tétrandrie et de la famille des urticées de Jussieu. De nos jours, certains botanistes ont fait de ce genre le type de la petite famille des *morées.* D'autres le rangent parmi les *artocarpées.*

Quoi qu'il en soit, on distingue parmi les espèces de mûriers connues : 1° le mûrier noir (*morus nigra*), arbre de grandeur moyenne dont le fruit, noir à sa maturité, est calmant, rafraîchissant et d'assez difficile digestion, ne convient ni aux estomacs froids, faibles, paresseux, ni aux convalescents. On fait avec les mûres un sirop que l'on administre dans les angines et les aphtes. Dans certaines parties méridionales de l'Europe, on croit que le bois de mûrier, dont on fait des futailles, contribue à améliorer le vin. Ses feuilles rudes et d'un tissu ferme sont peu estimées pour la nourriture des vers à soie. On croit cet arbre originaire de la Perse ; mais, en raison de son antiquité, les avis sont partagés à cet égard ; 2° le mûrier blanc (*morus alba*), arbre analogue au précédent et dont la culture a pris un immense développement dans ces derniers temps, principalement à cause de ses feuilles très-estimées pour la nourriture des vers à soie ; on ne trouve cet arbre à l'état sauvage qu'en Chine, partout ailleurs il est cultivé. Son fruit, de couleur blanchâtre ou rosée, a une saveur douce, mais fade ; il est peu estimé ; aussi sont-ce principalement les mûres noires qui servent dans les préparations alimentaires et pharmaceutiques ; 3° le mûrier multicaule (*morus multicaulis*), arbrisseau dont le fruit, d'abord blanc, puis rouge, et enfin noir, est oblong, petit et d'une saveur aigrelette assez agréable. Ce mûrier, originaire des lieux élevés de la Chine, a été transporté dans l'archipel asiatique, puis enfin en Europe.

Il y a encore plusieurs espèces de mûriers, tels que le *mûrier de l'Inde* et le *mûrier* d'Italie, dont les feuilles sont fort estimées pour la nourriture des vers à soie ; le *mûrier rouge,* dont le fruit aigrelet et sucré est fort agréable. Ce bel arbre des États-Unis n'a pas moins de 20 à 25 mètres de hauteur.

On fait avec les mûres noires du ratafia, des confitures sèches et liquides, etc.

Musc (*Moschus*). Matière animale très-odorante, solide, très-amère et d'un brun foncé que sécrète le *moschus moschiferus,* espèce du genre *chevrotain,* et que l'on trouve dans une poche, près de l'anus, chez cet animal. Le musc est stimulant et antispasmodique.

Musc (*Moschus*). On donne ce nom à une espèce de quadrupèdes mammifères du genre *chevrotain.*

Muscade (*Nux moschata*). Nom vulgaire de la *bulle ampoule, bulla ampulla,* ou fruit du muscadier.

La muscade joue un grand rôle dans la cuisine. On choisit les noix muscades les plus saines et les moins piquées ; lorsqu'on veut s'en servir, on les râpe dans les ragoûts, où il est nécessaire d'en faire entrer. La muscade s'accorde très-bien avec les braises, et la plupart des sauces blanches ; elle est d'obligation dans les œufs sur le plat, les choux-fleurs, les épinards, et l'on doit en faire surtout un grand usage dans les blanquettes, les sauces blanches et ce qu'on appelle la cuisine blonde, car elle relève merveilleusement toutes ces préparations. — Voy. *Stimulant.*

Muscadelle. Espèce de poire dont le parfum rappelle l'odeur du musc.

Muscadier (*Myristica*). Genre de la diœcie monadelphie et de la famille des myristicées. Arbrisseaux des parties chaudes de l'Amérique et des îles de l'Asie tropicale. Parmi les espèces de ce genre, nous ne parlerons que du *myristica aromatica*, dont la graine, connue sous le nom de *noix muscade*, est revêtue d'une arille appelée vulgairement macis. — Voy. *ce mot.*

La muscade a des propriétés toniques, stimulantes ; sa saveur aromatique l'a fait employer comme condiment dans l'art culinaire ; on l'emploie encore, principalement dans les climats chauds, dans la composition de certaines boissons. Cette substance ne convient, ni aux convalescents, ni aux estomacs irritables, ni aux tempéraments nerveux, ni aux personnes échauffées.

Muscat (*Uva apiana*). Raisin sucré et fort agréable lorsqu'il est mûr. Ceux de Frontignan et de Lunel, qui sont les plus renommés, servent à faire des vins du même nom, recherchés pour leur goût fin et délicat. Le vin muscat est stimulant ; il donne du ton aux organes et convient parfaitement aux personnes dont les forces ont besoin d'être relevées lorsqu'il est pris en petite quantité. Il contient de 18 à 25 degrés d'alcool.

Muscat vieux, de 2 à 2 fr. 50 la bouteille ; novembre 1854.

Musigny (Vin de), Bourgogne (Côte-d'Or). Rouge, 1ʳᵉ classe ; 16 à 17 degrés.

Mutzig (Vin de), Alsace (Bas-Rhin). Blanc sec, 3° classe ; 12 à 13 degrés d'alcool.

Nandou (*Rhea*). Genre d'oiseaux de l'ordre des échassiers.

Le nandou (*rhea americana*, de Latham), beaucoup plus petit que l'autruche vulgaire, a reçu les noms de *nandu, d'autruche d'Amérique, autruche de Magellan*, etc.

La chair des jeunes nandous est tendre, assez agréable quoique peu savoureuse. Leurs œufs, d'un blanc jaunâtre, ont la surface très-lisse : ils sont d'égale grosseur aux deux bouts et ont au moins cinq pouces de diamètre. Ils sont très-bons et servent à l'alimentation.

Les nandous résident dans les contrées les plus froides du Brésil, du Chili, du Pérou et du Magellan.

Ces oiseaux sont très-susceptibles d'être amenés à l'état de domesticité ; il faut espérer que, malgré son esprit de domination sur les autres volatiles, ce magnifique oiseau ne tardera pas, grâce à la société d'acclimatation, à peupler les basses-cours dont il sera un des plus beaux ornements.

Napée (*Napœa*). Genre de la monadelphie polyandrie et de la famille des malvacées. Ce genre renferme deux espèces originaires de la Virginie dont les feuilles sont susceptibles d'être mangées à la manière de celles de l'épinard. *Entremets.*

Narcotique (*Narcoticus*). On donne le nom de narcotiques aux substances qui, comme l'opium, la pomme épineuse, la jusquiame, la belladone, etc., ont la propriété de provoquer le sommeil. Les narcotiques sont employés souvent en médecine comme calmants.

Nauséabond (*Nauseosus*). Qui cause des nausées.

Nausée (*Nausea*). Envie de vomir ; il ne faut pas confondre les nausées avec les vomiturations.

Nauséeux, nauséeuse (*Nauseosus*). Synonyme de nauséabond. — Voy. *ce mot.*

Navet (*Brassica napus*). Espèce du genre *chou*, dont la racine blanche, charnue, tendre et sucrée, est comestible.

Les navets les plus estimés à Paris sont ceux de Freneuse, de Martot, de Vaugirard, de Berlin, du Gâtinais, de Meaux, de Saulieu. En général ceux des environs de Paris sont les plus recherchés.

Les navets sont peu nourrissants ; ils se digèrent assez bien pourvu que l'on n'en fasse pas excès, mais ils déterminent des flatuosités. Ils passent pour augmenter la sécrétion du lait et de la semence. Le navet a été quelquefois recommandé comme médicament dans les affections de poitrine. Les convalescents n'en doivent faire usage qu'après avoir consulté leur médecin.

On le récolte depuis le mois d'avril ou mai jusqu'en novembre, époque où on l'arrache pour le mettre dans la serre aux légumes, on l'y garde jusqu'en mars et avril, où les nouveaux commencent à paraître. On les distingue en *navets tendres* : le blanc, plat, hâtif ; le rouge, plat, hâtif (ronds, précoces) ; des Vertus (long et blanc) ; des Sablons (demi-rond, blanc) ; rose du Palatinat (rond à collet rose) ; *navets demi-tendres* : jaune de Hollande (rond), d'Ecosse (rond), de Finlande (rond) ; gris de Marigny (oblong, un des meilleurs) ; et en *navets secs*, à chair fine et serrée, ne se délayant pas à la cuisson : de Freneuse (jaunâtre, demi-long) ; de Meaux (blanc, allongé) ; de Teltauwer (le plus petit de tous). — Voy. *Carotte, Teltauwer rüben.*

Navets a la Béchamel. Tournez des navets ; blanchissez-les ; faites-les cuire dans du consommé ou dans du bon bouillon, et lorsqu'ils sont cuits, servez-les masqués d'une sauce à la Béchamel. *Entremets.*

Navets A LA POULETTE. Tournez en poires une trentaine de navets; faites-les blanchir; mettez dans une casserole un morceau de beurre, une cuillerée de farine, faites un petit roux blanc, mouillez-le avec du bon bouillon; jetez dedans vos navets, faites les cuire à point. Quand la sauce est suffisamment réduite, ajoutez un peu de sucre en poudre, et, quand vous serez au moment de les servir, liez-les avec un peu d'excellent beurre et trois jaunes d'œufs. *Entremets.*

Navets AU SUCRE. Epluchez et tournez des petits navets; faites-les revenir dans du beurre; quand ils sont de belle couleur, saupoudrez-les de sucre, ajoutez un peu de sel; mouillez-les d'une cuillerée ou deux de bouillon, couvrez la casserole, et faites cuire à petit feu.

Navets EN PURÉE. Coupez les navets très-minces; faites-les blanchir; égouttez-les; mettez-les dans une casserole avec un bon morceau de beurre; ajoutez sel et poivre, un peu de jus, et laissez mijoter doucement. Quand la cuisson est achevée; passez votre purée et servez-la, soit seule, soit pour garnir des potages, soit comme litière d'un rôti, de côtelettes, etc., etc. *Entremets.*

Navets GLACÉS AU JUS. Tournez en poires douze ou quinze beaux navets de grosseur égale; faites-les blanchir, puis égouttez-les. Etendez du beurre au fond d'une casserole assez grande pour contenir les navets les uns à côté des autres; placez-y vos navets; mouillez-les avec d'excellent bouillon; ajoutez un peu de sel, un peu de sucre en poudre et un peu de cannelle non pulvérisée. Aussitôt qu'ils commencent à bouillir, couvrez-les avec un rond de papier beurré, posez la casserole sur le bord du fourneau avec du feu sur le couvercle; quand ils sont suffisamment cuits, découvrez la casserole et faites tomber à glace vos navets; dressez-les sur un plat; versez dans votre casserole un peu de consommé pour détacher la glace; enlevez la cannelle et masquez vos navets de cette glace.

Vous pouvez donner à vos navets telle forme qui vous conviendra. Les navets ainsi préparés sont moins susceptibles de développer des gaz. *Entremets.*

Nèfle. Fruit du néflier. — Voy. *ce mot.*

Les nèfles sont tellement un fruit d'hiver, qu'il faut que la gelée ait passé dessus pour achever de les mûrir : ce fruit a une saveur âpre, et ce n'est qu'en mûrissant ainsi qu'il en acquiert une douce, vineuse et assez agréable. Comme les nèfles commencent à mollir par le cœur (et elles ne sont mangeables que lorsqu'elles sont molles), il arrive souvent que cette partie est pourrie avant que le dessus soit en état d'être mangé. Pour prévenir cet inconvénient, avant que les nèfles mollissent, on les secoue dans un van pour meurtrir le dessus, qui alors s'amollit aussi promptement que le dedans. Cette opération leur fait perdre sans doute de leur apparence; mais, si c'est un inconvénient, on comprendra qu'il est préférable à l'autre, et qu'il vaut encore mieux qu'elles soient un peu meurtries à l'extérieur que pourries au dedans. Les nèfles, lorsqu'elles sont grosses et bien mûres, forment un très-beau plat, qui tient honorablement sa place dans un dessert opulent, et qui est assez généralement du goût de tout le monde. On ne les sert que crues, mais on les glace quelquefois au caramel (ainsi que l'on fait des marrons, des quartiers d'orange, du raisin, des pommes d'api, etc.), et alors elles figurent très-bien avec les autres fruits sur les assiettes montées.

Néflier (*Mespilus*). Genre de l'icosandrie pentagynie, de la famille des rosacées, tribu des pomacées. Le genre néflier est composé d'arbres de petite taille et indigènes. L'espèce qui sert de type à ce genre est le néflier d'Allemagne (*mespilus germanica*), arbrisseau dont le fruit, connu sous le nom de nèfle, est comestible; ce fruit peu estimé est astringent, de saveur douceâtre, légèrement vineuse et peu agréable. Il est indigeste, resserre, et donne quelquefois lieu à des coliques et au développement de gaz dans les voies intestinales.

Parmi les variétés cultivées du néflier, les plus remarquables sont celles connues sous le nom de néflier de Nottingham, variété à gros fruit; celle à fruit sans noyau, celle à fruit précoce, etc.

Les nèfles, avant leur parfaite maturité, ont une saveur très-âpre; elles ne perdent cette âpreté et ne deviennent bonnes à manger, qu'après qu'on les a fait achever de mûrir sur la paille pendant quelque temps; c'est en automne que l'on cueille ce fruit.

Négus. Ce breuvage, très-usité en Angleterre où il a été importé des Indes, se compose de vin blanc, de sucre, du jus d'un limon avec addition de gingembre et râpure de muscade; quelques personnes y ajoutent de l'eau-de-vie et du rhum. Cette liqueur excitante se sert dans les bals et soirées.

Nélumbo (*Nelumbium*). Genre de la polyandrie polygynie et de la famille des nélumbonées. Ces plantes sont originaires des parties chaudes de l'Asie et de l'Amérique septentrionale où elles croissent spontanément dans les eaux douces et tranquilles. Elles sont, en outre, l'objet d'une culture fort importante dans ces différents pays, à cause de leur utilité dans l'économie domestique; en effet, en Asie, dans les Indes, en Chine, en Cochinchine, etc., on mange les graines du nélumbo brillant (*Nelumbium speciosum*); ces graines sont blanches, tendres et se mangent, fraîches, comme les amandes dont elles ont le goût agréable: on en fait des pâtes et des gâteaux; les feuilles et les racines de cette belle plante servent aussi d'aliment. Les anciens Egyptiens, chez lesquels le *nelumbium speciosum* avait, très-probablement, été importé, faisaient du pain avec ses graines; ils trouvaient encore dans ses rhizomes un aliment sain et abondant.

En Amérique, dans la Floride, la Caroline, etc., les graines du nelumbo jaune (*nelumbium luteum*), sont aussi employées comme aliment; mais le profit que l'on retire de cette plante est d'une bien moindre importance en Amérique, où les essais que l'on fait pour sa culture sont souvent infructueux, qu'en Asie, où elle est beaucoup plus abondante et où elle réussit parfaitement.

Nénuphar (*Nymphœa*). Genre de la polyandrie monogynie et de la famille des nymphéacées. Ces plantes aquatiques herbacées sont d'une beauté remarquable.

Les rhizomes et les graines du nénuphar bleu (*nymphœa cœrulea*), et du nénuphar lotus (*nymphœa lotus*), sont comestibles. Les Egyptiens anciens et les modernes en ont fait et en font encore un grand usage comme substance alimentaire.

Le nénuphar blanc (*nymphœa alba*), connu vulgairement sous les noms de *lis des étangs, nénuphar officinal*, est une des plus belles plantes de nos climats. Son rhizome a été longtemps employé dans les couvents et partout ailleurs, à cause des propriétés sédatives et surtout anti-aphrodisiaques que la croyance populaire lui attribuait. Aujourd'hui que l'expérience est venue démontrer que cette substance, loin d'être ce qu'on la croyait, est, au contraire, stimulante, elle est presque abandonnée.

Le rhizome du nénuphar blanc ne saurait non plus être employé comme aliment. Les expérimentations, que l'on a faites à cet égard, ont prouvé que la fécule qu'il renferme, y est en trop petite quantité pour pouvoir être d'aucune utilité réelle dans l'économie domestique.

Nérac. Les terrines de Nérac sont justement célèbres; elles contiennent des foies gras truffés. Elles coûtent de 8 à 12 fr.

Neufchâtel (Fromage de). Normandie (Seine-Inférieure). Ces bons petits fromages, lorsqu'ils sont frais, se vendent sous deux formes : celle d'un carré long et celle d'un petit cylindre auquel on donne le nom de bondon. Ils arrivent à Paris dans des boîtes de sapin, chacun enveloppé d'un papier de soie. La pâte en est crémeuse, d'une saveur douce quoique légèrement aigrelette, et s'étend facilement sur le pain. Ils demandent à être mangés dès leur arrivée, car ils s'aigrissent promptement.

Les bondons affinés offrent sous leur croûte une pâte blanche au centre, cerclée de jaune, d'un goût excellent. Ces affinés peuvent très-bien se garder, il ne faut pas cependant attendre qu'ils sèchent, car alors ils perdent de leur qualité. *Dessert.*

Neuvillier (Vins de), Alsace (Haut-Rhin). Blanc sec, 3e classe; 8 à 9 degrés.

Nice (Vin de); 14, 68 35 d'alcool.

Nigelle (*Nigella*). Genre de la polyandrie pentagynie et de la famille des renonculacées, tribu des helléborées.

Parmi les espèces que renferme ce genre, nous citerons la nigelle cultivée (*nigella sativa*), plante de l'Afrique septentrionale, et qui croît aussi, dans les terrains cultivés, aux environs de Montpellier où elle s'est probablement naturalisée. Cette espèce est vulgairement connue sous les noms de quatre-épices, toute-épice. On la cultive encore dans plusieurs parties de l'Europe, en Egypte, en Perse et dans l'Inde. Sa graine sert comme condiment. En Europe on ne l'emploie qu'à assaisonner des ragoûts; mais ses usages sont d'une bien plus grande importance en Orient où, après l'avoir pulvérisée, on en saupoudre le pain, on l'introduit dans des gâteaux dont les Orientaux sont très-friands, etc.

Cette substance est stimulante, aphrodisiaque, excite l'appétit, facilite la digestion et dispose à l'embonpoint. Par toutes ces raisons, elle ne convient ni aux enfants, ni aux convalescents, ni aux tempéraments échauffés, nerveux et irritables.

Les graines fortement aromatiques connues sous le nom de quatre-épices servaient à assaisonner les ragoûts avant l'introduction des épices de l'Inde.

Nika COMESTIBLE (*Nika edulis*). Crustacé de l'ordre des décapodes macroures et que M. Milne Edwards range dans sa famille des salicoques, tribu des alphéens. Cette espèce est très-abondante dans la Manche, dans la Méditerranée et aussi en Afrique, dans les rades de Bône, d'Alger, d'Oran, etc., où on la trouve communément.

Le nika comestible est stimulant, aphrodisiaque, nourrissant; mais d'assez difficile digestion, surtout pour les estomacs délicats; il ne convient pas aux convalescents.

Niort. L'angélique de Niort est en réputation.

Nivernaise. Préparation culinaire qui consiste à faire cuire dans du consommé, jusqu'à consistance sirupeuse, des morceaux de carottes tournés en olives. Ce ragoût sert à faire des garnitures; il est très-succulent et convient aux personnes qui ont besoin d'être reconfortées.

Nivette. Variété de pêche de saveur très-agréable, mais qu'il faut manger crue, parce qu'elle ne réussit pas bien à la cuisson, sa chair manquant de la consistance nécessaire aux différentes opérations de l'office. Ses propriétés sont celles des autres pêches.—Voy. *ce mot.*

Noisetier (*Corylus*). Genre de la monœcie polyandrie et de la famille des cupulifères. Les espèces de ce genre sont assez restreintes et de taille variable, depuis l'arbrisseau jusqu'à l'arbre de taille moyenne. Elles croissent dans les parties tempérées de l'Europe et de l'Amérique du Nord. On en a aussi découvert, dans ces derniers temps, dans la partie septentrionale de l'Inde.

Le noisetier avelinier (*corylus avellana*), nommé vulgairement noisetier, coudrier, donne des fruits que l'on nomme noisettes et qui renferment une amande huileuse, de saveur douce et agréable, surtout lorsqu'on la mange fraîche. Une des variétés de cette espèce est l'avelinier dont le fruit est l'aveline.

On prépare des dragées avec les noisettes et les avelines.

Les noisettes et les avelines sont d'assez difficile digestion et ne conviennent qu'aux estomacs robustes; encore ne doivent-ils pas en faire abus.

Noisette. Fruit du noisetier.—Voy. *ce mot*.

Noix (*Nux*). C'est le nom que l'on donne au fruit du noyer.—Voy. *ce mot*.

Les botanistes donnent encore ce nom à certains fruits qui, comme la noix, sont revêtus d'une coque dure et ligneuse, ainsi on dit noix de coco, noix de girofle, noix de muscade, etc., etc.

Les noix nous donnent, vers la fin de juillet, les cerneaux dont il se fait à Paris une prodigieuse consommation. On les accommode avec du verjus, du sel et un peu de poivre fin, et il est bon de les assaisonner quelques heures à l'avance, afin qu'ils aient plus de goût. C'est un manger assez agréable, mais fort indigeste; les condiments dont on l'assaisonne le rendent plus digestible; néanmoins, il faut en user avec une extrême modération et seulement en état parfait de santé. Les noix vertes qui succèdent aux cerneaux, sont encore plus indigestes; quand elles sont sèches, elles ne paraissent plus sur les tables somptueuses. Les confiseurs tirent un assez grand parti des noix. On en fait des confitures sèches et liquides; on les prépare à l'eau-de-vie, et l'on en fait même des ratafia.

Les personnes douées d'un bon estomac sont les seules qui puissent se permettre de manger des noix, soit en cerneaux, soit vertes, soit sèches. Quant aux sèches, elles renferment toujours, selon l'ancienneté du fruit, une huile plus ou moins âcre.

Si l'on veut avoir d'excellentes noix, il faut les tirer des pays rocheux; les meilleures noix connues sont celles d'Orival-lès-Elbeuf (Seine-Inférieure); elles sont petites, la coquille est nette et blanche à ravir, et l'amande exquise.

On peut, au milieu de l'hiver ou pendant le carême, rendre aux noix sèches, toute leur fraîcheur en les faisant macérer dans l'eau pendant trois ou quatre jours, sans la coquille, en ayant soin de renouveler l'eau de temps en temps; l'amande se gonfle et la pellicule se détache presque d'elle-même.

Nondelles. Espèce de pâte analogue à celle du vermicelle. Elle se compose d'œufs et de farine; c'est un aliment très-nutritif et d'un goût excellent.

Nonettes. Petits pains d'épices ronds mêlés d'anis qui se fabriquent à Reims.

Nonettes GLACÉES. Petit gâteau de farine au miel aromatisé. Celles de Reims sont les plus anciennes; celles de Dijon sont les meilleures. On en fait à l'orange, à l'ananas, aux fruits. Cette préparation a valu à M. Sigaut une mention honorable à l'Exposition de Londres. *Thé* et *Soirées*.

Nonnat. Petit poisson des rivages de la Méditerranée; il est d'un goût exquis et de facile digestion.

On nomme ainsi les jeunes poissons du genre *athérine*.

Nonpareille. Nom donné à une variété de pomme.

Nonpareilles. Petites dragées grosses comme des grains de semoule ou comme des têtes de petites épingles, que l'on colore en jaune, en bleu, en rose, en violet, etc., et qui servent à couvrir certaines pièces de pâtisserie.

Nougat. Aliment composé d'amandes mondées, de miel ou de sucre au caramel. Il est difficile à digérer et ne convient qu'aux estomacs robustes. Celui qui est confectionné avec du miel blanc est le plus estimé.

Nougat Touron, de Marseille; il est blanc, très-sucré et savoureux.

Nouilles. Pâte usitée principalement en Allemagne.

C'est un mélange de farine de froment et de beurre, réduit en plaques minces, repliées sur elles-mêmes, coupées de la largeur de dix millimètres environ, et séchées pour la conservation. On les fait cuire dans l'eau et on les assaisonne. C'est un mets sain, réparateur, de facile digestion. On fait avec les nouilles des potages, des timbales, etc.; et plus souvent encore elles se servent sous une volaille bouillie, avec une sauce à la poulette et sans autre garniture. *Entremets*.

Novembre. — Voy. *Calendrier*.

Noyau (*Nucleus*). Semence ou graine osseuse ou ligneuse renfermée dans la cavité du péricarpe des fruits drupacés, tels que les amandes proprement dites, les pêches, les abricots, les prunes, les cerises, etc.

On distingue dans un noyau deux parties principales, dont l'une est l'amande, c'est-à-dire l'embryon et le périsperme, et l'autre l'épisperme ou l'ensemble de tous les téguments qui recouvrent l'amande.

Il faut se méfier des noyaux qui renferment des amandes amères, parce que cette amertume est due à la présence, dans ces corps, de l'acide hydro-cyanique, poison fort dangereux; les amandes douces ou amères sont en outre d'assez difficile digestion; il faut donc manger avec modération des unes et des autres. Les estomacs faibles et les personnes en convalescence doivent s'en abstenir absolument.

On fait, avec les noyaux de certains fruits, des ratafias et des conserves; on en garnit des marmelades, des pâtisseries: on en fait des crèmes, etc. — Voy. *Liqueur*.

Noyer (*Juglans*). Genre de la monœcie polyandrie et de la famille des juglandacées. Les fruits du noyer commun (*juglans regia*), sont alimentaires; leur amande, d'un goût agréable, se mange fraîche et sèche; elle fournit une huile fixe, adoucissante et laxative, et un ratafia tonique astringent, fort estimé, et connu sous le nom de *brou de noix*. Les noix sont de difficile digestion, et ne conviennent ni aux estomacs faibles et délicats, ni aux personnes en convalescence. Sous le nom de cerneaux, on mange les noix vertes; on les assaisonne avec du sel, ou du gros poivre, ou du verjus. On les confit aussi à l'eau-de-vie. Les noix mûres se mangent fraîches en nature, ou confites au sucre; elles entrent dans beaucoup de préparations d'office, etc.

Lorsque l'on veut manger les noix sèches, il faut, avant d'en faire usage, les mettre tremper dans du lait tiède, puis les laisser refroidir; de cette manière on peut remédier à leur dessiccation et les dépouiller de leur enveloppe amère.

Nufdels. — Voy. *Nouilles*.

Nuits (Vins de), Bourgogne (Côte-d'Or) : rouge, 2e classe, 15 à 16 degrés, pour le 2e service; et rouge mousseux pour le 3e service, 12 à 13 degrés; 228 litres, 1844-46, 1,100 fr.; 1848-51, 600 fr., 2 fr. 50 à 4 fr. 50 c. la bouteille (novembre 1854).

Nutrition (*Nutritio*). On donne ce nom à une grande fonction propre à tous les corps organisés et vivants. Cette fonction consiste dans l'assimilation au tissu des organes, par un mode quelconque, de substances alimentaires appropriées à la nature des individus, et qui sont destinées à augmenter son volume, à remplacer les matériaux qui ont été éliminés de son économie, et à y maintenir en équilibre les pertes et les réparations; à la production des forces; enfin à l'entretien de la vie animale.

La nutrition se compose, dans l'homme et dans les animaux supérieurs, d'une série de fonctions particulières que l'on peut rapporter aux trois principales suivantes : la digestion, la respiration et la circulation.

Dans les animaux les plus simples, la nutrition finit par être réduite à l'absorption immédiate et à l'incorporation des particules alimentaires.

Dans les végétaux, chez lesquels il n'existe aucune trace de tube digestif, ni de cavité centrale qui représente un estomac, la nutrition s'opère par l'intermédiaire de certains organes (racines, tiges, feuilles), qui absorbent au profit de la plante les sucs nourriciers nécessaires à son accroissement, à la réparation de ses pertes et à sa conservation.

Oca (*Oxalis tuberosa*). D'une saveur un peu plus acide et à racines plus grosses,

s'emploie aux mêmes usages que l'oxalis crénelé. — Voy. *ce mot*.

Ococolin (*Perdix nœvia*, Lath.). Espèce de perdrix qui habite les lieux tempérés du Mexique. Elle est plus grosse que la perdrix rouge et constitue un fort bon gibier.

Octobre. — Voy. *Calendrier*.

Œdicnème D'EUROPE OU GRAND PLUVIER (*Otis œdicnemus*, Lath.). Genre d'oiseau de l'ordre des échassiers et de la famille des charadridés. Les œdicnèmes ont beaucoup d'analogie avec les outardes et les pluviers. La chair de l'œdicnème d'Europe est peu agréable; elle ressemble pour le goût à celle des pigeons sauvages, et n'est mangeable qu'autant qu'elle provient des jeunes individus.

Œuf (*Ovum*). On nomme *œuf*, un corps qui se forme, dans les organes de la génération, chez les femelles des animaux ovipares, comme les oiseaux, les reptiles, les poissons, les insectes, etc.

L'œuf renferme le germe ou l'embryon et lui sert de nourriture pendant un certain temps après sa fécondation.

Les œufs des oiseaux sont toujours revêtus d'une coquille calcaire, blanche ou colorée différemment suivant les espèces.

Un œuf se compose de deux parties principales bien distinctes : l'une transparente, albumineuse, est l'*albumen*, nommée vulgairement le *blanc*; l'autre opaque, d'un jaune plus ou moins foncé, est le *vitellus*, ou vulgairement le *jaune*.

Les œufs d'oiseaux, qui servent, plus ou moins communément, comme comestibles, sont ceux de *poule*, de *faisan proprement dit*, de *cane*, de *dinde*, d'*oie*, de *pintade*, de *vanneau*, de *perdrix*, d'*autruche*, de *paon*, etc.

Les œufs de poule sont ceux dont on consomme le plus, et le plus généralement dans nos pays. Ceux de faisan, de pintade, de vanneau, de perdrix, ne s'emploient guère que dans les maisons riches à cause de la rareté et de l'élévation de prix de ces œufs. Les œufs de dinde, d'oie, de cane se vendent en moins grande quantité que ceux de poule et sont employés aux mêmes usages culinaires; ceux d'autruche et de paon ne se mangent que rarement.

Le goût des œufs varie suivant l'alimentation et la nature des différentes espèces d'oiseaux qui les fournissent. Quant à la préférence à accorder aux œufs d'une espèce sur une autre espèce, c'est chose fort difficile à déterminer, vu la diversité qui existe dans les goûts et la manière de sentir de chacun; aussi n'entreprendrons-nous pas de décider cette importante question. L'habitude, selon nous, doit influer d'une manière sensible dans les préférences que nous donnons à telle nature de mets sur telle autre, quels qu'ils soient.

Les œufs constituent une alimentation saine, nourrissante, éminemment réparatrice. Nouvellement pondus et mangés mollets cuits à la coque, ils se digèrent assez bien et conviennent aux enfants, aux vieillards, aux convalescents. En raison de la promptitude avec laquelle ils réparent le sang, ils sont fort utiles dans les cas d'affaiblissement causé à la suite d'hémorragie, de diarrhée, de dyssenterie, etc. Durs ou mêlés à du beurre, du lard ou autres substances, ils se digèrent plus difficilement et ne conviennent guère qu'en état de santé : encore est-il certains estomacs qui ne s'en accommodent pas. C'est l'expérience de chacun qui doit guider à cet égard.

On connaît un si grand nombre de manières d'accommoder les œufs, qu'on peut dire qu'ils forment à eux seuls une des branches les plus importantes de la cuisine.

On cite comme moyen excellent de conserver les œufs, de les encaisser avec des cendres résultant de la combustion de bois neuf auquel on aura joint des sarments de genévrier, de laurier, etc., ou tous autres bois odoriférants; on mêlera à ces cendres une certaine quantité de sable fin bien sec.

On réussit encore parfaitement bien à conserver les œufs en les laissant dans de l'eau de chaux ; ce moyen est excellent et n'a d'autre inconvénient que de rendre la coquille de l'œuf plus tendre et plus fragile. On peut facilement y remédier en prenant quelques précautions lorsqu'on veut employer ou transporter les œufs ainsi conservés.

Un autre mode, bien simple et dont les résultats ne laissent rien à désirer, consiste à faire cuire, comme pour les manger à la coque (un peu moins cependant), des œufs que l'on s'assurera avoir été pondus le jour même de l'opération. En les sortant de l'eau, on les enveloppera de sel et on les tiendra en lieu frais. Quand on veut se servir de ces œufs, on n'a qu'à les faire réchauffer dans de l'eau bouillante. On a ainsi l'avantage, au bout de quelques mois de conservation, de manger des œufs aussi frais, aussi laiteux, aussi agréables au goût que s'ils venaient d'être pondus. On conserve encore les œufs dans du son ou de la sciure de bois.

Lorsque l'on veut conserver des œufs, il faut s'en approvisionner du 15 août au 15 septembre.

ŒUFS A LA BÉCHAMEL. Coupez par moitié, dans le sens de leur longueur, douze ou quinze œufs durs ; faites chauffer dans une casserole quatre ou cinq cuillerées à dégraisser de béchamel grasse ou maigre, selon que vous voulez vos œufs au gras ou au maigre; mettez-y vos œufs ; faites-les chauffer sans bouillir; ajoutez un peu de beurre, de la muscade râpée; dressez vos œufs sur un plat et entourez-les de bouchons de mie de pain frits dans le beurre. *Entremets.*

ŒUFS A LA COQUE. Après avoir fait bouillir de l'eau dans une casserole, mettez-y vos œufs et les y laissez pendant trois minutes ; ou bien, versez de l'eau bouillante, sur vos œufs, et les laissez dans cette eau l'espace de quatre minutes. *Hors-d'œuvre chaud.*

ŒUFS A LA NEIGE. Ayez de la crème ; faites-la bouillir, ajoutez un peu de sel, du sucre en quantité suffisante et une substance aromatique quelconque, zeste de citron, eau de fleurs d'oranger, vanille, thé, café, etc., que vous y ferez infuser pendant une demi-heure ; au bout de ce temps, passez votre crème et mettez-la dans une casserole. Vous aurez battu en neige plusieurs blancs d'œufs, auxquels vous aurez ajouté du sucre en poudre, et un peu de la substance aromatique choisie ; quand ils seront tout prêts, prenez ces blancs dans une cuiller à ragoût et moulez-les comme des quenelles ; faites-les cuire, en les retournant une fois ou deux, dans votre crème sucrée et aromatisée ; posez-les à mesure sur un tamis pour qu'ils s'égouttent ; quand tout est fini, prenez les deux tiers et même tous les jaunes de vos œufs, délayez-les, mêlez-les à ce qu'il vous sera resté de la crème dans laquelle ont cuit les blancs ; liez sur le feu sans bouillir, passez à l'étamine la crème ; dressez sur un plat vos blancs, et masquez-les avec la sauce. On peut, si l'on veut, colorer les blancs d'œufs, en rose, en jaune, en bleu, en violet, etc., ou bien encore les parsemer de nonpareille.

Ce mets, peu distingué de sa nature, le devient par le choix des aromates dont on le parfume. *Entremets.*

ŒUFS A LA TRIPE. Passez au beurre, sans les faire roussir, des tranches d'oignon ; quand ils sont fondus ajoutez de la farine, de la crème, sel, poivre, muscade râpée, le tout en quantité suffisante pour le nombre d'œufs; faites réduire, puis mettez vos œufs, durs et coupés en tranches, que vous ferez seulement chauffer sans bouillir.

Si vous voulez que vos œufs soient au roux, faites roussir un peu plus les oignons et mouillez-les avec du bouillon au lieu de le faire avec de la crème.

On peut, si l'on veut, se servir de concombres au lieu d'oignons; on les coupe en dés et on y ajoute du persil et de la ciboule hachés ; on mouille avec moitié bouillon et moitié crème. *Entremets.*

ŒUFS AU MIROIR OU SUR LE PLAT. Ayez un plat qui puisse supporter le feu; étendez du beurre dans le fond et assaisonnez d'un peu de sel; cassez avec précaution vos œufs et versez-les un à un sur ce lit de beurre ; arrosez-les ensuite avec un peu de crème ; semez, par-ci, par-là, quelques petits morceaux de beurre; saupoudrez le tout de sel, poivre, muscade ; mettez votre plat sur de la cendre chaude et passez une pelle rouge sur la surface de vos œufs pour les faire prendre. Il faut que les jaunes restent mous. *Entremets.*

ŒUFS BROUILLÉS. Ayez de bon beurre une quantité suffisante ; étalez-le au fond et autour de la casserole qui doit vous servir ; cassez vos œufs et versez-les à mesure dans la casserole ; ajoutez sel, poivre, muscade râpée ; faites cuire sur feu doux en remuant toujours, et, au moment de servir, mettez-y un peu de jus de citron ou de verjus. Il faut que vos œufs soient mollets pour être bons. *Entremets.*

On fait encore des œufs brouillés aux truffes, aux pointes d'asperges, aux marmelades de toutes sortes, au jus de viandes, etc.: excepté dans ce dernier cas, on peut toujours mettre, si l'on veut, du sucre dans les œufs brouillés, ce qui en fait un mets encore plus friand. *Entremets.*

ŒEufs EN OMELETTE AU LARD. Coupez en dés 250 grammes de petit lard dessalé, mettez-les cuire dans la poêle avec un morceau de lard gras, ou du beurre ; quand il est suffisamment cuit, ajoutez-y vos œufs battus et assaisonnés convenablement ; faites votre omelette, roulez-la, et la servez sur une sauce piquante. *Hors-d'œuvre chaud, Entrée.*

ŒEufs EN OMELETTE AU NATUREL. Cassez dans un vase quelconque des œufs bien frais, ajoutez sel, poivre, un peu d'eau, quelques petits morceaux de beurre, et battez le tout le plus longtemps possible. Mettez dans une poêle, sur un feu vif, un bon morceau de beurre, laissez-le fondre sans roussir ; versez-y vos œufs battus, agitez l'omelette pour qu'elle ne brûle pas ; quand elle est presque cuite, introduisez dessous un petit morceau de beurre, roulez-la et la servez bien chaude. Ajoutez, si vous voulez, des fines herbes. Si vous voulez que l'omelette soit plus délicate, supprimez une partie des blancs, environ le quart, c'est-à-dire que pour huit jaunes vous ne mettrez que six blancs. *Entremets.*

ŒEufs EN OMELETTE AU ROGNON DE VEAU. Coupez en dés un rognon de veau cuit à la broche, et auquel vous laisserez un peu de la graisse qui l'entoure. Passez ce rognon sur le feu dans une casserole avec deux cuillerées à dégraisser de blond de veau, sel, poivre, persil et ciboules hachés ; faites jeter quelques bouillons à ce ragoût, dégraissez-le ; faites une omelette au naturel et, avant de la retirer de la poêle, versez-y votre ragoût ; roulez-la, dressez-la et la servez très-chaude, si vous voulez, sur une sauce piquante au blond de veau réduit. *Entremets.*

ŒEufs EN OMELETTE SOUFFLÉE ORDINAIRE. Cassez des œufs et séparez les blancs des jaunes ; mêlez aux jaunes du sucre en poudre, un peu d'eau de fleurs d'oranger ou tout autre aromate ; remuez bien le tout ; fouettez vos blancs en neige ; quand ils sont bien durs, mêlez-les avec les jaunes. Mettez un peu de beurre dans une poêle, et graissez-la bien partout ; versez-y votre omelette, faites-la prendre sur un feu doux de peur qu'elle ne brûle ; placez-la, en la retournant, sur un plat d'argent, glacez-la de sucre en poudre : mettez-la au four, ou sous un four de campagne, et lorsqu'elle sera montée, servez-la. *Entremets.*

ŒEufs DE POISSON. Parmi les œufs de poisson les uns, comme ceux de carpe, de hareng et de beaucoup d'autres poissons, sont bons à manger et nullement dangereux ; les autres, comme ceux du brochet, du barbeau, etc., causent des nausées, des vomissements, des coliques, etc. ; il faut s'abstenir absolument de l'usage de ces derniers. Néanmoins, à l'égard de ceux que l'on peut manger, il le faut faire avec modération parce que ces œufs sont toujours de difficile digestion. Il va sans dire qu'ils ne conviennent nullement aux convalescents.

On mange encore les œufs de tortue, de homard ; ceux d'esturgeons sous le nom de *Caviar* ; ceux de surmulet sous celui de *Boutargue.*

Il faut manger de ces mets avec prudence, même lorsqu'on a un bon estomac et que l'on est en état de santé. Autrement il faut s'en abstenir sous peine d'accidents plus ou moins graves.

ŒEufs FARCIS. Ayez des œufs, soit dix ; faites-les durcir, épluchez-les, fendez-les en deux, dans le sens de leur longueur ; enlevez les jaunes, mettez-les dans un mortier avec de la mie de pain trempée dans de la crème, du beurre en quantité égale à celle des jaunes d'œufs durs, du persil et de la ciboule hachés fin, du sel, des fines épices, de la muscade râpée, deux ou trois jaunes d'œufs crus ; pilez bien le tout et passez à travers un tamis à quenelles. Farcissez vos moitiés d'œufs en leur rendant leur forme première, rangez-les sur un plat dont vous aurez, avant, garni le fond avec une partie de votre farce ; mettez ce plat sur de la cendre chaude ; couvrez-le d'un four de campagne, et lorsque les œufs seront d'une belle couleur, servez-les avec une sauce au jus de veau mêlé avec de la crème double. *Entremets.*

ŒEufs FRITS. Ayez dans une poêle du beurre, du saindoux ou de l'huile. Cassez vos œufs au-dessus de la poêle et versez-les doucement dans la friture en ayant soin qu'ils ne se déforment pas. Quant ils sont cuits à point, c'est-à-dire le jaune étant resté liquide, enlevez-les et les servez comme les œufs pochés ou avec une sauce piquante, ou une sauce aux tomates, etc.

ŒEufs POCHÉS. Mettez de l'eau dans une casserole avec du sel et un peu de vinaigre ; quand l'eau bout, modérez le feu pour que l'ébullition diminue un peu d'intensité ; ayez des œufs très-frais, cassez-les au-dessus de la casserole et versez-les avec précaution et doucement dans l'eau bouillante ; il faut éviter que le jaune se rompe. Quand ils sont suffisamment cuits, enlevez-les avec l'écumoire, panez-les et servez-les sur du jus, de la purée, du hachis ou des ragoûts de liqueurs.

ŒEil-de-Perdrix (Vin d'). Champagne (Marne). 12 à 13 degrés.

ŒEillette. Huile blanche improprement appelé huile d'œillet. On la retire par expression des semences du pavot somnifère, et particulièrement du pavot noir, dont elle n'a point les propriétés narcotiques. Elle est douce, bonne à manger et plus employée en Europe que l'huile d'olive, parce qu'elle est moins chère. — Voy. *Huile*.

OEras (Vin d'). Portugal.

Oger (Vin d'). Champagne (Marne). Rouge ordinaire; 11 à 12 degrés.

Oie (*Anser*). Oiseau de l'ordre des palmipèdes et de la famille des lamellirostres.

La chair de l'oie est saine et nourrissante, mais elle est lourde et de difficile digestion; elle ne peut être mangée que par des personnes dont l'estomac est robuste et fonctionne bien ; les convalescents, les estomacs faibles et délicats, les vieillards, etc., doivent s'en abstenir absolument.

On fait avec les foies d'oies des pâtés dont les plus estimés nous arrivent de Strasbourg, de Colmar, de Metz.

La graisse que l'on recueille de l'oie en la faisant rôtir est excellente et d'une grande ressource en cuisine; en effet, elle sert à assaisonner certains légumes et leur communique une saveur fort agréable : les épinards, la chicorée, les pommes de terre, les haricots blancs, les choux, etc., accommodés avec de la graisse d'oie, s'en trouvent fort bien. Dans les ménages peu fortunés, l'oie, pièce obligée des jours de fête et de gala, est d'une économie incontestable, si l'on veut considérer le profit que l'on retire de la graisse qui, dans ces maisons, remplace le beurre pour la confection des soupes, des ragoûts, etc., ce qui fait que la bête revient à très-bon marché.

C'est sans doute un peu déroger que de passer subitement de la poularde à l'oie, et surtout à l'oie domestique; mais une bonne oie bien jeune, bien grasse et bien tendre, a aussi son mérite. Ainsi, à défaut de poularde, une oie qui réunit les qualités que nous venons d'énumérer n'a jamais déshonoré la broche ; et, quoique ce soit un rôti réputé bourgeois, nous connaissons des estomacs très-qualifiés qui s'en accommodent à merveille. Mais la dissection d'une oie rôtie a des règles particulières, qu'il est très-essentiel de connaître pour ne point commettre d'incongruités. Malheur à celui qui s'attaquerait d'abord aux cuisses, il dévoilerait son manque de savoir-vivre et d'usage du monde. On commence par lever en aiguillettes l'estomac d'une oie comme celui d'un canard ; et si l'on accompagne ces aiguillettes d'un jus de citron ou de bigarade et d'un filet d'huile vierge, assaisonnés de moutarde odoriférante, on aura doublé leur prix aux yeux des connaisseurs. Il n'est pas besoin d'avertir que la graisse qui découle de l'oie, lorsqu'elle est à la broche, doit être précieusement recueillie et conservée; on en accommode les légumes, et surtout les épinards, auxquels elle communique un goût très-distingué.

L'oie ne fournit pas à la cuisine une aussi grande variété de ragoûts que le poulet et la poularde ; mais quand on n'aurait point à citer deux espèces de potages, dont elle est la base, qui ne connaît ces fameuses cuisses d'oie qu'on prépare dans le Languedoc, et qu'on nous envoie, tous les hivers, en barils ou en pots, confites et marinées dans leur graisse? Ces cuisses, qu'on dresse sur une purée de pois ou sur un matelas d'oignons émincés et frits, ou sous une sauce Robert, sont un manger très-substantiel et d'une grande ressource en toute saison.

Mais ce qui mérite à l'oie toute la reconnaissance des véritables gourmands, ce qui lui assure un rang très-distingué parmi les volatiles, ce sont ses foies, dont on fait à Strasbourg ces pâtés admirables, le plus grand luxe d'un entremets. Pour obtenir ces foies d'une grosseur convenable, il faut sacrifier la personne de la bête; bourrée de nourriture, privée de boisson et fixée près d'un grand feu, au-devant duquel elle est clouée par les pattes sur une planche, cette oie passe, il faut en convenir, une vie assez malheureuse.

La chair de l'oie sauvage, dont le passage dans nos pays dure deux ou trois mois, est plus savoureuse que celle des oies élevées; elle est aussi de moins difficile digestion. Les oies et les oisillons sauvages reçoivent les mêmes préparations culinaires que les canards et canardeaux sauvages; on en fait, en outre, des civets, des escalopes, des boudins, etc.

Oie A LA CHIPOLATA. Choisissez une belle oie; préparez-la convenablement; mettez dans le fond d'une braisière des bardes de lard, des débris de viande de boucherie, deux tranches de jambon, les abatis de l'oie, trois carottes, trois oignons, bouquet garni, girofle, sel et basilic; couchez sur tout cela votre oie; mouillez avec du bouillon et du vin de Madère ou autre vin blanc; couvrez l'oie avec un papier beurré et faites cuire à feu modéré; la cuisson effectuée, égouttez et dressez votre bête; masquez-la d'une chipolata et servez. *Entrée.* — Voy. *Chipolata.*

Oie EN DAUBE. Ayez une oie bien en chair; piquez-la de lard ; remplissez-la de marrons et mettez-la dans une braisière avec un morceau de jarret de veau, des carottes, des oignons, un bouquet; couvrez-le tout avec des bardes de lard; mouillez avec parties égales de bouillon et de vin blanc, et faites cuire à feu doux; quand la cuisson est opérée, enlevez l'oie; dégraissez le mouillement; faites-le réduire; clarifiez-le; passez-le au tamis et servez froid. *Entrée.*

Oie RÔTIE. Préparez votre oie; farcissez-la si vous voulez; mettez-la à la broche, en ayant soin de l'arroser souvent; au bout de deux heures de cuisson, servez-la sur son jus assaisonnée de sel, poivre et jus de citron. *Rôt.*

Il faut pour faire cuire une oie grasse :

A la broche et devant la cheminée 1 h. 15 m.
Cuisinière devant la cheminée... »   57
Cuisinière et la coquille........ »   40
Pour découper l'oie, on procède ainsi :

On commence par couper les filets dans leur longueur et verticalement ; on détache ensuite la cuisse en la contournant ; puis on enlève l'aile en coupant à la hauteur de l'articulation, qui est toujours indiquée par une légère dépression ; la cuisse se divise en deux en coupant le joint qui la sépare du pilon.

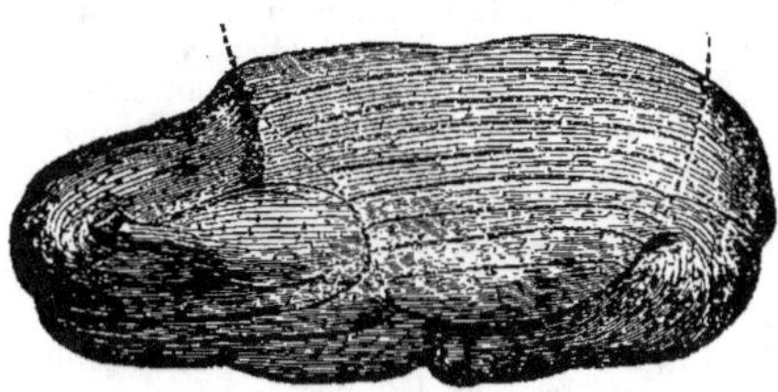

AILES ET CUISSES D'OIE CONSERVÉES A LA FAÇON DE BAYONNE. — C'est à Noël qu'il faut faire cette opération, parce qu'à cette époque de l'année, les oies ont atteint toute la perfection dont elles sont susceptibles, au point de vue de la bonté, de l'embonpoint, etc. Procurez-vous des oies en nombre suffisant pour vos besoins ; levez-en les cuisses et les ailes, de manière à ce qu'il ne reste pas de chair sur la carcasse ; désossez les cuisses ; frottez-les, de même que les ailes, avec du sel fin mélangé d'une petite quantité de salpêtre pilé ; ayez une terrine ; arrangez dedans les membres de vos oies ; mettez entre chaque membre un lit de thym, de laurier et de basilic ; couvrez-les avec un linge et laissez-les ainsi pendant vingt-quatre heures ; au bout de ce temps, retirez les membres ; passez-les dans de l'eau ; laissez-les égoutter et mettez-les dans la graisse que vous aurez pu retirer de toutes les parties de vos oies qui en contenaient ; faites-cuire à feu doux, et, lorsque la cuisson sera achevée, retirez les membres ; égouttez-les et les laissez refroidir ; arrangez-les ensuite dans des pots de grès, en les serrant le plus possible les uns contre les autres ; introduisez dans ces pots votre graisse aux trois quarts refroidie ; laissez le tout ainsi pendant vingt-quatre heures ; au bout de ce temps, couvrez bien hermétiquement les pots avec du parchemin ; mettez-les dans un lieu frais et sec, et conservez pour vous servir au besoin.

C'est avec les quartiers ainsi conservés que se fait la préparation qui suit cet article. — Voy. *Quartiers d'oies à la lyonnaise.*

QUARTIERS OU CUISSES D'OIE A LA LYONNAISE. — Faites chauffer et presque frire dans de la graisse d'oie les quatre quartiers de cet animal ; coupez en anneaux six gros oignons et faites-les cuire dans cette même graisse ; quand ils seront de belle couleur, égouttez-les ainsi que les membres de l'oie ; dressez ces membres ; couvrez-les avec les oignons et servez-les sur une sauce poivrade.

Vous pouvez, si vous voulez, vous servir de toute autre sauce ; retranchez ou conservez les oignons, selon le besoin ; vous pouvez encore servir vos membres d'oie masqués par une purée de pois verts ou de marrons. *Entrée.*

Oignon ou **Ognon** (*Allium cepa*, L.). Espèce d'ail dont la racine bulbeuse sert à la fois d'aliment et de condiment. Elle contient une huile volatile, blanche, âcre, susceptible d'irriter les yeux et la peau avec lesquels elle se trouve en contact. La cuisson l'en dépouille et lui communique, au contraire, des principes sucrés et mucilagineux.

L'oignon est chaud, nourrissant, excitant, diurétique, et a une action particulière sur les bronches. Le sirop d'oignons a réussi plus d'une fois pour combattre la coqueluche.

L'oignon roussi dans le beurre est indigeste et détermine des éructations.

Il contient un principe sucré, du mucilage, du gluten coagulable à la chaleur, de l'acide phosphorique, du citrate de chaux, de l'acide acétique, du sucre, l'huile blanche, âcre, précitée, et une matière végéto-animale.

L'oignon se récolte à la fin d'avril et dans les premiers jours de mai.

Il y en a plusieurs variétés : le blanc gros, hâtif, le rouge pâle, jaune, le rouge foncé, le jaune d'Espagne doux et sucré, le pyriforme, celui de Madère gros et très-doux, celui d'Egypte ou à rocambole et patate.

Oignon BRULÉ. Au caramel, souvent âcre et d'un usage incommode, employé ordinairement pour colorer le bouillon, on a substitué l'oignon brûlé qui a l'inconvénient de se délayer dans le bouillon, de se mêler à la viande et de s'attacher aux légumes. M. Fèvre a ingénieusement imaginé de préparer l'oignon brûlé en pastilles qui se fondent entièrement dans le bouillon, en ne laissant après elles qu'un beau jaune doré et un goût suave et moelleux. On se sert aussi de ces pastilles pour les ragoûts, sauces, etc. Ces pastilles se conservent très-longtemps.

Oignons EN PURÉE, A LA SOUBISE. Faites fondre à la poêle, dans du beurre ou de la graisse d'oie, une trentaine d'oignons blancs que vous aurez épluchés et hachés ; il ne faut pas que votre purée devienne rousse ; ajoutez-y deux ou trois cuillerées de haricots blancs en purée, un peu de muscade râpée et passez à l'étamine pour vous en servir au besoin. *Entremets.*

Oignons EN RAGOUT. Après avoir fait cuire vos oignons dans de la cendre chaude et les avoir ensuite épluchés avec soin, mettez-les dans une casserole avec addition d'essence de jambon et de blond de veau. Faites mijoter pendant vingt minutes ce ragoût et liez-le ensuite avec une pincée de fécule et, si vous voulez, une petite proportion de moutarde anglaise. *Entremets.*

Oignons FARCIS. Ayez vingt ou trente gros oignons, épluchez-les, faites-les blanchir, puis rafraîchir et égoutter, creusez-les avec un vide-pomme, et remplissez cette cavité avec de la farce à quenelles. Rangez-les, les uns à côté des autres dans une casserole à sauter, couvrez-les de tranches de lard, saupoudrez d'un peu de sel et de sucre et faites cuire à grand feu. Lorsque vos oignons sont cuits, retirez-les et faites réduire suffisamment le mouillement.

Les oignons farcis, glacés, en ragoût, en purée, etc., servent de garniture ou de litière à d'autres préparations culinaires. *Entremets.*

Oignons GLACÉS. Choisissez des oignons blancs de même grosseur et épluchez-les avec soin. Beurrez le fond d'une casserole à sauter, mettez-y vos oignons les uns à côté des autres et ajoutez un peu d'eau, sel et poivre noir, sucre en poudre et encore un peu de beurre. Couvrez les oignons d'un rond de papier beurré et mettez la casserole sur un feu assez ardent d'abord et que vous modérerez ensuite lorsque vous verrez le mouillement réduit de moitié. Laissez s'achever la cuisson jusqu'à ce que le mouillement soit tombé à glace. *Entremets.*

Oignon (Soupe à l'). — Voy. *Potages.*

Ces différents mets ne conviennent pas aux estomacs très-délicats ni aux convalescents. — Voy. *Carotte, Stimulant.*

Oille (*Olla podrida*). Préparation gastronomique d'origine espagnole, et qui est, dans ce pays, ce qu'est le pot au feu dans le nôtre. — Voy. *Olla podrida.*

Oison. Nom que l'on donne aux jeunes oies. Elles subissent les mêmes préparations culinaires que les oies adultes.

Oléagineux (*Oleosus*). On nomme ainsi les substances qui contiennent de l'huile, ou dont on peut l'extraire : les amandes, les noix, les olives sont des fruits oléagineux.

Oleo saccharum. Combinaison d'une huile volatile avec le sucre, telles que les huiles volatiles de citron, de girofle, d'anis, etc. On s'en sert pour aromatiser certaines boissons.

Olive (*Olea*). Fruit de l'olivier. On retire par expression de l'olive une huile grasse excellente et on ne peut plus estimée.

Les olives nous arrivent confites dans l'huile ou la saumure, préparation qui leur fait perdre leur âcreté naturelle. Les olives se mangent en hors-d'œuvre; alors on se contente, après les avoir tirées de la marinade, de les laver et de les mettre avec de l'eau dans un vase spécial, ou bien on les mange cuites dans différentes préparations culinaires, auxquelles elles sont adjointes comme garnitures.

Les olives fraîches ne peuvent se garder au delà de quelques jours; celles qu'on veut conserver pour la table se cueillent un peu avant leur maturité; on les met dans l'eau pendant huit ou dix jours, en la renouvelant tous les jours; après ce délai, on cesse de renouveler l'eau et l'on sale fortement; on peut les employer après quelques jours; une lessive fortement caustique peut les faire garder plus longtemps : c'est ce qu'on appelle *olives picholines.* Les plus délicates sont celles qu'on prive de leur noyau au sortir de la saumure et qu'on met dans de l'huile fine; elles se gardent deux et trois ans. Elles sont meilleures quand elles restent quelque temps exposées à la chaleur, après être tirées de la saumure, d'où l'habitude de les tenir dans sa poche pour les *pocher.*

Les olives ont de commun avec les figues fraîches, les melons et les mûres, de ne paraître jamais au dessert; on les sert à l'entremets, ou plutôt au rôti, dans un saladier de porcelaine et dans de l'eau fraîche; mais on en tire dans la cuisine un assez grand parti; on en fait des entrées de volailles, et surtout de gibier qui sont excellentes. C'est une manière sûre d'ennoblir un canard; et, lorsqu'il est couché sur un lit d'olives, il peut paraître avec orgueil sur les tables les plus distinguées.

Les olives farcies aux câpres et aux anchois et confites à l'huile vierge, telles qu'on nous en envoie quelquefois d'Aix, sont un manger délicieux et très-propre à exciter l'appétit; elles ne se servent ainsi qu'en hors-d'œuvre, en pendant avec les anchois, le thon mariné, les fruits et les légumes confits au vinaigre, etc.; mais c'est un hors-d'œuvre fort cher; aussi ne fait-on ordinairement paraître ces sortes d'olives qu'à des déjeuners somptueux, ou à des dîners faits en très-petit comité.

On connaît dans la cuisine une autre espèce d'olives farcies, ce sont celles dont on a retiré le noyau (en les tournant comme des poires), qu'on a remplacé par une farce composée d'un mélange de blancs et de jaunes d'œufs, d'anchois et de cornichons; on peut servir ce ragoût comme entremets; mais plus ordinairement il paraît comme entrée sous différentes espèces de gibier ou de volailles.

Les olives sont peu nourrissantes, lourdes et de difficile digestion; il faut en user modérément. Les personnes dont l'estomac est faible et celles qui sont en état de convalescence doivent s'abstenir d'en manger.

Les meilleures olives sont celles qui nous arrivent de l'Espagne, de Vérone et de la Provence (Avignon, Marseille, Toulon et Digne).

Olivet (Fromage d'), près d'Orléans (Loiret). Ces fromages de lait de vache ont à Paris une certaine réputation. Ils ont la forme d'un disque de 15 à 16 centimètres de diamètre sur 4 d'épaisseur. Ils se couvrent d'une croûte bleuâtre. La pâte blanche salée et un peu maigre offre une saveur un peu acide avec un léger goût de fumée qui tient, je crois, à ce que ce fromage est fabriqué avec du lait dont on a fait monter la crème par l'action du feu. Il se mange frais ou affiné.

Il y a aussi des *olivets* cendrés dont la croûte imprégnée de cendre permet de les conserver sans que l'intérieur se dessèche. Ils se vendent

1 fr. 20, mais les marchands les débitent aussi par moitié. *Dessert.*

Olivier (*Olea*). Genre de la diandrie monogynie et de la famille des oléacées. L'olivier d'Europe (*Olea Europœa*), naturalisé dans toute l'Europe méridionale, est originaire d'Asie.

Olivotes (Vin de la côte des), Bourgogne (Yonne). Rouge, 2e classe; 15 à 16 degrés.

Olivules. Figues fines.

Olla podrida. Ayez un beau morceau de culotte de bœuf, pesant 5 kilog., et mettez-le dans une marmite avec six litres de bon bouillon; ajoutez un carré entier de mouton, 1 kilo et demi de tendrons de veau, une forte tranche de jambon dessalé, un poulet normand, un canard, deux vieilles perdrix, deux cailles, un demi-kilo de petit lard, huit *chorizos* ou petits cervelas pimentés, un kilo de *garbanços* ou gros pois chiches qu'il faut avoir eu le soin de faire tremper dans l'eau chaude souvent renouvelée pendant vingt-quatre heures; ajoutez, en les enveloppant et les nouant dans un linge fin, six clous de girofle, trois piments, un quart de noix muscade et une pincée de macis; cela fait, mettez la marmite au feu et faites partir votre *olla;* ayez quatre choux moyens, dix laitues pommées, vingt carottes, vingt navets, autant que possible de grosseur égale, que vous parerez et tournerez; faites blanchir ces légumes, puis faites les cuire dans le dégraissis de l'olla; prenez douze fonds d'artichauts et vingt-quatre petits oignons que vous ferez cuire à part dans vingt-cinq centilitres du bouillon de l'olla, et y ajoutez un peu de sucre; ayez un demi-litre de petits haricots verts coupés en losange, de petites fèves de marais, de filets de concombres, de pointes d'asperges, de petits pois verts et faites cuire tous ces légumes, chacun séparément, dans du bouillon de l'olla.

Les viandes et les légumes étant cuits à point, égouttez-les et placez-les de manière à ce qu'ils se conservent chaudement; passez; dégraissez le bouillon; clarifiez-le avec des blancs d'œufs; passez-le une seconde fois à travers un linge fin et entretenez-le bien chaud sur un coin du fourneau; dressez alors vos viandes et vos légumes de la manière suivante: arrangez en couronne sur un grand plat vos légumes, tels que quartiers de choux, laitues, carottes, navets, etc., et entremêlez-les de manière à produire un effet agréable à la vue; remplissez le puits avec les garbanços et dressez au-dessus de ces derniers toutes les viandes de l'olla; avec les fonds d'artichauts et les petits oignons, faites une seconde couronne de légumes posée sur la première; glacez le tout avec le coulis provenant de votre bouillon réduit, et servez à proximité de ce magnifique plat le consommé de l'olla dans un grand bol de porcelaine. *Entrée.*

L'*olla podrida*, mets de rigueur dans tout grand dîner castillan, est un aliment sain, nourrissant, réparateur, mais il ne convient, ni aux convalescents, ni aux estomacs faibles et délicats.

Olwillers (Vin d'), Alsace (Haut-Rhin). Liqueur, 2e classe; il contient de 13 à 14 degrés d'alcool.

Omble, **Umble** ou **Ombre**. Ce mot, auquel on ajoute souvent celui de *chevalier*, est le nom d'une espèce de saumon, *salmo umbla*, que l'on trouve communément dans l'est de la France, dans le lac de Genève, dans le Tyrol et en Russie.

Ce poisson reçoit les mêmes préparations que le saumon et la truite saumonée, auxquels il ressemble pour le goût et les propriétés. — Voy. *Saumon. Truite.*

Ombre (*Thymallus*). Genre de poissons osseux de l'ordre des malacoptérygiens abdominaux et de la famille des salmonoïdes.

L'ombre commune, *salmo thymallus*, est la seule espèce de ce genre; sa taille atteint 60 à 70 centimètres de longueur. Ce poisson se trouve assez souvent dans les ruisseaux ombragés, dans le voisinage des montagnes; au printemps, il remonte la mer du Nord et la Baltique et entre dans les fleuves où il va déposer son frai. Les ombres, qui, du reste, ont à peu près les habitudes des saumons, ont une chair blanche, douce et de bon goût; ils sont fort recherchés et reçoivent les mêmes préparations que la truite.

Ces poissons, qui sont très-répandus dans une grande partie de l'Europe, sont nourrissants, se digèrent assez bien et peuvent être donnés en quantité modérée à des convalescents avancés dans cet état. — Voy. *Truite.*

Ombrine (*Umbrina*). Genre de poissons osseux de l'ordre des acanthoptérigiens et de la famille des sciénoïdes. Parmi les espèces de ce genre, nous citerons *l'ombrine commune*, *umbrina vulgaris*, bon et beau poisson dont le poids atteint quelquefois 15 à 16 kilogrammes et la taille 60 à 70 centimètres. Sa chair est délicate, de bon goût et de facile digestion; les convalescents peuvent en faire usage. L'ombrine est très-abondante sur les côtes de France, d'Italie et d'Espagne. Les provençaux lui donnent le nom de *daine* ou *caine*, et *chraü.*

Omelette. — Voy. *OEufs.*

Omnivore (*Omnivorus*). Nom donné aux animaux qui mangent indifféremment de tout. L'homme est omnivore.

Oncine DE LA COCHINCHINE (*Oncinus cochinchenensis*). Genre de la famille des myrsinées, tribu des théophrastées. Cet arbrisseau donne des fruits rouges, globuleux, gros comme le poing. Leur écorce est dure et fragile; leur pulpe est rouge, agréable au goût, de saveur douce, légèrement acide et astringente.

Oncoba. Genre de la famille des bixiacées, tribu des prockiées. Ce sont des arbres des régions tropicales de l'Afrique. La principale espèce de ce genre est *l'oncoba spinosa*, dont le fruit renferme une espèce de noix osseuse qui contient les semences et qui est comestible.

Onicon. Boisson faite avec le manioc, les patates, les bananes et la canne à sucre. Son goût est très-agréable. Usitée principalement en Amérique.

Ophicéphale KARRUWEY (*Ophicephalus punctatus*). Poisson qui habite les lacs et les marais de la côte de Coromandel. La tête ressemble à celle d'un serpent, sa chair est très-bonne et très-savoureuse.

Ophidie (*Ophidium*). Genre de poissons osseux de l'ordre des malacoptérygiens apodes et de la famille des anguilliformes.

On a divisé les espèces de ce genre en deux sections, dont l'une a été nommée *fierasfer*, et l'autre *ophidium* proprement dits, ou vulgairement *donzelles*. Parmi ces dernières, nous citerons deux espèces que l'on trouve dans la Méditerranée : 1° La *donzelle commune*, *ophidium barbatum* ; 2° La *donzelle brune*, *ophidium vassalli*. Ces poissons, de la taille de 25 centimètres de longueur, ont la chair assez agréable.

Orange (*Citrus aurantium*). Fruit de l'oranger. Les oranges que l'on consomme en France proviennent de Nice, de la Ciotat, de Grasse, des îles d'Hyères, de l'île de Malte, de Gênes, de Majorque, du Portugal, des Canaries et même de la Chine, etc. Les plus estimées sont celles de Lisbonne et de Malte. L'écorce et le jus des oranges servent dans beaucoup de préparations culinaires. On fait encore avec les oranges des compotes, des confitures, des conserves, des gelées, des marmelades, des glaces, des sorbets, des ratafias, des sirops.

Avec les fleurs de l'oranger on fait une eau distillée aromatique, bien connue sous le nom d'*eau de fleurs d'oranger*. On extrait encore de ces fleurs une huile essentielle très-odorante appelée *néroli*.

Les oranges bien mûres sont des fruits fort estimés, leur pulpe est douce, sucrée et agréable ; elles sont rafraîchissantes et apaisent la soif. Il n'y a guère que les estomacs froids, paresseux ou irrités, qui ne s'en accommodent pas ; dans beaucoup de cas on les permet aux convalescents et même aux malades ; cependant, il ne faut pas en faire abus à cause de leur légère acidité.

Il faut choisir les oranges les plus lourdes et celles dont la peau est la plus fine, parce que ce sont toujours les plus juteuses et les plus douces, avantages qui se rencontrent rarement dans les grosses oranges dont la peau est très-rugueuse. C'est donc ne pas s'y connaître que de choisir les plus grosses, à moins que ce ne soit pour confire, ou qu'on ne les serve que pour le coup d'œil.

On prépare, avec l'orange et la corne de cerf, une gelée qui, lorsqu'elle est bien faite, est l'un des meilleurs entremets sucrés que la cuisine puisse offrir à notre friandise. On la sert ordinairement dans de petits pots, parce qu'il est assez difficile de la faire bien prendre lorsqu'elle est en plus grande masse. Il faut cependant qu'elle ne soit ni trop ferme, ni trop liquide ; c'est dans ce point précis habilement saisi, que consiste la principale délicatesse de cette gelée.

Les oranges paraissent au dessert dans leur entier, et il est rare alors qu'on y touche. On fait le plus ordinairement, à table même, une compote crue avec les oranges les plus mûres, qu'on coupe en rouelles très-minces (après les avoir dépouillées de leur écorce) et que l'on assaisonne avec du sucre, de l'eau de fleurs d'oranger, et un demi-verre de très-bonne eau-de-vie. Cette compote, qui est encore plus savoureuse lorsqu'elle a été faite quelques heures d'avance, est du goût de tout le monde. Les officiers préparent diverses sortes de compotes d'oranges cuites ; ils les servent au caramel, en bâtons ; enfin, ils en font d'excellentes glaces. Mais, c'est surtout dans l'atelier des confiseurs que les oranges jouent leur principal rôle.

Nous ne parlons pas de la fleur, qui entre dans tant de sortes de bonbons, de sirops, de liqueurs, de marmelade, etc., parce que nous ne considérons ici que le fruit.

Avec ce fruit et son écorce, les confiseurs composent un grand nombre de friandises très-recherchées. L'orange confite, plaît assez généralement. Avec sa pulpe on prépare une très-bonne marmelade ; ses zestes, passés au sucre ou travaillés en dragées, conservent tout leur parfum. On les confit à l'eau-de-vie, etc. ; enfin, il n'est aucune partie de ce fruit délicieux que l'art ne sache mettre en œuvre pour la satisfaction de notre palais.

Tout le monde sait qu'avec le jus de l'orange étendu dans de l'eau et du sucre, on prépare sur-le-champ une excellente liqueur, connue sous le nom d'orangeade, moins acide que la limonade et qui est rafraîchissante. On fait aussi de l'orangeade cuite à la manière de la limonade cuite.

On prépare encore avec les oranges un sirop analogue au sirop de limons.

C'est surtout mangée à jeun, ou lorsque l'estomac n'est pas chargé d'aliments, que l'orange est salutaire ; prise après le repas, elle arrête souvent le travail de la digestion, même lorsqu'elle est très-mûre et très-douce, à plus forte raison lorsqu'elle n'est ni l'un ni l'autre, comme la plupart de celles qu'on vend à Paris. Les personnes délicates feront donc prudemment de s'en abstenir dans le cours de l'après-midi. — Voy. *Mandarines*.

Oranger PAMPLEMOUSSE, OU PAMPELMOUSSES, OU CHADEC. Citron des Barbades (chadock ou shaddec, tête d'enfant), (*citrus decumana*, Linné). Arbres de la famille des orangers (de Jussieu). Nom vulgaire d'une espèce de variété d'oranger.

Cette espèce d'oranger doit son nom de chadock ou Shaddeck à la reconnaissance des habitants des Antilles, pour le capitaine anglais qui l'apporta des Indes. C'est un arbre d'une taille médiocre, mais d'un aspect majestueux par la grandeur de ses feuilles, de ses fleurs et la grosseur de ses fruits qui sont énormes et généralement plus gros que la tête d'un enfant. Il est commun à l'île de France.

Les pamplemousses ont des fleurs très-grandes, un fruit très-gros arrondi ou pyriforme, de couleur jaune pâle, à écorce lisse, à pulpe verdâtre, peu abondante et médiocrement savoureuse.

Il s'en faut bien que la bonté de ces oranges réponde à leur beauté, et on ne l'emploie jamais qu'à l'état de confitures que vendent à Paris un petit nombre de maisons qui reçoivent ces produits exotiques.

L'analyse chimique du fruit donne un principe amer, de la gomme, de l'acide macique, de l'acide citrique et beaucoup d'eau.

Le suc acide de ces oranges neutralise la vertu narcotique des alcalis végétaux.

La poudre des feuilles et de l'écorce passent pour avoir beaucoup d'efficacité dans les maladies nerveuses, l'hystérie, l'hypocondrie, etc. La décoction des feuilles a, dit-on, réussi chez des enfants atteints de convulsions et de catalepsie.

Les confitures faites avec le fruit paraissent conserver quelques-unes de ces propriétés médicinales, mais à un faible degré.

Le bon et vrai curaçao se confectionne avec les écorces de cette variété d'oranger; les Hollandais en ont à peu près le monopole.

Orangeat. Confiture faite avec l'écorce d'orange et le sucre. Elle est stimulante et tonique.

Orangeade. Boisson agréable et rafraîchissante que l'on fait avec le suc de l'orange, de l'eau et du sucre.

Oranger (*Citrus*). Genre de la polyadelphie icosandrie et de la famille des aurantiacées.

Ce genre comprend les espèces *citronnier* ou *cédratier*, *limettier* ou *bergamottier*, *limonnier*, *bigaradier*, *oranger*, etc.

Ce sont des arbres et des arbrisseaux fort élégants, originaires de l'Asie orientale et transportés dans les parties chaudes de l'Europe, où ils se sont naturalisés.

L'*oranger proprement dit* (*citrus aurantium*), nous fournit le fruit connu sous le nom d'*orange*.

Les feuilles, les fleurs de l'oranger et le zeste ou écorce de son fruit renferment une huile essentielle très-odorante que l'on obtient par distillation.

Les feuilles et les fleurs sont stimulantes et antispasmodiques; le zeste est tonique, stimulant et antispasmodique.

Orchide (*Orchis*). Genre de la gynandrie monandrie et de la famille des orchidées, tribu des ophrydées. Le genre orchide se compose de plantes herbacées terrestres que l'on trouve dans toutes les parties tempérées de l'ancien continent. Les racines tuberculeuses des diverses espèces d'orchis fournissent le *salep*. — Voy. *ce mot*.

Oreille (*Auris*). Organe de l'audition.

On mange les oreilles d'agneau, de veau, de porc et de cerf.

Oreilles d'agneau. Faites les étuver dans un *blanc* et servez-les sur une purée de céleri, de marrons, d'oseille ou de tomates, etc. ; ou avec un ragoût de concombres au jus, de pointes d'asperges ou sur une sauce au *vert-pré*. Ce mets ne convient pas à des convalescents. *Entrée*.

Oreilles de cerf en menus-droits. Échaudez-les à l'eau bouillante, épilez-les et les nettoyez bien. Tailladez-les et faites-les cuire dans une braise, dans laquelle vous ajouterez un petit botillon de foin, bien ficelé. Au bout d'une demi-heure, lorsque les oreilles sont cuites, passez le fond de cuisson à l'étamine, ajoutez-y du vin de l'Ermitage blanc ou de Château-Neuf-du-Pape, en quantité égale à celle du mouillement et liez avec trois jaunes d'œufs et deux pincées de tanaisie pulvérisée. Servez chaud.

Ce mets se sert toujours en extra, et sur un de ces anciens plats dits *plats de Limoges*, qui portent en reliefs coloriés des fruits, du poisson, etc.

Cet usage est de rigueur dans les maisons aristocratiques. *Entrée*.

Ce mets, dont la tradition est des plus anciennes, ne se donne pas en état de convalescence.

Oreilles de porc a la lyonnaise. Après les avoir fait braiser comme il est dit ci-dessus, coupez-les par filets, mettez-les dans une sauce faite avec des oignons émincés et passés au beurre; ajoutez de la farine; mouillez avec du bouillon; faites réduire; puis, au moment de servir, mettez un jus de citron et dressez vos oreilles avec une garniture de croûtons frits.

Ces différentes préparations ne conviennent pas aux personnes qui sont en convalescence. *Entrée*.

Oreilles de porc a la Sainte-Ménehould. Préparées et braisées comme les précédentes, faites-les refroidir, trempez-les dans du beurre tiède, saupoudrez-les deux fois de mie de pain, la seconde fois à l'œuf; faites-leur prendre couleur sous un four de campagne et servez-les avec une rémoulade. *Entrée*.

Oreilles de porc ou de sanglier braisées. Après avoir nettoyé, flambé, échaudé ces oreilles, mettez-les cuire dans une braisière entre des bardes de lard et avec des oignons, des carottes, un bouquet; mouillez-les avec du bouillon, et quand elles sont cuites, servez-les avec une sauce ou une purée à votre choix. *Entrée*.

Oreilles de porc ou de sanglier mari-

NÉES ET FRITES. Agissez comme pour celles de veau.

Oreilles DE VEAU A L'ITALIENNE. Après avoir fait dégorger les oreilles, épluchez et échaudez-les bien. Mettez dans le fond d'une casserole des bardes de lard ; posez les oreilles dessus, puis recouvrez-les de nouvelles bardes de lard ; mouillez avec du vin blanc et du bouillon ; joignez-y soit des groseilles à maquereau, soit des graines de verjus dont vous aurez enlevé les pépins, soit enfin des tranches de citron débarrassés de l'écorce et des pépins ; ajoutez quelques racines, un bouquet bien garni, du sel, du poivre ; faites cuire à feu doux ; la cuisson terminée, faites égoutter les oreilles. Faites une farce avec de la mie de pain, du lait, du fromage de Parme ou de Gruyère râpé ; mettez ce mélange sur le feu, faites-le réduire jusqu'à ce qu'il soit de consistance suffisante, puis liez avec un peu de beurre et quatre jaunes d'œufs. Remplissez les oreilles avec cette farce ; trempez-les dans du beurre tiède, panez-les avec un mélange de mie de pain et de fromage râpé ; placez-les sous un four de campagne, et, quand elles sont de belle couleur, servez-les. *Entrée*.

Oreilles DE VEAU AUX CHAMPIGNONS. Après les avoir fait cuire comme les précédentes, sautez dans le beurre, des champignons ; mouillez avec moitié consommé et moitié velouté, faites réduire et liez, au moyen de jaunes d'œufs, ce mélange. Dressez alors les oreilles et versez dessus votre composition. *Entrée*.

Oreilles DE VEAU EN MARINADE. Après qu'elles sont cuites comme il a été indiqué, coupez-les en morceaux et mettez-les dans une marinade pendant quelques heures ; retournez-les de temps en temps ; puis trempez-les dans une pâte à friture ; faites-les frire de belle couleur et servez-les avec une garniture de persil frit.

Ces différents mets ne conviennent pas à des convalescents. *Entrée*.

Orge (*Hordeum*). Graminée dont les semences contiennent beaucoup de fécule amylacée et une certaine quantité de mucilage. Selon Proust, la farine d'orge contient pour 100 : résine jaune, 1 ; gluten, 3 ; extrait gommeux sucré, 9 ; amidon, 32, et hordéïne, 55. L'hordéine est une poudre ligneuse, insoluble dans l'eau et qui rend le pain pailleux.

L'orge mondé, c'est-à-dire l'orge privé de la pellicule qui le recouvre, au moyen d'une meule courante, qui ne fait que rouler le grain, fait de bonnes tisanes adoucissantes, nutritives et excellentes pour combattre les phlegmasies des bronches et de l'estomac. L'orge qui est complétement nu, arrondi, est l'orge perlé qui sert à faire d'excellents potages La farine d'orge sert à faire un pain grossier et moins nourrissant que le pain de froment.

L'orge sert à la fabrication de la bière ; elle entre dans celle de l'orgeat qui n'en est que la décoction, à laquelle on ajoute des amandes douces et du sucre.

On retire aussi de l'orge de l'eau-de-vie et du vinaigre.

Orgeat (Sirop d'). Ayez 250 grammes d'amandes douces et 185 grammes d'amandes amères ; pilez les amandes dans un mortier de marbre en ayant soin de les humecter de temps en temps avec de l'eau ; quand elles sont réduites en pâte, lavez cette pâte avec de l'eau, et passez avec expression cette émulsion à travers un linge ; la quantité d'eau employée doit être de 500 grammes.

Ajoutez à votre émulsion 1 kilog. 500 grammes de beau sucre blanc ; faites bouillir modérément pendant dix minutes, en remuant toujours jusqu'à ce que le sucre soit fondu ; écumez, retirez du feu et, quand le sirop est refroidi, ajoutez-y 92 grammes d'eau de fleurs d'oranger.

Ce sirop doit être conservé dans une cave fraîche ; il fermente très-facilement.

On peut, si l'on veut, faire sécher les amandes à l'étuve après les avoir pelées. On peut encore, en pilant les amandes, y ajouter une partie du sucre réduit en poudre.

Mêmes propriétés que le lait d'amandes. — Voy. *ce mot*.

Orientale. Boisson rafraîchissante composée d'eau, de sucre et de jus de citron.

Origan (*Origanum sylvestre*). Plante aromatique qui entre dans la préparation de certains mets. Ses feuilles rôties servent de thé aux habitants du Nord. C'est un très-bon sudorifique. Suivant Scopoli, le thé d'origan serait le contre-poison des champignons.

Orléanais (Vin de l'). Rouge ordinaire, 12 à 13 degrés.

Orléans nous envoie son vinaigre et le cotignac.

Orobanche (*Orobanche major*, L.). Plante dont on mange les pousses comme les asperges ; elle est diurétique.

Orobe (*Orobus*). Genre de la diadelphie décandrie et de la famille des légumineuses. Parmi les espèces de ce genre, nous citerons l'*orobe tubéreux* (*orobus tuberosus*), qui croît dans les bois des environs de Paris et dont la racine est pourvue de nombreux filaments qui portent sept à huit tubérosités de la grosseur d'une noisette. Ces tubérosités sont bonnes à manger après qu'on les a fait cuire dans l'eau.

En Écosse, on les fait sécher et on les conserve pour les manger. Les habitants de ce pays (l'*Écosse*) en obtiennent encore une boisson fermentée rafraîchissante et fortifiante. Les tiges de cette plante sont, en outre, fort utiles dans les pays où les plantes à fourrages sont rares.

Oronge (*Agaricus aurantiacus*). Végétaux cryptogames de la famille des champignons et du genre *amanite*. L'*amanite* ou vulgairement l'oronge est un champignon des plus recherchés et qui est excellent ; mais il faut bien se garder de le confondre avec la *fausse oronge* (*agaricus pseudo aurantiacus*, *agaricus muscarius*, L.)., qui est vénéneuse.

Mêmes propriétés que les autres champignons comestibles. — Voy. *Champignon*.

Orphie ORDINAIRE (*Esox belone*, L.). Vulgairement anguille de mer. La chair de ce poisson est maigre, mais elle passe pour être assez agréable. — On le pêche principalement sur les côtes de Normandie.

Ortie DIOIQUE (*Urtica dioica*). On mange, en Russie, la soupe aux orties, et c'est un mets appétissant. Le potage aux orties a une saveur douce et agréable, qui se rapproche de celle des haricots verts.

Ortolan (*Emberiza hortulana*). Oiseau du genre bruant et de l'ordre des passereaux, célèbre par la délicatesse de sa chair, qui est agréable et de facile digestion ; les convalescents peuvent en faire usage avec modération.

On mange les ortolans cuits à la broche, à la manière des autres petits oiseaux ; il faut environ un quart d'heure pour leur parfaite cuisson.

C'est un oiseau de passage, originaire des contrées méridionales d'Europe, où l'on en trouve toute l'année, mais qui est dans l'usage de quitter ces pays au printemps pour entreprendre d'assez grands voyages, car on en trouve jusqu'en Suède. Ils préfèrent certaines contrées de la France, telles que la Lorraine, la Bourgogne, le midi de la France et une partie de l'Allemagne. Ils font deux pontes par an, arrivent à peu près avec les cailles dans les pays où ils se fixent, et en partent vers le mois de septembre. On les prend, lors de leur passage, aux gluaux et à la nappe ; ils ont alors fort peu de graisse ; mais, au moyen du millet dont on les nourrit dans un endroit couvert et privés de lumière, ils en acquièrent beaucoup et en peu de temps. C'est un mets très-recherché, et, selon bien des gens, le gibier par excellence. Quand cet oiseau est jeune et cuit à propos, sa chair est légère et tendre ; on convient cependant qu'elle a plus de délicatesse que de saveur, et qu'elle rassasie trop vite pour qu'on puisse en manger beaucoup ; sa graisse, quoique émolliente, résolutive et adoucissante, ne convient pas à tous les estomacs. Les personnes dont ce viscère redoute les substances grasses, feront très-sagement de s'en abstenir.

Ce petit oiseau est à Paris un rôti d'un très-grand prix. Il suffit de le barder et de l'arroser en cuisant avec un peu de lard fondu. On le mange avec du jus d'orange. *Rôt*.

On apprête aussi les ortolans comme les cailles. — Voy. ce mot.

Orvale (*Salvia*, *sclarea*, L.). Plante dont la saveur est amère et aromatique. Les Allemands s'en servent pour falsifier le vin. « Du vin du Rhin, dit Aulagnier, ils en font du vin muscat par l'infusion de fleurs d'orvale et de sureau qu'ils y ajoutent », Vin très-capiteux dont il faut user modérément.

Les feuilles de cette plante servent en Angleterre à faire des gâteaux qui contiennent en outre des œufs, de la crème et un peu de farine de froment ; ils sont réputés aphrodisiaques.

Oseille (*Rumex acetosa*). Nom vulgaire donné aux espèces du genre *rumex* de l'hexandrie trigynie et de la famille des polygonées.

L'espèce qui nous occupe ici, le *rumex oseille* (*rumex acetosella*) désigné vulgairement sous les noms d'*oseille*, de *surette*, de *vinette*, etc., croît en abondance dans les bois et les prairies de toute la France, où elle est, de plus, généralement cultivée. Le rumex oseille a une grande importance, et comme plante économique, et comme plante médicinale.

Comme plante économique, elle constitue un aliment très-répandu ; il s'en fait une immense consommation. Non-seulement on la mange fraîche, on en fait encore des conserves pour l'hiver.

Parmi les variétés d'oseille, la plus estimée et celle que l'on cultive le plus abondamment est l'*oseille de Belleville*, dont les feuilles sont plus grandes et moins acides que celles de presque toutes les autres variétés.

Au point de vue médicinal, l'oseille entre dans les préparations laxatives dites *bouillon aux herbes*, *suc d'herbes*, etc.

Les feuilles de l'oseille sont froides, laxatives, rafraîchissantes ; ses rhizomes sont légèrement astringents. Les compositions culinaires que l'on fait avec ses feuilles sont peu nourrissantes, mais elles excitent l'appétit et plaisent assez à cause de leur agréable acidité ; elles calment aussi la soif. Elles ne conviennent ni aux estomacs faibles, irritables, délabrés, etc., ni aux personnes atteintes d'affections de poitrine, d'asthmes, ou sujettes aux aigreurs, ni aux convalescents. Dans tous les cas, il ne faut pas faire un usage trop fréquent de l'oseille, parce que, indépendamment de ce que son acidité nuit à l'estomac, l'abus que l'on en ferait pourrait déterminer des affections calculeuses des reins et de la vessie.

Le *rumex acetosella*, appelé vulgairement *petite oseille*, *oseille sauvage*, *oseille à trois feuilles*, *alleluia*, etc., très-commun dans toute la France, ne s'emploie pas en cuisine. C'est principalement de cette variété que l'on extrait le *bi-oxalate de potasse* ou *sel d'oseille*.

L'oseille se mange en potages et en ragoûts, soit seule, soit comme litière ou comme garniture de différentes préparations culinaires. On en fait des conserves pour être employées aux mêmes usages.

Soupe aux herbes. — Voy. *Potages*.

Oseille A FEUILLE EN ÉCUSSON (*Rumex scutata*). Petite oseille vivace dont les feuilles en écusson, très-petites à l'état sauvage, acquièrent un grand développement par la culture ; elle est plus acide que l'oseille commune et convient très-bien dans les potages où l'on recherche l'acidité.

Oseille EN PURÉE AU GRAS. Mettez à sec, dans une casserole, après les avoir hachés, de l'oseille, de la laitue, de la poirée et un peu de cerfeuil; remuez jusqu'à ce que le tout soit fondu ; mettez alors un morceau de bon beurre, et tournez toujours votre oseille; assaisonnez avec du sel et du poivre ; liez avec de la crème et des jaunes d'œufs, et servez. *Entremets.*

Oseille EN PURÉE AU MAIGRE. Après avoir fait fondre l'oseille comme la précédente et en avoir retiré l'eau si elle en a répandu par trop, ajoutez du beurre et tournez l'oseille jusqu'à ce que le beurre soit aussi chaud que possible sans bouillir ; mettez alors dans votre purée du jus de viande, et servez-vous de cette farce comme litière ou comme garniture.

Outre les différentes espèces de viandes et de poissons que l'on mange avec de l'oseille, on la sert quelquefois avec des œufs durs chauds placés dessus, ou avec une garniture de petits croûtons frits dans le beurre. *Entremets.*

Oseille ÉPINARD-PATIENCE (*Rumex patientia*). Grande et robuste plante vivace à feuilles longues de 30 à 40 centimètres. Son acidité est légère, sa saveur agréable, et l'abondance de ses produits surpasse celle de l'oseille et de l'épinard.

Osmazôme de ουμ.ῆ, odeur, et de ζωμός, bouillon, est une matière extractive contenue dans la chair musculaire et aussi dans quelques champignons et dans le sang des animaux. Elle entre pour un huitième, dit Orfila, dans la composition du bouillon de bœuf et lui donne beaucoup de sapidité. Sa saveur et son odeur sont fort agréables. Elle est composée de substances azotées, de lactate de soude, d'acide lactique et surtout d'une matière solide nacrée, cristallisable, insipide, azotée, nommée créatine (Chevreul). L'osmazôme est souvent administrée aux malades sous forme de boissons ou en lavement.

L'osmazôme s'obtient par l'alcool et par les décoctions aqueuses concentrées des matières alimentaires qui la contiennent.

Ostende. Renommé pour ses huîtres et le cabillaud.

Oublies FAVI ou PANIN OBELIUS des anciens. Pâtisserie composée principalement de fleur de farine, d'œufs, de vin blanc, de sel et de sucre. Les oublies sont faites minces comme des feuilles de papier ; elles constituent une friandise qui ne pourrait être indigeste qu'autant qu'on en mangerait en grande quantité. *Dessert.*

Ours (*Ursus*). Genre de quadrupède mammifère de l'ordre des carnassiers, de la tribu des plantigrades (c'est-à-dire qui marchent sur la plante des pieds, qu'ils ont sans poils à cette place, et qui ont tous cinq doigts chacun; ils forment à eux seuls la petite famille naturelle des *ursiens*, d'Isidore Geoffroy, ou des *ursidés*, de Lesson.

Les ours sont omnivores; ils se nourrissent de graines et de fruits, qu'ils préfèrent à la chair, dont ils ne mangent que par nécessité, car ils ne sont nullement sanguinaires.

La graisse d'ours, dépouillée d'une odeur particulière dont elle est imprégnée, est excellente, douce, et peut remplacer avantageusement le beurre dans les préparations culinaires; il ne s'agit pour cela que de la faire fondre, et d'y jeter, quand elle est très-chaude, une certaine quantité de sel et de l'eau par aspersion; il se produit une forte détonation, suivie d'une épaisse fumée, qui emporte, en s'élevant, la mauvaise odeur de cette graisse.

Quelques peuples mangent la chair de l'ours. En Amérique, on estime beaucoup ses jambons fumés et salés ; on en envoie dans toute l'Europe, où ils ne sont pas moins recherchés ; mais c'est un mets réservé pour les tables des maisons riches. Les pieds de cet animal constituent un aliment très-délicat. La chair de l'ours ne convient qu'aux estomacs très-robustes.

Les principales espèces d'ours sont l'*ours brun d'Europe* qui habite les grandes montagnes et les grandes forêts ; l'*ours noir* d'Amérique, qui préfère, à la chair, le miel et les fruits; l'*ours blanc* des bords de la mer Glaciale qui poursuit, pour se nourrir, les phoques et autres animaux marins.

Dans son Journal d'un voyage aux mers polaires, le courageux et infortuné Bellot raconte la prise d'un magnifique ours blanc, gros comme un bœuf, et ajoute ceci : « Nous vivons en grand sur notre ours, la chair frite n'en est pas du tout mauvaise; il faut avoir pourtant le plus grand soin de n'y pas laisser le moindre vestige de gras; chaque fois que notre cuisinier néglige un peu cette indispensable précaution, un goût désagréable, un fumet âcre, nous en avertissent immédiatement. »

Richardson recommande l'usage de cette chair comme nourrissante.»

Oursin esculent (*Echinus marinus*, L.). Coquillage indigeste pour les personnes qui n'ont pas l'habitude d'en manger. Il est du reste d'un goût assez agréable, il excite l'appétit et est, dit-on, aphrodisiaque. On le trouve principalement sur les côtes de la Méditerranée; les Marseillais en font une assez grande consommation.

Outarde (*Otis*). Oiseau de l'ordre des échassiers et de la famille des pressirostres.

Il y a plusieurs espèces d'outardes :

1° La grande outarde (*otis tarda*), c'est le plus grand oiseau de l'Europe. La grande outarde était autrefois assez commune en France; on la trouvait, en effet, en Champagne, en Lorraine, dans le Poitou, le Maine, la Normandie, la Beauce, le Berri, aux environs d'Arles, dans les plaines de la Crau, etc. Aujourd'hui on ne la trouve plus qu'en Champagne, et encore en petit nombre ; c'est de ce pays, et principalement de Châlons, qu'on les envoie à Paris où elles ne se vendent que chez les marchands de comestibles à cause de leur rareté. La grande outarde paraît commune en Espagne, dans l'Andousie, en Italie, en Dalmatie et dans le Levant. La Suisse, l'Allemagne, la Russie méridionale, la Crimée possèdent aussi ce magnifique oiseau.

2° L'outarde canepetière (*otis tetrax*), nommée aussi petite outarde, habite la France depuis le printemps jusqu'à l'automne. Elle est assez commune en Normandie, en Bourgogne, dans le Berri, la Beauce. On la trouve communément en Russie, dans les déserts de la Tartarie, en Crimée ; l'Espagne, l'Italie, la Grèce, la Sardaigne, la possèdent toute l'année ; elle est très-rare en Angleterre.

Nous ne ferons que mentionner les espèces suivantes, telle que l'outarde d'Afrique (*otis Cafra*), qui habite le cap de Bonne-Espérance ; l'outarde du Bengale (*otis Bengalensis*), qui réside aux Indes ; l'outarde nubienne (*otis Nuba*), que l'on trouve en Nubie ; l'outarde rhaad (*otis rhaad*), qui vit en Afrique ; l'outarde passerage (*otis aurita*), qui habite l'Inde ; l'outarde houbara (*otis houbara*), que l'on trouve en Barbarie, en Arabie, accidentellement en Europe, quelquefois en Espagne, en Suisse, en Silésie, et souvent en Turquie.

L'outarde jeune et bien mortifiée est un manger délicat et recherché ; cet oiseau réunit le goût de plusieurs gibiers ; beaucoup de personnes préfèrent les cuisses.

On mange l'outarde rôtie et on lui fait subir les mêmes préparations qu'à l'oie sauvage, qu'au grand coq des bois, à la poule de bruyères, etc. ; on en fait aussi des pâtés froids dans lesquels il ne faut point négliger de mettre du lard en certaine quantité, la chair de l'outarde étant assez sèche de sa nature.

La chair de l'outarde est un peu lourde et de difficile digestion pour les estomacs qui ne sont pas robustes ; les personnes qui ont ce viscère faible et délicat ainsi que celles qui sont en convalescence, devront s'abstenir d'en manger. Celles dont l'estomac fonctionne bien et qui font de l'exercice, s'en accommodent fort bien. Une belle outarde rôtie est un plat fort distingué.

Il est regrettable que l'on n'ait pas pu, jusqu'à ce jour, amener cet oiseau à vivre à l'état domestique dans nos basses-cours.

On nomme outardeau le petit de l'outarde.

Oxalide (*Oxalis*). Genre de la famille des oxalidées. Ses feuilles se mangent comme l'oseille.

Oxalide crénelée (*oxalis crenata*). Ses tubercules, gros comme de petites noix et d'un jaune agréable, ont une chair ferme, peu féculente et légèrement acide. Ils sont médiocrement savoureux, ressembleraient assez à de jeunes pommes de terre, sans avoir toutefois les qualités indigestes de ce tubercule. On les prive de leur acidité en les faisant blanchir avant de les faire cuire, et on peut les manger, soit au beurre, soit à la sauce, soit même frites.

Oxycrat. Mélange d'eau et de vinaigre ; quand on y ajoute du sucre, il constitue une boisson aussi rafraîchissante que la limonade et peut fort bien la remplacer. Elle est tonique et convient mieux que l'eau pure pour diminuer l'altération. Elle peut être employée avec succès pour combattre l'inflammation des voies digestives et les hémorragies pulmonaires, hémoptysies. — Voy. *Vinaigre*.

Oxymel (*Oxymel*). On donne ce nom à un mélange de vinaigre et de miel. L'oxymel est rafraîchissant et il excite la membrane muqueuse bronchique. — Voy. *Vinaigre*.

Paca (*Cœlogenus*). Quadrupède mammifère de l'ordre des rongeurs, de la taille du cochon de lait et originaire des contrées de l'Amérique du Sud.

Il y a deux espèces connues de paca : le *paca brun* ou *paca noir* et le *paca fauve*.

La chair de ces animaux est de bon goût et très-estimée ; elle est grasse, rassasie vite et ne se digère pas très-facilement ; elle ne convient ni aux estomacs délicats, ni aux convalescents. On apporte souvent à Paris des pacas vivants.

Pacaret (Vin de), Espagne. Vin rouge de dessert ; 18 à 19 degrés.

Pachirier (*Pachiria*). Genre de la monadelphie polyandrie et de la famille des sterculiacées, tribu des bombacées. Parmi les espèces que renferme ce genre, nous citerons le pachirier aquatique, *pachiria aquatica, carolinea princeps, pachiria nitida,* etc. Originaire de la Guiane et s'étendant sur les bords de la mer jusqu'aux rivages du Pimichim, dans le haut Orénoque, où on le désigne vulgairement sous le nom de *cacaoyer sauvage*. Les semences du pachirier aquatique sont alimentaires ; on les mange cuites sous la cendre ; leurs propriétés se rapprochent de celles du cacao.

Pagel (*Pagellus*). Genre de poissons osseux de l'ordre des acanthoptérygiens et de la famille des sparoïdes. Le pagel commun est très-répandu dans la Méditerranée. Sa chair est blanche, de bon goût et de facile digestion. Elle convient très-bien aux convalescents et aux estomacs délicats.

Pagny-sous-Pressy (Vin de), Lorraine (Meurthe). Rouge ordinaire ; 13 à 14 degrés.

Pagre (*Pagrus*). Genre de poissons osseux de l'ordre des acanthoptérygiens et de la famille des sparoïdes. Parmi les espèces, nous citerons le *pagre ordinaire* (*pagrus vulgaris*), qui habite la Méditerranée, l'Océan et remonte les fleuves. La chair de ce poisson est assez nourrissante, saine et délicate. Elle convient à tous les estomacs ainsi qu'aux personnes en convalescence.

Paille (Vin de), Alsace (Bas-Rhin). Vin de

liqueur, 3e classe, pour le dessert : Wolxheim, Heligenstein ; 13 à 14 degrés.

Pain (*Panis*). De toutes les substances propres à la fabrication du pain, la farine de froment est la préférable, parce que de toutes les céréales c'est celle qui contient le plus de gluten. La pâte dont on fait le pain doit être composée de farine de pur froment, d'eau, d'une petite quantité de sel et de levure. Lorsque le pain a fermenté convenablement, que la pâte a été bien faite et qu'il a subi une cuisson suffisante, il est agréable au goût, sain, de facile digestion, pourvu qu'il ne soit ni trop nouveau ni trop vieux.

Le pain convient à tous les estomacs, mais il ne faut pas en faire abus. Lorsque le pain est mangé en même temps que d'autres aliments, il réussit parfaitement s'il est de bonne qualité ; mais qu'on le mange seul, il nourrit mal et cause des aigreurs. Une alimentation trop exclusive du pain épaissit le sang, ralentit la circulation et prédispose à la pléthore, c'est-à-dire à une surabondance de sang dans tout le système ou dans une partie seulement du système sanguin, ce qui donne lieu à des affections fort graves.

Toutes les substances qui contiennent du gluten, du mucoso sucré et de la fécule, sont plus ou moins propres à faire du pain.

Le pain de *méteil*, mélange de seigle et de froment, est moins nourrissant que celui de froment ; mais il a bon goût et rafraîchit.

Le pain fait avec du seigle seulement est laxatif. Le pain fait avec l'orge, le millet, les châtaignes, le sarrazin, l'avoine, etc., etc., est peu agréable au goût et indigeste.

Selon M. Gannal, le pain de sarrazin ou blé noir, qui est dur, lourd, âcre et d'un brun noirâtre, ne contient pas 18 pour 100 de matière assimilable. Il constitue la nourriture habituelle des Westphaliens.

Le pain de maïs, usité en Bourgogne, en Franche-Comté, etc., contient 20 pour 100 de matière assimilable. Le pain de seigle, qui est nourrissant, et qu'on mange surtout dans le nord de la France, en Prusse, en Saxe, etc., en contient de 25 à 30 pour 100.

100 parties de bonne farine de froment ont besoin de 66 parties d'eau pour faire 166 parties de pâte, qui donne 148 parties de pain cuit. Or, 1 kilog. de pain nourrit autant que 500 grammes de fécule, ou 700 grammes de riz. La farine contient toujours de 3 à 5 pour 100 de sucre, qui se décompose pendant la fermentation et donne naissance à l'alcool et à l'acide carbonique, qui soulève la pâte et donne les vides qu'on y remarque. Le pain, sur un poids déterminé, ne doit contenir que 33 pour cent d'eau ; par conséquent, si l'on pèse 1,000 grammes de pain et qu'on le fasse dessécher, le poids qu'on trouvera alors sera de 660 grammes.

La falsification du pain peut le rendre nuisible et même dangereux dans certains cas. Ainsi si le blé dont on se sert n'est pas suffisamment mûr, si l'on y a fait entrer du seigle ergoté, si la farine est humide, pourrie ou moisie, si le levain est trop vieux ou gâté, le pain devient malfaisant et donne lieu à une foule d'affections plus ou moins graves, selon la quantité que l'on en a absorbée.

Certains boulangers ont imaginé d'augmenter le poids du pain en y introduisant de la magnésie, du sous-carbonate de potasse, de soude, d'ammoniaque, des os calcinés, etc. D'autres y mêlent de l'alun pour le rendre plus blanc ; certains ont employé dans sa fabrication des sulfates de cuivre et de zinc, afin d'accélérer sa fermentation. Tantôt on mêle à la farine, du plâtre, de la craie, etc. Il n'est pas besoin de dire combien ces différents modes de falsification sont nuisibles à la santé quand ils ne provoquent pas d'accidents funestes.

La fécule de pommes de terre mêlée à la farine est une des falsifications les plus innocentes, au point de vue de la santé ; mais elle a l'inconvénient de rendre le pain moins nourrissant.

Le blé moulu dans des meules récemment aiguisées, ou dans lesquelles on aura moulu du plâtre, donnera une farine qui contiendra des matières étrangères et pourra provoquer des accidents dans les voies digestives.

Nous avons déjà dit que la fabrication du pain consiste dans un mélange de farine d'eau (50 à 60 p. 100 en poids) et de sel que l'on convertit en une pâte que l'on travaille ou *pétrit*, que l'on fait fermenter et que l'on met cuire au four ; le résultat de ces diverses opérations se nomme *pain*.

Il y a plusieurs sortes de pains : les pains ordinaires et les pains de fantaisie.

Pains ORDINAIRES. Dans les campagnes, pour confectionner le pain, on lève un *chef*, c'est-à-dire que chaque fois que l'on fait du pain, on met en réserve un morceau de pâte que l'on garde pour servir de levain la fois suivante ; mais il arrive souvent que ce levain, gardé plusieurs jours sans qu'on s'en occupe, passe à la fermentation acide et communique à toute la pâte une fermentation analogue ; le pain qui en résulte est lourd, compacte, d'un goût aigre, se moisit au bout de quelques jours, est malsain, indigeste et partant la cause de bien des maladies. Ce pain, en outre, est souvent préparé avec des farines de différentes natures mêlées dans de mauvaises proportions, quelquefois mal préparées et même avariées.

Le pain, cet aliment presque exclusif des classes laborieuses et pauvres des campagnes, doit donc devenir l'objet de sérieuses améliorations ; les conséquences de sa mauvaise fabrication étant funestes aux populations rurales, il est d'un sage intérêt, sous le rapport de l'économie domestique et de la philanthropie, de détruire, dans sa source, cette cause manifeste de dépérissement pour une notable portion de notre population.

Dans les villes, le pain est généralement fabriqué avec de bonnes farines; il est fait avec soin, on emploie pour sa fermentation de la levure de bière (500 grammes pour 200 kilog. de farine environ); il est sain, nourrissant et de facile digestion.

Il y en a de deux qualités : le pain de première qualité est fait avec des farines blanches de choix et qui proviennent ordinairement des deux premiers produits de la mouture des blés; il est assez blanc et trempe bien.

Le pain de seconde qualité est fait avec des farines moins supérieures et qui résultent de la troisième et de la quatrième mouture. Ce pain ne contient pas autant de gluten, il ne trempe pas aussi bien, il est moins blanc; néanmoins il est aussi nourrissant que l'autre.

Pains DE FANTAISIE. Ces pains diffèrent du pain ordinaire par leur forme, leur volume, leur mode de préparation et leur composition.

Pains A CAFÉ (Petits). Leur préparation consiste à prendre de très-belle farine, quelquefois celle de gruau blanc, à pétrir plus longtemps la pâte, à y introduire plus d'eau et plus de levure que dans la pâte ordinaire. Le pain qui en résulte est léger, de facile digestion, absorbe rapidement les liquides.

Pains AU LAIT (Petits). Même préparation que les pains viennois; seulement on emploie le lait pur. — Voy. *Pains viennois.*

Pains ANGLAIS. Ces pains (ceux que l'on fait en France) rentrent dans la catégorie des pains de fantaisie; seulement on y ajoute une proportion déterminée de pommes de terre cuites à l'eau ou à la vapeur, que l'on écrase et que l'on pétrit avec les autres matières. Ces pains sont très-agréables, sains et de facile digestion.

M. Parrod, successeur de M. Zang, a acquis une position supérieure dans sa fabrication des pains de choix et surtout des pains viennois. — Voy. *Pains viennois.*

Pains PROVENÇAUX OU PAINS DE GRUAU. On prend pour ces sortes de pains de la farine de gruau blanc, on les pétrit avec de l'eau fraîche et du levain fait de la veille ; la pâte doit être plus ferme que celle du pain ordinaire; la croûte de ces pains est de couleur pâle, la mie est très-blanche, assez compacte. Ces pains trempent bien, mais sans se désagréger; ils sont de facile digestion.

Pains DE SEIGLE. Même travail que pour les pains provençaux; la farine seule diffère ; ils sont légèrement laxatifs et de moins facile digestion.

Pains VIENNOIS. On emploie la plus belle farine et même celle de gruau, de l'eau mélangée avec du lait (75 centièmes d'eau et 25 centièmes de lait) ; la pâte se pétrit plus longtemps que celle du pain ordinaire ; elle exige aussi plus de levure. Ces pains sont très-agréables d'arome et de goût, et se digèrent bien.

Pain d'épice (*Mellitus panis*). Il est composé de farine de seigle, d'écume de sucre ou de miel et d'épiceries. Le meilleur pain d'épice est celui de Reims ou de Montbéliard. La farine de seigle qui entre dans la composition de cette espèce de pain le rend toujours difficile à digérer ; cependant certains estomacs le digèrent fort bien.

Parmi tous les pains d'épice renommés, tant à Paris que dans le Nord, nous citerons avec empressement et éloge ceux de M. Sigaut, dont la qualité est supérieure, et qui, du reste, a été honoré par de hautes approbations. Ce pain d'épice est, en effet, d'une douceur et d'une suavité remarquables, et il n'est pas de dessert un peu recherché où il ne brille au premier rang. Admis à l'exposition universelle de 1855. — Paris.

Palais. On mange le palais du bœuf; on le fait d'abord dégorger, puis blanchir, afin de pouvoir en enlever la peau ; puis, quand il est bien apprêté, on le met cuire pendant quatre à cinq heures dans un *blanc*. — Voy. *ce mot* et *Crêtes de coq.*

Palais DE BŒUF A L'ALLEMANDE.—Après avoir fait réduire jusqu'à consistance de glace du blond de veau, mettez-y une liaison faite avec des jaunes d'œufs; coupez en losanges vos palais et mettez-les dans votre préparation. Ce mets ne convient qu'en état de santé.

Palais DE BŒUF A LA LYONNAISE. — Les palais étant nettoyés et blanchis, on les met quelques instants sur le gril pour en détacher la peau; on les fait cuire dans un *blanc*; puis on les coupe par morceaux et on les met dans une purée d'oignons bien chaude. Ce mets n'est pas de très-facile digestion et ne convient nullement à des estomacs faibles ou à des personnes en convalescence. *Entrée.*

On mange encore les palais de bœuf au gratin, grillés, marinés, en coquilles, en crépinettes, etc.; mais, de quelque manière qu'on les apprête, ils ne doivent jamais être donnés à des personnes qui relèvent de maladie. *Entrée.*

Palémon (*Palæmon*). Genre de crustacés de l'ordre des décapodes macroures, tribu des palémoniens. Les espèces que l'on trouve sur nos côtes sont toutes comestibles; on les connaît sous les noms vulgaires de *salicoques*, de *crevettes*, de *bouquets*, etc. La chair des palémons est agréable. délicate et fort recherchée; elle est aphrodisiaque, pas très-facile à digérer par des estomacs faibles et ne saurait convenir à des convalescents.

On les fait cuire comme les Homards, seulement il faut avoir la précaution de ne les saler que lorsqu'ils seront hors du court-bouillon, que par conséquent on ne salera pas, précaution sans laquelle on ne parviendrait que difficilement à détacher la chair de la coquille. Ces crustacés deviennent rouges par la cuisson. Ils sont beaucoup plus estimés à l'époque où ils ont des œufs, c'est-à-dire au printemps. Il faut manger modérément de ce crustacé. *Entremets.* — Voy. *Crevette, Bouquet.*

Pampelmouse ou **Pamplemousse,**

nom que les Siamois donnent à une espèce d'orange, quelquefois du volume d'une tête d'homme. Sa chair est excellente et rappelle le goût de la fraise; son jus est rafraîchissant. — Voy. *Oranger*.

Panade. Soupe composée de pain, de beurre, d'eau et de sel; l'addition du lait et des œufs la rend plus nutritive et plus agréable; elle constitue la base de la nourriture des petits enfants. C'est certainement une bonne alimentation pour eux; mais il importe de ne pas les en gorger trop tôt, comme le font généralement les nourrices, sous peine de détériorer leur estomac. *Potage*.

Faites bouillir de l'eau dans une casserole; jetez-y une petite pincée de sel de cuisine; coupez des tranches de pain; jetez-les dans l'eau bouillante avec du bon beurre frais; laissez cuire pendant une heure; délayez deux jaunes d'œufs et jetez-les dans la soupière; versez le potage par-dessus et servez chaud.

Cet excellent potage adoucissant convient parfaitement aux convalescents, aux personnes d'un estomac très-délicat.

Panais (*Pastinaca*). Genre de la pentandrie digynie et de la famille des ombellifères, tribu des peucédanées.

La racine du *panais cultivé* (*pastinaca sativa*), vulgairement *pastenade*, *pastenague*, panais, etc., sert principalement dans la confection du pot au feu, où elle est employée comme assaisonnement; encore faut-il en mettre très-peu, car elle communiquerait au bouillon une odeur forte un goût peu agréable.

Le panais est nourrissant, mais de difficile digestion. La culture l'a modifié très-avantageusement en augmentant la grosseur de sa racine et en la dépouillant de sa dureté, de sa sécheresse et de son âcreté naturelles.

Cette racine, d'un saveur très-aromatique, est très-rustique et ne craint pas la gelée. Il y a deux variétés, le *long* et le *rond*.

Panée (Eau). On appelle ainsi une eau bouillante dans laquelle on fait dissoudre une croûte de pain grillée. On donne cette eau aux convalescents; elle est légèrement nourrissante.

Paner. On nomme ainsi l'opération, qui consiste à couvrir de mie de pain ou de chapelure les viandes, poissons et autres préparations culinaires.

Panis d'Italie, pain ou millet des oiseaux. Sa farine sert dans certains pays à faire de la bouillie avec du lait ou du bouillon; elle est nourrissante et convient aux estomacs robustes.

Panne. En terme de cuisine, on nomme ainsi toute la graisse de la région abdominale du porc et avec laquelle on prépare le saindoux.

Panses de Roquevaire. — Voy. *Raisin*.

Paon (*Pavo*). Oiseau de l'ordre des gallinacés. La chair de ce magnifique oiseau est excellente si on la mange alors qu'il n'est âgé que d'un an, c'est-à-dire qu'il ne faut manger que les paonneaux. Celle des paons adultes ou vieux est dure, sèche et de très-difficile digestion. Les œufs du paon ne sont pas des plus estimés.

On ne mange les paons que cuits à la broche et bien piqués de lardons assaisonnés et truffés. *Rôt*.

Le paon de l'année, truffé avec profusion, est le plus splendide rôti qui puisse paraître sur la table la plus recherchée, et ce rôti, servi avec les plumes de la queue et des ailes, la crête sur la tête, peut s'offrir à l'admiration des plus fins gourmets et à leur plus grande joie.

Papayer (*Carica*). Genre de la diœcie décandrie et de la famille des papayacées.

Le fruit du *papayer cultivé* (*carica papaya*) est d'un jaune orangé un peu terne, du volume et de la forme d'un petit melon. La chair de ce fruit est jaunâtre, d'une saveur douce et d'une odeur aromatique; on le mange confit au sucre ou au vinaigre; il est rafraîchissant et un peu laxatif.

Cet arbre croît dans les régions tropicales de l'Amérique, aux Indes, etc.

Paphos (Vin de), Grèce. Blanc, 3e service; 18 à 19 degrés.

Pare-Étincelles. C'est un ingénieux appareil qui consiste en un tablier de toile métallique, qui se hausse et se baisse à volonté devant la cheminée, et prévient les déplorables accidents auxquels sont exposés les enfants et les femmes dont les vêtements sont si facilement attirés par le courant d'air;

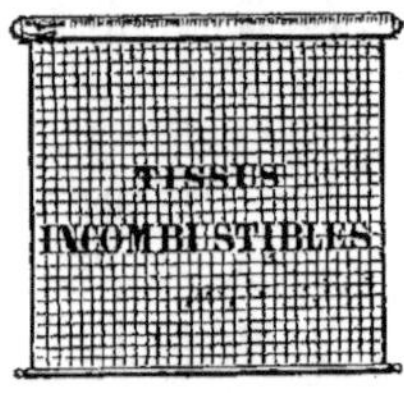

cet appareil active le feu et chasse la fumée. M. Delacour en est l'inventeur.

Parenchyme. On donne ce nom aux tissus des organes glanduleux des animaux, et aussi à la substance molle et pulpeuse des fruits, des feuilles et des pétales dans les végétaux.

Parfait-Amour. Liqueur composée d'alcool, de zestes de cédrats et de citrons, de girofle, d'eau et de sucre.

Cette liqueur est légèrement stimulante, il faut en user modérément.

Parmesan (Fromage de), originaire du Duché de Parme (Italie). Il se vend sous la forme d'un cylindre pesant 30 kilos. Sa pâte, d'un jaune soufré, est sèche, salée, et colorée avec de la poudre de safran. Sa fabrication diffère peu de celle du Gruyère; mais il est soumis à une température moins élevée. En Italie, on le sert comme fromage de dessert; en

France il n'est guère employé que conjointement avec le fromage de Gruyère pour accommoder le macaroni, les choux-fleurs gratinés et les pâtes d'Italie. Râpé et mêlé au Gruyère, il sert encore à assaisonner divers potages.

Il se vend 2 fr. 50 c. le 1/2 kilo.—Voy. *Fromage*.

Passarilles. On donne ce nom à des raisins secs que l'on prépare à Frontignan.

Passiflore. — Voy. *Grenadille*.

Passy (Seine). Les eaux de Passy sont très-riches en fer, trop riches même, car on est obligé, avant de les mettre en bouteilles, de les dépurer, c'est-à-dire de les laisser déposer, dans de grandes jarres, une partie de leurs principes ferrugineux. On les boit aux repas, coupées avec du vin. Elles conviennent pour les digestions lentes, paresseuses, surtout chez les sujets débilités. (Dr C. James, *Guide aux eaux*.)

Pastèque (*Cucurbita citrullus*). Melon d'eau cultivé dans les pays méridionaux. Il est d'un vert foncé à l'extérieur, poli, marbré à l'intérieur d'un beau rouge, aqueux, sucré et rafraîchissant. Il est assez difficile à digérer. Il convient principalement aux jeunes gens et aux estomacs qui fonctionnent bien.

Pastillage. Le pastillage embrasse une foule d'objets susceptibles de plaire par leur variété, leurs formes agréables et pittoresques. Non-seulement il enfante toute espèce de figures, bonbonnières, bonbons à liqueur, à marmelades, petits fruits, animaux, surprises, etc.; mais on lui doit les pièces montées, les plateaux de dessert, les ornements de pâtisserie, enfin tout ce qui tient à la décoration de table dans tous les genres; ces productions rentrent dans l'art du confiseur, il faut les choisir avec grande attention et s'assurer comment les couleurs en ont été préparées, car l'emploi des couleurs minérales peut déterminer des empoisonnements.

Pastille. Bonbon diversement aromatisé; les pastilles de citron et d'orange sont très-rafraîchissantes et agréables; celles de menthe sont excitantes; elles conviennent souvent, après le repas, pour activer la digestion: mais, quand on en abuse, elles provoquent la toux et irritent l'estomac.

Les pastilles de Vichy ou de Darcet prises à la dose de trois ou de six, après le repas, diminuent les aigreurs et facilitent la digestion. Elles contiennent du bi-carbonate de soude, du sucre et de la gomme adragant.

Les pastilles se font de la manière la plus simple, et leur confection peut devenir pour les jours de pluie, à la campagne, un agréable passe-temps. Il ne faut qu'un poêlon et une plaque de marbre.

Prenez du sucre, réduisez-le en poudre et passez au tamis au-dessus de votre poêlon, ajoutez l'eau nécessaire pour faire une pâte consistante; aromatisez avec l'essence que vous préférez, la rose, la violette, la menthe, etc.; si vous voulez les colorer, employez le safran ou l'orange pour le jaune, l'eau de rose, le jus d'épinard, mais n'employez aucune substance minérale.

Placez le poêlon, qui doit être à bec, sur un feu doux, remuez un peu pour égaliser la chaleur. Quand les bords frémissent, prenez le poêlon de la main gauche et tenez-le au-dessus de la plaque de marbre légèrement frottée d'huile d'olive; faites couler la pâte devenue liquide, et faites-en des gouttes qui seront des pastilles. On peut diviser, si l'on veut, chaque goutte, au moyen d'une aiguille à tricoter emmanché d'un bouchon; l'habitude apprendra bientôt à égaliser les gouttes; au bout de deux heures on enlève les pastilles et on les met sécher à l'air.

On peut varier les pastilles à l'infini en ajoutant à la pâte du jus de groseille, de framboise, de cerise, d'abricot, etc. *Dessert*.

Pastourelle. Variété de poires assez semblables au rousselet. Cette poire, dont la chair est tendre, beurrée, non pierreuse, réussit bien en compotes; on s'en sert aussi pour garnir des tourtes et des flans. *Dessert*.

Patate (*Batatas*). Nom vulgaire de la batate comestible.

Les batates font partie du genre liseron, de la pentandrie monogynie et de la famille des convolvulacées. Ce sont des plantes herbacées originaires, pour la plupart, de l'Amérique. Parmi les espèces, nous citerons la batate comestible (*batatas edulis, convolvulus batatas*), originaire de l'Inde, cultivée aujourd'hui dans presque toutes les régions intertropicales, et dont la racine, féculente et sucrée, fournit un aliment sain et abondant aux habitants des contrées où croît cette plante.

Depuis plusieurs années, on avait fait de nombreux essais pour naturaliser la batate en France; ces essais, restés longtemps infructueux, sont enfin arrivés à des résultats décisifs et qui promettent de nombreux avantages pour l'économie domestique.

La couleur de la racine tuberculeuse de la batate varie selon les variétés; il y en a de rouges, de violacées, de jaunes, de blanches; l'une de ces dernières est désignée sous le nom de batate-igname; elle donne des tubercules dont le poids atteint jusqu'à 4 kilogrammes. L'habitude que l'on a, dans les provinces méridionales, de désigner les pommes de terre sous le nom de batate, a valu à la batate proprement dite le nom vulgaire de patate douce.

Les patates constituent un aliment sain, nourrissant et agréable; on leur reproche seulement leur saveur sucrée, qui s'accommode mal avec beaucoup des préparations culinaires qu'on pourrait faire subir à ces tubercules. Il est vrai que ce défaut peut être modifié et devenir même un avantage suivant les circonstances. Les patates se digèrent facilement et conviennent aux convalescents.

On récolte les patates dans le courant de mai

ou dans les premiers jours de juin jusqu'en octobre ; leur conservation est difficile et demande beaucoup de ménagement ; les variétés les meilleures et les plus recherchées sont la patate-igname, grosse ; la violette à grosses racines, de facile conservation ; et la patate de Waad, blanche, volumineuse, excellente et de conservation facile ; il y a encore la rouge et la blanche de Malaga ; la rouge et la blanche de Paris ; la jaune et la rose Robert.

Patates (Beignets de). Lavez et ratissez des patates, coupez-les de la longueur que l'on donne aux salsifis ; faites-les tremper pendant une demi-heure dans l'eau-de-vie avec de l'écorce de citron ; égouttez-les, trempez-les dans une pâte à beignets, faites-les frire, et quand ils sont de belle couleur, servez-les saupoudrés de sucre. *Entremets.*

Patates AU BEURRE. Après les avoir fait cuire à la vapeur et les avoir débarrassées de leur enveloppe, coupez en morceaux vos patates, et sautez-les dans une casserole avec un peu de sel et un bon morceau de beurre. — *Entremets.*

Patates EN FRANGIPANE. Faites-les cuire comme il est dit précédemment ; mettez dans un mortier vos patates ; quand elles sont bien pilées, mettez-les dans un vase et ajoutez-y un peu de sel, du citron râpé, un peu de beurre, quelques œufs entiers, plusieurs macarons amers pulvérisés, du sucre ; faites cuire et employez cette préparation comme la frangipane, pour des entremets de pâtisserie.

Pâte. En terme gastronomique, on donne ce nom à une substance hétérogène, de consistance plus ou moins molle, et composée, dans la plupart des cas, de farine, d'eau, de beurre, d'œufs, etc., suivant l'espèce.

Il y a plusieurs espèces de pâtes, nous allons parler des principales :

Pâte A BRIOCHE. — Voy. l'article *Brioche.*

Pâte A BISCUITS. — Voy. l'article *Biscuits.*

(Pour les pâtes à madeleines, à talmouses, à babas, à meringues, etc., etc. — Voy. *ces différents articles.*)

Pâte A DRESSER (cette pâte sert pour les pâtés froids). Mettez sur le tour à pâte 1 kilog. 500 grammes de belle farine tamisée ; faites au milieu un trou ou fontaine et mettez-y quatre jaunes d'œufs, 30 grammes de sel fin, 625 grammes de bon beurre frais, que vous pétrirez avec les mains, si c'est en hiver ; vous ajouterez un verre d'eau froide ou tiède, dans cette même saison seulement ; mélangez peu à peu le tout, pétrissez le bien, ramassant la pâte et l'aplatissant avec la paume des mains. Quand la pâte est bien faite, réunissez-la, en saupoudrant le tout avec de la farine, de manière à en former un seul morceau (certains conseillent de la partager en quatre morceaux qu'on remanie séparément et qu'on rassemble les uns au-dessus des autres) ; quoi qu'il en soit, ensemble ou séparée, enveloppez votre pâte dans un linge humide, pendant

une demi-heure avant de vous en servir, afin qu'elle puisse se reposer. Un dodécalitre de farine doit fournir 2 kilog. environ de cette pâte.

Pâte A DRESSER (cette pâte sert pour les pâtés chauds, les flans, etc.). Cette pâte se fait comme la précédente ; mais elle varie dans ses proportions ; ainsi, pour un litre de farine vous mettez 186 grammes de beurre, deux jaunes d'œufs, 8 grammes de sel fin et un quart de verre d'eau ; vous la travaillez aussi un peu plus longtemps que la première.

La *pâte à foncer* fine, qui n'est qu'une variété de la *pâte à dresser*, et qui sert à faire le fond de certaines pâtisseries, ainsi qu'à monter les tourtes d'entrée et d'entremets, exige plus de beurre que la précédente, et celle qui sert pour timbales, etc., doit être encore plus grasse.

Cette sorte de pâte est généralement d'assez difficile digestion.

Pâte A ÉCHAUDÉS. Prenez trois litres de belle farine tamisée ; faites la fontaine ; mettez dedans 60 grammes de sel blanc, vingt-un œufs, 500 grammes de bon beurre et un verre d'eau ; maniez ces diverses substances afin de les bien mêler ; pétrissez, rassemblez votre pâte ; coupez-la en parties, jetez-la sur le tour, travaillez-la bien ; donnez-lui un premier tour ; puis ramassez-la de nouveau, recoupez-la et donnez lui cinq à six tours de suite ; pour la finir vous la couperez bien et la ramasserez ; mettez-la sur une planche saupoudrée de farine ; vous l'aplatirez et la laisserez ainsi passer la nuit (quand on ne veut pas faire cette pâte la veille, trois heures de repos suffisent à la rigueur).

Le lendemain, après avoir saupoudré votre table de farine, coupez la pâte par bandes que vous roulerez ; faites vos échaudés de la grosseur que vous jugerez convenable ; saupoudrez de farine un plafond et posez vos échaudés dessus ; puis jetez-les dans l'eau bouillante, laissez-les bien s'échauder, en ayant soin que l'eau ne bouille pas, ce que vous obtiendrez en y jetant de temps en temps un peu d'eau froide ; retirez-les de l'eau quand vous les sentirez fermes au toucher et les mettez dans un seau d'eau fraîche que vous renouvellerez ; laissez-les ainsi deux heures ; après ce temps déposez-les sur un plafond, écartés entre eux, puis mettez-les au four. Cette pâte est la plus légère de toutes et se digère très-bien. Elle convient aux convalescents et aux estomacs délicats.

Pâte A NOUILLES. Faites une fontaine au milieu d'un demi-litre de farine ; mettez-y un peu de sel, trois ou quatre œufs, gros comme une noix de bon beurre et un peu d'eau ; faites une pâte très-ferme, donnez-lui un tour ou deux ; faites-en quatre portions que vous abaisserez le plus possible ; coupez chaque portion en bandes de 4 centimètres environ ; saupoudrez légèrement de farine ; et taillez chaque bande en filets minces et égaux. Étendez, pendant une heure ou deux, ces filets sur du papier; soulevez-les un peu afin qu'ils puissent bien sécher; pochez-les à l'eau bouillante salée; laissez-les bouillir sept à huit minutes; écumez-les et les mettez égoutter sur un tamis.

Pâte BRISÉE DEMI-FEUILLETÉE. Après avoir tamisé un litre de farine et avoir formé la fontaine; mettez dedans 312 grammes de beurre fin, deux œufs, 8 grammes de sel blanc, un demi-verre d'eau; procédez pour la détrempe et le pétrissage comme il a été indiqué plus haut; seulement la pâte brisée doit être un peu plus ferme que celle du feuilletage; vous lui donnerez quatre tours, vous la laisserez reposer et vous la couvrirez d'un linge pour que l'air ne l'attaque pas. Cette pâte est un peu plus lourde que la pâte à feuilletage. Au reste, toutes les pâtes sont plus ou moins indigestes, surtout quand elles ont été mal apprêtées, mal levées et incomplétement cuites.

Pâte D'ANCHOIS. C'est une espèce de beurre onctueux qui s'étend et se délaye facilement. Il est de couleur acajou et possède parfaitement l'arome et la saveur de l'anchois. Celui préparé à Paris, par M. Osborn, ne contient que l'anchois pur dont on a préalablement séparé la peau, les arêtes, etc.

Il remplace parfaitement l'anchois dans tous les mets et dans toutes les sauces où ce poisson doit être employé.

Quelques personnes étendent cette pâte sur du pain beurré et obtiennent ainsi d'excellents sandwichs. Elle est digestive, et se vend en pots de 2 fr. et 1 fr. 25 c. — Voy. *Pâtes anglaises.*

Pâte D'OFFICE. Pétrissez de la manière ordinaire un litre de farine, gros comme une noix de beurre, 375 grammes de sucre en poudre, deux œufs, une cuillerée à café d'eau de fleurs d'oranger et un peu de sel ; quand vous voudrez vous servir de cette pâte, qui sert ordinairement à faire les plafonds des maisonnettes, chaumières, rochers, etc., et des croquantes découpées, vous aurez soin de légèrement beurrer les moules, et vous ferez cuire à four très-doux. Cette pâte est assez légère et de digestion peu difficile.

Pâte FEUILLETÉE OU FEUILLETAGE. Vous mettez sur le tour un litre de fleur de farine tamisée; vous faites une fontaine et vous mettez dedans deux jaunes d'œufs, gros comme une noix de beurre frais, un verre d'eau et 8 grammes de sel blanc. Détrempez et travaillez la pâte pendant quelques minutes; elle doit être lisse et douce au toucher. Vous la couvrez alors d'un linge et la laissez reposer une demi-heure environ. Au bout de ce temps, vous saupoudrez légèrement de farine la place de votre tour où vous devez étendre la pâte. Promenez le rouleau sur toute la surface de la pâte jusqu'à ce qu'elle soit aplatie d'épaisseur variable; en cet état, elle prend le nom d'*abaisse.*

Lorsque votre pâte est abaissée jusqu'à n'avoir plus que 15 à 18 millimètres d'épaisseur, vous

prenez de 350 à 500 grammes de bon beurre frais, que vous manierez, s'il est trop ferme, et que vous mettrez rafraîchir, s'il est trop mou; vous étendrez ce beurre, par petits fragments, sur toute la surface de la pâte que vous replierez sur elle-même et à laquelle vous donnerez un premier tour, c'est-à-dire que vous la replierez trois fois sur elle-même et que vous la ramènerez devant vous en lui faisant faire un quart de tour; donnez un second tour, ce qui signifie de recommencer l'opération, et laissez reposer la pâte un quart d'heure; ce temps écoulé, redonnnez de trois à cinq tours à la pâte et servez-vous-en quelques minutes après. En général, plus il y aura de beurre dans la pâte, et plus vous lui donnerez de tours. Vous aurez soin, à chaque tour donné à la pâte, de la saupoudrer très-légèrement de farine.

Cette pâte sert à toute espèce de feuilletages; elle se digère plus facilement que l'autre, surtout quand elle n'est pas trop grasse.

Pâte ROYALE. Ayez une casserole et mettez dedans deux verrées d'eau filtrée, 125 grammes de beurre frais et autant de sucre, une pincée de sel, et l'écorce coupée menu d'un citron ; lorsque le tout est en ébullition, mettez la casserole sur le bord du fourneau, enlevez le zeste de citron et ajoutez de la farine en quantité suffisante pour la quantité d'eau ; remettez la casserole sur le feu, et remuez sans cesser pendant cinq minutes. Quand vous voyez que la pâte se détache de la casserole, vous jugez qu'elle est à son point ; alors vous la changez de vase, vous la laissez refroidir ; puis vous y incorporez deux œufs. Cette pâte sert pour différents gâteaux et pour tous les petits entremets.

Pâtes D'ABRICOT. Clermont. — Voy. *Abricot.*

Pâtes D'ITALIE. Parmi les pâtes d'Italie, le vermicelle est la plus usitée. On le sert en potage, soit en gras, soit en maigre. Matelas d'une volaille bouillie, et mouillé d'un bon jus dégraissé, il prend le nom de nouilles : c'est un ragoût aussi sain que distingué. Les Lasagnes ne se servent guère qu'en potage, soit au gras, soit au maigre, avec du Parmesan râpé. Quant aux macaronis, qui doivent, en France, toute leur réputation à Arlequin, et qui n'ont fait qu'un saut du théâtre italien sur nos meilleures tables, c'est un entremets nutritif et des meilleurs; mais il ne faut y épargner ni le beurre, ni le fromage. Cependant, lorsqu'on veut aller à l'économie, on peut mettre moitié Gruyère et moitié Parmesan: les gourmands les plus subtils peuvent seuls s'en apercevoir. L'essentiel est de lui faire prendre, sous le four de campagne, une belle couleur dorée; avec un peu d'attention et d'habitude, cela n'est pas difficile.

Pâté. On fait des pâtés de veau, de jambon, de volaille, de gibier, de poisson, de foies gras, etc. Ceux de veau, de jambon, de foies gras, sont les plus indigestes ; ceux de volailles, de gibier, de poisson, le sont moins. Les estomacs robustes, les personnes en bonne santé, s'en accommodent autant qu'elles n'en font pas excès ; mais les estomacs faibles et délicats, les personnes qui relèvent de maladie, les vieillards, etc., doivent s'abstenir d'en manger.

Il y a deux sortes de pâtés : les pâtés froids et les pâtés chauds.

Manière de faire les pâtés froids. Prenez de la pâte à dresser, pour pâtés froids ; séparez-en la moitié de la quantité nécessaire à la totalité du pâté ; arrondissez cette pâte sur la table en la roulant avec les mains ; avec le rouleau formez-en une abaisse d'un demi-doigt d'épaisseur, et posez-la sur une feuille de papier beurré ; mettez sur l'abaisse la viande, le gibier ou le poisson, serrez bien ; assaisonnez de sel blanc et d'épices fines ; couvrez de bardes de lard et de beurre par-dessus ; couronnez le tout avec une lame de pâte presque aussi épaisse que l'abaisse ; mouillez, afin qu'elles puissent adhérer, les parties de la pâte qui doivent se rejoindre, unissez le tout avec les doigts ; retrempez dans l'eau le doroir pour mouiller tout le dessus du pâté ; relevez ensuite la pâte qui dépasse et unissez-la rapidement et sans trop appuyer. Le pâté ainsi préparé, faites, sur le milieu du dessus, un trou dans lequel vous introduisez une carte roulée ou un petit tuyau de pâte pour empêcher le trou de se refermer en cuisant ; dorez tout le pâté, par deux fois, avec de l'œuf (blanc et jaune) battu, et au moment de le faire cuire au four, introduisez par le trou, deux cuillerées d'eau-de-vie. Quand le pâté est cuit à point, faites-le refroidir, et bouchez le trou avec un peu de pâte crue.

La noix de veau, les perdrix, les bécasses, les cailles, les grives, les poulardes, les chapons, les chairs désossées de dindons, les filets de lièvre, etc., garnis de veau et de jambon, font des excellents pâtés. On vide les bêtes que l'on doit laisser entières ; on les fait revenir sur la braise et on les pique avec du gros lard assaisonné de sel blanc, d'épices fines, de persil et de ciboules hachés. Quant à la venaison et au veau, on ne les fait pas revenir sur la braise, mais on les pique comme les autres. Couvrir toujours les viandes préparées avec des bardes de lard.

Les pâtés froids se servent à l'entremets.

Les pâtés les plus renommés sont ceux de perdreaux rouges, de *Périgueux* ; en terrine, de *Nérac* ; de venaison, du *Béarn* ; d'ortolans, de *Gascogne* ; de merles de Corse, d'*Ajaccio* ; de palombes, des *Pyrénées* ; de foies de canards, de *Toulouse* ; de foies d'oies, de *Strasbourg* ; de lièvres, de rouges-gorges et des quatre-gibiers, de *Chartres* ; les pâtés de foies gras et d'alouettes désossées ; de guignards, de *Beaugency* ; de cailles farcies, d'*Orléans* ; de canards, d'*Amiens* ; de canetons, en croûte de seigle, de bécasses, de *Boulogne-sur-Mer* ; de

mauviettes, de *Pithiviers* ; de pluviers dorés, de *Montreuil* ; des bécasseaux et bécots, d'*Abbeville* ; de veau, de *Rouen* ; de jambon, de Thomas, de Le Sage, de Guerbois, à *Paris* ; de noix de jambon, de Chevet, à *Paris* ; de gibier, de poulardes, de Corcellet, à *Paris* ; de dindonneaux désossés, de *Lyon* ; de faisans, de *Bohême* ; d'abats de porc frais, de *Reims* ; de filets de biche, du *Palatinat* ; de jambon d'ours, du *Tyrol* ; d'esturgeon, de Murat, à *Port-Vendres* ; de thon aux truffes, de *Marseille* ; de lamproie aux truffes, de *Saumur* ; de saumon frais, d'*Anjou* ; de sarcelles piquées d'anguille ; d'anguilles fumées et de marrons du *Luc* ; de merluche de *Miquelon* ; de sterlets du *Danube*.

(Nous nous abstenons de parler des propriétés de ces diverses substances ; on les trouvera à leurs lettres respectives.)

Pâté chaud a la financière. Après avoir procédé à la confection de la croûte comme il est dit ci-dessus, remplissez votre pâté de farine et le mettez au four ; quand il est cuit et de belle couleur, ôtez la farine et la mie qui remplissent la cavité du pâté et remplacez-les par un ragoût à la financière. *Entrée.* — Voy. *ce mot.*

Pâté chaud de godiveau. Avec de la pâte à dresser le chaud formez un pâté de forme gracieuse, de douze à quinze centimètres de hauteur ; mettez dans le fond un peu de farce à godiveau (voy. *ce mot*), puis quelques champignons passés au beurre, des fonds d'artichauts coupés en morceaux, et enfin des quenelles roulées en andouillettes et confectionnées avec cette même farce ; couvrez le pâté avec une seconde abaisse que vous soudez avec le corps du pâté en mouillant les bords avec le doroir ; dorez-le à l'œuf et mettez-le au four ; quand il est cuit ouvrez-le, et versez sur le tout une bonne espagnole réduite. Ce pâté n'est pas de très-facile digestion, surtout pour les estomacs qui ne sont pas robustes. *Entrée.*

Pâté chaud de saumon. Après avoir préparé votre croûte, suivant l'usage pour ces sortes de mets, piquez, avec des anchois dessalés et taillés en lardons, des tranches de saumon frais que vous ferez revenir dans le beurre avec addition de sel, poivre, fines herbes bien hachées ; mettez le tout dans votre pâté, couvrez-le, dorez-le et le faites cuire de belle couleur ; lorsque la cuisson sera opérée, ôtez le couvercle de votre pâté et versez dedans un coulis fait avec du court-bouillon auquel vous ajouterez échalottes et persil hachés, et que vous lierez, après quelques instants d'ébullition, avec un bon morceau de beurre manié de farine.

Il est d'usage dans les maisons riches de servir les pâtés chauds découverts et garnis par-dessus de belles écrevisses. *Entrée.*

Pâté d'alouettes. Flambez, épluchez et fendez par le dos huit douzaines de mauviettes ; ôtez tout ce qu'elles ont dans le corps ; séparez le gésier ; hachez les intestins ; pilez-les avec du lard râpé et des fines herbes ; remplissez vos mauviettes de cette farce ; assaisonnez vos mauviettes en les rangeant ; bardez-les avec du lard, si vous voulez ; mettez dessus une couronne de beurre, deux ou trois demifeuilles de laurier et un peu de fines épices ; couvrez le tout de votre seconde abaisse ; dressez votre pâté, carré ou rond ; faites-le cuire deux heures et demie ; laissez refroidir, et servez.

Les pâtés des autres petits oiseaux se préparent de même. *Entrée.*

Pâté de chasse. Ce pâté composé de gibier ou de volaille truffée est très-recherché ; de septembre à avril, il se transporte et se garde facilement.

Pâté de chasse de Carême. C'est un excellent pâté composé de blancs de dinde de Périgueux, de chair de perdreau rouge, de truffes, de hachis fin et de gelée ; il se sert au second service et figure en souverain aux déjeuners fins, aux ambigus, aux buffets de bal. Le prix varie de 20 à 100 fr. *Entrée.* — Voy. *Bourbonneux.*

(Pour toutes les autres sortes de pâtisserie, voyez les différents articles, qui en traitent, à chacune des lettres respectives.)

Pâté en terrine. Ayez une terrine de porcelaine ou de faïence dont le couvercle soit percé d'un trou ; remplissez la terrine avec la préparation que vous aurez choisie pour votre pâté ; lutez le couvercle avec de la pâte et mettez la terrine au four. *Entrée.*

Pâté en timbale. Garnissez le fond et les parois d'une casserole avec de la pâte à dresser le chaud, de sept à huit millimètres d'épaisseur ; mettez dedans le ragoût que vous voudrez servir, couvrez-le avec une seconde abaisse que vous souderez au reste du pâté ; mettez la casserole sur de la cendre chaude avec du feu sur le couvercle ; puis, quand la pâte est suffisamment colorée, renversez le pâté sur un plat, ouvrez en entier le dessus et versez une sauce appropriée au ragoût. *Entrée.*

Pâtés a la bourgeoise (Petits). Prenez de la pâte à feuilletage, faites-en des abaisses, que vous couperez avec un coupe-pâte, de la grandeur que vous voudrez ; posez-les sur un plafond ; mettez au milieu de ces abaisses gros comme une petite noix (plus ou moins) d'une farce quelconque, grasse ou maigre (voy. *quenelle*) ; refaites de nouvelles abaisses de feuilletage ; couvrez-en la quenelle et la première abaisse ; le diamètre doit être le même partout ; appuyez un peu sur vos petits pâtés, dorez-les ; un quart d'heure de cuisson leur suffit ; servez-les en sortant du four. Ces petits pâtés se digèrent assez bien ; cependant certains estomacs faibles ne s'en accommodent pas ; ils ne conviennent pas non plus à des convalescents. *Hors-d'œuvre.*

Pâtés au jus (Petits). Faites, avec de la pâte fine à foncer, une abaisse, dont vous foncerez des petits moules à darioles ; remplissez-

les d'une farce grasse ou maigre ; couvrez-les avec des abaisses de feuilletage, taillées au coupe-pâte goudronné, de grandeur convenable ; dorez les couvercles ; mettez au four vos petits pâtés. Quand ils sont cuits, enlevez les couvercles, ciselez votre farce ; retirez les petits pâtés des moules et versez dessus une bonne espagnole réduite. Mêmes propriétés que les précédents. *Hors-d'œuvre.*

Pâtés chauds. *Manière de les préparer.* Vous prenez de la pâte à dresser le chaud ; vous en formez un pâté que vous remplissez d'une préparation à votre choix ; vous la couvrez de bardes de lard sous lesquelles vous aurez mis deux feuilles de laurier ; vous couvrez votre pâté avec une seconde abaisse de pâte à dresser ; vous décorez votre pâté, vous le dorez et vous le mettez au four ; aussitôt que le dessus est un peu coloré, vous le coupez tout autour à sept ou huit millimètres du bord ; environnez le pâté de feuilles de papier retenues par une brochette. Quand la cuisson est effectuée, enlevez le papier, le dessus du pâté, les bardes de lard et le laurier ; dégraissez-le, versez sur la garniture une sauce appropriée et servez très-chaud. *Entrée.*

Pâtés de légumes. Ce mets, pendant les rigueurs du carême, est une excellente ressource pour les maîtresses de maison. Les petits pois, les jeunes fèves de marais, les carottes naissantes, les haricots verts dans toute leur tendreté, soit frais, soit conservés, peuvent se dessiner en compartiments dans une belle croûte de pâtisserie, et présentent un mets d'autant plus savoureux que la crème qui fait la base de leur assaisonnement lubréfie agréablement le palais. C'est un mets sain, nourrissant, et qui s'accorde parfaitement avec tous les estomacs valides. *Entrée.*

Pâtés de thon au maigre. C'est un mets fort recherché dans le carême.

Pâtés a la reine (Petits). Faites des abaisses de pâte à feuilletage, de moins d'un centimètre d'épaisseur, et à laquelle vous aurez donné cinq tours ; coupez-les de la grosseur d'une bouchée ; déposez-les sur un plafond, dorez-les, couvrez-les et les mettez au four ; quand ils sont cuits, ôtez-en les couvercles, creusez-les en enlevant une bonne partie de la mie, et les remplissez d'un ragoût fait avec des blancs de volaille hachés très-fin et mélangés avec une bonne béchamel très-chaude ; remettez les couvercles et servez. Ces petits pâtés conviennent à presque tous les estomacs ; dans un commencement de convalescence il faut s'en abstenir. *Hors-d'œuvre.*

Patisson. Nom vulgaire du *Cucurbita melopepo*, artichaut de Jérusalem (*Cucurbita pepo*). Courge petite, blanche, plate, à quatre cornes, chair fine et délicate, excellente en friture.

Paturon, Potiron, Poturon. Noms vulgaires d'une espèce de courge (*cucurbita maxima*). — Voy. *Potiron.*

Paturon blanc (*Agaricus edulci*). Variété

de champignon comestible que l'on dit délicat et excellent; il s'en fait une grande consommation. Propriétés des champignons. — Voy. *ce mot.*

Pauillac. Bordeaux rouge; 228 litres, 1844-46, 300 fr.; 1848-49, 200 fr.; 1 fr. 50 la bouteille; novembre 1854.

Paupiettes. On nomme ainsi des tranches de viande, minces, aplaties et de grandeur convenable; on étend sur chacune d'elles une couche de farce cuite; on les roule; on les entoure d'une barde de lard et on les enveloppe, si l'on veut, d'un papier beurré; le tout bien ficelé; on met les paupiettes à la broche, et, quand elles sont presque cuites, on enlève le papier; on les pane, et, quand elles sont cuites et de belle couleur, on les sert avec une sauce piquante.

C'est le plus souvent avec la chair du veau qu'on fait les paupiettes; cependant on peut se servir de toute autre viande pour la préparation de cet excellent mets. *Hors-d'œuvre chaud.*

Pavot SOMNIFÈRE (*Papaver somniferum*). On peut, sans crainte, employer les feuilles de cette grande et belle plante, en épinards, après les avoir blanchies; elles ont une saveur onctueuse et délicate bien supérieure à celle des épinards ordinaires. *Entremets.*

Les graines de pavot somnifère sont encore comestibles.

Paya. Boisson composée de cassave, de patates pétries et d'eau. Ce mélange fermenté pendant quarante-huit heures produit une liqueur analogue au vin blanc. Elle est très-alcoolique et enivrante.

Pays de Caux. Les coqs vierges de ce bon pays sont renommés.

Pêche (*Malum persicum*). C'est le fruit du pêcher. La pêche est un fruit drupacé dont la forme, la saveur, etc., sont variables selon les espèces, mais que l'on considère comme un des plus délicieux fruits de nos jardins.

La pêche est aqueuse, froide, rafraîchissante, légèrement laxative et de facile digestion. Elle peut être utile dans certaines convalescences de maladies aiguës, en ayant soin de la manger avec du sucre, bien mûre, de bonne qualité et en quantité modérée. Certains estomacs paresseux sont incommodés par suite de son usage, mais la majorité s'en trouve bien. La pêche, mangée seule, alors que l'estomac ne contient pas d'aliments, se digère très-bien; si, au contraire, à la suite d'un repas on vient à en faire un usage immodéré, elle trouble, en raison de la quantité d'eau froide qu'elle apporte intempestivement dans l'estomac, les fonctions de ce viscère et peut occasionner des indigestions. Il serait fort utile, dans le cas où cela serait possible, d'adjoindre à la pêche, outre le sucre, une certaine quantité de vin qui viendrait modifier son mauvais effet pendant le travail de la digestion.

Lorsqu'on mange les pêches crues, et c'est la majorité des cas, il faut avoir soin de les choisir bien mûres. Quand, au contraire, on les destine à faire des compotes, des confitures, des conserves, on les prend un peu vertes, c'est-à-dire un peu avant leur complète maturité. Les pêches entrent encore dans la composition des glaces, des sorbets, des mousses, etc.; on en fait aussi un ratafia assez estimé. — Voy. *Calendrier.*

Les pêches sont regardées avec raison comme le fruit le plus beau que produise notre climat. Quoiqu'il en existe un très-grand nombre d'espèces, on pourrait en quelque sorte les réduire à deux : celles qui quittent le noyau, celles qui ne le quittent pas. Les dernières sont les pavies; mais les autres, bien plus succulentes et d'un meilleur goût, sont aussi bien plus faciles à digérer. Le village de Montreuil près de Paris fournit les meilleures pêches qui se mangent en France, et probablement en Europe. L'industrie de ses habitants s'est tournée presque exclusivement vers ce genre de culture et l'a porté à sa dernière perfection. La mignonne est la première pêche qui paraît à Paris, ordinairement vers la fin de juillet; puis viennent les pêches de Malte, petites, marbrées et succulentes. Celle connue sous le nom de teton de Vénus, qui mûrit vers la fin d'août, est regardée à bon droit comme une des meilleures. Il nous vient de Marseille de grosses pêches blanches qui valent mieux que leur mine.

Les pêches se mangent crues avec un peu de sucre, et c'est sous cette forme, et, lorsqu'elles sont très-grosses, qu'elles font un plat de dessert très-somptueux. On en prépare plusieurs espèces en compotes; on les mange cuites à l'eau comme des œufs à la coque et l'on y ajoute du sucre sur une assiette; on les confit à l'eau-de-vie et au sec; on en fait une marmelade assez bonne, mais cependant très-inférieure pour le goût à la marmelade d'abricots; on en fait d'excellentes glaces, de la conserve, de la pâte, et elles jouent, comme on voit, un assez grand rôle dans l'atelier des confiseurs. On fait à Metz du vin de pêche très-estimé, et qui, lorsqu'il est vieux, peut servir à tromper très-agréablement plus d'un connaisseur.

La pêche, lorsqu'elle est bien mûre et d'un bon acabit, est un fruit rafraîchissant, fondant, apéritif, facile à digérer, assez nourrissant même, et dont on peut manger beaucoup sans inconvénients; cependant les personnes qui ont l'estomac très-froid, et qui, en conséquence, ne digèrent pas aisément la pêche crue, ne doivent pas pour cela se priver de ce fruit délicieux; elles le mangeront cuit à l'eau avec du sucre ou en compotes sans en éprouver d'incommodité. — Voy. *Calendrier.*

Pêcher (*Persica*). Genre de l'icosandrie monogynie et de la famille des rosacées, tribu des amygdalées ou drupacées.

Ce genre offre de nombreuses variétés. Les naturalistes ne sont pas d'accord, quant aux espèces; en effet, les uns rapportent toutes les variétés de pêchers à deux espèces principales distinctes : le *pêcher commun* (*persica vulgaris*), à fruit duveté, et le *pêcher à fruit lisse* (*persica lœvis*); les autres, c'est la majorité, rapportent ces mêmes variétés à une seule espèce, le *pêcher cultivé* (*persica vulgaris, amygdalus persica*), divisée en deux races, lesquelles sont subdivisées en un certain nombre de variétés.

Conformément à cette dernière hypothèse, nous signalerons ici, comme espèce unique, le *pêcher cultivé*, arbre de taille moyenne, originaire de la Perse, naturalisé en Europe, où il est l'objet d'une culture importante. Il se divise en deux races :

1° Le *pêcher cultivé à fruit duveté* (*persica vulgaris pubescens*), connu vulgairement sous le nom de *pêcher*. On subdivise cette race en deux sections : la première est caractérisée par l'*adhérence de la chair au noyau*; la seconde se distingue par la *non-adhérence de la chair au noyau*.

La première section comprend plusieurs variétés cultivées dans les provinces du midi de la France, et connues sous les noms de *pavies*, d'*alberges*, de *persecs* ou *pressets*, etc. Les fruits de ces variétés ont la chair ferme; ils sont savoureux, parfumés, délicieux. Dans le reste de la France, on remarque les variétés suivantes : le *pavie jaune*, le *blanc*, le *rouge*, le *monstrueux*; les fruits de ce dernier pêcher sont plus gros que ceux de tous les autres.

La seconde section renferme les variétés cultivées aux environs de Paris et dans tout le nord de la France; ces variétés donnent des fruits non moins beaux que savoureux, parfumés, exquis. On les désigne sous les noms d'*avant-pêches*, de *pêche hâtive* ou *précoce*, *pêche de Madeleine*, *pêche vineuse*, *pêche Chevreuse*, etc. : il y a encore le *pêcher à fleurs doubles*, dont les fruits sont magnifiques et délicieux;

2° Le *pêcher cultivé à fruit lisse* (*persica vulgaris lœvis*). Cette race comprend beaucoup moins de variétés que la première; elle est aussi moins cultivée. Elle se divise éga-

lement en deux sections caractérisées par les mêmes phénomènes d'adhérence que dans les deux sections de la première race.

La première section de la race à *fruit lisse* (*chair adhérente au noyau*) est désignée sous le nom vulgaire de *pêche violette*; la seconde (*chair non-adhérente au noyau*) sous celui de *brugnon*. — *Voy. ce mot*.

Péchurin. Fruit aromatique. On le cultive en Amérique, où il est employé dans la fabrication du chocolat pour rendre ce dernier plus digestible.

Peigne (*Pecten*). Genre de mollusques acéphales testacés, à coquille bivalve, que l'on mange sur nos côtes. Ce mollusque était fort estimé des anciens.

Perce-Pierre, CRISTE MARINE (*Crithmum maritimum*). On cueille les feuilles de juin à l'automne; on les met confire dans du vinaigre. *Hors-d'œuvre*.

Perche (*Perca*). Genre de poissons osseux de l'ordre des acanthoptérygiens et formant le type de la famille des percoïdes. Toutes les espèces que renferme ce genre vivent généralement dans les eaux douces.

La *perche commune* (*perca fluvialis*) est un très-beau et excellent poisson que l'on trouve communément dans nos fleuves, nos rivières, nos lacs, nos étangs. Toute la partie tempérée de l'Europe et une grande partie de l'Asie possèdent ce poisson, dont la chair ferme, blanche, savoureuse, est fort recherchée, se digère bien et convient à tout le monde; on le permet aux convalescents.

On mange la perche en *matelote*, *frite*, avec une garniture de persil, marinée; puis *grillée* et servie avec une sauce maigre ou grasse; on la mange encore cuite au *court-bouillon*, accompagnée d'une sauce à la crème, à la pluche, au beurre (Voy. ces mots à l'article *Sauce*); si on ajoute à la sauce au beurre un coulis d'écrevisses, elle n'en sera que meilleure. Il y a encore d'autres manières d'apprêter la perche, mais les plus usitées sont celles que nous venons d'indiquer.

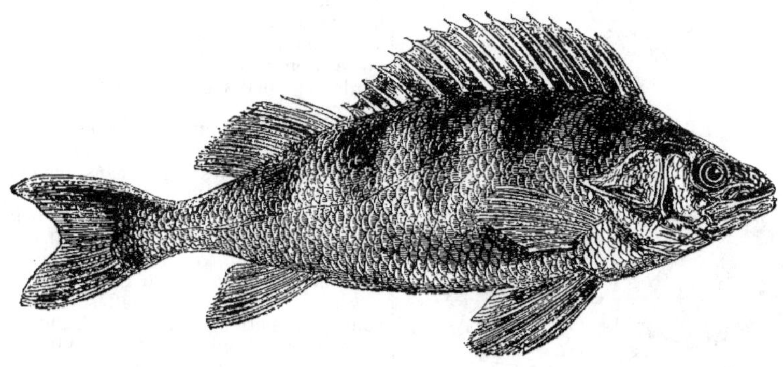

Les œufs de la perche sont encore un excellent manger ; on les fait sauter dans du beurre on les assaisonne avec un peu de sel et quelques feuilles de persil, puis on les met en caisse et on les sert grillés. *Entrée.*

Il y a encore une dizaine d'espèces de perches que l'on trouve en Italie, en Amérique, à New-Yorck, dans les Antilles, dans l'île de Java, à Bantam, dans la Nouvelle-Zélande, etc. Toutes ces espèces vivent dans les eaux douces.

La perche de Seine est un poisson de convalescent, mais distingué par sa délicatesse et la finesse de son goût. La meilleure manière de l'accommoder est de la faire cuire à la Waterfish et de la manger avec une sauce au beurre fin.

Perdigon. C'est le nom vulgaire d'une variété de prunes dont on fait de bonnes composes. Ces prunes ont la réputation de n'être jamais attaquées par les vers. Propriétés des autres prunes.

Perdreau. On donne ce nom aux jeunes perdrix jusqu'à l'époque de leur première mue exclusivement. Pour les apprêts qu'ils subissent dans l'art culinaire, voy. l'article *Perdrix.*

Perdreaux A L'ANGLAISE. Introduisez dans le corps de vos perdreaux une farce faite avec leur foie, du beurre, du sel et du poivre ; mettez-les à la broche, enveloppés de papier beurré ; lorsqu'ils sont aux trois-quarts cuits ; débrochez-les, levez les membres sans les séparer du corps ; mettez entre chaque membre une farce faite avec de la mie de pain, du beurre, sel, gros poivre et muscade râpée, échalotte, persil et ciboule hachés ; mouillez avec du consommé et du vin de Champagne ; achevez la cuisson à feu doux et sans couvrir la casserole, afin que la sauce se réduise, et servez avec cette même sauce, à laquelle vous ajouterez du zeste râpé et du jus de bigarade. *Entrée.*

Perdreaux A LA PÉRIGUEUX. On pique préalablement les filets de perdreaux avec des morceaux de truffes taillés en forme de gros

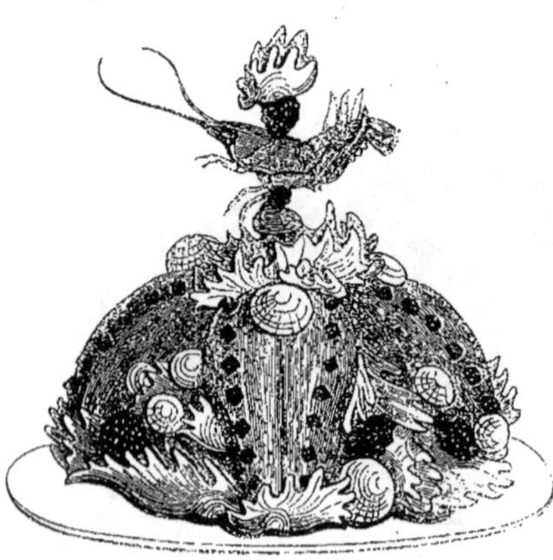

clous de girofle, après les avoir placés au centre du plat, on garnit les intervalles de crêtes de coq, de champignons et de truffes entières. On couronne l'édifice comme pour les poulets à la chevalière, par une écrevisse, une truffe et une crête de coq. Ce mets élégant et recherché ne convient qu'aux bons estomacs et aux bourses bien garnies. *Entrée.*

Perdreaux A LA PARISIENNE. Faites revenir à feu doux vos perdreaux dans le beurre ; n'attendez pas qu'ils soient colorés et mouillez-les de consommé, d'espagnole réduite et de vin blanc ; quand ils ont ainsi mijoté pendant trois-quarts d'heure, faites réduire la sauce, dégraissez-la ; ajoutez-y, au moment de servir, un peu d'excellent beurre ; remuez-la ; passez-la, et la versez sur les perdreaux. *Entrée.*

Perdreaux AUX TRUFFES. Faites revenir dans du beurre des truffes coupées en petits morceaux de la grosseur d'une noisette ; assaisonnez de sel, poivre, muscade râpée, clou de girofle ; vous aurez fait une farce avec du lard et des blancs de volaille pilés ; ajoutez à cette farce vos truffes en morceaux ; mêlez bien le tout ; introduisez cette préparation dans le corps de vos perdreaux ; faites-les cuire à feu doux dans une bonne braise et servez-les avec une sauce aux truffes.

Les perdrix aux choux et aux truffes ne doivent être mangées qu'en état de parfaite santé. *Entrée.*

Perdreaux AUX TRUFFES, EN SAUTÉ. Ayez quatre perdreaux ; levez-en les filets et posez-les, après les avoir parés, dans une casserole à sauter où vous aurez fait fondre du beurre. Quand les filets seront roidis des deux côtés, égouttez-les et coupés-les en petits morceaux d'égale grosseur et de forme arrondie. Vous aurez fait un fumet avec les carcasses ; passez et faites réduire le mouillement ; ajoutez-y trois cuillerées d'espagnole travaillée, et faites réduire de nouveau jusqu'en demi-glace ; mettez dans cette sauce vos filets et évitez qu'ils bouillent ; ajoutez-y une demi-livre de truffes coupées de même forme que les filets, et que vous aurez fait cuire dans le même beurre qui a servi à sauter les filets ; mêlez le tout ensemble ; ajoutez à la sauce un peu de beurre, dressez en rocher votre préparation et mettez autour du plat un cordon de petits croûtons sautés au beurre. *Entrée.*

Perdreaux EN ESCALOPES. Levez les filets de quatre perdreaux ; coupez-les en escalopes et faites-les sauter dans une casserole à sauter avec du beurre. Quand les filets sont bien roides, égouttez-les ; ôtez le beurre et mettez à sa place dans le sautoir trois cuillerées de fumet de gibier, deux cuillerées d'allemande ; faites bouillir le tout ; ajoutez-y vos escalopes, des lames de truffes (à moins que vous ne préfériez y mettre de beaux champignons tournés), un peu de beurre fin et le jus d'un citron. Dressez et servez avec une garniture, en cordon, de croquettes de gibier. *Entrée.*

Perdreaux EN SALADE. Après avoir paré des débris de perdreaux rôtis, disposez ces débris sur un plat et entourez-les d'un cordon de cœurs de laitues coupés en deux ou en quatre ; ajoutez des quartiers d'œufs durs, des truffes cuites au vin de champagne, des câpres, des oignons confits, des cornichons émincés, des filets d'anchois. Vous aurez préparé dans un vase une sauce faite avec du vinaigre à l'estragon, de l'huile fine, sel et gros poivre, ravigote hachée. Quand vous serez sur le point de servir, vous verserez votre assaisonnement sur le plat disposé comme nous venons de l'indiquer. *Entrée.*

Perdreaux EN SOUFFLÉ. Levez les chairs, en supprimant la peau, de deux ou plusieurs perdreaux préliminairement cuits à la broche ; pilez ces chairs, plus les foies que vous aurez fait blanchir ; retirez du mortier cette farce et la mettez dans une casserole avec de l'espagnole ou du consommé réduit ; faites chauffer sans bouillir, puis passez à l'étamine et déposez dans un vase. Concassez les carcasses, mettez-les dans une casserole avec du consommé et de l'espagnole, autant de l'un que de l'autre ; faites réduire et ajoutez un peu de glace ; continuez à faire réduire le mouillement jusqu'à consistance de demi-glace ; mettez alors dans cette sauce votre purée de perdreaux en y ajoutant un morceau de bon beurre frais, un peu de muscade râpée, quatre jaunes d'œufs frais et deux blancs fouettés en neige que vous incorporerez petit à petit dans votre mélange. Versez le tout dans une casserole d'argent ou dans une caisse de papier ; mettez au four ou sous un four de campagne, et lorsque le soufflé sera monté suffisamment, servez-le sans retard de peur qu'il ne s'affaisc. *Entrée.*

Perdreaux (Pain de). Faites une purée de perdreaux ; ajoutez-y des jaunes d'œufs ; passez le tout à l'étamine. Beurrez un moule ; mettez dedans votre purée ; faites-la cuire au bain-marie pendant une demi-heure ; dressez votre pain de perdreaux et versez dessus une sauce faite d'essence de gibier et d'espagnole. *Entrée.*

Perdreaux RÔTIS POUR ENTRÉE DE BROCHE. Après avoir fait subir à vos perdrix les préparations préliminaires, embrochez-les au moyen d'un attelet ; enveloppez-les de tranches de citron dont vous aurez enlevé la peau et les pépins ; mettez par-dessus une barde de lard, puis une enveloppe de papier beurré. Lorsque les perdrix sont cuites aux trois-quarts, enlevez le papier ; puis, au moment de servir, égouttez vos perdrix, dressez-les et versez dessus un jus clair aiguisé du jus d'un citron ou d'une on deux bigarades. *Rôt.*

Perdreaux (Salmis de). Faites cuire pres-

que à point, à la broche, vos perdreaux bardés et troussés ; laissez-les refroidir ; levez-en les membres auxquels vous ne laisserez pas de peau ; posez-les dans une casserole, avec du consommé et mettez la casserole sur des cendres chaudes. Ayez une autre casserole ; versez dedans du vin de Champagne ; ajoutez zeste de citron, échalotes coupées et faites bouillir ; mettez dans la même casserole vos carcasses concassées et une quantité suffisante de blond de veau ou d'espagnole réduite ; faites réduire de moitié cette sauce ; passez-la à l'étamine ; ajoutez-y le jus d'un citron et versez-la sur les membres des perdreaux, que vous aurez à l'avance égouttés et dressés sur un plat avec une garniture de croûtons frits dans le beurre. *Entrée.*

Perdrix ou **Perdreaux** RÔTIS. Après les avoir flambés, troussés, etc.; enveloppez-les dans une feuille de vigne, si vous pouvez vous en procurer ; mettez par-dessus la feuille de vigne une barde de lard ; faites-les cuire à feu doux. Au bout d'une demi-heure, débrochez vos perdrix et servez-les avec une bigarade ou un citron. *Rôt.*

Il faut pour faire rôtir la perdrix :

A la broche devant la cheminée...   20 m.
En cuisinière et feu de cheminée..   15
En cuisinière et coquille.........   13

Après avoir fait rôtir la perdrix, on replace la tête, les ailes et la queue pour la servir.

On la découpe en enlevant d'abord la cuisse comme au poulet, puis on partage le filet perpendiculairement et de manière à trancher l'articulation de l'épaule. On les sert ainsi en cinq morceaux, les deux cuisses, les deux ailes avec une partie du filet, puis le milieu.

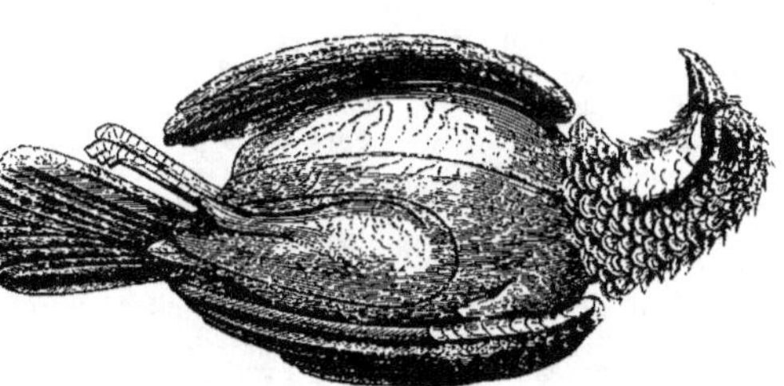

Perdrix A LA CHIPOLATA. — Voy. *Chipolata.*

Perdrix A L'ESTOUFADE. Après avoir vidé, flambé et troussé, les pattes en dedans, vos perdrix, piquez-les avec des lardons assaisonnés de sel et de poivre, et mettez-les dans une casserole avec des oignons, des carottes, des bardes de lard, un bouquet garni, du bouillon et du vin blanc ; faites cuire à feu doux et servez avec le fond de cuisson dégraissé, réduit, passé au tamis, et dans lequel vous pourrez ajouter un peu de jus. *Entrée.*

Perdrix A LA PURÉE. Après les avoir

troussées et fait cuire dans une bonne braise, servez-les sur une purée à votre choix. *Entrée*.

Perdrix AUX CHOUX. Faites cuire vos perdrix dans une bonne braise. Vous aurez fait blanchir puis étuver au gras un chou de grosseur suffisante. Quand le tout sera cuit, et que vous serez pour servir, posez sur un plat vos perdrix braisées; coupez votre chou et dressez les morceaux debout autour des perdrix; garnissez vos choux avec des rouelles de cervelas, des saucisses à la chipolata, des tranches de petit lard, et versez sur le tout votre fond de cuisson que vous aurez fait réduire et auquel vous aurez ajouté un peu de jus. *Entrée*.

Perdrix BRAISÉES. Vous pourrez, si vous voulez, prendre pour cette préparation des perdrix qui ne sont plus jeunes; piquez-les et les bardez avec du lard et du veau en émincés. Mettez-les dans une casserole avec des parures de viande, des carcasses de gibier, etc.; mouillez avec moitié vin blanc et moitié bouillon et faites cuire à feu doux. Lorque les perdrix sont cuites dressez-les sur un plat; dégraissez la sauce; passez-la au tamis; ajoutez-y du jus et du zeste râpé de bigarade et versez-la sur vos perdrix. *Entrée*.

Perdrix EN CHARTREUSE. — Voy. *Chartreuse*.

Perdrix PROPREMENT DITE (*Perdix*). Oiseau de l'ordre des gallinacés, du genre tetras et de la famille des perdrix.

On trouve des perdrix dans toutes les parties terrestres du globe. Il y en a quatre espèces en Europe : la *perdrix rouge*, la *perdrix grise*, la *perdrix de passage* et la *perdrix de montagne*. De chacune de ces espèces dérivent un certain nombre de variétés. Celles de Cahors et de Carhaix sont renommées.

Les gourmands ne sont pas d'accord quant à la priorité à accorder à la perdrix rouge sur la perdrix grise, et *vice versâ* ; ainsi dans les pays où la perdrix rouge est très-commune, c'est la grise qui a les honneurs de la préférence; dans ceux où la perdrix grise est la plus abondante, la rouge est plus recherchée; ce qui tendrait à prouver que ces deux espèces ont un mérite égal.

La chair des perdrix, surtout lorsqu'elles sont jeunes, est succulente, tendre, délicate, savoureuse, agréable, très-sujette à varier, suivant la nature des aliments dont se nourrissent ces oiseaux; elle est stimulante, aphrodisiaque, facile à digérer et convient aux personnes qui ont besoin d'être restaurées. Les convalescents n'en doivent faire usage que dans une période avancée de la convalescence.

Les vieilles perdrix ne peuvent être mangées qu'en ragoûts. La chair de ces dernières est beaucoup plus sapide et contient plus d'osmazôme que celle des jeunes. Lorsqu'on met dans le pot au feu une vieille perdrix, le bouillon acquiert plus de sapidité et de puissance nutritive.

Les vieilles perdrix ne peuvent être mangées

que par des personnes en état parfait de santé et dont l'estomac fonctionne bien.

Si la bécasse est la reine des marais, la perdrix est celle des plaines. Attendrie à son point, c'est-à-dire plusieurs jours, c'est un aliment savoureux et sain, délicat, léger et d'une digestion facile. C'est principalement au perdreau que ces trois derniers éloges sont applicables, et les ailes entrent de prime abord dans le régime de tout convalescent. La perdrix, plus ferme, plus substantielle et d'un fumet plus relevé, convient mieux à l'homme qui jouit de toute la plénitude de ses facultés digestives; ce qui ne veut pas dire que toute leur étendue soit nécessaire à sa coction.

Le perdreau rôti, piqué ou bardé est un morceau délicieux, surtout lorsque la bienfaisante enveloppe d'une feuille de vigne le concentre en lui-même et ne laisse échapper aucune de ses parties volatiles; on le sert aussi à la polonaise, à la prévalais, à l'orange, au coulis de son propre foie, au parmesan aux truffes, en liberot, en papillotes; on en fait des pâtés chauds, des tourtes et des vols-auvent aux tomates; enfin un potage de perdreaux en profitades est le début le plus brillant d'un grand repas.

Les perdrix, qui se divisent en rouges, blanches et grises, sont énumérées ici dans l'ordre de leur mérite, c'est dire assez que les premières, fort communes dans le midi de la France, et les secondes qui ne se trouvent que dans les Alpes et dans les Pyrénées, sont les plus estimées; les grises tiennent une place distinguée dans la catégorie alimentaire, surtout lorsque, dans la force de l'âge et distante également de l'enfance et de la décrépitude, leur chair a acquis tous les avantages qu'on doit à la maturité. Sans doute, elles cèdent à leurs fils les honneurs de la broche, mais une perdrix à la braise, à la daube, à la sauce de carpe, à la provençale, aux montants, aux mousserons, à maître Lucas, à la czarine, à l'estouffade, est par tout pays une entrée fort recherchée. Nous ajouterons même qu'une perdrix au coulis de lentilles ou simplement aux choux, flanquées d'un double bastion de lard entrelardé, quoique moins distingué, sans doute, et sous une forme moins noble et moins savante, présente un relevé très-capable de réjouir l'âme des convives et de dilater leur estomac; et, si l'on substitue un relevé au potage, ce sera offrir un bouilli des plus recherchés et faire ainsi d'une entrée vulgaire un plat fort distingué.

La perdrix, très-complaisante de sa nature, se prête aussi à d'autres métamorphoses, et nous offre, ainsi que le perdreau, de très-succulents potages. Nous ne citerons que ceux à la reine et aux lentilles garnis de cervelas; ils suffiront pour donner une idée des autres.

Quoique ce soit peut-être offenser la sagacité des véritables gourmands que de leur indiquer la manière de distinguer les jeunes perdrix d'avec les vieilles, cette connaissance est trop nécessaire pour la passer ici sous silence. Nous dirons donc, en peu de mots, que les enfants ont la première plume de l'aile pointue, le bec noir et les pattes plus noires que leurs mères.

Il n'y a guère que la perdrix rôtie, grillée ou braisée que l'on puisse permettre à des convalescents; toutes les autres préparations sont trop stimulantes et quelquefois de trop difficile digestion pour convenir à d'autres, qu'à des estomacs dans toute la plénitude de leurs fonctions. — Voy. *Fumet*.

Périgord (Vin de) (Dordogne) :

Liqueur, 3e classe; Montbazillac, Saint-Laurent-des-Vignes; 14 à 15 degrés.

Liqueur, 4e classe; Colombier, Pompont, Saint-Maixent; 11 à 12 degrés.

Rouge, 3e classe; Bergerac, Creysse, Prigourieux, Laforce, Sainte-Foy et Lambras ; 13 à 14 degrés.

Blanc, 2o classe; Bergerac, Sainte-Foy-les-Vignes, Genestal et Prigourieux (Dordogne); 15 à 16 degrés.

Périgord. Nous envoie ses truffes et dindes farcies.

Périgueux. Ses pâtés de perdrix sont renommés.

Perrier. Champagne mousseux, 3 fr. 50 c. la bouteille (novembre 1854).

Perrières (Vin des), à Tonnerre, Bourgogne (Yonne): rouge, 2e classe ; 15 à 16 degrés.

Persicot. C'est le nom d'une liqueur spiritueuse faite avec de l'alcool, des noyaux de pêche, etc. Cette liqueur doit être prise avec modération ; car elle a, outre les inconvénients des boissons alcooliques, celui de la présence, dans cette liqueur de l'acide hydro-cyanique qu'elle renferme à cause des noyaux de pêche qui entrent dans sa composition.

Persicot. Eau-de-vie de pêche; on donne aussi ce nom à une liqueur composée d'amandes amères, de cannelle et d'alcool. Cette liqueur, pour ses propriétés, rentre dans la catégorie du marasquin. — Voy. *Marasquin*.

Persil. Nom vulgaire du genre *petroselinum*, de la famille des ombellifères, tribu des amminées, établi aux dépens des *apium* de Linné. Parmi les espèces, nous signalerons le *petroselinum sativum* (*apium petroselinum* de Linné), espèce cultivée dans les jardins pour les emplois culinaires. Cette espèce fournit deux variétés principales : le *petroselinum crispum* et *petroselinum latifolium*. Toutes les parties du persil et particulièrement ses semences sont aromatiques.

Le persil active la digestion; cependant il ne convient pas à tous les estomacs, car son action est quelquefois échauffante quoique diurétique. Sa racine entre dans le sirop des cinq racines, employé en médecine comme diurétique. Le persil est, en outre, doué de propriétés anti-fébrifuges.

Le persil frit est l'accompagnement obligé de toutes les fritures non sucrées.

Persillé. Fromage dont l'intérieur est parsemé de taches vertes couleur de persil. Il est échauffant, souvent indigeste. — Voy. *Fromage de Roquefort*.

Pet-de-Nonne. — Voy. *Beignets soufflés*.

Petit-Four. On donne ce nom aux différentes pièces dont le sucre fait essentiellement partie, et qui étant d'une nature très-délicate n'exigent, pour leur cuisson, qu'un four extrêmement doux. Ainsi *petit-four* est par conséquent synonyme de four doux ou modérément chauffé. Le petit-four, pour les soins minutieux et la dextérité qu'il exige, est l'écueil du talent des pâtissiers.

Les ouvrages sont presque innombrables, et il serait impossible d'en donner une nomenclature exacte, à cause de la variété et de la mobilité des formes et des ingrédients qui les caractérisent.

En général ces pâtisseries sont légères et sans conséquence et, à moins de maladie caractérisée, on peut en user sans inconvénient.

Petit-Lait. Partie séreuse du lait; elle est aqueuse, sucrée, nutritive, agréable, acidule, rafraîchissante et limpide, surtout après avoir été clarifiée avec des blancs d'œufs et filtrée.

Le petit-lait s'obtient en versant un peu de vinaigre sur du lait, quelques secondes avant son ébullition; l'acide le décompose alors en deux parties, l'une caséeuse (ou caillot), l'autre liquide, légèrement glauque, appelée petit-lait.

Petsaï (*Brassica Petsaï*). Le petsaï ou chou de la Chine est un légume agréable, d'une saveur moins forte que le chou, et qui se rapprocherait, à plus de sapidité près, de la laitue romaine dont au reste il a la forme.

Pézenas. Raisins muscats.

Phalsbourg. Eau de noyau. — Voy. *Liqueur*.

Phaseolus. C'est le nom scientifique du genre haricot.

Phycis. Genre de poissons osseux de l'ordre des malacoptérygiens subbrachiens et de la famille des gadoïdes. Deux espèces de ce genre sont assez estimées pour leur chair délicate, agréable et de facile digestion; ce sont : le *phycis mediterraneus*, connu sous les noms de *molle, tanche de mer*; et le *phycis blennoïdes*. Ces deux espèces habitent la Méditerranée. Elles conviennent aux convalescents.

Picardan (Vin de). Languedoc (Hérault). Vin de liqueur, 3e classe ; 14 à 15 degrés.

Piccalily. On donne ce nom à un mélange de fruits et de légumes confits dans une sauce à la moutarde anglaise extrêmement forte.

Le bocal, 2 fr. — Voy. *Sauce anglaise*.

Pickles ou **Mixed Pikles**. On donne ce nom à un mélange de végétaux, fruits ou légumes, tels que, cornichons, oignons, poivres longs, piments, haricots verts, choux-fleurs, etc., confits dans du vinaigre anglais.

Le bocal, 1 fr. 25 c. — Voy. *Sauce anglaise*.

Picole (Vin de). Blanc, 3ᵉ service ; 12 à 13 degrés.

Picoli (Vin de). Italie ; 18 à 19 degré.

Pic-Pouille (Vin de). Entremets ; 14 à 15 degrés.

Pièces. On distingue deux sortes de pièces : les *grosses pièces* et les *pièces montées*.

Les premières sont cette sorte de mets qui n'appartient rigoureusement, ni à la classe des entrées, ni à celle du rôti, ni même à celle des entremets, et c'est à tort qu'on les confond ordinairement avec les grosses entrées de broche, les relevés, les bouts de table et les plats du milieu. Les grosses pièces proprement dites sont celles qui dans un grand repas accompagnent le rôti et occupent les deux bouts ou les quatre coins de la table, selon que le rôti est simple ou double, parce que dans ce dernier cas, un pâté forme ordinairement le plat du centre. Les grosses pièces sont le plus souvent uniques, c'est-à-dire seules de leur espèce sur le plat qu'elles occupent.

Aussi, tantôt c'est une terrine de Nérac, ou un pâté de foies d'oie de Strasbourg, ou une galantine aux truffes, ou un pâté de mauviettes de Pithiviers, ou un baba, ou une carpe du Rhin au bleu, ou une truite de Strasbourg, ou un fromage de lièvre historié, ou un gâteau de Compiègne, un savarin, un soufflé de pommes de terre, un gâteau de mille feuilles ; quelquefois aussi la grosse pièce se forme du rassemblement de plusieurs, tels sont les buissons d'écrevisses de Strasbourg, de crevettes, de homards, des ramequins qui, groupés avec art, forment un tout homogène.

Ce qui distingue les grosses pièces, c'est d'abord leur ampleur, et ensuite leur siccité, parce qu'il est de l'essence d'une grosse pièce d'être toujours servie à sec et sans sauce, c'est ce qui doit empêcher de les confondre avec les relevés et les bouts de table, qui souvent ne sont que de grosses entrées mises hors de ligne.

On voit aussi que les grosses pièces n'arrivant jamais qu'après le premier service, servent d'accolytes au rôti.

Les *pièces montées* diffèrent essentiellement des grosses pièces. Ce sont toujours des pièces de four plus ou moins riches, qu'on admire longtemps, sans doute, mais qu'on finit toujours par croquer. Elles sont abandonnées à l'art du pâtissier et son imagination est dégagée de toute espèce de règle ; c'est ainsi qu'un artiste habile sait rappeler par des formes pittoresques, la fête du jour, l'événement heureux que l'on veut célébrer, les vœux qu'inspirent l'union de deux jeunes époux ou la naissance d'un enfant désiré.

Quelquefois la pièce montée prend des proportions considérables, et alors elle devient un *surtout* (voy. ce mot).

Les fêtes patronales inspirent les pièces montées pittoresques, et l'on peut trouver fa-cilement des allégories dans la vie d'un saint ou d'une sainte qui se prêtent à ce genre de composition.

C'est ainsi qu'on voit figurer une annonciation pour un Gabriel, une assomption pour une Marie, une crèche avec tous ses accessoires pour un Noël, une adoration de mages pour un Balthazar, une lapidation pour un saint Etienne, un bain champêtre pour une Suzanne, une grillade pour un saint Laurent, etc. ; le tout en pâte d'office, croquantes, biscuits, petites bouchées, pastillages et autres menus enfants du petit four.

Mais les pièces montées ne sont pas toujours allégoriques ; on se borne le plus souvent à un rocher sans personnages, quelquefois à une pyramide de beignets soufflés glacés et autres morceaux à la portée de tout le monde.

Pied (*Pes*). Les pieds de plusieurs quadrupèdes, tels que le veau, le mouton, le porc, reçoivent des préparations culinaires. Ils constituent une alimentation peu réparatrice à cause des parties tendineuses et membraneuses qui entrent en majorité dans leur composition ; ils sont d'assez facile digestion ; néanmoins on doit éviter d'en manger avec excès sous peine de déterminer, surtout les pieds de veau, du relâchement. Dans les convalescences avancées, à la suite d'affections aiguës ou inflammatoires, on peut en faire un usage modéré, et sous la direction du médecin.

Pieds DE COCHON A LA SAINTE-MÉNE-HOULD. Ayez des pieds de cochon, flambez-les, lavez-les bien à l'eau chaude, fendez-les en deux dans le sens de la longueur ; rapprochez les morceaux, attachez-les pour qu'ils ne se séparent pas, faites cuire les pieds, ainsi préparés, dans une bonne braise ou dans du bouillon ; quand ils sont cuits, faites-les égoutter et refroidir ; ôtez les liens qui retiennent les morceaux, passez-les au beurre, faites-les cuire sur le gril et les servez. *Entrée*.

Pieds DE COCHON FARCIS ET TRUFFÉS. Préparez-les, faites-les cuire comme il est dit précédemment. Ayez pour chaque pied un morceau de crépine de grandeur suffisante ; désossez les pieds et mettez à la place des os un salpicon formé de blancs de volaille et de truffes ; entourez les pieds avec la crépine, faites-les griller sur un feu modéré et servez. *Entrée*.

Pieds DE MOUTON A LA POULETTE. Vos pieds de mouton étant apprêtés comme on les trouve chez les tripiers, fendez-les, enlevez-en les gros os, épluchez-les, flambez-les, faites-les blanchir, essuyez-les bien et faites-les cuire dans un *blanc* (voy. ce mot). Il ne faut pas moins de cinq à six heures pour que la cuisson soit complète ; au bout de ce temps, retirez les pieds, faites-les égoutter ; mettez-les dans une casserole avec une quantité suffisante de velouté ; ajoutez sel, gros poivre, persil blanchi et haché ; laissez mijoter à feu doux, puis liez votre sauce avec plusieurs jaunes d'œufs ;

exprimez dedans du jus de citron et servez. *Entrée.*

Pieds DE MOUTON A LA LYONNAISE. Cuits comme pour être mis à la poulette, retirez les plus gros os, coupez-les pieds par morceaux; faites revenir dans du beurre des oignons coupés très-minces, ajoutez un peu de farine, faites roussir, mouillez avec du bouillon, dégraissez votre sauce, laissez-la réduire, et, au moment de servir, mettez-y vos pieds de mouton. *Entrée.*

Pieds DE MOUTON A LA SAUCE ROBERT. Préparez les pieds comme il est dit ci-dessus; faites-les cuire de même que les précédents, puis mettez-les dans une sauce Robert (voy. *ce mot*); laissez-les mijoter pendant quelque temps; mettez sel et poivre, et au moment de servir, ajoutez une petite quantité de bonne moutarde. *Entrée.*

Pieds DE MOUTON EN RAVIGOTE. Préparez-les et les faites cuire dans un blanc, sautez-les dans une ravigote; puis dressez-les et servez. *Entrée.*

Pieds DE MOUTON FRITS. Arrangés et cuits comme les précédents, coupez les pieds en filets de moyenne grosseur; faites-les mariner, puis égoutter; vous aurez fait d'avance une pâte à frire; trempez dedans vos filets, faites-les frire de belle couleur et servez-les avec une garniture de persil frit. *Entrée.*

Pieds DE VEAU A LA POULETTE. Désossés et cuits, coupés par morceaux, on met dans la casserole du beurre saupoudré de farine, on mouille avec du bouillon ou de l'eau, on ajoute du poivre, du sel, un bouquet, des petits oignons, des champignons; on ajoute après la cuisson des jaunes d'œufs pour lier la sauce qu'on aiguise de jus de citron ou d'un filet de vinaigre. *Entrée.*

Pieds DE VEAU AU NATUREL. Nettoyés et blanchis, on les fend pour les désosser; on les fait cuire dans le pot au feu; quand ils sont cuits, on les sert avec une sauce composée de bouillon, de poivre, de sel, de fines herbes et aiguisée de vinaigre. *Entrée.*

Pieds DE VEAU FRITS. Cuits à point après avoir été préparés convenablement, on les coupe par morceaux ou en lames de moyenne grosseur; on les met dans une marinade au vinaigre; on les égoutte; on les trempe dans une pâte animée d'eau-de-vie; on les fait frire et on les sert entourés de persil. *Entrée.*

Pierre A CHAMPIGNON (*Polyporus tuberaster, pietra fungaja* des Italiens). Champignon qui croît en Italie, où l'on en fait une très-grande consommation. Sa racine est une tubérosité volumineuse, analogue à la truffe pour la couleur et la consistance, qui, par la dessication, devient dure comme la pierre tout en restant perméable à l'humidité. Le chapeau est la seule partie du champignon qu'on mange après l'avoir fait cuire dans du lait. Son odeur et sa saveur rappellent celles de notre champignon de couche.

Pierrefonds (Oise). Même propriété et même mode d'emploi que les eaux d'Enghien, dont elles rappellent la composition. Seulement action plus douce. (Dr C. JAMES, *Guide aux Eaux.*)

Pierry (Vin de). Champagne (Marne). Blanc, 1re classe; 13 à 14 degrés. Et rouge, 3e classe; 11 à 12 degrés. *Se sert à l'entremets.*

Pigeon (*Columba*). Oiseau de l'ordre des gallinacés. Les pigeons offrent à l'homme une immense ressource comme aliment. Ils se trouvent abondamment dans toutes les parties du monde et nourrissent des contrées entières pendant une partie de l'année. La chair de toutes les espèces de pigeons est excellente lorsque les sujets sont jeunes; elle est tendre, délicate, parfumée, savoureuse, succulente, stimulante; elle contient beaucoup de principes nutritifs, et elle est fortement azotée.

La chair du pigeon est de facile digestion, et convient aux personnes convalescentes ou affaiblies qui ont besoin d'être restaurées.

Il serait parfaitement inutile et trop long d'entrer ici dans des détails scientifiques sur les nombreuses espèces de pigeons; nous nous bornerons à parler de ceux que l'on consomme journellement dans nos pays, et que l'on désigne sous les noms vulgaires de *pigeon commun* ou de *colombier, pigeon de volières,* et *pigeon ramier* ou bisct. De ces trois sortes de pigeons, c'est le pigeon de volières qui est le plus beau et le meilleur, surtout l'espèce qui nous vient de la Romagne. Parmi les pigeons communs, ceux du pays de Caux, en Normandie, sont aussi estimés qu'ils sont beaux et nombreux.

Les pigeons se mangent pendant presque toute l'année, tant cet animal se complaît dans de fréquentes reproductions; mais on dirait qu'il attend le retour des petits pois pour être dans toute sa bonté, et nous offrir avec eux l'une des meilleures entrées du printemps. Il ne borne pas là sa condescendance, et cet oiseau se prête à faire briller, par une foule de préparations ingénieuses, le talent d'un cuisinier habile. Ainsi, il paraît tantôt à la bourgeoise, à la braise, à la Gobert, à la Gardi, à la Dauphine, à la Fleury, à la hollandaise, à la lune; tantôt à la Stanislas, à la Luxembourg, à la royale, à l'estouffade, à la poêle, à l'impromptu, au basilic, au beurre, au gratin, au jambon, au point du jour, au Parmesan, au salpicon, au soleil, aux câpres, aux tortues, aux navets, au raton, en surprise, en surtout, en taupe, en timbale; glacé, soufflé, mariné, piqué, à la cendre; puis quittant tout à coup cet habit de pénitent, il se fait voir à l'eau-de-vie et même à l'esprit de vin. Quel Protée, va-t-on s'écrier, que cet oiseau à demi-domestique. Mais nous n'avons pas encore parlé de toutes ses métamorphoses; il se sert en potage de plus de dix espèces, en terrines, en tourtes, etc. Enfin, mis à la broche, bardé et enveloppé de feuilles de vigne, c'est un rôti de second ordre sans doute, mais très-admissible même chez les gens du premier rang.

Pigeons A LA CRAPAUDINE. Aplatissez vos pigeons après les avoir fendus par le dos dans le sens de la longueur ; salez-les, poivrez-les, trempez-les dans du beurre tiède et les panez ; puis mettez-les cuire sur le gril et servez-les avec une sauce piquante. *Entrée.* — Voy. *Sauces.*

Pigeons AUX PETITS POIS. Faites revenir vos pigeons dans le beurre avec du petit lard coupé en morceaux ; quand ils sont de belle couleur, mettez une cuillerée de farine ; mouillez ensuite avec du bouillon ; ajoutez un bouquet de persil, puis les pois. Faites cuire à feu doux, et, au moment de servir, mettez un peu de sucre en poudre dans les pois. *Entrée.*

Pigeons AUX POINTES D'ASPERGES. Procédez comme il est dit ci-dessus, seulement au lieu de pois, mettez les pointes d'asperges que vous aurez eu le soin de faire blanchir auparavant. Comme il faut moins de temps à cuire aux asperges qu'aux pigeons ; ne mettez les premières que quand les pigeons sont presque cuits. *Entrée.*

Pigeons EN CHARTREUSE. — Voy. *Chartreuse.*

Pigeons ROTIS. Après avoir vidé, flambé et bridé de beaux pigeons, enveloppez-les dans une feuille de vigne, si la saison le permet, puis d'une barde de lard et mettez-les à la broche. Au bout d'une demi-heure, servez-les sur leur jus. *Rôt.*

Pour servir le pigeon on le partage d'abord par le milieu, dans toute sa longueur, puis chaque moitié se partage de façon à laisser une portion du filet avec chaque cuisse.

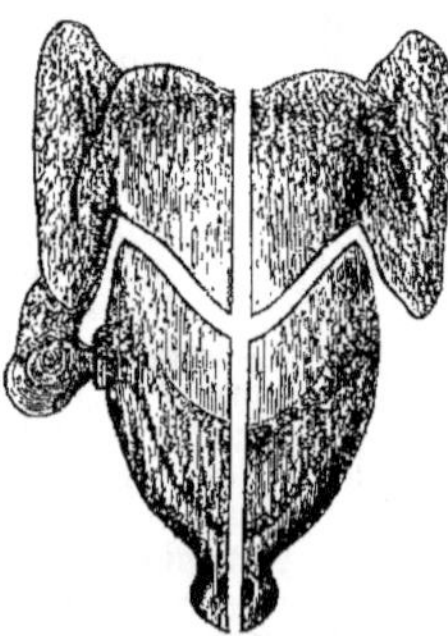

Ce n'est que rôtis ou grillés que l'on peut donner des pigeons à des convalescents ; ils doivent s'abstenir des pigeons en ragoût ; ces derniers ne se mangent qu'en état de santé.

Pigeons (Sauté de). — Voy. *Sauté.*

Pigeons EN COMPOTE. Après avoir fait revenir dans le beurre, des petits morceaux de lard, dont vous aurez enlevé la couenne et autres parties dures, retirez-les et les remplacez par les pigeons que vous faites, à leur tour,

revenir de belle couleur. Saupoudrez ensuite les pigeons de farine, mouillez-les avec de bon bouillon, remettez ensuite le lard, et ajoutez un bouquet et des champignons. Quand les pigeons sont au trois quarts cuits, mettez des petits oignons que vous aurez fait revenir à part dans du beurre et que vous aurez légèrement saupoudrés de sucre pendant l'opération ; puis enfin, quand tout est cuit, retirez le bouquet, dégraissez, et servez avec une garniture de croûtons frits. *Entrée.*

Pigeonneau. Nom que l'on donne aux jeunes pigeons.

Pignésie. Nom d'une espèce de nougat blanc que l'on fait avec l'amande des pommes de pin et le miel de Narbonne.

Pignons DOUX (*Pinus pinea*), fruits du pin cultivé dont les amandes sont fort nourrissantes ; on les confit avec du sucre ou on les mélange avec des confitures ; leur usage convient aux phthisiques et aux personnes affectées de coliques néphrétiques ; toutefois, les estomacs faibles doivent s'en abstenir ; on retire de ces amandes une huile qui est aussi douce que celle de noisette, mais qui en vieillissant acquiert des propriétés toniques.

Pilau. Nom donné au riz gonflé par suite de son ébullition dans du bouillon gras ou maigre ; roussi dans du beurre et mélangé à des épices, il constitue le riz à la turque.

Prenez une mesure de riz que vous lavez bien à l'eau tiède et trois mesures de bon bouillon ; vous mettez le tout dans un vase, qui ferme hermétiquement, sur un feu bien ardent ; lorsqu'il commence à bouillir vous délayez, dans une soucoupe ou dans une tasse, un peu de safran du Gâtinais avec du bouillon et vous le versez dans le vase ; vous faites ensuite bouillir à gros bouillon, tenant toujours le vase exactement clos ; le riz crève, se durcit et le tout prend de la consistance, alors vous le dépotez et le servez sur un plat en pyramide. Cette opération bien conduite dure une heure ou une heure et demie. *Entrée.*

Pour faire le pilau au maigre tel que les Turcs le mangent habituellement, on mesure de même une partie de riz et trois parties d'eau, où l'on a fait fondre un peu de sel ; on mène le tout à gros bouillons dans un vase bien clos, sur un feu très-ardent ; lorsque le riz est crevé et cuit, on y fait des trous avec le manche d'une cuiller de bois et l'on introduit dans ces trous de bon beurre frais ou roussi dans la poêle ; le beurre pénètre bien et lui sert d'assaisonnement ; on dégraisse et l'on sert le pilau sur un plat. Les Turcs, en guise de beurre se servent de moutague.

Le Pilau est très-nourrissant et excitant par l'addition du safran. — Voy. *Riz.*

Piment ANNUEL (*Capsicum annuum*, L.). Le fruit de cette plante et toutes les parties qui la composent sont âcres et irritantes. Le fruit est surtout employé comme condiment ; les tempéraments nerveux, les estomacs facilement irritables ou malades, les personnes échauffées, doivent s'en abstenir. Les Indiens emploient en décoction certaines espèces de piment plus âcres que les capsicum dont ils font des bouillons nommés, par les Portugais, *caldodi pimento*.

Suivant l'analyse de M. Braconnot, le piment contient : une farine féculente, de l'huile âcre, une matière cireuse unie à un principe colorant, une matière gommeuse, une matière animalisée, du citrate de potasse, de l'azote et du phosphate de potasse.

On le récolte en juillet et août. Variétés : *long, corail, gros, cerise, jaune*.

Le piment employé par une main habile, communique aux mets un goût très-distingué.

Pimprenelle (*Poterium sanguisorba*, L.). Plante vivace de la monœcie polyandrie et de la famille des rosacées-dryadées employée dans les assaisonnements, et très-souvent dans la salade. Elle est tonique, rafraîchissante, aromatique et active la digestion. Il y en a deux variétés, *grande* et *petite*.

Pintade ou PEINTADE (*Meleagris numida*, L., *numida mitrata*, Lath.). Gallinacé dont la chair, lorsqu'elle est tendre, est délicate et délicieuse ; elle ressemble à celle du poulet et se digère aussi facilement. Les pintades sauvages sont plus estimées que les précédentes, en raison de leur chair qui, dit-on, est plus fine. Les œufs de la pintade sont les plus recherchés après ceux de la poule.

La pintade s'apprête à la manière du faisan.

Les pintades, inséparables du souvenir de Clarisse Harlowe, sont originaires d'Afrique ; elles étaient connues des Romains. Elles sont communes en France, mais leur naturel querelleur et vif les rend insociables et les fait avec raison regarder comme le fléau des basses-cours.

La pintade ressemble assez pour la figure et la grosseur à nos poules domestiques ; elle est susceptible de se charger d'une assez grande abondance de graisse ; sa chair est blanche, délicate et d'un goût fin. Les pintadeaux domestiques passent pour être un très-bon manger ; mais les connaisseurs préfèrent la chair des pintadeaux sauvages, qui, en effet, est exquise ; il est à croire pourtant qu'une bonne poularde du Mans soutient avec avantage la comparaison.

Les pintadeaux se servent à la broche piqués ou bardés. Les pintades lorsqu'elles sont jeunes et tendres peuvent également se manger rôties. Une pintade en daube est un plat très-distingué. On peut en général les traiter comme les poulardes.

Piquette. Boisson résultant de la macération du marc de raisin dans de l'eau pendant plusieurs jours et de la fermentation qui s'y manifeste ; l'eau doit être versée progressivement sur le marc, sans quoi les principes alcooliques et mucilagineux seraient trop étendus et la fermentation vineuse serait empêchée.

Pissenlit (*Taraxacum*). Plante dont les feuilles amères et pleines de suc laiteux sont recherchées pour être mangées en salade. Elle est tonique, rafraîchissante, diurétique et laxative. On emploie souvent à la campagne la décoction de pissenlit pour guérir la jaunisse ou ictère.

La culture a sur le pissenlit l'avantage d'en attendrir les feuilles naturellement coriaces quand elles ont acquis tout leur développement, et cette plante peut prendre place à côté de la chicorée sauvage. — Voy. *Salade*.

Pistache. C'est le fruit du pistachier. — Voy. *ces mots*.

Pistachier (*Pistacia*). Genre de la diœcie pentandrie et de la famille des anacardiacés. Parmi les espèces de ce genre, nous signalerons le *pistachier franc* (*pistacia vera*), grand arbrisseau originaire de Syrie et naturalisé dans toutes les régions voisines de la Méditerranée. Ses fruits, connus sous le nom de *pistaches*, renferment une amande huileuse, d'arome et de saveur extrêmement agréables, de couleur vert tendre ; cette amande est nourrissante, adoucissante et sert en médecine à la préparation d'émulsions adoucissantes ; on la mange au naturel et on l'emploie dans une foule de compositions gastronomiques. Il faut choisir les pistaches bien mûres, d'un beau vert, nouvellement cueillies et bien pleines.

Les pistaches jouent un assez grand rôle dans la cuisine, dans l'office, chez les pâtissiers, mais surtout chez les confiseurs ; on en fait pour entremets des crèmes, soit naturelles, soit grillées, très-apparentes et d'un excellent goût. Les officiers font de très-bonnes glaces à la crème, aux pistaches, qu'on achève de colorer avec du suc dépuré d'épinards ; les pâtissiers en tirent un grand parti et les font entrer dans les masse-pains, les meringues et dans plusieurs pâtisseries légères : ils font même des gâteaux de pistaches. Mais c'est surtout, comme nous l'avons dit, dans le laboratoire des confiseurs que ce fruit se reproduit sous mille formes différentes : pistaches en dragées, diablotins aux pistaches, pistaches à la fleur d'orange, en olives, en surtout, filées à la portugaise, etc. ; on fait aussi un lait de pistaches, qu'on peut servir sous un beau fromage à la crème ; enfin, dans les pays où ce fruit abonde, on en prépare une espèce d'orgeat d'un goût extrêmement distingué.

Outre la propriété nutritive des pistaches, elles passent encore pour avoir celle d'augmenter les sécrétions séminale et laiteuse.

Ces amandes si délicieuses et si recherchées ont pourtant un inconvénient, c'est celui d'être indigestes. Au grand déplaisir des amateurs et quelquefois des personnes dont l'estomac est délicat et faible, il faut, dans le premier cas, en manger modérément, même avec un bon estomac ; et, dans le second cas, n'en pas manger du tout, sous peine d'indispositions fâcheuses.

Pithiviers. Ses mauviettes et ses pâtés sont célèbres.

Pitoy (Vin de la côte de), Bourgogne (Yonne). Rouge, 2e classe; 15 à 16 degrés.

Plie (*Platessa*). Genre de poissons osseux de l'ordre des malacoptérygiens subbrachiens et de la famille des pleuronectes ou poissons plats. Ces espèces se trouvent principalement dans les mers d'Europe.

Parmi les espèces nous désignerons la *plie franche* ou *carrelet*, la *limande*, la *plie large*, le *flet* ou *picaud*, la *pole*, etc. — Voy. ces articles.

Plombières (Vosges). Eaux très-faiblement salines qu'on emploie à peine loin de la source. Utiles pour certaines susceptibilités nerveuses de l'estomac, à la dose de deux verres le matin. (Dr C. James, *Guide aux eaux*.)

Plombières. On donne ce nom à des fromages glacés, auxquels on ajoute des morceaux de fruits confits, tels que cédrats, chinois, etc.

Plongeon (*Colymbus*). Genre d'oiseau de l'ordre des palmipèdes et de la famille des plongeurs ou brachyptères. Cette famille doit son nom à l'habitude qu'ont les oiseaux qui en font partie de plonger pour suivre leur proie.

Ces oiseaux, dont la chair coriace a une odeur huileuse assez désagréable, est de difficile digestion; il s'apprête comme les albrans et autres oiseaux aquatiques; ils sont rangés parmi les aliments maigres des jours d'abstinence. Il est inutile de dire que cet aliment ne convient qu'aux estomacs robustes.

Plum-cake. Excellent petit gâteau en caisse fait de fleur de farine, de raisin de Corinthe et de raisin de Malaga.

Plum-pudding. Hachez bien menu deux livres de moelle ou de graisse de rognon de bœuf; mettez-le dans un vase de capacité suffisante; ajoutez 750 grammes de raisin de caisse bien épépiné, autant de raisin de Corinthe soigneusement épluché, trois livres de mie de pain passée à la passoire; mêlez bien et continuez avec un bon verre de vin de Malaga, deux petits verres d'eau-de-vie vieille de Cognac, la moitié d'un zeste de citron haché menu, un cédrat confit et coupé en petits dés, une poignée de farine de seigle, du sel et huit œufs entiers; maniez bien le tout avec les mains en y ajoutant du lait, une suffisante quantité pour former une pâte liquide un peu compacte; farinez un linge de toile neuve ou une serviette; posez ce linge dans une passoire ou tout autre vase pouvant servir de moule au plum-pudding; rassemblez les bords du linge; liez-les solidement sans trop serrer la pâte, mettez le tout dans une grande marmite pleine d'eau en ébullition, et laissez cuire doucement pendant au moins six à sept heures, en ayant soin de retourner le plum-pudding d'heure en heure, de ne couvrir la marmite qu'à moitié et d'ajouter de temps en temps une quantité d'eau bouillante suffisante pour que la marmite soit toujours pleine.

Un peu avant que le plum-pudding soit cuit; faites une sauce ainsi composée: vous mettrez dans une casserole 125 grammes de beurre fin, une pincée de zeste de citron, l'écorce d'un cédrat haché, une pincée de farine, une cuillerée à bouche de sucre en poudre, un peu de sel et du vin de Malaga; faites cuire votre sauce.

Au moment de servir, égouttez votre plum-pudding; débarrassez-le du linge qui l'enveloppe; posez-le sur un plat; glacez-le, versez dessus la sauce et ayez soin que le tout soit servi bouillant.

On peut, si l'on veut, faire cuire le plum-pudding au four dans une casserole beurrée. *Entremets*.

Ce mets excellent et de rigueur sur toutes les tables anglaises les jours de gala, est lourd et de difficile digestion pour les estomacs qui ne sont pas robustes. Les convalescents, les personnes dont l'estomac est faible et délicat, les vieillards, etc., doivent s'abstenir d'en manger.

Plumb-pudding. Il y a des *puddings* de toutes sortes; le plus usité est celui-ci:

— Pudding (*Indian*). On prend un demi-kilog. de raisins secs, dont on ôte les pépins, une demi-douzaine d'œufs, un demi-verre de rhum ou d'eau-de-vie, cent vingt-cinq grammes de moelle de bœuf en morceaux, un demi-kilog. de fleur de farine ou de maïs, soixante grammes de sucre ou de belle cassonade, deux verres de lait, du zeste de citron et de la muscade râpée; on donne consistance avec de la mie de pain trempée dans du lait; on enveloppe le tout dans un linge bien ficelé qu'on met dans un chaudron rempli d'eau bouillante, et l'on fait bouillir pendant quatre heures en le retournant plusieurs fois sens dessus dessous. La cuisson le raffermit; on le développe et l'on sert très-chaud. On le coupe par tranches que l'on arrose de rhum ou d'eau-de-vie que l'on allume.

Viennent ensuite les autres puddings.

— Pudding (*Apples*). On ajoute des pommes hachées bien finement, et la farine de froment doit être exclusivement employée.

— Pudding (*Bread*). Composé de pain haché bien fin, d'œuf, de lait, de cannelle, de clous de girofle, épices, accompagné d'un peu de beurre, mis dans un plat et cuit sous le four de campagne.

— Pudding (*Coheat*). Composé de pain de froment délayé avec du lait et des œufs, un peu de sucre et de cannelle.

Spoon milk, fait de farine de maïs mise dans de l'eau qu'on fait seulement bouillir et qu'on mange avec du lait.

— Pudding (*Eggs*). On prend des jaunes d'œufs qu'on mêle avec du sucre et qu'on délaye bien ensemble; on en fait de même du blanc avec du lait et de la farine. Quand tout est bien battu, on le mêle et le bat de nouveau; on met le tout, dans une bâtissoire, au four de campagne.

Les Puddings sont très-nourrissants, échauffants et excitants quand on y met du rhum ; la
digestion en est difficile, et les estomacs débiles doivent s'abstenir d'en manger.

— PUDDING (*Rici*). On remplace la mie de
pain trempée dans du lait, par du riz, et l'on
sert avec une sauce de beurre fondu avec de
la mélasse au lieu de rhum ou d'eau-de-vie.

Pluvier (*Charadrius*). — Genre d'oiseaux
de l'ordre des échassiers et de la famille
des charadridées, tribu des pressirostres.

Pluviers PROPREMENT DITS. — Ces espèces, qui diffèrent beaucoup des espèces *armées*
ou de celles à *lambeaux*, vont seules nous occuper ici.

Bien qu'il y ait des pluviers sur les rivages
de toutes les parties du globe, il n'y en a que
sept espèces qui habitent l'Europe, soit constamment, soit momentanément, aux époques
de leur émigration dans cette contrée ; ce sont :

1º Le PLUVIER DORÉ (*Charadrius pluvialis*),
que l'on trouve en Europe, en Asie et dans
le nord de l'Afrique. En France, il n'est que
de passage ; il passe pour être sédentaire en
Angleterre.

2º Le PLUVIER GUIGNARD (*Charadrius mori-
nellus*), qui réside dans les parties septentrionales de l'Europe et de l'Asie ; il séjourne pendant l'hiver dans l'Europe centrale, et n'est
que de passage en France.

3º Le PLUVIER SOLITAIRE (*Charadrius asia-
ticus*) habite la mer Caspienne, la Tartarie, le
cap de Bonne-Espérance. On en a tué dans les
environs d'Odessa.

4º Le GRAND PLUVIER A COLLIER (*Charadrius hiaticula*), qui habite l'Europe et la partie
septentrionale de l'Afrique. On le trouve communément en France.

5º Le PETIT PLUVIER A COLLIER (*Charadrius minor*), que l'on trouve en Sibérie et
dans la partie septentrionale de l'Europe. Il
est abondant en Allemagne ; il n'est que de
passage en France.

6º LE PLUVIER A COLLIER INTERROMPU
(*Charadrius cantianus*), très-commun en France,
en Angleterre, en Hollande et dans le nord de
l'Allemagne. On le trouve aussi en Sibérie.

7º LE PLUVIER A PLASTRON ROUX (*Charadrius pyrrhothorax*), que l'on trouve dans les
régions chaudes de l'Asie, jusque dans l'archipel des Indes. On a tué un pluvier de cette
espèce aux environs de Saint-Pétersbourg.

Le groupe des pluviers proprement dits renferme encore plusieurs variétés étrangères que
nous passerons sous silence.

La plupart des pluviers ont la chair très-
délicate, mais c'est surtout celle du pluvier
doré, quand il est gras, qui est la plus recherchée. Cette alimentation est légère, peu
nourrissante et de facile digestion ; elle est,
comme tout gibier, un peu stimulante, et ne
convient que dans les convalescences très-
avancées, à la suite d'affections inflammatoires ;
il faut s'en abstenir complétement.

Les œufs de pluvier, quoique moins bons
que ceux de vanneau, s'emploient aux mêmes
usages culinaires.

Le pluvier a plus d'un titre à la reconnaissance des gourmands. En effet, outre son excellence et sa distinction, il a encore le précieux avantage d'exciter l'appétit et de ne point
fatiguer l'estomac. Que *l'art* donc lui soit léger !...

Le pluvier doré (excellent lorsqu'il gèle et
qu'il fait sa résidence ordinaire près des étangs,
des rivières et dans tous les lieux humides)
se mange à la poêle, au gratin, à la braise et
à la broche ; c'est de cette dernière façon qu'il
est préférable, surtout lorsque, joignant la jeunesse à la tendreté, il promet de bien figurer
dans un salmis.

Pluviers AU GRATIN. Videz et flambez vos
pluviers et remplissez-les avec une farce faite
comme pour les *pluviers en entrée de broche*,
mettez sur le fond d'un plat d'entrée de la
farce au gratin ; placez sur cette farce vos pluviers ; couvrez les estomacs avec des bardes
de lard ; mettez-les cuire, feu modéré dessous,
feu plus ardent dessus ; lorsque les oiseaux
sont cuits, dégraissez-les et servez-les masqués
avec une sauce italienne rousse. *Entrée.*

Pluviers AUX TRUFFES. Flambez, videz, etc., de beaux pluviers dorés ; mettez-les
dans une casserole avec de belles truffes pelées
qu'on laissera entières ; ajoutez un bouquet
garni, un peu de basilic, sel et poivre ; quand
vous aurez fait tout revenir dans le beurre,
mouillez avec du vin de Champagne et de l'espagnole réduite et laissez cuire vos pluviers ;
lorsqu'ils sont cuits, dégraissez les pluviers et
les mettez ainsi que les truffes dans une autre
casserole ; passez la sauce à l'étamine ; faites-
la réduire ; puis dressez vos pluviers ; mettez
dessus vos truffes disposées en rocher et versez votre sauce après l'avoir acidulée avec du
jus de citron. *Entrée.*

Pluviers BRAISÉS. Vos pluviers plumés,
vidés, etc. ; mettez-les cuire dans une bonne
braise à laquelle vous ajouterez du coulis ;
après qu'ils seront suffisamment cuits, dégraissez la sauce, passez-la au tamis, et servez
vos oiseaux dessus. *Entrée.*

Pluviers RÔTIS. Ne les videz pas ; bardez-
les et les enveloppez de papier beurré ; mettez-
les à la broche avec des rôties de pain dessous,
dans la lèche-frite, et servez-les sur ces mêmes
rôties. *Rôt.*

Pluviers RÔTIS POUR ENTRÉE DE BROCHE.
Ayez de beaux pluviers dorés, jeunes et bien
gras ; faites une farce avec leurs intestins, du
lard râpé, persil et échalotes, sel et poivre ;
garnissez avec cette farce l'intérieur de vos
pluviers ; enveloppez-les dans des bardes de
lard et des feuilles de papier beurré et mettez-
les à la broche ; quand ils sont cuits, enlevez
le lard et le papier ; dressez-les sur un plat et
versez dessus un ragoût aux truffes. *Entrée.*

Poire. C'est le fruit du poirier. — Voy.

Calendrier, Poirier et le nom de chaque poire.

Les poires sont peut-être le fruit dont il arrive à Paris un plus grand nombre d'espèces; nous ne nous attacherons pas à les décrire. Les plus estimées, parmi celles qui se mangent crues, sont celles de doyenné, de beurré, de Crassanne et de Saint-Germain. On peut nommer ensuite celles de bon chrétien d'été et d'hiver, de rousselet, de bergamote, de Messire Jean et de virgouleuse. Les poires de Martin-Sec ne sont guère bonnes que cuites, et celles de Catillard ne se mangent jamais autrement; on les cuit au four, et il s'en fait à Paris, pendant tout l'hiver, une prodigieuse consommation. Les poires à couteau, surtout celles qui sont fondantes, sont un manger délicieux; et lorsqu'elles sont très-grosses, elles forment une assiette de dessert très-apparente et toujours fort chère à Paris. A l'exception des poires fondantes, on fait des compotes avec toutes les espèces de ce fruit; et un officier, pour peu qu'il soit versé dans la connaissance de son art, varie ces compotes à l'infini. On fait aussi, dans plusieurs pays, sécher les poires au four, et elles nous arrivent dans cet état sous le nom de poires tapées qu'on peut manger ainsi, ou dont au besoin on peut faire des compotes : dans ce genre, les poires de rousselet de Reims sont les plus estimées et très-supérieures à toutes les autres espèces de poires desséchées.

Les confiseurs tirent aussi un assez grand parti de ce fruit. Ils en préparent une marmelade assez estimée; ils en font des pâtes; ils les confisent au sec, et les mettent à l'eau-de-vie. Ces deux espèces de préparations sont celles qui ont le plus de débit; l'on n'y emploie guère que la poire de rousselet. Ils font aussi de la gelée de poire, mais elle est de peu d'usage.

Poire DE CURÉ. Poire fondante un peu musquée, d'une belle forme allongée et d'une coloration rosée très-agréable. Cette excellente poire se mange vers janvier; il faut l'attendre, mais elle n'attend pas; quand elle commence à blétir, sa pulpe est exactement celle de la banane; on l'appelle aussi *belle de Berry*. *Dessert*.

Poiré. Liqueur vineuse qu'on obtient par la fermentation du suc des poires. Les fruits les plus acides sont ceux qui fournissent le meilleur suc pour le poiré, dont la saveur est fort agréable.

Cette boisson, plus capiteuse que le cidre, est claire, limpide, agréable et a l'aspect du vin blanc; elle donne souvent des aigreurs, irrite les tempéraments nerveux et ne convient pas non plus aux constitutions éminemment pléthoriques. Il faut, dans tous les cas, en user avec modération.

Soumise à la distillation, le poiré donne une eau-de-vie préférable et plus abondante que celle que l'on obtient du cidre; on en retire aussi du vinaigre.

La première qualité ressemble au petit vin blanc de l'Anjou; elle provient des environs d'Alençon et d'Argenton. — La seconde qualité de Pont-Lévêque et d'Ecouché; les plus mauvais sont ceux des Ardennes et de Brie.

Le poiré contient 7,26 d'alcool.

Poireau ou **Porcau** (*Allium schœnoprasum, allium porrum*). Nom donné à une espèce du genre *ail*, et que l'on n'emploie guère que comme assaisonnement dans nos potages.

Le poireau cru est un peu stimulant; cuit, il est adoucissant.

On le récolte au mois de juin pour les semis d'automne, et en septembre pour ceux du printemps. — Voy. *Carotte*.

Poirée (*Beta vulgaris*). Nom vulgaire d'une espèce du genre bette. — Voy. *ce mot*.

Poirée A CARDES (*Beta vulgaris*). Se récolte au printemps. Il y a des variétés blanches, rouges et jaunes.

Poirée BLONDE (*Beta vulgaris*). La poirée se mange comme les épinards; sa saveur est douce et a besoin d'être un peu relevée.

Poirier (*Pyrus*). Genre de l'icosandrie pentagynie et de la famille des rosacées, tribu des pomacées. Les poiriers proprement dits sont des arbres et des arbrisseaux des régions tempérées de l'ancien continent. Parmi les espèces, nous signalerons comme la plus importante le *poirier commun* (*pyrus communis*), qui croît spontanément dans presque toutes les forêts d'une grande partie de l'Europe; ses fruits, petits et âpres, ont été modifiés avantageusement par la culture, et aujourd'hui nous possédons un nombre considérable de variétés que l'on divise en poiriers bons à manger et poiriers à cidre.

On subdivise les premiers ou plutôt leurs fruits en poires *fondantes* et poires *croquantes* ou *cassantes*.

Parmi les poires fondantes, nous citerons les suivantes : les *beurrés*, tels sont, le beurré royal, le beurré gris, le beurré d'Angleterre, le beurré d'Aremberg, etc. Les *doyennés*, tels que le doyenné roux, le doyenné d'hiver, etc. Les bergamotes, comme la bergamote-crassane, la bergamote d'Angleterre, la bergamote d'automne, etc. La *virgouleuse*, la *Saint-Germain*, la *sucré-vert*, les *Colmar* et *passe-Colmar*, etc.

Nous classerons, parmi les poires cassantes ou croquantes, les plus estimées, les *bons chrétiens*, comme le bon chrétien d'été, celui d'hiver, le bon chrétien d'Espagne, le bon chrétien d'Auch, le bon chrétien turc, etc. Le *Messire Jean*; les *oranges d'été*, d'automne, d'hiver; le *catillac*, la *poire d'une livre*, etc.

Il y a ensuite toutes les variétés de poires à cidre sur lesquelles nous ne nous étendrons pas.

Parmi les poires de table, on nomme *poires précoces* celles qui sont mûres au commencement de l'été; *poires d'été*, celles qui le son en août, septembre et au commencement d'oc tobre ; *poires d'automne*, celles qui succèdent à ces dernières ; et, enfin, *poires d'hiver*, celles qui, cueillies non mûres, en novembre, achèvent leur maturité hors de l'arbre et ne l'atteignent que vers les mois de décembre, janvier, février, mars, et quelquefois même d'avril.

Au nombre des *poires dites à couteau*, il en est que l'on ne mange que crues, il en est d'autres qu'il ne faut manger que cuites ; avec ces dernières on fait d'excellentes compotes, les *poires tapées* et toutes sortes de confitures. Enfin, plusieurs variétés se mangent à volonté, cuites ou crues, selon leur degré de maturité.

Avec les poires à cidre, on fait le *poiré*, boisson fermentée bien connue et très-agréable ; sa consommation est cependant moindre que celle du cidre qui est généralement plus recherché que le poiré. Les poires qui servent à faire le poiré sont tout à fait impropres à être mangées par suite de leur excessive âpreté.

Les poires fondantes constituent un aliment sain, agréable, légèrement nourrissant ; elles rafraîchissent et se digèrent généralement bien lorsque l'estomac est dans son état normal.

Parmi les poires cassantes, il en est qui, comme le bon chrétien, le rousselet, le Messire Jean, etc., peuvent être mangées crues ou cuites ; elles sont de moins facile digestion que les précédentes et un peu astringentes. Lorsqu'on n'est pas en état parfait de santé, il faut les manger, de préférence, cuites, et ne le faire qu'avec modération.

Quant aux poires cassantes dont la chair est sèche, dure, pierreuse, acerbe, il ne faut les manger que cuites ; elles sont très-astringentes et fatiguent l'estomac. Il ne faut pas en manger avec excès, même en état de santé. (Voy. les mots *compote, conserve, confiture, marmelade, raisiné*, etc. — Voy. *Calendrier*.

Pois (*Pisum*). Genre de la diadelphie décandrie et de la famille des légumineuses, tribu des papilionacées. Ce sont des plantes herbacées, annuelles, dont l'origine est inconnue et dont quelques espèces sont cultivées comme plantes potagères et fourragères.

Parmi les espèces connues qui font partie de ce genre, nous citerons le *pois cultivé* (*pisum sativum*), dont on possède de très-nombreuses variétés que l'on rapporte à cinq races.

PREMIÈRE RACE. — Le *pois cultivé sucré*, (*pisum sativum saccharatum*), qui fournit le pois *Michaux* dont on distingue les variétés suivantes : le *pois de Marly*, le *dominé*, le *pois géant*, le *sans-pareil*, toutes sous-variétés précoces, très-estimées et désignées vulgairement sous les noms de *petits pois, pois à ramer*, etc.

DEUXIÈME RACE. — Le *pois cultivé à gros fruit* (*pisum sativum macrocarpum*), qui renferme les sous-variétés dont les noms vulgaires sont : *pois goulus, pois mange tout, pois sans parchemin*, etc., dont les graines volumineuses sont comestibles, mais peu recherchées.

TROISIÈME RACE. — Le *pois cultivé à bouquet* (*pisum sativum umbellatum*), remarquable par ses grosses graines brunâtres.

QUATRIÈME RACE. — Le *pois cultivé carré* (*pisum sativum quadratum*), qui devient polyèdre par suite de ce que ses graines sont extrêmement serrées dans leur gousse et perdent ainsi la forme sphérique. Les variétés tardives, mais estimées de cette race, sont : le *pois de Clamart* ou le *carré fin*, le *carré blanc* et le *carré à œil noir*.

CINQUIÈME RACE. — Le *pois nain cultivé* (*pisum sativum humile*), vulgairement *pois nain*, à gousse petite, à graines rapprochées et rondes et dont les variétés sont : le *pois nain hâtif*, les *nains verts*, le *gros nain sucré*, le *nain de Hollande*.

Le pois cultivé se mange frais et vert ; on le mange aussi sec pendant l'hiver.

Le pois vert est peu nourrissant ; et n'est pas de très-facile digestion pour les estomacs délicats ; comme tous les farineux, il détermine des flatuosités et des aigreurs ; il faut se garder d'en manger avec excès, surtout quand règne le choléra, parce que cette alimentation favorise singulièrement son invasion chez les individus ; au reste, il faut en manger modérément en tout temps. Les pois ne conviennent pas aux convalescents.

Les pois secs ont les mêmes inconvénients, mais à un degré supérieur que les pois verts ; ils sont un peu plus nourrissants. Les pois que l'on mange avec leurs gousses sont encore beaucoup plus indigestes.

Pois A L'ANGLAISE (Petits). Faites chauffer de l'eau dans une casserole ; salez cette eau ; quand elle bout, jetez-y vos petits pois ; ajoutez un peu de tanaisie et laissez cuire vos petits pois. Quand ils sont cuits, égouttez-les ; mettez dans un plat un bon morceau de beurre fin, versez par-dessus vos pois, passez sur les pois un peu de tanaisie hachée menu et versez très-chaud. On sert, à proximité de cet entremets, du sucre en poudre pour les personnes qui désirent en ajouter. *Entremets*.

Pois A LA PARISIENNE (Petits). Ayez des petits pois écossés, bien fins et bien frais ; lavez-les et les mettez dans une casserole avec un fort morceau de bon beurre, un peu d'eau, un peu de sel, du sucre à volonté ; un bouquet de persil et quelques petits oignons nouveaux. Faites cuire à feu modéré pendant une demi-heure ; la cuisson opérée, retirez le persil et les petits oignons, prenez un morceau d'excellent beurre, maniez-le de farine et liez avec ce beurre vos petits pois que vous servez à l'*entremets*.

Pois AU LARD OU AU JAMBON. Passez, dans un roux léger, du petit lard coupé en morceaux ou du jambon coupé en tranches carrées ; quand le lard est bien revenu, mouillez avec du bouillon, jetez dedans vos pois ; ajoutez un bouquet de persil et de ciboules, sel et poivre, et faites cuire à feu modéré. *Entremets*.

On peut, avec ce mets, garnir des gros plats de relevé, si l'on y ajoute des riz de veau braisés, des pigeonneaux étuvés, des cailles rôties, etc.

Servez-vous-en encore pour litière de quelque plat d'entrée, etc. Servez ce mets seul si vous voulez.

Il serait impossible d'énumérer les diverses préparations qu'on fait subir aux petits pois. On les sert à la crème, à la demi-bourgeoise, à la flamande, à la Rambouillet, au lard; on en fait des potages au gras et au maigre, des purées vertes, variées à l'infini. On les met sous des tendrons de veau, sous des abatis de volaille, sous des pigeonneaux, sous des petites côtelettes parées, sous des pieds de mouton; on les mêle avec des fricassées de poulet, des palais de bœuf, des oreilles de veau, etc.; enfin il n'est point d'animal sur la terre ou dans les cieux qui ne se tienne honoré de leur alliance, et le tout pour la satisfaction de notre vorace appétit.

Pois CHICHE. C'est le *cicer arietinum*.

Pois CHICHE-GARVANCHE (*Cicer arietinum*). Cette espèce, très-cultivée dans le Midi, est un fruit sec excellent, qui renfle beaucoup, est très-farineux, et qui demande une certaine habitude pour arriver à une parfaite cuisson.

On le récolte à la fin d'août.

Pois ROUGE. On nomme ainsi le haricot sphérique.

Poissons (*Pisces*). Grande classe d'animaux vertébrés, à peau nue ou écailleuse, pourvus de nageoires ou organes de locomotion; à circulation branchiale complète, à respiration incomplète; ayant un cœur à un seul ventricule, le sang rouge et froid; ils n'ont point de voix ni d'organes vocaux. Un grand nombre d'entre eux ont dans l'abdomen une vessie remplie d'air, susceptible d'être comprimée ou dilatée, et nommée *vessie natatoire;* cette vessie leur sert à s'enfoncer dans l'eau ou à remonter à sa surface. Les poissons pondent des œufs sans coquille et qui sont le plus ordinairement fécondés après leur sortie du corps de la femelle; ce sont les poissons *ovipares*. Il en est d'autres dont les œufs sont fécondés et éclosent dans l'intérieur de la femelle; ces derniers sont *ovovivipares*. Ils sont d'une prodigieuse fécondité; dans une morue on a compté plus d'un million d'œufs; dans une tanche, plus de quatre cent mille; dans un hareng, cinquante mille, etc. Les poissons se meuvent avec une extrême rapidité; un saumon, en effet, peut parcourir huit ou dix lieues à l'heure. Ils ne manifestent que très-peu de sensibilité et ne sont guère mus que par des instincts qui règlent leurs actes, leurs migrations, etc. Leur nourriture se compose de poissons plus petits qu'eux et d'autres animaux aquatiques.

On divise les poissons en *poissons cartilagineux*, comme les lamproies, les raies, les esturgeons, etc., etc.; et en *poissons osseux*, tels que les saumons, les truites, les harengs, les carpes, toute la famille des gades, des pleuronectes et des dioscoboles; celles des anguilliformes, les mules ou surmulets, les thons, les maquereaux, etc., etc.

Au point de vue de l'alimentation, qui est celui qui nous occupe ici, on peut partager les poissons en *poissons marins* ou *poissons de mer* et les *poissons d'eau douce*.

Les poissons de mer sont plus sains et plus nourrissants que ceux des eaux douces. Parmi ces derniers, il faut toujours manger ceux des fleuves, des rivières, des eaux rocailleuses très-claires, de préférence à ceux des lacs, des étangs et autres eaux stagnantes ou vaseuses.

La chair des poissons femelles est plus délicate et plus sapide que celle des poissons mâles; cependant ces derniers sont fort recherchés à cause de leur laitance.

Le poisson est légèrement nourrissant, sain, et, à quelques exceptions près, il se digère généralement bien; la chair est stimulante et aphrodisiaque. Leurs œufs, qui le sont encore plus, sont lourds et de difficile digestion, surtout pour les estomacs délicats. — Voy. *Œufs*.

La plupart des poissons que l'on mange habituellement peuvent être donnés à des convalescents.

On mange le poisson rôti, grillé, frit, bouilli. Les poissons salés ne conviennent qu'aux estomacs qui fonctionnent bien, et nullement à des estomacs faibles ou malades, ni à des personnes en état de convalescence.

Poissons. — Voy. *Suprême de volaille*.

Poisson DE SAINT-CHRISTOPHE. — Voy. *Dorée*.

Poisson DE SAINT-MARTIN. — Voy. *Dorée*.

Poisson DE SAINT-PIERRE. — Voy. *Dorée*.

Poitiers (Fromage de) (Vienne). Ces fromages de lait de chèvre ont la saveur particulière de tous ceux fabriqués avec cette espèce de lait et qui rappelle l'odeur même de l'animal. Ils ont l'apparence d'une boule de 4 centimètres de diamètre; la croûte en est blanchâtre et la pâte crémeuse et délicate. Ils se vendent 30 centimes. *Dessert*.

Poivrade. — Voy. *Sauce*.

Poivre (*Piper*). Fruit du poivrier et de la famille des pipéracées. Plante sarmenteuse de Java et de Sumatra. Le poivre commun, ou poivre ordinaire (*piper nigrum* de Linné), est le condiment le plus généralement employé. Associé en petite quantité aux aliments, il en facilite la digestion en stimulant l'estomac. Il convient aux estomacs paresseux et qui doivent leur défaut d'énergie à la vie sédentaire. Les tempéraments chauds, les estomacs irritables, les personnes prédisposées aux affections inflammatoires, doivent s'en abstenir.

D'après l'analyse de Pelletier, le poivre noir du commerce renferme une substance particulière, non alcaline, la *pipériné;* une huile concrète très-âcre qui lui donne ses propriétés; une huile balsamique; une matière colorante gommeuse; une matière extractive; des acides gallique et tartrique; de l'amidon; de la bassorine; du ligneux, et une petite quantité de sels alcalins et tartreux.

Le poivre tient sans contredit le premier rang parmi les épices. On le divise en *poivre blanc* et *poivre noir;* c'est le produit du même arbre, et la différence de leur couleur provient de celle de leur préparation, le poivre blanc n'étant que le noir dépouillé de son écorce, et par cela même moins âcre et moins piquant. On les connaît dans le commerce sous le nom de *poivre de Hollande* et de *poivre d'Angleterre.* Tout le poivre qu'on emploie dans les ragoûts est réduit en poudre impalpable, et est connu sous le nom de poivre fin. Celui que l'on sert sur la table et dont le principal usage est dans les huîtres, la soupe aux choux, les salades, est seulement concassé et s'appelle *mignonnette.* La plus belle est faite avec du poivre blanc. On se sert rarement à Paris du piment ou poivre long, plante âcre, extrêmement chaude, et dont le goût excessivement fort ne saurait plaire qu'à des palais blasés. Ce stimulant est d'un grand usage dans la cuisine anglaise. — Voy. *Stimulant.*

Polenta. Bouillie composée de diverses farines, telles que celles d'orge, de châtaignes ou de maïs. Les Italiens en font un fréquent usage. C'est un aliment assez agréable, mais insuffisant pour soutenir convenablement les forces.—Voy. *Potage.*

Politesse A TABLE. — Voy. *Convive.*

Pomard (Vin de), Bourgogne (Côte-d'Or). Rouge, 2e classe; se sert au 2e service; 15 à 16 degrés.

Les 228 litres, 1844-46, se vendent 450 à 600 fr; 1848-51, 350 à 500 fr.; 2 fr. la bouteille (novembre 1854). — Voy. *Bourgogne.*

Pomme. Fruit du pommier.—Voy. *ce mot.*

On peut regarder les pommes comme un des bienfaits annuels de la Providence dont les avantages se font sentir pendant un plus long temps, puisque ce fruit se conserve pendant huit mois, et même quelquefois davantage. Les pommes que l'on sert crues sur les tables opulentes n'y paraissent guère que comme objet de décoration, et il est rare que l'on attaque ces pyramides de pomme de calville, de reinettes ou d'api, qui forment ordinairement les angles des beaux desserts d'hiver. On choisit, pour former ces assiettes, les pommes les plus grosses et les plus saines; mais c'est surtout lorsqu'elles ont passé par les mains de l'officier, que l'on fait cas à Paris des pommes. Aucun fruit ne fournit autant de sortes de compotes : on y emploie les pommes de rambour, de calville et autres, mais principalement la pomme rainette, suave, agréable et sucrée qui se distingue si éminemment de toutes les autres espèces.

On en fait donc des compotes au sucre, au citron, farcies, grillées, en gelée, pelées, etc., une excellente marmelade, etc. Les compotes grillées au caramel sont, comme on sait, un moyen précieux pour remettre en quelque sorte à neuf une compote qui a déjà paru plusieurs fois, et qu'on n'oserait présenter encore sous la même forme.

Ce n'est pas seulement au dessert que figurent les pommes, elles sont employées fréquemment à l'entremets, où elles paraissent, soit en beignets, soit en charlottes, soit en tourtes, soit au beurre, etc.

Dans les années très-abondantes en pommes, on les fait sécher au four, à un feu très-doux, et elles sont dans cet état livrées au commerce. Il en arrive sous cette forme assez rarement à Paris. A l'époque où l'on ne trouve plus qu'à très-haut prix des pommes fraîches, c'est-à-dire entre Pâques et la Pentecôte, temps où l'on est le plus embarrassé pour composer les desserts, on peut y suppléer au moyen de celles-ci, et en faire d'excellentes compotes. Il suffira de les mettre tremper pendant huit à dix heures dans l'eau tiède, pour les faire gonfler et revenir avant de les mettre sur le fourneau. — Voy. *Calendrier.*

On mange les pommes au naturel quand elles sont à leur point de maturité; les meilleures et les plus recherchées sont, la pomme de calville, celle de reinette, le court-pendu et la pomme d'api. *Entremets.*—Voy. *Calendrier.*

On obtient des reinettes, mais d'elles seules, cette admirable gelée de pomme, qui a suffi pour immortaliser dans l'esprit des friands la capitale de la Normandie et les noms de Cadot-Anquetin et de Bessin. On a souvent essayé, à Paris, de faire de la gelée de pomme à l'instar de celle de Rouen. En employant de très-beau sucre et des pommes choisies avec le plus grand soin, on est parvenu à en fabriquer de très-bonne, mais on n'a pu lui donner ce coup d'œil ravissant, cette limpidité vraiment diaphane qui distingue celle de Rouen. Il faut que cet avantage dépende de quelques circonstances locales telles que la qualité des eaux de la Seine à Rouen, ou de la nature des pommes normandes, dont un long trajet n'a point encore altéré la délicatesse; ce qu'il y a de sûr, c'est que plusieurs habiles confiseurs de Paris se sont occupés de cet objet, et que leurs expériences n'ont jamais obtenu un résultat parfaitement heureux.

On sait avec quel avantage les pommes suppléent en quelques pays aux vignobles : le cidre qu'on en obtient en Normandie peut rivaliser avec plus d'une espèce de vins.

On fait à Clermont en Auvergne, ainsi qu'à Rouen, des pâtes de pommes qui, sans être aussi bonnes que celles d'abricots, trouvent cependant beaucoup d'amateurs. Mêlées avec les poires, on en compose dans plusieurs pays une espèce de raisiné assez estimé.

On prépare pour le rhume une espèce de sucre de pomme qu'on vend en bâtons sous ce nom. Il est adoucissant et très-bon pour calmer la toux. Le meilleur nous vient de Rouen. Mais, en général, la pomme n'entre pour rien dans la plupart des tablettes qu'on vend à Paris sous le nom de suc de pomme; c'est la faute du public qui exige que ces tablettes soient transparentes, et elles ne sauraient l'être avec ce suc. Les véritables sont recouvertes d'une espèce de croûte opaque. Les autres ne sont que des caramels de différents goûts.

Nous ne finirions pas si nous voulions nous étendre sur tous les avantages que la pharmacie, l'économie domestique et la friandise retirent des pommes; ils sont innombrables. Aussi l'on regarde dans plus d'un pays, comme vraiment, calamiteuses, les années où ce fruit manque.

Lorsque les pommes sont cuites, elles acquièrent plus de goût et conviennent à un bien plus grand nombre de personnes. Elles conservent alors leurs qualités nourrissantes et laxatives, mais elles deviennent adoucissantes et beaucoup plus faciles à digérer; et quoiqu'il y ait des gens qui soient encore obligés alors de s'en abstenir, parce qu'elles leur donnent des aigreurs et des vents, ces estomacs difficiles sont en petit nombre, et les médecins permettent assez généralement ce fruit aux convalescents. Elles empêchent quelquefois la digestion du laitage, mais elles ont cela de commun avec beaucoup de fruits.

Pommes AU BEURRE. Pelez et videz, avec le vide-pomme, de belles pommes de reinette, parez-les comme pour une compote; faites-les cuire aux trois-quarts avec du sucre puis égouttez-les. Faites, avec une quantité égale de pommes, une marmelade comme pour une charlotte; versez-la, quand elle est cuite, sur un plat et ajoutez-y une couche de confitures à votre choix; placez, sur cette marmelade, vos pommes que vous emplissez de beurre par le trou fait à chaque pomme par l'emporte-pièce; glacez avec du sucre pulvérisé; mettez-les au four pour leur faire prendre couleur; retirez-les, et les servez, après avoir bouché avec une cerise ou toute autre confiture chaque trou fait avec le coupe-pomme. *Entremets.*

Pommes AU RIZ. Faites cuire dans un sirop de sucre, après les avoir pelées, videes et tournées, de belles pommes de reinette. Faites-cuire, dans du lait, du beau riz en y ajoutant un peu de sel, du sucre et du zeste de citron vert. Votre riz bien crevé et un peu compacte, ôtez le zeste de citron, versez le riz sur un plat; placez vos pommes sur le riz, et mettez le tout au four pour faire prendre couleur. *Entremets.*

Pommes (Charlotte de). Pelez une dizaine, plus ou moins de belles pommes de reinette, supprimez-en tout l'intérieur et les coupez en tranches très-minces. Prenez un poêlon d'office, mettez dedans vos pommes émincées, une suffisante quantité de sucre en poudre, un peu de zeste de citron, un peu de cannelle et une petite quantité d'eau. Faites cuire, en les remuant de temps en temps, vos pommes sur un feu assez vif, ajoutez-y morceau d'excellent beurre; puis retirez la cannelle et le zeste de citron.

Ayez un moule ou une casserole de grandeur convenable, garnissez-en tout l'intérieur de tranches de mie de pain trempées dans de bon beurre et placées un peu les unes sur les autres; quand cette opération est faite, versez dans la cavité, votre marmelade; ajoutez-y, si vous voulez une confiture quelconque, cerises, groseilles, abricots, etc.; couvrez le tout avec d'autres lames de pain également trempées dans le beurre; remettez votre charlotte sur le feu, prenez garde qu'elle ne brûle; mettez-la ensuite au four, ou sous un four de campagne, pour la colorer, puis retournez-la sur un plat et la servez très-chaude. *Entremets.*

Pommes (Compotes de). — Voy. *Compote.*

Pommes EN CROUSTADE. Faites avec de la pâte à flanc une croustade de la grandeur que vous jugerez suffisante; remplissez-la de farine; dorez-la; faites-la cuire au four, puis videz-la; garnissez-la à moitié de marmelade de pommes; placez dessus d'autres pommes entières, cuites comme il est dit à l'article précédent, qu'elles y soient enfoncées à moitié; remplissez les trous faits aux pommes par l'emporte-pièce avec de la marmelade d'abricots; posez à l'extrémité une cerise confite; masquez le tout avec des lames de gelée de pommes de Rouen; vous aurez eu soin, avant, de glacer le bord et le tour de la croustade avec de la même marmelade d'abricots; servez. *Entremets.*

Pommes EN FRITURE. Coupez en quartiers de belles pommes de reinette, enlevez-en l'intérieur et les parez; mettez-les mariner avec de l'eau-de-vie, de la cannelle et du zeste de citron vert. Au moment de les faire frire, égouttez-les, mettez-les dans une pâte légère à friture; faites-les frire, et quand elles seront d'une belle couleur et assez cuites, retirez-les, faites-les égoutter, déposez-les sur un plafond, saupoudrez-les de sucre, glacez-les au four ou à la pelle rouge, ou sous un four de campagne; arrangez-les avec goût sur un plat et servez-les très-chaudement. *Entremets.*

Pomme BAUME. C'est la momordique lisse.

Pomme-d'Adam. Nom vulgaire d'une variété d'orange et des bananes.

Pomme-d'Amour. C'est la morelle faux piment que l'on désigne ainsi vulgairement.

Pomme-d'Arménie. C'est l'abricot.

Pomme de terre. C'est le nom que l'on donne à la morelle tubéreuse (*solanum tuberosum*), vulgairement nommée *pomme de terre, parmentière, patate, truffe,* de la pentandrie monogynie et de la famille des solanacées, tribu des solanées.

La morelle tubéreuse ou pomme de terre est, selon les probabilités les plus accréditées, originaire du Pérou; sa culture remonte à une haute antiquité dans les parties un peu élevées de la Colombie, au Pérou, où, sous le nom de *papas*, elle constitue encore aujourd'hui l'aliment principal des peuples de ces contrées. Depuis près de trois siècles elle a été introduite en Europe ; mais ce n'est que depuis bien moins de temps que les essais répétés auxquels on s'est livré pour sa culture ont enfin réussi. C'est à Parmentier que la France est redevable de cet aliment sain, bienfaisant, utile, recherché de toutes les classes de la société et d'une si grande ressource pour les classes nécessiteuses.

On retire de la pomme de terre une fécule bien connue ; on en fait encore de l'alcool et de l'eau-de-vie. Parmi les nombreuses variétés de pommes de terre, nous signalerons les suivantes : les *hâtives*, variétés principales : la *naine hâtive*, à tubercules jaunes et ronds ; elle est bonne à manger en juin ; la *fine hâtive*, de meilleure qualité et presque aussi précoce ; la *chave* ou *schaw*, à gros tubercules jaunes et légèrement ovoïdes ; elle est mûre en juillet ; la grosse *jaune hâtive*, variété très-productive, mais de médiocre qualité : c'est celle que l'on donne aux bestiaux ; les *tardives*, qui sont les plus nombreuses, et parmi lesquelles nous citerons la *truffe d'août*, de bonne qualité, d'un rouge pâle et qui mûrit en août ; la *Hollande jaune* ou *cornichon jaune*, très-délicate, très-farineuse et de forme allongée ; le *cornichon rouge* ou *rouge longue*, vulgairement *vitelotte* ; cette variété très-estimée est rouge, allongée, très-ferme ; la *descroizille*, de forme allongée, très-farineuse, de couleur rosée et d'excellente qualité ; la *tardive d'Irlande* ou *pomme de terre suisse*, qui a pour variétés entre autres la *grosse ronde*, *blanche* ou *patraque blanche*, variété très-productive ; la *grosse jaune* ou *patraque jaune*, grosse, ramassée, extrêmement commune et que l'on emploie abondamment dans la fabrication de la fécule ; la *grosse jaune coureuse*, etc. Il y a encore la *pomme de terre Rohan* et la *pomme de terre haricot* ; ces deux espèces ne sont guère cultivées que comme objets de curiosité ; la première, très-grosse, n'est bonne qu'à donner aux bestiaux ; la seconde, de très-petit volume, est remarquable par ses variétés marbrées, d'un violet extrêmement foncé.

On les récolte en octobre quand les tiges sont flétries et on les garde dans une cave fraîche ou dans un lieu sec et sain, à l'abri du froid et de la lumière, qui les fait verdir. Les meilleures variétés sont celles-ci : Kidney ; jaune, longue, précoce, naine, hâtive ; truffe d'août, rouge, ronde, précoce ; Décroizille, petite, rouge, longue, châtaigne ; Sainville, jaune, oblongue, petite ; vitelotte, rouge et jaune de Hollande, violette, ronde, tardive d'Irlande rouge et ronde. On les arrache le plus tard possible ; car, tant que les tiges conservent une apparence de vie, les tubercules grossissent ; ils grossissent même encore dans la serre, enterrés dans le sable, avec les tiges à demi-desséchées.

Il y a une variété, oxalis de Dieppe, sur le mérite de laquelle on n'est pas encore fixé.

Pommes de terre A LA CRÈME. Mettez dans une casserole un bon morceau de beurre ; ajoutez-y une cuillerée de farine, persil et ciboule hachés, sel, poivre, muscade râpée ; quand tout sera bien mélangé versez dans la casserole de la bonne crème ; tournez jusqu'à ce qu'elle soit en ébullition, alors coupez en tranches vos pommes de terre cuites et pelées d'avance ; jetez-les dans la sauce ; faites chauffer et servez. *Entremets.*

Pommes de terre A LA MAITRE-D'HÔTEL. Ayez de bonnes pommes de terre hâtives, si c'est l'été, et des vitelottes ou des rouges longues pendant l'hiver ; lavez-les bien ; mettez-les dans une casserole avec de l'eau et du sel ; faites-les cuire ; dépouillez-les ; coupez-les en deniers ; ayez de bon beurre ; mettez-le dans une casserole ; ajoutez les pommes de terre ; puis du persil et de la ciboule hachés, sel et gros poivre ; sautez vos pommes de terre ; quand tout le beurre est fondu et que tout est bien lié, ajoutez du jus de citron ou un peu de verjus muscat. *Entremets.*

Pommes de terre A L'ANGLAISE. Faites cuire des pommes de terre à l'eau de sel et épluchez-les ; faites fondre dans une casserole un bon morceau d'excellent beurre ; coupez en tranches vos pommes de terre et les jetez dans ce beurre ; ajoutez sel, poivre, muscade râpée ; sautez le tout, en évitant que le beurre tourne en huile et servez très-chaud.

Pommes de terre A LA PARISIENNE. Mettez dans une casserole du beurre ou de la graisse et un ou plusieurs oignons coupés en très-petits morceaux ; faites revenir l'oignon ; mouillez avec de l'eau ou du bouillon ; mettez vos pommes de terre avec sel, poivre et bouquet ; faites cuire le tout et servez. *Entremets.*

Pommes de terre A LA SAUCE BLANCHE. Faites cuire dans l'eau salée des pommes de terre ; quand elles sont cuites, enlevez-en la peau ; coupez-les par tranches ; faites tout cela le plus promptement possible, afin qu'elles ne se refroidissent pas ; versez dessus une sauce blanche faite avec de la fécule et servez. *Entremets.*

Pommes de terre AU LARD. Faites revenir dans du beurre des petits morceaux de lard de poitrine ; ajoutez-y un peu de farine ; faites un roux clair que vous mouillerez avec du bouillon ou de l'eau ; mettez poivre, sel, bouquet garni ; laissez bouillir quelques instants ; ajoutez alors vos pommes de terre crues, pelées et coupées si elles sont très-grosses ; quand elles sont cuites, dégraissez votre sauce et servez les pommes de terre. *Entremets.*

Pommes de terre EN CHEMISE. Faites cuire à l'eau de sel ou au four de bonnes pommes de terre ; servez-les sous une serviette et chacun en prendra et les mangera au naturel ou avec du beurre. *Entremets.*

Pommes de terre EN PURÉE. Faites cuire sous la cendre ou dans de l'eau salée de bonnes pommes de terre rondes jaunes ; enlevez-en la peau ; passez-les au tamis ou à la passoire ; mettez du beurre bien frais dans une casserole ; jetez-y votre purée ; ajoutez sel, poivre, un peu de lait ; remuez bien ; faites jeter quelques bouillons et servez ; on peut, si l'on veut, ajouter du sucre ; dans ce cas, on ne mettra pas de poivre. *Entremets.*

Pommes de terre EN SALADE. Cuites dans l'eau salée, puis pelées, assaisonnez-les avec du sel, gros poivre, huile, vinaigre et fines herbes ; dressez votre salade et la garnissez de tranches de cornichons confits ou de betterave blanche, des câpres et des anchois.

Vous pouvez, si vous voulez, faire cuire vos pommes de terre dans de la cendre chaude, elles n'en seront que meilleures. *Entremets.*

Pommes de terre FRITES. Pelez et coupez en tranches des pommes de terre, Hollande jaune ou ronde jaune ; jetez-les dans de la friture très-chaude ; quand elles sont très-fermes et suffisamment colorées, égouttez-les ; semez dessus du sel fin et les servez très-chaudes ; vous pouvez, si vous voulez, les faire frire après les avoir trempées dans une pâte. *Entremets.*

Pommes de terre SAUTÉES AU BEURRE. Ayez des petites pommes de terre nouvelles, ôtez-en la peau ; laissez-les entières ; mettez-les avec un bon morceau de beurre dans une casserole sur le feu ; sautez-les toujours ; quand elles sont cuites, égouttez-les ; saupoudrez-les de sel blanc et servez-les. *Entremets.*

Pommes de terre (Gâteau de). Après avoir converti en pâte de bonnes pommes de terre cuites au four ou sous la cendre chaude, mettez cette pâte dans une casserole avec un bon morceau d'excellent beurre, un peu de sel, de la crème, du sucre en poudre, du zeste râpé et du jus de citron ; travaillez bien le tout ; laissez un peu refroidir et ajoutez six jaunes d'œufs par demi-kilogr. de pâte, la moitié des blancs battus en neige et de l'eau de fleurs d'oranger ; continuez de travailler la pâte pour que le mélange se fasse bien ; beurrez un moule ou une casserole ; couvrez-en légèrement les parois avec de la fine mie de pain ; versez dans ce moule votre préparation ; mettez-le tout au four ou sous un four de campagne ; quand la croûte est de belle couleur, retirez le gâteau et le servez chaud. *Entremets.*

QUENELLES DE POMMES DE TERRE. — Voy. *Quenelles.*

Pommes-d'Or. On désigne ainsi les oranges et les tomates.

Pommes du Pérou. Ce sont les tomates.

Pommier (*Malus*). Genre de l'icosandrie pentagynie, et de la famille des rosacées, tribu des pomacées. Ce sont des arbres et des arbrisseaux de l'hémisphère boréal, principalement du vieux continent.

Nous allons signaler les variétés de pommes les plus répandues et les plus estimées ; ce sont les reinettes (*reinette du Canada, reinette grise, reinette blanche et jaune hâtive, reinette d'Angleterre hâtive, reinette pomme-d'or*). Les apis (*petit api noir, api blanc, api étoilé, va-*

riété rare). Les fenouillets ou pommes-anis (*fenouillet gris, fenouillet rouge* ou *court-pendu de la Quintinie*). Les calvilles (*calville blanche, calville rouge d'hiver, calville cœur-de-bœuf*). Les pigeonnets ou cœur-de-pigeon (*cœur de pigeon blanc, cœur de pigeon commun* ou *rougeâtre, gros pigeonnet, pigeonnet de Rouen*). Les passe-pommes ou pommes de glace (*pomme de glace hâtive, pomme de glace tardive*). Ces dernières sont remarquables en ce que leur chair se modifie, devient translucide et comme gelée. La pomme *oléose* de Poiteau et Turpin ; cette variété est remarquable par l'exsudation d'un liquide d'aspect huileux qu'elle laisse suinter pendant l'hiver. Enfin toutes les variétés de pommes à cidre.

Les pommes sont un objet de consommation considérable, soit qu'elles figurent sur nos tables, soit qu'elles servent à la fabrication du cidre. Les variétés que l'on mange au couteau constituent, cuites, une alimentation rafraîchissante, très-agréable, fort saine, de digestion assez facile et qui convient assez dans les convalescences, à la suite d'affections inflammatoires. On fait avec les pommes la *gelée de pommes de Rouen*, confiture estimée, et le *sucre de pommes*. On les fait dessécher et on les prépare à la manière des poires tapées. Dans quelques localités on en fait, en les unissant avec le moût de raisin cuit, une espèce de raisiné. Enfin, en médecine, on prescrit des tisanes calmantes et adoucissantes confectionnées avec des pommes. L'écorce du pommier est astringente et passe pour tonique.

En mettant fermenter ensemble des pommes desséchées, des raisins secs, une petite quantité de fleurs de sureau et un peu de sucre, on obtient une boisson économique agréable, rafraîchissante et fort utile pour les classes peu fortunées, dans les années où le vin est rare et cher. — Voy. *Pommes.*

Pompont (Vin de), Périgord (Dordogne) : vin de liqueur, 4ᵉ classe ; 12 à 13 degrés.

Poncire. Espèce de citron fort gros, d'une odeur très-agréable. On le mange confit au sucre.

Les poncires, qui participent de la nature du citron et de celle du cédrat, se confisent comme ces derniers de différentes manières ; mais on prépare avec leur pulpe une pâte fort estimée, et dans laquelle on fait entrer de la marmelade de fleurs d'oranger et du jus de citron.

Pontac. — Voy. l'article *Vin.*

Pont-l'Évêque (Fromage de), Calvados. La pâte en est assez fine, moelleuse, élastique, mais parfaitement insignifiante quant au goût. Il est très-inoffensif, et l'absence des qualités que recherchent les amateurs, en fait un aliment très-supportable pour les personnes qui n'aiment pas le fromage. *Dessert.*

Pontoise. Veau de rivière. Renommé à juste titre.

Porc. — Voy. l'article *Cochon.*

Porc FRAIS. On emploie en rôtis diverses parties du porc ; ce sont le filet, les côtelettes et l'échinée ; on les accommode aussi de diverses manières, en grillades, ragoûts, etc.

Ces divers rôtis peuvent se préparer de la façon suivante :

On saupoudre le morceau de porc préparé d'un peu de sel dessus et dessous, on le met à la broche et, après deux heures de cuisson, on le sert avec une sauce poivrade, à la tartare ou toute autre sauce piquante. Ces rôtis sont sains, substantiels, mais ne conviennent qu'aux bons estomacs. *Rôt.*

Il faut, pour faire cuire 2 kilos :

A la broche devant la cheminée.	2 h.	m.
Dans la cuisinière devant la cheminée..................	1	30
Dans la cuisinière devant la coquille..................	1	20

Et pour 1 kilo :

A la broche devant la cheminée.	1	15
Dans la cuisinière devant la cheminée..................		57
Dans la cuisinière devant la coquille..................		40

Porcelaine. La porcelaine flatte l'œil et joint à une extrême propreté, l'élégance des formes et l'éclat des couleurs.

Les soupières et les assiettes creuses et courantes, les hors-d'œuvre, les assiettes à dessert, les compotiers, les seaux à rafraîchir, les bols et jattes à punch, le service du café et généralement tout ce qui paraît sur une table aisée doit être en porcelaine, à l'exception des plats qui doivent être en argent, mais en vaisselle plate et sans bordure.

Tout le monde connaît et apprécie les porcelaines de France, de Saxe et d'Angleterre, mais les porcelaines de Chine et du Japon, quoique très-répandues, ne sont point encore prisées à leur juste valeur. Elles sont, en effet, d'une incontestable supériorité, par la matière, le coloris, la variété des dessins, et la finesse de l'émail, indépendamment de leur forme particulière. Pour ornements de salon, pour services de table ou pour toute autre destination de luxe et de comfort, la porcelaine de la Chine aura toujours le pas sur ses rivales, et nous croyons rendre un véritable service à nos lecteurs en leur indiquant la *Porte chinoise*, le magasin le plus richement doté de la capitale, pour l'importation des porcelaines et des articles de Chine en général.

Porter. Bière brune, épaisse, moins houblonnée que celle de Strasbourg, forte, très-usitée en Angleterre; elle est très-nourrissante et ne convient qu'aux estomacs flegmatiques. Elle contient 4,20 d'alcool.

Portet (Vins de), Béarn (Basses-Pyrénées) : blanc, 3ᵉ classe; 11 à 12 degrés.

Porto (Vin de), Portugal : rouge très-capiteux, a besoin de vieillir pour devenir excellent; il contient 21 à 25 degrés d'alcool et coûte de 4 fr. 50 c. à 5 fr. 25 c., et de 2 fr.

25 c. à 3 fr. 50 c. la bouteille (novembre 1854). *Entremets.*

Posset. Boisson composée de lait bouillant, de vin blanc et de sucre. Les Anglais font aussi le posset avec le lait bouilli qu'ils mélangent avec de la bière.

Pot au feu. La meilleure viande que l'on puisse choisir pour faire le pot au feu est un morceau de bœuf fraîchement tué et de bonne qualité.

Il faut distinguer le but que l'on veut atteindre en faisant un pot au feu: ou l'on veut obtenir du bouillon et du bouilli mangeables, ou l'on veut avoir du bouilli excellent et un médiocre pour ne pas dire pauvre bouillon; ou bien on veut d'excellent bouillon sans tenir compte du bœuf bon à donner aux chiens; dans ces cas divers, le choix des morceaux et le mode de cuisson varient.

Le pot au feu est de tous les mets préparés par les grands cuisiniers celui auquel ils apportent le moins de soins et de goût; ils ont dans les ménagères une concurrence si grande et si vulgaire, qu'ils ont négligé même de se maintenir au degré voulu pour faire de bon bouillon; ils ont cru qu'il suffisait, pour sauver l'honneur de l'art, de remplacer la finesse d'un bon bouillon par une addition de glace; ils n'ont pas vu qu'ils imitent en cela les marchands qui donnent aux vins la vinosité qui leur manque en ajoutant de l'alcool ou de la glucose de pomme de terre.

1° POT AU FEU.—Pour obtenir tout à la fois du bouillon et du bœuf d'un goût réputé agréable, il faut avant tout savoir qu'on ne peut espérer du bouillon de qualité qu'en employant une marmite de terre qui ait servi bien des fois; l'expérience a prononcé à cet égard; dans l'impossibilité de se procurer un pareil vase plutôt que d'employer une marmite neuve, on se servirait d'une marmite en cuivre bien étamée.

Le vase doit être choisi de grandeur voulue pour contenir et la viande et autant de litres d'eau que de livres de viande.

Vous prenez un morceau de *gîte à la noix* ou, à son défaut, un morceau de culotte de bœuf; vous versez l'eau froide nécessaire dessus, le tout est mis sur le feu; vous chauffez doucement après avoir salé; quand le pot au feu écume, vous enlevez avec soin cette écume, et, quand elle cesse de paraître, vous ajoutez autant de morceaux de carotte de la longueur du pouce que vous avez de litres d'eau, un navet de moyenne grosseur, un panais, des poireaux, un bouquet de persil, une feuille de laurier, deux clous de girofle, une petite gousse d'ail, un oignon brûlé, un morceau de sucre; faites bouillir bien doucement pendant sept ou huit heures; vous obtenez ainsi un morceau de bœuf très-tendre, mais indigeste, un bouillon très-bon si vous n'avez pas ajouté d'eau à mesure de l'épuisement par l'ébullition; mais, si vous ajoutez de l'eau, et il faut que ce soit de l'eau chaude, vous aurez une médiocrité complète, tant en bouillon qu'en viande ; c'est là généralement ce qu'on appelle un bon pot au feu.

2° Si l'on veut manger du bœuf bouilli doué de propriétés nutritives, il faut, après avoir fait tout ce que nous indiquons ci-dessus, ne laisser le bœuf que trois heures et demie à quatre heures sur le feu, le bouillon sera peu succulent, le bœuf ne sera pas trop tendre, mais il aura du goût et se digérera beaucoup mieux que le précédent.

3° Enfin si l'on veut seulement d'excellent bouillon en négligeant le bouilli, qui est un triste aliment, on choisit du gîte de cuisse de bœuf, morceau peu estimé, mais donnant des sucs tout aussi exquis que la culotte ou la noix; on le coupe par morceaux ; on brise les os; on divise les légumes par fragments et sans rien changer à la manière de faire le pot au feu que nous avons indiqué, on obtient après six ou huit heures de cuisson un excellent bouillon.

Nous n'avons indiqué là que le bouillon au naturel ; on peut y ajouter pour en relever le goût une vieille perdrix, un corbeau, des abatis de volaille ou des volailles de basse-cour, du mouton, etc., etc....; mais dans ce cas ce n'est plus que le goût qui décide ; quant au pied de veau, c'est un *adjutorium* qui gâte le bouillon comme le céleri en trop grande quantité est un ingrédient qui le vicie.—Voy. *Bœuf, Bouilli, Bouillon.*

Pot au feu A LA MINUTE. Si vous êtes pressé ou en voyage, prenez 1 kilog. de bœuf, le gîte de préférence; ôtez les os et la graisse; coupez en petits morceaux et hachez menu ; mettez le tout dans une marmite de terre ou, à son défaut, dans une casserole bien étamée et se couvrant hermétiquement; versez un litre d'eau froide; délayez ; faites chauffer lentement jusqu'à ébullition; écumez; salez; ajoutez une poignée de *julienne de Chollet*, qui se trouve partout; faites bouillir à gros bouillons, et, au bout d'un quart d'heure, vous aurez un bouillon excellent.

Le bouillon peut convenir à la suite d'une extrême fatigue, ou lorsqu'on se trouve n'avoir pas mangé depuis longtemps. Cette réfection instantanée permet d'attendre un repas plus substantiel, qu'on ne pourrait prendre sans avoir à craindre d'en être incommodé, un quart ou un demi-verre de vin généreux ne pourra que faciliter le rétablissement des forces. Il est bien entendu que ce que nous venons de dire ne s'applique qu'aux personnes en état de santé.

Sous le rapport de la santé, la viande cuite dans le pot au feu est une alimentation fâcheuse, surtout lorsqu'il est fait à la française, c'est-à-dire bien cuit; il est indigeste et peu nourrissant; le bouillon est excellent, peu nutritif; il ne convient pas aux personnes nerveuses ; on se donne la peine de gâter un aliment qui, rôti ou grillé répare et nourrit, pour en tirer deux produits peu réparateurs.

On donne dans notre pays comme première nourriture à la suite des maladies aiguës, du bouillon de poulet, de bœuf, coupé ou non. L'usage plus que la raison a guidé le médecin dans ce choix. Il est vrai de dire que l'habitude des classes moyennes de la société d'user chaque jour de cette alimentation en a fait un besoin pour la majorité des individus, et qu'il est fort difficile de persuader aux malades qu'un aliment autre que le bouillon pourrait, en fournissant plus de matière assimilable, valoir mieux. En ceci, l'habitude est si puissante, que, dans l'Allemagne du nord, le jambon joue le même rôle que notre bouillon et le remplace.

En définitive, on doit considérer le bouilli comme un aliment qui ne convient nullement dans les convalescences et fort peu dans l'état de santé, surtout alors qu'il est très-cuit.

Potage. Prélude obligé de tout dîner riche ou pauvre.

N'était l'heure, le potage était autrefois le seul signe caractéristique qui distinguât le dîner du souper; en effet, à ce dernier repas tant regretté de nos grands parents, on ne servait jamais de potage. Au dire des gourmands expérimentés, cette entrée en matière est une bonne chose ; elle prédispose favorablement l'estomac à recevoir les différents mets qui composent le dîner; cependant les personnes qui n'ont pas le bonheur d'être douées d'un bon appétit feront bien de n'en user qu'avec réserve, si elles ne veulent pas se priver des jouissances sensitives qui les attendent, jouissances que certains gastronomes célèbres, mais peu galants, placent au-dessus de toutes les autres.

Les potages constituent une alimentation fort utile aux enfants, aux vieillards, et généralement à toutes les personnes qui sont totalement ou partiellement privées de dents. Il est un choix à faire parmi les potages que l'on doit donner aux enfants; les plus simples, les moins excitants, ceux qui se digèrent facilement conviennent à cet âge, où il faut bien se garder d'épuiser prématurément l'estomac par une nourriture trop substantielle, et par conséquent stimulante, échauffante, etc. Les vieillards devront consulter leur expérience à cet égard; mais, en général, il leur faut donner la préférence aux potages qui sont de facile digestion ; quant aux malades ou aux convalescents, c'est au médecin à leur prescrire l'alimentation appropriée à leur état ; il faut, du reste, les traiter un peu en enfants; les plus simples et les plus naturelles préparations de ce genre seront celles qui leur conviendront le mieux.—Voy. *Garbure, Bouille à baisse.*

Potage A LA CAMÉRANI. Il faut se procurer de véritables macaronis de Naples, d'excellent fromage de Parmesan, et d'excellent beurre d'Epernay ou d'Isigny, selon la saison; environ deux douzaines de foies de poulets gras d'une raisonnable grosseur, du céleri, choux, carottes, panais, navets, poireaux ; on commence par hacher bien menu les foies de poulets, le céleri et les légumes ; on peut cuire le tout ensemble dans une casserole avec du beurre ; pendant ce temps, on fait blanchir les macaronis, on les assaisonne de poivre et d'épices fines et on les laisse bien égoutter ; on prend ensuite la soupière qu'on doit servir sur la table et qui doit aller sur le feu ; on dresse au fond un lit de macaroni, par-dessus un lit de hachis ; enfin un lit de fromage de Parmesan râpé ; on recommence ensuite dans le même ordre et l'on élève ainsi les couches jusqu'au bord de la soupière ; on la remet ensuite sur un feu doux et on laisse mitonner le tout pendant un temps convenable.

Ce potage est un manger délicieux et le principe d'un grand nombre d'indigestions ; il faut donc en user avec réserve.

Potage A LA CONDÉ. Faites une purée de haricots rouges bien cuite avec du bouillon gras ou maigre ; passez-la au tamis et versez-la sur des croûtons de pain desséchés, grillés ou passés au beurre. Ce potage est de difficile digestion, détermine des flatuosités et ne convient qu'aux estomacs qui fonctionnent bien.

Potage A LA CRÉCY. Epluchez, lavez et coupez en morceaux des carottes, des navets, du céleri, de l'oignon en petite dose ; après avoir fait blanchir pendant un quart d'heure ces légumes dans de l'eau en ébullition ; égouttez-les et les mettez, avec un bon morceau de beurre, quelques tranches minces de jambon et un peu de sucre dans une casserole que vous poserez sur un feu modéré ; mouillez avec du bouillon; quant tout est cuit, jetez les légumes dans un mortier ; pilez-les ; passez-les au tamis en aidant à cette opération avec le même bouillon qui a servi à la cuisson des légumes ; remettez cette purée au feu et faites-la mitonner pendant deux heures ; au bout de ce temps, dégraissez ; versez-le sur des croûtons frits dans le beurre et le servez tout de suite.

Ce potage ne convient qu'en état de santé ; il est trop excitant pour des estomacs faibles ou irrités et pour des convalescents ; il est en outre d'assez difficile digestion.

Potage A LA JAMBE DE BOIS. Prenez un jarret de bœuf dont vous retrancherez l'extrémité pour laisser dépasser l'os de 35 centimètres environ ; mettez ce jarret dans une marmite avec du bon bouillon, un morceau de culotte de bœuf et une casserolée d'eau froide ; écumez et assaisonnez de gros sel, clous de girofle, deux ou trois douzaines de carottes, douze navets, douze oignons, douze pieds de céleri, une poule et deux vieilles perdrix ; conduisez ce pot au feu très-lentement, afin que le bouillon soit meilleur.

Faites suer, dans une casserole, deux livres de rouelle de veau ; mouillez avec votre bouillon, dégraissez ensuite le mouillement et ajoutez quelques petits pieds de céleri et douze petits oignons ; une heure avant de servir, mettez le tout dans votre marmite.

Levez des croûtes bien chapelées de pain à potage ; faites-les bien mitonner dans votre consommé dégraissé ; dressez cette mitonnade dans un pot à oille, garnissez-la avec les légumes de l'empotage ; placez droit, dans le milieu, l'os du jarret de bœuf, taillé de manière à simuler une jambe de bois ; achevez de mouiller le potage avec votre consommé et servez très-chaud.

Ce mets est sain et substantiel, mais de non facile digestion, et ne convenant qu'à des estomacs robustes.

Potage A LA JULIENNE. Coupez en filets deux carottes, deux navets, deux racines de céleri ; passez sur un feu doux, ces légumes dans du bon beurre, remuant sans cesse jusqu'à ce qu'ils soient légèrement colorés ; ajoutez deux poireaux coupés en filets, quelques feuilles de laitue et d'oseille, très-peu de cerfeuil, sans ses branches, et un petit morceau de sucre. Mouillez avec quantité suffisante de consommé ; faites bouillir modérément pendant une heure ; peu de temps avant de servir, mettez dans le potage, si la saison le permet, une cuillerée à bouche de petits pois verts et autant de pointes d'asperges blanchies à l'eau bouillante ; quand le tout est cuit, dégraissez le potage et le versez bouillant sur des croûtons à potage.

Le potage PRINTANIER est une julienne dans laquelle on ajoute des herbes potagères, des pointes d'asperges, des petits pois, des petits haricots verts coupés en morceaux, des petits oignons blanchis, etc.

Ces potages sont rafraîchissants, mais ils ne sont pas de très-facile digestion pour certains estomacs faibles et délicats. L'addition d'œufs pochés les rend succulents et plus nourrissants.

Potage A LA MONACO. Taillez des tranches de pain auxquelles vous donnerez la même forme, quelle qu'elle soit; saupoudrez-les de sucre ; faites-les griller de belle couleur, mais un peu pâle ; disposez-les dans une soupière avec un peu de sel ; versez dessus du lait ou de la crème bouillante, et faites une liaison, si vous voulez, avec des jaunes d'œufs. Ce potage est légèrement nourrissant et convient aux enfants et aux convalescents.

Potage A LA PURÉE DE GIBIER. Ayez un faisan, trois perdrix, un jarret de veau ; mettez le tout dans six litres de bouillon ; écumez et ajoutez des carottes, des oignons et un peu de céleri. Pendant que cette préparation est en train de cuire, jetez dans un mortier quelques perdreaux rôtis et froids ; ajoutez de la mie de pain ; passez cette purée à l'étamine ; mêlez-la au bouillon de gibier que vous aurez obtenu ; faites chauffer le tout sans bouillir, et versez sur des croûtons frits dans le beurre. Cette composition est restaurante et saine, mais elle est stimulante et ne convient pas aux tempéraments nerveux, aux estomacs irritables, ni aux personnes échauffées.

Potage A LA PURÉE DE PERDRIX. On fait rôtir une vieille perdrix fraîchement tuée; on prend une cinquantaine de marrons de Lyon rôtis et bien épluchés, on les fait cuire dans de bon bouillon. On ôte la peau de la perdrix et on la désosse complétement; on en pile bien la chair; on égoutte ensuite les marrons, on les met dans un mortier avec la chair déjà pilée de la perdrix; on pile et on amalgame le tout ensemble, on le passe ensuite à l'étamine avec expression; on fait mitonner du pain de potage, on le met avec le résidu en procédant comme pour une purée de lentilles.

Cette alliance de la perdrix avec la pulpe du marron donne un produit nutritif et savoureux et d'un goût très-distingué. Ce potage, moins nourrissant que la garbure, est singulièrement restaurant et convient surtout aux personnes affaiblies par des excès et qui ont des pertes à réparer.

Potage A LA TORTUE A LA MANIÈRE ANGLAISE. Procurez-vous une tortue d'Amérique, et douze ou quinze heures avant de commencer l'importante opération culinaire que l'on nomme *potage à la tortue*, renversez ce monstrueux animal sur le dos, ou, ce qui vaut mieux encore, suspendez-le, au moyen de fortes cordes, la tête en bas; il faut employer à cette suspension plusieurs hommes et se tenir en garde contre les soubresauts de la victime. Coupez la tête, et laissez saigner toute la nuit, si vous avez fait cette opération la veille du jour où vous devez confectionner ce splendide potage. A l'aide d'un fort couteau, séparez la carapace du plastron; n'enfoncez pas trop profondément la lame de peur d'attaquer les intestins et le fiel surtout; puis, jetez toute la matière liquide contenue dans l'intérieur de l'animal, ainsi que les intestins, le cœur, le foie, etc. Détachez les membres avec toute la chair qui tient à la carapace. Dans ces chairs, vous trouverez deux espèces de noix, analogues à deux noix de veau, ainsi que deux sous-noix de forme ovalaire; ces glandes servent à faire des entrées.

Cette opération terminée (nous supposons ici une tortue de cent cinquante à deux cents livres), beurrez une grande casserole; mettez dedans la moitié d'une noix de jambon coupée en lames, et deux forts cuissots de veau, que vous dépécerez; ajoutez huit poules, quatre gros oignons, autant de carottes, et la quantité suffisante de bouillon pour mouiller jusqu'à la surface tout le contenu solide de la casserole; placez-la sur un feu ardent; quand la réduction est opérée et que la glace est d'un blond rougeâtre, remplissez la casserole avec du bouillon, et laissez cuire les viandes; passez ensuite ce blond de veau à l'étamine ou à la serviette, et liez-le instantanément avec un roux modérément coloré, ce qui vous donnera une sauce espagnole peu liée.

Pendant que cette sauce est en train de se faire, beurrez une autre casserole, placez-y les chairs de tortue, qui ne sont pas destinées à être servies en entrée; faites-les suer sur un feu doux avec un peu de bouillon, et laissez-les ainsi mijoter pendant quatre heures pour en faire une essence.

Remplissez aux trois quarts la plus grande casserole de la batterie de cuisine avec de l'eau bouillante; jetez-y les membres ainsi que les parties nerveuses et tendineuses de la tortue, puis les deux coquilles, que vous pouvez casser si le vase n'est pas assez grand pour qu'elles puissent baigner; ayez soin de retirer l'écaille à mesure qu'elle se détache de la carapace; remettez ensuite la tortue dans l'eau bouillante; écumez soigneusement, et, au bout de trois ou quatre heures, lorsque la chair se détachera bien des os et des coquilles, sortez le tout et le mettez refroidir.

Dans le même temps que se fera cette seconde opération, mettez dans une casserole une demi sous-noix de jambon que vous couperez en dés; ajoutez quatre carottes, autant d'oignons, quatre maniveaux de champignons émincés, une vingtaine d'anchois, 500 grammes de beurre, du persil en branches, quantité égale de thym, basilic, marjolaine, romarin, sarriette, une dizaine de feuilles de laurier, plusieurs clous de girofle, une forte pincée de caïenne, autant de piment et autant de fleur de muscade, une pincée de poivre long, une autre de poivre non moulu, plus une pincée de quatre épices; mouillez avec deux bonnes cuillerées à pot de consommé; faites mijoter pendant trois heures; passez, en foulant, à l'étamine fine et conservez cet assaisonnement dans une casserole à bain-marie.

Passez à la serviette votre essence de tortue et faites-la réduire en glace; coupez en petits cubes de 30 à 35 millimètres toutes les chairs de tortue que vous avez fait refroidir, excepté celles qui sont tendineuses et nerveuses; mettez la tortue ainsi préparée avec huit bouteilles de bon vin de Madère sec; faites bouillir une demi-heure, puis versez le tout dans la grande casserole contenant l'espagnole passée et clarifiée; ajoutez les trois quarts de l'assaisonnement; faites bouillir dix minutes; goûtez, afin de savoir si vous devez ou non mettre le dernier quart. Il faut éviter que rien ne domine dans l'assaisonnement, qui sera plus ou moins excessif, selon le goût des gens.

Préparez une farce que vous ferez avec six jaunes d'œufs durs, trois jaunes d'œufs crus, un peu de béchamel, sel, poivre et muscade râpée. Formez, avec cette farce, cinquante petits œufs de la grosseur d'une muscade; pochez-les dans du consommé bouillant; ajoutez-les au potage; faites bouillir une minute et divisez le potage dans des vases dans lesquels vous partagerez également la chair, les petits œufs et la graisse. Il doit y en avoir pour douze ou quinze personnes.

On peut, si l'on veut, ajouter à ce potage

des petites quenelles de volaille et des champignons bien blancs.

Toutes les opérations partielles qui concourent à la confection du potage à la tortue doivent être faites simultanément, afin que tout se trouve à point pour la terminaison.

Ce potage, de rigueur dans tout grand dîner aristocratique anglais, est fort estimé dans ce pays. Il ne convient qu'à des estomacs robustes et fonctionnant bien.

Potage A L'OIGNON. Faites fondre du beurre dans une casserole; jetez dedans un ou plusieurs oignons hachés menu; quand ils sont à moitié roux, mettez un peu de farine à laquelle vous faites prendre de la couleur; ajoutez de l'eau, du sel et du poivre; faites jeter quelques bouillons, passez et versez sur le pain. Le potage à l'oignon donne des renvois, quand l'oignon n'est pas assez cuit; mais trop cuit il perd de son goût, et se digère plus ou moins difficilement; néanmoins il est adoucissant.

Potage AU LAIT D'AMANDES. Mondez 750 grammes d'amandes douces et une douzaine d'amandes amères; jetez-les à mesure dans de l'eau froide; égouttez-les; jetez-les dans un mortier, et pilez-les, en ayant soin, pour qu'elles ne tournent pas en huile, d'ajouter de temps en temps quelques gouttes d'eau; versez dans une casserole un litre et demi d'eau; lorsqu'elle est bouillante, mettez dedans la moitié d'un zeste de citron et seize grammes de coriandre; laissez infuser; puis, délayez vos amandes pilées dans cette infusion; passez, avec expression, à l'étamine ou à la serviette; salez et sucrez convenablement, et faites chauffer au bain-marie votre lait d'amandes. Faites glacer au four ou sous un four de campagne des tranches minces de mie de pain, et, au moment de servir, jetez-les dans votre lait d'amandes.

Ce potage, légèrement nourrissant, adoucissant, rafraîchissant, convient aux tempéraments échauffés et aux convalescents à la suite d'affections intestines de nature inflammatoire, etc.

Potage AU LAPIN. Faites blanchir à l'eau bouillante un chou de grosseur moyenne que vous aurez coupé en quatre; égouttez-le et le remettez dans une seconde eau avec addition de lard, carottes, oignons, bouquet garni, sel et poivre. Ayez un lapin adulte, dépouillez-le, coupez-le en plusieurs morceaux, et mettez-le dans la marmite avec le reste. Terminez comme comme il est dit à l'article *Potage aux choux*.

Il faut prendre de préférence, à un lapin domestique, un lapin de garenne.

Cette soupe est relâchante, occasionne des flatuosités et des rapports, et ne peut convenir qu'à des estomacs robustes.

Potage AU MACARONI A L'ITALIENNE. Faites bouillir du bon bouillon ou du consommé; jetez-y le macaroni; faites-le cuire doucement; râpez du fromage de Gruyère et du fromage de Parmesan, autant de l'un que de l'autre, et

mettez-le dans le potage, qui ne doit pas être trop clair; vous pouvez servir si vous voulez le fromage séparément. Ajoutez-y, si vous voulez, un ou plusieurs œufs pochés. Ce potage, quand il contient les fromages ci-dessus, ne convient ni aux estomacs irrités, ni aux convalescents.

Potage AU MOUTON. Mettez dans une marmite un gigot de mouton; remplissez la marmite avec de l'eau ou du bouillon de bœuf; ajoutez racines, poireaux, céleri, oignon, clous de girofle, gingembre; après cinq heures de cuisson sur un feu modéré, dégraissez, passez au tamis et versez dans une soupière sur du pain mollet ou des croûtons desséchés au four. Cette soupe est assez restaurante, mais elle est fort stimulante, et tous les estomacs ne s'en accommodent pas. Il va sans dire qu'on ne doit en donner, ni aux enfants ni aux convalescents, ni aux estomacs irrités, ni aux tempéraments sanguins, ni aux personnes très-nerveuses, ni à celles qui sont resserrées.

Potage AU PAIN. Un peu avant de servir mettez dans la soupière des croûtes en quantité suffisante; versez dessus un peu de bouillon ou de consommé, bien dégraissé et passé au tamis, ou dans une passoire fine de fer-blanc, assez pour que le pain s'imbibe et se gonfle; au moment de servir remettez du bouillon ce qu'il en faudra pour que le potage ne soit pas trop compacte et servez-le bien chaud. Il faut avoir soin de ne jamais faire bouillir le pain dans le bouillon; c'est un fort mauvais procédé qui nuit beaucoup à la qualité du potage, en le rendant moins agréable au goût et plus difficile à digérer.

Ce potage est fort bon quand le bouillon a été bien préparé; il est sain, succulent, réparateur et convient à presque tous les estomacs. Les personnes en convalescence, les estomacs faibles et délicats, les enfants ne s'en accommodent pas aussi bien, parce que ce potage, lorsque le bouillon est fort, est trop stimulant pour eux; et, qu'en outre, il détermine des rapports, des aigreurs, surtout quand il est pris seul et non au commencement d'un dîner.

La qualité du pain n'est pas indifférente dans le potage au naturel; il est essentiel, au contraire, de ne se servir que de cette espèce de pain dit *pain à soupe*, ou de croûtes de pain mollet desséchées au four ou grillées, de belle couleur.

On sert sur une assiette à proximité du potage au naturel, les légumes et racines qui ont été cuits dans le pot au feu.

Potage AU POISSON. Versez dans une casserole deux cent cinquante grammes d'huile d'olive; faites-la chauffer; mettez avec cette huile un morceau d'anguille de mer coupé en tronçons, deux merlans, un carrelet (on peut prendre, si l'on veut, du poisson de rivière); ajoutez une pincée de persil, une gousse d'ail, une feuille de laurier, une pincée de fenouil, du sel et une quantité d'eau suffisante: faites cuire pendant vingt ou trente minutes, et versez cette préparation, en la passant au tamis, sur le pain préparé d'avance. Cette soupe participe des propriétés des poissons qui entrent dans sa composition; elle est peu nourrissante.

Potage AU POTIRON. Pelez, épluchez et coupez en petits morceaux votre potiron; mettez-le dans une casserole sur le feu avec un peu d'eau; lorsqu'il est bien cuit, égouttez-le, passez-le au tamis ou à la passoire; mouillez la purée avec du lait, ajoutez-y un peu de sel, du beurre bien frais; faites bouillir le tout et le versez sur des croûtons frits dans le beurre. Sucrez si vous voulez.

Préparez de même le potage aux citrouilles, au giraumon, etc.

Ce potage est peu nourrissant, un peu laxatif, et convient aux tempéraments échauffés, aux convalescents.

Potage AUX CAROTTES NOUVELLES. Tournez en olive des carottes nouvelles; blanchissez-les à l'eau bouillante; égouttez-les; faites-les cuire dans du bouillon, et versez votre potage sur du pain. Ce potage est nourrissant, sain, légèrement excitant, rafraîchissant et d'assez facile digestion.

Potage AUX CHOUX-FLEURS. Epluchez et faites blanchir, à l'eau bouillante, des choux-fleurs; faites-les ensuite, après les avoir bien égouttés, revenir à la casserole dans du beurre; mouillez-les avec de l'eau ou du bouillon et achevez-les de cuire. Vous aurez taillé en tranches minces du pain que vous aurez ensuite fait griller; jetez ce pain dans votre soupe; laissez le tout mitonner jusqu'à consistance de purée, versez dans une soupière et servez. Cette soupe détermine des rapports, des aigreurs et des flatuosités; elle ne convient qu'en état de santé.

Potage AUX CONCOMBRES. Procédez comme pour le potage aux carottes nouvelles. Ce potage est sain et rafraîchissant, mais il n'est pas du goût de tout le monde.

Potage AUX HERBES. Mettez dans une casserole un bon morceau de beurre; ajoutez oseille, poirée, cerfeuil, laitue, belle-dame, etc. Quand le tout est bien fondu et bien cuit, versez dessus de l'eau en quantité suffisante; salez; faites jeter quelques bouillons; liez avec des jaunes d'œufs et un peu de crème double, si vous en avez, et versez sur le pain. Cette soupe est saine, rafraîchissante, mais elle ne convient pas aux estomacs irrités ou faibles à cause de son acidité.

Potage AUX NAVETS. Suivez la même prescription que pour le potage aux carottes; seulement, ayez soin de faire revenir vos navets tournés dans le beurre afin qu'ils y prennent couleur. Ce potage développe des gaz dans les intestins; il est d'assez facile digestion, un peu relâchant; il est adoucissant, et convient principalement en état de santé.

Potage AUX NOUILLES A L'ALLEMANDE. Ayez un demi-litre de farine, trois jaunes

d'œufs, deux œufs entiers; ajoutez sel, gros poivre, un peu de muscade et du bouillon en quantité suffisante pour faire du tout une espèce de pâte liquide susceptible de passer à travers les trous d'une écumoire; quand le bouillon bout, versez au moyen d'une écumoire creuse cette pâte dans le bouillon; prenez garde que l'ébullition soit interrompue ou ralentie par l'introduction de la pâte qui, alors, se dissoudrait comme de la bouillie; faites cuire à feu ardent et servez. Ce potage ne convient ni aux enfants ni aux convalescents.

Le potage ordinaire aux nouilles, aux lazagnes, etc., se fait de la même manière que le potage au vermicelle.

Potage AUX PETITS POIS. Faites bouillir de l'eau; jetez-y vos petits pois verts; salez. Quand ils sont cuits, ajoutez un morceau d'excellent beurre, et versez sur des croûtons ou sur des lames de pain que vous aurez passés dans le beurre et le sucre. Ce potage n'est pas de très-facile digestion et ne convient pas à des convalescents.

Potage AUX PETITS OIGNONS. Epluchez avec soin des petits oignons; faites-les blanchir, puis sauter dans du beurre et du sucre; quand ils ont acquis une jolie couleur, versez du bouillon dessus, achevez la cuisson, mettez un peu de poivre, dégraissez et versez sur des croûtons frits.

Potage AUX POIREAUX. Coupez des poireaux en filets de la longueur de 3 centimètres; passez-les au beurre; quand ils sont suffisamment roux, versez dessus du bouillon; laissez bouillir pendant une demi-heure et versez votre préparation sur du pain coupé à l'avance dans la soupière.

En maigre, on mouille les poireaux avec de l'eau; on met du sel et du poivre, puis du beurre, et on termine comme il est dit plus haut.

Cette soupe est rafraîchissante, adoucissante quand elle est au maigre; elle se digère assez bien, mais elle a l'inconvénient de provoquer des rapports; elle ne convient qu'en état de santé ou dans des convalescences qui touchent à leur terme.

Potage AUX QUENELLES DE VOLAILLE OU DE GIBIER. Faites de la farce à quenelles de volaille ou de gibier, comme il est indiqué au mot *Quenelle*; moulez ces quenelles dans une cuiller à café, et finissez votre composition de la même manière que le potage aux rabioles.

Ce délicieux potage est sain, restaurant, stimulant et un peu difficile à digérer par des estomacs autres que ceux qui sont dans toute l'intégrité de leurs fonctions. Les personnes qui ont à réparer des pertes sanguines, diarrhéiques, etc., se trouveront bien de son emploi.

Potage AUX RABIOLES OU RAVIOLIS. Enlevez toutes les chairs de l'estomac d'une belle volaille rôtie, poularde ou poulet, et hâchez-les; ajoutez, par quantités égales, de la tétine de veau, du fromage de parmesan râpé, des épinards blanchis et dont on aura, le plus possible, expulsé l'eau qu'ils contenaient ; jetez le tout dans un mortier, et pilez ; mettez successivement dans la farce des jaunes d'œufs crus ; assaisonnez de sel, gros poivre, muscade râpée. Quand la farce sera bien pilée, assurez-vous si elle est de bon goût et déposez-la dans un vase. Ayez de la pâte ordinaire ; faites-en une abaisse aussi mince que possible, et mouillez-la avec un doroir ; posez de distance en distance, sur une moitié de cette abaisse, de petites portions, grosses comme la moitié d'une noisette chacune, de votre farce, quand tout est employé, ramenez l'autre moitié de l'abaisse sur la première ; assurez-vous bien où se trouvent les petites portions de farce ; coupez-les avec un emporte-pièce dit *coupe pâte*, qui leur donne une forme agréable ; faites blanchir vos ravioles dans du bouillon ordinaire, puis, de là, après les avoir égouttées, mettez-les dans un bon consommé, et servez très-chaud ; ce potage est excellent, mais assez excitant pour ne convenir qu'aux personnes en bonne santé.

Potage DIT **Panade**. Faites bouillir et mitonner du pain mollet dans de l'eau ; salez, puis ajoutez quantité suffisante de bon beurre frais. On lie, si l'on veut, avec des jaunes d'œufs. — Voy. *Panade*.

Ce potage convient aux enfants et aux convalescents ; on le rend plus léger en n'y mettant pas de liaison.

Potage OU SOUPE AUX CHOUX. Mettez dans une marmite ou dans une casserole de l'eau et du lard, ou du mouton à votre choix ; quand il y aura une heure environ que le tout aura commencé à bouillir, mettez dans la marmite votre chou blanchi et que vous aurez eu le soin de ne pas choisir musqué ; vous ajouterez des carottes, des navets, des poireaux, du céleri, un oignon piqué d'un clou de girofle, du sel, un cervelas si vous faites la soupe avec du lard ; faites cuire à feu doux pendant quatre heures ; au moment de servir, mettez à part sur un plat les viandes et les légumes, et versez le bouillon sur du pain dans une soupière. La soupe aux choux au mouton, est meilleure et plus saine qu'au lard.

Si vous voulez faire la soupe aux choux au maigre, faites cuire le chou dans l'eau et le sel ; ajoutez-y des légumes, comme il est dit plus haut, et du poivre, un peu avant de la servir, mettez dedans un bon morceau de beurre.

De quelque manière qu'on la fasse, la soupe aux choux est d'assez mauvaise digestion ; elle occasionne des flatuosités, des rapports et ne convient nullement aux convalescents.

RIZ AU GRAS. — Faites crever une quantité suffisante de beau riz bien lavé dans du bouillon ; conduisez l'opération à feu doux ; quand ce potage est bien cuit, servez-le.

RIZ AU LAIT. — Répétez cette opération avec du lait ou de la crème ; mettez un peu de sel et servez ce potage avec du sucre en poudre, dedans ou à proximité dans un vase quelconque ; on peut si l'on veut aromatiser ce potage. Le riz au lait est nourrissant, adoucissant, d'assez facile digestion. Le riz au gras est plus nourrissant, mais il est aussi plus excitant.

Potages A LA PURÉE DE POIS, DE LENTILLES, DE HARICOTS, etc. Faites cuire la purée dans du bouillon ; ajoutez une carotte et deux oignons ; la purée cuite, passez-la ; puis la mêlez à une quantité suffisante de bouillon ; faites bouillir cette préparation pendant vingt minutes et versez-la dans la soupière sur des croûtons frits préparés d'avance.

On peut faire ce potage au bouillon maigre ou à l'eau et on y ajoute du beurre.

Ces purées ne conviennent qu'aux estomacs robustes et fonctionnant bien ; elles sont de difficile digestion et déterminent des flatuosités.

Potages FARINEUX. Les potages farineux ont cela de commode qu'ils sont à la portée de tout le monde, de la plus humble cuisinière aussi bien que de Véry. Ils sont, de plus, prompts à préparer ; leur salubrité est reconnue, et on les permet sans danger même aux convalescents.

Le RIZ tient le premier rang dans les potages farineux ; on l'y sert soit au gras, soit au maigre, soit au lait ; mais on s'élève au-dessus de cette simplicité trop nue en y ajoutant diverses purées qui lui communiquent leur goût et lui donnent un charme de plus. Ainsi, l'on fait du riz aux pois, aux navets, aux lentilles, aux tomates, au coulis d'écrevisses, etc. Ce dernier est le plus distingué, comme le plus dispendieux ; mais il faut convenir aussi que lorsqu'il est fait avec soin, c'est un potage vraiment délicieux et qui donne une grande idée du dîner auquel il sert d'introduction. Lorsqu'on sert le riz au beurre, il ne faut jamais manquer d'y délayer plusieurs jaunes d'œufs, et d'y râper un peu de muscade ; on peut même l'édulcorer avec du sucre.

On obtient, avec la FARINE DE RIZ, un potage qui prend alors le nom de crème de riz et qui offre un aliment extrêmement léger et salutaire. On ne le sert guère qu'aux malades et aux convalescents ; mais si l'on veut en relever le goût fade par l'introduction de diverses purées, on parviendra à en confectionner des potages dignes de figurer devant des appétits qui jouissent de toute la plénitude de leurs facultés.

On fait avec le SAGOU, et surtout avec le SALEP, espèce de racine réduite en poudre, qui nous vient de la Perse, des potages farineux assez nourrissants et très-adoucissants, et que l'on recommande aux personnes attaquées de la poitrine, ou même à celles qui l'ont seulement faible et délicate. — Voir *Sagou, Salep*.

Les PATES D'ITALIE fournissent une grande variété de potages farineux, et l'on peut, avec leur secours, en préparer d'un grand nombre d'espèces. On sait que ces pâtes se fabriquent avec de la fine fleur de farine de froment; la matière de toutes est la même; c'est de leurs diverses fabrications qu'elles reçoivent leurs noms différents; noms qui sont italiens ou dérivent de cette langue.

De toutes ces pâtes, le VERMICELLE, (qu'on prononce *vermichelle*) est la plus commune et la plus généralement employée. Comme le riz, on le mange, soit au gras, soit au maigre, mais rarement au lait; quelquefois avec diverses purées, mais le plus souvent avec le fromage de Parmesan, ou même de Gruyère râpé, que l'on sert à part dans une assiette creuse, afin que chacun puisse en mettre à son gré, tout le monde malheureusement n'aimant pas le fromage.

Ce fromage, surtout le Parmesan, communique au vermicelle un excellent goût, et s'allie de même très-bien avec toutes les autres pâtes. On dirait que, fabriqués tous deux dans le même pays, ils aiment à se retrouver ensemble; au reste, il résulte de cette attraction un potage fort agréable.

Aux purées et au fromage, qu'on peut mêler avec le vermicelle, on substitue quelquefois, pendant l'automne, avec succès, les tomates. Le jus de ce fruit ou légume (comme on voudra l'appeler) communique aux potages dans lesquels on le fait entrer une acidité très-agréable, et qui plaît presque généralement à ceux qui s'y sont habitués. Au reste, il s'allie encore mieux avec le riz qu'avec les pâtes. Rien n'est plus délicieux, selon nous, dans les mois d'août, de septembre et d'octobre, qu'un potage au riz au gras, bien fait, et dans lequel on a fait entrer le jus des tomates. Au reste, on peut le servir à part comme le fromage, pour ménager le goût de ceux auxquels cet assaisonnement ne conviendrait pas.

La SEMOULE est après le vermicelle le plus usité des potages farineux. Cette pâte, réduite en petits grains plus fins que ceux du millet, se digère très-facilement, et elle admet les mêmes assaisonnements. Il n'y a de vraiment bonne semoule que celle de GROULT et celle de MOURIÈS.—Voy. *Semoule*.

Les LASAGNES font un excellent potage farineux, surtout au maigre; et de toutes les pâtes d'Italie, c'est après le macaroni et le vermicelle, celle qui s'allie le mieux avec le fromage. C'est un potage très-nourrissant, et qui se trouve bien placé à l'entrée d'un dîner frugal.

On sert aussi les MACARONIS en potage, soit au gras, soit au maigre; mais dans tous les cas le fromage y est d'obligation. Après le potage à la Camérani, dont les macaronis sont le fondement, mais où ils sont accompagnés de tant d'ingrédients délicieux, un simple potage aux macaronis paraîtra bien nu; et d'ailleurs, cette pâte figure si bien à l'entremets, que c'est en quelque sorte la prodiguer et lui faire perdre de son prix que de la servir en potage.

Nous n'entrerons point ici dans l'énumération des autres pâtes d'Italie, telles que les *padres*, les *œils de perdrix*, les *étoiles*, etc., parce que les potages que l'on en fait se pré-

parent absolument comme ceux que nous venons de passer en revue, soit au gras, soit au maigre.

On sert en Bretagne, et même quelquefois à Paris, des soupes de GRUAU. Ce gruau est comme on sait le produit de l'avoine moulue grossièrement. Le meilleur nous vient de la Bretagne et de la Touraine; on en tire aussi d'assez bon des Ardennes. Le gruau tient le dernier rang parmi les potages farineux. Il est par lui-même fade, d'un coup d'œil peu flatteur, et ne peut plaire, soit au gras, soit au maigre, que par les assaisonnements. Rarement admis sur les tables distinguées, il se prépare comme le riz.

La FARINE DE BLÉ DE TURQUIE, sous le nom de *gaudes*, fournit une sorte de potage très-usité en Franche-Comté. C'est une espèce de bouillie, mais d'un goût particulier, et qui n'est pas sans agrément. On prépare les gaudes, soit au gras, soit au maigre; mais on en mange rarement à Paris. — Voy. *Gaude*.

Les potages farineux offrent une ressource précieuse à la fin de l'hiver et dans le printemps, époque où les légumes sont rares, chers, et où ils n'ont encore aucune saveur. On ne doit donc point craindre de les admettre alors sur les tables les plus recherchées. C'est au cuisinier à masquer le peu de goût qu'ils ont par eux-mêmes, en y introduisant les divers excipients que nous avons indiqués, et c'est ce dont la plupart s'acquittent à merveille. — Voy. *Pot au feu, Bouilli, Bouillon*.

Potages GRAS A LA SEMOULE, AU TAPIOCA, AU SAGOU, AU SALEP, A LA FÉCULE. Lorsque le bouillon est en ébullition, répandez dedans une de ces différentes substances, et quand elles sont suffisamment cuites, servez. Pour les potages à la fécule ou à toutes autres matières farineuses, il faudra les délayer à l'avance dans une petite quantité de bouillon froid; puis les mêler au bouillon, quand il bout, et remuer sans cesse jusqu'à ce que ces farines soient bien cuites.

Potages GRAS AU VERMICELLE ET AUTRES PATES. Faites bouillir du bouillon passé et dégraissé; quand il est en ébullition, mettez dedans le vermicelle ou les pâtes quelconques que vous aurez choisies; quand ces pâtes sont suffisamment cuites, versez le potage dans la soupière et servez.

Ce potage a les mêmes qualités que le précédent, il a de plus, sur ce dernier, l'avantage de ne pas occasionner d'aigreurs; il ne faut employer que des pâtes de bonne qualité, afin de ne nuire ni aux bons effets, ni au goût de ce potage.

LE MÊME AU LAIT. — Faites bouillir du lait ou de la crème; répandez dedans votre pâte, un peu de sel et du sucre à volonté; on peut, si l'on veut, y ajouter une liaison de jaunes d'œufs, ce qui rend le potage plus nourrissant. Ces deux potages conviennent aux enfants et aux convalescents.

Le même au maigre. — Faites chauffer de l'eau; quand elle bout, mettez-y votre pâte quelle qu'elle soit; ajoutez un peu de sel, et, quand le potage est presque cuit, joignez-y un bon morceau d'excellent beurre et du sucre si bon vous semble.

Croutes au pot. — Mettez des croûtes de pain dans un plat creux; versez dessus du bouillon avec de la graisse du pot au feu; faites gratiner ces croûtes sur le feu; quand le bouillon est tari et que les croûtes sont bien rissolées, mettez-les dans une soupière et versez dessus votre bouillon dégraissé et passé.

Mêmes propriétés que le potage au pain au naturel.

(Pour les propriétés voyez les mots *Tapioca*, *Sagou*, *Salep*, *Fécule*). Le potage à la semoule a les mêmes propriétés que le potage au vermicelle, aux pâtes d'Italie, etc.

Ces mêmes potages se font encore au maigre ou au lait. En maigre, on emploie de l'eau, du sel, du beurre et du sucre si l'on veut. Au lait, on se sert de lait ou de crème, d'un peu de sel, de sucre; on peut y ajouter si on le désire une liaison de jaunes d'œufs.

Ces sortes de potages conviennent aux malades qui peuvent prendre quelque nourriture, aux personnes en convalescence, aux enfants, aux estomacs irrités ou faibles qui ne pourraient supporter une alimentation excitante.

Potiron (*Cucurbita maxima*). Nom d'une espèce de courge, genre de la monœcie monadelphie et de la famille des cucurbitacées.

Il y a des potirons verts et des jaunes; leur chair constitue un aliment très-sain, un peu laxatif, rafraîchissant, peu nourrissant. Tous les estomacs ne s'en accommodent pas, particulièrement les estomacs froids et paresseux. Il faut s'abstenir complétement d'en manger quand règne le choléra.

On fait avec le potiron des potages, des purées, des flans, etc. — Voy. *ces mots*.

Il y a trois variétés : *jaune gros*, *vert gros* et *petit* et d'*Espagne*. — Voy. *Courge*.

Se conserve jusqu'en avril.

Pouilly-Fuissé (Vin de). Haute-Bourgogne, rouge, 2e service; blanc, entremets. Il contient 15 à 16 degrés, et coûte, les 228 litres, 1844-46, 300 fr.; 1848-54, 200 fr.; 75 c. à 1 fr. 50 la bouteille (novembre 1854).

Pouilly-Sancerre (Vin de). Bourgogne, pour les huîtres et le 2e service. Il contient 14 à 15 degrés.

Poularde. Poule de basse-cour engraissée d'une manière particulière, et qui n'a pas encore pondu; il faut que les poulardes, de même que les chapons, n'aient pas plus de sept à huit mois; plus tard elles auraient pondu.

Les poulardes les plus renommées sont celles du Maine, de la Bresse, du pays de Caux (en Normandie) et du Montalbanais.

Les poulardes constituent un excellent aliment de facile digestion et qui convient à tous les estomacs. On peut en donner aux convalescents.

Poularde a la bourgeoise. Après avoir préparé votre volaille, mettez-la, l'estomac en dessous, dans une casserole avec du beurre bon et frais, et deux oignons coupés en tranches; mettez deux autres oignons également en tranches, par-dessus, ajoutez-y deux carottes coupées en filets, un bouquet garni et un peu de sel; faites-la cuire à feu doux avec de la cendre chaude sur le couvercle. Lorsqu'elle sera à moitié cuite, mouillez d'un verre de vin blanc; puis, lorsque la cuisson est achevée, dégraissez la sauce, mettez-y un peu de coulis, passez-la au tamis et servez-la sur la volaille. *Entrée*.

Poularde a la Grimod de la Reynière. Videz, flambez et troussez une belle poularde; battez-la pour l'aplatir le plus possible; remplissez-la d'une farce faite avec le foie de la volaille, des truffes, des champignons, persil, ciboule, sel, gros poivre, moelle de bœuf, un peu de beurre et du lard, le tout bien mêlé ensemble. Taillez une douzaine de tranches de jambon nouveau de la largeur d'un doigt et de la longueur de la volaille, et autant de tranches de mie de pain. Après que vous aurez refait au beurre votre poularde et que vous l'aurez embrochée, couvrez-la entièrement avec les tranches de pain sur lesquelles vous assujettirez celles de jambon; vous envelopperez le tout de papier et, la poularde cuite, servez-la sur son jus. *Entrée*.

Poularde a la Montmorency. Flambez et videz une poularde, piquez-en le dessus; remplissez-la avec des foies coupés en dés, de petits œufs, du petit lard; cousez l'ouverture que vous aurez faite pour introduire tout cela; faites-la cuire comme un fricandeau et glacez-la de la même manière que ce mets. *Entrée.* — Voy. *Fricandeau*.

Poularde au gros sel. Videz, flambez et troussez une poularde : faites-la blanchir un instant dans l'eau bouillante; entourez-la de tétine de veau; enveloppez-la dans une serviette bien lessivée ou mettez-la dans une vessie de cochon que vous nouerez de manière à ce qu'il ne pénètre pas d'eau dans l'intérieur; faites cuire la poularde dans un chaudron rempli d'eau bouillante salée; lorsque vous jugez qu'elle est suffisamment cuite, vous la sortez de son enveloppe et vous la servez avec une forte cuillerée de gros sel gris que vous répandez sur sa poitrine. *Entrée*.

Poularde au riz. Après avoir vidé, flambé et troussé votre poularde les pattes en dedans, bridez-la, et la bardez. Vous aurez fait blanchir environ 375 grammes de beau riz; égouttez-le et le mettez dans une casserole avec la poularde que vous y placerez l'estomac en dessous; mouillez le tout avec du bon bouillon ou du consommé, ce qui vaut mieux; couvrez, et laissez cuire doucement, en ayant soin de remuer de temps en temps la casserole.

Quand la cuisson est effectuée, dressez la poularde sur un plat ; dégraissez le riz, ajoutez-y un morceau de beurre, un peu de sel et du gros poivre, et masquez-en votre volaille.

Si le riz était trop épais, ajoutez-y du consommé.

Ce mets, en quantité modérée, convient aux convalescents. *Entrée.*

Poularde EN ENTRÉE DE BROCHE. Faites-la rôtir comme il est indiqué à l'article suivant, puis servez-la sur une sauce à votre choix. *Entrée.*

Poularde RÔTIE. Troussez-la, bardez-la et la mettez à la broche enveloppée de deux feuilles de papier beurré ; il ne faut pas à la poularde plus de cinq quarts d'heure de cuisson. Au bout de ce temps débrochez-la, mettez au fond de votre plat le jus dégraissé de la lèche-frite, posez la poularde dessus, entourez-la de cresson assaisonné d'un peu de sel et de quelques gouttes de vinaigre, et servez ce plat de *rôt.*

Pour faire cuire une poularde ou un chapon gras, il faut :

Avec bon feu à la broche..... 1 h. » m.

Dans la cuisinière et feu de cheminée...................... » 45

Dans la cuisinière et coquille.. » 40

Moyen................... » 45

       Ou............. » 33

       Ou............. » 30

La poularde se sert sur le dos ; quand on veut la découper, on prend les deux pattes de la main gauche et l'on incline légèrement la pièce sur le côté droit ; on garde alors, seulement dans la main gauche, la patte gauche que l'on éloigne un peu du corps de l'animal, on passe alors le couteau sous la cuisse en le ramenant jusqu'au point de jonction avec le corps, on donne un petit trait de couteau au bas du n° 2, et l'on enlève le morceau qui se divise en trois : la jambe que l'on coupe en deux, n°s 1 et 3, et la cuisse, n° 2.

droit ce que l'on a fait pour le côté gauche. Les morceaux se servent dans l'ordre suivant : n°s 4, 5, 6, 7, 1, 2, 3.

Poularde TRUFFÉE ET A LA BROCHE. Procédez de la même manière que pour le dindon truffé (voy. cet article). *Rôt.*

Les différents apprêts que l'on fait subir aux poulardes s'appliquent également aux chapons.

Pouleré. Liqueur qu'on fait au Mexique avec la sève de l'agave d'Amérique ou Margai. On obtient de l'eau-de-vie par sa distillation, et du vinaigre par son exposition dans un lieu chaud.

Poule. Femelle du coq, oiseau de l'ordre des gallinacés et du genre *faisan.*

La poule est vieille quand elle a atteint quatre ans ; à cet âge, elle n'est plus bonne à manger que bouillie, elle serait trop dure à la broche.

La chair d'une vieille poule est plus sapide et plus nourrissante que celle d'une jeune ; elle convient à tous les estomacs.

C'est avec les vieilles poules que l'on fait les bouillons de volaille.

Poule AU POT. Après avoir mis dans une marmite la viande convenable pour faire le pot au feu, après que ce dernier a été bien écumé, que les légumes et autres ingrédients y ont été déposés ; mettez-y alors votre poule, vidée, flambée et troussée, laissez-la cuire doucement avec le reste et, quand le pot au feu est fait, retirez-la ainsi que la viande et les légumes et servez-la après avoir semé dessus un peu de sel.

Ce mets convient à peu près à tout le monde. *Entrée.*

DÉPEÇAGE. La cuisse s'enlève comme dans le poulet rôti, mais l'on donne un coup de couteau sur la longueur du ventre, suivant la ligne indiquée, et l'on divise avec la cuiller. Les points tracés sur la figure indiquent la place des suprêmes.

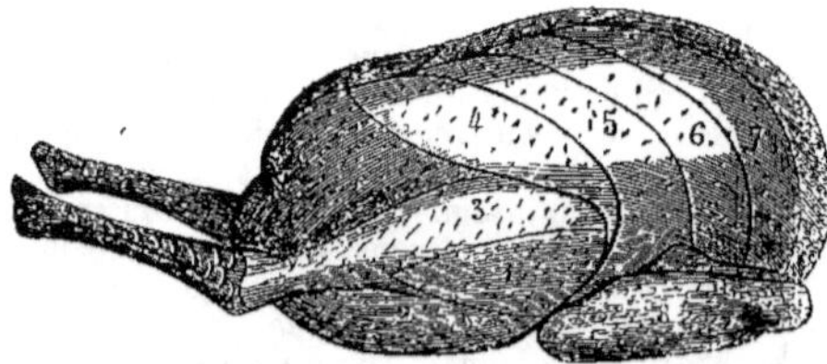

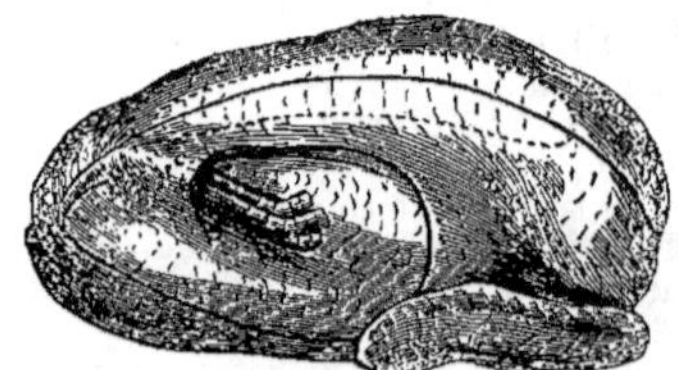

On procède ensuite au découpage de l'aile, qui se fait sur la pièce même ; on passe le couteau sur toute la longueur de la poitrine en appuyant jusqu'à l'os ; puis, on commence par le n° 4 et en suivant les lignes indiquées et en remontant jusqu'au cou. Le moignon ne se détache et ne se sert point ; il doit accompagner la carcasse à l'office.

On retourne la pièce et l'on fait pour le côté

Poule AUX OIGNONS. Faites revenir dans le beurre du petit lard, coupé en morceaux ; quand il est suffisamment coloré, retirez-le et le déposez sur une assiette ; mettez ensuite dans la même casserole, en y ajoutant du beurre, si cela est utile, votre poule vidée, flambée, etc. Quand elle est bien revenue et de belle couleur, enlevez-la à son tour, puis faites, avec de la farine, un petit roux que vous mouillerez avec du bon bouillon ou du consommé; remettez ensuite votre volaille, l'estomac en dessous ainsi que le petit lard; ajoutez du poivre et très-peu de sel, après que vous vous serez assuré de l'utilité de ce dernier condiment; faites bouillir, et aussitôt l'ébullition commencée, modérez le feu afin que le ragoût cuise tout doucement et sans beaucoup réduire.

Faites revenir à part, dans le beurre, une vingtaine de petits oignons épluchés avec soin, saupoudrez-les d'un peu de sucre; quand ils sont bien glacés, mouillez-les d'un peu de consommé et faites-les cuire seuls, à moins que vous ne préfériez les jeter dans votre ragoût après qu'ils sont seulement glacés, et cela, une heure à une heure et demie avant la parfaite cuisson de la volaille.—Au moment de servir, dégraissez la sauce; faites-la réduire si cela est nécessaire pour qu'elle ne soit pas trop longue; dressez votre volaille sur un plat; entourez-la des petits oignons, et versez sur le tout votre sauce.

Ce mets ne convient ni aux convalescents, ni aux estomacs faibles et délicats. *Entrée.*

Poule AU RIZ. Elle se prépare comme la poularde au riz. *Entrée.* — Voy. *cet article.*

Poule EN DAUBE. Procédez comme il est indiqué à l'article *Dindon en daube.* Entrée.

Tout ce qui vient d'être dit de la poule peut s'appliquer également au coq.

Poule d'eau. Oiseau de l'ordre des échassiers et de la tribu des macrodactyles. Sa chair est assez agréable et ne convient qu'aux estomacs robustes. On apprête les poules d'eau de la même manière que les macreuses et les sarcelles.—Voy. *ces deux mots.*

Poule de mer. — Voy. *Dorée.*

Poulet. C'est le nom que l'on donne au jeune coq. La chair du poulet constitue une alimentation saine, peu nourrissante, de facile digestion; elle nourrit suffisamment les personnes en convalescence, sédentaires, et délicates; mais elle ne pourrait sustenter les gens robustes et ceux qui font de l'exercice.

On fait quatre catégories du poulet : 1° le *poulet commun* dont on fait des fricassées, des purées et des quenelles de volaille; 2° le *poulet demi-gras* qui sert aux marinades à cru et aux entrées qui ne demandent pas de très-grosses bêtes; 3° le *poulet gras* que l'on mange à la broche et dont on fait des galantines mêlées; 4° le *poulet à la reine,* poulet fin et délicat que l'on n'emploie que pour entrée et pour rôt.

Le poulet est, au carnaval, dans toute sa force et toute sa splendeur. C'est alors qu'on mange les poulets gras qui forment à eux seuls un rôti très-présentable.

Il faudrait un livre tout entier pour décrire les différentes métamorphoses qu'on lui fait subir dans nos cuisines. A la broche seulement, il y a plus de vingt façons de le servir, telles qu'à la Choisy, à la chia, à la ciboule, à la Cracovie, à la génoise, à la hollandaise, à la Dantzick, à l'es-

pagnole, à la rocambole, à la perce-pierre, à l'ivernoise, à l'allemande, à l'italienne; d'où l'on voit que presque toutes les nations de l'Europe se sont réunies pour nous enseigner la manière de faire rôtir un poulet. Mais si de la broche nous passons aux fourneaux, ce se sera bien autre chose encore; sans parler des fricassées de poulets, la manière la plus simple et peut-être l'une des meilleures est de les manger en ragoût; nous y verrons les poulets à l'ivoire, au beurre vert, à maître-Lucas; les poulets en bouteille, en culotte, en chauve-souris, à la Beaubourg, à la Caracalla; les poulets en surprise, en hoche-pot, en boudin blanc, etc. On voit que l'imagination des hommes de l'art s'est épuisée de mille manières pour varier sans fin ses combinaisons savantes.

Le Mans, la Flèche et la Bresse se disputent la gloire de nous envoyer les plus succulentes poulardes. Si nous suivons ces aimables voyageuses de leurs bourriches dans nos cuisines, nous verrons en elles l'un des plus beaux, des plus fins et des plus succulents rôtis qui aient jamais honoré la broche; et si, remplaçant leurs entrailles par d'excellentes truffes, nous les laissons tourner devant un feu clair, toute la maison sera embaumée d'un parfum délicieux. L'humble cresson pourra remplacer, au besoin, la truffe opulente, mais il faut l'aiguiser avec un fort vinaigre et n'en bourrer la poularde que lorsqu'elle est arrivée à sa dernière et glorieuse destination. Ce serait offenser une poularde que de la piquer lorsqu'elle est destinée à la broche. Une bonne barde d'un lard gras et onctueux est l'habillement qu'elle préfère, et il faut avouer que c'est pour elle le plus convenable et le plus décent.

On ne compte pas moins de manières de manger à la broche les poulardes que les poulets. Les poulardes dans cet état se servent à la Jamaïque, à la Villeroy, aux cerneaux, aux écrevisses, aux rives, aux petits œufs et même aux huîtres. Si c'est en ragoût que vous les préférez, vous aurez à les choisir à la provençale, à l'étouffade, en ballons, en cantons, en croustades, à la crème et même à la cendre. Mais l'on sent bien qu'on ne les accommode de cette dernière façon que le lendemain du Mardi gras, la cendre étant la livrée du carême.

Si cependant, dans une matière aussi grave, il nous est permis d'avoir un avis, nous oserons dire que c'est déshonorer une poularde fine que de la manger autrement qu'à la broche. Elle vaut tant par elle-même que c'est l'enlaidir que de chercher à la parer, et c'est le cas de lui dire, avec l'amoureux Orosmane :

L'art n'est pas fait pour toi, tu n'en as pas besoin.

Poulet RÔTI. Après l'avoir vidé, flambé, bridé, couvrez-le de bardes de lard ou enveloppez-le de papier beurré; mettez-le à la broche; un peu avant la complète cuisson du poulet, enlevez le papier; quand l'animal est d'une belle couleur et cuit à point, débrochez-le et le servez. Il vaut mieux envelopper le poulet dans du lard que dans du papier.

On peut, suivant le besoin, faire rôtir ensemble deux ou plusieurs poulets. *Rôt.*

C'est surtout rôti que le poulet convient aux malades et aux convalescents.

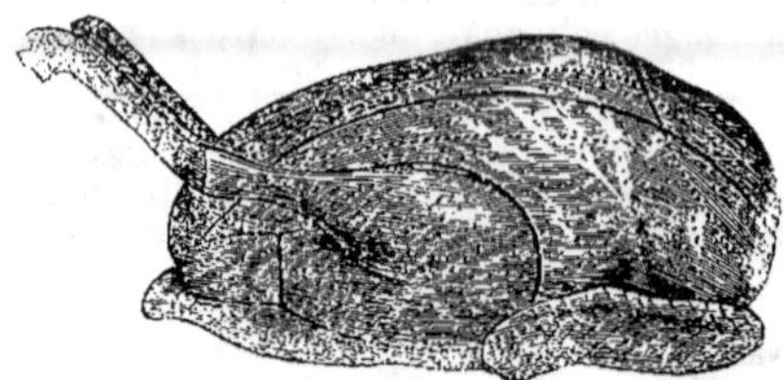

Le poulet se sert sur le dos, on le place sur le côté gauche et l'on prend la fourchette de la main gauche et le couteau de la main droite, on passe la fourchette dans la jointure de la caisse et on l'enfonce solidement. On fait glisser le couteau tout du long de la cuisse en suivant la ligne tracée; on passe ensuite le couteau sous la fourchette à la jointure de la cuisse, et l'on donne un coup de couteau suivant le tracé indiqué; on fait incliner la cuisse à gauche par un mouvement brusque et la caisse s'enlève naturellement. On peut diviser cette cuisse en deux, on la place sur l'assiette, la partie rissolée touchant l'émail, et l'on donne un coup de couteau qui, bien ajusté, doit séparer les deux parties sans hésitation.

On passe la fourchette sous l'aileron, en l'enfonçant vigoureusement; on donne un coup de couteau, pour séparer l'aile dans la jointure et l'on continue à promener le couteau jusqu'au croupion, l'aile s'enlève alors sans peine.

On retourne le poulet et l'on fait la même opération de l'autre côté.

On remet le poulet sur le dos, et l'on enlève par un seul coup de couteau la lunette, on détache les deux poissons ou suprêmes, en faisant filer le couteau le long du bréchet de chaque côté, on enlève les sot-l'y-laisse.

Si l'on veut diviser la carcasse, il faut faire passer le couteau depuis le croupion jusqu'à l'attache des ailes. On retourne le poulet après avoir détaché le croupion, et l'on casse la carcasse en deux en appuyant le couteau sur le milieu, et en relevant le côté du croupion avec la fourchette.

On retire le foie qui est excellent, ainsi que les rognons; si la tête est restée on sépare la crête.

L'opération est achevée, et l'on peut voir, par la figure, n° 2, la division des pièces qui a été opérée.

La cuisse est meilleure chaude, l'aile est préférable froide; cependant, c'est cette partie que l'on offre de préférence aux femmes, et les suprêmes aux demoiselles.

La personne qui découpe doit éviter avec soin de pratiquer la méthode de M. Ampère. Cet honorable académicien donnait à dîner à Fr. Arago et à M. Chevreul; il racontait, avec une certaine animation et tout en découpant un poulet, un de ses voyages en Italie, à mesure qu'il détachait un morceau de son poulet, il le mangeait, de sorte que l'histoire finie le poulet avait entièrement disparu, à la grande hilarité des deux illustres auditeurs.

Poulet A LA D'ESCARS. Ayez un poulet gras que vous viderez, flamberez et trousserez les pattes en dehors et dont vous ferez bien ressortir l'estomac, piquez-le avec des lardons moyens; foncez une casserole avec des bardes de lard, mettez dessus votre poulet, ajoutez une tranche de jambon, une carotte coupée en rouelles, un oignon piqué de clous de girofle et un bouquet garni. Couvrez votre poulet avec des bardes de lard; mouillez-le avec une cuillerée à pot de consommé et un verre de vin de Madère; faites cuire à feu modéré, mais ayez soin d'entretenir bon feu sur le couvercle de la casserole, afin que le lard se colore et se glace. Quand le poulet est cuit; dressez-le sur un plat après l'avoir égoutté et débridé; passez, dégraissez et faites réduire à demi-glace le fond de cuisson; ajoutez-y de l'espagnole ou du blond de veau réduit et servez. *Entrée.*

Poulet A LA CHEVALIÈRE. On découpe deux poulets avant de les faire cuire; des quatre premiers filets enlevés avec l'aile dont on a détaché le moignon on en pique deux avec du lard, les deux autres sont garnis avec art de palais de bœuf découpé. Les autres filets sont garnis de tranches minces de truffes.

On pose au centre du plat les reins des poulets, puis les cuisses par-dessus,

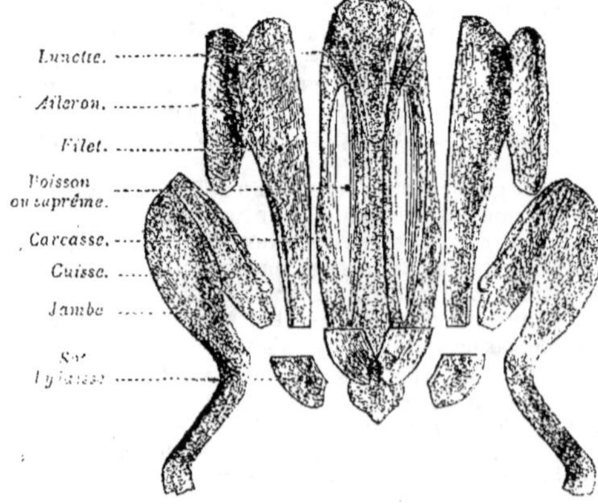

les quatre filets des ailes sont placés aux quatre côtés, les autres filets se placent en rond au-dessus, les intervalles sont garnis de crêtes de coq, de champignons et de truffes entières.

On couronne l'édifice par une écrevisse, une truffe et enfin une crête de coq. Ce mets, très-élégant et très-distingué, convient à tous les estomacs valides. *Entrée.*

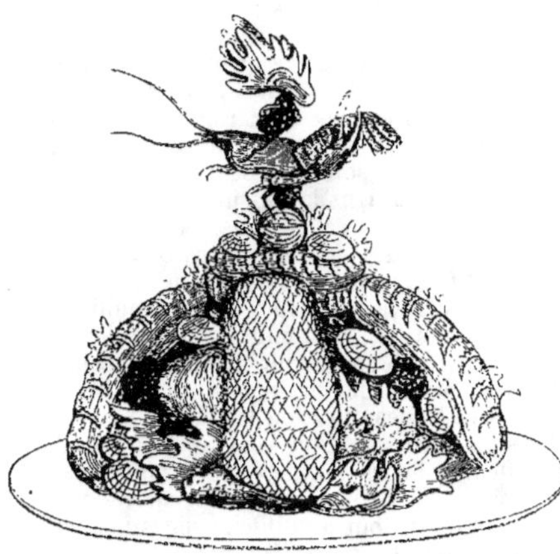

Poulet A LA MARENGO. Dépecez un poulet comme pour la fricassée; mettez-le dans une casserole avec de l'huile et du sel fin; mettez-y d'abord les cuisses; cinq minutes après, mettez les autres membres; le poulet doit prendre couleur et cuire dans cette huile, et lorsqu'il est presque cuit, ajoutez un bouquet garni. Ajoutez encore, si vous voulez, des champignons tournés ou des lames de truffes. Quand tout est cuit, dressez sur un plat votre poulet. Vous aurez fait chauffer de la sauce italienne dans laquelle vous aurez mis, peu à peu et en remuant toujours, de l'huile qui a servi à faire cuire le poulet; vous la verserez dessus et vous servirez ce mets avec une garniture d'œufs frits ou de croûtons. Vous pouvez vous servir de beurre clarifié au lieu d'huile, si vous voulez. *Entrée.*

Poulet A LA ORLY. Dépecez un poulet comme le précédent, assaisonnez-le de sel, poivre, persil, ciboule, laurier, jus de citron; saupoudrez les membres de farine, puis faites-les frire. Trempez dans de la farine des oignons coupés en anneaux et faites-les frire aussi. Dressez, en buisson, les membres du poulet; posez avec goût les oignons dessus, et mettez sous le poulet une sauce à l'orange amère. *Entrée.*

Poulet A L'ESTRAGON. Hachez menu, après les avoir fait bouillir, des feuilles d'estragon; prenez-en le tiers afin de le mélanger à une farce faite du foie haché, de lard râpé, sel et poivre; farcissez le poulet; bridez-le; bardez-

le, enveloppez-le de papier beurré et le mettez à la broche.

Mettez dans une casserole un morceau de bon beurre manié de farine; faites-le fondre et y ajoutez les deux autres tiers de votre estragon haché, un peu de jus ou de consommé, un filet de vinaigre, sel et poivre; puis liez la sauce sans la faire bouillir avec un ou deux jaunes d'œufs et servez votre poulet avec cet accompagnement. *Entrée.*

Poulet EN FRICASSÉE. Faites dégorger et blanchir à l'eau tiède un poulet que vous aurez flambé et dépecé. Mettez dans une casserole un morceau de beurre, faites revenir dedans, mais sans lui faire prendre couleur, votre poulet, bien égoutté; saupoudrez-le de farine et remuez le tout; mouillez avec du consommé, ajoutez des champignons, des petits oignons et, si vous voulez, un peu de zeste de citron; faites bouillir modérément, et lorsque le poulet est cuit, liez la sauce avec deux jaunes d'œufs et ajoutez-y du jus de citron. Vous pouvez, si vous voulez, garnir cette fricassée de quelques belles écrevisses, dressez-la et servez. *Entrée.*

Poulet EN MARINADE. Faites rôtir un poulet; coupez-le par morceaux que vous ferez mariner avec du bouillon, du vinaigre, du sel, du poivre et des fines herbes hachées. Au bout d'une heure, égouttez et essuyez les morceaux; trempez-les dans une pâte à friture dans laquelle vous aurez mis des blancs d'œufs fouettés; faites frire et servez avec une garniture de persil frit.

Poulet EN SALADE. Dépecez deux poulets rôtis et froids; mettez les membres dans un vase et les assaisonnez comme une salade; ajoutez des câpres, des anchois, des cornichons coupés en filets et de la fourniture bien assortie et hachée. Sautez bien le tout et dressez en buisson vos membres de poulet que vous décorerez avec les câpres et les filets d'anchois et de cornichons; puis, faites sur le bord du plat une couronne de cœurs de laitues coupées en quatre et de quartiers d'œufs durs de faisan. *Hors-d'œuvre.*

Poulet RÔTI, POUR ENTRÉE DE BROCHE. Faites une farce avec le foie haché du poulet, du lard râpé, du persil et de la ciboule hachés, du jus ou du beurre et un peu de zeste de citron; remplissez-en le corps du poulet; faites-le rôtir enveloppé de papier beurré pour qu'il ne se colore pas, et servez-le sur telle sauce qui vous conviendra. *Entrée.*

Poulet SAUTÉ. Faites sauter dans le beurre un poulet que vous aurez dépecé comme le précédent; vous ajouterez un peu de farine; vous mouillerez avec du bon bouillon ou du consommé et du vin blanc; mettez sel, poivre, persil et champignons hachés, laissez un peu bouillir; faites réduire la sauce, dégraissez-la et servez. *Entrée.*

Nous avons déjà dit ailleurs que les ragoûts ne conviennent ni aux estomacs délicats, ni aux convalescents ; c'est pourquoi toutes les préparations de poulet, qui seraient ou par trop excitantes ou de difficile digestion, doivent être bannies du régime des convalescents. Pour eux ne seront bons et utiles que les modes de préparation les plus simples et les plus naturels.

Pougues (Nièvre). Ce sont des eaux alcalines à base de chaux. Elles redonnent du ton à l'estomac et activent les fonctions des reins et du foie. Recommandées spécialement contre la gravelle et les calculs hépatiques. La dose est d'une demi-bouteille à une bouteille par jour. (Dr C. JAMES, *Guide aux eaux*.)

Pourpier (*Portulaca*). Genre de la dodécandrie monogynie et de la famille des portulacées à laquelle ce genre donne son nom.

Le pourpier cultivé (*Portulaca oleracera*), est cultivé dans les jardins potagers ; il croît spontanément en France dans presque tous les lieux cultivés ; certains botanistes regardent néanmoins le pourpier comme naturalisé et non originaire de l'Europe.

Le pourpier se mange cru dans la salade ; confit au vinaigre, cuit, et préparé de différentes manières ; cette plante a la propriété de s'emparer facilement de la saveur des aliments auxquels on l'associe.

On connaît trois variétés de pourpier cultivé, l'une sauvage, les deux autres cultivées ; ces deux dernières portent les noms vulgaires de *pourpier vert* et de *pourpier doré*. Cette dernière variété est préférée généralement au pourpier vert et beaucoup plus employée.

Le pourpier est calmant, rafraîchissant, diurétique, anti-scorbutique, etc.

On mange les feuilles et les pousses tendres en salade, on peut aussi les faire cuire.

Pourpier EN FRITURE A LA MILANAISE. Faites macérer pendant plusieurs heures des tiges entières de pourpier avec du jus de citron, du sucre pulvérisé et de la cannelle ; faites une pâte à frire avec des blancs d'œufs fouettés ; trempez-y vos tiges ; faites-les frire à feu modéré et les servez très-chaudes. — Voy. *Salade*.

Pourpier EN RAGOUT. Epluchez et coupez, de la longueur du doigt, des tiges de pourpier. Vous les ferez cuire à moitié dans une eau blanche ; vous les passerez ensuite, après les avoir égouttées, dans un coulis de veau et de jambon ; laissez mijoter et réduire, et liez ce ragoût avec un peu de beurre manié de farine ; ajoutez-y un filet de vinaigre et servez-vous de cette préparation comme garniture de toutes sortes d'entrées.

Pralines OU DRAGÉES A LA PRASLIN. Ce sont des amandes grillées dans le sucre par l'action du feu.

Pralines ORDINAIRES. Mettez dans une bassine, sur le feu, 500 grammes de sucre et deux ou trois verrées d'eau ; jetez-y 1000 grammes de grosses amandes douces débarrassées de leur peau et faites bouillir le tout à grand feu ;

quand les amandes commencent à pétiller, retirez-les de dessus le feu et ramenez le sirop à l'état de cassonade en le remuant avec une spatule ; on nomme cette opération *sabler* ; jetez ensuite vos amandes sablées dans un crible à dragées pour en enlever la cassonade en excès ; remettez-les au feu et les remuez avec une spatule jusqu'à ce qu'elles fassent caramel ; retirez-les alors de dessus le feu et faites-les refroidir sans cesser de les remuer.

Mettez ensuite dans la bassine 1000 grammes de sucre concassé avec une quantité d'eau suffisante pour le fondre ; faites-le cuire au *bon Boulé* et le colorez avec du carmin liquide ; jetez-y vos amandes en continuant de les sabler jusqu'à ce qu'elles soient sèches ; alors criblez-les et mettez-les dans la bassine pour les glacer ; pour arriver à ce but, versez dessus un peu d'eau de rose, et, tenant les deux anses de la bassine, remuez sans cesse et sautez-les jusqu'à ce qu'elles soient bien toutes mouillées ; puis faites leur passer la nuit au feu de l'étuve après les avoir déposées sur un tamis de crin.

On fait encore des pralines avec des avelines, des pistaches, etc. ; on les aromatise avec telle substance que l'on veut : vanille, café, mille-fleurs, fleurs d'oranger, etc. ; on en fait de blanches, de brunes, de roses, etc., etc.

Ces bonbons sont de difficile digestion, et, par conséquent fatiguent l'estomac.

Préaux (Vin des), à Tonnerre, Bourgogne (Yonne). Rouge, 2e classe ; 15 à 16 degrés.

Preignac (Vin de), Bordeaux. Blanc, 1re classe ; 17 à 18 degrés.

Premaux (Vin de), Bourgogne (Côte-d'Or). Rouge, 2e classe ; 15 à 16 degrés.

Présure (*Coagulum*). On nomme ainsi une substance dont on se sert pour faire cailler le lait, et que l'on trouve dans la caillette des animaux ruminants.

Prigourieux (Vin de), Périgord (Dordogne). Blanc, 2e classe ; 15 à 16 degrés, et rouge, 3e classe ; 11 à 12 degrés.

Provençale. — Voy. *Sauce*.

Provence (Vins de). Vins rouges, 3e classe : la Gaude, Saint-Laurent, Cannes, Saint-Paul, Villeneuve et Lamalgue (Var) ; 11 à 12 degrés.

Provence (Vins de). Vins de liqueur, 3e classe : Malvoisie, Roquevaire, Caisses, La Ciotat ; 16 à 17 degrés. Vins de liqueur, 4e classe : Barbantane et Saint-Laurent ; 14 à 15 degrés.

Prune (*Prunus*). C'est le fruit du prunier. Presque toutes les variétés cultivées de prunes sont saines, agréables, rafraîchissantes, peu nourrissantes, assez faciles à digérer ; cependant, si l'on en faisait excès, elles produiraient un effet laxatif et détermineraient des diarrhées opiniâtres, et par suite le choléra. Certains estomacs faibles, délicats, malades, ne peuvent les digérer. Les vieillards, ainsi que les personnes qui relèvent de maladie, n'en doivent manger qu'avec une extrême modération ; encore faut-il les choisir saines et bien mûres.

On fait avec les prunes d'excellentes marmelades, des conserves, des confitures sèches, etc.; on en obtient par la fermentation le *raki* des Hongrois, et le *zwets-wasser* des Suisses et des Allemands, boissons alcooliques qui ne sont pas sans mérite.

Il arrive à Paris tant d'espèces de prunes, que leur simple nomenclature occuperait ici beaucoup d'espace. Les plus estimées sont celles de Reine-Claude, qui, lorsqu'elles sont bien mûres, sont en effet délicieuses et l'un des fruits les plus savoureux de notre climat. Celles de mirabelles, de Monsieur et de Sainte-Catherine viennent ensuite, et ces quatre espèces de prunes sont les seules admises crues sur les tables un peu recherchées; les autres espèces sont en quelque sorte abandonnées par les gourmets. On fait avec les prunes des compotes, de la marmelade et des confitures sèches et liquides; on confit à l'eau-de-vie celles de mirabelles, et surtout de Reine-Claude, le meilleur fruit que l'on puisse manger de cette manière. Dans plusieurs pays on fait dessécher, soit au soleil, soit au four, diverses espèces de prunes, et, dans cet état, livrées à la consommation sous le nom de pruneaux, elles deviennent l'objet d'un très-grand commerce. Ces pruneaux, mangés crus ou en compote, sont d'une grande ressource pour les desserts des mois de mars et d'avril.

La Touraine est depuis longtemps en possession de préparer les plus beaux et peut-être les meilleurs pruneaux de la France. Ceux qu'on nous envoie en corbeille sont les mieux choisis. Les prunes d'Antes, communes à Paris, sont une très-bonne espèce de pruneaux pour les compotes, et nous en dirons autant de ceux de Lorraine, connus sous le nom de coëtches. Les prunes de Brignoles, en Provence, petites, d'un rouge clair, d'une chair un peu ferme et très-sucrées, dépouillées de leur pellicule et de leur noyau, aplaties, séchées au soleil et collées ensemble au nombre de cinq ou six, selon leur grosseur, nous arrivent à Paris dans des boîtes à confiture sous le nom de Brignoles. C'est un manger fort agréable, soit cuit, soit en compote, avec fort peu de sucre, ces prunes étant très-douces par elles-mêmes. Les mirabelles de Metz sont aussi très-estimées; on les confit dans le pays et on nous les envoie en boîtes. C'est l'une des meilleures confitures sèches qu'on puisse recevoir à Paris; elle est singulièrement recherchée par les friands.

Ces détails font voir que la prune est un des fruits qui, dans ses diverses préparations, est le plus en usage dans l'économie domestique. Il n'est pas aussi aisé de porter un jugement général sur ses qualités diététiques; car c'est un fruit dont certaines espèces, telles que la Reine-Claude, la mirabelle, et même la prune de Monsieur, sont très-saines, et dont un plus grand nombre d'autres espèces sont avec raison réputées malfaisantes. On peut regarder comme bonnes les prunes douces, sucrées et aqueuses; celles qui sont âpres, acides ou passées incommodent. On doit donc être fort circonspect et fort sobre sur l'usage de ce fruit cru; aussi toutes les personnes délicates s'en abstiennent soigneusement, et se permettent tout au plus les deux espèces que nous avons nommées d'abord, c'est-à-dire les prunes de Reine-Claude et de mirabelle, lorsqu'elles sont dans un état de maturité parfaite. Mais ce même fruit, lorsqu'il est cuit, devient très-sain, convient à tous les estomacs et on le fait quelquefois entrer dans le régime des convalescents, et même des malades.

Pruneau (*Prunum passum*). C'est le fruit du prunier que l'on a fait sécher au four ou au soleil. Les prunes dont on se sert le plus communément pour cet usage sont celles de Damas, de Sainte-Catherine, la Reine-Claude, la diaprée rouge, la coëtche, etc.

Les pruneaux rouges, pruneaux communs, sont ceux dont on consomme le plus, parce qu'ils sont à meilleur marché que les autres, leur préparation étant beaucoup plus simple.

Les pruneaux de Tours et d'Agen sont les meilleurs et les plus recherchés; ils demandent beaucoup plus de soins que les précédents pour leur dessiccation.

Les pruneaux de Brignoles, qui sont faits avec des prunes de Perdrigon, diffèrent des pruneaux ordinaires en ce qu'on en enlève la peau et le noyau avant de les faire sécher au soleil.

On mange les pruneaux crus ou en compote; on les fait cuire, après les avoir fait tremper dans l'eau pendant quelques heures, avec du sucre, de l'eau et du vin de Bordeaux: on y ajoute, si l'on veut, de la cannelle. Cuits, ils sont légers, laxatifs et conviennent aux malades.

Pruneaux. Tours a une réputation justement méritée pour ses excellents pruneaux.

Prunelle (*Prunus insitiva*, L.), fruit du prunier sauvage; il est astringent, âcre lorsqu'il est vert, laxatif au contraire quand il est mûr. Il est peu estimé.

Prunes. — Voy. *Calendrier*.

Prunes D'ALGER pour compotes.

Prunes DE ROI (Agen).

Prunes PISTOLES (Sèches en boîte).

Prunes TAPÉES (Brignoles).

Prunier (*Prunus*). Genre de l'icosandrie monogynie, de la famille des rosacées, tribu des amygdalées ou drupacées. Ce genre se compose d'arbres et d'arbrisseaux des parties chaudes et tempérées de l'hémisphère boréal; il s'en trouve aussi en Asie et en Amérique.

Parmi les espèces du genre *prunier proprement dit*, nous signalerons :

1° Le *prunier épineux* (*prunus spinosa*), arbrisseau d'Europe très-rameux qui croît dans les haies, sur les coteaux, au bord des bois; il est connu sous les noms vulgaires d'*épine noire*, de *prunellier*. Son fruit, de la grosseur d'une petite cerise, est d'un noir *bleuâtre* et peu agréable. On s'en sert dans quelques parlies de la France pour donner de la couleur à certaines espèces inférieures de vin. L'infusion des feuilles du *prunus spinosa* ressemble beaucoup à celle des feuilles de thé ; elles ont même servi à falsifier le thé à une époque où il était fort cher. Dans quelques parties du nord de l'Europe on en fait une infusion théiforme ; ces feuilles sont astringentes. Le fruit du prunier épineux, nommé vulgairement prunelle, est astringent et acerbe lorsqu'il est vert ; il est laxatif au contraire quand il a subi l'action des premières gelées et il s'adoucit assez pour pouvoir être mangé.

2° Le *prunier domestique* (*Prunus domestica*), arbre de taille moyenne, dont le fruit varie de volume et de goût, suivant les variétés, qui sont très nombreuses dans cette espèce.

Nous allons signaler les variétés les plus importantes que la culture offre à notre sensualité :

Abricotée ; mirabelle ; Drap-d'Or ; mirabelle double ; abricotée hâtive ; petite Reine-Claude ; grosse Reine-Claude ; Reine-Claude violette ; prunier à fleurs demi-doubles ; abricotée de Tours ; myrobolan ; cerisette ; damas musqué ; damas mongeron ; gros damas rouge tardif ; petit damas rouge ; prunier des vacances ; prune Monsieur ; prune de Chypre ; prune royale ; damas noir hâtif ; Monsieur tardif ; gros damas de Tours ; prune suisse ; royale de Tours ; damas d'Italie ; perdrigon violet ; perdrigon normand ; perdrigon rouge ; prune de Jérusalem : tardive de Chalons ; Saint-Martin ; Saint-Julien ; gros Saint-Julien ; perdrigon hâtif ; sans noyau ; damas noir tardif ; précoce de Tours ; damas Drouet ; damas de Provence ; damas de septembre ; prunier qui porte deux fois ; damas violet ; damas d'Espagne ; prunier de Virginie ; prunier virginal rouge ; prunier noir de Montreuil ; Sainte-Catherine ; jaune hâtive ; bricette ; prune mouchetée ; impératrice blanche ; abricotée blanche ; petit damas blanc ; gros damas blanc ; perdrigon blanc ; grosse virginale blanche ; brignole ; dame Aubert ; rognon d'âne ; prune datte ; impératrice jaune ; impériale blanche ; prune royale de Bourgogne ; impératrice violette ; diaprée violette ; prune haricot ; impériale violette ; impériale violette à feuilles panachées ; prune Jacinthe ; prune d'Agen ; prune d'Ast ; prune allemande ; coëtche ; île verte ; abricotée rouge ; damas rouge ; diaprée rouge ; diaprée blanche ; prune-pêche, etc. — Voy. *Calendrier*.

Psoralée COMESTIBLE (*Psoralea esculenta*). Sa racine de la grosseur d'un œuf est riche en fécule aromatique ; elle est d'une culture longue et ne réalise pas les espérances qu'elle avait fait concevoir comme succédané de la pomme de terre.

Pujols (Vin de), Bordelais (Gironde). Blanc, 3° classe ; il contient 12 à 13 degrés d'alcool.

Pullna (Bohème). Eaux purgatives amères à base de magnésie et de soude. On emploie surtout les eaux artificielles. Une bouteille suffit pour purger fortement. (Dr C. James, *Guide aux eaux*.)

Punch. Sur une partie de jus de citron dans lequel on a laissé infuser quelques zestes, on met trois parties d'excellent rhum de la Jamaïque et neuf parties de bon thé bien chaud. La proportion du sucre varie selon le goût des personnes.

Cette boisson excitante facilite la digestion et convient, prise modérément, à beaucoup de monde. Cependant les personnes nerveuses, irritables, très-sanguines, celles qui sont atteintes d'affections du cœur, de la poitrine, etc., ainsi que celles qui sont en convalescence, doivent s'abstenir de l'usage de cette liqueur. — Voy. *Liqueur*.

Pupillien (Vins de), Franche-Comté (Jura). Blanc, 2° classe ; il contient 14 à 15 degrés d'alcool.

Purée. On fait des purées de gibier, de volaille, de homards, etc. ; on en fait encore avec des légumes farineux et autres, des marrons, de champignons, des truffes, etc.

Les purées participent de la nature des substances animales ou végétales qui en font la base ; les purées de légumes farineux comme pois, fèves, haricots, lentilles, etc., rendent ces mets plus faciles à digérer en les débarrassant de leur peau ou enveloppe.

Les purées se mangent seules ou bien elles servent à garnir des potages, ou elles sont employées comme litière, ou accompagnement de certains mets.

Purée DE CAROTTES. Epluchez et coupez en rondelles vingt ou trente bonnes carottes ; faites fondre un bon morceau de beurre dans une casserole ; mettez dedans sept ou huit oignons coupés par quartiers ; puis vos carottes ; remuez afin que rien ne s'attache ; quand les légumes sont un peu fondus, mouillez-les avec du bouillon et ajoutez un peu de sucre ; laissez cuire à feu doux l'espace de trois heures ; quand tout est bien cuit, jetez votre purée dans une étamine ; écrasez-la et la mouillez de temps en temps avec le bouillon de cuisson pour accélérer le passage ; vous mettez ensuite votre purée dans une casserole avec quatre ou cinq cuillerées à dégraisser de velouté ; puis faites réduire et dégraissez. *Entremets*.

Procédez de même pour les purées de *navets* et des *quatre-racines*, et voyez pour les propriétés les mots *Carotte*, *Navet*, etc.

Purée DE GIBIER. Mettez dans une marmite ou dans une casserole 1 kilog. 1/2 de tranches de bœuf, trois ou quatre vieilles perdrix, un faisan, 1 kilog. de jarret de veau, des oignons, des carottes, trois ou quatre pieds de céleri, un bouquet de fenouil ; vous aurez fait rôtir trois perdreaux ; pilez-les froids avec un peu de mie de pain trempée dans du bouillon ; mouillez avec du bouillon et passez votre purée à l'étamine ; ajoutez du bouillon afin qu'elle ne soit pas trop épaisse ; posez-la sur un feu doux ; il faut qu'elle chauffe sans bouillir. Cette purée est très-nourrissante, mais elle est stimulante et ne convient qu'en état de santé, ou bien à des personnes qui ont besoin d'être restaurées. *Entrée.*

Purée DE HARICOTS ROUGES. Après les avoir fait cuire dans de l'eau salée; égouttez-les; passez au beurre des petits oignons coupés en dés; mouillez avec du bouillon; quand l'oignon est bien cuit, ajoutez vos haricots et le bouillon nécessaire; faites bouillir doucement jusqu'à ce que les haricots soient presque en bouillie; passez au tamis ou à la passoire, et, au moment de servir, liez avec un morceau de bon beurre et un verre de vin rouge.

Ce mets ne convient qu'à des estomacs forts et fonctionnant bien. *Entremets.*

Purée DE HOMARD. Cassez un homard bien frais; retirez-en toute la chair des pattes et de la queue; coupez cette chair en petits dés et mettez-les à part sur une assiette; pilez avec un morceau de beurre frais toutes les parures ainsi que les œufs du homard; passez cette farce au tamis; mettez-la chauffer au bain-marie et ajoutez-y les petits dés.

Cette préparation sert à garnir des vol-au-vent, des petits pâtés, des casseroles au riz, des coquilles pèlerines, des timbales de nouilles, etc. Ce mets un peu lourd ne convient pas à des convalescents ni à des personnes dont l'estomac est très-délicat. *Entrée.*

Purée DE MARRONS. Epluchez avec soin des marrons rôtis; passez-les au beurre; mouillez-les avec du bouillon et du vin blanc; faites cuire à petit feu jusqu'à ce que les marrons s'écrasent facilement; pilez-les et les passez au tamis; faites cuire à la casserole et dans leur jus quelques saucisses ou des chipolatas; joignez à la purée le jus et la graisse des saucisses; dressez votre purée pour entrée ou pour garniture et placez dessus les saucisses.

Cette purée ne convient qu'à des estomacs robustes. *Entremets.*

Purée DE MOUSSERONS. Epluchez et lavez vos champignons; faites-les blanchir, puis égoutter; hachez-les très-menu et les mettez avec un morceau de bon beurre dans une casserole; ajoutez du jus de citron; faites colorer légèrement votre farce; mouillez-la avec du jus et laissez réduire jusqu'à ce que votre purée soit de consistance ordinaire.

Ce mets ne convient qu'en état de santé et aux estomacs qui fonctionnent bien. *Entremets.*

Purée D'OIGNONS. Epluchez et coupez en tranches vingt ou trente oignons; retranchez-en les deux extrémités, tête et queue; passez-les dans du beurre avec du sel et du poivre; quand ils sont assez colorés, mouillez-les avec du jus ou un fond de cuisson et un demi-verre de vin blanc; faites réduire; passez au tamis clair et ajoutez un peu de caramel.

Ce mets peut déterminer des flatuosités, des aigreurs; il ne convient pas à tous les estomacs; il est un peu relâchant et ne se digère pas toujours facilement. *Entremets.*

Purée DE POIS SECS. Faites cuire vos pois dans de l'eau; mettez-les à froid; ajoutez sel, poivre, oignons, persil et ciboule; quand ils sont cuits, passez-les à la passoire fine, et, pour faciliter leur passage, humectez-les de temps à autre avec leur bouillon de cuisson; quand tout est passé, faites un petit roux; jetez dedans la purée; faites réduire et liez avec un bon morceau de beurre.

Vous pouvez, si vous voulez, vous servir du bouillon au lieu d'eau pour la cuisson des pois.

Faites de même les purées de lentilles et de haricots blancs.

Ces mets ne conviennent qu'à des estomacs robustes. *Entremets.*

Purée DE POMMES DE TERRE. Pelez des pommes de terre; lavez-les; émincez-les; mettez les dans une casserole avec un peu d'eau, du beurre, sel et muscade; faites cuire feu dessus et dessous pendant une demi-heure environ; lorsque les pommes de terre sont bien cuites, travaillez-les avec une cuiller de bois; faites réduire s'il y a lieu; ajoutez un bon morceau de beurre et du sucre; liez bien et servez.

Ce mets est sain et convient à presque tous les estomacs qui fonctionnent régulièrement. *Entremets.*

Purée DE POTIRON. Pelez le potiron; coupez-le en petits morceaux; jetez-les dans de l'eau bouillante et salée; la cuisson opérée, passez la purée à la passoire; mettez-la ensuite dans une casserole; ajoutez-y un morceau de bon beurre, un verre de crème, un peu de sucre, une pincée de farine; faites réduire, et, au moment de servir, liez avec des jaunes d'œufs.

Cette purée est saine, rafraîchissante, légèrement laxative et d'assez facile digestion; il est des estomacs faibles, froids ou paresseux qui ne s'en accommodent pas; dans ce cas, il est sage de s'abstenir de manger de ce mets. *Entremets.*

Purée DE VOLAILLE. Prenez une volaille cuite à la broche; ôtez-en la peau; désossez-la; hachez-en les chairs; puis mettez-les dans un mortier et pilez-les; mettez cette farce dans une casserole avec du consommé ou du bon bouillon, du jus blond de veau, sel, poivre; faites réduire cette purée et passez-la au tamis. Cette purée, moins stimulante que la précédente, peut être donnée à la suite des maladies, dans la période moyenne de la convalescence. Elle convient du reste à presque tous les estomacs qui sont dans leur état normal. *Entrée.*

Quartier DE VENAISON. — Voy. *Daim.*

On distingue le filet et la noix; ce sont les seules parties comestibles.

On commence par le filet et on le divise en tranches obliques indiquées par les numéros 1, 2, 3, etc.

On continue par la noix en découpant de la

même manière et en suivant l'ordre indiqué pour les tranches.

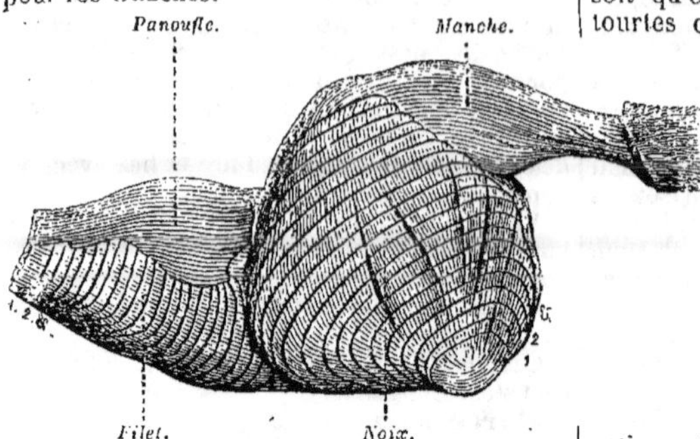

Pour faire cuire un quartier de venaison de 4 à 5 kilos (8 à 10 liv.), il faut :

A la broche devant la cheminée. 2 h. m.
A la broche et dans la cuisinière. 1   30
Dans la cuisinière avec coquille... 1   20
Et pour 2 kilos (4 liv.)......... 1   »
—   —   »   45
—   —   »   40

Quatelé (*Lecythis*). Genre de la polyandrie monogynie et de la famille des myrtacées. Ce sont des arbres ou arbrisseaux propres à l'Amérique tropicale dont les fruits, semblables à une marmite surmontée de son couvercle, durs et volumineux, servent dans le pays, sous le nom de *marmites de singes*, à des usages domestiques. Les amandes contenues dans ces fruits et principalement celles du *lecythis ollaria*, sont délicates, douces et agréables à manger. Les Brésiliens en retirent une huile fort estimée.

Quatre-épices. Substances aromatiques employées en cuisine pour relever le goût des mets. Le poivre, la muscade, le girofle et le gingembre pulvérisés dans la proportion de

125 parties de poivre ;
8   —   girofle ;
16   —   muscade ;
32   —   gingembre,

forment ce que l'on nomme les quatre-épices. Elles ont des propriétés fort irritantes, il faut donc en user avec beaucoup de modération et seulement en état de santé.

Quatre-fruits JAUNES. Sous ce nom, on comprend les oranges, les citrons, les bigarades et les cédrats. Ces fruits sont employés à la confection des compotes, confitures, conserves, gelées, marmelades, ratafia, sirops et sorbets. *Entremets, Dessert.*

Quatre-fruits ROUGES. On désigne ainsi les fraises, les cerises, les groseilles et les framboises. Avec ces quatre fruits mélangés on peut faire des confitures, des compotes, des crèmes cuites, des glaces, des sorbets. des sirops et des limonades. *Entremets, Dessert.*

Quenelles. Cette préparation se fait avec de la volaille, du gibier, du poisson ou du veau. Les quenelles sont employées comme entrée, soit qu'elles garnissent quelque ragoût, des tourtes ou des pâtés chauds, soit qu'on les serve seules dans une sauce appropriée. Elles se composent de la manière suivante : hachez menu une quantité quelconque de la chair que vous voulez employer ; faites dessécher, sur le feu, dans une casserole, un morceau de mie de pain trempée dans du lait ou dans du consommé ; laissez-la refroidir et ajoutez du beurre frais ou de la graisse de rognon de veau ; assaisonnez de sel et épices mêlés ; jetez dans un mortier et pilez en ajoutant successivement des œufs entiers, jusqu'à ce que le tout soit converti en une pâte assez consistante. Passez cette pâte dans un tamis à quenelles ; moulez-la avec une cuiller et la faites cuire dans du bouillon ou de l'eau salée bouillante ; retirez après dix minutes d'une cuisson douce et laissez égoutter. Il faut avoir soin que les substances diverses qui entrent dans cette composition, telles que viande, mie de pain et corps gras, se trouvent dans une proportion convenable, c'est-à-dire que toutes ces quantités soient égales entre elles.

Les quenelles ont des propriétés diverses en raison des viandes qui entrent dans leur composition ; en général, elles sont toujours plus ou moins excitantes à cause des épices dont on les assaisonne ; on peut, cependant, avec certaines modifications, les rendre fort utiles pour les personnes chez lesquelles la mastication est plus ou moins difficile.

Quenelles DE VOLAILLE. Il faut prendre la chair de deux poulets en ayant soin de ne laisser ni peau, ni nerfs, etc. Pilez et passez au tamis à quenelles à l'aide d'une cuiller de bois ; tout ce qui n'aurait pu passer doit être pilé de nouveau. Pilez à part, en quantité égale à ce que vous avez de chair, un morceau de mie de pain desséchée à la crème ou au consommé ; puis, prenez du beurre frais ou de la tétine, toujours en quantité égale à la chair, de manière à ce que ces trois substances soient par tiers ; pilez encore à part ; puis mêlez le tout ensemble en ajoutant à ce mélange, un à un, jusqu'à trois œufs entiers, et de plus successivement trois jaunes d'œufs ; assaisonnez de sel et d'un peu de muscade râpée ; goûtez cette pâte en en faisant cuire une petite portion dans de l'eau salée bouillante ou dans du bouillon ; si elle se trouvait trop délicate, ajoutez-y un œuf ou deux. Fouettez ensuite le blanc des trois derniers œufs dont vous n'avez pris que le jaune ; incorporez-les petit à petit à votre farce ; mêlez-bien le tout et le retirez, puis moulez de la manière suivante : selon la grosseur que vous voulez donner à vos quenelles, servez-vous ou d'une cuiller à dégraisser, ou d'une cuiller à bouche, ou d'une cuiller à café.

Remplissez cette cuiller de pâte et, au moyen d'un couteau trempé dans de l'eau chaude, unissez-la et donnez-lui en dessus la forme qu'elle doit avoir en dessous; prenez une seconde cuiller pareille que vous tremperez dans cette même eau chaude, et introduisez-la entre la pâte et la première cuiller: déposez ensuite vos quenelles, soit sur des feuilles de papier beurré, soit, ce qui vaut mieux, dans une casserole dont le fond sera aussi beurré: lorsque vous voudrez les pocher, versez dans cette casserole, lentement et en ayant soin de l'incliner de peur de déformer les quenelles, du bouillon très-chaud; faites-les bouillir doucement pendant dix minutes, retournez-les avec une cuiller pour qu'elles cuisent également; lorsqu'elles sont suffisamment cuites, déposez-les sur un linge pour les faire égoutter, et les dresser.

La grosseur des quenelles doit varier selon leur destination. C'est un mets très-nourrissant et très-agréable lorsqu'il est bien réussi.

Quenelles AU LAPIN. Opérez sur le lapin de la même manière que pour les quenelles de volaille; il en est de même pour les quenelles de faisan, de perdreau, de caille, etc. Les quenelles de gibier sont nécessairement plus excitantes que les autres en raison de la nature, un peu stimulante des viandes qui entrent dans leur composition. *Entrée.*

Quenelles D'ESTURGEON. Prenez de la chair d'esturgeon à laquelle vous ajouterez, en quantité égale, votre panade et votre beurre, toujours par tiers; agissez comme pour les précédentes; seulement pour assaisonner, joignez au sel des épices fines et une cuillerée à bouche de fines herbes passées au beurre. *Entrée.*

Quenelles DE BROCHET. Agissez comme pour les précédentes; ajoutez-y deux ou trois anchois, et si elles doivent être servies en casserole d'entrée, ajoutez dans la sauce des olives tournées et quelques tranches fines de thon mariné. *Entrée.*

Quenelles DE CARPE, DE LOTTE, DE MORUE, DE MERLAN. Même préparation que pour les précédentes, sauf les observations ci-après : Aux merlans on joindra de la chair de hareng frais; à la morue, de la crème double; à la carpe de la chair d'anguille. Si on le peut, on ajoutera quelques morceaux de truffes noires que l'on aura fait étuver dans un fond de cuisson réduit et que l'on pilera avec soin. *Entrée.*

Quenelles DE SAUMON. Ces quenelles se font comme celles d'esturgeon; on y mettra un peu moins de beurre, le saumon étant plus gras. *Entrée.*

Quenelles FRITES. Vous tremperez vos quenelles dans une béchamel bien réduite; vous les roulerez dans de la mie de pain; vous les tremperez ensuite dans des œufs battus; vous les panerez de nouveau, les ferez frire et les servirez garnies de persil ou de céleri frit. *Entrée.*

Queue (*Cauda*). C'est une sorte d'appen-dice médian, qui termine la colonne dorsale dans la majorité des animaux vertébrés.

Queue DE BŒUF A LA SAINTE-MENEHOULD. Faites cuire votre queue de bœuf comme la queue de bœuf en hochepot; ensuite, assaisonnez-la de sel et de gros poivre; panez-la deux fois après l'avoir trempée dans du beurre tiède, et mettez-la au four ou sur le gril. On sert ce mets soit sur une litière de choux rouges, soit sur une purée de pois verts ou d'un autre légume farineux; soit sur une purée d'oignons blancs; soit enfin, sur une sauce piquante ou hachée à l'italienne. Ce ragoût, de même que le précédent, est d'assez difficile digestion. *Entrée.*

Queue DE BŒUF EN HOCHEPOT. Après avoir coupé en trois parties la queue d'un bœuf et l'avoir fait blanchir dans de l'eau salée, mettez-la cuire dans une marmite ou dans une casserole avec chou, carottes, navets, panais, oignons, également blanchis, quelques morceaux de lard et quelques tranches de cervelas; mouillez avec de bon bouillon et laissez bouillir doucement pendant quatre ou cinq heures. Faites égoutter le tout et le dressez dans une terrine, puis versez dessus votre cuisson après que vous l'aurez fait réduire et que vous y aurez ajouté un peu de sauce espagnole. Trois queues de bœuf font un plat suffisant pour un dîner de famille. Le principal mérite de ce mets est dans l'apprêt, car, en général, les viandes bouillies sont lourdes à digérer et perdent leur saveur; ainsi préparé, il sert comme plat de relevé et est d'un goût agréable. *Entrée.*

Queue DE MORUE A L'ANGLAISE. Faites cuire ces queues, après les avoir fait dessaler pendant vingt-quatre heures, dans de l'eau de rivière ou de fontaine froide; lorsqu'elle bout, écumez et retirez-les du feu; laissez-les séjourner pendant un quart-d'heure dans cette eau, en ayant soin de les laisser couvertes; puis, ôtez-les et les faites égoutter. Faites une sauce avec la chair d'un ou deux citrons coupés en dés, des filets d'anchois, persil, ciboules, échalottes hachées, une petite pointe d'ail et une pincée de gros poivre, un quart de bon beurre et autant de bonne huile; faites chauffer à petit feu et remuez bien; versez la moitié de votre sauce dans un plat, placez-y votre morue bien garnie de croûtons frits au beurre; saucez-la avec le reste de la sauce, panez le tout avec de la chapelure de pain, et mettez-le sous un four de campagne pour lui faire prendre de la couleur. *Entrée.*

Queue DE MORUE FARCIE. Après avoir d'abord fait cuire votre queue de morue, comme il est dit à l'article précédent, et bien égouttée, vous détacherez toute la chair par filets, et vous mettrez de côté l'arête; vous prendrez ensuite gros comme un œuf de beurre, des champignons coupés en filets, deux échalottes, une demi-gousse d'ail, du persil, de la ciboule; vous hacherez le tout, le passerez au feu dans une casserole, vous y ajouterez une demi-cuillerée de farine, un demi-setier de lait, du gros poivre, et vous ferez bouillir jusqu'à ce que la sauce soit consistante ; mettez dedans votre morue, trois jaunes d'œufs, liez sans bouillir et laissez cette préparation se refroidir. Placez, dans le plat qui doit être servi, l'arête et le petit bout de la queue enveloppés de papier beurré ; bordez l'arête avec une farce faite avec de la mie de pain cuite dans du lait ; mettez votre ragoût de morue dans le centre et cachez-le avec le reste de votre farce ; donnez au tout la forme d'une queue de morue ; unissez avec un couteau trempé dans de l'œuf battu ; panez avec de la mie de pain et mettez au four ou au four de campagne pour achever de cuire et prendre couleur ; servez ce mets seul ou avec une sauce faite avec du bon bouillon et du beurre manié de farine. *Entrée.*

Queue DE SAUMON GRILLÉE. Marinez une queue de saumon, après l'avoir nettoyée, avec de l'huile, du sel, du laurier, du persil et des ciboules ; mettez-la cuire sur le gril en l'arrosant avec sa marinade. Après sa parfaite cuisson, enlevez-en la peau, servez-la avec une sauce au beurre, et semez dessus des fleurs de capucines ou des câpres confites. *Entrée.*

Queues DE MOUTON AU SOLEIL. Après avoir fait cuire six queues de mouton dans une braise, faites une sauce-marinade que vous laisserez refroidir ainsi que les queues dont vous aurez eu la précaution de conserver la forme ; panez-les bien après les avoir trempées dans des œufs battus avec du sel ; faites-les frire et dressez-les sur un buisson de persil frit, le gros bout en bas et la pointe en haut. *Entrée.*

Queues DE MOUTON EN HOCHEPOT. Faites blanchir six queues de mouton et mettez-les cuire dans une braise avec une demi-livre de petit lard coupé en gros dés. Faites également blanchir des navets, des carottes, des racines de céleri, tournés à l'avance, et des petits oignons, et faites cuire ces légumes à part dans du consommé ou du bon bouillon, jusqu'à ce que chacun d'eux soit cuit à point et le mouillement tombé à glace. Prenez de l'espagnole réduite et la mettez en suffisante quantité dans une casserole avec vos légumes et votre petit lard ; dégraissez et faites réduire ; égouttez ensuite vos queues, glacez-les ; dressez dans un plat vos légumes, posez les queues dessus et masquez-les, soit avec de la glace, soit avec le ragoût. *Entrée.*

Queues DE MOUTON GLACÉES A LA CHICORÉE. Mettez dégorger à l'eau tiède et blanchir cinq ou six queues de mouton bien grasses, et les faites cuire dans une braise. Quand elles seront cuites, vous les égoutterez, essuierez, ciselerez et les ferez sécher avec une pelle rougie et tenue à distance de vos queues ; glacez-les ensuite et servez-les sur de la chicorée, des épinards, de l'oseille ou tout autre ragoût.

Tous ces mets sont fort succulents, mais d'assez difficile digestion. *Entrée.*

Queues DE PORC A LA PURÉE. On les fait cuire dans une braisière, de la même manière que les oreilles de porc, et on les sert sur une purée de pois verts, de marrons ou de lentilles ; ce mets est fort lourd et difficile à digérer. *Entrée.*

Queyriès (Vin de). Bordelais.
Rouge ordinaire, première qualité ; 17 à 18 degrés.

Quiche. C'est une espèce de gâteau ou flan fait avec des œufs et beaucoup de sel. Cette pâtisserie ne convient ni aux estomacs délicats, ni aux convalescents. Quant aux personnes qui peuvent en manger, elles doivent le faire avec modération, ce mets étant assez lourd.

Quillet. C'est un petit gâteau qui a pris le nom de son inventeur. Ce gâteau est composé de pâte d'amande et de beurre vanillé ; il est d'une délicatesse extrême, et se sert avec le thé. *Dessert.*

Quincier (Vin de). Beaujolais.
Rouge, 220 litres 1846-48, 250 fr. ; 1849-50, 200 fr.

Quinoa (*Chenopodium quinoa*). Plante potagère du genre ansérine (voy. ce mot). Cette plante est cultivée dans toute l'Amérique du Sud, au Pérou et à Lima ; on la mange en gâteaux, en gruau, en potage, en légume, etc., avec assaisonnement de viande ; ou en brûle les graines et l'on en boit l'infusion en guise de café ; on en fait, par la fermentation, avec le millet, une bière excellente.

On fait cuire la graine comme du riz à l'eau ; il en résulte une espèce de gruau dans lequel on croirait voir nager de petits vers.

Quintigny (Vin de). Franche-Comté (Jura).
Rouge ordinaire ; 14 à 15 degrés.

Quisquale (*Quisqualis*). Genre de la décandrie digynie et de la famille des combrétacées, tribu des combrées. Parmi les espèces peu nombreuses de ce genre, le *quisqualis indien*, de Linné, est remarquable par ses feuilles de saveur piquante et d'une odeur nauséeuse ; on mange ces feuilles crues.

Rabioles ou **Raviolis.** Excellent mets d'origine italienne dont on trouvera la formule à l'article *Potage aux rabioles.*

Rable. On emploie ce nom pour désigner la région lombaire de certains mammifères, tels que le lièvre, le lapin, etc., comme étant la partie la plus charnue, la plus délicate, la plus estimée des gastronomes.

Racahout DES ARABES. On vend, sous ce nom, une substance qui est un mélange de glands doux, torréfiés légèrement et de faibles quantités de sucre et de chocolat. Cette composition insignifiante pour l'alimentation est loin de posséder les qualités nutritives qu'on lui attribue ; les personnes bien portantes n'ont rien à gagner à son emploi, et les convalescents ont à leur disposition des substances plus nutritives et bien supérieures dans la farine de blé de gruau, la fécule de pomme de terre, et même le chocolat de bonne qualité.

Racines. On donne vulgairement ce nom à toutes les plantes potagères dont on n'emploie que la racine, comme les carottes, les panais, les navets, les betteraves, les topinambours, etc.

Rack. Eau-de-vie de graines. On l'obtient du cocotier, du riz ou du sucre. Les anglais s'en servent ordinairement pour faire le punch. — Voy. *Liqueurs*.

Radis. Nom vulgaire donné à la racine du *raphanus sativus*, une des variétés du raifort cultivé. Ces racines, plus ou moins âcres et piquantes, sont employées comme aliment. Il y a des radis rouges, violets, blancs, noirs; ces derniers sont les plus volumineux. *Hors-d'œuvre*.

Les radis ne conviennent qu'en état de santé et aux estomacs qui fonctionnent bien; ils sont de difficile digestion et déterminent des flatuosités, des renvois, des maux de tête à ceux qui en font excès. Ils se mangent soit crus, en hors-d'œuvre, soit cuits, en ragoût, pour servir de garniture.—Voy. *Ragoût*.

Ils se récoltent sur couche trois semaines après le semis. Il y en a plusieurs variétés, le rose hâtif, le demi-long, le blanc hâtif, le rose rond, le blanc rond, le violet.

Radis NOIR. On l'arrache en novembre et on le conserve tout l'hiver; on le met aussi en jauge. *Hors-d'œuvre*.

Raffinage (*Purificatio*). Le raffinage est une opération par laquelle on sépare du sucre, ou de tout autre corps, les substances qui pourraient en altérer la pureté.

Rafraîchissant, te. Qualification donnée aux substances alimentaires ou médicamenteuses qui tendent à diminuer la chaleur du corps, et qui apaisent la soif. Les boissons froides et acidulées sont dans ce cas.

Ragoût. Nom donné à différentes préparations culinaires composées de plusieurs substances. Les ragoûts se servent seuls, ou bien comme garniture d'autres mets.

Ragoût A LA CHAMPENOISE. Faites suer, jusqu'à ce qu'elle soit presque cuite, une belle et bonne tranche de jambon; retirez-la de la casserole et la coupez en petits dés, puis remettez-la dans la même casserole, et ajoutez quelques champignons, deux ou trois truffes, une carotte cuite, le tout coupé de même que le jambon. Passez au beurre toutes ces substances; saupoudrez d'un peu de farine; mouillez avec du consommé, du coulis, du vin de Champagne; faites cuire, puis réduire la sauce; dégraissez-la; ajoutez-y des blancs de volaille rôtie, des cornichons blanchis, des feuilles de persil, également blanchies, des anchois à moitié dessalés et coupés en petits dés; faites chauffer sans bouillir; assurez-vous si le ragoût est assez salé, et ajoutez le jus d'un citron.

Si ce ragoût ne sert pas de garniture et qu'on le mange seul, il faut y ajouter des tranches de jambon qu'on laissera entières.

Ce mets ne convient qu'à des estomacs robustes.

Les ragoûts de légumes ou de poisson, qui n'ont été indiqués qu'au gras, peuvent être facilement convertis en ragoûts maigres en substituant au jus de viandes, de l'eau ou des bouillons de légumes et de poisson au maigre. *Entrée*.

Ragoût A LA FINANCIÈRE. Parez et tournez en boules cinq cents grammes de truffes du Périgord; faites suer ces truffes pendant dix minutes dans du vin de Madère; ajoutez-y de la sauce à la financière (Voy. *Sauce*); faites jeter quelques bouillons et écumez. Au moment de servir, mêlez à ce ragoût douze champignons, autant de crêtes moyennes et autant de crêtes de coq (il faut avoir soin de les faire bouillir dans un peu de vin de Madère avant de les mettre dans le ragoût); faites jeter un bouillon. Ayez quelques petites quenelles de volaille, quelques petites escalopes de riz d'agneau et de foie gras; ajoutez le tout, plus un peu d'excellent beurre, au ragoût, dont vous servirez une partie sous l'entrée et l'autre dans une saucière. Mettez autour du plat d'entrée quelques belles crêtes et quelques beaux rognons, et servez, en ayant soin que la sauce ne dépasse jamais le fond du plat.

Ce mets délicieux, mais un peu stimulant, ne convient qu'aux personnes dont l'estomac est dans toute la plénitude de ses fonctions. *Entrée*.

Ragoût AU SALPICON. Faites cuire séparément, et coupés en petits dés, des riz de veau, des foies gras, du jambon, de la langue à l'écarlate, des champignons et des truffes. Lorsque toutes ces substances sont cuites à point, mettez-les ensemble dans une casserole avec du jus réduit, et faites-les chauffer sans qu'elles bouillent.

Vous pouvez faire ce ragoût avec de la chair de volaille ou de gibier cuits à la broche.

Ce mets ne convient qu'à des personnes qui sont en bonne santé. *Entrée*.

Ragoût DE CRÊTES ET DE ROGNONS DE COQ AUX TRUFFES. Parez deux ou trois grosses truffes en petites escalopes, faites-les mijoter dans du consommé de volaille; ajoutez deux grandes cuillerées à dégraisser de sauce au suprême, des crêtes, des rognons, des champignons cuits séparément dans de la glace de volaille, etc.; faites réduire à point et ajoutez muscade râpée et beurre frais.

Ce ragoût ne convient qu'en état de santé. *Entrée*.

Ragoût D'ESCALOPES DE LAPEREAUX AUX POINTES D'ASPERGES. Sautez en escalopes des filets de lapereaux; vous aurez fait blanchir, puis égoutter les boutons d'une botte de grosses asperges; vous les aurez sautés avec du beurre d'Isigny, une grande cuillerée à ragoût de sauce allemande et un peu de glace de fumet de lapereaux ; vous aurez ajouté un peu de sucre en poudre, un peu de poivre et de muscade râpée. Cette opération terminée, mettez dans le ragoût les escalopes, et servez.

Cette préparation convient à presque tout le monde. Dans les convalescences peu avancées, il faut s'en abstenir. *Entrée.*

Ragoût D'ESCALOPES DE MAUVIETTES AUX CHAMPIGNONS. Levez les filets de douze belles mauviettes, sautez-les au beurre ; égouttez-les ; ajoutez deux douzaines de champignons moyens, une sauce à la Richelieu. — (Voyez *Sauce*). Faites chauffer sans bouillir, et servez.

Ce ragoût restaurant et un peu stimulant convient assez aux estomacs délabrés ; à la suite d'affections inflammatoires, il faut s'en abstenir. *Entrée.*

Ragoût de FOIE GRAS. Ayez de beaux foies gras ; après en avoir enlevé le fiel, faites-les blanchir, puis jetez-les dans l'eau froide ; passez-les dans du lard fondu en même temps que des petits champignons ou des mousserons ; mouillez avec du jus ou du consommé ; ajoutez sel, poivre, muscade, bouquet garni ; lorsque le ragoût est cuit, dégraissez-le et le liez, soit avec du jus de veau et de jambon, soit avec du beurre manié de farine.

Ce ragoût est de difficile digestion pour les estomacs qui ne sont pas robustes. *Entrée.*

Ragoût DE LAITANCES. Après avoir nettoyé et fait dégorger les laitances, faites-les blanchir à l'eau vinaigrée et bouillante ; égouttez-les ; mettez dans une casserole une quantité suffisante de blond de veau, ajoutez-y les laitances, du bouillon et du vin blanc autant que du bouillon, un bouquet garni, muscade râpée, sel et gros poivre. Au bout d'un quart d'heure de cuisson, retirez les laitances, faites réduire la sauce que vous lierez ensuite avec du beurre manié de farine et que vous acidulerez avec du jus de citron.

Ce ragoût est très-délicat et convient à peu près à tous les estomacs ; néanmoins, les convalescents devront en user avec modération. *Entrée.*

Ragoût DE LANGUES DE CARPES AU SUPRÊME. Prenez trois douzaines de langues de carpes moyennes de Seine ; faites-les dégorger dans de l'eau froide, ensuite parez-les et jetez-les pendant cinq minutes dans une mirepoix que vous mouillerez avec du vin de champagne. Egouttez ensuite les langues, sautez-les dans une sauce maigre au suprême (Voyez *Sauce*) ; ajoutez-y trois douzaines de queues d'écrevisses, autant de petits champignons ; faites jeter un bouillon, et servez.

Ce mets, aussi distingué que délicieux, ne convient pas aux convalescents, non à cause des langues de carpes, mais de tout ce qui les accompagne. *Entrée.*

Ragoût DE MOULES AU GRAS. Faites ouvrir sur le feu, dans une casserole, des moules bien nettoyées et lavées ; à mesure que les coquilles s'ouvrent, retirez l'animal, mais gardez l'eau. Cette opération faite, passez au beurre ou au lard fondu de petits champignons ; ajoutez un bouquet garni et du poivre ; mouillez avec du jus blond de veau ou du consommé, et laissez mijoter sur un feu doux. Dégraissez ; mettez dans la sauce les moules avec une partie minime de leur eau, et faites chauffer le tout sans bouillir sur des cendres chaudes.

Ce mets est d'assez difficile digestion ; les estomacs faibles et délicats ne s'en accommodent pas toujours ; il ne convient pas dans les convalescences. *Entrée.*

Ragoût DE MOULES AU MAIGRE. Procédez comme ci-dessus ; seulement, mouillez les moules avec parties égales de leur eau et de bouillon maigre de poisson. Ajoutez à la sauce du poivre et du persil hâché, et liez-la avec des jaunes d'œufs.

Mêmes propriétés que le ragoût de moules au gras. *Entrée.*

Ragoût DE MOUSSERONS OU AUTRES CHAMPIGNONS. Passez au beurre ou dans du lard fondu des mousserons lavés et égouttés avec soin ; mouillez avec du jus de veau ou du consommé ; ajoutez sel, poivre, bouquet garni, et faites cuire à feu modéré. Quand ils sont cuits, dégraissez la sauce et liez-la avec du jus blond ou du beurre manié de farine. Ce ragoût ne convient qu'aux estomacs robustes. Il est aphrodisiaque. *Entrée.* — Voy. *Champignons* et *Mousserons.*

Ragoût DE NAVETS. Après avoir épluché et paré vos navets, faites leur jeter un bouillon dans l'eau ; égouttez-les ensuite et passez-les dans du beurre auquel vous ajouterez un peu de sucre en poudre. Quand les navets seront suffisamment colorés, mouillez avec du jus ou du consommé ; ajoutez sel, poivre, bouquet garni. Quand les navets sont cuits, faites réduire la sauce, dégraissez-la et liez-la avec du jus ou un peu de beurre.

Ce ragoût est un peu relâchant ; il développe des gaz dans les voies digestives et n'est pas de très-facile digestion pour des estomacs faibles ou délicats. *Entrée.*

Ragoût D'OLIVES. Faites revenir dans du beurre du persil et de la ciboule hâchés ; mouillez avec du jus ou du consommé et du vin blanc ; ajoutez câpres, anchois, olives tournées, un peu d'huile d'olive, un bouquet de fines herbes. Lorsque le ragoût aura jeté quelques bouillons ; écrasez bien quelques marrons et servez-vous-en pour lier votre sauce. *Entrée.*

Ragoût DE PETITES CAROTTES NOUVELLES. Après avoir tourné en poire les carottes, faites-les blanchir, égouttez-les, et faites-les cuire dans du consommé avec un peu de beurre et du sucre ; faites mijoter à petit feu, puis laissez tomber la cuisson en glace ; dressez en buisson vos carottes si vous devez les servir seules, mais, si vous voulez vous en servir pour garniture, ajoutez de l'espagnole ;

de la glace, un peu de beurre et de muscade râpée, et faites jeter quelques bouillons.

Ce ragoût est sain, rafraîchissant, mais il n'en faut pas manger avec excès ; il convient à peu près à tout le monde. *Entrée.*

Ragoût DE PETITS RADIS. Ayez trois ou quatre bottes de petits radis nouveaux, blancs ou rouges ; pelez-les et tournez-les en forme de petites olives ; faites-les blanchir, puis rafraîchir et égoutter ; mettez-les cuire à feu doux dans du consommé, du beurre et du sucre. Quand la cuisson est réduite en glace, servez-vous de ce ragoût pour garniture.

Ce mets n'est pas de très-facile digestion pour des estomacs délicats. Les convalescents n'en doivent pas faire usage. *Entrée.*

Ragoût DE POINTES D'ASPERGES. Coupez toute la partie verte et tendre d'asperges dites aux *petits pois ;* si vous voulez vous en servir pour potage, donnez à chaque fragment 15 millimètres de longueur, mais si vous voulez en faire un ragoût d'entremets ou de garniture, coupez-les en petits pois ; faites-les cuire à l'eau de sel, puis rafraîchir et égoutter. Au moment de les servir, sautez-les dans du beurre frais, de la sauce allemande, un peu de glace de volaille, un peu de sucre en poudre et de muscade râpée.

Ce ragoût est sain, rafraîchissant, diurétique, de facile digestion et convient à tous les estomacs. *Entrée.*

Ragoût DE QUENELLES DE VOLAILLE AUX PETITS POIS. Faites cuire à la parisienne un litre ou deux de petits pois ; ajoutez-y une ou deux cuillerées à dégraisser de sauce allemande, un peu de glace de volaille, puis une ou deux douzaines de petites quenelles de volaille moulées dans une cuiller à café, et servez ce ragoût seul ou en garniture.

On fait encore des ragoûts avec des quenelles de gibier ou de poisson et des légumes à son choix.

Ce ragoût ne convient pas aux personnes qui relèvent de maladie. *Entrée.*

Ragoût DE RACINES DE CÉLERI. Épluchez de grosses racines de céleri, coupez-les en morceaux, auxquels vous donnerez la forme de gousses d'ail allongées ; faites-les blanchir, puis rafraîchir, et mettez-les mijoter dans du consommé avec un peu de beurre et du sucre. Quand le céleri est cuit et que la sauce est réduite, ajoutez-y un peu de glace de volaille et de sauce allemande ; faites jeter quelques bouillons, et servez ce ragoût seul ou comme garniture.

Ce mets convient à peu près à tout le monde ; les convalescents et les estomacs délicats doivent en user très-modérément. *Entrée.*

Ragoût DE RIS DE VEAU. Après avoir lavé vos ris, faites-les blanchir à l'eau bouillante et essuyez-les bien. Passez-les dans du lard fondu avec des champignons ou des mousserons, un bouquet garni, sel et poivre. Employez pour mouiller du jus ou du consommé et du vin blanc ; laissez mijoter ; quand les ris sont cuits, la sauce bien réduite, liez-la avec un morceau de beurre manié de farine. Procédez de même pour les ris d'agneau.

Ce mets, d'un peu difficile digestion, ne convient qu'en état de santé. *Entrée.*

Ragoût DE TRUFFES. Après avoir bien nettoyé et pelé de belles truffes, coupez-les en lames minces ou en petits dés ; passez-les au beurre ; mouillez (de manière à ce qu'elles puissent y baigner) avec du consommé, de l'espagnole réduite et du vin blanc. Faites mijoter à feu doux ; quand les truffes sont cuites, faites réduire et dégraissez la sauce, ajoutez-y un peu de beurre, et servez-vous de ce ragoût comme garniture.

Ce mets échauffant, aphrodisiaque, d'assez difficile digestion, ne convient qu'en état parfait de santé. *Entrée.*

Ragoût MAIGRE D'ESCALOPES DE HOMARDS A LA NAVARIN. Faites cuire deux homards au vin de champagne ; coupez-leur la chair en escalopes ; préparez deux douzaines de petites quenelles d'anguille à la purée de champignons ; faites une sauce maigre à la française (Voy. *Sauce*) ; ajoutez-y quatre douzaines d'huîtres sans leurs coquilles, quatre maniveaux de champignons ; faites bouillir ; égouttez vos petites quenelles. Vous aurez fait chauffer dans du beurre fondu la chair des homards ; dressez cette chair en groupes ; masquez vos quenelles et servez ce ragoût avec le reste de la sauce dans une saucière.

Ce mets, un peu lourd, ne convient qu'en état de santé. *Entrée.*

Ragoût MAIGRE DE FOIES DE LOTTES A LA PARISIENNE. Après avoir fait dégorger six foies de lottes, parez-les légèrement, et faites-les cuire dans une mirepoix avec un verre de vin de Madère. Tenez en ébullition une sauce à la parisienne dans laquelle vous mettrez une cinquantaine de queues de crevettes, deux maniveaux de champignons, puis les foies bien égouttés. Dressez vos foies en ne mettant dessus que la moitié de la garniture, réservant l'autre moitié pour la servir à part dans une saucière.

Cet excellent mets convient à tout le monde. Les convalescents avancés peuvent en faire un usage modéré. *Entrée.*

Ragoût MAIGRE DE LAITANCES AU BLANC. Faites suer, dans une casserole, une petite carpe coupée en tronçons avec du beurre et des oignons coupés en tranches ; ayez soin que rien ne s'attache ; mouillez avec du bouillon maigre ; ajoutez du beurre, un bouquet garni, une pointe d'ail, deux clous de girofle, sel et poivre. Au bout d'une heure de cuisson, passez au tamis cette sauce ; mettez dedans les laitances, laissez-les cuire pendant un quart d'heure ; retirez-les ; faites réduire la sauce et la liez avec des jaunes d'œufs délayés dans de la crème ; acidulez avec du jus de citron.

Mêmes propriétés que le ragoût précédent. *Entrée.*

Ragoût MÊLÉ. Passez au lard fondu ou au beurre des crêtes et des rognons de volaille, des foies gras, des champignons et des fonds d'artichauts (les champignons et les fonds d'artichauds coupés en morceaux) ; assaisonnez de sel, poivre, muscade et bouquet garni ; mouillez avec du jus ou du consommé ; laissez mijoter le ragoût, et quand il est cuit, après l'avoir dégraissé, liez la sauce avec un morceau de beurre manié de farine ou avec du jus. Ce mets est d'assez difficile digestion et ne se donne pas en état de convalescence. *Entrée.*

Raie (*Raja*). Genre de poissons chondroptérygiens ou cartilagineux, de l'ordre des sélaciens ou plagiostomes. Ce genre renferme un grand nombre d'espèces dont la plupart sont alimentaires.

Le plus grand nombre des espèces de raies se trouvent dans l'Océan. L'Océan atlantique en possède plusieurs espèces qui atteignent plusieurs mètres de largeur et un poids qui va jusqu'à mille kilogrammes. Toutes les espèces de raies marines habitent la haute mer ; quelques espèces, mais en très-petit nombre, sont littorales. Il est encore certaines espèces de raies qui habitent les grands fleuves de l'Amérique, tels que l'Amazone, l'Orénoque, le Rio-del-Magdalena, etc., etc.

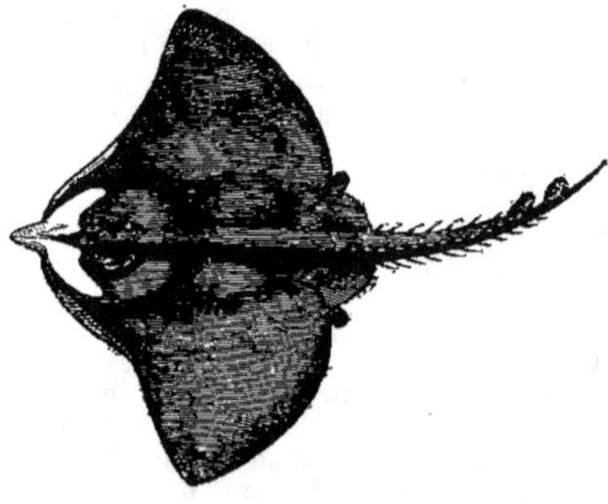

Les raies dont la peau est hérissée d'aspérités et en même temps d'espèces d'écussons ou de boucliers armés de piquants, se nomment *raies bouclées.* Cette espèce est la plus recherchée.

Ce poisson a la chair coriace quand il est récemment pêché ; aussi a-t-il besoin de voyager et de se mortifier avant d'être employé aux usages culinaires. Sa chair n'est pas désagréable, mais elle n'est ni très-délicate ni de facile digestion ; elle ne convient ni aux convalescents ni aux estomacs faibles et débiles. Son foie est fort sain et très-estimé des gourmets.

Il y a deux espèces de raies également bonnes, la raie bouclée et la grosse raie de turbot ; il n'y a guère que deux manières fort usitées de la faire paraître sur nos tables, à la sauce blanche, lorsqu'elle est fraîche, au beurre noir, entourée de persil frit, lorsqu'elle est suspecte. Cependant un cuisinier habile rougirait de se borner à ces deux préparations vulgaires, et il vous servira la raie à la Sainte-Menehould, à la sauce de son propre foie, à la sauce Robert, en ragoût et même frite. Cette dernière manière est la seule dont on en use avec les raies de la Méditerranée, beaucoup plus petites que celles de l'Océan et bien moins savoureuses.

Raie A LA NOISETTE. Prenez deux ailes de raie ; faites-les cuire comme il est dit à l'article *Raie à la sauce blanche* ; versez sur votre raie une sauce au beurre dans laquelle vous aurez introduit du foie de la raie blanchi et écrasé, une bonne cuillerée de vinaigre à l'estragon et une forte pincée de macis pulvérisé. *Entrée.*

Raie A LA SAINTE-MENEHOULD. Faites cuire à petit feu une ou deux ailes de raie dans la composition suivante : vous mettez dans une casserole du lait, du beurre manié de farine, des racines de persil, un bouquet garni de tranches d'oignon, une gousse d'ail, et une bonne pincée de quatre épices ; vous remuez toujours jusqu'à ce que cette préparation soit entrée en ébullition, après quoi vous y mettez votre raie. Retirez votre poisson ; égouttez le ; trempez-le dans du beurre tiède ; panez-le ; recommencez une seconde fois cette opération et de la même manière, puis mettez-le à feu doux sur un gril, et servez-le sur une sauce Robert ou une rémoulade aux câpres. *Entrée.*

Raie A LA SAUCE BLANCHE. Faites-la cuire dans l'eau salée avec un peu de vinaigre et quelques oignons coupés en tranches ; il faut qu'elle ne jette que deux ou trois bouillons pour être cuite à point. Le foie ne demande que deux ou trois minutes de cuisson dans l'eau bouillante. Quand le tout est épluché et prêt à être servi, versez dessus une bonne sauce blanche aux câpres, faite comme il est indiqué au mot *Sauce blanche. Entrée.*

Raie AU BEURRE NOIR. Après l'avoir fait cuire comme la précédente, masquez-la dans une sauce au beurre noir, et ajoutez une garniture de persil frit. — Voy. *Sauce au beurre noir* à l'article *Sauce. Entrée.*

Raie FRITE. Ayez une grosse raie ; dépouillez-la ; coupez-la en filets auxquels vous laisserez les arêtes ; faites mariner ces filets avec du bon vinaigre, des oignons en tranches, des branches de persil et de fines herbes, des ciboules, une pointe d'ail, des clous de girofle, du sel, du poivre, et du beurre manié de farine ; vous aurez fait tiédir cette marinade afin que le beurre puisse fondre, et vous y laisserez vos filets pendant quatre heures environ ; au bout de ce temps, vous les ferez frire à feu ardent et vous les servirez garnis de céleri frit. *Entrée.*

Raietons. Nom vulgaire donné aux jeunes raies bouclées. On les nomme aussi ruchons.

Raietons FRITS. Arrachez la peau à plusieurs petits raietons ; faites-les mariner avec branches de persil, oignons en tranches, sel et vinaigre ; puis égouttez-les, farinez-les ; faites-les frire et les servez avec une sauce au beurre noir, à laquelle vous ajouterez un peu de vert de ciboule haché menu et le jus d'une orange amère. *Entrée.*

Raifort (*Raphanus*). Genre de la tétradynamie siliqueuse et de la famille des crucifères orthoplocées. Les raiforts sont des plantes herbacées, à racines charnues, qui croissent spontanément dans les régions centrales et méridionales de l'Europe, ainsi que dans la partie orientale de l'Asie.

Raifort (Le) CULTIVÉ (*raphanus sativus*), est une plante très-commune dans nos jardins potagers. Cette espèce se divise en deux races auxquelles se rattachent différentes variétés.

1re RACE.—Le radis (*raphanus sativus radicala*), dont les variétés, sous les noms de radis et de raves (voy. *ces deux mots*), sont d'un usage journalier sur nos tables où elles figurent le plus souvent comme hors-d'œuvre.

2e RACE. — Le raifort noir (*raphanus sativus niger*), se distingue du radis, par une racine, en général, d'un plus gros volume, de couleur noire à l'extérieur, de saveur très-âcre et très-piquante, et d'un tissu plus dur et plus compacte que celui du radis. Cette racine est fort stimulante. Elle s'emploie, émincée avec un rabot à concombres ou une râpe à citrons, pour garniture de gros poissons cuits au bleu ou d'aloyaux rôtis ; on en assaisonne un beurre qui sert à la confection des sandwichs et des craquelins à l'écossaise ; on en garnit des bateaux de *hors-d'œuvre,* etc. Cette substance ne convient qu'en état parfait de santé, encore faut-il en user modérément.

Raifort SAUVAGE (*Cochlearia armoracia*). Sa racine longue et blanche sert d'assaisonnement et remplace la moutarde ; on la râpe et on délaye la pulpe avec du vinaigre. C'est un condiment de haute saveur qui ne convient pas à tous les estomacs.

On l'arrache à mesure des besoins et elle se conserve plusieurs mois dans la serre. *Hors-d'œuvre.*

Raiponce (*Campanula rapunculus*). Genre de la pentandrie monogynie et de la famille des campanulacées, tribu des campanulées. Ce sont des plantes herbacées ou même des sous-arbrisseaux annuels, bisannuels ou vivaces ; ce genre possède un grand nombre d'espèces.

On mange en salade les racines et les jeunes pousses de la *campanula rapunculus*, vulgairement *raiponce,* ainsi que celles de la *campanula trachelium gantelée* et celles de la *campanula persicifolia à feuilles de pêcher.*

Cette substance est de difficile digestion et ne convient qu'aux estomacs robustes.

Se récolte de février en avril, à mesure des besoins.

Raisin (*Uva*). C'est le fruit de la vigne, genre de la pentandrie monogynie et de la famille des ampélidées ou vitacées. Les vignes sont des arbrisseaux originaires des régions tempérées de l'Asie où ils croissent spontanément, ainsi que dans l'Amérique septentrionale.

La culture de la vigne, dont la principale espèce est la *vigne cultivée*, occupe aujourd'hui une partie notable de la surface du globe. Toutefois, elle ne dépasse guère, vers le nord, le 52e degré de latitude, et atteint à peine, vers le midi, les régions tropicales. L'Amérique n'a pas été heureuse dans ses essais pour l'extension de la culture de la vigne sur son territoire ; elle ne compte que peu de cépages.

C'est dans les régions tempérées de l'ancien continent que la vigne prospère le mieux ; on compte, suivant M. Odard, environ un millier de variétés de vigne cultivée ; l'Europe, et particulièrement la France, possèdent les cépages les plus variés et les plus nombreux ; aussi ces pays rendent-ils le monde entier tributaire de leurs productions vinicoles.

Parmi les variétés de raisins français, nous signalerons les suivantes :

Le Carmenet ou Carbenet, Breton, etc. ; le Gros et le Petit Verdot, le Merlot ou Vitraille, le Tarney coulant, le Cauny, etc., qui fournissent les vins rouges du Bordelais, tels que le Château-Margaux, le Château-Laffite, le Château-Latour, le Château-Haut-Brion, etc., etc.

Le Sémillan ou Colombar, ou Chevrier ; les Sauvignons ou Blancs-Fumés, ou Surins ; la Musquette ou Muscadet-doux, ou Guilar musqué, de couleur d'ambre, produisent les vins blancs de Barsac, Preignac, Sauterne, Bommes Blanquefort, Laugon, etc., etc.

Le Cauché noir, le Dégoûtant ou Saintongeais, ou Folle noire ; le Balsac ; le Marocain ; la Folle blanche ou Enragea, etc., fournissent des vins rouges et blancs, plus ou moins estimés, qui sont employés principalement à la fabrication des eaux-de-vie dites de Cognac, dans le département de la Charente.

Les Pinots ou Pineaux, variétés rouges, grises ou blanches, et, particulièrement, le Pinot noir ou noirien, ou Franc-Pinot, ou Petit plant doré ; le Morillon ou Gros plant doré d'Aï ; le plant Meunier ou Ternaise, ou Morillon taconné ; le Pinot-mour ou Mouret, ou Tête de nègre ; le Pinot-rougin ; le Pinot gris ou Burot, ou Fromentot, ou Petit gris, Griset ou Muscadet ; le Pinot blanc ou noirien blanc, ou Chardonnet, ou Rousseau ; le Morillon blanc, Auxois, Auxerras blanc, Auvernat blanc ; les Gamays ou Gamais, tels que le Gamay de Malain ; le Petit Gamay ou Gamais noir ; le Liverdun ou Éricé noir, ou Grosse race, etc., etc., fournissent tous les vins de la Bourgogne et de la Champagne dont les plus renommés sont en vins rouges de Bourgogne, ceux de la Romanée, le Chambertin, le Richebourg, le Clos-Vougeot, la Tâche, le Corton, le Musigny et tous les vins de la Côte-d'Or, etc. En vins de Bourgogne blancs, ceux de Montrachet, de Pouilly, la Perrière, la Combatte, la Goutte d'or, etc., etc. En vins de Champagne blancs, ceux de Sillery, de Versenay, d'Ay, de Marcuil, de Dizy, d'Hautvillers, de Pierry, d'Epernay, etc., etc.

La Grosse et la Petite Sirrah ou Syras, sont deux variétés qui fournissent les excellents vins rouges de l'Hermitage. La Roussanne ou Roussette, et la Marsanne, produisent les meilleurs vins blancs de l'Hermitage (Drôme).

La variété de raisin noir nommée Sérine noire, Corbeille noire, Damas noir, fournit les vins de la Côte-Rôtie (Rhône).

Le Vionnier blanc ou Viogné, du vignoble de Condrieu (Rhône), fournit un vin blanc estimé ; il est aussi très-recherché pour les usages de la table.

Le Cot ou Cahors, ou Auxerrois, ou Pied rouge, Pied de perdrix, Magrot, etc., donne les vins du Cher, du Haut-Agenais, du Quercy.

Le Teinturier ou Gros noir, Oporto, Plant des bois, fournit les vins très-médiocres de tout le centre de la France.

Le Noir menu ; la Varenne noire ; le Poulsard ou Pulsart, Pendoulat, raisin perle ; le Trousseau ou Tresseau ; l'Enfariné qu'il ne faut pas confondre avec le Fariné du Doubs et le Meunier de la Bourgogne ; le Sauvagnin vert ou Savoignin, ou Fromenteau, sont des variétés qui, avec les Pinots, le Liverdun, le Morillon, etc., cultivés en Bourgogne, fournissent tous les vins des départements de la Meuse, de la Moselle, du Jura, du Doubs, etc.

L'Aramon, Plant riche ; en languedocien, Plant rabalaïré ; le Terret ou Tarret noir, dont les fruits sont bons à manger ; le Terret-Bourret ; la Carignane ou Calignane, Crignane ; le Quillard ou Jurançon blanc ; le Tanat ; le Grenache ou Granache, dérivé de l'espagnol Granaxa, et qui porte encore le nom d'Alicante ; le Saint-Antoine ou San-Antoni, qui est aussi un bon raisin de table ; le Maccabco, qui donne au vin blanc de Salses, de la ressemblance avec le vin de Tokay ; le Mourastel ou Morrastel, Monastel, Bois dur ; le Gros Mollar, le Petit Mollar ; le Téoulier ou Manosquin, plant de Porto ; le Petit Téoulier ; le Mourvèdre ou Mourvède, ou Mourvegué, Espar, Beni-Carlo, Tintilla, en Espagne ; Mataro, dans les Pyrénées-Orientales ; le Brun-Fourca ou Moulan ; le Tibouren, Antiboulen, Gaysserin ; le plant Pascal ; les Spirans ou Pirans noirs, gris et blancs, qui portent le nom de Rabeyren ou Ribayren, dans l'Hérault et dans l'Aude, et qui sont fort recherchés comme raisins de table ; les Pique-Poules ou Picpouilles noirs, gris et blancs ; le Calitor ou Fouïral blanc ; les Muscats noirs, rouges et blancs ; le groupe des Mauzacs blancs et noirs ; les Malvoisies ; les Panses avec lesquels on fait les raisins secs : les Olivettes dont les grappes sont pourvues de grains en forme d'olives et qui sont très-estimés pour la table ; les Ulliades. Ouilliades cultivés aussi pour la table, etc. Toutes ces diverses variétés, dont quelques-unes sont d'origine espagnole, fournissent les vins de toute la partie méridionale de la France. Parmi ces différents vins, riches en principes spiritueux, il en est qui sont employés exclusivement à la fabrication de l'alcool. Parmi toutes ces variétés de raisins de France, il en est certaines très-précoces, telles que le raisin de la Madeleine ou Morillon hâtif ; le blanc précoce ou Kimzheim, et les variétés tardives dont la plus remarquable est le raisin Corniclion, Testa di Vacca, en Italie ; Santa-Paula et Teta de Vaca, en Espagne, dont les grains ont quatre centimètres de longueur, sur deux d'épaisseur à la partie moyenne seulement, les deux extrémités étant fort rétrécies.

Il est encore une variété des plus recommandables et des plus importantes comme raisins de table ; ce sont les *chasselas*, excellents raisins que l'on mange à Paris, dans ses environs et dans la plupart de nos départements. Parmi les chasselas, celui de Fontainebleau est le plus recherché ; il y a encore le chasselas de Fontainebleau à gros grains, le chasselas de Montauban à grains transparents, les chasselas rosés et rouges, il y a même un chasselas noir ; mais cette variété est fort rare en France.

En Allemagne, les variétés les plus remarquables sont, le Riesling qui fournit à lui tout seul, le fameux vin de Johannisberg ; le gros Riesling ou Orleaner, qui provient de l'Orléanais où on ne le cultive plus maintenant, et qui donne le vin de Rudesheim, presque aussi bon que celui du Johannisberg ; le Klingenberger ; les Kloevner ou plants gentils ; les Traminer ou Fromentés.

Les variétés de raisins les plus connus, *en Suisse*, sont le Savoyant ou Gros rouge ; le Salvaguin noir, et les Fendants ; ces derniers font partie du groupe des chasselas.

En Autriche, les variétés de raisins sont en nombre considérable ; elles ne donnent que des vins de qualités inférieures. Il n'en est pas de même de la Hongrie qui compte au moins soixante variétés qui, toutes, proviennent de l'Italie, de la Grèce et de l'Asie. Les plus remarquables de ces variétés sont le Furmint et le Hars-Levilii ou Hars-Levulu, qui fournissent le délicieux vin de Tokay : ce même Furmint, introduit dans le bas Languedoc, depuis le commencement du siècle, y réussit parfaitement et donne un vin de Tokay excellent.

Le *Portugal*, l'*Espagne*, l'*Italie*, la *Grèce* et la *Turquie d'Europe* possèdent la plupart des variétés de raisin des parties méridionales de la France qui en est redevable à ces différents pays, lesquels possèdent beaucoup d'autres variétés encore inconnues, entre autres, celle qui produit le vin de Cotnar.

Quant aux variétés, de ces localités, qui ne

servent pas à la fabrication du vin, nous signalerons les Corinthes qui, desséchés et préparés, sont l'objet d'un commerce qui fait la fortune des îles Ioniennes, de l'Archipel. Il y a le Corinthe noir, le Corinthe rose et le Corinthe blanc ; ces variétés donnent des raisins à grains très-petits et généralement sans pépins. On cultive fréquemment dans nos jardins le Corinthe blanc et le Corinthe rose.

En Amérique, on ne connaît que quatre variétés de raisin ; les seules qui aient quelque mérite sont le Catawba et l'York's Madeira.

Le raisin, principalement celui de table, lorsqu'il est bien mûr, est un fruit agréable, sain, rafraîchissant, légèrement nourrissant, plus ou moins laxatif suivant les variétés, et généralement d'assez facile digestion pour les estomacs qui fonctionnent bien. Quant aux personnes qui ont ce viscère faible et délicat, elles feront bien de s'abstenir de manger la peau et les pepins des raisins.

Les raisins secs sont délicieux, assez nourrissants, béchiques, pectoraux, adoucissants.

On en fait une grande consommation.

Le raisin ne se sert que cru. Le meilleur qu'on mange à Paris, c'est le chasselas de Fontainebleau et de Thomery, By et environs, qui y arrive en grande quantité pendant tout l'automne, et qui présente plus que tout autre chasselas cette belle couleur dorée qui atteste en même temps sa douceur et sa maturité. Le muscat ne mûrit pas assez dans ce pays pour mériter d'y paraître dans un dessert recherché. Cependant, dans les années très-chaudes, les personnes qui n'en n'ont point mangé dans nos provinces méridionales, peuvent le trouver encore assez passable à Paris ; mais, lorsqu'on a mangé des raisins muscats et du raisin rouge de vigne, en Languedoc, il est difficile de revenir aux nôtres. Le raisin de vigne n'est admis à Paris sur les grandes tables, que comme primeur, c'est-à-dire à une époque où il n'est jamais bon. Le raisin d'Alexandrie, dont les grains sont très-gros, y paraît quelquefois, mais il n'y figure guère que comme objet de décoration.

La seule préparation que l'on fasse subir au raisin, à Paris, c'est de le mettre à l'eau-de-vie. On choisit pour cela le raisin muscat, et l'on a soin de n'employer que les grains les plus gros. On en garnit encore certains flans de pâtisserie.

Tous les raisins secs qui se consomment à Paris viennent de Provence ou d'Italie. Les plus estimés sont les panses de Roquevaire ; ils sont à la fois très-gros et très-sucrés. Ces sortes de raisins ne se servent sur les grandes tables qu'avec les autres fruits de Carême, également secs et connus sous le nom de *mendiants*. Le raisin sec de Malaga ne vient qu'en petites boîtes ; il est toujours fort cher, et ne vaut pas, en vérité, celui de Roquevaire. Quant au raisin de Corinthe, à très-petits grains noirs, il ne s'emploie que dans la cuisine où il sert d'assaisonnement à plusieurs préparations. On en fait surtout beaucoup d'usage dans les babas, espèce de biscuit de Savoie au safran.

Raisin d'Amérique (*Phytolacca escubuta*). On peut préparer les belles et larges feuilles de cette plante, comme les épinards, et elles ont un goût franc et agréable.

Raisiné. Confiture préparée avec des poires et du vin doux. Il y entre quelquefois un peu de piment et de cannelle pulvérisée ; mais il vaut mieux ne pas les employer, car ces condiments échauffent et irritent toujours l'estomac. Le raisiné préparé sans épices est toujours plus sain, et sa saveur acidulée est fort agréable. Il ne faut en manger qu'en état de santé, encore le faut-il faire avec modération parce que cette confiture fatigue beaucoup l'estomac.

Le raisiné de Bourgogne est préféré.

Raisinier (*Coccoloba*). Genre de l'octandrie trigynie et de la famille des polygonées. Les plantes qui font partie de ce genre appartiennent aux régions chaudes de l'Amérique.

À Saint-Domingue, on fait une grande consommation des fruits du *coccoloba avifera* ; ces fruits sont très-agréables au goût, très-rafraîchissants et de couleur rouge.

Râle (*Rallus*). Genre d'oiseaux de l'ordre des échassiers et de la famille des macrodactyles de G. Cuvier et de celle des rallidées de Vigors.

Les deux espèces que l'on mange le plus communément dans notre pays sont le RALE DE GENET et le RALE D'EAU.

Le premier ne se mange guère que rôti, enveloppé dans du papier beurré ; le second reçoit les mêmes préparations culinaires que les autres gibiers aquatiques.

La chair du râle de genêt est plus savoureuse que celle du râle d'eau. Ces deux espèces constituent un bon aliment, qui participe des propriétés du gibier en général.

Le râle de genêt arrive avec les cailles au mois de mai et part avec elles en septembre. On a cru qu'il était leur conducteur, c'est ce qui le fait nommer, dans quelques pays, le roi des cailles. Il se nourrit de différents grains, et principalement de semences de genêt dont il a tiré son nom. Il passe pour un excellent gibier, et a même dans son goût quelque chose de plus agréable et de plus délicat que la perdrix.

Le râle d'eau est aussi un oiseau voyageur, qui n'habite que les marais. Sa chair est moins estimée que celle du râle de genêt.

Ces deux espèces de râles s'apprêtent comme les canards, mais, quoiqu'on puisse en faire plusieurs sortes d'entrée, le râle de genêt se sert plus souvent à la broche que de toute autre manière. *Rôt*.

Rambour. Variété de pommes que l'on mange en été ; elle est agréable à la vue, mais de qualité médiocre ; elle est acide, rafraîchissante et de difficile digestion.

Ramequin. Pâtisserie au fromage qui se fait ainsi :

On met un peu de beurre dans une casserole d'eau, sel, fromage de Gruyère et Parmesan râpé; on épaissit avec de la farine et des œufs jusqu'à consistance de pâte. On couche cette pâte par cuillerées sur un plafond beurré et fariné légèrement, et l'on a soin de laisser un intervalle entre les gâteaux pour qu'ils n'adhèrent point entre eux.

Ramier (*Palumbus*). Nom que l'on donne vulgairement au pigeon ramier dont l'espèce est devenue le type de ce genre de pigeons. Ce pigeon se mange ordinairement rôti, après avoir été préliminairement piqué à la tétine. Mêmes propriétés alimentaires que les autres espèces de pigeons. — Voy. *ce mot.*

Rance. Qualification donnée à tous les corps gras qui, exposés longtemps à l'air, contractent un goût âcre et une odeur désagréable.

Rancio (Vin de), Espagne : blanc, 3ᵉ service; 19 à 20 degrés.

Raspail (Liqueur de). Boisson alcoolique dans laquelle le camphre domine, et qui se prend comme coup du milieu ou après le café.

Ratafia. Liqueur alcoolique et sucrée où l'on a fait macérer des fruits. On obtient les ratafias en faisant macérer ou infuser des substances soit dans l'alcool, soit en distillant l'esprit de vin sur les mêmes substances, soit en mêlant avec l'alcool les sucs de certains fruits.

Les ratafias de cerise, de cassis, de coing, de framboise, d'écorces d'orange, de vespetro, sont les plus usités. Ils tonifient, stimulent, échauffent et conviennent à ceux qui digèrent difficilement. Les personnes dont l'estomac est faible, délicat, sujet aux irritations, doivent s'en abstenir ou en user très-sobrement.

Ratafia DE GRENOBLE. Liqueur composée de sucre, de merises, de cannelle, de clous de girofle, feuilles de pêcher, amandes de cerises pilées.

Stimulant, aphrodisiaque, ne convient pas aux tempéraments sanguins.

Ratelier. Le plus grand inconvénient que présente l'emploi de ces pièces artificielles est de se corrompre plus ou moins promptement. On doit à M. DARBOVILLE, dentiste, la découverte précieuse d'une substance à laquelle il a donné le nom d'*anti-gélinite*. Cette préparation, qui est brevetée, a la propriété de préserver d'une manière certaine les dentures artificielles de toute corruption possible et de les pénétrer d'une odeur douce et durable. C'est en même temps un dentifrice excellent pour entretenir et conserver les dents naturelles en parfumant la bouche.

Raucoulé (Vin de), cru de l'Hermitage, Dauphiné (Drôme) : rouge, 1ʳᵉ classe; 12 à 13 degrés.

Rauzan (Vin de), à Margaux, Bordeaux (Gironde) : rouge, 1ʳᵉ classe; 17 à 18 degrés.

Rave (*Brassica rapa*). C'est le nom d'une variété de chou. — Voy. *ce mot.*

Il ne faut pas confondre la rave avec le radis et le navet.

Les raves se récoltent un mois après le semis sur couche; il y en a plusieurs variétés, hâtive, rouge longue, tortillée, rose ou saumonée, blanche. *Hors-d'œuvre.*

Ravigote. Nom donné à une sauce piquante que l'on prépare ainsi :

Hachez quantité égale de cerfeuil et d'estragon, de la ciboulette, de la pimprenelle; ajoutez sel, gros poivre, quatre-épices. Mettez dans une casserole du blond de veau, joignez-y votre mélange d'herbes hachées, plus, du vinaigre et du beurre frais; faites chauffer et remuez afin que la sauce soit bien liée. Cette préparation ne convient qu'en état de santé, elle est agréable mais un peu stimulante; il ne faut pas en faire abus sous peine de fatiguer l'estomac.

Reading-sauce. Cette sauce tire son nom de la ville où probablement elle a été inventée. Elle est de couleur rouge pâle et s'emploie spécialement avec le gibier, tels que perdreaux, faisans, bécasses, etc. Elle est d'une saveur très-relevée. En verser quelques gouttes à froid sur son assiette. 1 fr. 50 c. le flacon. — Voy. *Sauces anglaises.*

RÉDUCTIONS. On pense bien que nous ne voulons parler ici que des réductions qui s'opèrent sur les fourneaux; cet art a été porté, dans la cuisine moderne, à un degré de perfection inconnu à nos pères, et c'est principalement à lui que nous devons notre supériorité.

Dans le Vocabulaire de l'ancienne cuisine, la réduction s'opérait seulement sur les bouillons, jus et coulis, et consistait à leur donner plus de force, en les réduisant à une moindre quantité.

Dans la cuisine du dix-neuvième siècle, la réduction est une véritable opération chimique, qui consiste dans l'évaporation graduée, opérée par l'effet d'un calorique savamment dirigé, et dont le résultat est un rapprochement des parties soumises à la réduction, qui, concentrant tous leurs principes générateurs et leurs esprits volatils, donnent au résidu une force et un arome qu'il n'aurait jamais eus sans cela.

Autrefois on n'opérait, dans la réduction, que sur les jus, les coulis, le bouillon et les sauces; aujourd'hui on réduit les vins liquoreux, et principalement ceux de Madère et de Malaga.

Avec un demi-litre de vin de Malaga, réduit à consistance de sirop épais, un habile cuisinier trouve l'excipient de six entrées et d'autant d'entremets; il ne s'agit plus que de masquer avec art les accompagnements de cette réduction, qui sert dans une foule de choses au moyen de ces déguisements.

Les espagnoles réduites jouent aussi un grand rôle dans la cuisine moderne, et l'on peut dire qu'une grande partie de la gloire des cuisiniers de notre âge repose sur les réductions : aussi ont-ils trouvé le moyen de les varier à l'infini et de les combiner de manière qu'il est très-difficile de reconnaitre les substances sur lesquelles ils ont opéré.

Humilions-nous donc devant le savoir de ces grands artistes qui, avec un verre de vin de Madère ou de Malaga, vont produire de véritables chefs-d'œuvre, et dont les réductions causeront à nos palais ces titillations voluptueuses, qui sont un avant-goût des joies célestes.

Réfrigérant. Les excessives chaleurs de l'été ont fait désirer des moyens de rafraichissements, et l'industrie a répondu. M. Victor Chevalier a établi un appareil qui sert en même temps de meuble, qui est ainsi fait.

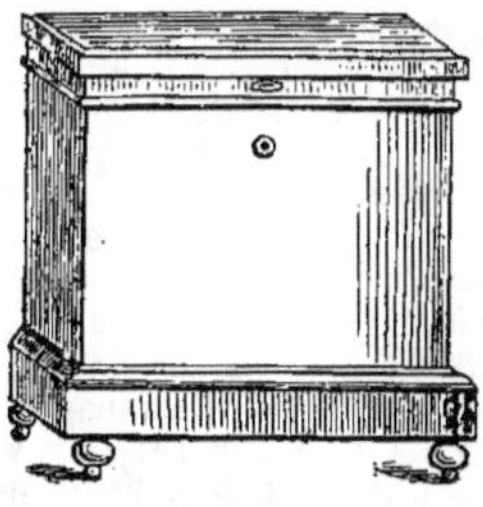

On s'en sert de la manière suivante :

Faire le service le matin, c'est-à-dire avant que la chaleur soit arrivée.

Après avoir levé le couvercle, on enlève les tablettes et l'on remplit de glace le réservoir intérieur qui se pose au milieu de l'appareil. Autour de ce réservoir on place des bouteilles et des carafes, et on remet les tablettes qui sont destinées à recevoir toute espèce de mets froids et dessert.

On referme l'appareil, et peu de tems après, le tout a acquis un très-grand état de fraicheur qui se conserve pendant la journée.

Le robinet en pédale, placé au-dessous, sert à extraire l'eau de la glace fondue.

On économiserait la glace en jetant préalablement dans l'appareil, et avant de faire le service, un seau d'eau de puits qu'on laisserait une demi-heure; après quoi on l'extrairait et l'on procéderait comme il vient d'être dit.

Faute de glace on se sert d'eau de puits, mais on a soin de la renouveler une fois avant le service ; dans ce cas le réservoir à glace étant inutile on l'ôterait.

Faire attention en refermant de presser le ressort avant d'abattre le couvercle.

Régence. Excellent petit pain blanc qui se mange dans toute la Normandie avec le café.

Réglisse (*Glycyrhiza*). Genre de la diadelphie décandrie et de la famille des légumineuses papilionacées. Ce genre est formé de plantes herbacées vivaces qui croissent naturellement dans les régions tempérées de l'hémisphère boréal.

Le rhizome, nommé vulgairement la racine de la réglisse officinale (*glycyrhiza glabra*), belle plante qui croît spontanément dans le Languedoc et en Italie, sert à la préparation de tisanes adoucissantes et pectorales; la saveur sucrée de ce rhizome, qui est due à un sucre non susceptible de fermentation ni de cristallisation, le fait employer journellement dans les classes pauvres à édulcorer économiquement les tisanes. On en fait une décoction rafraichissante, nommée *coco*, qui se vend pendant l'été dans les rues. Au sud de l'Italie et en Catalogne, on en prépare un extrait, connu sous les noms vulgaires de *réglisse, suc de réglisse, jus de réglisse*, qui nous arrive sous forme de bâtons solides et de couleur noire.

Cet extrait épuré avec soin et mêlé à de la gomme, du sucre et des aromates, sert à faire des tablettes et des pâtes pour les rhumes. Celle à la violette de Marseille est excellente.

Régurgitation. Mouvement de contraction des muscles œsophagiens qui ramène jusque dans la bouche certaines substances liquides ou gazeuses, la régurgitation se distingue du vomissement par l'absence des efforts propres au vomissement.

Reims (Nonettes de). Pain d'épice et poires tapées. — Voy. *Nonettes.*

Reine-Claude. C'est le nom d'une excellente prune qui est mûre au mois d'août. On la mange crue; on en fait des confitures de toutes sortes, des flans, des tourtes, des glaces; on les conserve à l'eau-de-vie; on les confit au sucre, etc. Pour les propriétés.— Voy. *Prune.*

Reinette. Nom d'une espèce de pomme, de saveur agréable et légèrement acide. C'est seulement avec la reinette que l'on peut faire la gelée de pommes de Rouen. On en fait des pâtisseries, des charlottes, des meringues, des confitures de toutes sortes; on la mange en nature quand elle est bien mûre. *Dessert.* — Voy. *Pomme.*

Relâchant (*Laxans*). On donne ce nom à tout ce qui a la propriété de diminuer la tension ou l'éréthisme des organes; les mucilagineux, les corps gras, etc., sont *relâchants.*

Rémoulade. Condiment dans lequel il entre ordinairement de la moutarde, du poivre, du vinaigre, du persil, des câpres, des ciboules, etc. C'est un aliment échauffant, stimulant, qui ne convient qu'aux estomacs paresseux et nullement à ceux qui sont délicats et facilement irrités.

Restauration (*Restauratio*). On nomme ainsi le rétablissement des forces à la suite de pertes diarrhéiques sanguines, etc., ou d'une maladie quelconque; ou bien encore après avoir éprouvé de grandes fatigues.

Reuilly (Vin de), Champagne (Marne); 13 à 14 degrés.

Réveillon. Nous laissons aux érudits le soin de déterminer l'époque précise à laquelle l'usage des réveillons s'est introduit parmi les chrétiens : nous nous bornerons à observer que ce repas a cela de particulier et même d'unique que ce n'est ni un déjeuner, ni un dîner, ni un goûter, ni un souper, ni une halte ; c'est un réveillon, ce mot dit tout ; aussi ne le fait-on qu'une fois l'an dans la nuit de Noël, c'est-à-dire le 24 décembre, entre deux et trois heures du matin.

Une poularde au riz, à laquelle il est permis de substituer un chapon, est le milieu obligé de ce repas nocturne, et elle y tient lieu du potage qui n'y paraît jamais. Quatre hors-d'œuvre, composés de saucisses brûlantes, d'andouilles grasses, de boudins blancs à la crème et de boudins noirs bien dégraissés, lui servent d'acolytes. Le tout est relevé par une langue à l'écarlate ou plutôt fourrée, qu'accompagnent symétriquement une douzaine de pieds de cochon farcis aux truffes et aux pistaches, et un plat de côtelettes de porc frais. Aux quatre coins de la table sont deux pièces de petit four, comme tourte et tartelettes, et deux entremets sucrés, tels que crème et flan de pommes à l'anglaise. Neuf plats de dessert, au plus, terminent le réveillon et les fidèles, ainsi restaurés, se retirent pour aller chanter dévotement la messe de l'aurore, précédée de Prime et suivie de Tierce.

Rhin (Vin du). On le boit dans des verres de forme obtuse et en verre vert ; il se sert au second service ; 14 à 15 degrés.

Rhône (Vin du). Rouges, 2ᵉ classe : du Beaujolais et Mâconnais ; 15 à 16 degrés.

Rhubarbe (*Rheum*). Genre de l'enneandrie trigynie et de la famille des polygonées. Plusieurs espèces de ce genre sont employées dans la thérapeutique, tels sont les *rheum palmatum, undulatum, cumpactum, rhaponticum*. Cette dernière espèce est cultivée en Angleterre comme potagère, où l'on mange les pétioles de ses feuilles.

La *rhubarbe groseille* (*rheum ribes*), espèce de la Perse et du Liban, donne des fruits remarquables par une pulpe rougeâtre à laquelle cette espèce doit son nom. On la cultive comme plante potagère dans la Turquie d'Asie et en Perse, où ses jeunes tiges, ses pétioles et ses feuilles doués d'une agréable acidité sont mangés crus au sel et au vinaigre, ou bien confits au sucre, entiers ou convertis en pulpe, ou bien enfin préparés en conserve. Toutes les parties de cette plante ainsi que son rhizome servent aussi comme médicament ; ils sont doués de propriétés toniques, apéritives, rafraîchissantes.

On cultive en Europe les diverses espèces de rhubarbes.

On commence à couper les feuilles de cette plante à la fin de mai, parce qu'alors elles sont tendres. Les pétioles douées d'une agréable acidité servent à faire des tartes dans lesquelles ils remplacent les fruits rouges ; l'on en fait aussi des conserves estimées ; les feuilles de la rhubarbe groseille peuvent remplacer l'oseille dans les potages en les passant au tamis. Variétés : la rhubarbe groseille, la rhubarbe du Népaul, la rhubarbe rugueuse et la rhubarbe ondulée.

Rhum. Eau-de-vie qu'on obtient par la distillation de la canne à sucre. Elle est forte et inflammable ; elle marque 26 degrés quand elle ne contient pas d'eau. Sa saveur est piquante et son goût empyreumatique ; mélangée avec de l'eau et du sucre elle facilite souvent la digestion ; pure, elle stimule, elle excite tout d'abord pour ensuite déterminer une prostration notable. Elle ne convient que dans les pays dont la température est basse et humide. Dans les pays chauds son usage est excessivement nuisible, loin de relever les forces épuisées par la chaleur elle les détruit et les anéantit. Elle contient 53 à 54 degrés d'alcool. — Voy. *Liqueurs*.

Coûte le vieux, 4 fr. ; de bonne qualité, 2 fr. 50 cent.

Ribeauvillé (Vins de), Alsace (Haut-Rhin). Blanc, 2ᵉ classe, et rouge ordinaire ; 13 à 14 degrés.

Ribuvette (Vin de), Roussillon. Dessert ; 17 à 18 degrés.

Riceys (Vin des), Champagne (Aube). Rouge, 3ᵉ classe et ordinaire ; 11 à 12 degrés.

Richebourg (Vin de), haute Bourgogne (Côte-d'Or). Rouge, 2ᵉ service ; rouge, 1ʳᵉ classe ; 16 à 17 degrés.

Rigottes DE CONDRIEUX (Rhône). Ce sont de petits disques de 4 centimètres de diamètre, dont la croûte assez dure recouvre une pâte un peu maigre, fortement salée, d'un goût assez agréable et qui rehausse singulièrement la qualité du vin du pays.

Ces petits fromages se vendent au poids sur le pied de 2 fr. le 1/2 kilo. *Dessert*.

Rillettes DE TOURS. Elles sont composées de hachis de porc rôti et de graisse de lard, le tout étant fondu et bien amalgamé ; elles viennent par pots, qui coûtent, à Paris, 1 fr. 25.

Rillons DE TOURS. Ils ne diffèrent des rillettes qu'en ce qu'il y a de petits morceaux de lard rôti.

Riquewhir (Vin de), Alsace (Haut-Rhin). Rouge ordinaire ; 11 à 12 degrés, et blanc, 2ᵉ classe ; 13 à 14 degrés.

Ris. Nom vulgaire donné au *thymus* de quelques mammifères tels que veaux, agneaux, etc. Le thymus est un organe dont les usages sont absolument inconnus, et qui se trouve situé dans l'écartement supérieur du médiastin antérieur. Le thymus est un corps glanduleux, oblong bilobé, mollasse, lobuleux, de volume et de couleur variable. Chez le fœtus, il s'étend depuis le corps thyroïde jusqu'au diaphragme ; il diminue progressivement avec l'âge, de sorte qu'il est comme atrophié dans l'adulte, et qu'on le découvre à peine dans les vieillards. Les thymus ou vulgairement ris de veau, d'agneau, etc., sont fréquemment employés en cuisine où ils figurent soit entiers, soit coupés en morceaux pour servir de garniture à des ragoûts. Ce mets, distingué et délicat, agréable et recherché, est légèrement nourrissant et d'assez facile digestion ; les convalescents peuvent en faire un usage modéré.

Ris DE VEAU A LA POULETTE. Les ris étant blanchis, rafraîchis et égouttés, placez-les dans une casserole avec un morceau de beurre ; saupoudrez de farine ; remuez et mouillez avec un peu d'eau ; ajoutez sel et poivre, un bouquet de persil ; laissez cuire doucement, et, au moment de servir, ajoutez des petits oignons et des champignons que vous aurez fait cuire à part ; liez la sauce avec des jaunes d'œufs et exprimez dedans le jus d'un citron. *Entrée.*

Ris DE VEAU EN ATTELETS. Les ris étant bien dégorgés, blanchis, etc. ; coupez-les par morceaux carrés ; faites-les cuire dans une sauce allemande (Voy. *Sauce*) et laissez-les refroidir dans cette même sauce ; vous aurez fait cuire et refroidir dans la même sauce, et en même temps, des carrés de tétine de veau de mêmes dimensions que les carrés de ris de veau ; embrochez-le tout avec un attelet en ayant soin d'alterner les ris et la tétine ; quand l'attelet ou les attelets sont garnis, remettez de la sauce aux endroits où il en manquera ; panez une première fois avec de la mie de pain bien fine ; trempez le tout dans des œufs battus et assaisonnés en omelette ; panez une seconde fois ; faites griller à feu doux et dressez vos attelets sur une sauce aux tomates à l'indienne.

On fait encore entrer les ris de veau dans d'autres préparations culinaires, telles que ragoûts, godiveaux, etc. *Entrée.*

Ris DE VEAU EN FRICANDEAU. Ayez des ris de veau, après les avoir fait dégorger, blanchir et en avoir enlevé le cornet, piquez-les avec du lard fin et bien assaisonné ; mettez-les cuire dans une bonne braise ; au bout de trois quarts d'heure retirez-les ; passez et faites réduire le fond de cuisson ; ajoutez-y un peu de sucre en poudre ; glacez dedans les ris du côté du lard et servez sur une purée d'oseille, de tomates, de marrons, de champignons, ou encore sur un ragoût de concombres, d'épinards, de chicorée, de truffes, etc. *Entrée.*

Ris DE VEAU EN PAPILLOTES. Après les avoir blanchis, préparés et fait cuire dans une bonne braise, égouttez-les ; mettez-les sur un plat ; versez dessus une sauce à la d'Huxelles (Voy. *Sauce*) et laissez refroidir le tout ; coupez des tranches minces de jambon ; placez chaque ris, bien enveloppé de sauce, entre deux de ces tranches ; huilez des feuilles de papier ; faites vos papillottes et arrangez-vous pour que rien ne puisse s'en échapper ; mettez-les sur le gril, et, quand elles sont de belle couleur, servez-les. *Entrée.*

Ris DE VEAU FRITS. Après les avoir parés et blanchis, mettez-les dans une marinade tiède dans laquelle vous ferez entrer du bouillon, du beurre tiède, des fines herbes, ciboules et échalotes hachées, du jus de citron, du sel et du poivre ; faites-les ensuite égoutter ; trempez-les dans une pâte à friture ; faites-les frire de belle couleur et servez-les avec une garniture de persil également frit. *Entrée.*

Rissoler. Une substance est dite rissolée quand elle est devenue, par l'action du feu, de couleur dorée tirant un peu sur le roux ; cette opération développe beaucoup de sapidité dans la partie qui l'a subie.

Rissoles. Pâtisserie composée de viandes cuites hachées, épicées et enveloppées dans de la pâte qu'on replie sur elle-même et qu'on fait frire dans du saindoux ou du beurre.

On fait des rissoles avec de la chair de poissons cuite et hachée, avec des œufs, avec un ragoût de légumes.

On en fait aussi avec toutes sortes de crèmes cuites un peu épaisses, ou bien avec des marmelades, ou encore avec des fruits confits. *Hors-d'œuvre chaud.*

La plupart de ces mets ne conviennent pas à des convalescents.

Rivesaltes (Vin de), Roussillon (Pyrénées Orientales). Le meilleur vin muscat qui existe dans les quatre parties du monde ; 3e service. Vin de liqueur, 1re classe ; se sert au dessert ; 19 à 20 degrés. Il coûte de 3 à 6 fr. la bouteille (novembre 1854).

Rixheim (Vin de), Alsace (Haut-Rhin). Blanc sec, 3e classe ; 12 à 13 degrés.

Riz (*Oryza*). Genre de l'hexandrie digynie et de la famille des légumineuses, tribu des oryzées, à laquelle ce genre donne son nom.

Ce genre renferme quatre espèces qui, toutes, sont originaires des régions chaudes de notre globe.

Parmi ces espèces, nous signalerons le *riz cultivé, orysa sativa,* plante qui se plaît dans les terrains humides et marécageux. Cette espèce, intéressante au plus haut degré, puisqu'elle nourrit plus de la moitié des habitants de la terre, est originaire de l'Inde ; la culture l'a introduite petit à petit, non-seulement dans toutes les régions tropicales, mais encore dans les régions tempérées de l'Europe, telles que l'Espagne, l'Italie et même la France méridionale tout récemment. La culture du riz, en Amérique, ne remonte pas plus haut que la fin du XVIIe siècle ou le commencement du XVIIIe ; elle y a pris néanmoins une grande extension, et le grain qui en provient est fort recherché chez nous et regardé comme de qualité tout à fait supérieure, surtout celui de la Caroline.

Les variétés du riz cultivé sont assez nombreuses, mais elles sont encore peu connues pour la plupart.

Le riz, dont l'usage est extrêmement répandu, est d'une immense importance comme substance alimentaire.

Ses semences amylacés sont nourrissantes, adoucissantes, émollientes ; elles constituént, lorsque le riz est bien cuit et préparé convenablement, un aliment sain, d'assez facile digestion, qui convient à peu près à tout le monde, et qui peut être donné aux malades et aux convalescents. La décoction de riz, nommée vulgairement *eau de riz*, est calmante, adoucissante et d'un usage journalier en boissons et en lavements.

Suivant M. Vogel, 100 parties de riz ont donné :

Fécule............	96
Sucre............	1
Albumine..	0.2
Huile grasse.......	1.5
Perte............	1.3

Il suit de cette analyse chimique que le riz est, de toutes les plantes céréales, la plus riche en fécule, mais qu'il est dépourvu de gluten ou de matière azotée, ce qui le rend impropre à la panification ; mais, hors cet emploi, il en a beaucoup d'autres, car, indépendamment de toutes les préparations simples ou compliquées qu'on lui fait subir dans le domaine de l'art culinaire, il sert encore à la fabrication de diverses boissons alcooliques.

Le riz se sert en potage gras, au maigre, à toute espèce de purée. On en fait le mausolée le plus honorable dans lequel on puisse ensevelir des pieds de mouton et même une fricassée de poulets. On en fait du pilau, ragoût ottoman digne d'être nationalisé en France ; il sert de garniture à des chapons qui lui communiquent leur succulence ; en entremets sucrés, il s'apprête à la chancelière, au caramel, en crème soufflée, en omelette soufflée, en flan, au lait glacé de caramel ; enfin, en gâteau, en timbale, et de mille autres façons non moins délicieuses.

Le riz convient à presque tous les estomacs ; c'est une substance adoucissante, nourrissante, facile à digérer, très-saine sous tous les rapports ; la crème faite avec la farine de riz se donne aux malades qui ne peuvent supporter aucun aliment solide, et leur réussit très-bien. Enfin, le riz convient aux personnes dont l'estomac est affaibli et irrité, ainsi qu'à celles qui relèvent de maladies, du genre inflammatoire surtout.

Les personnes disposées à acquérir beaucoup d'embonpoint feront bien de s'abstenir de l'usage du riz ainsi que des autres farineux.

Riz (Gâteau de) AU CARAMEL. Procédez comme pour le gâteau de riz ordinaire ; seulement, donnez-lui la forme d'un dôme, faites cuire votre sucre au caramel et mêlez-y de la fleur d'oranger pralinée ; quand le sucre est froid, faites-le fondre dans un peu d'eau bouillante ; versez-le dans le riz, et terminez votre gâteau comme à l'ordinaire. Lorsqu'il est renversé sur le plat, et refroidi, glacez-le de sucre en poudre et passez dessus le fer à glacer ; la surface du gâteau étant de belle couleur, servez-le tout de suite.

Vous pouvez encore, au lieu de glacer le gâteau, le masquer d'une marmelade d'abricots que vous saupoudrerez de macarons amers pilés. *Entremets.*

Riz AUX POMMES. Préparez du riz comme pour faire un gâteau de riz ordinaire, excepté que vous emploierez les œufs entiers battus ; mettez au fond et autour d'une casserole ou d'un moule beurré, une couche de trois ou quatre centimètres d'épaisseur de cette préparation ; remplissez la cavité avec une compote de pommes ; couvrez cette compote d'une seconde couche de riz, et faites cuire au four ou sous un four de campagne.

Procédez de même pour le riz aux poires, aux mirabelles, aux raisins de Corinthe, aux amandes pralinées, etc. ; seulement, avant de mettre au four, mélangez une de ces substances dans votre préparation.

Vous pouvez accompagner ces mets d'une sauce aux jaunes d'œufs dans laquelle vous mettrez du vin d'Espagne ou du ratafia d'angélique, ou de la liqueur de cannelle. *Entremets.*

Riz (Gâteau de) GLACÉ. Faites votre gâteau comme à l'ordinaire ; seulement, aromatisez-le avec de la vanille et moulez-le en dôme. Quand il est sur son plat, et refroidi, masquez-le d'une marmelade d'abricots, et décorez-le avec de l'angélique, des pistaches, des raisins de Corinthe, des cerises confites, du verjus, etc.

Riz (Gâteau de) ORDINAIRE. Ayez une demi-livre de beau riz ; lavez-le et le faites blanchir ; égouttez-le ; faites-le crever dans du lait, dans lequel vous aurez fait décocter du zeste de citron ; lorsque le riz est cuit et refroidi, ajoutez-y six macarons aux amandes douces et six aux amandes amères, un peu de sel, du sucre en quantité suffisante, huit œufs dont quatre entiers, et les jaunes des quatre autres ; fouettez en neige les quatre blancs de ces derniers œufs, et mêlez-les soigneusement à votre préparation que vous verserez immédiatement dans une casserole ou dans un moule préalablement beurré et saupoudré de mie de pain ; mettez votre gâteau au four ou sous un four de campagne, et, au bout d'une demi-heure ou trois quarts d'heure, renversez-le sur un plat et le servez.

Si vous voulez servir une sauce à proximité de votre gâteau, ou même le masquer avec cette même sauce, vous la ferez comme il est indiqué ci-après :

Délayez dans une casserole une demi-cuillerée de fleur de farine avec de la crème ; ajoutez un peu d'eau de fleurs d'oranger, un peu de beurre (gros comme une noix), un peu de sucre et une pincée de sel ; faites cuire, sur un feu doux et en tournant toujours cette préparation, et servez-vous-en pour masquer ou pour accompagner votre gâteau. *Entremets.*

Rocambole (*Allium scorodoprasum*). Variété d'ail, originaire de l'Allemagne et des régions méridionales de la France. On l'emploie dans les aliments de même que l'ail dont elle a les propriétés ; seulement, il est bon de faire blanchir les rocamboles à l'eau bouillante, parce que, dans notre pays, elles ont un goût âcre qui dominerait trop dans un assaisonnement, si on ne prenait cette précaution avant d'en faire usage.

Rognons (*ren, renis*). Nom vulgaire donné aux organes sécréteurs de l'urine. Ces glandes sont de difficile digestion pour les estomacs délicats ; il en faut manger avec modération.

Les rognons de veau, de mouton, sont assez estimés comme aliment.

On donne improprement le nom de *rognons* aux parties caractéristiques du sexe, dans les mâles de certains oiseaux de basse-cour. Les *rognons* de coq sont recherchés et servent, ainsi que les crêtes de cet animal, à la composition de ragoûts fort distingués.

Rognons DE MOUTON A LA BROCHETTE. Ayez des rognons ; ôtez-en la peau ; fendez-les sans les séparer ; embrochez-les, pour qu'ils ne se referment pas, dans une brochette de bois ou de métal ; trempez-les dans du beurre tiède ; panez-les ; mettez-les cuire sur le gril ; débrochez-les ensuite, et dressez-les sur un plat ; placez dans chaque rognon gros comme une noisette de maître d'hôtel froide (voyez *Sauce*) ; faites chauffer légèrement le plat, et ajoutez à la sauce du jus de citron. *Entrée.*

Rognons DE MOUTON AU VIN DE CHAMPAGNE. Après avoir enlevé la peau, la graisse et toutes les parties dures des rognons, émincez-les et les mettez dans une casserole avec beurre, sel, poivre, muscade, persil haché et champignons. Faites sauter le tout ; ajoutez un peu de farine, du vin de Champagne que vous aurez fait bouillir avec de la sauce espagnole réduite. Remuez sans laisser bouillir ; liez, au moment de servir, avec un peu de beurre frais ; ajoutez du jus de citron, et dressez avec un cordon de croûtons frits pour garniture.

Il faut manger les rognons bien cuits à point ; lorsqu'ils le sont trop, ils deviennent coriaces et sont difficiles à digérer. *Entrée.*

Rognon DE VEAU. Le rognon de veau se compose de trois parties, savoir : le rognon, le filet et la noix.

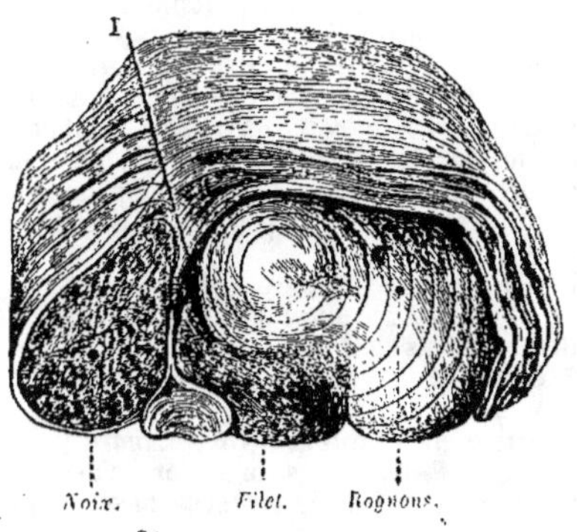

Pour le servir, on commence par trancher le morceau dans lequel le tout est enroulé, nᵒ 1, puis on coupe par tranches transversales la noix, le filet et le rognon.

Rognons DE VEAU SAUTÉS. Après avoir enlevé la peau, la graisse, etc., à des rognons de veau, émincez-les et mettez-les sur un plat à sauter avec beurre, champignon cuits, échalotes et persil hachés, sel, poivre, muscade ; sautez vos rognons, ajoutez-y un peu de farine ; mouillez-les avec du vin blanc et un peu de sauce espagnole réduite ; quand tout est cuit, liez avec un peu de beurre fin, et acidulez légèrement avec du jus de citron.

Les rognons de veau se mangent encore cuits à la broche, grillés, etc. Le plus souvent on les emploie comme garniture dans des tourtes, des ragoûts, des omelettes, etc.

Rollot (Fromages de), Picardie. Ils se fabriquent aux environs d'Amiens, et il s'en fait à Paris une assez grande consommation. La croûte est visqueuse et d'un brun rouge ; la pâte blanche, onctueuse et légèrement salée. Ce sont des disques de dix centimètres de diamètre sur trois centimètres d'épaisseur.

Ils se vendent 60 à 75 centimes. *Dessert.*

Romanèche (Vin de). Rouge, 3e classe, du Mâconnais et du Beaujolais ; 14 à 15 degrés. Les 220 litres, 1846-48, 350 francs ; 1849-50, 250 francs ; 1 fr. à 1 fr. 50 la bouteille. (Novembre 1854.)

Romanée-Conti. (Vin de la). Bourgogne (Côte-d'Or). Rouge, 2e classe. Rouge, 1re classe. Se sert au premier service, et mousseux au troisième ; 16 à 17 degrés. Les 228 litres, 1844-46, 1100 francs, 1848-51, 600 francs ; 2 francs 20 à 3 francs 50 la bouteille (novembre 1854).

Romarin (*Rosmarinus*). Genre de la diandrie monogynie et de la famille des labiées. Ce genre ne renferme qu'une seule espèce, le ROMARIN OFFICINAL (*Rosmarinus officinalis*), arbuste très-répandu dans l'Europe méridionale et dans l'Afrique septentrionale, où il croît naturellement dans les lieux où le sol est pierreux et sur les coteaux arides. Cette plante, extrêmement aromatique, renferme en abondance une huile volatile (essence de romarin) très-employée en parfumerie. Le romarin est employé en thérapeutique comme tonique, cordial, excitant, etc. ; son infusion est prescrite à l'extérieur pour fomentation, bains fortifiants, etc. On s'en sert en cuisine comme condiment.

Roquefort (Fromage de) (Aveyron). Ce fromage, fait de lait de brebis et de chèvre, offre une pâte fine, onctueuse, blanche, veinée de bleu, d'une saveur agréable, légèrement piquante et salée. Il doit son excellente qualité à la disposition des caves dans lesquelles on le dépose pour qu'il s'affine. Ces caves sont creusées ou adossées à un rocher calcaire et donnent accès à des courants d'air glacial. Lorsqu'on le laisse vieillir il se persille et acquiert un goût énergique qui le fait rechercher par le buveur et qui rehausse singulièrement la qualité du vin. Il stimule l'estomac et facilite la digestion ; il s'expédie en cylindres de 3 à 4 kilogr., et se vend à Paris 2 fr. à 2 fr. 50 c. On fabrique annuellement à Roquefort un million de kilogr. de fromage ; d'autres localités ont commencé à les imiter avec assez de succès. *Dessert.*

Roquette. Nom vulgaire de l'*eruca sativa*. On coupe la plante quand elle est encore jeune et on la mange en salade.

Roquevaire (Vin de), Provence (Bouches-du-Rhône). Vin de liqueur, 3e classe ; 11 à 12 degrés.

Roquevaire (Panses de). Raisin recherché.

Rosolio (mot italien qui signifie huile de roses), liqueur faite d'alcool, de roses rouges, de fleurs d'oranger mondées, de cannelle et de girofle. Celui de Turin a une réputation méritée.

Ainsi que toutes les liqueurs alcooliques, celle-ci est stimulante et aphrodisiaque.

Rossolis. Liqueur composée d'eau-de-vie, de sucre et de plusieurs parfums. Celle de Turin est la plus estimée. Elle ne convient pas aux tempéraments nerveux ni aux personnes en convalescence.

Rota (Vin de) (Espagne). Rouge vieux et pris à petite doses, il est excellent pour les personnes dont les forces ont besoin d'être relevées. 3e service ; 18 à 19 degrés.

Rôti. Nom donné à une viande quelconque soumise à l'action immédiate du feu. Les viandes rôties conservent tous leurs principes nutritifs et sont de bien plus facile digestion que lorsqu'elles sont cuites d'une autre manière. — Voy. *chaque mot spécial.*

Le rôti se divise en gros rôt et en petit rôt. On comprend, sous la première dénomination, les rôtis de boucherie et de venaison, tels que aloyaux, éclanches, longes de veau, quartiers de sanglier, de daim ou de chevreuil ; et, pour la seconde, la volaille, le gibier, les petits pieds bardés ou piqués de lard bien frais.

Le rôti dans les grands repas doit être servi seul entre quatre saladiers, dont deux de salades potagères, un d'olives et l'autre de citrons ou de bigarades. Dans les dîners ordinaires, on sert le rôti avec l'entremets.

Le temps que l'on doit employer à faire cuire les rôtis dépend un peu de l'activité du feu, de l'emploi de la *broche* ou de la *cuisinière*. La broche n'est guère utile que lorsqu'on a beaucoup de pièces ou de grosses pièces à faire rôtir. La *cuisinière* placée devant le feu de cheminée est déjà utile si on la surveille avec attention ; mais le moyen par excellence est celui de la cuisinière munie d'un bon tournebroche, pour éviter les coups de feu, et la coquille ; le feu est plus égal, plus vif, et l'on peut plus facilement se rendre compte de son action.

Nous avons donné à chaque article l'indication du temps nécessaire pour les différents rôtis, en faisant remarquer qu'il faut un quart de moins de temps si l'on emploie la *cuisinière* devant le feu de cheminée, et un tiers de moins si l'on se sert de la *cuisinière* et *de la coquille*.

Temps pendant lequel chaque pièce doit rester au feu :

Alouettes bardées	» h.	20 m.
Agneau, fort quartier	1	30
— petit quartier ou gigot	»	45
Bécasse grasse	»	30
— maigre	»	15
Bœuf, 5 kilog.	2	30
— 2 kilog. 1/2	1	30
Canard gros	»	45
Cochon de lait, gros	2	15
— petit	2	»
Dindon gros	1	30
— moyen	1	»
Faisan	»	45
Lapin gros	»	45
— petit	»	30
Levraut	»	45
Lièvre gros	1	30
Mouton, gigot ou épaule, 3 kil.	1	30
— — 2 kil.	1	»
Oie grasse	1	15
Perdreau	»	20
Pigeon	»	30
Porc frais, 2 kilog.	2	»
— 1 kilog.	1	15
Poularde et chapon gras	1	»
— moyens et poulet	»	45
Veau, 2 kilog.	2	»
— 1 kilog.	1	5
Venaison, 4 à 5 kilog.	2	»
— 2 kilog.	1	»

On ne doit pas saigner le canard, on se contente de l'étouffer ou de lui introduire une épingle dans la tête ; le canard conserve ainsi tout son sang et si l'on a la précaution de ne pas le trop faire cuire on a un rôti savoureux et succulent. — Voy. *Canard.*

Rôtie. La meilleure manière de préparer les rôties est de prendre de belles tartines de mie de pain, auxquelles on donne une bonne tournure en arrondissant les angles ; on les couvre de bon beurre et on les fait griller sur le gril ; on les met toutes chaudes dans la lèchefrite sous le rôti, où elles s'imbibent à ravir des sucs qui découlent du rôti ; les tranches de citron et le jus de citron exprimé sur ces rôties sont un accompagnement indispensable.

Rôties. Tranches de pain que l'on fait rôtir ou griller, ou que l'on fait frire dans le beurre ou dans l'huile.

Rouen, canetons, veau de rivière, gelée de pomme.

Rouge DE RIVIÈRE.—Voy. *Canard.*

Rouge-Gorge. Oiseau de l'ordre des passereaux et de la famille des becs fins. Cet oiseau tire son nom de la couleur de sa poitrine ; il est de petite taille ; on le trouve à peu près partout ; il vit dans les forêts et dans les vignes ; il se nourrit de vers, de raisins et de figues. Sa chair est peu estimée. On le croit sujet à l'épilepsie. On mange les rouge-gorges, soit rôtis, en ayant soin de les envelopper dans des lames de tétine, soit en salmis, soit grillés en caisse au-dessus d'un gratin de farce à quenelles, soit sautés à la moelle avec des fines herbes, du jus de bigarade et de la chapelure de pain bis. Ils sont de facile digestion et légèrement stimulants.

Rouges-Gorges de Metz. Renommés.

Rougeret (Fromages de) fabriqués aux environs de Mâcon ; ces tout petits fromages ne me paraissent pas différer pour la forme et pour le goût de ceux qu'on désigne sous le nom générique de *mâconnais*. Leur petite dimension fait qu'en s'affinant ils se sèchent même à l'intérieur ; leur goût est assez agréable, mais je ne les ai jamais vus recherchés que par les buveurs. Ils se vendent 15 à 20 centimes. *Dessert*.

Rouget. Poisson du genre *mulle*. — Voy. *ce mot*.

Roulade. Tranche de viande que l'on aplatit, que l'on couvre d'une farce, que l'on roule sur elle-même et que l'on fait cuire à la broche. *Rôt*.

Rousselet. Nom d'une excellente espèce de poire. — Voy. *ce mot*.

Roussillon (Vin de). Rouge, 2e service ; il contient 17 à 18 degrés. — Voy. *Rivesaltes*.

Roux. Mélange de farine et de beurre auquel on fait prendre couleur sur le feu, et dont on se sert pour beaucoup de ragoûts et de sauces. — Voy. *Sauces*.

Rubéfiant. Nom donné à toutes les substances ou moyens qui déterminent de la rougeur à la peau, lorsque cette dernière a été soumise à leur action.

Ruchons. Ce sont les très-petites raies qui se mangent frites et croquantes ; c'est un manger assez médiocre et peu nourrissant. Ce mets ne convient pas aux estomacs délicats ni aux personnes en convalescence.

Rully (Vin de), Bourgogne (Côte-d'Or). Rouge ordinaire, 1re qualité ; 16 à 17 degrés.

Rutabaga. — Voy. *Choux-navets*.

Sabayon. C'est une crème, d'origine savoyarde ou sabaudienne, que l'on fait avec des œufs et du vin blanc sucré. — Voy. *Zabayon* et *Lait de poule*.

Safran (*Crocus*). Genre de la triandrie monogynie et de la famille des iridées.

Les stigmates du safran cultivé, qui portent dans le commerce le nom de *safran oriental*, sont jaunes, et ont une odeur forte et agréable. Cette substance sert comme assaisonnement ; on l'emploie encore à colorer certaines pâtes comme le vermicelle, etc., le beurre, les crèmes, les gâteaux, etc. Le safran fait la base de quelques liqueurs ; il est emménagogue, anti-

spasmodique, stimulant, etc. Il faut en user modérément.

Sagou (*Sago*). Fécule contenue abondamment dans le tissu cellulaire, vulgairement *moelle*, qui sépare les faisceaux fibro-vasculaires de leur stipe, dans les sagouïers ou sagoutiers, famille des palmiers. Dans les pays où on l'obtient, le sagou est un aliment d'usage journalier ; mais celui qui nous arrive en Europe est d'un prix trop élevé pour être consommé aussi communément. On en fait des potages légers, au lait ou au bouillon, que l'on donne aux enfants, aux convalescents, aux malades, surtout dans les affections chroniques et notamment dans celles de poitrine. Le sagou est analeptique, adoucissant et de facile digestion. Le plus estimé est celui qui nous vient des Moluques.

Saindoux. Graisse de porc fondue dont on se sert en cuisine pour faire d'excellentes fritures. Le saindoux sert encore à décorer les socles massifs de quelques gros entremets froids. (*Pour les propriétés*, voy. *Graisse*.)

Saint-Aï (Vin de). Loiret. Rouge ordinaire ; 12 à 13 degrés.

Saint-Alban (Loire). Eaux gazeuses froides ayant la plus grande analogie avec les eaux de seltz. Employées aux repas comme digestif. (Dr C. JAMES, *Guide aux Eaux*.)

Saint-Christoly (Vin de). Bordelais. Rouge ordinaire, première qualité ; 17 à 18 degrés.

Saint-Denis (Vin de). Loiret. 12 à 13 degrés.

Saint-Didier (fromages de), Lyonnais. On ne les trouve pas communément dans le commerce, car leur prix est assez élevé ; ils se vendent 1 fr. 60 ou 1 fr. 80. Les marchands de comestibles en font venir pour les amateurs qui connaissent cette espèce de fromage et les apprécient. Ils sont savoureux et se digèrent bien. *Dessert*.

Saint-Emilion (Vin de). Bordelais. Rouge ordinaire, première qualité ; se sert au premier service ; 17 à 18 degrés. 228 litres 1844-46, 350 fr. ; 1848-49, 300 fr. ; 1 fr. à 1 fr. 50 c. la bouteille (novembre 1854).

Saint-Estèphe (Vin de). Bordelais. Rouge, 2e classe ; se sert au deuxième service ; 16 à 17 degrés. 228 litres 1844-46, 600 fr. ; 1848-49, 275 fr. 75 c. ; 1 fr. 25 et 2 fr. la bouteille (novembre 1854).

Saint-Étienne. Beaujolais rouge, 220 litres 1846-48, 290 fr. ; 1849-50, 225 fr. ; 65 c. à 1 fr. la bouteille (novembre 1854).

Saint-Faust (Vin de). Béarn (Basses-Pyrénées). Blanc, 2e classe ; 13 à 14 degrés.

Saint-Galmier (Loire). C'est une véritable eau de Seltz, tant par sa composition que par ses usages. On en fait à Lyon une consommation énorme. Son usage commence à se répandre à Paris. (Dr C. JAMES, *Guide aux Eaux*.)

Saint-Geniez (Vin de). Languedoc. Rouge, 3e classe; 14 à 15 degrés.

Saint-Georges (Côte du Rhône). Rouge, 270 litres 1846-48, 450 fr.; 1849-51, 350 fr.; 1 fr. 50 cent. à 2 fr. la bouteille (novembre 1854).

Saint-Georges (Vin de). Haute-Bourgogne. Rouge, deuxième service; 15 à 16 degrés.

Saint-Georges (Vin de). Espagne. Entremets; 18 à 19 degrés.

Saint-Germain. Variété de poire très-estimée, mais que l'on ne peut manger que crue, la cuisson ne lui réussissant pas. — Voy *Poire*.

Saint-Gervais (Fromages de). C'est un des meilleurs fromages qui se fabriquent aux environs de Blois. Il faut pouvoir les manger frais, car ils sont faits de pure crème non salée. On les sert dans de petits pots décorés de feuilles de vigne. Je n'en ai guère trouvé que chez les marchands de comestibles. *Dessert*.

Saint-Giser (Vin de). Entremets.

Saint-Jean-de-Bray (Vin de). Orléanais. Rouge ordinaire; 12 à 13 degrés.

Saint-Joseph (Vin de). Languedoc (Ardèche). Rouge, 3e classe; 11 à 12 degrés.

Saint-Julien (Vin de). Bordeaux. Rouge, 2e service; entremets; 16 à 17 degrés. Les 228 litres 1844-46, 800 fr.; 1 fr. 50 c. à 2 fr. la bouteille (novembre 1854).

Saint-Julien-du-Sault (Vin de). Champagne; 12 à 13 degrés.

Saint-Lambert (Vin de), Bordeaux (Gironde). Rouge, 1re classe; 17 à 18 degrés.

Saint-Laurent (Vin de), Provence (Bouches-du-Rhône). Vin de liqueur, 4e classe; 11 à 12 degrés.

Saint-Laurent (Vin de), Provence (Var). Rouge, 3e classe; 12 à 13 degrés.

Saint-Laurent-des-Arbres (Vin de). Rouge, 3e classe; 14 à 15 degrés.

Saint-Laurent-des-Vignes (Vin de). Périgord (Dordogne). Vin de liqueur, 3e classe; 15 à 16 degrés.

Saint-Maixent (Vin de), Périgord (Dordogne). Vin de liqueur, 4e classe; 12 à 13 degrés.

Saint-Marcellin (Fromage de), près Grenoble (Isère). Petits fromages gras, à croûte jaune, faits de lait de chèvre et dont la pâte fine et crémeuse acquiert, en vieillissant, une saveur assez relevé et coule facilement comme le *Brie*. A Paris on ne le trouve guère qu'affiné. Il se vend 60 c. *Dessert*.

Saint-Martin-d'Ablois (Vin de). Champagne (Marne). Blanc, 2e classe; 12 à 13 degrés.

Saint-Michel-sous-Condrieux (Vin de). (Forez). Rouge ordinaire; 12 à 13 degrés.

Saint-Nectaire (Fromages de), Puy-de-Dôme. Le village d'Auvergne où ils se fabriquent a donc droit à une double célébrité, due aux incrustations salines d'une de ses sources et à la qualité de ses fromages, bien supérieurs à ceux que nous envoie la même province. Ce sont des disques de 12 à 14 centimètres de diamètre sur 3 à 4 d'épaisseur. La croûte grise enveloppe une pâte blanche assez fine, grasse, légèrement salée et d'un goût fort agréable. La digestion en est facile.

Entiers, ils coûtent 90 c. à 1 fr.; mais on les détaille par moitié. *Dessert*.

Saint-Nicolas-de-Bourgueil (Vin de). Touraine (Indre-et-Loire). Rouge ordinaire; 12 à 13 degrés.

Saint-Patrice (Vin du clos de), comtat d'Avignon. Rouge, 3e classe; 12 à 13 degrés.

Saint-Paul (Vin de). Provence (Var). Rouge, 3e classe; 13 à 14 degrés.

Saint-Peray (Vin de). Lyonnais (Ardèche). Blanc, 2e classe; 13 à 15 degrés. *Entremets*.

2 fr. 50 c. à 4 fr. la bouteille (novembre 1854).

Saint-Sauveur (Vin de), à Aubagne, comtat d'Avignon. Rouge, 3e classe; 12 à 13 degrés.

Sainte-Eulalie. Bordeaux rouge, 228 litres 1849-51, 240 fr. (novembre 1854).

Sainte-Foy (Vin de). Périgord (Dordogne). Rouge, 3e classe; 11 à 12 degrés.

Sainte-Foy-les-Vignes (Vin de). Périgord (Dordogne). Blanc, 2e classe; 12 à 13 degrés.

Sainte-Gemme (Vin de). Bordelais. Rouge, 2e classe; 16 à 17 degrés.

Sainte-Ménehould. — Voy. *Sauce*.

Sakki. Boisson fermentée, analogue à la bière. On la fait avec du riz; elle est en usage au Japon.

Salades. Les salades se composent de diverses plantes potagères crues que l'on assaisonne avec de l'huile, du vinaigre, du sel, du poivre et quelquefois de la moutarde. On y ajoute souvent, pour en relever encore le goût, des herbes aromatiques, telles que le cerfeuil, l'estragon, la pimprenelle, la ciboule et l'ail. On en fait aussi de cuites avec de la racine de betterave; de confites, avec des concombres, des cornichons, des graines de capucines, des câpres, confits au vinaigre avec addition d'œufs durs et d'anchois.

Enfin on prépare des salades de volaille, de gibier pour les déjeuners à la fourchette.

Les salades varient selon les saisons, et chaque mois de l'année pourrait, en quelque sorte, nous offrir la sienne; sur la fin de l'automne commencent les *chicorées* qu'il faut choisir bien tendres, bien blanches et bien fournies, on n'y met jamais les herbes aromatiques que l'on désigne ordinairement sous le nom de fournitures. On se contente de mettre au fond du saladier une croûte de pain bien frottée d'ail, qu'on appelle *chapon*, et qui ne sert qu'à donner du goût à la salade.

Vers le même temps paraît la *scarole* qui est une variété de chicorée, mais moins tendre, qui a moins de goût que la chicorée ordinaire et s'emploie de même sans fourniture.

En hiver, on sert les *mâches* qui s'allient très-bien avec le céleri coupé par morceaux et les betteraves cuites coupées en tranches très-minces ; on n'y met point non plus de fournitures, mais les betteraves exigent beaucoup de vinaigre.

Les *betteraves* seules forment aussi une très-bonne salade, il faut choisir les blanches ; ce sont, en général, les plus recherchées, les meilleures et les plus sucrées.

Le *céleri* s'emploie aussi quelquefois seul en salade. On choisit alors les pieds les plus beaux, et on les sert sans assaisonnement, mais avec une saucière qui renferme de l'huile bien battue avec de la moutarde ; c'est une salade très-distinguée.

Le *cresson* est encore une salade d'hiver, mais elle paraît rarement sur les grandes tables ; on l'y admet tout au plus autour d'une poularde rôtie. Il est le compagnon ordinaire des beefsteacks ; on l'assaisonne avec beaucoup de vinaigre et un peu d'huile. Le cresson est dépuratif et antiscorbutique.

La *chicorée sauvage* est recherchée par quelques personnes.

Sur la fin de l'hiver paraît la *barbe de capucin ;* on en fait d'excellentes salades qui plaisent à beaucoup de personnes et dont les betteraves cuites sont l'accompagnement obligé. Cette plante est amère et un peu coriace, on l'assaisonne comme la chicorée.

Au commencement du carême vient la *laitue,* mais quoique tendre alors, elle est comme toutes les primeurs, sans saveur et trop aqueuse pour être réellement bonne. Sa nouveauté la fait rechercher, mais elle n'est savoureuse que vers Pâques. La *laitue pommée* est une des meilleures salades et celle qui plaît le plus généralement. On y met de la fourniture, des œufs durs coupés par quartiers et quelques filets d'anchois ; cette salade demande beaucoup d'huile.

Vient ensuite la *laitue romaine,* moins tendre, moins aqueuse que la laitue pommée, mais qui, en général, a plus de goût et est adoptée de préférence sur les tables opulentes ; lorsqu'elle est panachée, c'est vraiment une salade de distinction. Elle se sert avec ou sans fourniture, mais jamais avec des œufs ; elle consomme moins d'huile que la laitue pommée. On mange à Paris la laitue romaine depuis le mois de mai jusque vers la fin de l'automne. C'est ordinairement la chicorée qui la remplace.

On fait aussi des salades avec d'autres plantes potagères, telles que les jeunes pousses du salsifis, ou avec d'autres herbes, telles que le *pourpier,* le *pissenlit,* mais on en use assez rarement. On fait encore une autre salade avec des petits oignons cuits, des cornichons, des filets d'anchois, différentes herbes aromatiques, des morceaux de thon mariné, des jaunes d'œufs durs, des câpres et des olives farcies.

On peut ajouter aux salades tous les légumes confits au vinaigre, des filets de hareng de hollande, et toute espèce de poissons marinés, tels que huîtres, anchois, thon, sardines confites, etc.

On prépare ainsi les salades de volaille : on prend la volaille ou le gibier que l'on préfère, mais de préférence les poulets gras, les faisans ou les perdrix qui ont été cuits à la broche, et lorsqu'ils sont refroidis, on les coupe en filets en retirant exactement les os. On les arrange par compartiments avec une laitue hachée que l'on met au fond du plat, on les assaisonne comme les autres salades, en ajoutant quelques filets d'anchois et des cornichons coupés.

La salade est un aliment qui ne convient pas à tous les tempéraments ; les uns digèrent l'huile difficilement, d'autres sont rebelles aux crudités, d'autres enfin s'arrangent mal des assaisonnements. Mais quand on digère bien les salades, elles sont plus salutaires que nuisibles : les plantes qui les composent sont en général rafraîchissantes, et leur assaisonnement convient très-bien à notre régime habituel.

La salade se sert sans être assaisonnée, on charge ordinairement l'un des convives de ce soin, et il est rare qu'il s'en acquitte à la satisfaction de tout le monde. Pour bien assaisonner la salade, il faut avoir d'excellente huile et connaître bien la force du vinaigre que l'on emploie ; le plus fort est le meilleur. La proportion préférable est d'une cuillerée de vinaigre pour quatre cuillerées d'huile. Le soin que l'on met à retourner la salade, entre pour beaucoup dans sa perfection. Les salades sont quelquefois difficiles à digérer, surtout lorsqu'elles sont composées de crudités, de légumes farineux, enfin de substances naturellement indigestes ; il importe donc que les personnes dont l'estomac est délicat et celles qui relèvent de maladie s'abstiennent absolument de l'usage de ces préparations d'ailleurs fort agréables. *Entremets.*

Salaison. On entend par ce nom les substances alimentaires qu'on a conservées dans le sel marin. Elles sont alors sèches, denses, âcres et difficiles à digérer. Les estomacs faibles et irritables ne peuvent les supporter.

Salangane (Nids de). Nids d'une hirondelle des Archipels de l'Asie, recherchés par les Orientaux comme un aliment aphrodisiaque et nutritif.

Salces (Vin de), Roussillon (Pyrénées-Orientales). Vin de liqueur, 2e classe ; 17 à 18 degrés.

Salé (Petit). On nomme ainsi le filet, la poitrine et autres parties maigres ou entrelardées du cochon, que l'on coupe par morceaux et que l'on sale.

Salep. On donne ce nom aux tubercules ovoïdes de quelques espèces d'orchis et principalement des *orchis mascula, morio* et *mili-*

taris. Le salep nous vient d'Orient sous forme de petits tubercules desséchés, ovoïdes, du volume d'une noisette, d'un gris jaunâtre, demi-transparent, d'une cassure cornée, d'une faible odeur de bouc, de saveur un peu salée. Cuit dans l'eau, dans le lait et le bouillon, il se convertit en gelée et forme des potages très-nourrissants, faciles à digérer et convenables pour relever les forces des convalescents qui se l'assimilent sans difficulté.

Salicoque. Crustacés de l'ordre des décapodes macroures. La chair des salicoques est très-agréable au goût, stimulante et se digère assez bien. Ces crustacés sont très-nombreux; il s'en fait une grande consommation dans toutes les parties du monde. Cet aliment ne convient qu'en état de santé. *Hors-d'œuvre.*

Salins (vin de). Franche-Comté (Jura). Rouge ordinaire, 1re qualité; 14 à 15 degrés.

Salmis. Préparation culinaire fort estimée, et qui s'applique à tous les gibiers à plume. Ces ragoûts, déjà assez stimulants, par le seul fait de la nature des chairs qui en font la base, le deviennent encore davantage en raison des condiments dont on les assaisonne; ils ne conviennent qu'en état de santé. *Entrée.* — Voy. *Bécasse, Lièvre, Lapin.*

Salpicon. Ragoût dans lequel il entre plusieurs sortes de viandes, des truffes, des champignons, etc. Tous les ingrédiens qui composent ce mets, viandes, truffes, champignons, doivent être coupés en petits cubes d'égale grosseur. *Hors-d'œuvre chaud* ou *Entrée.*

Salsifis. Nom vulgaire du *scorzonera-hispanica* et des espèces du *genre trogopogon.*

Les racines de ces deux espèces sont alimentaires; elles sont assez nourrissantes, mais développent des flatuosités; elles ne conviennent qu'aux estomacs qui fonctionnent bien,

Pour préparer les salsifis, on les ratisse d'abord avec soin et on les jette à mesure dans de l'eau acidulée avec du vinaigre. On les fait cuire ensuite dans de l'eau bouillante salée et vinaigrée; quand ils sont cuits on les égoutte et on les sert avec une sauce blanche au beurre.

On les mange encore frits : pour ce faire, après qu'ils ont été cuits comme il vient d'être dit, on les trempe dans une pâte à friture, et on les fait frire de belle couleur dans du beurre ou du saindoux.

Lorsqu'on veut les préparer au gras; il faut faire un petit roux que l'on mouille avec du jus, que l'on fait réduire et dans lequel on met les salsifis cuits à l'eau comme plus haut

On mange encore les salsifis à la Béchamel, au coulis de jambon et à la moelle, au beurre d'anchois; on les fait entrer dans des potages et dans des salades cuites.

On mange les jeunes pousses des salsifis en salade.

Le salsifis à feuilles de porreau (*trogopogon porrifolium*), dont la racine est encore plus recherchée que la précédente; ces racines constituent une alimentation saine, agréable, adoucissante, d'assez facile digestion et convenant à tout le monde. Elles reçoivent les mêmes apprêts culinaires que les précédentes.

Les jeunes pousses de la scorsonère d'Espagne se mangent en salade.

De toutes les racines potagères, les salsifis ou scorsonères sont les plus usités en entremets d'hiver. C'est un légume aussi abondant que peu dispendieux et qui se conserve jusqu'au printemps. La manière la plus ordinaire de les accommoder, c'est à la sauce, au beurre ou bien frits dans la poêle. Assaisonnés au Parmesan, ils offrent un manger fort agréable. C'est une nourriture très-saine et qui n'est point à dédaigner. On en fait à Lyon d'excellents potages.

Salsifis A LA CRÈME. Faites-les cuire à l'eau comme à l'ordinaire; mettez du beurre dans une casserole, faites revenir un peu; mouillez de crème ou de lait; jetez dans cette sauce les salsifis coupés en morceaux, sel et muscade si vous l'aimez, faites jeter un bouillon et servez. *Entremets.*

Salsifis BLANC (*Tragopogon porrifolium*). Se récolte depuis octobre jusqu'au printemps; on les couvre pendant les gelées et on les met en jauge vers la fin de novembre.

Samos (Vin de). Grèce. Se sert au dessert; 18 à 19 degrés.

Les raisins secs de Samos sont renommés.

Sandwich. On appelle ainsi des tartines de pain enduites de beurre très-frais, de foies gras ou de rillettes, entre lesquelles on intercale des tranches minces de jambon, de filet de bœuf, de langues de veau ou de bœuf à l'écarlate, de saucisson, de volaille ou de gibier; elles se font de la manière suivante :

Prenez un pain très-fort en mie, un peu rassis ou mieux encore un pain nommé *pavé anglais*, et qui se trouve chez tous les boulangers. Coupez-le en tartines très-minces, en ayant soin d'enduire toujours le pain du beurre, du foie gras ou des rillettes que vous voulez employer; sans cette précaution le beurre est très-difficile à étendre.

Si vous voulez faire vingt sandwichs, vous mettrez sur dix tartines du beurre, du foie gras ou des rillettes, sur lesquelles vous placerez de fines tranches de jambon, bœuf fumé, langue de veau, etc., et vous couvrirez avec dix autres tartines.

Ces sandwichs sont excellents pour les collations, les bals, les ambigus.

On en trouve de tout faits chez quelques pâtissiers.

En Hollande et dans les pays froids où le beurre se coagule très-facilement et, par conséquent, ne peut s'étendre, on fait fondre le beurre frais au bain-marie et on l'étend sur les tartines avec une brosse ou un pinceau exclusivement consacrés à cet usage. *Thés, Goûters, Hors-d'œuvre.*

Sang (*Sanguis*). Le sang est un liquide propre aux nombreuses espèces qui composent le règne animal. Vivifié par l'acte de la respiration, le sang va porter, à tous les tissus organiques, des principes nutritifs qui, absorbés par ces mêmes tissus, entretiennent ce phénomène admirable et mystérieux que l'on a nommé la vie.

La quantité relative du sang, dans les individus, sa coloration, sa température varient avec les espèces; on le voit souvent se modifier dans une même famille d'animaux sous l'empire de circonstances particulières à ces mêmes animaux, telles que les différences des sexes, l'état de santé ou de maladie, la nature de l'alimentation, etc.

Comme ce n'est point ici le lieu de traiter scientifiquement cet article, nous ne parlerons du sang qu'au point de vue de l'alimentation humaine.

On se sert du sang de quelques mammifères et notamment du cochon, pour différents apprêts culinaires, comme boudins, civets, etc.; mais de quelque manière qu'on le prépare ou qu'on l'assaisonne, il constitue toujours une alimentation lourde, indigeste, et qui ne convient qu'aux estomacs robustes. — Voy. *Boudin*.

Sanglier (*Aper*). Quadrupède mammifère de l'ordre des pachydermes et de la famille des cochons. Ce cochon sauvage est la souche de tous nos cochons domestiques; il acquiert des qualités quand il a été longtemps couru à la chasse. Sa chair, ferme, est beaucoup plus savoureuse et délicate que celle du cochon domestique; néanmoins, elle ne convient qu'aux personnes qui font beaucoup d'exercice et dont l'estomac fonctionne bien. Cet animal reçoit les mêmes apprêts culinaires que le cochon domestique; on en prépare des boudins, des andouilles, des cervelas; sa hure se sert comme gros entremets froid, et il n'appartient pas à tout le monde d'offrir à ses convives la plus noble portion de ce prince indompté des forêts. Du reste, il n'y a guère que son fumet, sa noblesse sauvage et son indépendance qui distinguent le sanglier du cochon, ils appartiennent à la même famille; leur hure se prépare de la même manière; leurs pieds se servent simultanément à la Sainte-Ménehould, et leurs filets également piqués à la broche. Mais c'est là que finissent leurs rapports, et si le sanglier se refuse à la confection du boudin, des saucisses et des andouilles, ce qui serait pour lui une dérogeance réelle, il permet que l'on serve à la broche, et comme un rôti des plus distingués, ses quartiers de devant et de derrière, après qu'ils ont été marinés convenablement. Le sanglier se sert aussi en pâté froid, en civet, en bœuf à la mode et même en pâté en pot; mais ces trois dernières métamorphoses sont pour lui de véritables humiliations.

La hure est le morceau le plus recherché;

la cuisse, les côtes, le dos, lorsque l'animal n'est pas très-âgé, sont des morceaux recommandables; lorsque l'âge est plus avancé, la chair est dure, sèche et difficile à digérer.

Les marcassins comptent parmi les pièces de gibier délicat. Il est indispensable de couper les organes de la génération aussitôt que l'animal est tué. Sa chair contracterait, sans cette opération, une odeur infecte et serait ainsi impropre à l'alimentation.

Les côtelettes et les filets de sanglier, après avoir été convenablement marinés, s'apprêtent comme les côtelettes de veau; quant à la cuisse, il faut la piquer et la faire bien mariner pendant quatre ou cinq jours; on l'enveloppe dans un linge blanc bien ficelé, on la met dans la braisière avec six bouteilles de vin blanc, autant d'eau, huit carottes, huit oignons, clous de girofle, muscade, bouquet de persil, ciboules et sel gris; après six heures de mijotage et une heure d'ébullition, la cuisse doit être cuite; on la laisse reposer dans son court-bouillon pendant une demi-heure, et on la sert comme le jambon.

Sanglier A LA SAINT-HUBERT (Côtelettes de). Les côtelettes étant parées, sautez-les avec du beurre, du sel et du poivre sur un feu ardent, retournez-les pour qu'elles soient également cuites des deux côtés; dressez-les en couronne sur un plat; puis mettez dans la casserole d'où elles sortent du vin blanc, un peu d'espagnole; faites jeter quelques bouillons et versez cette sauce sur les côtelettes.

Si vous n'avez pas d'espagnole, faites un petit roux que vous mouillerez avec du consommé et du vin blanc.

Sanglier AU CHASSEUR (Filet de). Faites mariner, pendant deux jours au moins, un filet, bien paré, de sanglier; égouttez-le et le mettez cuire dans une casserole avec toutes sortes de parures de viande, des bardes de lard, carottes, oignons, bouquet garni, sel, poivre, du consommé et autant de vin blanc. Lorsque ce morceau est cuit suffisamment, faites-le égoutter, glacez-le et le servez sur une sauce piquante.

Sanglier EN DAUBE (Cuisse de). Lardez partout, avec du gros lard, une cuisse de sanglier; assaisonnez-la de sel, fines épices, thym, laurier, basilic, persil, ail, ciboules, échalottes, le tout haché très-menu. Mettez-la ensuite dans une marmite avec des bardes de lard, des oignons coupés en tranches, carottes, panais, un fort bouquet de persil, ciboules, ail, clous de girofle, laurier, thym, basilic, sel, gros poivre; faites suer à feu doux, puis mouillez avec du bouillon, du vin blanc et un peu d'eau-de-vie; faites cuire à petit feu pendant six ou sept heures; laissez refroidir la cuisse dans son jus de cuisson et servez-la comme pièce de gros entremets froid accompagnée d'un pot de groseilles rouges. Cet accompagnement de bon ton est de rigueur. *Entrée.*

Santenay (Vin de). Bourgogne (Côte-d'Or). Rouge, 3ᵉ classe; 11 à 12 degrés.

Saône-et-Loire (Vins de). Rouges, 2e classe; 14 à 15 degrés.

Sapinette. Boisson dont les Anglais font une très-grande consommation. Ils la préparent avec les sommités et les branches du sapin noir (*abies nigra*), qu'ils font bouillir dans l'eau avec du sucre brut et qu'ils laissent fermenter. La sapinette est saine et antiscorbutique.

Sapotille. Fruit du sapotillier.

Sapotillier (*Sapota*). Genre de l'hexandrie monogynie et de la famille des sapotacées. Le sapotillier comestible (*achras sapota*) est un très-bel arbre originaire de la Jamaïque et du Venezuela, mais que la culture a répandu dans toutes les régions situées entre les tropiques. On lui donne, en Amérique et aux Antilles, les noms de *sapotillier, sapodillas, nispero, sapota, sapodilia tree*. Son fruit, dont le volume égale celui d'une pomme moyenne, est regardé comme un des meilleurs de ces pays; de même en cela, que nos nèfles, il demande à être mangé *blet*, parce qu'alors sa pulpe, d'âpre qu'elle était avant, devient sucrée.

Les sapotilles sont des fruits rafraîchissants et fort recherchés; on en fait des gelées et des pâtes très-agréables, et, de plus, une liqueur vineuse.

Les premiers fruits du sapotillier comestible mûrissent en septembre, époque à laquelle on fait la première cueillette; jusqu'au mois de janvier, on en cueille tous les jours.

Sarcelle (*Querquedula*). Oiseau de l'ordre des palmipèdes et de la famille des canards. La chair des sarcelles est nourrissante, un peu stimulante et d'assez facile digestion; elle convient à presque tout le monde, pourvu que l'on soit en bonne santé.

Sarcelles A LA ROCAMBOLE. Après avoir fait cuire vos sarcelles à la broche, servez-les avec la composition ci-après. Vous ferez suer une tranche de jambon que vous mouillerez avec du bouillon et du coulis; faites bouillir, dégraissez, passez à l'étamine; et, dans cette sauce, introduisez des rocamboles écrasées. *Entrée*.

Sarcelles AUX OLIVES. Faites revenir un peu vos sarcelles dans leur graisse et mettez-les ensuite cuire à la broche ou dans une bonne braise. Tournez des olives, faites-les tremper dans de l'eau fraîche, égouttez-les ensuite, faites-les mijoter dans une bonne essence, et servez vos sarcelles sur les olives. *Entrée*.

Sarcelles RÔTIES. Procédez comme pour les canards et les canetons. *Rôt. — Voy. ces mots*.

La sarcelle se mange indifféremment en maigre comme en gras. Sa chair est savoureuse, et se prête à beaucoup de métamorphoses, puisqu'on la mange à la rocambole, aux choux-fleurs, aux montants de cardons d'Espagne, aux huîtres, aux olives, aux navets; enfin aux truffes, en pâté et même en terrine.

Sardine (*Clupea sardina*). Poisson osseux de l'ordre des malacoptérygiens abdominaux et de la famille des harengs ou clupes dont ils constituent un des genres.

La chair de ce poisson est très-délicate, agréable, nourrissante, un peu stimulante et d'assez facile digestion; elle ne convient qu'en état de santé.

Ce poisson, que l'on pêche en quantité abondante sur les côtes de Bretagne, se mange frais, confit à l'huile ou salé. Il est plus agréable, mangé frais, que confit ou salé.

Rien n'est comparable à la finesse de la chair de ce petit poisson et à la délicatesse de son goût. Celui qui n'a pas mangé des sardines sortant de la mer n'a point goûté l'une des principales joies du paradis de ce bas monde. Le ventre de ce petit animal est blanc, son dos bleu et vert, et il suffit pour le cuire de le mettre pendant quelques instants sur des charbons allumés enveloppé dans une feuille de vigne enduite de beurre. Rien n'est plus exquis qu'une sardine fraîche, mais elle perd cette qualité presque en sortant des eaux. Pour en jouir dans toute son excellence, il faudrait pouvoir la manger dans la barque même des pêcheurs; en arrivant dans le port, elle a déjà beaucoup perdu de ses qualités et de ses vertus.

C'est un poisson de passage comme le hareng. Les sardines nagent en grandes troupes et on les pêche dans la Méditerranée, le golfe Adriatique, sur les côtes de Provence, d'Espagne et du Languedoc; mais c'est sur celles de l'Océan, surtout depuis la Bretagne jusqu'au Portugal, qu'elles sont le plus abondantes.

Quand les pêcheurs sont éloignés du port, ils prennent la précaution de saupoudrer les sardines avec un peu de sel, sans cela elles se corrompraient facilement, c'est ce qu'on appelle *saler en vert*.

Pour les livrer au commerce on les arrange par lits dans des barils, avec des couches de sel interposées, c'est ce qu'on appelle les *paquer*. En cet état, on les presse fortement avec un faux-bond qu'on introduit dans le baril. On exprime ainsi une huile qui ferait gâter le poisson en très-peu de temps. Ainsi paquées, pressées et encaquées, les sardines peuvent se conserver bonnes pendant sept ou huit mois.

On fume aussi les sardines, comme les harengs. On en prépare, enfin, une quantité immense avec une saumure à la manière des anchois, c'est ce qu'on appelle *sardines anchoisées*.

Ces préparations font d'un aliment extrêmement sain une nourriture âcre et indigeste.

Sardines CONFITES DE NANTES. On a imaginé pour conserver aux sardines une partie de leur délicatesse et de leur saveur, sans l'intermédiaire du sel qui les dénature, de les confire de diverses manières : au *beurre*, au *vinaigre* et à l'*huile*.

Les sardines ainsi préparées dans des boîtes

de fer-blanc soudées, qu'il faut désouder avec un fer rouge et non ouvrir avec un couteau, peuvent voyager sans risques.

Celles confites au beurre, doivent être consommées promptement. Elles sont très-bonnes, mais le beurre rancit facilement, et il faut, d'ailleurs, faire fondre le beurre chaque fois qu'on veut en extraire de la boîte, ce qui altère plus ou moins celles qui restent.

Celles au vinaigre n'ont pas cet inconvénient et peuvent se garder, sans aucune altération, pendant une année.

Les sardines à l'huile sont préférables ; on les fait bien égoutter, on les ratisse et on les arrose avec d'excellente huile d'Aix. Ainsi servies, elles forment un hors-d'œuvre très-distingué.

Il en vient de Brest (Finistère). La Rochelle (Charente-Inférieure), Lorient (Morbihan), Nantes (Loire-Inférieure), Cannes (Var). *Hors-d'œuvre.*

Sarrasin (*Fagopyrum*). Genre de l'octandrie trigynie et de la famille des polygonées.

Le *sarrasin commun* (*polygonum esculentum, polygonum fagopyrum*), nommé vulgairement *blé noir, carabin, bucail*, est originaire des parties tempérées de l'Asie ; la culture l'a introduit en Europe, où il occupe maintenant une notable portion de territoire, et particulièrement les localités montueuses.

Les semences du sarrasin fournissent une farine nutritive, saine, d'assez facile digestion, qui, cependant, donne un pain mal levé, coloré, lourd et indigeste ; les gâteaux et la bouillie que l'on fait avec cette farine constituent une nourriture beaucoup plus salubre que le pain du sarrasin et presque exclusive pour les classes pauvres, dans les cantons où le sarrasin est cultivé ; c'est une plante alimentaire fort intéressante au point de vue de son utilité.

Cette nourriture ne convient qu'à des estomacs robustes ou aux personnes qui y sont habituées de longue date ; il ne faut pas qu'elle soit d'un usage trop exclusif, sous peine de donner lieu à des affections dartreuses, scrofuleuses, etc.

Le *sarrasin de Tartarie* (*fagopyrum tataricum*) et le *sarrasin à cymes* (*fagopyrum cymosum*) sont également cultivés pour l'usage alimentaire.

Sarriète ou **Sarriette** (*Satureia*). Genre de la dynamie gymnospermie et de la famille des labiées. Parmi les espèces de ce genre nous signalerons : 1° la *sarriette des jardins* (*satureia hortensis*, espèce type ; 2° la *sarriette de Crète* (*satureia thimbra* ; 3° la *sarriette de montagne* (*satureia montana*), plantes stimulantes et aromatiques qui sont employées comme condiment et cultivées pour les usages de la table. La pharmacie la range au nombre de ses médicaments excitants. Elle ne convient pas en état de convalescence, surtout à la suite d'affections inflammatoires, non plus qu'aux personnes nerveuses et irritables.

La sarriette jouit à peu près des mêmes propriétés que le thym, mais on en fait bien plus rarement usage ; on ne l'emploie que pour assaisonner quelques légumes, et principalement les petites fèves de marais, dont elle est la compagne obligée. On l'emploie fraîche. — Voy. *Stimulant.*

Sarriette DES JARDINS (*Satureia hortensis*). On l'emploie verte pour assaisonner les fèves.

Sarlat. Renommé pour ses perdrix à jambes écarlates.

Sassenage (Fromage de), près de Grenoble (Isère). Il est composé de lait de vaches, de brebis et de chèvre ; lorsqu'il est frais, sa pâte un peu friable offre la saveur affaiblie du Roquefort ; en vieillissant elle se persille et acquiert plus d'énergie, mais sans jamais arriver à celle de son heureux rival de l'Aveyron. Il se vend de 1 fr. 50 à 2 fr. le 1/2 kilo. *Dessert.*

Sauces. Les sauces forment l'excipient de la plupart des mets qui figurent à un dîner ; car, si l'on en excepte les rôtis de basse-cour, quelques-uns de ceux de boucherie et ceux connus sous le nom de petits pieds, on les retrouve sous presque toutes les préparations alimentaires ; elles servent à en lier les diverses parties, à en varier les goûts, enfin à leur donner ce roussis aimable et séduisant qui doit prévenir en faveur des mets, provoquer notre appétit par le coup d'œil, le stimuler par l'odorat. Tous ces avantages n'ont point fait trouver grâce aux sauces dans l'esprit du médecin. En effet, tout homme qui fait cas de sa santé doit faire le moins possible usage des sauces, surtout de celles dans la confection desquelles il entre des ingrédients échauffants, irritants, stimulants, âcres, tels que jus de viande, racines, vins, épices.

Le devoir d'une bonne sauce est donc de frapper d'une manière plus ou moins vive l'organe du goût. Si la sauce est trop douce, elle ne cause aucune sensation et son objet est manqué ; si elle est trop âcre, elle excorie au lieu de procurer ces titillations agréables, source du plaisir que fait naître la bonne chère.

Sauce BLANCHE. Pétrissez une cuillerée à bouche de farine avec un peu de beurre d'Isigny ; ajoutez un demi-verre d'eau, le jus de la moitié d'un citron ou un peu de bon vinaigre, un peu de sel et de muscade râpée ; mettez cette sauce sur un feu vif et remuez-la avec une cuiller ; quand elle a jeté quelques bouillons, retirez-la du feu et faites fondre dedans un bon morceau de beurre d'Isigny. Vous obtenez de cette manière une sauce veloutée, lisse et de bon goût, qui convient à beaucoup d'estomacs et aux convalescents déjà avancés.

GRANDES SAUCES.

ASPIC. — Empotez dans une marmite un fort morceau de tranche de bœuf, un jarret de veau, un jarret ou quelques tranches de jambon cru, une vieille perdrix et une poule ; mouillez le tout avec du bouillon ;

faites suer vos viandes, et, lorsque le mouillement est tombé à glace, mouillez de nouveau
avec du bouillon; faites bouillir; écumez et
ajoutez carottes, oignons, ail, persil en bouquet, ciboules, clous de girofle, laurier; faites
cuire à petit feu pendant sept ou huit heures;
passez le consommé; quand il est froid, cassez
quatre ou cinq œufs dans une casserole; versez dedans le consommé, plus, le jus de deux
citrons, plus ou moins, selon la quantité de
matière, et une petite quantité de vinaigre à
l'estragon; battez le tout sur le feu avec un
fouet jusqu'à ce que le liquide entre en ébullition; mettez alors, pendant une demi-heure
ou trois quarts d'heure, votre casserole entre
deux feux doux (l'un dessous, l'autre dessus);
passez ensuite à la serviette doublée et mouillée et servez-vous de cet aspic pour des ragoûts d'entrée ou d'entremets. Cette préparation très-succulente, mais aussi assez stimulante,
convient à des estomacs qui fonctionnent bien,
aux personnes qui ont besoin d'être reconfortées, dans les convalescences déjà avancées,
mais ne pourrait pas être digérée par certains
estomacs faibles ou malades qui ne peuvent supporter aucune alimentation un peu substantielle.

BÉCHAMEL ou BÉCHAMEIL. — Mettez dans
une casserole six cuillerées à pot de velouté
bien blanc; deux ou trois cuillerées pareilles
de bon consommé; faites partir à grand feu;
ne cessez pas de tourner la sauce et laissez-la
réduire de plus de la moitié. Faites réduire à
moitié deux litres de crème double, en la
tournant toujours pour qu'elle ne s'attache ni
ne brûle; mêlez ces deux réductions ensemble; faites-les bouillir à grand feu, pendant
environ trois quarts d'heure, sans cesser de
remuer; lorsque la sauce est suffisamment liée,
passez-la à l'étamine. Cette sauce est beaucoup moins excitante que celle qui précède.

BÉCHAMEL (Petite). — Placez dans une casserole 375 grammes de beurre, autant de jambon coupé en dés et le double de veau; ajoutez
quelques carottes, quelques oignons, trois ou
quatre clous de girofle, trois feuilles de laurier, un peu de basilic; faites revenir le tout;
ne laissez pas prendre de couleur, et remuez
sans cesse avec une cuiller de bois. Quand le
tout est bien revenu, mettez six cuillerées à
bouche de farine de froment; mêlez bien la
farine avec le beurre et la viande; mouillez
avec deux litres et demi de lait, et faites partir
votre sauce sur un feu vif, en ayant soin de la
remuer toujours, afin qu'elle ne s'attache pas;
faites-la bouillir ainsi pendant une heure et
demie, et si elle était par trop réduite ajoutez-y un peu de bouillon. Cette sauce doit avoir
la consistance d'une bouillie; si elle était plus
épaisse, il faudrait y ajouter un peu de crème
ou de bouillon. Il faut passer cette sauce à
l'étamine. Mêmes propriétés que la précédente.

BLANC. — Voy. ce mot.

BRAISE. — Voy. ce mot.

ESPAGNOLE. — Prenez trois noix de veau

plus ou moins, selon le besoin, du lard et des
tranches de jambon, un faisan, deux perdrix,
une poule, une demi-douzaine de carottes, cinq
oignons dont un piqué de six clous de girofle;
mettez le tout dans une casserole; mouillez
avec du bon consommé; faites partir comme
à l'ordinaire, puis modérez le feu afin que les
viandes jettent leur jus: lorsque la glace est
formée et qu'elle est d'une belle couleur jaune,
retirez-la du feu: piquez, avec la pointe d'un
couteau, les noix pour qu'elles rendent tout
leur jus; mouillez avec du consommé; ajoutez
un bouquet de persil et de ciboules garni de
thym, de laurier, de basilic et d'une gousse
d'ail; faites bouillir, puis mijoter sur le bord du
fourneau pendant deux heures; dégraissez; faites un roux; mettez-le dans votre espagnole, qui
doit être plutôt claire qu'épaisse; faites bouillir
le tout pendant une demi-heure à trois quarts
d'heure; dégraissez; passez à l'étamine dans
une autre casserole; faites-la bouillir jusqu'à
réduction d'un quart; vous y ajouterez le vin
que vous jugerez convenable, selon les cas,
Madère sec, Champagne ou Bourgogne. Il est
assez sage de ne point mettre le vin d'avance
dans une espagnole, à moins que l'on ne doive
l'employer dans la même journée, sans quoi
elle pourrait s'aigrir et serait perdue; il ne faut
non plus faire réduire les vins seuls, mais bien
avec la sauce, avec de la gelée ou de la glace,
si l'on veut qu'ils ne contractent point de mauvais goût et ne perdent une partie de leurs
propriétés spiritueuses. Cette sauce est fort
substantielle, mais très-stimulante, et, de
même que des précédentes, il ne faut en faire
qu'un usage modéré. Toutes les sauces, dans
lesquelles il entre des vins plus ou moins excitants et des roux, ne conviennent pas aux
convalescents, ni aux estomacs nerveux, irrités
ou très-délicats.

ESPAGNOLE (Grande). — Mettez dans une casserole une demi-noix de jambon, deux noix
de veau, quatre perdrix, ou si vous voulez, un
faisan; ajoutez quatre carottes, quatre oignons
dont un piqué de quatre clous de girofle; mouillez avec une bouteille de vin blanc de Madère
sec et une grande cuillerée à pot de gelée; faites partir sur un feu ardent; puis, lorsque la
sauce commence à réduire, modérez le feu;
lorsque la glace est d'une belle couleur blonde
un peu foncée, laissez votre casserole hors du
feu pendant dix minutes pour que la glace se
détache et piquez les viandes avec la pointe d'un
couteau; vous aurez fait suer des sous-noix,
vous les aurez mouillées avec du bouillon et
assaisonnées de carottes et oignons, dont un
piqué de deux clous de girofle; quand ce mouillement aura mijoté pendant deux heures au
moins, servez-vous-en pour mouiller votre espagnole; quand elle a été bien écumée, délayez un roux avec le mouillement; versez-le
sur les viandes avec addition de champignons,
d'échalotes, d'un bouquet de persil et de ciboules, de thym et de laurier; quand votre

sauce commence à bouillir, mettez-la sur le bord du fourneau et laissez-la mijoter jusqu'à ce que toutes les viandes soient bien cuites; dégraissez et passez à l'étamine.

Cette sauce, qui sert à assaisonner et à relever les mets, est échauffante et excitante; il ne faut pas en abuser. Elle convient aux personnes bien portantes et aux estomacs débilités. Les convalescents, à moins d'exception, doivent s'en abstenir.

Espagnole travaillée. — Mettez dans une casserole cinq cuillerées à pot d'espagnole, trois de consommé, des parures de truffes, des champignons; dans le cas où votre espagnole ne serait pas assez colorée, ajoutez-y du blond de veau; faites partir votre sauce sur un feu ardent; écumez-la avec soin; dégraissez-la, et quand elle est réduite à consistance de sucre, passez-la à l'étamine et mettez-la dans un bain-marie afin de la tenir chaude et de vous en servir au besoin.

Glace de veau. — Mettez dans une grande casserole un cuissot de veau coupé en quatre, trois poules, des légumes entiers; remplissez la casserole de consommé; faites partir et écumez, puis modérez le feu et faites mijoter jusqu'à la parfaite cuisson des viandes; passez alors à la serviette fine; il faut que cette glace soit très-claire; quand le mouillement est passé, mettez votre glace dans une casserole sur un feu vif; faites-la bouillir jusqu'à consistance de sauce; évitez qu'elle brûle ou qu'elle noircisse et servez-vous de cette glace pour corser des sauces, des ragoûts, glacer des viandes, etc.

On peut faire cette glace avec des parures ou débris de viandes, mais jamais de viandes noires.

Grande sauce. — Beurrez légèrement le fond d'une casserole et couvrez ce fond de tranches de jambon; ajoutez des noix et des sous-noix de veau coupées par morceaux; mouillez les viandes avec du consommé; faites-les suer sur un feu ardent; écumez avec soin; quand le consommé est tombé à glace, piquez les viandes avec la pointe d'un couteau, afin d'en faire sortir le jus; remplissez presque votre casserole de bouillon et faites partir sur un feu ardent; écumez soigneusement; puis, quand le consommé est tombé à glace; piquez les viandes avec la pointe d'un couteau, afin d'en faire sortir le jus; mettez votre casserole sur un feu doux; quand les viandes et la glace commenceront à s'attacher et que la glace sera de belle couleur blonde, retirez la casserole du feu; laissez-la ainsi pendant quelques minutes; au bout de ce temps, mouillez de nouveau avec du bouillon froid; remettez la casserole sur le feu; laissez mijoter pendant deux heures au moins; quand tout est cuit, retirez viandes et légumes; passez votre sauce à la serviette; faites un roux dans une casserole, délayez-le bien exactement avec le mouillement, que ce roux ne soit ni trop clair ni trop épais; faites partir votre sauce, puis retirez la casserole sur

le bord du fourneau; remuez souvent; quand la cuisson est achevée, dégraissez et passez à l'étamine sans exprimer; quand votre sauce est passée, agitez-la sans cesse avec une cuiller pour éviter qu'il se forme une peau à la surface pendant le refroidissement, puis conservez-la pour vous en servir au besoin.

On peut, si l'on veut, ajouter dans la sauce, après que l'on y a introduit le roux, des champignons, un bouquet de persil, de la ciboule, du laurier, etc. Mêmes effets sur l'économie que les sauces précédentes.

Italienne. — Mettez dans une casserole gros comme deux œufs de beurre, deux cuillerées à bouche de persil haché, une pareille cuillerée d'échalotes et autant de champignons, le tout haché très-menu; plus une bouteille de vin blanc de champagne; faites réduire le tout; puis ajoutez quatre cuillerées à pot de velouté, deux de consommé; faites bouillir à feu vif; écumez; dégraissez; et quand la sauce est arrivée à une bonne consistance, retirez-la de la casserole et tenez-la chaudement au bain-marie. Cette sauce ne convient qu'en état de santé.

Jus. — Après avoir beurré le fond d'une bassine ou d'une casserole, mettez dedans des tranches de culotte de bœuf, des tranches de jambon, un jarret de veau, le train de derrière d'un ou de deux lapins, une vieille perdrix coupée en quatre, si l'on en a, des débris de viandes de toutes sortes, etc.; ajoutez carottes, oignons en tranches, girofle, laurier, persil, ciboules; mouillez le tout avec un peu de bouillon; faites partir sur un feu ardent; lorsque les viandes commencent à s'attacher, piquez-les avec la pointe d'un couteau; diminuez le feu afin que le jus n'aille point trop vite; veillez à ce qu'il ne brûle pas, mais qu'il s'attache tout doucement jusqu'à ce qu'il soit d'un brun presque noir; quand il est arrivé à ce point, retirez du feu votre casserole; laissez-la seulement chaudement pendant dix minutes; au bout de ce temps, mouillez avec un peu de bouillon; remettez votre casserole sur le feu; laissez mijoter au moins pendant trois heures votre jus, ayant bien soin de l'écumer; puis dégraissez-le; passez à la serviette et servez-vous de ce jus pour colorer vos potages, sauces, entrées ou entremets qui l'exigent. Mêmes propriétés que le précédent.

Mirepoix. — Ayez un kilo de rouelle de veau, 500 grammes de lard gras, 500 grammes de maigre de jambon de Bayonne, quatre carottes et quatre oignons; coupez le tout en gros dés. Mettez dans une casserole 500 grammes de beurre d'Isigny, du persil en branches, un maniveau de champignons, une pointe d'ail, deux échalotes émincées, thym, laurier, basilic, deux clous de girofle, un peu de mignonnette et de macis; ajoutez-y vos viandes, lard et légumes coupés en dés; faites roussir à peine sur un feu doux; ajoutez la chair de deux citrons coupés en tranches minces et épépinés, trois cuillerées à pot de consommé ou de bon bouillon, un verre de bon vin blanc; faites cuire doucement pendant deux heures; passez avec expression, à l'étamine, et servez-vous de cette mirepoix pour des entrées de pigeons innocents, d'ailerons de dinde, de cuisses de volaille en ballottine, de petits canetons, et aussi pour des poulardes et des poulets. Selon l'emploi que l'on veut faire de la mirepoix, on y met différents vins, tels que Champagne, Madère, Sauterne, Malaga, etc. Mêmes propriétés que la poêle. — Voy. *ce mot.*

Poêle. — Placez dans une casserole 375 grammes de maigre de jambon de Bayonne coupé en dés; 500 grammes de lard fin, 1 kilo de rouelle de veau, 500 grammes de beurre frais, quatre carottes et quatre oignons coupés en dés, un bouquet de persil garni d'une feuille de laurier, de thym, de basilic; ajoutez une pointe d'ail, un peu de macis, une pincée de mignonnette, deux clous de girofle. Placez le tout sur un feu doux et remuez avec une cuiller; veillez à ce que le lard soit à peine fondu afin qu'il ne prenne pas couleur; mouillez avec deux grandes cuillerées de bon bouillon et joignez la pulpe de deux citrons émincés et épépinés; faites cuire à feu doux pendant deux heures; passez la poêle, avec expression, à l'étamine, et servez-vous-en pour faire cuire les entrées et grosses pièces de volaille, ou autres dites *poêlées.* Cette excellente préparation donne un goût exquis aux viandes; mais on ne la fait ainsi que dans les maisons fort riches; dans les autres, on emploie des procédés moins coûteux mais qui donnent aussi des résultats bien inférieurs. Les viandes cuites ainsi peuvent être données dans des convalescences avancées.

Roux blanc. — Procédez comme pour le roux blond; seulement, ne laissez nullement prendre de couleur au roux blanc, qui sert à lier le velouté et autres sauces non colorées.

Roux blond. — Faites fondre un demi-kilo de beurre (plus ou moins) dans une casserole; délayez dedans de belle farine de froment en quantité suffisante pour obtenir le roux de l'épaisseur d'une bouillie mate; tournez votre roux sur le feu; quand il commence à se colorer un peu, couvrez votre feu de cendres et laissez votre roux aller jusqu'à ce qu'il ait pris une belle couleur blonde, puis retirez-le et le conservez pour lier les sauces indiquées.

Sauce allemande. Cette sauce n'est autre chose que du velouté réduit et lié ensuite avec des jaunes d'œuf; du beurre fin et de la muscade râpée. Cette sauce est très-nourrissante; mais ne convient pas à des convalescents.

Velouté. — Beurrez une casserole; foncez-la de tranches de jambon; ajoutez noix ou sous-noix de cuissot de veau, une ou deux poules, quatre carottes, autant d'oignons, dont un piqué de deux clous de girofle, un fort bouquet de persil et de ciboules; mouillez le tout avec du consommé; faites partir à feu ardent; écumez avec soin: quand le mouillement est réduit, remettez du consommé; écumez de nouveau; lorsqu'il commence à bouillir, mettez la casserole sur le bord du fourneau; préparez un roux blanc; mettez dedans une vingtaine de champignons (plus ou moins, selon le besoin) sautés à froid dans de l'eau acidulée de citron; incorporez le tout dans votre velouté; faites bouillir le tout sur le coin du fourneau; ayez soin de bien écumer; au bout d'une heure et demie ou deux heures; dégraissez votre velouté; puis, quand les viandes sont bien cuites, passez votre sauce à l'étamine et tâchez que ce coulis soit le plus blanc possible.

Velouté travaillé. — Procédez comme pour l'espagnole travaillée, mais ayez bien soin de ne mettre rien qui puisse colorer votre velouté, qui doit être le plus blanc possible.

PETITES SAUCES.

Sauce à la bigarade. Enlevez le zeste de deux ou trois bigarades, plus ou moins; coupez ce zeste par filets; jetez-le dans de l'eau bouillante; après quelques minutes d'ébullition, vous l'égouttez et le mettez, avec de l'espagnole travaillée, dans une casserole à bain-marie; vous ajoutez un peu de glace de gibier, un peu de mignonnette, la moitié du jus des bigarades; vous faites jeter quelques bouillons; vous ajoutez un peu de beurre fin et vous vous servez de cette sauce.

On fait de même la sauce à l'orange ou au citron. Ces sauces ne se donnent pas aux convalescents.

Sauce à la crème. Prenez 125 grammes de beurre, une cuillerée à bouche de belle farine de froment, un peu de persil et de ciboule hachés, muscade râpée, sel et gros poivre; mettez le tout dans une casserole; ajoutez-y un verre de crème; faites bouillir votre sauce après l'avoir toujours tournée; si elle était trop épaisse, remettez-y de la crème; au bout d'un quart d'heure d'ébullition, pendant lequel vous ne cesserez pas de remuer la sauce, servez-vous-en pour masquer différents mets, tels que turbot, cabillaud, morue, pommes de terre, etc. Cette sauce ne convient qu'en état de santé.

Sauce à la duxelle. Mettez dans une casserole un maniveau de champignons hachés, une cuillerée à bouche de truffes, autant de persil, le tout haché, deux échalotes, une pointe d'ail également hachés; ajoutez un peu de beurre fin, un peu de gras de lard râpé, deux clous de girofle, un peu de mignonnette, de muscade râpée, de thym, de laurier et de basilic; passez légèrement cette préparation sur un feu doux, joignez-y un verre de champagne ou de chablis et faites entièrement réduire; retirez les aromates; ajoutez de la sauce allemande, en quantité suffisante pour pouvoir la faire réduire d'un tiers, et conservez cette sauce pour les entrées en papillotes de volaille et de gibier. Cette sauce ne convient pas à des convalescents.

Maître d'hôtel.—Ayez une quantité quelconque de bon beurre; assaisonnez-le de persil et d'échalotes hachés, sel et gros poivre, jus de citron; pétrissez bien le tout et servez-vous de ce mélange froid pour les viandes, poissons et légumes, que vous voudrez accommoder à cette sauce. Il faut que la chaleur de ces différentes substances soit assez forte pour faire fondre le beurre de la maître-d'hôtel.

Maître d'hôtel liée. — Mettez dans une casserole deux cuillerées à dégraisser de velouté demi-lié; faites-le chauffer bouillant; au moment de servir, ajoutez-y un peu de glace et une maître-d'hôtel apprêtée comme il vient d'être dit ci-dessus; remuez pour que le mélange se fasse exactement et servez. Ces deux sauces conviennent à beaucoup de monde; mais elles ne peuvent être données qu'à des convalescents qui sont avancés dans cet état.

Sauce A LA FINANCIÈRE. Mettez dans une casserole quelques tranches minces de jambon maigre, des parures de truffes et de champignons, une pincée de mignonnette, un peu de thym et de laurier, deux verres de vin de Madère sec; faites mijoter et réduire à petit feu; ajoutez deux cuillerées à dégraisser d'espagnole travaillée et autant de consommé. Quand la réduction est arrivée à moitié, passez la sauce à l'étamine; remettez-la sur le feu en y ajoutant un demi-verre du même Madère, et quand la sauce est faite, tenez-la chaudement au bain-marie.

Lorsque cette sauce sert pour entrée de gibier à la financière, il faut supprimer le consommé de volaille et le remplacer par un fumet du gibier que cette sauce devra masquer. Cette sauce ne convient qu'en état parfait de santé.

Sauce A L'HUILE. Mettez dans un vase des tranches de citrons bien dépouillés et épepinés; de l'huile du vinaigre, du sel, du poivre, un peu de piment pulvérisé, persil, ail, estragon hachés; mêlez bien le tout et servez-vous de cette sauce pour le poisson grillé. Cette sauce ne convient ni aux convalescents ni aux estomacs irrités.

Bayonnaise. — Mettez dans un vase les jaunes de deux œufs crus, du jus de citron, sel et épices mêlées; délayez le tout, puis versez presque goutte à goutte, dans le vase, de bonne huile d'olive; ne cessez pas de remuer. Bientôt la sauce s'épaissit: vous y ajoutez de temps à autre un peu de vinaigre aromatisé et vous continuez à verser de l'huile et à tourner la sauce jusqu'à ce qu'elle ait une consistance convenable. Servez-vous de la bayonnaise pour les salades de volaille, de poisson ou de légumes cuits. Cette sauce a les mêmes propriétés que la précédente.

Sauce A LA PURÉE DE CHAMPIGNONS. Emincez deux maniveaux de champignons; faites-les revenir à feu très-doux avec gros comme un œuf de beurre fin; quand ils sont presque cuits, ajoutez deux ou trois cuillerées à dé-

graisser de velouté; laissez cuire doucement pendant trois quarts d'heure; au bout de ce temps, passez la purée, en la foulant, à l'étamine, et finissez cette purée avec de la crème double. Cette sauce est d'assez difficile digestion et ne convient ni aux convalescents, ni aux estomacs faibles et délicats.

Sauce AU BEURRE D'AIL. Faites chauffer du velouté travaillé; mettez fondre dedans gros comme un œuf de beurre fin, et gros comme la moitié d'une noix de beurre, d'ail; remuez et servez tout de suite.

Sauce AU BEURRE D'ANCHOIS. Prenez de l'espagnole réduite dans laquelle vous mettrez gros comme un œuf de beurre d'anchois et du jus de citron; vous la servirez très-chaude et la ferez au moment même du service. Si vous n'avez pas d'espagnole; faites une sauce brune et terminez de même. Ces deux sauces ne conviennent qu'en état de santé.

Sauce AU HOMARD. Versez dans une casserole un verre de vin de Madère, ajoutez du persil en branches, une échalote, un peu de mignonnette et de muscade râpée; faites réduire lentement et ajoutez une cuillerée de consommé. Après quelques bouillons, passez cette sauce au tamis de soie, dans une autre casserole; mettez dedans deux grandes cuillerées de sauce allemande; faites réduire jusqu'à consistance convenable; versez un demi-verre de Madère; faites réduire encore, passez à l'étamine dans une casserole à bain-marie; au moment de servir, ajoutez un peu de beurre et du jus de citron; cette sauce doit être bouillante; mêlez-y alors les chairs coupées en dés d'un homard cuit au vin de Madère et servez.

On ne doit pas mettre dans cette sauce de persil haché, mais on peut y mêler du beurre de homards sans persil. Cette sauce ne convient qu'à des estomacs qui fonctionnent bien.

Sauce AU SUPRÊME. Mettez dans une casserole deux ou trois cuillerées de velouté réduit; ajoutez autant de consommé de volaille; faites réduire à moitié; au moment de servir, ajoutez gros comme un œuf de beurre fin; faites aller cette sauce sur un feu assez vif; remuez-la; passez-la quand elle est de bonne consistance et la retirez du feu; terminez avec du jus de citron ou un filet de verjus, et servez. Cette sauce peut convenir dans les convalescences avancées et aux personnes qui ont besoin d'être reconfortées.

Sauce AUX TOMATES. Coupez en deux dix ou douze tomates bien mûres; mettez-les dans une casserole avec quelques émincés de jambon maigre; thym, laurier, mignonnette; laissez mijoter les tomates pendant une demi-heure; ajoutez-y deux grandes cuillerées d'espagnole travaillée; faites bouillir jusqu'à consistance convenable; passez en purée à travers une étamine fine, et déposez cette sauce dans une casserole à bain-marie. On peut y ajouter, au moment du service, un peu de glace ou de beurre.

Cette sauce se mange seulement en état de santé ou dans une époque avancée des convalescences.

Sauce AUX TRUFFES. Prenez deux ou trois belles truffes, hachez-les menu ; faites-les revenir légèrement dans du beurre ou de l'huile ; ajoutez quatre ou cinq cuillerées à dégraisser de velouté, une cuillerée de consommé ; faites bouillir un quart d'heure à feu doux ; dégraissez et conservez chaudement au bain-marie.

Si vous n'avez pas de velouté, vous mettrez un peu de farine en faisant revenir vos truffes ; vous ajouterez du gros poivre et de la muscade, et vous mettrez une plus grande quantité de consommé. Cette sauce est un peu stimulante et ne convient pas à des convalescents.

Sauce HACHÉE. Mettez sur le feu, dans une casserole, une pincée d'échalotes, une pincée de persil, une cuillerée de champignons, le tout haché menu ; plus, un demi-verre de vinaigre et du gros poivre. Faites réduire, et, quand il ne reste que très-peu de vinaigre, ajoutez quatre cuillerées à dégraisser d'espagnole et quatre cuillerées de bouillon ; faites réduire de nouveau ; dégraissez ; quand la sauce est faite, joignez-y deux ou trois cornichons et une cuillerée de câpres, le tout haché ; tenez-la chaudement au bain-marie et au moment de la servir ajoutez-y deux anchois pilés et maniés avec du beurre, que vous aurez soin de bien mêler avec le reste des ingrédients. Cette sauce, de même que les précédentes, ne convient qu'en état de santé.

Sauce HOLLANDAISE. Mettez dans un bol 125 grammes de beurre bien frais, trois jaunes d'œufs frais, du sel blanc et une bonne cuillerée à bouche de vinaigre, faites chauffer au bain-marie jusqu'à consistance épaisse ; servez avec les poissons au court-bouillon.

Sauce HOLLANDAISE. Mettez un filet de vinaigre à l'estragon dans du velouté réduit ; faites chauffer ; au moment du service, faites fondre dans votre sauce gros comme un œuf de beurre fin ; puis délayez dedans un peu de vert d'épinards.

Si vous n'avez pas de velouté, faites un roux blanc ; mouillez-le avec un peu de fond de cuisson de veau ou de volaille, pour que votre sauce ne soit pas colorée ; puis finissez-la comme il est dit plus haut. Cette sauce peut être mangée, en quantité modérée, par des personnes dont la convalescence est déjà avancée.

Sauce INDIENNE. Prenez gros comme un œuf de beurre, trois gousses de petit piment enragé, écrasé, une cuillerée à café de poudre de safran de l'Inde ; mettez le tout dans une casserole et faites chauffer jusqu'à ce que ce soit presque frit. Mettez alors quatre cuillerées à dégraisser de velouté, deux de bon bouillon ; faites réduire ; dégraissez votre sauce et la tenez chaude au moyen du bain-marie ; quand vous devrez la servir, liez-la avec gros comme un œuf d'excellent beurre. Cette sauce ne convient qu'en état de parfaite santé.

Sauce PIQUANTE. Prenez 16 à 17 centilitres de vinaigre, deux gousses de petit piment enragé, thym, laurier, une pincée de poivre fin ; mettez le tout dans une casserole et faites bouillir jusqu'à réduction de moitié ; ajoutez alors trois cuillerées à dégraisser d'espagnole, deux de bouillon et faites réduire jusqu'à consistance de bouillie claire. Mêmes propriétés que la sauce précédente.

Sauce POIVRADE. Mettez dans une casserole une pincée de persil en feuilles, de la ciboule, thym et laurier, poivre fin, un verre de vinaigre et un peu de beurre ; faites réduire le tout, et quand il ne reste que très-peu de cet assaisonnement ; ajoutez deux cuillerées à pot de grande espagnole, une de bouillon ; faites réduire et passez à l'étamine. Cette sauce ne convient qu'aux personnes dont l'estomac fonctionne bien.

Sauce PORTUGAISE. Prenez 125 grammes de beurre, deux jaunes d'œufs, le jus d'un citron, sel et gros poivre ; mettez le tout dans une casserole sur un feu doux ; tournez-la sans cesse ; quand elle sera chaude, vous la vannerez et la remuerez afin qu'elle se lie bien ; ne faites cette sauce qu'au moment de la servir. Mêmes propriétés que la sauce blanche au beurre.

Sauce RAVIGOTE. Mettez dans une casserole un verre de vin blanc, autant de jus ; faites réduire et ajoutez : baume, pimprenelle, estragon, cerfeuil, civette, le tout haché et blanchi ; du jus de citron, du sel et du gros poivre. Liez cette sauce sur le feu sans qu'elle bouille.

Cette sauce n'est point un mets de convalescents, mais seulement d'estomacs fonctionnant bien.

RÉMOULADE. — Mêlez persil, ciboules, câpres, anchois, pointe d'ail, le tout bien haché ; ajoutez de la moutarde et du sel ; délayez avec une quantité suffisante de bonne huile d'olive, et battez longtemps cette sauce afin qu'elle soit bien liée. Mêmes propriétés que la précédente.

RÉMOULADE CHAUDE. — Mettez dans une casserole beurre, persil, ciboules, champignons et pointe d'ail, le tout haché ; ajoutez un peu de farine, mouillez avec du jus, du consommé ou du bouillon et une cuillerée d'huile ; faites jeter quelques bouillons ; ajoutez sel et muscade râpée, et lorsque vous êtes sur le point de la servir, ajoutez à cette sauce un peu de moutarde que vous aurez soin de bien délayer avec la rémoulade. Mêmes propriétés que la précédente.

SAUCES ANGLAISES.

La cuisine anglaise est très-simple et n'admet qu'un petit nombre de préparations. Les Anglais ne font point usage des ragoûts et des combinaisons culinaires qui donnent une si grande variété aux menus de nos dîners et qui ont acquis à la cuisine française une réputation universelle. En Angleterre, toutes les viandes, bœuf, mouton, gibier, qui ne sont pas rôties, se servent bouillies. On cuit dans l'eau, et sans sel, les légumes et le poisson qu'on ne fait pas frire.

Cependant, comme cette cuisine est un peu trop primitive, assez insipide et qu'ils redoutent les sauces au beurre et à la graisse, les Anglais relèvent le goût de leurs mets par des condiments énergiques, et par des sauces toutes préparées que renferment des flacons supportés par une espèce d'huilier qui figure sur la table pendant tout le service.

Ces sauces se composent généralement de vinaigre anglais dans lequel on a fait infuser des épices divers, tels que piment de la Jamaïque, gingembre, macis, poivre, etc.

L'usage de ces sauces est principalement réglé par le goût de chaque consommateur, suivant le degré d'assaisonnement et la saveur que préfère son palais.

Il y a quelques années, on était encore obligé de les tirer de Londres, mais depuis que ces sauces ont paru sur les tables françaises, le débit en étant devenu plus considérable, un fabricant, M. Osborn, dont les produits sont recherchés en Angleterre, a fondé une usine à Paris où on peut se les procurer facilement. Jourdain en a un dépôt complet. Ces sauces sont très-excitantes.

Sauce AUX CHAMPIGNONS ou KETCHUP. Elle est de couleur foncée et a un goût particulier. Elle accompagne très-bien les beefsteaks, hachis, ragoûts de bœuf ou de mouton. On peut s'en servir à froid ou à chaud ; 2 ou 3 cuillerées suffisent pour un ragoût.

1 fr. 50 c. le flacon.

Sauce D'ANCHOIS. Cette sauce, de couleur rouge, se prépare avec des anchois de première qualité. Elle aide merveilleusement à manger le bœuf bouilli.

Si l'on sert du poisson à la sauce blanche, quelques gouttes de sauce d'anchois ajoutées sur son assiette, en relève la saveur et en font un manger fort agréable.

1 fr. 50 c. le flacon.

Sauce DE CITRON. La couleur et la saveur de cette sauce sont celles du fruit dont elle est exprimée. Elle est spécialement employée avec les huîtres, le poulet rôti, poulet au cresson, etc. Quelques gouttes à froid.

1 fr. 50 c. le flacon.

Sauce HARVEY. Du nom de celui qui l'a inventée. Elle est de couleur brune. Son goût participe des divers condiments qui entrent dans sa composition. Elle est fort estimée et peut être employée pour toute espèce de viande, gibier ou poisson chaud ou froid. Quelques gouttes versées sur son assiette suffisent.

1 fr. 50 c. le flacon.

Sauce ROYALE. Elle est couleur de palissandre. On ne peut lui assigner un goût déterminé, car il se compose de la saveur de tous les éléments qui entrent dans sa préparation. Elle est assez douce et s'emploie dans les ragoûts de veau ou de mouton ; on en met une cuillerée par personne, ou chacun en verse sur son assiette.

1 fr. 50 c. le flacon.

Toutes ces sauces composées sont extrêmement excitantes : il faut une certaine habitude pour en user sans danger, et les estomacs français feront prudemment de s'en préserver.

Saucisse. Chair crue, hachée, assaisonnée avec du lard et des aromates, et introduite le plus ordinairement dans un intestin de cochon. Cette espèce de charcuterie ne convient qu'aux estomacs robustes. *Hors-d'œuvre.*

Saucisses TRUFFÉES. Les meilleures viennent de Bordeaux. Calin, Fossés-du-Chapeau-Rouge, Lille (Nord), près de la Bourse.

Saucisses AUX LÉGUMES. On tourne en forme d'olives des morceaux de carottes, d'oignons et de marrons ; on fait blanchir, puis cuire les légumes dans du consommé, avec un peu de sucre ; on fait également cuire dans du bouillon une douzaine de petites saucisses rondes avec des morceaux de petit lard, on met le tout dans une casserole avec des champignons, des truffes coupées par moitié et deux verres de rhum ou une demi-bouteille de vin de Madère. On sert très-chaud. Ce mets est lourd et excitant.

Saucisson. Grosse saucisse fortement épicée et plus indigeste que la précédente. Les estomacs délicats et faibles, les personnes convalescentes, doivent s'en abstenir. *Hors-d'œuvre.*

Saucissons. Ceux d'Arles sont très-renommés.

Sauge (*Salvia*). Genre de la diandrie monogynie et de la famille des labiées.

Ce genre renferme un grand nombre d'espèces, parmi lesquelles nous signalerons la *sauge officinale* (*salvia officinalis*), la *toute bonne* (*salvia sclarea*), l'*hormin* (*salvia horminum*), douées, toutes les trois, de propriétés aromatiques, stimulantes et toniques. Elles sont employées quelquefois en cuisine comme condiment. L'infusion théiforme de la sauge officinale est fort agréable et pourrait remplacer le thé pour les propriétés et pour le goût.

Saumon (*Salmo*) Poisson osseux de l'ordre des malacoptérygiens abdominaux et de la famille des saumons. Le saumon est un poisson marin qui remonte les fleuves ; sa chair, de couleur rouge, est excellente, mais d'assez difficile digestion. Le saumon est meilleur au printemps qu'à toute autre époque de l'année. On sale ou on fume le saumon pour le conserver ; mais, dans l'un ou l'autre de ces deux états, il ne vaut jamais le saumon frais et se digère encore plus difficilement. Le saumon ne convient pas aux estomacs faibles et délicats ni aux personnes qui relèvent de maladie.

Le saumon, quoique assez commun à Paris,

y est toujours cher, parce qu'il est de garde et peut attendre l'acheteur pendant plusieurs jours sans perdre de sa qualité. Il ne paraît dans son entier que sur les tables les plus opulentes et dans des repas d'étiquette. Le court bouillon est la plus honorable manière de le servir, surtout si on a eu le soin de mettre, dans le ventre de ce poisson, 500 gr. de bon beurre manié de farine. On le sert aussi pané et cuit au four, de belle couleur et avec une sauce hachée. Enfin, on le fait suer à la braise ; on le mouille de deux bouteilles d'excellent champagne, et on le dresse, garni d'ailerons de dindons glacés et d'une douzaine de superbes écrevisses, cuites dans le même nectar. Ainsi paré, un saumon est vraiment une pièce curieuse ; bien des gens paieraient pour le voir. En morceaux, on le sert glacé, mariné, en filets, aux fines herbes, au vin de champagne, en hâtelettes, en terrine. On mange ses darnes en caisse, en ragoût, à la bourgeoise. Sa hure se sert à la braise, soit en maigre, soit en gras. Enfin, on en fait des pâtés froids, avec la précaution de les retirer du four à moitié cuits, de verser, par le soupirail du couvercle, une chopine de coulis clair de veau et de jambon, et de les remettre ensuite au four pour achever de cuire et prendre une belle couleur dorée du plus attrayant effet aux regards charmés des gourmands.

Un saumon de 60 centimètres environ se sert sur une serviette, sur le flanc gauche, la tête à gauche et le dos du côté de la personne qui sert.

On commence par une incision sur le milieu du corps, en partant de la tête pour arriver jusqu'à la queue, partageant ainsi le poisson dans sa longueur et atteignant l'arête ; on coupe ensuite obliquement à partir de la tête, selon l'ordre indiqué dans la gravure.

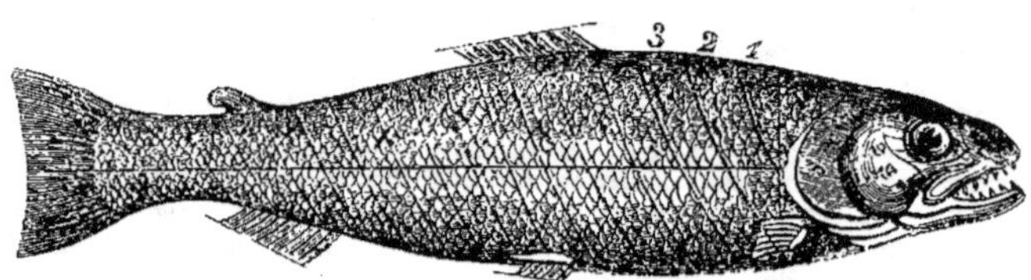

Quand on a enlevé tout un côté, on retire l'arête et on continue de la même façon pour la partie qui reste à servir.

On ébarbe les nageoires et on ne touche pas à la queue.

Saumon FUMÉ. Coupez le saumon par tranches minces ; placez ces tranches les unes à côté des autres sur un plat d'argent, ou tout autre pouvant aller au feu ; sautez vos tranches dans de l'huile ; quand elles sont cuites, égouttez-les ; laissez tomber dessus du jus de citron et servez-les sans autre préparation. *Hors-d'œuvre chaud.*

Saumon GRILLÉ. On prend, soit une belle queue de saumon, soit de belles tranches coupées transversalement ; on les nettoie bien ; on les fait mariner avec de bonne huile, du sel fin, thym, laurier, ciboules, persil en branches. On met ensuite le poisson sur le gril, et on l'arrose pendant qu'il cuit avec sa marinade. Quand la cuisson est parfaite, dressez sur un plat votre poisson après en avoir enlevé la peau, et masquez-le avec une sauce blanche aux câpres ou aux boutons confits de capucines. *Hors-d'œuvre chaud.*

Saumon RÔTI. Après en avoir ôté les écailles, piquez-le, bardez-le et le mettez à la broche ; quand il est cuit, servez-le sur une purée d'oseille ou sur un coulis de jambon.

Saumon SALÉ. Faites dessaler votre saumon ; mettez-le cuire à l'eau froide ; quand il commence à bouillir, écumez-le, puis laissez pendant cinq minutes votre casserole sur le bord du fourneau et couverte d'un linge ; égouttez le saumon et servez-le en salade. *Hors-d'œuvre.*

Saumon SAUTÉ. Ayez du saumon bien frais ; coupez-le en petites tranches minces ou escalopes ; n'y laissez pas de peau ; parez-les en rond et aplatissez-les avec la lame d'un couteau trempée dans l'eau froide. Faites fondre du beurre dans une casserole à sauter ; placez-y vos escalopes les unes à côté des autres ; salez, poivrez et sautez vos escalopes. Vous mettrez dans une autre casserole quelques cuillerées de velouté réduit ; faites chauffer, et liez votre sauce ; ajoutez-y le beurre qui a servi à sauter les escalopes et le jus qu'elles ont rendu, plus du persil haché et blanchi, un peu de muscade râpée et du jus de citron ; liez encore une fois votre sauce et la versez sur vos escalopes bien égouttées et dressées en couronne sur un plat.

Vous pouvez, si vous voulez, sauter les escalopes dans le même plat qui doit être mis sur table ; dans ce cas, après qu'elles sont cuites, égouttez-les ; versez le beurre fondu et le jus dans la sauce ; remettez-les sur le plat dressées en couronne, et masquez-les de la sauce ci-dessus.

Si on veut manger ce mets en maigre, au lieu de velouté réduit, on se sert d'espagnole maigre et d'un peu de beurre frais. On procède pour tout le reste comme il a été indiqué plus haut. *Entrée.*

On mange encore le saumon en galantine, en pâté chaud, en timbale ou pâté froid, etc. Nous le répétons, ce mets ne convient qu'en état de santé et à des estomacs qui fonctionnent bien. *Entrée.*

Saumoneaux. Jeunes saumons d'un goût exquis et de plus facile digestion que les adultes; les convalescents peuvent en faire un usage modéré sans en être incommodés.

On les mange, soit cuits au bleu accompagnés d'une sauce à l'huile verte et au jus d'orange amère, soit frits, ou bien encore cuits dans du consommé et du vin de Champagne, avec addition de quelques tranches de jambon cuit, d'un bouquet garni, d'échalotes pilées et d'une forte pincée de quatre épices. On passe au tamis la sauce bien réduite et on la verse sur les saumoneaux. Cette dernière préparation ne convient nullement à des personnes qui relèvent de maladie.

Saumure. Liqueur qui reste au fond des vases où on a salé du poisson ou de la viande. Elle sert à conserver les poissons et certaines viandes.

Saupiquet. Sauce composée d'aromates des plus excitants; elle irrite et enflamme l'estomac.

Sauterne (Vin de). Bordelais. Blanc, 1re classe. Se sert avec les huîtres et à l'entremets.

Le meilleur vin de Sauterne et le plus estimé est le vin de Château-d'Yquem, appartenant à la famille de Lur-Saluces. Le tonneau de 1847 y a été vendu jusqu'à 16,000 francs, et de 16 à 18 francs la bouteille. Il contient de 14 à 22 degrés d'alcool.

Sautés. On fait des sautés avec toute espèce de volaille, de gibier et de poisson, mais les meilleurs se composent d'ailes et de filets de perdrix rouges, de bécasses, de mauviette ou de filets de sole, de merlans, de darnes de saumon. Dans la saison des truffes, on en fait toujours entrer dans les sautés de volaille et de gibier, et c'est alors une des plus somptueuses entrées que l'on puisse offrir à notre sensualité gourmande.

Les sautés ordinaires de lapin ou de lièvre se font de la manière suivante :

On fait mariner pendant deux jours un lièvre ou un lapin dépecé ; on fait sauter dans une casserole, avec beurre, sel, poivre; on ajoute échalotes, champignons, persil, le tout haché; on saupoudre de farine; on mouille avec moitié consommé, moitié vin blanc; on laisse cuire un quart d'heure; on dresse les morceaux; on fait un peu réduire la sauce; et on la verse dessus. *Entrée.*

Voici encore une sorte de sauté plus modeste; on coupe des tranches de viande; on les fait sauter dans la poêle sur un feu très-vif, avec un peu de beurre ou de graisse. Quand elles sont cuites, on les assaisonne de sel, épices, d'un peu de bouillon ou d'eau et d'une cuillerée d'eau-de-vie. En une demi-heure, on

peut avoir un mets excellent et économique.

Ces préparations sont saines et nutritives; l'excès seul des épices peut les rendre nuisibles.

Il ne faut pas se dissimuler que les sautés bien faits sont rares et difficiles à obtenir; ils doivent être faits à la pointe de la flamme, vive, claire, et cependant alimentée seulement par le charbon d'un fourneau bien allumé. — Voir *chaque article spécial.*

Savarin. Excellent gâteau qui se mange à l'entremets et accompagne avec succès le punch et le thé.

C'est à la pâtisserie de MM. Julien frères que nous sommes redevables de cette heureuse invention qu'ils ont couronnée dignement en y joignant le *Cambacérès*, le *Talleyrand*, les *Trois-frères*, et surtout la *Pensée*, gâteau de voyage qui se recommande aux personnes qui veulent prendre leurs précautions contre les incertitudes des heures de repas.

Savigny (Vin de). Bourgogne (Côte-d'Or). Rouge, 2e et 3e classe; 15 à 16 degrés.

Scarole ou SCARIOLE (*Chicorium latifolium majus*). Espèce de chicorée dont les feuilles sont tendres, douces, et rappellent celles de la laitue romaine. Elles sont rafraîchissantes, mais souvent difficiles à digérer pour les estomacs délicats. *Entremets.* — Voy. *Salade.*

Schabziger, **Schabsieger** ou **Sérai** VERT DU CANTON DE GLARIS (SUISSE). Ces fromages à croûte noirâtre, qui se vendent sous la forme de cônes tronqués du poids de 3 à 5 kilos, offrent une pâte très-sèche, très-dure, colorée avec de la poudre de mélilot bleu (*trifolium, melilotus cœruleus*), et d'une saveur tellement acide et forte que je n'ai jamais vu un Français dont le gosier ne se refusât à laisser passer le petit morceau que sa langue avait dégusté. On s'en sert principalement pour les préparations culinaires, dans des potages, mêlé avec du beurre. Il se vend 1 fr. 60 c. le demi-kilo. *Dessert.*

Schiedam. Ville de la Hollande méridionale qui a donné son nom au genièvre le plus recherché dans tout le nord de la France, la Belgique et les Pays-Bas. Il est composé d'alcool de seigle et d'infusion de baies de genièvre.

Il a les mêmes propriétés que les alcoolats et que le genièvre.

Schiraz (Vin de). Perse. Vin de liqueur, rare à Paris. Blanc, 3e service; 26 à 27 degrés d'alcool.

Schwalbach (Duché de Nassau). Eaux gazeuses et ferrugineuses ayant la plus grande analogie avec celles de Spa. On les boit aux repas mêlées avec le vin; elles conviennent surtout aux tempéraments flegmatiques et aux jeunes filles qui traversent difficilement les orages de la puberté. (Dr C. JAMES, *Guide aux eaux.*)

Scolyme D'ESPAGNE (*Scolymus hispanicus*). Succédané du salsifis, plus ligneux que lui. Se récolte en novembre.

Scorsonère (*Scorsonera*). Genre de la syngénésie polygamie égale et de la famille des composées-chicoracées. Ce sont des plantes herbacées vivaces, indigènes, de l'Asie moyenne et de l'Europe, dans les parties méridionales surtout. L'espèce type de ce genre est la scorsonère d'Espagne, *scorsonera hispanica*, que l'on nomme vulgairement *scorsonère*, *salsifis noir* ; elle croît naturellement en Espagne; on la cultive dans nos jardins potagers ; sa racine, noire à l'extérieur, blanche à l'intérieur, longue et épaisse, constitue un assez bon aliment que l'on mange depuis octobre jusqu'en mars. — Voy. *Salsifis*.

On cultive encore le salsifis à feuille de porreau *tragopogon porrifolium*, dont la racine alimentaire est encore plus estimée. Elle constitue un aliment sain, agréable, adoucissant, légèrement nourrissant et d'assez facile digestion; on ne le mange que cuit. On sème cette plante au printemps ou en été, mais sa racine n'est guère en état d'être mangée que la seconde année. On utilise comme salade les feuilles de la scorsonère d'Espagne, qui, après avoir blanchi, sont très-bonnes à manger.

Scorsonère d'Espagne (*Scorsonera hispanica*). On la récolte d'octobre au printemps. Se conserve comme le salsifis blanc.

Seubac. Liqueur composée de safran, de jujubes, de dattes, de raisin de Damas, anis, coriandre, cannelle, sucre et eau-de-vie.

Cette liqueur, prise en quantité modérée, peut convenir dans les cas de flatuosités, de chlorose, d'aménorrhée, enfin aux tempéraments lymphatiques, sur l'avis du médecin.

Scy (Vin de). Lorraine (Moselle). Rouge ordinaire ; 13 à 14 degrés.

Sedlitz (Bohême). Eaux purgatives froides ayant un peu moins d'activité que les eaux de Pullna. Les eaux artificielles de Sedlitz, dont on fait un si grand usage, sont divisées en bouteilles à 30 grammes de sel, et en bouteilles à 45 grammes. Leur saveur très-désagréable fait qu'on les remplace souvent par la limonade au citrate de magnésie. (Dr C. James, *Guide aux eaux*.)

Ségur (Vin de). Bordeaux. Rouge, 2ᵉ service; 14 à 15 degrés.

Seigle (*secale*). Genre de la triandrie digynie et de la famille des graminées, tribu des hordéacées. Parmi les espèces peu nombreuses de ce genre, la plus digne d'intérêt pour son utilité dans l'économie domestique, est le *seigle cultivé* (*secale cereale*) qui croît naturellement, encore à présent, en Crimée et dans les parties circonvoisines du Caucase et de la mer Caspienne. Cette espèce, dont on distingue plusieurs variétés, est d'une grande importance pour l'alimentation. Le pain que l'on fait avec la farine obtenue des semences du seigle seulement est peu nourrissant, parce que cette farine ne renferme que très-peu de gluten ; lourd, parce que la pâte ne lève qu'incomplétement ; de couleur foncée ; mais, si on mêle le seigle avec le froment, on obtient un pain de méteil, sain, rafraîchissant, qui lève bien, et qui, par conséquent, se digère assez facilement. La farine de seigle est la base de certaines pâ-

tisseries, telles que le pain d'épice, les babas polonais, les congloffs à la viennoise, etc.

On prépare avec le seigle, dans le nord de la France, une boisson fermentée, saine et rafraîchissante. Dans les pays situés au nord de l'Europe, on en fait une eau-de-vie, dite *eau-de-vie de grain*. Enfin, les semences du seigle sont souvent substituées à celles de l'orge dans la fabrication de la bière. C'est aussi la base du *schiedam*, si recherché dans le Nord.

Sel marin, *hydrochlorate de soude*, *muriate de soude*, *chlorure de sodium*, *sel gemme*, *sel commun*, etc. Le sel est un des agents les plus indispensables à la nutrition ; il favorise la dissolution des aliments solides; il les rend plus sains, plus digestibles et plus savoureux; il est stimulant, altérant, purgatif. On l'emploie pour préserver de la putréfaction les viandes, le poisson et autres substances alimentaires, que l'on peut ainsi conserver un certain temps, ressource fort utile dans les longs voyages en mer surtout.

Le sel est très-répandu dans la nature; il cristallise en cubes; sa saveur est caractéristique ; il est presque aussi soluble dans l'eau froide que dans l'eau chaude ; il est inaltérable à l'air, à moins qu'il ne contienne des chlorures de calcium et de magnésium qui le rendent déliquescent. Le sel blanc, que l'on sert ordinairement sur nos tables, est le sel brut ou sel gris, ou sel de cuisine, débarrassé des matières terreuses, des chlorures et des sulfates de calcium et de magnésium qu'il contenait. Le sel stimule et excite l'estomac ; son abus l'irrite et débilite l'économie en altérant la masse du sang. L'usage modéré du sel, au lieu de débiliter la constitution, la fortifie, la soutient. L'administration des bains de mer ou même d'eau salée seulement produit de très-bons effets pour combattre les affections scrofuleuses, les engorgements articulaires, le rachitisme, la chlorose, la constitution lymphatique, etc. Le sel passe pour avoir des propriétés fébrifuges.

Seltz. — Voy. *Eau de Seltz*.

Semoule. On donne ce nom à une pâte faite avec de la fine fleur de froment, ou de la farine de riz et de l'eau. On fait passer cette pâte en filets minces par une presse criblée d'une infinité de petits trous. Lorsque ces filets sont secs, on les coupe en très-petits morceaux. La semoule est blanche lorsqu'elle est faite seulement avec de la farine de riz ou de froment; si on veut la colorer, on mêle à la pâte un peu de safran et quelques jaunes d'œufs; on y ajoute quelquefois un peu de sucre, ce qui rend la semoule d'un goût plus agréable.

Cette pâte est, après le vermicelle, la plus usitée pour la confection de potages gras et maigres. Ces potages sont adoucissants, légèrement nourrissants, sains et de facile digestion ; ils conviennent aux enfants, aux vieillards, aux convalescents.

La meilleure semoule vient d'Arabie à laquelle l'Italie la doit, comme nous en sommes redevables à ce dernier pays. Il faut choisir la semoule d'un jaune clair, bien sèche et de fabrication récente. — Voy. *Potages.*

Semoule D'IGNAME. — Voy. *Igname.*

Semoule MOURIÈS. Cette semoule ressemble par son aspect et sa saveur à la semoule usuelle, mais elle se distingue de tous les aliments ordinaires par sa richesse en principes nutritifs des os, calculée de manière à favoriser le développement des enfants et à rendre le lait des nourrices plus nutritif.

Pour comprendre l'importance de cet aliment, il faut savoir qu'une des principales causes des indispositions des femmes enceintes, des maladies et de la mortalité des enfants, provient de ce que nos aliments ordinaires ne contiennent pas assez de principes propres à former et à nourrir notre système osseux.

Les faits recueillis depuis 1848, et présentés au jugement des corps savants, prouvent que l'usage de cette semoule produit des résultats inespérés dans la plupart des maladies des enfants dont les constitutions faibles se transforment rapidement. On cite des observations qui constatent que des enfants, dont les jours étaient désespérés malgré tous les secours de l'art, revenaient à la vie en quelques semaines de ce régime.

C'est à raison de l'influence de ce travail de M. Mouriès, sur la santé générale, que l'Académie de médecine lui a donné son approbation, et que l'Institut de France lui a décerné une médaille d'or au concours du prix Montyon.

Septembre. — Voy. *Calendrier.*

Septmoncel (Fromage de) (Jura). Lorsqu'il est nouveau, il a beaucoup d'analogie avec le sassenage; lorsqu'il vieillit, il se rapproche du roquefort sans en avoir jamais l'énergie et le haut goût.

Le septmoncel et le sassenage sont préférés par les personnes qui trouvent trop fortes la saveur et l'odeur du roquefort.

Sa pâte est blanche, veinée de bleu : il est de forme cylindrique et se vend 2 fr. *Dessert.*

Sept-OEils. Nom d'un *hors-d'œuvre* très-recherché, composé de frai de lamproie, de beurre frais, de purée d'oseille et de fines herbes. On nous expédie de Rouen, Barfleur, etc., la sept-œils toute préparée dans des pichets.

On donne aussi ce nom aux petites lamproies à l'état vermiculaire.

Sercial (Vin de). Blanc, 3e service.

Serpolet. Nom vulgaire du *thymus serpillum* ou variété de thym qui croît partout dans nos campagnes. Mêmes propriétés que le thym ordinaire.

Sérum DU LAIT. Partie aqueuse qui se sépare du lait caillé sous l'influence des acides ou de la présure. Le petit-lait convenablement préparé est limpide, d'un jaune verdâtre, d'une saveur douceâtre, légèrement sucrée ; il contient beaucoup d'eau, des traces de matières caséeuse, butyreuse, de sucre de lait, d'acides acétique et lactique, de quelques lactates, de phosphates de chaux et de potasse et de chlorure de potassium. Il est laxatif et rafraîchissant. Certains estomacs le supportent difficilement, parce qu'il provoque quelquefois des coliques et de la diarrhée. Le moyen le plus simple pour le préparer consiste à répandre quelques gouttes de vinaigre sur le lait, dont on veut accélérer la coagulation en le faisant légèrement chauffer sans cependant le faire bouillir ; puis à séparer la partie caséeuse du liquide trouble et blanchâtre dans lequel elle est suspendue, liquide qui n'est pas autre chose que le sérum qu'il suffit de clarifier.

Service DE TABLE. Le service de table est la besogne du maître-d'hôtel, quand on en a un à ses ordres. Dans les grandes maisons, le maître ou la maîtresse règlent l'ordre de service avec le chef de cuisine ; dans les maisons bourgeoises, on a affaire à la cuisinière, et alors le rôle de la maîtresse de maison prend en importance tout ce que le maître-d'hôtel fait ailleurs. — Voyez *Convive.*

Nous allons diviser cet article en deux parties ; la première indiquant le classement général de tous les mets préparés pour la table ; la seconde indiquant la composition des divers couverts, selon le nombre des convives.

CLASSEMENT GÉNÉRAL DE TOUS LES METS PRÉPARÉS POUR LA TABLE.

Avec ce classement, on peut dresser tous les menus et les varier à l'infini ; il suffit de chercher le mot indiqué, comme Bœuf, Veau, *pour y trouver toutes les entrées, tous les rôtis, etc., qui peuvent servir à la composition d'un dîner.*

Huîtres Cancale, Courseuilles, Ostende, Marennes.

1er SERVICE.

Potages. Tous les potages.

HORS-D'ŒUVRE CHAUDS ET FROIDS.

Bœuf. Crépinettes, croquettes, coquilles, polpettes, amourettes et gras-double.

Veau. Tête, oreilles, tendrons, foies, ris, côtelettes, pieds farcis et crépinettes.

Mouton. Langues, rognons, animelles, pieds et queues.

Agneau. Oreilles, langues, tendrons, pieds, côtelettes, croquettes, coquilles diverses.

Cochon. Langues, cervelles, côtelettes, pieds, boudins, petit salé, crépinettes, saucisses.

Sanglier. Boudins, andouilles.

Chevreuil. Cervelles, crépinettes, saucisses.

Lièvre. Reins, filets, cuisses, boudins.

Lapin. Cuisses, filets, croquettes, coquilles, saucisses.

Faisan. Filets, croquettes, cuisses et saucisses.

Perdrix. Côtelettes, croustades, perdreaux à la tartare.

Caille. Petits pâtés en caisse.

Bécasse. Filets, croûtons de purée, hachis de bécasses.

Alouette. Aux fines herbes, croustades, sautés, caisses d'alouettes.

Mauviette. — Voy. *Alouette.*

Dindon. Ailerons au soleil, cuisses sauce Robert, hâtelets.

Poularde. Croquette, friteau, foies, hâtelets, côtelettes.

Poulet. Cuisses, marinades, poulet à la tartare.

Pigeon à la crapaudine, en papillotes, en marinade.

Poissons. Côtelettes d'esturgeon, croquettes, filets de sole, turbot, merlan, laitances de carpes, anguilles au soleil, saumons fumés, harengs grillés, anchois, sardines.

Pâtisseries. Petits pâtés variés, bouchées, rissoles, fondues.

Beurre, radis, cornichons, variantes de légumes, criste-marine. — Voy. *Hors-d'œuvre.*

RELEVÉS DE POTAGE.

Bœuf. La culotte, l'aloyau, le bœuf à la mode, le rosbif.

Veau. La tête au naturel, en tortue farcie, au Puits certain, carré de veau et la cuisse.

Mouton. Le gigot, le rosbif et le quartier.

Agneau. Rosbif, l'agneau entier.

Cochon. La hure, carré de porc farci.

Jambon. Cochon de lait.

Sanglier. Hure, cuisses, jambon.

Chevreuil. Carré à la broche.

Daim. Hanche de venaison.

Dindon en daube.

Oie à l'allemande, en daube.

Poissons. Turbot, esturgeon, barbue, cabillaud, alose, saumon, truite, éperlans, bar, églefin, mulet, brochet, carpe.

ENTRÉES.

Bœuf. Toutes les façons de bœuf bouilli, le palais, les cervelles, les langues, la queue, l'entrecôte, les côtes, le filet d'aloyau, les rognons et le gras-double.

Veau. Noix, tête, langue, oreilles, ris, queues, fricandeau, blanquettes, jarrets, rognons.

Mouton. Langue, filets, épaules, poitrine, côtelettes, carbonnades écumées, hachis, picos, queues.

Agneau. Tête, pieds, épaules, côtelettes, oreilles, tendrons, langue et cervelles.

Cochon. Oreilles, échine, filets, queues, côtelettes, rognons.

Sanglier. Côtelettes sautées, filet piqué.

Chevreuil. Côtelettes, filets, épaules, escalopes, hachis.

Lièvre. Civet, filets, cuisses émincées.

Lapin. En gibelotte, au blanc, cuisses; quenelles, salade, panées, timbales, etc.

Faisan. Toutes ses préparations.

Perdrix. Toutes ses préparations.

Caille, bécasse, pluvier, vanneau, sarcelle, grive, canard, alouettes ou *mauviettes.* Toutes leurs préparations.

Dindon, chapon, poularde, oie; poulet, pigeon. Toutes leurs préparations.

Poissons. Turbot, plie, stockfish, raie, lotte, morue, saumon, truites, limandes, éperlans, maquereau, merlan, grondin, rouget, barbet, brochet, carpe, tanche, barbillon, moules, lamproie, écrevisses, perche.

Pâtisserie. Vol-au-vent, pâtés chauds, tourtes, etc.

2e SERVICE.

RÔTIS.

Aloyau, poitrine de veau, mouton entier, agneau, quartier de chevreuil, cochon de lait, levraut, lapereau, dindon, dinde aux truffes, oie, poularde, caneton, faisan, sarcelle, perdreaux, bécasses, grives, cailles, mauviettes.

PLATS DE RÔT.

Friture de truite, sole, éperlans, merlan, brochet, carpe, tanche, perche, goujons.

Carpe au bleu.

Homard, langouste, crevettes, écrevisses.

Pâtés. Tous les pâtés, terrines, etc.

ENTREMETS.

Gâteaux. Tous les gâteaux, biscuits, tartelettes, mirlitons, gâteaux d'amandes, choux, meringues, gaufres, échaudés, nougats, etc.

Fruits. Charlottes, marmelades, compotes; beignets, omelettes, génoises, tourtes aux fruits, flans.

Entremets sucrés. Soufflés, crèmes, gelées, sultanes, fruits glacés.

Légumes. Tous les légumes apprêtés au beurre ou au sucre.

Œufs. Toutes les préparations d'œufs au jus, au beurre, au sucre, aux fruits ou aux confitures.

DESSERT.

Tous les *fromages*, les *fruits frais* et *secs*, les *pâtes, conserves*, tous les *gâteaux*, les *glaces* de *fruits* et de *liqueurs*, les *confitures*, etc.

COUVERTS SELON LE NOMBRE DE PERSONNES.

COUVERT DE DOUZE PERSONNES.

1er *service.* — Potages nº 1; 4 entrées, 2, 3, 4, 5; 4 hors-d'œuvre froids, 6, 7, 8, 9; 2 salières, 10, 11; 2 bouts de table.

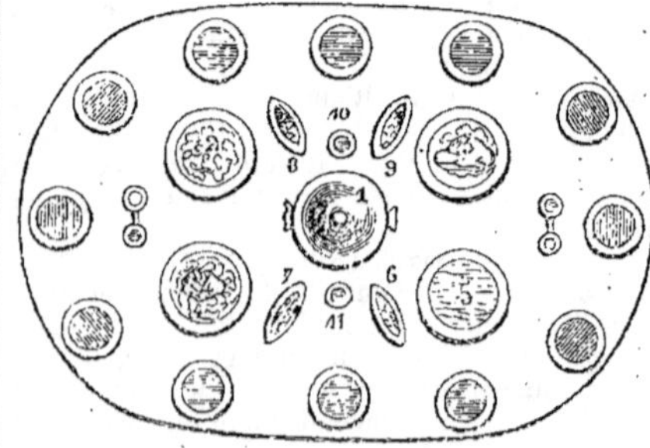

2ᵉ *service*. — Rôt nᵒ 1; 4 entremets, 2, 3, 4, 5; huilier, 6; saladier, 7.

Dessert. Gâteau de Savoie, nᵒ 1; fruits frais, 3, 4; fruits secs, 2, 5; petits fours, 6, 7; fromage et mendiants, 8, 9.

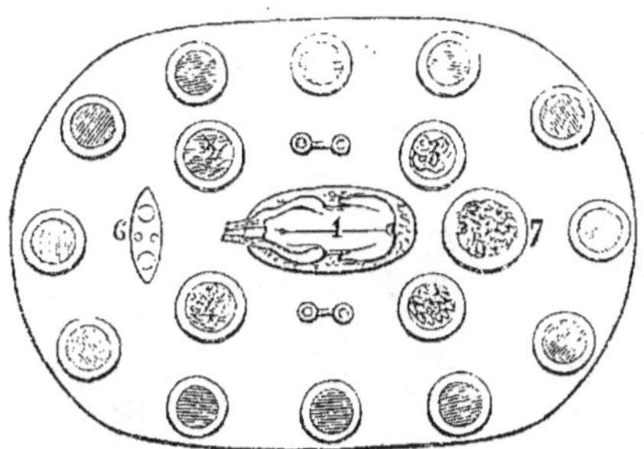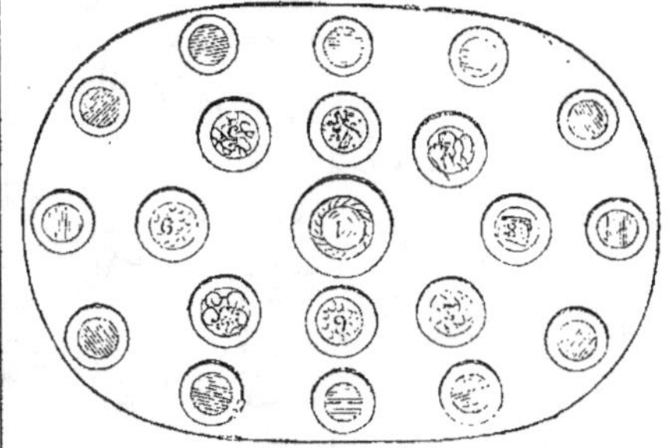

COUVERT DE VINGT PERSONNES.

1ᵉʳ *service*. — Surtout nᵒ 1; potages, 2, 3; 2 hors-d'œuvre chauds, 8, 9; 4 entrées, 4, 5, 6, 7; huilier et saucière, 10, 11.

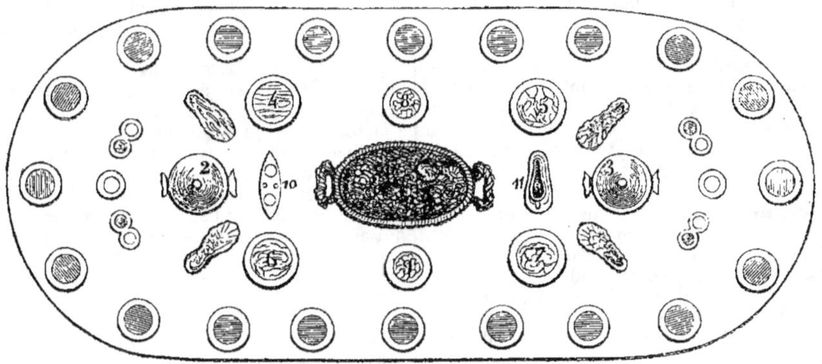

2ᵉ *service*. — 2 rôts, 1, 2; 6 entrées, 3, 4, 5, 6, 7, 8; salade et huilier, 9, 10.

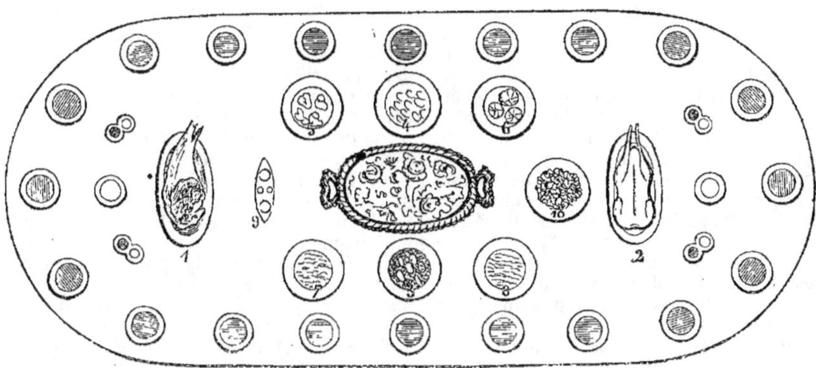

Dessert. Gâteaux, 1, 2; plats variés, 16.

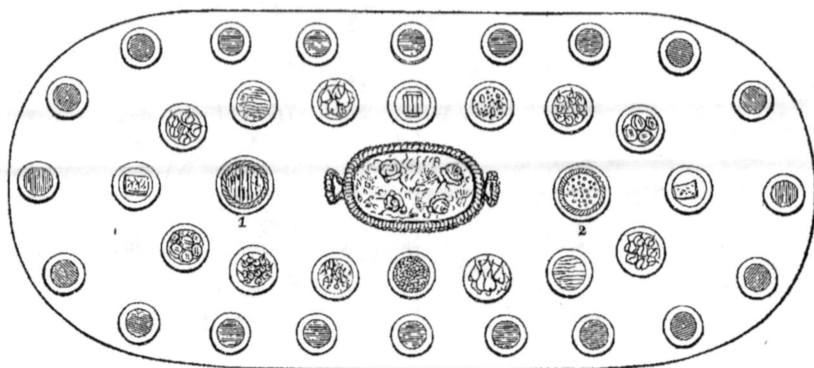

Beaucoup de maîtres de maison ont adopté avec empressement le café moulu de Royer, de Chartres, dont la supériorité incontestable est due à la combinaison des meilleurs cafés et à une torréfaction toute particulière.

Nous recommandons pour le dessert les pâtes d'abricot de Clermont de M. Gaillard et les madeleines de Commercy, de l'hôtel de la Cloche. Cette pâtisserie délicate et fondante a la propriété de se conserver dans toute sa fraîcheur pendant fort longtemps. Le dépôt exclusif se trouve chez M. Louis, l'un des dépositaires du café Royer.

Sésame (*sesamum*). Genre de la didynamie angiospermie et de la famille des bignoniacées, tribu des sésamées. La farine des semences du *sesamum orientale* sert, aux Indes et en Egypte, à faire de la bouillie et des galettes saines et agréables. On retire de ces mêmes semences une huile presque aussi bonne que celle d'o-live.

Setuval (Vin de). Rouge, 3e service.

Seyssel (Vin de), Franche-Comté (Ain). Rouge, 1re qualité; 16 à 17 degrés.

Sillery (Vin de), Champagne. Blanc, 1re classe; contient 13 à 14 degrés, et coûte de 4 à 5 fr. la bouteille (novembre 1854). *Entre-mets.*

Sirop-Flon. *Lénitif pectoral* rendu populaire par le corps médical tout entier. Il guérit les *rhumes* avec une promptitude remarquable, ce qui en fait une spécialité réelle contre cette affection. Ce sirop est très-agréable au goût, également utile dans la médecine des enfants.

Sirops. Liquides onctueux, visqueux, composés d'eau, de sucre mélangé et combiné avec le suc des fruits ou des plantes; le sucre et l'eau sont en proportion convenable dans les sirops, lorsque, bouillants, ils marquent 30° à l'aréomètre de Beaumé, et refroidis, 35°. L'eau à 99° centigrades, saturée de sucre, constitue le sirop de sucre, dont on se sert pour former le sucre candi; il suffit pour cela de verser le sirop de sucre fort épaissi dans des terrines placées dans une étuve; au bout de quelques heures le sucre se dépose sous forme de cristaux sur des fils préalablement tendus sur ces terrines; ces cristaux ne sont autre chose que du sucre candi.

Le sirop est la base d'un grand nombre de boissons; l'eau chargée des principes des végétaux et combinée avec le sucre donne lieu à la formation de sirops agréables; tels sont ceux des fleurs d'oranger, de capillaire, etc.

La quantité de sucre qui entre dans la composition des sirops varie suivant la nature du liquide employé. Les sirops aqueux sont ceux qui en exigent davantage. Si le liquide est le produit d'une infusion ou d'une décoction, la proportion du sucre au liquide est de 1 kilogr. de sucre pour un demi-kilogr. de liquide. Lorsque le liquide est un suc acide, comme le jus de framboise ou de groseille, la proportion du sucre diminue de 125 grammes. Ainsi 875 grammes suffisent pour un demi-kilogr. de suc. Les sirops servent à édulcorer les boissons, les tisanes; leurs propriétés varient selon les sucs qui entrent dans leur composition.

Soda-Water. Boisson rafraîchissante composée de deux cuillerées à bouche de sirop de groseille, limon, capillaire, etc., et d'une demi-bouteille d'eau de Seltz.

Soirées. Toutes les soirées ne sont pas dansantes. Si cet exercice est bon pour faciliter la digestion, on le pousse souvent à l'excès, et il a alors des inconvénients et des dangers. Les personnes que la nature a douées d'une voix agréable peuvent, en exerçant leur talent, procurer à leur famille et à leurs amis une distraction agréable et salutaire. Un bon accompagnateur est indispensable en pareil cas. M. de Richeville a fait ses preuves en cette matière, et son talent a reçu l'approbation des sommités musicales les plus expertes.

Sole (*Solea*). Poisson osseux de l'ordre des malacoptérygiens subbrachiens et de la famille des pleuronectes. Sa chair est saine, ferme, nourrissante, délicate, excellente, recherchée et d'assez facile digestion ; elle peut être donnée, en quantité modérée, à des personnes convalescentes. Les soles qui nous arrivent des côtes de Normandie, et notamment celles qui ont été pêchées depuis le Tréport jusqu'à la grande vallée de Belluette, méritent la préférence sur celles qui viennent de la côte de Flandres ; ces dernières sont beaucoup moins délicates que les soles normandes.

Sole EN MATELOTTE NORMANDE. Foncez un plat, qui puisse aller au feu, avec des morceaux de beurre frais, du persil, des tranches d'oignons très-minces ; mettez par-dessus une belle sole bien ratissée ; ajoutez une demi-bouteille d'excellent cidre mousseux, deux douzaines d'huîtres et une douzaine de moules bien épluchées, des queues de crevettes et des lames de truffes si vous voulez ; faites cuire sur un feu doux ; arrosez de temps en temps le poisson avec le mouillement, quand il est cuit et la sauce suffisamment réduite, servez. *Entrée.* — Voy. *Filet.*

Soles A LA PARISIENNE. Videz et nettoyez vos soles ; coupez-leur la tête et la queue ; posez-les dans une casserole à sauter ; semez dessus du persil et de la ciboule hachés, sel, poivre et muscade râpée ; versez sur le tout du beurre tiède en quantité suffisante ; faites-les cuire sur un feu assez ardent ; remuez-les, retournez-les et veillez à ce qu'elles ne s'attachent pas ; quand elles sont cuites, dressez-les sur votre plat et les masquez avec une sauce italienne. — Voy. *ce mot. Entrée.*

Soles EN TURBAN. Coupez un morceau de pain auquel vous donnerez la forme d'un bouchon ; placez ce bouchon sur le milieu d'un plat pouvant supporter le feu, la surface la plus large en haut ; entourez-le de bardes de lard, puis d'une espèce de talus fait avec une farce de poisson ; placez sur ce talus des filets de soles dépouillés et parés ; arrangez-les de manière à ce qu'ils représentent un turban ; placez sur le haut des petites truffes tournées de grosseur égale ; versez sur le turban du beurre fondu, du jus de citron ; couvrez-le de bardes de lard, puis de papier beurré et mettez cuire au four ou sous un four de campagne ; quand tout est cuit, enlevez le papier, le lard, le bouchon de pain et versez dans la cavité formée une sauce aux tomates. *Entrée.*

FILETS DE SOLES A LA ORLY. — Après avoir levé les filets de vos soles, faites-les mariner dans du jus de citron avec du sel et du gros poivre ; faites un consommé réduit avec les débris des soles et du vin blanc ; clarifiez le consommé au moment de servir, farinez et faites frire vos filets ; égouttez-les ; dressez-les et servez-les avec la sauce que vous avez préparée. *Entrée.*

Soles OU FILETS DE SOLES AU GRATIN. Ayez un plat qui puisse aller au feu ; versez dedans du beurre tiède ; ajoutez sel, poivre et muscade râpée, champignons, ciboules, échalotes et persil hachés ; posez sur le tout vos soles ou vos filets de soles ; couvrez-les des mêmes ingrédients et mettez encore du beurre ; mouillez avec du vin et du bouillon, autant de l'un que de l'autre ; saupoudrez de chapelure ; arrosez le tout avec du beurre tiède ; mettez le plat sur un feu doux ; couvrez-le d'un four de campagne avec bon feu dessus, et, quand le poisson est cuit, servez-le dans ce même plat. *Entrée.*

Soles OU FILETS DE SOLES EN FRITURE. Nettoyez, videz, ratissez ou dépouillez vos soles ; levez-en les filets, si vous voulez ne les pas servir entières ; trempez-les des deux côtés dans un peu de lait, farinez-les ; jetez-les dans la friture sur un feu ardent, qu'elles soient roides et de belle couleur ; quand elles sont cuites, faites-les égoutter sur un linge et servez-les sur une serviette pliée et posée sur un plat, saupoudrées de sel fin avec une garniture de persil frit, ou bien avec des citrons ou des bigarades à proximité. *Entrée.*

Sombrico mousseux (Le) est une boisson végétale, saine et agréable au goût ; il n'entre dans sa préparation aucune substance pouvant nuire aux fonctions de l'estomac ; au contraire elle provoque la digestion sans causer de délabrement comme les eaux gazeuses.

La préparation du *sombrico mousseux* est des plus simples, elle consiste à faire macérer pendant quatre ou cinq jours le contenu de chaque paquet dans une quantité d'eau indiquée ; après le temps voulu on le met en bouteilles et quelques jours suffisent pour le rendre mousseux.

Il y en a de deux sortes.

Prix du sombrico mousseux :

Le blanc, le paquet de 10 litres, 1 fr. 25 c. ; et le rosé, le paquet de 10 litres, 1 fr. 50 c.

Sommelier. C'est l'officier qui dans une grande maison, une communauté, etc., tient à sa charge la vaisselle, le linge, le vin, les liqueurs et tout ce qui a rapport au service de la table, les mets exceptés.

La place du sommelier pendant les repas est auprès du buffet, dont il est le chef suprême ; il ne doit le quitter que pour venir de temps en temps faire le tour de la table et voir si les parties du service confiées à sa surveillance sont bien remplies.

Sorbet. Sorte de glace à l'état liquide. Mêmes propriétés que les autres glaces. — Voy. *ce mot.*

Sorgues (Vin de), comtat d'Avignon. Rouge, 3e classe ; 11 à 12 degrés.

Sotteville (Crème de). La crème de ce charmant pays est supérieure et jouit d'une réputation européenne. Les rouennais en jouissent de première main.

Souchet (*Cyperus*). Genre de la triandrie digynie et de la famille des cypéracées, tribu des cypérées. Parmi les espèces de ce genre, nous signalerons le *souchet comestible* (*cyperus* *esculentus*), qui croît dans le Languedoc et dont les racines tubéreuses, farineuses, constituent un aliment sain, agréable, substantiel et de facile digestion.

Souchet COMESTIBLE (*Cyperus esculentus*). Les tubercules nombreux sont délicieux à manger crus et servent à préparer un orgeat très-agréable; on les arrache au mois d'octobre.

Soufflé. On fait des SOUFFLÉS au *riz*, à la *fécule*, à la *semoule*. — Voy. *ces mots*.

Soufflé A LA FARINE DE MARRONS. Mettez dans une casserole 64 grammes de farine de marrons de Lyon ; ajoutez-y deux jaunes d'œufs bien frais; délayez le tout avec environ 25 centilitres de crème, de lait ou même simplement d'eau de rivière ; quand le mélange est bien fait et sans grumeau, ajoutez gros comme un œuf d'excellent beurre et pareille quantité de sucre en poudre; mettez au feu en agitant sans cesse; quand la crème est prise, faites jeter quelques bouillons et ôtez la casserole du feu ; ajoutez un troisième blanc d'œuf aux deux qui ont été précédemment mis à part; fouettez en neige jusqu'à consistance bien serrée; amalgamez les blancs ainsi fouettés avec votre crème en remuant également et légèrement; versez le tout dans un plat un peu creux et saupoudrez de sucre fin et passé au tamis de soie; mettez ce plat sur un fourneau modérément chaud ; faites chauffer le four de campagne ; mettez-le sur le plat, et, en moins d'un quart d'heure, la crème est levée ; quand elle est élevée de 15 centimètres environ, il faut servir ; si le four de campagne n'a pas suffi pour donner une belle couleur, il faut glacer avec une pelle rouge.

Cet entremets, de belle apparence, sain, nourrissant et d'un excellent goût, est d'assez facile digestion pour les estomacs valides.

Soultzmatt. Les eaux de Soultzmatt sont peut-être de toutes nos eaux de France celles qui se rapprochent le plus de l'eau de Seltz; c'est la même composition, ce sont les mêmes effets sur l'économie; aussi leur usage, si commun en Alsace, commence-t-il également à se répandre à Paris. (Dr C. JAMES, *Guide aux eaux*.)

Soupe. — Voy. les articles *Potage, Bouillon*.

Souper. Le souper n'existe plus que dans le souvenir. Comment souper dans une ville où l'on dîne à six heures, où les spectacles finissent à minuit? Il ne reste guère à un homme raisonnable que le besoin d'aller dormir. Les bals de l'Opéra ramènent bien, pour quelques jours de l'année, la nécessité du souper; mais, en vérité, ces repas recherchés sont plus près de l'orgie que des soupers délicats vantés par nos grands-pères, où l'esprit, la gaîté, la poésie faisaient tous les frais; quant aux soupers qui doivent interrompre ou couronner les bals et soirées dansantes, c'est un mythe dont il ne nous a pas été donné de saisir la réalité ; ces *soupers* que l'on annonce sans cesse pour soutenir le courage des danseurs, et qui n'arrivent jamais, sont d'ordinaire figurés par des *sandwichs*, des *bouillons* ou des *tasses de chocolat*, et encore ces prodigalités gastronomiques ne se commettent que dans les maisons qui passent aux yeux des gens sensés pour ne pas savoir calculer.

Un souper dans les règles ne diffère du dîner que par l'absence de la soupe et du bouilli. Ce dernier est remplacé par une belle longe de veau de 10 à 15 kilogr. Deux fortes entrées occupent en regard les deux bouts de la table, huit entrées ordinaires et six forts hors-d'œuvre complètent ce premier service ; le rôti et les entremets absolument comme au dîner, le dessert de même.

Les glaces y sont d'obligation stricte ; le café et la liqueur doivent paraître comme au dîner. Le café doit être plus fort, car c'est l'occasion de tenir les convives éveillés, et, en pareil cas, de bon café est encore plus efficace qu'une bonne conversation.

Soussans (Vin de). Bordelais. Rouge, 3e classe ; 12 à 13 degrés.

Soustons (Vin de). Guyenne (Landes). Rouge, 3e classe; 12 à 13 degrés.

Soya DES INDES. Cette sauce, de couleur rouge foncée, est douce, un peu sucrée et se rapproche du caramel. On ne l'emploie guère qu'avec le poisson, et il suffit d'en verser quelques gouttes à froid sur son assiette. 2 fr. 50 c. le flacon.

Spa (Belgique). Les eaux de Spa sont peut-être les eaux les plus connues de l'Europe. C'est que les plus illustres personnages les ont fréquentées et les fréquentent tous les ans. Ces eaux sont remarquables par la quantité de gaz et de fer qu'elles contiennent. Bues au repas, elles aident puissamment à la digestion, dissipent les aigreurs de l'estomac, et impriment à l'ensemble des fonctions une plus grande activité. (D. C. JAMES, *Guide aux Eaux*.)

Spiritueux. On nomme ainsi toutes les boissons qui contiennent de l'alcool : tels sont le vin, la bière, l'absinthe et toutes les liqueurs préparées avec de l'eau-de-vie.

Spruce-Beer ou POMME DE PIN. Espèce de bière usitée en Angleterre et en Amérique où on la prépare avec les feuilles et les boutons de quelques espèces de sapins, et notamment du *pinus canadensis*, L.

Squidam. — Voy. *Schiedam*.

Stancho (Vin de). Grèce. 19 à 20 degrés d'alcool.

Stilton (Fromage de). Angleterre. Ce fromage est sans contredit le meilleur des fromages anglais, quand il a été convenablement gardé et soigné. Lorsqu'on l'entame nouveau, il offre une particularité assez peu attrayante : il en jaillit une multitude de petits vers qui sautent comme lancés par des ressorts. Mais cet inconvénient n'existe plus lorsque le Stilton est vieux, et manger du Stilton nouveau, c'est commettre un solécisme en cuisine. On doit pratiquer dans la partie supérieure du cylindre qu'offre le Stilton, une ouverture en entonnoir dans laquelle on verse de temps en temps du vin de Madère, et qu'on referme hermétiquement avec le morceau qu'on a enlevé.

Le Stilton se vend en France 4 fr. le demi-kilo. *Dessert.*

Stimulant (*Stimulans*). Qualification donnée aux substances alimentaires et médicamenteuses qui ont la propriété d'exciter l'action organique des différents systèmes de notre économie.

Stimulants. Nous ne nous occuperons ici que des stimulants qui excitent l'appétit. Ils sont de deux sortes, exotiques et indigènes ; les premiers comprennent les épices, ces substances aromatiques que nous fournit l'Orient et même l'Amérique ; le sel, les diverses salaisons, les préparations acétiques, sinapiques, apéritives, enfin différentes combinaisons artificielles que l'art du cuisinier prépare avec plus ou moins de succès, tels que les jus, les essences, les glaces.

Nous allons énoncer les différents ingrédients en renvoyant, pour le détail, à chaque article spécial. Le poivre, le girofle, la muscade, le macis, la cannelle, le gingembre, etc., sont les épices exotiques dont la cuisine parisienne fait usage ; mais les artistes ont adopté depuis longtemps une manière plus commode de les introduire dans leurs préparations. On réduit ces différentes substances en poudre impalpable, on les mélange au tamis de soie, dans des proportions déterminées, mais qui varient suivant l'usage auquel on les destine, et l'on en forme ce que l'on appelle *poudre d'épices, poudre de cuisine, poivre assorti.* On renferme cette poudre dans des boîtes hermétiquement fermées, placées dans un lieu sec, et l'on en remplit une poivrière de buis que l'on peut avoir sous la main. C'est la connaissance des doses de ce précieux assaisonnement, son judicieux emploi et sa parfaite distribution qui constituent en grande partie le vrai cuisinier.

Les stimulants indigènes sont les arbustes, herbes, graines ou racines aromatiques cultivés dans nos jardins ; c'est le laurier franc, le thym, la marjolaine, la sariette, la coriandre, l'estragon, le persil, la ciboule, l'échalotte, le cerfeuil, l'ache, l'ail, l'oignon, la pimprenelle, le basilic, etc.

Si les épices sont en général des substances échauffantes, âcres et irritantes, employées en assaisonnement et à petites doses, ils augmentent l'appétit, font trouver les mets plus savoureux et en facilitent la digestion.

L'usage immodéré des épices engendre des incommodités qui se convertissent bientôt en infirmités habituelles. Une chaleur extraordinaire dessèche les parties internes, l'irritation continuelle finit par détruire leur sensibilité, paralyse l'exécution de leurs fonctions ; la circulation trop accélérée, en usant les ressorts de notre organisation, détruit le corps plus vite que s'il s'usait naturellement, altère les diverses sécrétions, qui ne se font parfaitement que dans un mouvement lent des fluides, et une tension modérée des solides ; enfin le corps perd plus qu'il ne répare, et se détruit en peu d'années. L'estomac, les intestins, le foie, la rate et le pancréas, deviennent le siège de plusieurs maladies inconnues et contre lesquelles la médecine s'use en efforts impuissants.

Il faut donc user modérément des épices pour prévenir tant de maux, et chercher l'appétit dans le travail et l'exercice, plutôt que dans l'excès de stimulants, et surtout des stimulants exotiques, brûlants comme le soleil qui les voit naître, et qui, remèdes ou aliments pour les habitants des tropiques, peuvent devenir pour nous de véritables poisons, si nous ne savons en régler l'usage.

Les herbes fines et aromatiques de nos jardins sont bien moins dangereuses. Leur usage excessif peut, il est vrai, devenir nuisible aux personnes délicates et faibles ; mais l'excès en est bien moins à craindre que celui des épices proprement dits ; et si elles communiquaient à nos ragoûts autant de saveur et de parfum que ces derniers, nul doute qu'il ne fallût les préférer.

Stock-fish. Nom que l'on donne à la morue sèche. Cet aliment ne convient qu'aux estomacs robustes et aux personnes qui font beaucoup d'exercice.

Stracchino. Fromage qui se fabrique dans les environs de Milan et de Lodi. Il est expédié dans des boîtes de sapin rectangulaires de 20 cent. de côté et de 4 cent. de hauteur. Lorsqu'il est encore nouveau, sa croûte est mince ; la pâte colorée avec du safran, est d'un jaune pâle, fine, moelleuse, presque fluide, car elle contient beaucoup de crème. La saveur en est douce, un peu aigrelette.

Ce fromage, fort estimé en Italie, se voit assez rarement sur les tables françaises. Quelques personnes le mélangent avec du beurre pour l'étendre sur le pain ; en vieillissant il prend une teinte jaune peu prononcée et se persille. Il se vend à Paris 3 fr. le 1/2 kilo. *Dessert.*

Strasbourg (Pâtés de foie gras de). Leur réputation est universelle. Strasbourg nous envoie encore ses saumons, ses carpes et ses écrevisses.

Sucre (*Saccharum*). Substance de saveur douce, agréable, très-soluble dans l'eau, passant à la fermentation alcoolique à l'aide du ferment, de l'eau et d'une température de 20° centigrades. On distingue quatre espèces de sucre : la première qui est fournie par la canne à sucre (*arundo saccharifera*) est phosphorescente par le frottement et de cassure vitreuse. On la trouve dans plusieurs autres végétaux, tels que la betterave, l'érable, le maïs, etc. La seconde espèce, qui ne cristallise pas en cristaux réguliers comme la précédente, se rencontre dans plusieurs miels et dans certains fruits, tels que le raisin, etc. Elle est moins soluble dans l'eau que le sucre de la première espèce, et sa solution aqueuse moisit promptement. Les deux autres espèces sont inusitées.

Le sucre est un condiment des plus utiles et des plus agréables. Il entre dans la composition de tous les sirops, de toutes les liqueurs sucrées et de la majorité des mets. Décrire tous ses usages nous paraîtrait superflu, mais ce que nous croyons devoir dire en passant, c'est que l'abus du sucre débilite les forces, par cela même qu'il ne contient point de matières azotées, et qu'il cause la perte de l'appétit. C'est que, cristallisé, il altère les dents et surtout celles des enfants en érodant, en usant l'émail qui les recouvre et laissant exposé à la destruction, par les acides et les substances alimentaires trop chaudes, l'ivoire qui leur reste.

Le sucre en poudre sucre moins que le sucre en morceaux. Le sucre concassé, auquel on donne le nom de sucre cristallisé, reprend ses avantages ; il jouit d'une faculté précieuse, c'est qu'il ne peut être falsifié aussi facilement que le sucre en poudre.

Sucre DE POMME. — Voy. *Pomme.*

Suissesse. Boisson composée de moitié absinthe et moitié orgeat, et qui se prend ordinairement avant le dîner.

Sultane A LA CHANTILLY. On donne ce nom à une espèce de grillage en sucre filé qui recouvre certains entremets de pâtisserie.

Suprêmes DE VOLAILLE. On donne ce nom aux muscles qui sont adhérents au bréchet dans la volaille ; ce sont les parties les plus délicates. On les appelle aussi *poissons.* — Voy. *Poulet.*

Sureau (*Sambucus*). Genre de la pentandrie trigynie et de la famille des caprifoliacées ou lonicérées. Parmi les espèces, le *sureau commun* (*sambucus nigra*) est un arbre indigène dont les fleurs diaphorétiques, émollientes et anodynes, sont employées souvent à donner au vin blanc un faux goût de vin muscat. Les fruits fermentés, puis distillés du sureau donnent de l'eau-de-vie.

Surmulet. — Voy. *Mulle.*

Syracuse (Vin de). Sicile. Blanc, 3e service. Il contient 15 à 16 degrés.

Tabac. Nom vulgaire de la nicotiane tabac (*Nicotiana tabacum*). Le tabac n'est pas employé dans la cuisine comme substance alimentaire, mais malheureusement il figure trop souvent dans les officines par l'emploi intempestif qu'en font les cuisinières, les officiers de bouche, etc. Une bonne maîtresse de maison doit absolument proscrire la tabatière et le cigare, sous peine de voir les ragoûts, saupoudrés de tabac en poudre et les rôtis imprégnés de l'odeur nauséabonde de la fumée de tabac.

Tablettes DE BOUILLON. Ces tablettes ne sont autre chose que du bouillon évaporé jusqu'à siccité et disposé sous forme de petits disques, lozanges, carrés, triangles, etc.

Lorsque vous voulez préparer ces tablettes, vous prenez douze livres de culotte de bœuf, dix livres de gigot de mouton, trois livres de rouelle de veau, quatre pieds de veau, une ou deux poules si vous voulez ; vous faites un consommé ; vous le laissez refroidir, puis vous le dégraissez ; vous le clarifiez avec six blancs d'œufs ; et vous le faites réduire jusqu'à consistance très-gélatineuse. Ces tablettes, entièrement formées de gélatine et d'osmazome, peuvent se conserver quatre ou cinq ans. Elles sont fort utiles dans les longs voyages en mer, en temps de guerre, etc.

Lorsqu'on veut s'en servir, on en met dissoudre environ quinze grammes dans une verrée d'eau bouillante dont on entretient la chaleur sur des cendres chaudes ; on obtient ainsi très-rapidement un bouillon excellent, nutritif, réparateur.

Tafia ou RHUM des Anglais. Liqueur alcoolique ou eau-de-vie qu'on prépare avec le sirop de sucre de canne. (Voy. *Liqueurs.*) Cette liqueur excitante ne convient pas aux tempéraments pléthoriques ou nerveux, ni aux natures irritables, ni aux convalescents, ni aux estomacs délicats. Les personnes qui ont un tempérament lymphatique peuvent en faire un usage modéré ; il en est de même pour celles qui se livrent à des travaux ou à des exercices fatigants.

Taisy (Vin de). Champagne (Marne). Rouge, 3e classe ; 12 à 13 degrés.

Talence (Vin de). Bordelais. Rouge, 3e classe ; 14 à 15 degrés. 228 litres, 1844-46, 500 francs.

Talmouse. C'est le nom d'une pâtisserie assez agréable, mais qui, comme presque toutes les préparations de ce genre, est de digestion plus ou moins difficile pour des estomacs faibles et délicats.

Talmouses A LA SAINT-DENIS. Prenez une forte poignée de belle farine de froment passée au tamis, 250 grammes de fromage à la pie, 125 grammes de fromage de brie bien nettoyé et un peu de sel ; pétrissez bien le tout et ajoutez 125 grammes de beurre que vous aurez fait fondre ; maniez de nouveau avec des œufs ; couchez votre pâte ; taillez vos talmouses, et faites-les cuire à four un peu vif. Servez pour buisson ou pour entremets.

Talmouses SANS FROMAGE. Prenez de la pâte à choux ordinaire ; mouillez-la avec des œufs ; il ne faut pas qu'elle soit trop liquide ; ajoutez un peu de frangipane assaisonnée ou étouffée ; abaissez de la pâte à feuilletage ; coupez, avec un coupe-pâte rond, des petites abaisses de dix centimètres de diamètre ; couchez votre préparation sur ces abaisses ; formez-en un chapeau à trois cornes ; dorez légèrement le dessus ; faites cuire à four un peu vif; dressez et servez ces gâteaux le plus chauds possible. *Entremets.*

Tanche (*Tinca*). Poisson osseux de l'ordre des malacoptérygiens abdominaux, de la famille des cyprins et du genre carpe. La *tanche vulgaire, tinca vulgaris,* Cuv., *Cyprinus tinca,* Linné, n'est bonne que dans certaines localités ; ces poissons préfèrent les eaux stagnantes, ce qui ne laisse pas que de nuire à leur qualité. La chair de la tanche est fade, d'assez difficile digestion pour ne devoir pas être donnée à des estomacs faibles ni à des personnes convalescentes, à moins que ce ne soit en quantité très-restreinte.

C'est principalement à l'époque du frai qu'il faut manger les tanches ; il les faut choisir de préférence fortes, grasses et provenant des eaux courantes, parce qu'elles sont beaucoup plus délicates que celles des lacs et des étangs qu'il faut avoir soin de faire dégorger avant de les accommoder, pour leur faire perdre, autant que possible, leur goût de vase. Celles qui se sont dégorgées dans les eaux vives sont excellentes, surtout quand elles sont grosses.

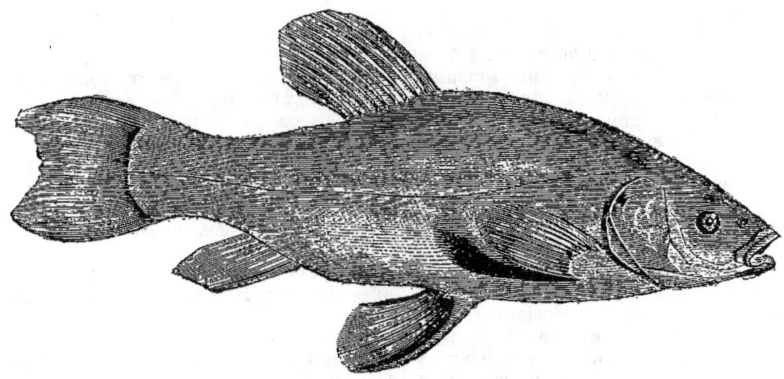

Tanches A LA POULETTE. Après avoir fait les préparatifs indiqués plus haut, coupez les tanches par morceaux ; faites-les dégorger ; faites tiédir vos morceaux de tanche dans du beurre, puis sautez-les dans ce beurre ; ajoutez une cuillerée à bouche de farine ; mêlez le tout ; mouillez avec du vin blanc ; assaisonnez de sel, gros poivre, bouquet de persil et de ciboules garni de thym et de laurier ; mettez des champignons et des petits oignons. Quand le ragoût est cuit, liez-le avec des jaunes d'œufs, et servez-le avec une garniture de belles écrevisses et de foies de lottes ou de langues de carpes. *Entremets.*

Tanches AU COURT-BOUILLON. Faites-les cuire dans un court-bouillon au vin, bien assaisonné, et servez-les avec une sauce blanche aux câpres ou aux capucines. *Entremets.*

Tanches FRITES. Après les avoir apprêtées comme ci-dessus, mettez-les prendre goût pendant deux heures dans une marinade tiède, composée de beurre manié de farine, ciboules et persil hachés, de sel, de poivre et de vinaigre ; au bout de ce temps, farinez-les après les avoir essuyées, et faites-les frire roides et de belle couleur. *Entremets.*

Tanches GRILLÉES. Plongez vos tanches pendant un instant dans l'eau bouillante ; enlevez-en le limon avec un couteau, en allant de la tête à la queue sans offenser la peau ; écaillez-les ; videz-les avec soin : remplissez leur cavité abdominale avec du beurre manié de fines herbes et d'une pointe d'ail ; mettez-les cuire sur le gril et servez-les sur une purée de tomates aux anchois, ou sur une ravigote verte, ou sur une sauce Robert à la moutarde fine. *Entremets.*

Les tanches entrent souvent dans la composition des matelotes.

Tapioca ou **Tapioka**. C'est le nom donné à la fécule du *manihot* ou *manioc, Jatropha manihot,* Linné ; *manihot utilissima,* Pohl, telle qu'elle nous arrive d'Amérique par la voie du commerce. Cette fécule est nutritive, adoucissante comme celle du sagou ; elle convient aux estomacs délicats et surtout aux convalescents à cause de sa facile digestion ; on doit l'employer de préférence dans les potages des très-jeunes enfants dont l'estomac n'est pas assez fort pour s'assimiler, sans fatigue, des potages au pain ou des bouillies faites avec la farine de froment.

Suivant M. Caventou, le tapioca diffère des fécules des graminées et de la pomme de terre en ce qu'il ne contient pas d'amidon.

Tartes. Gâteaux feuilletés dont on couvre les abaisses avec des confitures, des crèmes, des compotes, des fruits, etc. Ces pâtisseries ne conviennent qu'aux estomacs qui fonctionnent bien. *Entremets.*

Tartelettes. On donne ce nom aux petites tartes. *Entremets.*

Tavel (Vin de). Languedoc. Rouge, troisième classe ; 17 à 18 degrés. Se sert à l'en tremets. Les 270 litres, 1846-48, 300 francs ; 1849-51, 275 francs ; 1 fr. à 1 fr. 50 la bouteille (novembre 1854).

Teltower RUBEN. C'est le nom d'excellents petits navets fondants qui nous viennent de Silésie ; ils sont jaunâtres, gros comme nos piments. On les accommode au jus. Ils ont les propriétés des navets ordinaires, quoique leur saveur soit beaucoup plus prononcée.

Tempérament (*Temperamentum*). On nomme ainsi, dans l'homme, une disposition ou modification particulière qui résulte de la prédominance, dans son économie, d'un système sur tous les autres, sans que, pour cela, cette modification porte atteinte au maintien de sa santé et à la conservation de sa vie. C'est ainsi qu'il y a des tempéraments *sanguins*, *nerveux*, *lymphatiques*, *bilieux*, etc., selon que l'un des appareils, sanguin, nerveux, lymphatique ou bilieux, prédomine sur les autres d'une manière sensible. Il est fort rare de trouver dans les individus ces divers tempéraments, on pourrait dire à l'état simple. En effet, il arrive fréquemment qu'un organe vient à prédominer dans l'économie et modifie le tempérament ; on a donné à cette prédominance organique le nom d'*idiosyncrasie*. Ainsi, lorsque le foie vient à fonctionner ou à se développer d'une manière prépondérante, quoique le système sanguin ait marqué son empreinte au tempérament, la modification qu'y a apportée le développement de cet organe en a fait un tempérament mixte désigné sous le nom de *biliososanguin*. Si la prédominance de l'appareil sanguin vient se joindre au développement encéphalo-rachidien ou appareil nerveux, on donne alors au tempérament qui en résulte le nom de *nervoso-sanguin*, etc.

On comprend, d'après cela, qu'il n'existe pas, à proprement parler, de tempérament dans le sens qu'on attribue à ce mot, mais simplement un développement organique prépondérant de certains appareils ou même de certains organes seulement. (Voyez, pour plus de développement, l'article *tempérament* dans la première partie de cet ouvrage.

Ténériffe. (19-79.)

Tenue A TABLE. — Voy. *Convive*.

Terre-Noix (*Carum bulbo castanum*). Ombellifère d'une saveur aromatique. La racine, de la grosseur d'une noix, est grisâtre, arrondie, et son goût est celui de la châtaigne, mais moins fin ; on la mange cuite sous la cendre ou dans l'eau, et on l'assaisonne de diverses manières. Elle se récolte en automne, pendant les labours ; il lui faut trois ans pour arriver à son développement ; elle se conserve jusqu'au printemps.

Terrine. On donne ce nom à une entrée qui se compose de plusieurs sortes de viandes cuites à la braise que l'on sert dans un vase de porcelaine ou d'argent appelé *terrine*, et auxquelles on ajoute une sauce, un coulis, une purée, à volonté. Les terrines de foies de canards de Toulouse et les terrines de perdreaux aux truffes de Nérac sont fort estimées.

Autrefois on était dans l'usage de servir cette entrée dans la terrine même qui avait servi à faire cuire la viande, sans autre sauce que le jus qu'elle avait produit ; de là le nom de terrine conservé à ses préparations, bien modifiées de nos jours, mais qui, cependant, ne peuvent faire oublier l'ancienne et excellente *terrine du Louvre* formulée par Leclercq.

Terrine A L'ANCIENNE MODE. Faites cuire dans une terrine, avec du bouillon, un poulet gras, une perdrix, un râble de lièvre, une noix de veau et une noix de mouton, le tout piqué de lard moyen assaisonné d'épices et de fines herbes ; faites griller des marrons ; enlevez-en la peau et mettez-les cuire avec les viandes ; puis, fermez bien la terrine avec son couvercle, luté de pâte ferme. Quand le tout est bien cuit, dégraissez la sauce ; ajoutez-y un gobelet de vin des Canaries, et servez.

Cet excellent mets ne convient qu'en état de santé ou dans des convalescences qui touchent à leur terme. *Entrée*.

Terrines DE NÉRAC. Elles contiennent des foies de canards truffés. Leur réputation est européenne. *Entrée*.

Tête DE VEAU. — Voy. *Veau*.

Tétragone ÉTALÉE (*Tetragonia expansa*). Les feuilles épaisses et charnues de cette espèce sont de saveur douce, onctueuse, et peuvent remplacer très-bien les épinards.

Thann (Vin de). Alsace (Haut-Rhin). Blanc, 2º classe ; 13 à 14 degrés.

Thé (*Thea*). Genre de la polyandrie monogynie et de la famille des ternstrœmiacées, tribu des camelliées. Ce genre se compose d'arbrisseaux ou d'arbres peu élevés qui croissent spontanément dans les régions montagneuses de la Chine, au Japon, et, selon le père Labat, aux Antilles. Chez les Chinois, il est cultivé de temps immémorial, et les Japonais lui donnent une origine miraculeuse. Cette culture a pris d'immenses développements pour subvenir à l'énorme consommation que les 300 millions d'habitants de ce vaste empire font des fumiers de cet arbre précieux et à l'importation considérable qui s'en fait en Angleterre, en Amérique, en Russie, en France et en Hollande.

Ce furent les Hollandais qui, vers le commencement du XVIIᵉ siècle, importèrent le thé de la Chine et du Japon. L'usage s'en répandit promptement chez eux et en Angleterre, et la consommation en était déjà assez considérable en 1660 pour que le gouvernement anglais frappât d'un droit assez fort l'entrée de ce nouveau produit. Cependant, suivant un rapport de lord Macartney, il n'en entrait officiellement, il y a 150 ans, que 25,000 kilogrammes.

Aujourd'hui, la consommation s'élève à plus de 15 millions de kilogrammes pour l'Angleterre, et à 250 mille kilogrammes environ pour la France.

L'arbre à thé s'est propagé dans l'Inde, au Brésil, aux Colonies et même en Europe ; mais, bien que dans les deux premiers pays que nous venons de citer, on le cultive sur une grande échelle, soit que cela tienne au sol, soit que cela provienne d'un mode de préparation défectueux, aucun des thés récoltés dans ces diverses contrées n'offre cette suavité délicieuse qu'on ne retrouve que dans ceux de la Chine et du Japon.

L'arbuste qui produit le thé, de l'avis de tous les naturalistes, est indigène à la Chine, où il croît dans plusieurs provinces. Il paraît qu'il a été transplanté de bonne heure au Japon, où il a fini par s'acclimater comme dans son pays natal. Le nom de thé (en langue mandarine *tcha*, en japonais *tsjaa*), vient du dialecte populaire usité dans la province du Fo-Kien, où il est cultivé en abondance.

« Le thé, dit M. Desfontaines (Flore médicale), est un genre de plantes dycotélydones à fleurs complètes, polypétalées, offrant pour caractère distinctif un calice à cinq ou six folioles, cinq à neuf pétales, trois styles connivents, une capsule supérieure à trois coques, etc., etc. Les feuilles sont alternes, dures, ovales, lancéolées ou elliptiques, entières près la base, dentées en scie dans le reste de leur longueur, et portées sur un pétiole court et demi-cylindrique. Les bourgeons sont aigus et accompagnés d'une écaille qui se détache et tombe à l'époque de leur développement. Les fleurs naissent deux à deux dans les aisselles des feuilles, sur des pédoncules courts et un peu épars. Le fruit est une capsule globuleuse à trois coques réunies à une partie inférieure à trois loges, renfermant chacune une semence globuleuse, anguleuse à une de ses faces ; quelquefois il se compose de deux ou même d'une seule coque, renfermant une amande qui donne de l'huile dont les Chinois se servent pour la cuisine et l'éclairage. Les graines sont sphériques, anguleuses intérieurement, de la grosseur d'une aveline, revêtues d'une peau mince, luisante, un peu dure et de couleur marron. Le noyau est huileux, d'une saveur amère désagréable, qui excite la salivation et occasionne des nausées. »

Cette espèce de plante est un arbrisseau toujours vert, communément de cinq à six pieds d'élévation, parce qu'on le taille, ou même qu'on le recèpe fréquemment pour que ses feuilles acquièrent un plus grand développement.

De ces définitions scientifiques passons à d'autres détails explicatifs sur l'arbuste à thé. Sa racine est noire, irrégulière, ligneuse et divisée ; elle a quelque ressemblance avec celle du pêcher ; son écorce est sèche, mince, couleur marron, cendrée sur la tige et nuancée de vert aux extrémités des branches. Le bois est dur et fibreux, d'un vert très-pâle, exhalant une mauvaise odeur quand il est frais. La moelle en est petite et adhérente au bois. Les branches sont très-nombreuses, irrégulières, différentes de formes, de grosseur et de longueur.

L'arbuste à thé a une ressemblance frappante avec le *camélia sasangua* ; l'œil le plus exercé a même de la peine à les distinguer l'un de l'autre, quand ils ne sont pas en fleur. Les botanistes ont même discuté la question, si le thé n'était pas un sous-genre du camélia. Cependant, il est reconnu aujourd'hui que le thé diffère du camélia sasangua par ses fleurs axillaires, au nombre de deux, qui ont les pétales moindres, non carénées sous leur sommet, ainsi que par ses feuilles épaisses et non recourbées.

Une autre question n'a pas moins divisé les botanistes et les voyageurs, c'est celle de savoir s'il y a deux espèces de thé, l'une dont on tire le thé vert, et l'autre le thé noir ; ou bien si la distinction à établir entre ces deux classes distinctes de thé du commerce repose tout entière sur un mode différent de préparation. Linné et d'autres savants à sa suite, distinguaient deux espèces de thés : le thé vert (*thea viridis*) et le thé noir (*thea bohea*). Mais cette distinction n'est plus admise aujourd'hui. Tous les auteurs contemporains qui ont étudié cette matière s'accordent à reconnaître que, bien que les feuilles du thé vert soient longues et pointues, tandis que celles du thé noir sont plus larges et plus arrondies, l'arbre est le même. Et les Chinois avouent eux-mêmes qu'on peut faire indistinctement du thé vert ou du thé noir avec les feuilles du même arbre.

La cueille des feuilles se fait trois fois par an.

La première a lieu vers la fin de notre hiver, et c'est avec ces feuilles jeunes, tendres et encore couvertes d'un fin duvet, qu'on prépare le thé qui porte le nom de *Ficki tsjaa*, thé en poudre, parce qu'on le pulvérise, puis qu'on le met tremper quelque temps dans l'eau chaude. Ces feuilles, préparées avec des soins extrêmes, donnent le thé le plus délicat et le plus estimé, et comme il est réservé pour l'usage particulier de l'empereur de la Chine et de sa famille, on le nomme *thé impérial*. Il n'en est pas exporté.

Au Japon, les feuilles de thé recueillies sur une certaine montagne où le sol, plus favorable sans doute, lui communique une saveur plus parfaite, sont également l'objet de manipulations très-délicates et donnent un thé qui reçoit aussi le titre d'*impérial*. Il est expressément réservé pour l'usage du souverain.

Il va sans dire que le thé qui, dans le commerce, est décoré du nom d'*impérial*, n'a nul rapport avec ceux dont nous venons de parler.

La deuxième cueillette a lieu au printemps ; elle est appelée *toat sjaa*, thé chinois (*thea chinensis*), qui se divise en deux variétés, thea viridis et thea Bohea, *thé vert* et *thé bou*, qui constituent le thé du commerce et sont l'objet d'une très-grande consommation.

La troisième cueillette a lieu au milieu de l'été, lorsque les feuilles ont acquis leur complet développement. Cette dernière cueillette reçoit le nom de *ban tajaa*, et donne le thé le plus commun du commerce.

Les thés se partagent en thés noirs et en thés verts et se classent ainsi :

Thés noirs. PEKOE ou PAK-HO. Littéralement, duvet blanc. C'est le plus fin, le plus aromatisé et le plus cher des thés noirs. Son goût à l'infusion ressemble un peu à celui de la noisette fraiche.

ORANGE PEKOE. Les Anglais lui ont donné ce nom en raison, sans doute, de sa couleur, qui est d'un noir foncé, mélangé de jaune orange. Il est très-menu. Son odeur est agréable. On le boit rarement seul; mais en le mélangeant avec du Souchong, il lui donne de la force et produit une boisson agréable, mais un peu stimulante. C'est ce thé qui, mélangé avec du Congo, se vend à Londres sous la dénomination assez connue de Howqua mixture (mélange d'Howqua).

Sa couleur à l'infusion est beaucoup moins transparente que celle du Souchong.

CONGO (*Koong-Foo*). Littéralement, travail, assiduité ou persévérance. Le Congo, qui est jusqu'ici connu sur nos marchés, est de tous les thés noirs celui qui mérite de fixer le plus l'attention. En Chine, où ses propriétés bienfaisantes sont avérées, il forme à lui seul la boisson journalière des habitants du pays.

Il donne à l'infusion un goût savoureux auquel se joint une sorte d'amertume agréable et presque impossible à décrire.

SOUCHONG ou SEAOU-CHUNG. Littéralement, sorte petite et rare. Ce thé est fait avec les feuilles de l'arbuste qui a produit le Pekoe et le Congo. Mais c'est la seconde récolte, et lorsqu'elles sont arrivées à leur maturité.

Le Souchong jouit d'une grande réputation en Chine. C'est le plus fort des thés noirs, et lorsqu'il est mêlé avec du Pekoe, il forme une boisson d'un arome exquis.

POUCHONG (*Paou-Chung ou Padrea*). Ce thé est supérieur au Souchong. L'origine de son nom nous vient de l'usage habituel qu'en faisaient les missionnaires catholiques, qui, sans doute, étaient bons dégustateurs. L'arome de ce thé est très-fin, suave et délicat. Il est fort léger; et il faut en mettre un peu plus que d'une autre sorte, si on veut obtenir une bonne infusion.

CAMPOY ou KIEN-POEY. Littéralement, thé choisi, séché au feu. Il est rare sur notre marché, et surtout en bonne qualité. Il ressemble beaucoup au Souchong à l'infusion par sa couleur; mais son goût est moins aromatique et plus faible. Cependant, c'est un bon thé, quand il est bien choisi ; et, en Angleterre, on l'ordonne comme boisson rafraîchissante.

Thés verts. HYSON ou HE-CHUN. Littéralement, heureuse fleur du printemps. C'est de tous les thés verts le plus généralement estimé. C'est la première récolte du thé vert. Il faut, pour en obtenir la saveur, le faire infuser longtemps; alors sa feuille s'ouvre entièrement et devient très-souple. Si elle restait crispée, le thé ne serait pas de bonne qualité. Il teint l'eau d'une nuance jaune citron limpide, et la parfume d'une odeur agréable. Son goût est, comme celui de tous les bons thés verts, un peu âcre, lorsqu'on le prend seul.

HYSON JUNIOR (*Yu-Tseen*) Avant les pluies. L'Hyson junior est formé de petites feuilles très-délicates, qui se cueillent de bonne heure dans la saison, ainsi que son nom l'indique « Avant les pluies. »

Quand ce thé est naturel, la feuille est très-petite, délicate, bien crispée, d'un vert jaunâtre, et d'un parfum très-doux ressemblant un peu à la violette.

HYSON-SCHOULONG. C'est encore une variété du Hyson première qualité. C'est un thé qui se prépare pour quelques marchés seulement, car on est obligé de le commander une année à l'avance pour en obtenir de véritable. Son goût a peu d'analogie avec les autres thés verts, en raison du parfum étrange qui y domine.

HYSON-SKIN. Littéralement rebut. Skin en chinois signifiant peau, écorce, enveloppe, enfin rebut; cette traduction indique d'où ce thé tire sa source. En préparant l'Hyson, on en retire toutes les feuilles communes et qui ne sont pas roulées pour former le Hyson-Skin, qui se vend très-bon marché, et se consomme dans les ports de mer par les matelots et les gens des classes laborieuses. Son goût est un peu ferrugineux.

POUDRE A CANON (*Chou-Cha*). Littéralement thé perlé. Ce thé n'est autre chose que le Hyson soigneusement trié et formé des feuilles les mieux roulées en petites boules très-serrées. Ce thé est très-lourd, d'un vert un peu plus foncé que le Hyson. Il faut qu'il infuse longtemps pour déployer ses feuilles, et il donne à l'eau une belle teinte de vert doré.

IMPÉRIAL. Cette sorte se forme, comme la Poudre à canon, du triage de l'Hyson, et se fait de la même manière.

Ce thé, malgré qu'il soit désigné sous le nom d'Impérial, n'est pas le même que celui qui est destiné pour la cour de Pékin, lequel ne se trouve jamais dans le commerce.

Il réclame une infusion aussi longue que la Poudre à canon.

TONKAY ou TUN-KE. Thé croissant sur le bord d'un ruisseau. Ce nom bizarre lui vient probablement de celui d'une petite rivière qui arrose la partie de la province de Kian-Han, où il se récolte. C'est la dernière cueille de la saison d'été. Son infusion est d'une couleur brun clair tirant sur le jaune terne, et elle a souvent un léger goût de poisson.

Les thés verts et noirs sont composés ainsi :

	thé noir.	thé vert
Huile essentielle.........	0.60	0.79
Chlorophylle(matière verte).	1.84	2.22
Cire..................	» »	0.28
Résine.................	3.04	2.22
Gomme	7.28	8.56
Tanin.................	12.88	17.80
Théine (ou caféine).......	1.27	1.50
suivant M. Péligot.		
Matière extractive	21.36	22.80
Substance colorante particulière................ .	19.12	23.60
Albumine	2.80	3.00
Fibres (cellulose)........	28.32	17.08
Cendres (matières minérales)	5.24	5.56

Maintenant, arrivons aux propriétés médicales et hygiéniques du thé, pour ensuite nous occuper des meilleurs moyens de préparation. Nous serons très-brefs, maintenus que nous sommes dans un espace assez restreint ; mais nos lecteurs pourront largement combler cette lacune en compulsant, en étudiant le livre si utile, si instructif et si sérieux de M. Houssaye, négociant à Paris, intitulé : *De la Monographie du thé.*

Les propriétés des thés noirs et verts sont différentes.

Le thé noir produit une légère excitation générale, mais de plus longue durée et de nature à réparer les affaiblissements causés par la diète, le froid ou la tristesse ; le pouls se relève, l'organisme reprend de la vigueur et contracte une activité qui dure quelques heures sans déterminer de malaise. Pris en assez grande quantité et à l'heure du coucher, il provoque la transpiration.

Le thé vert a l'inconvénient de causer des désordres nerveux ; on peut y remédier en mêlant au thé quelques feuilles d'oranger ; sans cette précaution, une heure après l'ingestion du thé vert, il se manifeste d'ordinaire des bâillements, une irritabilité générale, de la pesanteur vers l'estomac, des palpitations de cœur, des tremblements dans tous les membres et un affaiblissement général. Pris le soir, le thé vert agite le sommeil, occasionne des spasmes et des crampes.

Lorsqu'on veut savourer le parfum du thé vert et en éviter les inconvénients, on forme un mélange de trois parties de thé noir et d'une partie de bon thé vert. Une infusion de ce mélange est inoffensive, à moins qu'on n'ait le système nerveux extrêmement irritable.

Le thé stimule les fonctions du cerveau, il provoque la sueur et facilite la digestion ; mais ses propriétés astringentes doivent rendre très-réservé sur l'usage qu'on en fait. Pris à trop grandes doses il débilite l'estomac.

L'infusion de thé prise avant le repas, excite l'appétit ; il faut en user avec prudence après les repas quand l'estomac est surchargé ; dans ce dernier cas, une infusion de fleurs de tilleul séparées de leurs bractées est bien préférable.

Les additions de crème, de lait, de rhum ou d'eau-de-vie modifient singulièrement les propriétés du thé en le rendant plus agréable, selon les goûts de chacun.

Le thé aide beaucoup à la digestion quand il est pris avec précaution, et il est d'un excellent usage pour les personnes qui, en déjeunant à la fourchette, doivent se livrer à leurs affaires, il peut alors remplacer le vin. Un déjeuner composé de thé, d'excellente crème, de tartine de beurre frais, accompagnés de filets d'anchois, est un excellent régal.

Le thé pris le soir est ordinairement accompagné de gâteaux sucrés et aussi de sandwichs, avec lesquels il s'allie à merveille. Il est d'un usage assez fréquent dans les préparations de l'office ; il est employé pour faire des crèmes dont le parfum est doux et extrêmement agréable.

Manière de préparer l'infusion de thé. Quoique le thé ne se prenne généralement qu'en infusion et que ce procédé soit fort simple, il est indispensable d'y apporter tous ses soins pour obtenir toute la saveur de cette plante dont l'arome est si subtil et si délicat, qu'un degré plus ou moins élevé de chaleur, de l'eau plus ou moins pure, peuvent en altérer le goût naturel. C'est une condition rigoureuse que l'eau versée sur les feuilles soit très-bouillante ; de là dépend la finesse et l'arome de cette boisson. Il faut toujours avoir soin, lorsqu'on veut servir consécutivement plusieurs tasses, de ne vider la théière qu'à moitié et de la remplir d'eau immédiatement. Au moyen de cette précaution, le thé destiné au second tour achève de s'infuser pendant qu'on boit les premières tasses, qui seront ainsi toutes égales en force et en goût. La qualité de l'eau est extrêmement essentielle pour faire du bon thé. La plus pure et la plus douce est la meilleure. On doit encore avoir soin que le vase dont on se sert pour faire bouillir l'eau soit exclusivement réservé à cet usage ; car, dans nos cuisines, on se sert indistinctement des mêmes bouilloires pour les décoctions de tilleul, de graine de lin, de camomille, etc. Ces végétaux laissent après eux un mélange d'odeurs dont le thé, plus encore que toute autre substance, est susceptible de s'imprégner.

Les théières d'argent et de métal ou en terre de Chine (dite de Bocarro) sont supérieures, pour infuser le thé, à celles de porcelaine, attendu qu'elles sont de meilleurs conducteurs du calorique et qu'elles ont la propriété de s'imprégner davantage de l'arome du thé.

Le soin et l'excessive propreté que les Chinois mettent dans la manipulation du thé démontrent assez combien cette plante est susceptible de s'imprégner des moindres odeurs ; et l'on ne saurait trop recommander aux consommateurs d'éviter de mettre le thé dans des endroits qui contiendraient des objets odoriférants, de quelque nature qu'ils puissent être.

Les seules boîtes propres à conserver le thé sont en plomb ou doublées de plomb et en fer-blanc.

Les personnes qui consomment habituellement du thé, en France, ignorent peut-être l'usage qu'elles peuvent faire de ce végétal après l'infusion? En Angleterre, où tous les parquets sont couverts de tapis, on recueille les feuilles de thé qui sortent de la théière, et quand elles sont à moitié séchées, on les sème sur les tapis avant de les balayer. Ces feuilles ainsi employées, ont l'avantage, non-seulement d'empêcher la poussière de s'élever, mais de nettoyer et d'embellir les tapis dont elles enlèvent les taches en vivifiant les couleurs.

Il est préférable de n'acheter son thé que dans des magasins uniquement consacrés à la vente de cet article. Ainsi que nous le disions plus haut, les thés, de qualité supérieure surtout, ont un parfum d'une telle délicatesse, qu'il s'altère dans les boutiques où l'on tient des épices, des chocolats, des essences, des fromages, ou toute autre marchandise à odeur forte. Et nous recommanderons tout particulièrement le magasin *A la Porte-Chinoise*, parce qu'il est le seul de Paris réellement spécial pour le thé.

Thiancourt (Vin de), Lorraine (Meurthe). Rouge ordinaire; 11 à 12 degrés.

Thon (*Thynnus*). Genre de poissons osseux de l'ordre des acanthoptérygiens et de la famille des scombéroïdes. Plusieurs espèces de thons, connus sous les noms de *bonite*, *thonine* ou *germou*, habitent, à différentes latitudes, l'Atlantique et la mer des Indes. Les autres espèces se trouvent dans la Méditerranée. Parmi ces dernières espèces, le *thon commun* (*thynnus vulgaris*) est l'objet d'une pêche abondante qui se pratique, selon les diverses localités et les courses que font ces poissons à différentes époques de l'année. Ainsi, sur les côtes de Provence, à la Ciotat, on en fait une première pêche qui dure depuis mars jusqu'en juillet, et une seconde depuis la mi-juillet jusqu'à la fin d'octobre. A Cassis, la pêche a lieu depuis le commencement de novembre jusqu'à la fin de décembre, etc.

La chair du thon a cela de remarquable qu'elle affecte différents goûts, selon la partie du corps d'où elle provient, ou selon qu'on la mange cuite ou crue. Cette chair, agréable et fort estimée, est cependant lourde, de difficile digestion et ne convient qu'aux estomacs robustes. On la conserve, suivant les pays, dans le sel ou dans l'huile. On ne la mange guère à Paris que marinée à l'huile; mais, à présent que les moyens de communication sont très-rapides, il est à présumer que le thon frais y arrivera beaucoup moins rarement. *Hors-d'œuvre*.

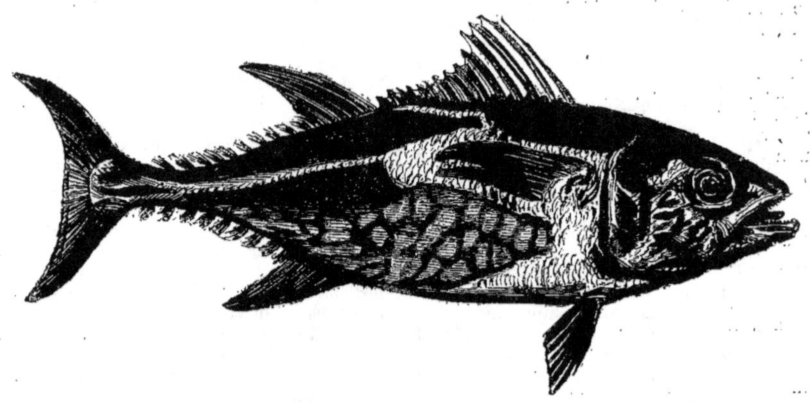

Pâté de thon. On emploie, pour la confection des pâtés de thon, les filets et les morceaux qui avoisinent les viscères. Cet excellent poisson, très-abondant sur les côtes de la Méditerranée, entre dans une multitude de mets très-variés. On met aussi cette préparation en terrine, et la conservation est plus facile, parce que la croûte, se moisissant promptement, gâte le contenu que la terrine préserve au contraire.

Thons frais et marinés (Marseille).

Thorins (Vin de). Rouge, 2e classe des Beaujolais et Mâconnais; se sert au 1er service; 15 à 16 degrés.

220 litres, 1846-48, 375 fr.; 1849-50, 260 fr.; 75 c. à 1 fr. 50 la bouteille (novembre 1854).

Thym (*Thymus*) Genre de la didynamie gymnospermie et de la famille des labiées, tribu des satureinées. Ce genre se compose de petits arbrisseaux et de sous-arbrisseaux répandus dans les parties méridionales de l'Europe et dans les régions tempérées de l'Asie.

Le *thym commun* (*thymus vulgaris*), sous-arbrisseau du midi de la France et cultivé dans nos jardins, est très-aromatique et sert comme assaisonnement dans nos préparations culinaires; il passe pour avoir des propriétés toniques, excitantes, antispasmodiques. Il ne faut pas abuser de l'usage de cette plante, qui, prise avec excès, échauffe et agite.

Le thym fait partie des bouquets garnis et s'introduit dans toutes les braises et dans la plupart des ragoûts bruns; son goût éminemment aromatique rend cette plante précieuse dans les assaisonnements, mais il ne faut pas en user immodérément.

Le thym séché conserve tout son arome. Il ne s'emploie que sec. — Voy. *Stimulant*.

Tilleul (*Tilia*). Genre de la polyandrie monogynie et de la famille des tiliacées. Ce genre est formé de grands et beaux arbres indigènes de l'Europe, des parties de l'Asie, qui l'avoisinent et de l'Amérique du Nord. Parmi les espèces de tilleuls, la plus importante est le TILLEUL A LARGES FEUILLES (*tilia platyphylla*), SCOP.; *tilia mollis*, SPACH; *tilia grandifolia*, EHRH.), désignée vulgairement sous le nom de tilleul, ou tilleul commun (*tilia europæa*), arbre de nos forêts. Ses fleurs aromatiques s'emploient en infusion d'une odeur et d'une saveur fort agréables; elles sont antispasmodiques et diaphorétiques.

Il faut faire attention à ne prendre pour l'infusion que les fleurs du tilleul et non les feuilles vertes (bractées) qui les accompagnent, ces feuilles vertes contiennent un principe astringent opposé au but que l'on se propose en prenant cette agréable infusion.

Tinto (Vin de), 13,30.

Tisane DE CHAMPAGNE (Vin de). Bordeaux blanc; huîtres et 1er service; 12 à 13 degrés.

Tissus INCOMBUSTIBLES. Il est arrivé tant d'accidents par la combustion des vêtements, attirés par le courant d'air des feux de cheminée, que l'on est heureux de signaler l'emploi des tissus de cuivre, dont M. Lacour est l'inventeur et qui, s'abaissant devant la cheminée allumée, préviennent tout accident de ce genre. — Voy. *Pare étincelles*.

Toiles HYGIÉNIQUES DE J. LEDOYEN. Ces toiles, qui ont pour objet la désinfection instantanée de tous les lieux où règnent des odeurs nuisibles à la santé, sont d'une utilité incontestable dans les hôpitaux, prisons, navires, colléges, casernes, théâtres, appartements particuliers, et enfin partout où il y a agglomération d'individus dans un espace borné, ce qui donne lieu à la formation et au dégagement de miasmes délétères. Ces toiles hygiéniques n'agissent pas comme la plupart des moyens jusqu'ici employés, qui ne font souvent que masquer la mauvaise odeur par une plus ou moins agréable, sans rien changer à la nature du poison; elles décomposent complétement ces gaz pernicieux et anéantissent positivement leur action; elles ont, en outre, l'immense avantage de n'avoir elles-mêmes aucune odeur ni aucune influence fâcheuse sur l'organisme. Il suffit d'étendre une toile proportionnée à la dimension du local infecté pour anéantir à l'instant les miasmes putrides de toute nature. Un mètre carré de toile hygiénique assainit un espace de 60 mètres cubes et conserve ses propriétés désinfectantes pendant un temps qui varie avec le nombre d'individus réunis, mais qui, dans les termes ordinaires, peut être de six mois.

Tocane. On donne ce nom à un vin nouveau fait avec la mère goutte. On fait en Champagne de la tocane excellente.

Tokai (Vin de). Le meilleur est celui qu'on nomme *ausbruche*. C'est un vin de dessert fait avec du raisin ordinaire de première qualité et des raisins que les Hongrois nomment *troken-bee'rs*, ce qui veut dire raisins à demi desséchés. En Alsace, on obtient aussi le vin de paille avec des grappes qu'on laisse mûrir sur la paille jusqu'à la fin de décembre.

Tokai n'est pas le seul canton, en Hongrie, qui fournit de *l'ausbruche*; on en recueille encore à Tarczal, à Zombar, à Made, et dans d'autres villages. On apporte les plus grands soins pour sucrer *l'ausbruche*. Ce vin se sert au dessert; 9 à 10 degrés.

Tomate (*Lycopersicum*). Genre de la pentandrie monogynie et de la famille des solanées. Ce genre est formé de plantes herbacées originaires des parties tropicales de l'Amérique et très-communes aujourd'hui dans nos jardins potagers.

La *tomate comestible* (*solanum lycopersicum*, Lin., *lycopersicum esculentum*, Dunal) est l'objet d'une culture très-répandue; le fruit de cette plante est fort usité dans les préparations gastronomiques, où il sert comme assaisonnement, à cause de son suc agréablement acide qui plaît à beaucoup de monde. On l'emploie frais pendant qu'il donne, et on en fait des conserves pour les autres saisons. Ce fruit est sain, rafraîchissant et de facile digestion.

De juillet en septembre on peut cueillir les tomates vertes en ne les détachant pas de la plante; on les attache la tête en bas dans un lieu sec et pas trop froid, elles y mûrissent successivement.

Trois variétés: *hâtive, grosse rouge, grosse jaune*.

Les tomates sont un véritable bienfait dans une cuisine recherchée. On en fait d'excellentes sauces qui s'allient avec toute espèce de viandes rôties, mais qui, surtout, conviennent admirablement au bouilli; elles lui tiennent lieu de moutarde, que le bon ton écarte de quelques tables avant l'hiver, et donnent au plus médiocre un goût délicieux. On s'en sert comme coulis dans les potages au riz ou au gras, et elles lui communiquent cette saveur aigrelette extrêmement fine et appétissante, désignée en médecine par ces mots: *usque ad gratam aciditatem* (jusqu'à agréable acidité).

Mais ce n'est pas seulement aux fonctions d'auxiliaires que les pommes d'amour bornent leurs services. On en fait un plat d'entremets délicieux: après en avoir ôté les pépins, on les bourre d'une farce savante, ou même tout uniment d'une simple chair à saucisse pétrie avec un tiers de mie de pain rassis, et dans laquelle on a mêlé une gousse d'ail (excipient nécessaire de ce mets), persil, ciboules, estragon hachés, on met le tout cuire sur le gril ou, ce qui vaut mieux, dans une tourtière, sous un four de campagne, avec une bonne enveloppe de chapelure. L'expression d'un jus de citron (au moment de servir, dans la tourtière même) couronne cet entremets, qui, en quelque quantité qu'il soit servi, n'est jamais assez abondant.

Tonique (*Tonicus*). On donne ce nom à toute substance capable de stimuler l'action organique des différents systèmes de notre économie. Les sucs des viandes, les substances aromatiques, les liqueurs spiritueuses en quantité modérée, les vins généreux, etc., sont des toniques.

Tonnerre (Vin de). Bourgogne (Yonne). Rouge ordinaire, 1re qualité. Se sert au 1er service, 16 à 17 degrés.

Topinambour. Nom vulgaire de l'*helianthus tuberosus*, de la syngénésie polygamie frustranée et de la famille des synanthérées, tribu des corymbifères. Cette plante, originaire du Brésil et du Canada, est cultivée en Europe, où elle réussit bien, pour ses racines tubéreuses qui sont alimentaires. Le topinambour est d'un goût assez agréable et se rapprochant de l'artichaut; il est sujet à déterminer des flatuosités et ne convient qu'aux estomacs qui fonctionnent bien. On mange les topinambours frits, et on s'en sert aussi pour garniture de ragoûts. L'analyse du topinambour, faite par M. Payen, a donné du sucre, de la gomme, de la matière gélatineuse azotée, des azotates de potasse et de chaux, de l'albumine azotée, deux matières grasses, une matière animale analogue à l'osmazome, de l'huile essentielle, de la résine, etc.

C'est une plante rustique; ses tubercules se gardent facilement, sa saveur est assez semblable au réceptacle (fond) de l'artichaut avec plus de douceur fade et d'insipidité, ce qui en borne la consommation. Au mois d'octobre les tubercules sont formés, et l'on peut en commencer la récolte.

Tormilla (Vin de). Espagne. 19 à 20°.

Torréfacteur A AIR. Cet appareil de nouvelle invention est destiné à remplacer les grilloirs et brûloirs de toute espèce. Il torréfie uniformément le café en augmentant la richesse de son arome. Les amateurs de café sauront gré à M. Paris-Corroyer, d'Amiens, de cette excellente et précieuse invention, et s'empresseront de se la procurer.

Torréfaction. Le goût exquis et l'arome du café ne résident pas seulement dans le choix des meilleurs cafés, mais dans une préparation spéciale qui empêche l'huile essentielle, et par conséquent, le parfum de s'évaporer au moment de la torréfaction. Le café moulu de M. Louis réunit au plus haut degré ces précieuses qualités.

Tortue (*Testudo*). Genre de reptiles de l'ordre des chéloniens. On divise les tortues en *tortues de terre* ou *chersites*, qui sont les seules véritables tortues; en *tortues d'eau douce* ou *élodites* et *potamites*, et en *tortues de mer* ou *thalassites*. Les tortues de terre se divisent en divers genres, parmi lesquels le genre *testudo* est plus nombreux en espèces que les autres genres *chersa*, *pyxis*, *cinixys* et *homopodes*. Toutes ces tortues se reconnaissent à leur carapace bombée et complétement ossifiée de même que leur sternum ou plastron; leurs pieds, propres à la marche, ont les doigts courts et réunis en moignons. Quoique originaires des pays chauds, les tortues terrestres vivent néanmoins dans les régions tempérées; mais elles s'y engourdissent pendant l'hiver; elles se nourrissent principalement de végétaux, cependant elles mangent aussi quelques mollusques et des insectes.

Parmi les tortues d'Europe, les plus connues sont la *tortue grecque* (*testudo græca*), qui est aussi la plus commune, et que l'on trouve en Grèce, en Italie, en Sardaigne et dans les îles avoisinantes. La *tortue mauresque* (*chersus iberus* ou *testudo mauritanica* et *testudo zolhafa*), des bords de la mer Caspienne et qui se trouve aussi en Algérie; il en arrive souvent en France. La *tortue bordée* (*chersus marginatus*), que l'on trouve en Grèce, etc.

Les îles du canal Mozambique, l'Inde, l'Amérique méridionale, les îles Gallopagues, etc., possèdent des tortues beaucoup plus fortes que les tortues européennes; en effet, il en est qui pèsent de quatre à six cents livres; on a nommé ces énormes tortues géantes, éléphantines, carbonnières, etc.

Les *tortues d'eau douce* se divisent en *tortues de marais* ou *élodites*, dont les doigts sont distincts et peu palmés; et *tortues fluviatiles* ou *potamites* qui les ont aussi distincts, mais bien palmés. Les tortues de marais sont les *émydes* dont quelques-unes sont à boîtes, c'est-à-dire que leur plastron est divisé en deux battants réunis par une articulation en charnière; les *chélydes* ou *tortues à gueule*, dont la caparace est très-petite et dont le nez se prolonge en une sorte de petite trompe. Les tortues de fleuves, nommées *trionyx* et *tortues molles*, à cause de ce qu'elles n'ont que trois ongles et qu'elles sont sans écailles, n'ayant pour carapace et pour plastron qu'une peau molle et très-épaisse; leur nez se prolonge aussi en une petite trompe.

Les *tortues de mer* ou *chélonées*, ont les doigts très-allongés, plats et réunis en nageoires; leur enveloppe trop petite, ne peut recevoir ni leur tête, ni leurs pieds. Les principales espèces sont la *tortue à cuir* ou le *luth de la Méditerranée*, dont la taille atteint sept à huit pieds, et dont le poids dépasse le plus souvent douze cents livres; elle n'a pas de plastron apparent et sa caparace est sans écailles; c'est la plus grande espèce. La *tortue franche* ou *tortue verte*, presque aussi grande que la précédente; sa chair et ses œufs sont fort recherchés. Le *caret*, dont les écailles recouvertes à la manière des tuiles, fournissent l'écaille du commerce.

La chair de la tortue, marine ou terrestre, est estimée, délicate, nourrissante, réparatrice, mais d'assez difficile digestion. Les œufs sont nourrissants, rafraîchissants et assez recherchés.

Outre les potages aristocratiques quel'on fait avec la tortue et le produit que l'on en tire comme nourriture dans divers pays, on en fait encore des bouillons analeptiques qui réussissent assez bien dans la phthysie pulmonaire, les maladies herpétiques, le scorbut, etc.

Toulouse. Ses pâtés de foie gras sont justement renommés.

Tours. Pruneaux, rillettes, sillons, alberges.

Tourte. Pâtisserie faite avec de la pâte feuilletée et dans laquelle on sert des ragoûts de godiveau et autres, que l'on sert pour entrées. Les tourtes sont d'assez difficile digestion pour des estomacs faibles et délicats; les personnes qui relèvent de maladie doivent s'abstenir d'en manger. *Entrée.*

Tourterelle. Nom d'une espèce de pigeon qui se mange le plus ordinairement rôti, enveloppé de feuilles de vigne et de tétine de veau; c'est un mets fort distingué. La chair de cet oiseau est plus délicate, plus grasse et plus agréable que celle du pigeon ordinaire; cette chair, légèrement stimulante, est nourrissante, saine et de facile digestion; elle convient à presque tous les estomacs. Les convalescents peuvent en faire usage, mais avec modération. On nomme *tourtereau* le petit de la tourterelle, alors qu'il est encore au nid.

Tout-épice. Nom vulgaire donné à la *nielle cultivée* et au *myrte piment* ou *poivre de la Jamaïque.* Propriétés stimulantes.

Trigle (*Trigla*). Genre de poissons marins de l'ordre des acanthoptérygiens et de la famille des perches ou persèques. Ces poissons sont remarquables par leur tête cuirassée, par différents os du crâne et de la face. L'ensemble de leur tête, quoique irrégulier, est de forme cubique; leur museau est très-obtus; leur bouche, de grandeur moyenne, s'abaisse sous le museau plutôt qu'elle n'est protractile. Dans toutes les espèces, les nageoires pectorales sont fort grandes, et, dans certaines, elles le deviennent assez pour permettre aux individus de se soutenir en l'air pendant quelques instants et d'exécuter une espèce de vol (l'hirondelle de mer, etc.).

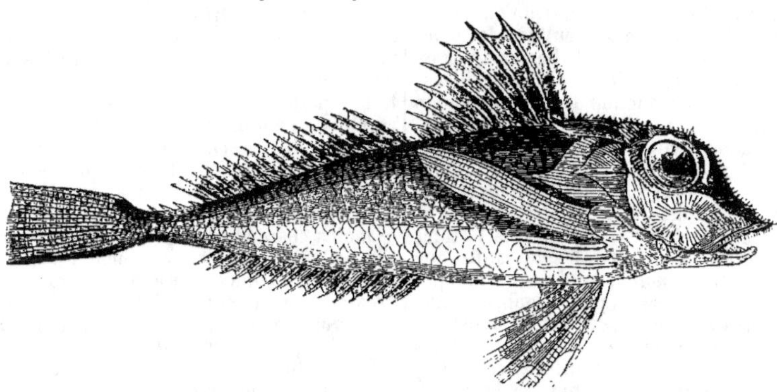

Tous ces poissons font entendre sous l'eau et jusque dans les filets des pêcheurs un grognement plus ou moins fort, ce qui leur a valu le nom de *grondins*. On donne aussi, à Paris, celui de *rougets* à ceux d'une espèce, d'un beau rouge, qui se trouvent en grande abondance sur nos marchés. On nomme encore ces poissons *galline*, *gallinette* ou *coq de mer.* On donne le nom de *perlon*, et plus ordinairement de *rouget-grondin* à une espèce qui est rouge comme la précédente, mais qui a la pectorale beaucoup plus grande. Il y a encore la *lyre* qui se fait remarquer par la grandeur de ses épines à l'opercule et à la ceinture humérale; le *grondin gris* ou *gurnard* des Anglais, très-commun sur nos marchés. L'*orgue* (*trigla lucerna* de Brunnich), et quelques autres petites espèces se trouvent dans la Méditerranée. Il y en a encore d'autres espèces à la Nouvelle-Zélande, au Cap ou à la Nouvelle-Hollande, etc. — Voy. *Grondins.*

Tripes. Nom vulgaire donné aux estomacs, intestins, mésentères de quelques ruminants et particulièrement du bœuf. Toutes ces parties servent à l'alimentation, mais elles constituent des mets peu recherchés, lourds, de difficile digestion, et qui ne conviennent qu'à des estomacs robustes.

Tripes À LA MODE DE CAEN. — Voy. *Gras double.*

Troyes (Fromage de). Champagne, département de l'Aube.

Ces fromages sont fort estimés; ils se vendent à Paris sous les noms divers des villages qui

les fabriquent. Ceux de *Barberey, Saint-Sul-
pice* sont excellents. Ils ont généralement la
forme d'un petit disque de 10 cent. de diamètre
sur 5 d'épaisseur. La pâte en est fine, onctueuse, légèrement salée et d'une saveur agréable et modérée, lorsque le fromage est nouveau.
En vieillissant il acquiert une odeur et une saveur plus relevée, qu'apprécient ceux qui recherchent les choses de haut goût. Ces fromages
se vendent communément 1 fr. *Dessert.*

TROYES nous fournit encore de petites langues, des andouilles et d'excellent fromage de
cochon.

Truffe (*Tuber*). Végétaux cryptogames de
la famille des champignons, ordre des thécasporés endospores, tribu des tubéracés. Les
truffes ont pour caractères généraux un réceptacle charnu plus ou moins sphéroïdal, quelquefois lisse et le plus souvent recouvert de
verrues prismatiques plus ou moins saillantes;
indéhiscent, c'est-à-dire ne s'ouvrant point
spontanément, et ne pouvant se séparer de
son parenchyme qui est compacte et traversé
en tous sens par de nombreux filets membraneux qui ressemblent à des veines anastomo-
sées. Les truffes ont des organes de reproduction bien manifestes et qui doivent faire
rejeter comme erronées toutes les hypothèses
tendant à faire de la truffe un produit inorga-
nique du sol. Cependant, quoi qu'on ait pu
tenter jusqu'à ce jour pour la culture de ce végétal, rien n'a réussi, malgré beaucoup d'as-
surances contraires qui n'ont pu être justifiées;
et le mode de reproduction de ce champignon
reste obstinément impénétrable à la science.

L'observation a fait connaître que les truffes
sont hypogées, c'est-à-dire qu'elles vivent sous
terre; on les y trouve à une profondeur qui
varie de 8 à 24 centimètres; jamais elles ne
se montrent au dehors. C'est dans les terrains
meubles, graveleux, couverts de taillis que
l'espèce dite *truffe noire* semble se développer
le mieux; sa prédilection pour l'ombre de certains arbres à l'exclusion des autres, n'est pas
démontrée, puisqu'on en rencontre sous les
charmes, les chênes, les coudriers, les châtaigniers, les genévriers, les vignes, les bruyères,
les genêts, etc.; il paraît même que le voisinage de ces arbres ne leur est pas indispensable, comme on l'a cru, puisqu'on trouve
des truffes dans des terres labourées, des chau-
mes, etc. On prétend encore que sous les or-
mes, les hêtres, les érables, les genévriers,
elles sont de qualité inférieure et qu'elles
n'existent jamais sous les pins, ni sous les
arbres à pépins.

Les truffes croissent dans toutes les parties
du monde, mais elles manquent complétement
dans les régions désignées sous le nom de
pays froids. Il y en a de fausses et de vraies.
C'est en Europe qu'elles paraissent être le plus
abondantes, peut-être parce qu'on les y cherche avec plus d'assiduité qu'ailleurs, les amateurs étant nombreux, et l'industrie productive

sous le rapport pécuniaire. Le Piémont et
certaines parties de la France sont les pays qui
produisent le plus de truffes noires. C'est dans
l'Angoumois, le Périgord, le Quercy, le Languedoc, la Provence, le Dauphiné, qu'on en
récolte le plus. Dans ces divers pays, elles
sont excellentes, savoureuses et parfumées; le
reste de la France est beaucoup moins bien
partagé; il faut en excepter cependant les environs de Paris, qui, entre autres truffes assez
bonnes, en possèdent, dans le département de
Seine-et-Oise, à Magny, une espèce appartenant
au *tuber malanospermum*, qui rivalise pour le
goût et la suavité avec les plus fines truffes du
Périgord.

Lorsque les truffes sont encore très-jeunes,
leur surface est lisse; ce n'est que plus tard
qu'elles se couvrent de rugosités. Certaines
espèces, cependant, n'ont jamais de ces verrues dont on ignore absolument la nature et le
rôle. La couleur des truffes semble varier avec
les différentes phases de leur existence; les
uns veulent qu'elles soient d'abord blanches,
d'autres disent qu'elles sont rouges; il se peut
qu'il y en ait des unes et des autres. Leur volume n'est pas plus absolu; selon les espèces
il varie depuis la grosseur d'une noix jusqu'à
celle d'une pomme; leur poids est dans le
même cas; les truffes qui pèsent de 200 à 250
grammes sont de très-belles truffes; il y en a
de plus légères; il y en a de plus lourdes;
parmi ces dernières on en cite qui pèsent jusqu'à 500 grammes. Suivant Bresl et Keiler,
Haller parle d'une truffe pesant 7 kilogr. Ci-
carellus en aurait même trouvé deux, dans le
territoire de Cassiano, dont l'une pesait 25
et l'autre 30 kilogr. : il est bien difficile d'a-
jouter foi à ces trois dernières assertions.

Les meilleures truffes sont celles qui sont
le moins chargées de terre; qui sont bien mûres, vulgairement parlant; bien fraîches; qui
n'exhalent aucune odeur anormale, qui sont de
grosseur moyenne; légères, relativement à
leur volume; élastiques sous le doigt, lorsqu'on l'appuie dessus, etc.

Les truffes sont fort recherchées et sont
l'objet d'un commerce fort important. Elles
sont stimulantes, nourrissantes, échauffantes,
et passent pour être aphrodisiaques; elles se
digèrent difficilement par les estomacs qui ne
sont pas robustes. Il est des constitutions qui
ne s'en accommodent pas du tout; c'est l'expérience qui doit guider à cet égard; les
convalescents doivent s'en abstenir complétement. Les préparations diverses que leur
fait subir l'art gastronomique les rend moins
indigestes; cependant, il ne faut pas en abuser.

Il y a plusieurs espèces de truffes parmi
lesquelles nous signalerons.

Le *tuber cibarium*, Sibth., ou *truffe noire*,
qui est la plus commune en France. Cette espèce est caractérisée par un réceptacle noir,
recouvert de verrues prismatiques; son parenchyme est compacte, de couleur d'abord

blanche, puis d'un gris roussâtre, et enfin noi-râtre ; traversé en tous sens par un grand nombre de veines blanches qui s'anastomosent. Lorsque cette truffe est arrivée à son état parfait, elle est douée d'une saveur et d'un arome extrêmement agréables, et bien propres à faire naître le désir dans l'âme des gourmands. Quand elle est encore jeune, son parenchyme est blanc, dur, sans saveur ni odeur ; en cet état, elle constitue ce que l'on nomme la *truffe blanche* ; est on ne peut plus indigeste, et trop dépourvue des qualités qui la font rechercher pour que l'on risque de se rendre malade en la mangeant. Quand les truffes sont vieilles, il faut se garder de les manger ; on les reconnaîtra facilement par l'odeur de vieux fromage qu'elles exhalent. Quand elles se putréfient elles deviennent très-fétides. Parmi les truffes il en est qui, sans qu'on sache pourquoi, ont une odeur de musc, de bouc, ou d'ail ; il ne faut pas non plus les employer.

Le *tuber griseum*, Borch. ; auquel on donne les noms de *truffe grise*, *truffe blonde*, *truffe à l'ail*, est très-commune en Piémont. Cette truffe, quoique en grande réputation est cependant souvent repoussée par beaucoup d'amateurs à cause de son odeur d'ail que l'haleine conserve assez longtemps. On trouve cette espèce à une assez grande profondeur relative, sous terre ; c'est à l'ombre des chênes, des peupliers et des saules qu'elle semble se complaire le plus. Elle est de forme arrondie, allongée, aplatie ; très-rarement lobée ; son parenchyme est grisâtre, quelquefois rouge, traversé dans toutes les directions par des veines nombreuses qui s'anastomosent très-fréquemment ; sa surface est gris-sale ou rousse, douce, lisse, et comme savonneuse au toucher ; son volume est variable depuis la grosseur d'une noix jusqu'à celle d'une pomme ordinaire ; enfin, dans cette espèce, on trouve le plus souvent les individus isolés.

Cet ouvrage n'étant point un ouvrage scientifique, nous nous abstiendrons d'entrer dans de plus amples détails à ce sujet ; renvoyant aux traités spéciaux pour ce qui concerne le *tuber brumale*, *æstivum*, *oligosporum*, *mesentericum*, *fœtidum*, *borchii*, *maculatum*, *ferrugineum*, *macrosporum*, *nitidum*, *rufum*, *excavatum*, etc., et les espèces, telles que : la *truffe blanche* (*tuber album*). La *terfez des Arabes* (*tuber niveum*) ; la *truffe musquée* (*tuber moschatum*), etc., ont été rangées dans d'autres genres par les auteurs modernes.

Les truffes nous viennent de Périgueux ;
Cahors (Lot) ;
Angoulême (Charente) ;
Tulle (Corrèze) ;
Civray (Vienne).
La truffe est un des plus honorables excipients de la haute cuisine, par l'incomparable saveur qu'elle communique aux productions animales ou végétales auxquelles on l'associe. Servie séparément, c'est un entremets du plus grand luxe, et celui auquel les gourmets les plus distingués donnent la préférence pendant quatre mois de l'année.

Ce sont ordinairement les cochons qu'on emploie à découvrir les truffes. Ces animaux les aiment et les recherchent naturellement ; la finesse de leur odorat, jointe à leur prédilection pour ces tubéracées, en fait, en ce genre, les meilleurs explorateurs connus.

Il n'y a pas que l'homme qui recherche les truffes comme aliment, beaucoup d'animaux, sans parler du cochon, trouvent, à ce qu'il paraît, un certain charme dans leur suave arome ; les cerfs, les sangliers, les chevreuils, les blaireaux, les mulots, voire même les limaces et beaucoup d'insectes, se délectent gratis de ce précieux tubéracée que nous payons bien cher, nous autres pauvres humains !

On croit que les pluies d'orage favorisent beaucoup l'accroissement de volume des truffes. Les anciens croyaient que le tonnerre était très-favorable à la formation des truffes, et que quand il avait tonné elles étaient plus abondantes. Rien n'est plus douteux que cette assertion. Les truffes commencent à se développer au printemps, époque où les orages sont rares : et si l'électricité peut avoir quelque influence, elle ne ferait tout au plus qu'accélérer l'accroissement et la maturité des truffes, mais non leur formation primitive.

On connait trois variétés principales de truffes, la blanche, la rouge et la noire. La première est la moins estimée, la seconde la plus rare, la troisième est incontestablement la meilleure.

Les truffes arrivées à leur point de maturité (et c'est alors qu'on les récolte) sont difficiles à conserver ; on y parvient beaucoup mieux en les laissant entourées de leur terre natale, qu'en les en débarrassant par le lavage. C'est donc à la terre qui les entoure que nous devons l'avantage de les avoir saines et parfumées. Il faut manger les truffes fraîches et dans leur saison ; toutes celles qui sont conservées, soit dans le sable, soit dans l'huile, le vinaigre, l'eau-de-vie, etc., perdent absolument leur arome et leur saveur dont ces divers prétendus préservatifs s'emparent. Elles deviennent donc absolument inodores, et il en est de même des truffes séchées.

L'argile sèche et pulvérisée est la substance qui convient le mieux pour les faire voyager sans altérer leurs qualités.

L'arome des truffes et la légère substance astringente que leur pulpe renferme concourent singulièrement à la conservation des viandes ; on peut maintenir fraîche pendant plus d'un mois et demi une dinde, ou toute autre volaille bourrée de truffes, qui autrement se corromprait en moins d'une semaine.

Le parfum de la truffe est d'une nature si subtile, qu'il s'exhale abondamment ; une livre de ce tubercule suffit pour parfumer une atmosphère assez étendue, mais une forte chaleur le dissipe, aussi les bons cuisiniers ont-ils l'attention de ne pas faire bouillir longtemps les divers ragoûts dans lesquels ils les introduisent.

La truffe joue le principal rôle dans les émincés, les sautés, les suprêmes au premier service, dans les cardes, et dans les œufs brouillés au second; une dinde aux truffes est un rôti du plus grand luxe; et un pâté, soit de gibier, soit de foie gras aux truffes, le vrai paradis de ce bas monde.

Les truffes sont l'un des mets les plus distingués que l'opulence puisse offrir à la sensualité.

Truffes A LA CENDRE. Vos truffes étant bien appropriées, enveloppez-les dans des bardes de lard préalablement salées et poivrées; recouvrez le tout successivement de quatre feuilles de papier; trempez dans l'eau fraîche; faites cuire sous la cendre très-chaude; au bout d'un quart-d'heure retirez les truffes, enlevez les deux premières feuilles de papier et servez avec les deux autres. *Entrée.*

Truffes AU COURT-BOUILLON. Après avoir nettoyé vos truffes, mettez-les cuire avec du vin de Bordeaux, des oignons piqués de clous de girofle, laurier, ciboules, sel et poivre; quand elles sont cuites, retirez-les; essuyez-les et dressez-les en buisson sur une serviette. *Entrée.*

Truffes AU VIN DE CHAMPAGNE. Foncez une casserole avec des tranches de veau et de jambon; placez dessus vos truffes pelées; ajoutez un bouquet, quelques champignons, du sel, du poivre, du lard fondu; couvrez le tout de bardes de lard; mouillez avec du bon vin blanc de Champagne; faites cuire à petit feu, puis servez vos truffes sur leur fond de cuisson passé, dégraissé et réduit. *Entremets.*

Truffes EN ROCHER. Faites une abaisse de feuilletage que vous enduirez d'une farce faite avec des truffes et du lard hachés et pilés; posez dessus de belles truffes du Périgord ou du Dauphiné que vous aurez préparées, puis maniées avec une partie de cette même farce; dressez votre rocher en lui donnant une forme pyramidale; cela fait, couvrez le tout d'une grande barde de lard, puis d'une seconde abaisse de pâte très-mince dans laquelle vous pratiquerez un petit trou, à la partie supérieure; les aspérités doivent simuler une roche; on dore la pièce; on la met pendant une heure au four assez chaud; on la retire; on trace avec la pointe d'un couteau une espèce de couvercle que l'on enlève pour retirer le lard; on remet ce couvercle et on sert très-chaud cet *entremets.*

EMINCÉ DE TRUFFES. — Après avoir coupé vos truffes en tranches ou lames minces, passez-les au beurre; ajoutez sel et gros poivre, persil et échalotes hachés; mouillez avec du jus, du consommé et du vin blanc de bonne qualité, et quand vous êtes pour servir, liez avec du beurre ou un peu d'huile. *Entrée.*

Truite (*Salar*). Genre de poissons osseux de l'ordre des malacoptérygiens abdominaux et de la famille des saumons. Les truites sont d'excellents poissons qui se trouvent en abondance dans les eaux douces (rivières, lacs, ruisseaux) d'Europe; elles manquent dans les fleuves. Parmi les espèces, nous signalerons la *truite vulgaire* (*salar ausonii*, Val.), qui est très-commune dans les rivières qui jettent leurs eaux dans la Seine et dans la Marne. Ce poisson est sain, d'un goût agréable; il est fort recherché et d'assez facile digestion pour les estomacs qui fonctionnent bien.

Les convalescents et les estomacs très-délicats ne s'en accommodent pas toujours.

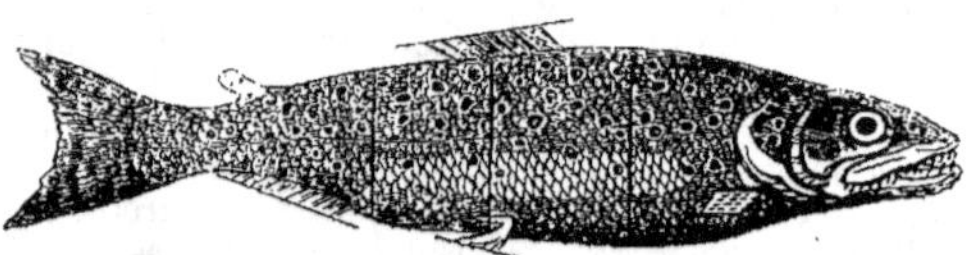

La truite et l'ombre-chevalier, lorsqu'elles sont issues du lac de Genève, sont un manger divin, mais c'est une jouissance fort rare. Ces belles truites cuites dans un savant court-bouillon et mangées avec une sauce à la génevoise, qui rappelle leur origine et qui leur convient plus que toute autre, honorent les tables les plus recherchées; les ombres s'apprêtent et se mangent de même.

La truite de 20 à 25 centimètres se sert comme le saumon sur une serviette avec du persil autour; on la partage entre trois ou quatre personnes au plus, en la coupant d'un seul coup dans toute son épaisseur; on ébarbe les nageoires et l'on ne touche pas à la queue qui reste entière.

Truite AU COURT-BOUILLON. Après avoir vidé et lavé une belle truite, ficelez-lui la tête et la mettez cuire dans un court-bouillon composé de vin blanc, d'oignons en tranches, thym, laurier, persil, clous de girofle, sel; quand le poisson est cuit, dressez-le sur une serviette sur laquelle vous déposerez un lit de persil bien vert et bien frais, et servez-la avec une partie du court-bouillon réduit et lié avec un peu de beurre manié de farine, que vous mettrez dans une saucière, à proximité du poisson. *Entrée.*

Truites A LA CHAMBORD. Echaudez vos truites à l'eau bouillante; retirez-en la peau; lavez-les ensuite à plusieurs eaux ; quand elles sont bien égouttées, piquez-les avec des truffes coupées en gros clous et faites-les cuire dans une bonne marinade au vin ; quand vous êtes pour les servir, égouttez vos truites; dressez-les sur un plat; garnissez-les de ris de veau piqués et glacés, de pigeons innocents, de quenelles bigarrées, de belles écrevisses et versez par-dessus un bon ragoût à la financière. *Entrée.*

Truites A LA HUSSARDE. Dépouillez-les: remplissez-leur le corps de beurre assaisonné et manié de fines herbes; faites-les mariner, griller et servez-les avec une sauce poivrade.

On fait encore avec les truites des sautés, des pâtés. — Voy. ces mots. *Entrée.*

Truites A LA SAINT-FLORENTIN (*Formule de l'ancien hôtel de la Reynière*). Ayez de très-belles truites; après les avoir vidées, emplissez la cavité abdominale avec du beurre manié de fines herbes, sel et poivre: faites-les cuire dans une poissonnière, dans de bon vin blanc en quantité suffisante pour qu'il dépasse de 3 centimètres le poisson; ajoutez une croûte de pain, des oignons , un bouquet, clous de girofle, muscade, sel et poivre; faites cuire à feu clair afin que le vin s'enflamme; lorsque la flamme commence à diminuer, mettez du beurre et vannez avant de servir ce délicieux mets. *Entrée.*

Truites FRITES ET FARCIES. Remplissez le corps de vos truites avec une farce composée de truffes coupées en gros dés, quenelles de carpes et champignons; ficelez les têtes des truites et faites-les cuire au court-bouillon ; faites-les refroidir et égoutter; panez les deux fois à l'œuf; faites-les frire et servez-les avec une sauce aux tomates. *Entrée.*

Truites (Pâté de). Les fleuves des Vosges contiennent beaucoup de truites d'une délicatesse exceptionnelle, provenant sans doute du voisinage des sources de Plombières, dont la fraîcheur et la limpidité suffisent pour les attirer.

Ces truites, à moitié cuites au vin blanc, achevant ensuite leur cuisson dans une croûte délicieuse et particulière, les font rechercher des visiteurs des eaux thermales de Plombières. M. Louis a donné à l'habile inventeur un moyen de compléter ce pâté qui, précédemment, n'était composé que de la truite et de la croûte sans garniture; actuellement ces pâtés sont garnis d'une farce analogue au poisson et qui rend le pâté encore plus délicat. *Entremets.*

Turbot (*Pleuronectes maximus* de Linné ; *passer* des auteurs modernes). Genre de poissons osseux de l'ordre des malacoptérygiens subbrachiens et de la famille des pleuronectes ou poissons plats. Le turbot est de forme rhomboïdale ; son corps est hérissé de petits tubercules calcaires, étoilés à leur base et beaucoup plus abondants du côté brun que du côté blanc.

Il y a des turbots sur toutes les côtes de l'Europe et dans toute la Méditerranée. Ce poisson est fort recherché, surtout celui qui vit sur les côtes rocheuses, qui est plus ferme et de bien meilleur goût que celui des plages vaseuses; il se digère généralement bien et convient en quantité modérée aux estomacs délicats et aux personnes en convalescence.

Il y a plusieurs espèces de turbots dans l'Inde et en Amérique, qui tous sont de beaux et excellents poissons. La *barbue* (*pleuronecte rhombus, passer rhombus*) est une espèce du genre *passer*, que l'on trouve partout où se trouve le turbot; le corps de la barbue est plus ellipsoïde que celui du turbot; sa peau n'a point de tubercules; elle atteint la même taille que le turbot; sa chair est plus légère, de plus facile digestion et tout aussi estimée que celle du turbot. — Voy. *Barbue.*

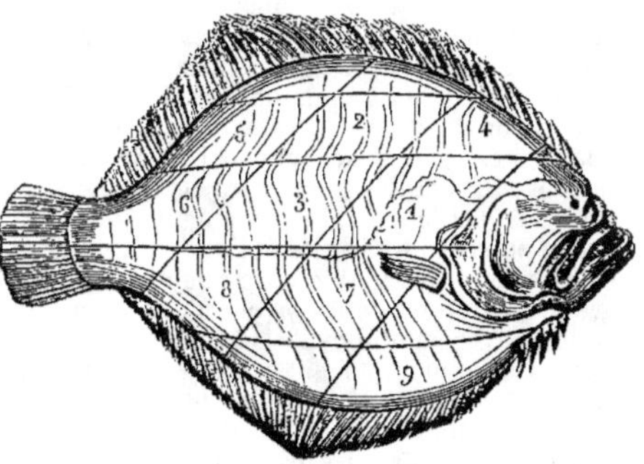

Le turbot surnommé, à cause de sa beauté, le faisan de la mer, et qui mérite, par sa majestueuse amplitude, le titre de *roi du carême*, se sert ordinairement au court-bouillon ; c'est la manière la plus vieille de le manger dans son entier; il cesserait d'être l'honneur et la gloire d'une table somptueusement servie si on le divisait avant de l'y placer. Un beau cordon de persil à l'entour, une sauce au beurre servie à part, voilà ses seuls accompagnements. Ceux qui veulent varier les services l'apprêtent à la hollandaise, à la minute, à la Périgord, à la reine, à la Sainte-Ménehould, au coulis d'écrevisses, en casserole, aux laitances de carpe, etc.; mais tout cela nous paraît moins noble qu'un turbot au court-bouillon; il a la simplicité des héros comme il en a la majesté, et toute espèce de parure l'offense plus qu'elle ne l'honore; mais le lendemain de sa première apparition c'est autre chose; on peut se permettre alors de le déguiser; ses excellentes qualités le feront assez reconnaître. Le meilleur de ces déguisements, consiste à le mettre en Béchamel, préparation ainsi appelée du nom du marquis de Béchamel, maître-d'hôtel de Louis XIV, son inventeur, et qui s'est immortalisé à jamais par ce seul ragoût.

Les gourmets font cuire le turbot dans une

quantité suffisante d'excellent lait avec addition d'un peu de sel : cette méthode est parfaite pour ajouter encore à la délicatesse de la chair de ce poisson de choix.

Un turbot d'environ 45 centimètres de longueur peut se servir pour une table de sept à huit couverts.

On commence par tracer perpendiculairement la ligne du milieu jusqu'à l'arête ; on divise ensuite les portions et on les présente dans l'ordre indiqué par les chiffres.

Lorsqu'on veut le servir à un plus grand nombre de personnes, on enlève l'arête et on opère pour la seconde moitié comme pour la première.

Le numéro 9 est considéré comme le morceau le plus fin et le plus délicat.

Lorsque vous voulez servir comme entrée au premier service un beau turbot en entier, choisissez-le bien blanc, bien gras, bien épais et très-frais ; videz-le, et, après l'avoir bien lavé en dedans et au dehors, fendez-le sur le milieu du dos, de 9 à 12 centimètres, plus près de la tête que de la queue ; relevez les chairs des deux côtés ; supprimez une partie des vertèbres avec les arêtes sur le trajet de l'ouverture ; arrêtez la tête avec une aiguille et de la ficelle passée entre l'arête et l'os de la première nageoire ; frottez tout le corps de votre turbot avec du citron et mettez-le cuire dans une turbotière avec moitié eau salée et moitié lait ; ajoutez à ce mouillement un peu d'écorce de citron et faites partir sur un feu vif ; aussitôt que l'ébullition commence, couvrez votre feu et achevez la cuisson sans faire bouillir ; couvrez le turbot d'une feuille de papier beurré et laissez-le chaudement dans son assaisonnement ; un quart d'heure avant de le servir, égouttez le poisson ; posez-le sur un plat garni d'une serviette ; placez sur le milieu du plat et sous la serviette, une botte de persil pour faire bomber le milieu du turbot ; entourez votre turbot de persil et servez-le accompagné de deux saucières, dont l'une sera garnie d'une sauce blanche aux câpres, et l'autre d'une sauce piquante ou au coulis gras ou au jus de poisson ; on peut servir encore ce poisson avec une sauce jaune à la hollandaise, une sauce aux huîtres, une sauce aux tomates, au gras, une sauce blanche au raifort épicé ou une sauce au beurre de homard ou au hachis de ce crustacé. *Relevé.*

Turbot A LA BÉCHAMEL. Levez les chairs d'un turbot de desserte, et, après les avoir parées, dressez-les sur un plat et versez dessus une béchamel. *Entrée.*

Turbot A LA RÉGENCE (*Ancienne formule du Palais-Royal*). Faites cuire dans une casserole deux ou trois livres de veau coupé en tranches ; bardez ces tranches de lard ; ajoutez un bouquet de persil, fines herbes, laurier, oignons, clous de girofle, sel et poivre ; faites suer, et, lorsque le tout est attaché, mettez du bon beurre et un peu de farine ; faites un roux que vous mouillerez avec du bouillon ; quand vous vous serez assuré que rien ne tient au fond de la casserole, bardez votre turbot ; faites-le cuire avec une bouteille de vin de Champagne ou autre vin blanc, et avec le jus de veau, en ayant soin de placer le veau par-dessus ; quand le turbot est cuit, laissez-le mijoter sur des cendres chaudes, puis le servez avec un ragoût d'écrevisses, lié d'un coulis d'écrevisses, que vous verserez sur votre poisson. *Entrée.*

Turbot A LA SAINTE-MÉNEHOULD. Faites cuire à moitié votre poisson bien préparé, comme il a été dit, dans du vin blanc et du lait avec addition de beurre, sel, fines herbes et coriandre ; dressez votre turbot et, après l'avoir pané, faites-lui prendre couleur au four ou sous un four de campagne ; servez avec une sauce aux anchois. *Entrée.*

Turbot AU GRATIN. Votre turbot étant cuit au court-bouillon et refroidi, enlevez-en les chairs et les mettez dans une béchamel maigre ; faites chauffer et dressez sur un plat qui aille au feu ; saupoudrez de mie de pain et de parmesan râpé ; versez dessus du beurre fondu ; mettez le plat sur un feu modéré avec un four de campagne par-dessus, et quand votre poisson est de belle couleur, servez-le. *Entrée.*

Turbot EN BAYONNAISE. Après avoir levé les filets d'un turbot de desserte, ôtez-en la peau ; parez-les ; donnez-leur la forme d'un cœur ou d'un rond ; mettez-les dans un vase avec sel, gros poivre, huile et vinaigre à l'estragon, ravigote hachée ; quand tout est bien assaisonné, faites avec vos morceaux de poisson une couronne sur un plat ; entourez cette couronne d'un cordon d'œufs durs que vous décorerez avec des filets de cornichons et d'anchois, des feuilles d'estragon, des betteraves, des câpres, des truffes ; entourez votre plat de croûtons de gelée et mettez une bayonnaise blanche ou verte au milieu de votre couronne de filets. *Entrée.*

Turbotin. — Voy. *Barbue.*

Turckeim (Vin de), Alsace (Haut-Rhin). Blanc, 2e classe ; 13 à 14 degrés.

Ulluque (*Ullucus*). Genre de la pentandrie monogynie et de la famille des portulacées, tribu des calandriniées. L'*ulluque tubéreux* (*ullucus tuberosus*), appelé dans le Pérou *ulluco*, *olluco*, *melloco*, est une plante herbacée, vivace, qui est l'objet d'une importante culture dans toute la région du haut Pérou et de la Bolivie où ses tubercules, volumineux, jaunes, lisses et analogues à la pomme de terre, constituent un aliment estimé des naturels de ces pays.

Depuis quelques années, les botanistes d'Europe pensent sérieusement à y introduire l'ulluque tubéreux ; déjà des essais de culture ont été suivis de résultats assez heureux, mais qui ne sont pas encore bien concluants. L'observation a fait connaître que les tubercules de l'ulluque, dont l'adoption serait fort utile comme aliment, ont cependant l'inconvénient de ne pas se conserver plus de trois à quatre mois, encore faut-il les tenir en lieu sec et frais. D'après M. Masson, jardinier de la société d'horticulture de Paris, les feuilles de l'ulluque tubéreux pourraient être introduites dans l'alimentation pour servir en guise d'épinards ; cet avantage ajouterait sans doute beaucoup à l'importance de cette plante ; mais il s'en faut que tout soit dit à ce sujet.

Umble. Ce nom est celui d'une espèce de saumon que l'on trouve communément dans l'est de la France, dans le Tyrol et en Russie, *salmo umbla*, On lui donne encore celui d'*omble* ou d'*ombre* auquel on ajoute souvent l'épithète de *chevalier*. — Voy. *Omble*.

Usquebauch. Liqueur écossaise composée de cannelle, fleur de lavande, girofle, anis étoilé, noix muscade, cardamome, alcool, eau.

Cette liqueur est fort stimulante ; elle peut néanmoins avoir par cela même une utilité assez grande pour faciliter des digestions laborieuses chez les personnes dont l'estomac est débilité, ou qui sont sujettes aux flatuosités. Dans la période algide (froide) du choléra, son usage pourrait produire une excitation salutaire, mais dans tous les cas, il est bon de n'en faire qu'un usage très-modéré ; les personnes très-excitables doivent s'en abstenir.

Ustensiles DE CUISINE. — Voy. *Cuisine*.

Vache (*Vacca*), Nom donné à la femelle du taureau. La chair de la vache est souvent vendue dans les boucheries pour celle de bœuf ; elle reçoit les mêmes préparations culinaires ; mais il s'en faut qu'elle soit aussi savoureuse que celle de ce dernier ; néanmoins elle est saine. Les vaches que l'on tue pour la consommation, sont généralement des vaches devenues très-grasses et qui ne donnent plus assez de lait pour la dépense qu'elles occasionnent ; alors les fermiers ou les nourrisseurs les vendent aux bouchers qui les débitent aux consommateurs. Dans les campagnes, on ne mange guère que de la vache, et cet utile animal, outre la chair passable qu'il fournit, est d'une immense importance considéré au point de vue de son lait, dont les usages sont trop connus pour que nous entrions dans de plus amples détails à ce sujet.

Val de Pegnos (Vin de), Espagne : il contient 18 à 19 degrés d'alcool.

Vandoise. C'est le nom vulgaire d'une able. Ce poisson est assez agréable ; il se digère bien et convient aux estomacs les plus délicats, de même qu'aux personnes en convalescence.

Vanille (*Vanilla*). C'est le fruit du vanillier. Genre de la gynandrie diandrie et de la famille des orchidées, sous-ordre des aréthusées. Ce sont des plantes herbacées parasites, grimpantes, qui croissent dans l'Amérique méridionale, au Brésil, au Mexique et au Pérou. Leur fruit est une capsule très-allongée, siliquiforme, à parois épaisses et charnues. Chez certaines espèces, ce fruit renferme une pulpe d'un parfum délicieusement suave ; il est rempli de graines nombreuses et petites. Ces capsules constituent ce que l'on nomme dans le commerce la *vanille*.

Le commerce tire principalement sa vanille du Mexique. Les capsules qui doivent être exportées sont toujours cueillies avant leur parfaite maturité, et elles subissent une préparation qui consiste à les frotter d'huile de ricin ou autre, afin qu'elles ne s'ouvrent pas, et à les faire sécher convenablement.

La vanille est stimulante et excitante ; elle est d'un usage fréquent dans toutes les préparations gastronomiques qui relèvent de l'office ; les glaciers, les confiseurs, les chocolatiers, les pâtissiers, etc.; l'emploient journellement. Il ne faut pas abuser de son emploi quelqu'agréable qu'il soit.

Vanneau (*Vanellus*). Genre d'oiseaux de l'ordre des échassiers et de la famille des pressirostres de G. Cuvier, ou de celle des charadridées de Ch. Bonaparte.

La chair des vanneaux, lorsque ces oiseaux sont jeunes et gras, est fort estimée, elle est réparatrice, de facile digestion, et convient à presque tous les estomacs. Les convalescents, même, peuvent en faire un usage modéré.

Le vanneau ne se vide pas ; on le mange, le plus ordinairement, rôti et servi sur des tranches de mie de pain frites dans le beurre et laissées dans la lèchefrite pendant la cuisson du vanneau qui les arrose de son jus.

Les œufs de vanneau sont excellents et fort recherchés. *Rôt.*

Vauvert (Vin de), Languedoc : il contient 17 à 18 degrés d'alcool.

Veau (*Vitulus*). C'est le petit de la vache. La chair de veau est peu nourrissante, relâchante et d'assez difficile digestion.

On distingue dans le veau, le *cuisseau*, la *noix*, le *filet*, le *rognon*, les *côtelettes couvertes* et *découvertes*, et enfin le collier. Les morceaux les plus distingués sont le *filet*, le *rognon* et *la longe ;* viennent ensuite la *noix* et les *côtelettes ;* la figure ci-jointe indique la place de ces différents morceaux.

Les meilleurs veaux sont ceux de Pontoise, de Rouen, de Caen et de Montargis. Le veau tué avant l'âge de six semaines n'offre qu'une chair flasque, fade et aqueuse ; c'est alors seulement qu'il a acquis ce degré de force, de blancheur et d'embonpoint nécessaire à sa perfection. Le morceau du rognon passe pour le plus honnête : c'est vraiment une poularde à quatre pieds, et la substance même de ce rognon offre incontinent la ressource d'un entremets sous le nom d'omelette. Mais le *morceau d'après*, quoique moins somptueux, n'est assurément pas à rejeter ; beaucoup d'amateurs le préfèrent, parce qu'il est moins gros, plus en chair et d'un goût plus relevé. Il est un moyen de tout concilier, c'est de servir, dans son entier, la longe qui réunit les deux morceaux.

Le veau se prête à tant de métamorphoses,

que l'on peut, sans l'offenser, l'appeler le caméléon de la cuisine. Qui n'a mangé des têtes de veau au naturel, bouillies simplement avec leur peau et relevées par une sauce aiguisée? C'est un mets aussi sain qu'agréable, et que la cuisinière la plus novice peut servir avec succès. Les pieds de veau à la poulette, frits, au gratin, etc.; les cervelles de veau sous les mêmes apprêts et dénominations; les ris de veau en fricandeau, piqués en fin, offrent autant d'entrées bienfaisantes, que l'art du cuisinier varie plus ou moins, pour la satisfaction de sa gloire et la prospérité de notre appétit.

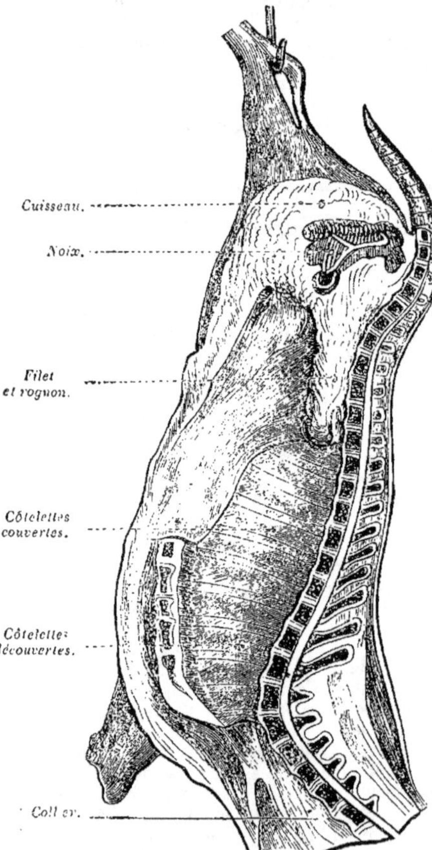

Nous ne parlons ni du foie, ni de la fraise, ni des oreilles qui partagent, avec les précédentes issues, l'honneur de parer nos tables. Qui ne connaît les foies de veau à la bourgeoise, le mets le plus ordinaire et le plus compact des tables sans prétention? la fraise, cuite à l'eau et mangée au vinaigre, est une nourriture aussi saine qu'agréable, et renferme un mucilage ami des poitrines délicates. Les oreilles de veau ont, de commun avec les pieds et les cervelles, l'avantage de pouvoir être frites ou mangées à la poulette; et de plus elles se laissent farcir, accommoder aux pois, aux oignons, au fromage, etc. Il n'est pas jusqu'à la langue et même aux yeux du veau qui ne se disputent la gloire de réveiller la sensualité de l'homme; enfin la fressure (qui, comme l'on sait, comprend le cœur, le mou et la rate), sans être un mets bien recherché, se prête à tous les caprices d'un cuisinier profond, et peut, sous divers déguisements, tromper encore notre appétit et même le réveiller.

LONGE DE VEAU RÔTIE. — Ayez une belle longe de veau de Pontoise ou de Montargis; parez-la, assujettissez-la, au moyen d'attelets, sur votre broche; enveloppez cette longe de feuilles de papier beurré, et, au bout de trois heures environ de cuisson, servez-la sur son jus.

Pour faire rôtir un morceau de veau de 2 kilos, il faut :

A la broche devant la cheminée.....................	2 h.	m.
Dans la cuisinière devant la cheminée.................	1	30
Dans la cuisinière devant la coquille..................	1	20

Et pour 1 kilo :

A la broche devant la cheminée.....................	1	
Dans la cuisinière devant la cheminée.................		45
Dans la cuisinière devant la coquille..................		40

NOIX DE VEAU A LA BOURGEOISE. — Ayez une belle noix de veau; battez-la entre deux linges avec le plat d'un couperet; piquez-la de lard assaisonné, en ayant soin de ne pas endommager la panoufle. Beurrez une casserole et la foncez de lard et de parures de veau; placez-y votre noix avec un bon verre de consommé, un bouquet de persil et de ciboules, quelques oignons et quelques carottes; couvrez-le tout d'un rond de fort papier beurré; faites partir à feu vif, puis couvrez-la et la mettez sur la *paillasse* feu dessus, feu dessous; laissez cuire pendant deux heures environ, plus ou moins, selon la grosseur de la noix; quand elle est cuite, égouttez-la et la glacez; passez son fond de cuisson; faites-le réduire; quand il est tombé à glace, ajoutez-y deux cuillerées à dégraisser d'espagnole, ou, à défaut de cette sauce, un petit roux mouillé avec du vin blanc et autant de bon bouillon; détachez-bien la sauce de la casserole, dégraissez-la et la liez avec la moitié d'un pain de beurre; versez cette sauce sur votre noix.

Vous pouvez servir ce mets sur des ragoûts de légumes, tels que petites racines tournées, oignons en purée, montants de cardes, oseille, chicorée, épinards, etc.

RAGOUT DE VEAU A LA BOURGEOISE. — Mettez dans une casserole un morceau de beurre et de la farine; remuez bien et faites roussir si vous voulez faire un ragoût au brun; si c'est un ragoût au blanc et que vous deviez lier avec des jaunes d'œufs, ne laissez pas le roux se colorer. Mettez, dans votre roux, la viande; retournez-la jusqu'à ce qu'elle soit bien ferme; mouillez avec de l'eau chaude; ajoutez sel, poivre, thym et laurier; laissez bouillir pendant une heure et joignez à ce ragoût des oignons, des champignons, des morilles, des petites carottes tournées, des pois, etc.

FRICANDEAU. — Ayez une belle noix de veau; piquez-la d'un côté avec de gros lardons, et de l'autre avec du lard fin. Mettez dans une casserole des parures de viandes et de lard; ajoutez oignons, carottes, bouquet garni, clous de girofle, placez votre veau par-dessus; mouillez avec du bouillon et laissez cuire pendant deux ou trois heures, ayant soin d'arroser, de temps en temps, le veau avec le fond de cuisson. Lorsque le fricandeau est cuit, retirez-le et le déposez sur un plat; passez le mouillement au tamis, après l'avoir dégraissé; mettez-le dans une autre casserole, et faites-le réduire jusqu'à l'état de glace; mettez-y alors votre fricandeau du côté du lard fin, pour le glacer, dressez-le quand il a pris une belle couleur; détachez la glace qui se trouve dans la casserole en y ajoutant un peu de coulis et très-peu de bouillon, et servez le fricandeau sur cette sauce ou gardez-la pour assaisonner un ragoût de chicorée, d'oseille, d'épinards, etc., que vous servirez alors sous le fricandeau.

CÔTELETTES DE VEAU EN PAPILLOTTES. — Procurez vous de belles côtelettes de veau, les premières après les fausses côtes, parez-les; faites-les revenir dans le beurre; ajoutez-y parties égales de persil, ciboules et champignons hachés, un peu de lard râpé, sel, poivre, fines épices; laissez cuire tout doucement les côtelettes; quand elles sont cuites; retirez-les et laissez-les refroidir. Mettez dans votre ragoût de fines herbes une quantité suffisante d'espagnole et de velouté; faites réduire cette sauce; liez-la avec des jaunes d'œufs et laissez la refroidir à son tour. Prenez des feuilles de papier blanc, donnez-leur la forme d'un petit cerf-volant, huilez-les des deux côtés; posez dessus une barde mince de lard; déposez sur ce lard une demi-cuillerée à bouche de la sauce refroidie; placez votre côtelette; mettez dessus une seconde demi-cuillerée de la même sauce, par-dessus une nouvelle barde mince de lard, et enfin un second papier; fermez la papillote; ficelez l'extrémité, du côté du haut de la côte; répétez l'opération pour chacune de vos côtelettes; mettez-les prendre couleur sur le gril; quand vous pensez qu'elles sont à point, retirez-les, ôtez la ficelle et servez.

CÔTELETTES DE VEAU PANÉES ET GRILLÉES. — Choisissez six belles premières côtelettes, plus ou moins selon le besoin, et, après les avoir parées, aplaties et salées, trempez-les dans du beurre tiède et les panez; mettez-les sur le gril; retournez-les et arrosez-les souvent avec un peu de beurre tiède; quand elles sont cuites et d'une belle couleur, dressez-les et les saucez avec un bon jus, une poivrade acidulée de jus de citron, une sauce au pauvre homme, etc.

CÔTELETTES DE VEAU A LA SINGARAT. — Apprêtez-les comme les *côtelettes panées et grillées*. Coupez en lardons, de la langue à l'écarlate; faites tiédir un peu de lard râpé, sautez dans ce lard vos lardons de langue; assaisonnez de poivre fin et d'un peu de muscade râpée; laissez refroidir les lardons et servez-vous-en pour piquer vos côtelettes d'outre en outre. Faites roidir vos côtelettes dans du beurre que vous aurez mis dans une casserole; retirez-les pour les parer de nouveau; foncez cette casserole des parures de la langue, de bardes de lard et de quelques tranches de jambon; ajoutez un peu de basilic; posez sur le tout vos côtelettes; couvrez-les de bardes de lard, puis de quelques oignons et de quelques carottes coupées en tranches; mouillez avec du consommé; faites aller vos côtelettes à feu doux, dessus et dessous, pendant environ deux heures; quand elles sont cuites, égouttez-les, glacez-les; passez le mouillement au tamis de soie; mettez dans une casserole quelques cuillerées à dégraisser de grande espagnole, la même quantité et un quart en plus du mouillement; faites réduire à moitié; dressez vos côtelettes ainsi que la sauce réduite sur un plat et servez.

BLANQUETTE DE VEAU. — Prenez du maigre d'un rôti de veau de desserte; coupez cette chair par tranches minces que vous aplatirez, parerez, etc.; faites réduire du velouté en quantité suffisante; faites chauffer dedans vos émincés de veau, liez votre sauce avec des jaunes d'œufs et un petit morceau de bon beurre; ajoutez-y un peu de jus de citron ou de verjus, du persil et des ciboules hachés, et, si vous voulez, des émincés de truffes cuites d'avance dans du consommé ou dans un court-bouillon.

On peut, si l'on veut, servir cette blanquette dans un vol-au-vent.

TENDRONS DE VEAU AU BLANC. — Foncez une casserole de bardes de lard et de parures de veau; posez dessus vos tendrons préalablement parés, dégorgés, blanchis et refroidis; ajoutez bouquet assaisonné, quelques carottes, autant d'oignons, des tranches de citron; mouillez votre ragoût avec du consommé ou du bouillon; faites bouillir; conduisez à feu modéré et terminez en liant la sauce avec des jaunes d'œufs.

POITRINE DE VEAU AUX PETITS POIS. — Coupez par morceaux une poitrine et, après l'avoir fait blanchir, faites-la revenir dans le beurre; mettez de la farine et remuez bien; mouillez avec du bouillon; ajoutez bouquet garni et poivre. Calculez le temps qu'il faut pour faire bien cuire vos pois et mettez-les pour qu'ils se trouvent à point en même temps que votre viande; mettez dedans un peu de sucre et un peu de sarriette; puis liez avec des jaunes d'œufs et servez.

ÉPAULE DE VEAU RÔTIE. —Après avoir paré une épaule de veau, mettez la cuire à la broche, et quand elle est arrivée à son point, servez-la sur son jus.

TÊTE DE VEAU AU NATUREL. — Faites dégorger une tête de veau, échaudez-la, faites-la blanchir à l'eau bouillante; puis jetez-la dans l'eau froide; enlevez les os du sommet de la tête ainsi que la mâchoire supérieure; reformez le mieux possible cette tête, frottez-la avec du jus de citron; enveloppez-la dans une serviette que vous ficellerez et mettez cuire la tête de veau dans de l'eau, avec addition d'une poignée de farine ou de fécule de pommes de terre, d'un morceau de beurre, panais, navets, oignons, bouquet garni, sel et gros poivre, et le reste des citrons avec lesquels on a frotté la pièce; ayez soin de bien écumer; quand la tête est cuite, servez-la avec une sauce poivrade ou une ravigote, etc., à proximité.

Avant de faire cuire la tête de veau, on commence par retirer les os; cette opération se fait ainsi : on place la tête, le front sur la table et on coupe la peau au milieu, de haut en bas, jusques et y compris la lèvre inférieure.

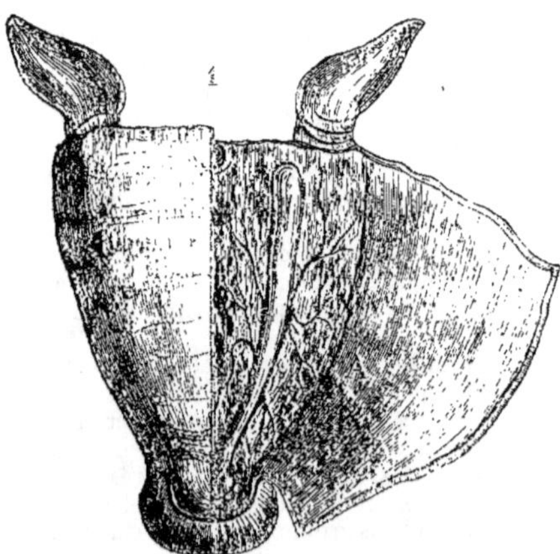

On soulève alors de la main gauche un des bords de la section; puis on glisse le couteau sous la peau, de manière à découvrir toute une moitié de la partie inférieure de la tête; l'os de la mâchoire inférieure étant à découvert, on l'isole des chairs, en passant le

couteau tout autour et on l'enlève. On en fait autant du côté opposé.

On commence alors à dégager également les os du nez en glissant le couteau sous ces os, à partir du coin de la bouche jusqu'au point marqué A et sur toute la surface. On retourne alors la tête, on retrousse toute la partie charnue par-dessus les yeux, puis l'on tranche carrément toute la partie osseuse qui dépasse.

On sert la tête en lui rendant, autant que possible, sa forme primitive; car, lorsqu'elle est cuite, la langue est allongée, les deux côtés de la lèvre inférieure sont écartés, et par l'absence des os du nez, celui-ci est aplati.

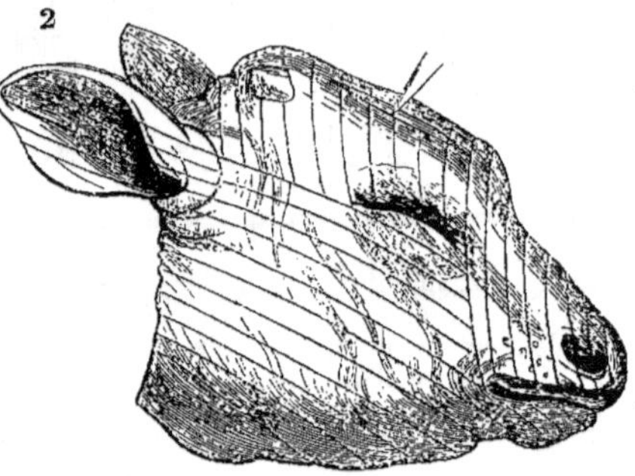

Avant de servir on fend la peau du front, de manière à voir l'os à nu; on introduit alors la pointe du couteau au centre, et, en la tournant un peu, les os s'écartent et permettent d'en retirer la cervelle. La cervelle et la langue se servent par petites portions; on coupe les abat-joues dans leur longueur, n° 2.

TÊTE DE VEAU A LA DESTILIÈRE. — « Prenez une tête de veau bien blanche: désossez-la tout entière; vous la mettez dégorger et blanchir; vous enlevez la cervelle, vous la faites dégorger; vous enlevez les fibres et la première peau qui la couvre; vous la faites blanchir dans l'eau bouillante et un filet de vinaigre; après, vous avez un petit blanc dans lequel vous la faites cuire; trois quarts d'heure de cuisson suffisent; votre tête de veau étant bien refroidie, vous la sortez de l'eau; vous l'essuyez bien; vous la flambez, vous la coupez par morceaux; vous laissez les yeux entiers et les oreilles de même; vous ficelez ces morceaux et les faites cuire comme précédemment; quand votre tête est cuite, au moment de la servir, vous la sortez du blanc, vous l'égouttez et la déficelez; vous dressez vos morceaux sur le plat; vous séparez la cervelle et vous la mettez aux deux extrémités; vous détachez la langue, vous la coupez en petits carrés, gros comme des dés à jouer, et vous la mettez dans la sauce; vous prendrez presque plein une cuiller à pot d'espagnole dans laquelle vous mettrez une demi-bouteille de vin de Chablis, six gousses de petit piment enragé écrasé, six cuillerées à dégraisser de consommé; vous ferez réduire votre sauce à moitié; quand elle sera réduite; vous y mettrez des cornichons tournés en petits bâtons, la langue en dés et des champignons, et vous verserez ce composé sur la tête.»

(Pour les diverses préparations des *ris, cervelle, fraise, oreilles, langue, foie, queue,* etc., de veau, voyez ces mots à leurs lettres respectives.)

Velouté.—Voyez à l'article *Grandes sauces.*

Venaison. Nom donné à la chair de divers gibiers; tels que sanglier, daim, chevreuil, marcassin, etc. — Voy. *Daim, quartier de venaison.*

Ver (*Astragalus hamosus*). Sa petite silique en fuseau, blanchâtre, arquée, ressemble assez à un ver et se mêle par surprise aux salades.

Verdun. Nous fournit son huile d'anis et de kirschwasser, et ses excellentes dragées.

Verinay (Vin de), Lyonnais. Rouge, 3ᵉ classe; il contient 13 à 14 degrés d'alcool.

Verjus. Nom donné à une variété de vigne cultivée, et aussi au suc acide des raisins cueillis avant leur maturité; on emploie le verjus en guise de vinaigre dans certains départements; il sert comme condiment dans beaucoup de mets, et on l'emploie à la préparetion d'un sirop fort agréable. Le verjus a les propriétés des acides. — Voy. *ce mot.*

Si le raisin est en quelque sorte étranger au travail des officiers, des cuisiniers et des confiseurs, en revanche le verjus leur est d'un grand secours, et fait partie de beaucoup de leurs préparations. On sait qu'il est d'un usage très-fréquent dans la cuisine, et qu'on y conserve toute l'année le suc qu'on en a tiré par expression. Il communique à beaucoup de mets une saveur tout à la fois acide et agréable. Les officiers en font diverses espèces de compotes et même des glaces, et les confiseurs plusieurs sortes de confitures, de marmelades, de gelées, de pâtes, de sirops; ils le confisent même au sec.

Chacun peut préparer avec le verjus une liqueur fraîche, très-agréable et très-rafraîchissante. Il suffit d'en exprimer le jus, de l'étendre dans une certaine quantité d'eau, et de l'édulcorer avec du sucre.

Vermanton (Vin de), Bourgogne; il contient 14 à 15 degrés d'alcool.

Vermicelle ou **Vermicel.** Pâte composée de la plus pure et de la plus belle farine de froment salée et mélangée à une petite quantité de safran en poudre. Elle doit sa forme à sa préparation qui consiste à la faire passer par des cylindres contournés plus ou moins gros, ou en rubans, par le moyen d'une presse percée de trous. Le vermicelle est un aliment assez nourrissant. Les plus renommés sont ceux de Marseille, Nimes et Montpellier.

On apprête le vermicelle au bouillon et au lait pour les potages. — Voy. *potages farineux.*

Verroilles (Vin des), Bourgogne (Côte-d'Or). Rouge, 1ʳᵉ classe; il contient 16 à 17 degrés d'alcool.

Verzenay (Vin de), Champagne. Blanc, 1ʳᵉ classe; il contient 13 à 14 degrés d'alcool.

Verzy (Vin de), Champagne. Blanc, 1ʳᵉ classe; il contient 13 à 14 degrés d'alcool.

Verzy-Verzenay (Vin de), Champagne (Marne). Rouge, 2ᵉ classe; il contient 11 à 12 degrés d'alcool.

Vespetro. Liqueur composée de semences d'angélique, de carvi, de coriandre, de fenouil, de zestes d'oranges et d'alcool; on la colore avec de la teinture de coquelicot.

Cette liqueur, prise en petite quantité, peut être utile quand on est sujet aux flatuosités, mais, tonique et excitante, elle ne convient pas aux tempéraments nerveux ou sanguins.

Vezelay (Vin de), Bourgogne (Yonne). Rouge ordinaire, 1ʳᵉ qualité; il contient 16 à 17 degrés d'alcool.

Viande (*Caro*). Nom vulgaire donné à la chair, ou plutôt aux muscles, de certains animaux qui servent à l'alimentation de l'homme; tels que bœuf, veau, mouton, porc, gibier et volaille. La viande se divise en viande noire et en viande blanche, selon que les individus qui la fournissent ont la chair plus ou moins colorée ou plus ou moins blanche. Les viandes noires sont plus substantielles, plus sapides, plus stimulantes et plus digestibles que les viandes blanches, qui le plus souvent sont relâchantes, peu réparatrices et de difficile digestion, parce qu'elles proviennent généralement de bêtes très-jeunes et dans lesquelles le principe gélatineux est en excès. La nature et la quantité des viandes, qui conviennent à chacun, n'ont rien d'absolu, et varient avec le tempérament, l'âge, le sexe, le climat, la saison et le genre de vie.

Vichy (Allier). Les eaux thermales de Vichy sont les eaux les plus fréquentées, non-seulement de la France, mais peut-être même de toute l'Europe. Or, ce n'est point ici une simple affaire de vogue, jamais réputation ne reposa sur autant de titres, tant au point de vue de leur composition chimique que de leur action médicinale. Toutes ces sources sont alcalines. Le bicarbonate de soude y existe en si grande abondance et y prédomine tellement sur les autres principes minéralisateurs, qu'il est impossible de ne pas l'envisager comme l'élément essentiel de leur action. Toutefois, les autres principes jouent également un rôle des plus importants. La preuve, c'est que *si vous dissolvez dans un litre d'eau ordinaire la même quantité de bicarbonate de soude que nous avons dit exister dans un litre d'eau minérale, cette eau artificielle fatiguera beaucoup l'estomac, et vous n'obtiendrez des effets ni aussi prompts ni aussi sûrs qu'avec l'eau naturelle.* L'EAU DE VICHY NE SAURAIT DONC ÊTRE IMITÉE PAR L'ART; IL FAUT LA BOIRE TELLE QUE

Un mot maintenant sur les principales maladies contre lesquelles les eaux de Vichy sont le plus utilement conseillées.

Voies digestives. — Toutes les fois qu'il y a atonie des organes de la digestion et que la susceptibilité de la muqueuse intestinale n'est pas trop vive, on peut recourir avec avantage aux eaux de Vichy. On commence d'habitude par la source de l'Hôpital. Comme c'est la source qui contient le plus de matières onctueuses, son action, plus douce, est en général mieux supportée par l'estomac. Chez certains malades, une eau tout à fait froide, celle des Célestins, réussit mieux. L'eau minérale ne fortifie pas seulement l'appareil digestif, elle agit encore chimiquement sur les principaux fluides de l'économie; de là l'importance d'analyser les principales sécrétions.

Maladie du foie. — C'est surtout dans les hypertrophies du foie qu'on obtient souvent des résultats tout à fait extraordinaires. En même temps qu'elles rendent la bile plus fluide, ces eaux excitent la vitalité du tissu hépatique, activent la circulation dans les capillaires et communiquent plus de ressort au parenchyme de l'organe tout entier. Aussi sont-elles éminemment toniques et *désobstruantes*. Les engorgements de la rate, ceux du mésentère, de l'épiploon, certaines tumeurs des ovaires, peuvent quelquefois aussi être heureusement modifiées par l'eau de Vichy.

Les sources qui paraissent le mieux appropriées à ces divers états morbides sont l'Hôpital et la Grande-Grille. Quand cette dernière source est bien supportée, on la combine souvent en l'alternant avec les Célestins.

Gravelle. La gravelle rouge, qui est la plus commune de toutes est, on le sait, formée d'acide urique. Or, comme les alcalis possèdent la propriété de dissoudre cet acide, et que l'urine, par l'effet des eaux de Vichy, devient promptement alcaline, on comprend tout le parti qu'on peut tirer des combinaisons chimiques dans le traitement de cette espèce particulière de gravelle. En effet, l'acide urique se combine avec la soude pour former un urate de soude, lequel, plus soluble que cet acide, se dissout dans les urines et est ensuite expulsé avec elles. C'est la source des Célestins, qui, dans ce cas, paraît préférable. Elle est la plus riche en bicarbonate de soude et par conséquent c'est elle qui a le plus de prise sur l'acide urique pour prévenir la formation des nouveaux graviers ou dissoudre ceux qui existaient déjà.

C'est donc surtout contre la gravelle rouge que les eaux de Vichy possèdent une incontestable efficacité. Souvent l'action de ces eaux est tellement rapide, qu'après les premiers verres, les malades, n'apercevant plus dans leurs urines de traces de graviers, se sont effrayés dans la crainte que ceux-ci ne restassent emprisonnés au sein des organes, c'est qu'au contraire ces graviers avaient été instantanément dissous et entraînés.

Goutte. — La goutte, d'après M. Petit, reconnaît spécialement pour cause la présence dans le sang d'un excès d'acide urique ou des éléments qui servent à le former. Aussi existe-t-elle presque toujours simultanément avec la gravelle rouge. Il y a donc chez les goutteux surabondance d'acide urique. Or, pour combattre cette diathèse acide, et par suite atténuer, sinon guérir la goutte, l'usage des boissons alcalines constituera le traitement le plus puissant et le plus rationnel.

Guy-Patin disait, en parlant des goutteux : « Quand ils ont la goutte, ils sont à plaindre; « quand ils ne l'ont pas, ils sont à craindre. » Cette réflexion est parfaitement juste, en tant qu'elle s'applique à cette multitude de recettes exploitées le plus souvent par des personnes qui se proclament bien haut étrangères à la médecine, comme si, parce qu'un médecin ne guérit pas la goutte, il devait suffire de ne pas l'être pour la guérir. Mais tel n'est pas le mode d'action des eaux de Vichy, et les goutteux qui ont vu, sous l'influence de ces eaux, leur état s'améliorer, *ne sont pas à craindre*, car ils n'ont pas acheté le repos et le bien-être au prix d'incessantes alarmes. Toutefois, qu'on n'oublie pas que les goutteux, après leur départ des eaux, doivent continuer à faire usage des boissons alcalines. Bien que vous ayez annihilé l'invasion goutteuse, le principe de la goutte est toujours présent dans l'économie. Craignez qu'à un moment donné il ne reprenne le dessus et ne fasse explosion; ce qui arriverait certainement si vous négligiez de saturer l'acide urique par l'emploi habituel de l'eau de Vichy.

Diabète sucrée. — Il se rend tous les ans à Vichy un grand nombre de diabétiques ; or, la plupart se trouvent très-bien de l'usage de ces eaux. Sur quel organe agissent-elles? Il est probable que c'est surtout sur le foie lui-même; car les belles expériences de M. Cl. Bernard ont appris que c'est dans le foie lui-même que se forme le sucre. Cette action des eaux de Vichy aurait aussi pour effet, d'après M. Mioche, de restituer au sang l'alcalinité qu'il a perdue par le fait de l'affection diabétique. Quelle que soit du reste la théorie à laquelle on s'arrête, il faut toujours, ainsi que le veut M. Bouchardat, combiner, avec l'eau minérale, un régime fortement animalisé et l'exclusion des substances sucrées ou féculentes.

On voit, par les détails dans lesquels nous venons d'entrer, quel immense parti on peut tirer des eaux de Vichy dans le traitement d'une multitude d'affection même les plus graves. Ce sont des eaux qui peuvent rivaliser avec les sources les plus célèbres, et qui, elles-mêmes, sont sans rivales.

Eaux transportées. — Se conservent parfaitement et rendent sous cette forme presque autant de services qu'à la source; non-seulement elles conviennent pour toutes les maladies que nous venons d'énumérer, mais de plus elles constituent une excellente boisson hygiénique.

Sels de Vichy.—Ils proviennent de l'évaporation de l'eau minérale, dont ils contiennent tous les principes essentiels. Employés surtout en bain à la dose de 3 à 500 grammes.

Pastilles de Vichy ou de Darcet. — Fabriquées également avec le résidu des sources. Leur usage est trop répandu et leur utilité trop bien attestée pour qu'il soit besoin de leur accorder autre chose qu'une simple mention.

Nous recommandons aux promeneurs, qui habitent Vichy pendant la saison, l'excursion à Clermont et la visite à M. Gaillard, dont les magasins sont les mieux assortis en marmelades et pâtes d'abricot; la confiserie de toute espèce est au grand complet dans son établissement, dont on est certain d'emporter un agréable et savoureux souvenir.

Vidonia (Vin de). Il contient 19 degrés d'alcool.

Viliedemange (Vin de), Champagne Marne). Rouge ordinaire; il contient 12 à 13 degrés d'alcool.

Villenave-d'Ornon (Vin de), Bordeaux. Blanc, 1re classe; il contient 17 à 18 degrés d'alcool.

Villeneuve (Vin de), Provence (Var). Rouge, 3e classe; il contient 12 à 13 degrés d'alcool.

Villers-Allerand (Vin de), Champagne (Marne). Rouge, 3e classe; il contient 11 à 12 degrés d'alcool.

Vieux Bouceau (Vin de), Guyenne (Landes). Rouge, 3e classe; il contient 12 à 13 degrés d'alcool.

Vin (*Vinum*). C'est le nom que l'on donne au produit du moût de raisin fermenté.

On distingue les vins en *vins rouges*, *vins blancs*, *vins mousseux*, *vins sucrés* ou de *liqueur*.

Les *vins rouges* s'obtiennent au moyen des raisins noirs mûrs, accompagnés de l'enveloppe de leurs grains et déposés pendant un certain temps dans une cuve.

Les *vins blancs* sont ceux qui sont faits avec des raisins blancs ou bien avec des raisins noirs séparés de l'enveloppe de leurs grains, ou non cuvés.

Les *vins mousseux* sont ceux que l'on obtient avant que la fermentation soit complète; ils doivent cette propriété au gaz acide carbonique qu'ils contiennent.

Les *vins sucrés* ou *vins de liqueur* sont ceux dont le moût contient une proportion considérable de matière sucrée ou *glucose* dont la totalité n'a pu être convertie en alcool. Parmi les vins de liqueur, on nomme vins cuits ceux dont a fait rapprocher le moût par la cuisson. On prend pour cela, avant la fermentation, une partie du moût; on la fait évaporer jusqu'à

consistance sirupeuse, et on la mêle ensuite avec l'autre partie du moût qui n'a pas encore fermenté.

Le moût ou jus de raisin contient de l'eau en quantité qui varie suivant la nature des lieux, les espèces de vignes, la température de l'année où il a été recueilli; de l'alcool en proportion également variable, selon les mêmes circonstances, ce qui rend les vins plus ou moins forts : cet alcool est dû à la glucose ou sucre de raisin. Le vin contient encore, en quantités qui varient avec les différentes espèces, du gluten, de l'albumine, de la pectine, de la fécule, un peu de matière grasse, du tannin, de la matière azotée, de la matière colorante, de l'acide malique, du chlorure de sodium, du sulfate de chaux, des bitartrates de potasse et de chaux, des traces d'acides tartrique et lactique, du sulfate de potasse, de l'acide acétique et du ligneux.

Certains vins contiennent en outre une huile volatile plus ou moins suave qui constitue ce que l'on nomme leur *bouquet;* plus, de l'éther œnantique qui se forme pendant leur fermentation et auquels ils doivent leur odeur vineuse. Quant à la couleur des vins rouges, elle est due aux principes colorants des pellicules des raisins rouges (vulgairement appelés raisins noirs) qui sont restés dans le moût pendant sa fermentation, lesquels principes rougissent sous l'action de l'acide libre du vin; d'où il résulte qu'on peut faire des vins blancs avec des raisins noirs en enlevant les pellicules avant la fermentation du moût.

Les pellicules, les rafles et les pépins des raisins déterminent les propriétés astringentes des vins par suite du tannin que ces matières renferment.

En Bourgogne, dans le Bordelais, etc., on avait adopté, pour les vins des bons crus, la méthode d'égrener les raisins avant de les fouler pour donner aux vins plus de délicatesse; mais on y a renoncé depuis, parce qu'on a remarqué que cette pratique nuisait à leur conservation.

La culture de la vigne n'est possible que dans les pays où la température est modérée; ainsi vers le Midi elle ne s'étend pas jusqu'aux contrées tropicales (encore ne fait-on pas de vin jusqu'à cette limite); et, dans le nord, elle ne dépasse pas les pays qui ont moins de 19° cent. de température moyenne en été; au-dessous de ce chiffre, le raisin ne peut mûrir que dans des serres.

C'est la France qui est le pays le plus avantageusement situé pour la culture de la vigne. L'étendue de son sol en latitude et les influences climatériques qui en résultent donnent lieu à une excessive diversité dans ses productions viticoles, et, partant, à une très-grande variété dans les vins français. Aussi la France est-elle riche en vignobles, dont la plupart, à juste titre, fort renommés, sont l'objet d'une des branches les plus importantes de ses négociations commerciales avec le reste du monde civilisé.

En effet, la France compte en vignes 1,972,340 hectares ; la moyenne du produit est de 18 hectolitres 65 litres par hectare; le prix moyen de l'hectolitre, 11 fr. 40 c., et la valeur moyenne du produit d'un hectare de vigne, 212 fr. 45 c. ; le produit total moyen des vignobles de France monte à 36,783,223 hectolitres, produisant la somme totale moyenne de 419,029,152 fr. Cette production déjà fort importante a beaucoup augmenté par suite de l'envahissement de nouveaux vignobles dans beaucoup d'autres parties de son territoire et particulièrement dans les départements du Midi.

Parmi les vins de France, les plus estimés sont ceux du Bordelais, du Languedoc, du Roussillon, de la Provence, du Lyonnais, du Dauphiné, de la Bourgogne et de la Champagne.

Les vins de la Guyenne et du Languedoc acquièrent, en vieillissant, beaucoup de couleur et de ton.

Les vins de Bourgogne sont excellents et recherchés; les principes s'y trouvent combinés de telle sorte qu'aucun d'eux ne s'y trouve en excès; mais ils ne se conservent qu'un certain nombre d'années. Ils s'améliorent beaucoup jusqu'à six ou huit ans; après ce temps, ils se détériorent, mais très-lentement.

En Champagne les vins rouges, quoique très-délicats, sont moins estimés que les blancs. Ceux qui sont demi-mousseux ou qui ne moussent pas du tout sont préférables aux mousseux qui deviennent plats lorsque l'acide carbonique, qu'ils contenaient, s'est évaporé.

Les vins d'Anjou sont assez chargés d'alcool et enivrent facilement. Ceux d'Orléans sont dans le même cas. Les vins blancs du Poitou se rapprochent un peu des vins du Rhin, mais leur sont inférieurs.

Les vins du Midi contiennent plus d'alcool que les vins de Bourgogne, de Champagne et de Bordeaux, sont plus capiteux et ont un goût de vin cuit qui ne convient pas à tout le monde.

En Allemagne, la culture de la vigne a aussi une grande importance, surtout dans la partie qui avoisine le Rhin. Ce pays fournit des vins fort renommés, parmi lesquels figure au premier rang l'excellent vin du Johannisberg. La plupart des vins d'Allemagne sont blancs et assez spiritueux; ils se conservent longtemps et deviennent meilleurs en vieillissant.

L'Autriche possède une assez grande quantité de vignobles; mais la plupart ne fournissent que des vins de qualité médiocre, excepté ceux des parties orientales et méridionales de ce pays qui fournissent des vins délicieux. La Hongrie, principalement, est remarquable par son fameux vin de Tokaï, qui figure en première ligne parmi les vins de liqueur les plus estimés.

La Suisse possède aussi quelques vignobles; mais ses vins sont généralement peu célèbres.

Les pays méridionaux européens, tels que le Portugal, l'Espagne, l'Italie, la Grèce, la Turquie d'Europe, etc., fournissent des vins très-recherchés. C'est la Moldavie qui fournit ce fort extraordinaire vin de Cotnar dont la couleur verte devient plus foncée et plus belle, à mesure qu'il vieillit, et qui rivalise, s'il ne le surpasse, avec le Tokaï, ce roi des vins de liqueur.

Les vins du cap de Bonne-Espérance figurent parmi les meilleurs vins ; le très-renommé et très-exquis vin de Constance, surtout, y occupe le premier rang.

La chaleur favorise, dans les raisins, le développement du principe sucré; aussi sont-ce les régions les plus chaudes qui fournissent les vins les plus *capiteux*. Les régions qui s'étendent depuis le 47e ou 48e degré de latitude nord jusqu'aux limites septentrionales de la vigne, fournissent les vins *secs*. Enfin, les parties intermédiaires entre les deux zones extrêmes de la vigne, fournissent les vins nommés, par Jullien, *moelleux*.

Dans les localités où le raisin mûrit incomplétement, le vin est peu chargé d'alcool ; aussi, pour remédier à cette pauvreté de principes spiritueux, on ajoute quelquefois, à ces vins deshérités, du glucose ou principe sucré. Ce moyen, bien qu'il augmente la proportion d'alcool dans le vin, le laisse toujours inférieur en qualité à celui des pays où le raisin arrive à sa parfaite maturation. Cette pratique n'est pas à dédaigner, cependant, surtout dans les années où le mauvais temps, ou d'autres causes, ont nui à la qualité du raisin.

Dans le Midi, l'excès contraire a lieu ; il y a surabondance du principe sucré dans le raisin, et la fermentation vinaire ne pouvant transformer tout ce sucre en alcool, les vins retiennent une quantité assez considérable de sucre ; de là, le nom de vins de liqueur que l'on a donné à ces sortes de vins.

Nous venons de dire que le principe sucré du raisin se développait à mesure que ce fruit devenait plus mûr; que la proportion alcoolique augmentait avec le principe sucré, et que, par conséquent, les vins des pays méridionaux, faits avec des raisins, non-seulement très-mûrs, mais encore quelquefois à l'état de demi-dessication, étaient plus riches en alcool, et partant plus capiteux que les vins des pays où le raisin mûrit incomplétement. A chaque article spécial on donnera, à l'appui de cette assertion, les proportions d'alcool pur contenu dans les vins de France et de l'étranger.

Les vins sont diversement colorés. Leur couleur varie du blanc au rouge violet, rouge rutilant, rouge pâle ou rouge foncé. Les vins noirs sont ceux qui sont le plus chargés de parties colorantes.

Les vins en vieillissant changent de couleur; parmi les rouges, les uns acquièrent de la couleur, les autres se décolorent et deviennent paillets. Les vins blancs jaunissent et même noircissent.

Le vin n'est potable au plus tôt qu'à un an; certains ne le sont que plus tard; le vin de Tokai, entre autres, ne l'est pas avant trois ans.

Les vins qui peuvent supporter les voyages d'outre-mer gagnent beaucoup, en qualité, à ces déplacements.

Les propriétés excitantes des vins sont dues à l'alcool qu'ils contiennent; aussi sont-ils d'autant plus excitants qu'ils en renferment davantage.

Le vin est un des meilleurs toniques connus; pris avec modération, il est de toutes les liqueurs spiritueuses la plus utile à l'homme. Le vin est nourrissant, il développe de la chaleur. Excitant puissant, il facilite la digestion, ranime, réjouit et stimule les fonctions du cerveau. Le vin ne convient qu'en petite quantité aux enfants, aux jeunes gens, aux femmes, aux personnes sédentaires, aux tempéraments sanguins, irritables, etc. Il convient dans de plus larges proportions aux vieillards, aux estomacs débiles et, en général, à toutes les personnes dont les forces ont besoin d'être entretenues ou relevées.

Les vins capiteux ne conviennent pas aux tempéraments pléthoriques ou nerveux; ils sont fortifiants et facilitent la digestion.

Les vins blancs sont moins chauds et plus légers que les rouges; ils sont aussi moins spiritueux et de moins facile digestion; ils portent à la tête et augmentent la sécrétion urinaire.

Les vins vieux sont plus restaurants, plus digestibles, moins alcooliques, plus parfumés et plus agréables au goût que les autres; ils conviennent surtout aux tempéraments lymphatiques, aux vieillards, aux convalescents lorsque ces derniers peuvent en user, etc.

Les vins nouveaux sont peu nourrissants, lourds, de difficile digestion, relâchants; ils laissent dégager dans l'estomac beaucoup de gaz acide carbonique, et par suite des éructations ils déterminent des aigreurs, des coliques; ils purgent, et causent facilement l'ivresse.

Les vins doux sont assez nourrissants; mais leur usage peut déterminer des coliques, de la diarrhée, etc.; ils sont, en outre, d'assez difficile digestion et occasionnent des flatuosités; ils ne conviennent ni aux tempéraments bilieux ni aux personnes menacées d'obstructions, etc.

Les gros vins épais sont très-nourrissants. Ceux qui sont acerbes se digèrent difficilement, ont peu de chaleur, et ne conviennent ni aux estomacs délicats, ni aux personnes atteintes d'affections de poitrine, etc.

Les vins sont souvent falsifiés; quelquefois, de manière à ne faire courir aucun danger; mais, souvent aussi d'une manière très-nuisible à la santé, et leur usage détermine des symptômes d'empoisonnement qui pourraient être suivis d'effets funestes si l'on en avait pris avec excès.

De toutes les substances que l'on emploie à sophistiquer les vins, la litharge ou oxyde de plomb est la plus dangereuse. Il est vrai qu'elle est assez facile à reconnaître par la saveur styptique qu'elle communique au vin.

La potasse, les tartrates neutre et acide de potasse, l'alun, les vapeurs sulfureuses que l'on fait dégager dans les tonneaux ne sont pas sans danger.

On falsifie encore les vins avec des bois de teinture, des baies de sureau, d'hièble, d'orseille, de mûrier, de prunellier, etc.; les betteraves, différentes substances aromatiques, une teinture bleue, nommée vulgairement drapeau de tournesol, qui rougit sous l'action des acides, etc.; toutes ces substances sont peu ou point dangereuses.

L'alcool, l'eau, le poiré, le sucre, le caramel, le miel, le sirop de raisin, les raisins de caisse, etc., servent encore à frelater les vins; ces sophistications sont innocentes dans la majorité des cas; cependant, les vins auxquels on ajoute de l'eau-de-vie deviennent plus enivrants et déterminent des céphalalgies, des congestions, etc.

Les vins que l'on mélange entre eux n'offrent aucun danger; c'est de toutes les falsifications la plus innocente et la plus sûre pour arriver au but que l'on se propose.

Ne jugez jamais de la qualité d'un vin en mangeant des œufs ou des pommes de terre; le meilleur alors vous paraîtra ou mauvais ou médiocre; après des amandes, noix ou noisettes et généralement après les fromages, il paraîtra souvent plus fin qu'il ne l'est réellement.

Nous allons donner la liste des vins les plus connus et les plus estimés, en renvoyant pour les détails sur les propriétés et les effets sur l'économie à chaque article spécial; et nous la ferons suivre d'une autre liste des différents vins que l'on sert dans les grands repas. — *Voy. l'article raisin et tous les noms connus de vins français et étrangers.*

CLASSIFICATION GÉNÉRALE DES VINS DE FRANCE.

Vins de liqueurs.

1re CLASSE. — *Roussillon*. Vin muscat de Rivesaltes (Pyrénées-Orientales).

2e CLASSE. — *Alsace*. Kaiserberg, Ammerschwihr, Colmar, Olwillers, Kientzhem (Haut-Rhin).

Languedoc. Frontignan, Lunel (Hérault).

Roussillon. Vins de Grenache. Banyuls, Cosperon, Collioure, Salces (Pyrénées-Orientales).

3e CLASSE. — *Alsace*. Vins muscats dits de paille. Wolxhem, Heligenstein (Bas-Rhin).

Périgord. Vins muscats dit de paille. Monbazillac, Saint-Laurent-des-Vignes (Dordogne).

Languedoc. Vins dits Picardan. Marseillan, Pommerols (Hérault).

Comtat d'Avignon. Vins dits de Grenache. Baume, Mazan (Vaucluse).

Provence. Vins dits de Malvoisie et les vins cuits. Roquevaire, Cassis, la Ciotat (Bouches-du-Rhône).

L'île de Corse. Le cap Corse.

4e CLASSE. — *Alsace.* La plupart des vins muscats et des autres vins doux.

Le *Périgord.* Colombier, Pomport, Saint-Maixant (Dordogne).

Languedoc. Vins muscats dont quelques rouges; Béziers, Bassan, Montbazin et Cazouls-lès-Béziers (Hérault).

Provence. Barbantane et Saint-Laurent (Bouches-du-Rhône).

Vins rouges.

1re CLASSE. — *Bourgogne* (Côte-d'Or). La Romanée-Conti, Chambertin, Richebourg, le Clos-Vougeot, la Romance de Saint-Vivant, la Tache, le Clos-Premeaux, Musigny, le Clos-du-Tart, les Bonnes-Marres, le Clos-de-la-Roche, les Veroilles, le Clos-Morjot, le clos-Saint-Jean et la Perière.

Bordeaux (Gironde). Château-Lafite à Pauillac, Château-Margaux, Château-Latour à Saint-Lambert, Haut-Brion à Pessac; puis ceux de Rauzan et de Lascombe à Margaux, de Léoville et de Larose Balguerie à Saint-Jullien-de-Reignac, de Gorce à Cantenac, de Brane-Mouton à Pauillac et de Saint-Lambert.

Dauphiné (Drôme). L'Ermitage dans les crus nommés : Méal-Greffieux, Bessas, Baume, Raucoulé, Maret, Guiognière, les Burges et les Lands.

2e CLASSE. — *Champagne* (Marne). Verzy, Verzenay, Mailly, Bouzy et le Clos-Saint-Thierry.

Bourgogne (Côte-d'Or). Corton à Alox, Vosne, Nuits, Volnay, Pomard, Premaux, Beaune, Chambolle, Morey, Savigny, Meursault et Blagny à Dannemoine. Dans le département de l'Yonne, les côtes des Olivotes, les côtes de Pitoy, des Perrières et des Préaux à Tonnerre, les clos de la Chaînette et de Migrenne à Auxerre.

Beaujolais et *Mâconnais.* Saône-et-Loire, Rhône, Moulin-à-Vent. Les Thorins et Chénas dans le Lyonnais. Côte-Rôtie.

Bordelais. Les 3e et 4e cuvées des crus déjà cités et ajouter Saint-Estèphe et Sainte-Gemme.

Dauphiné. Les 2e et 3e cuvées des vignobles de l'Ermitage.

Comtat d'Avignon. Le Clos-de-la-Nerthe à Château-Neuf-du-Pape.

3e CLASSE. — *Champagne* (Marne). Hautvillers, Marceuil, Dizy, Pierry, Epernay, Ludes, Taisy, Chigny, Cumières, Villers-Allerand. Dans l'Aube, les Riceys, Balnot-sur-Laigne, Avirey et Bagneux-la-Fosse.

Bourgogne (Côte-d'Or). Gevrey, Chassagne, Santenay, Savigny et Chenôve. Dans l'Yonne, plusieurs crus de Tonnerre, Epineuil, Dannemoine et d'Auxerre.

Mâconnais et *Beaujolais.* Fleury, la Chapelle-Guinchey et Romanèche.

Dauphiné. Crôses, Mercuval, Gervant. Dans le Lyonnais, Verinay.

Bordelais. Talence, Merignac, Léognan dans les Graves. Les meilleurs crus de Ludon, Labarde, Macau, Cussac, Lamarque, Soussans. Arsins, Listrac dans le Médoc.

Le *Périgord* (Dordogne). Bergerac, Creysse, Prigonrieux, Laforce, Sainte-Foy et Lambras.

La *Guyenne* (Landes). Le Cap-Breton, Soustons, Messange et Vieux-Bouceau.

Le *Languedoc.* Chusclan, Tavel, Lirac, Saint-Geniez, Saint-Laurent-des-Arbres, Lenédon, et les vins de Cante-Perdrix à Beaucaire (Gard). Les vins de Cornas et de Saint-Joseph (Ardèche).

Comtat d'Avignon. Les clos de Saint-Patrice, de la Nerthe à Château-Neuf-du-Pape et du territoire de Sorgues, Saint-Sauveur à Aubagne.

La *Provence.* Les vins de la Gaude, de Saint-Laurent, de Cannes, de Saint-Paul, de Villeneuve et de la Malgue (Var).

Vins ordinaires (1re qualité).

4e CLASSE. — *Champagne.* Villedemange, Ecueil (Marne), Aubigny, Montsaujon (Haute-Marne).

Lorraine. Bar-le-Duc (Meuse), Scy, Jussy (Moselle), Thiaucourt, Pagny-sous-Preny (Meurthe).

Alsace. Riquewhir, Ribauvillé (Haut-Rhin).

Anjou. Champigny-le-Sec (Maine-et-Loire).

Touraine. Joué, Saint-Nicolas-de-Bourgeuil (Indre-et-Loire).

L'*Orléanais* et le *Blaisois.* Guignes, La Chapelle Saint-Ay, Meung, Saint-Jean-de-Bray, Beaugency.

Le *Forez.* Saint-Michel sous Condrieux, La Chapelle et Chuyne (Loire).

La *Champagne.* Oger, Grauves et les Riceys.

La *Franche-Comté.* L'Etoile, Quintigny (Jura).

Bourgogne. Tous les vins dits de première cuvée de la Côte-d'Or, Tonnerre, Dannemoine à Chablis (Yonne), Pouilly et Fuissey (Saône-et-Loire).

Bourgogne et *Beaujolais.* Mercurey, Givry, Dijon, Monthelie, Meursault, Fixin, Rully (Côte-d'Or) et les environs de Châlon-sur-Saône; plusieurs crus des environs de Tonnerre, Auxerre, Avallon, Coulanges, Vezelay (Yonne).

Dans le *Mâconnais.* Brouilly, Juliénas, Cheroubles, Davayé, La Chapelle-Guinchey (Saône-et-Loire, Rhône).

Franche-Comté. Salins, Arbois (Jura), Seyssel (Ain).

Auvergne. Chanturge, Châteldon et Ris.

Bordelais. Les quatre crus du Médoc; puis

les vins de Saint-Émilion, Queyriès, Fronsac, Arsac, Saint-Christoly, etc.

Le *Périgord*, le *Languedoc*, la *Provence*, le *Roussillon*, le *Béarn* et la *Navarre* et le *Comtat d'Avignon* en fournissent aussi beaucoup de cette classe.

Vins blancs.

1re CLASSE. — *Champagne*. Sillery, Aï, Verzenay, Verzy, Mailly, Ludes, Mareuil, Dizy, Bouzy, Haut-Villers, Pierry et les vignes des Closets à Épernay.

Bourgogne. Les célèbres vins de Montrachet (Côte-d'Or).

Le *Bordelais*. Sauterne, Barsac, Preignac, Baumes, Villenave-d'Ornon.

Le *Dauphiné*. Ceux de l'Ermitage, et le *Forez*, ceux du Château-Grillet.

2e CLASSE. — *Champagne*. Cramant, Avize, Saint-Martin d'Ablois et Épernay (Marne).

L'*Alsace*. Guebwiller, Turckeim, Riquewhir, Ribeauvillé, Thann, Ingersheim et Mittelwhir (Haut-Rhin), Molsheim et Wolxheim (Bas-Rhin).

La *Bourgogne*. Les bons crus de Meursault (Côte-d'Or).

La *Franche-Comté*. Château-Châlons, Arbois et Pupillien (Jura).

Le *Lyonnais*. Les vins de Condrieux (Rhône) et Saint-Péray (Ardèche).

Le *Bordelais*. Les secondes cuvées des crus que nous avons cités dans la 1re classe.

Le *Béarn*. Jurançon, Gan, Larronin, Saint-Faust, Gelos et Mazères (Basses-Pyrénées).

L'*Agénois*. Clairac et Buzet (Lot-et-Garonne).

L'*Anjou* et le *Maine*. Les coteaux de Saumur et Vouvray en Touraine.

Le *Périgord*. Bergerac, Sainte-Foy-les-Vignes, Genestal et Prigonrieux (Dordogne).

3e CLASSE. — Dans le *Béarn*. Conchez, Portet, Aydie, Aubons (Basses-Pyrénées).

Le *Bordelais*. Pujols, Ilats, Cadillac, Langoiran (Gironde).

L'*Alsace*. Les vins secs de Mutzig, de Neuwiller, Ernolsheim (Bas-Rhin), Rixheim (Haut-Rhin).

De tous les vins que nous avons cités, on préfère les vins de Bourgogne, de Champagne, de Bordeaux et de l'Ermitage, à cause de leur bouquet, de leur saveur, et aussi parce qu'ils sont moins capiteux que tous les vins du Midi, qui contiennent plus d'alcool et ont un goût de vin cuit qui ne convient pas à tout le monde.

CLASSEMENT DES VINS FRANÇAIS ET ÉTRANGERS PAR ORDRE DE SERVICE.

Avant les potages.

Absinthe, ginn, vermouth, etc.

Avec les huîtres.

Arbois, Chablis, Pouilly, Meursault, Montrachet, Château-Grillé, Barsac, Sauterne, Carbonnieux, Grave, Langon, tisane de Champagne.

Après les potages.

Xérès, Madère sec, Loka, Sicile blanc, Pacaret sec, Agrigente, Rota-Rancio.

PREMIER SERVICE.

Vins rouges.

Côte Saint-Jacques, Coulanges, La Chaînette, Auxerre, Tonnerre, Mâcon, Thorins, Moulin-à-Vent, Beaune, Mercurey, Chassagne, Saint-Estèphe, Saint-Émilion, petit Médoc.

Vins blancs.

Tous ceux indiqués pour manger avec les huîtres.

Coup du milieu.

Madère, rhum.

SECOND SERVICE.

Vins rouges.

Pomard, Volnay, Nuits, Vosne, Vougeot, Richebourg, Chambole, Saint-Georges, Corton, Chambertin, Romanée-Conti, Clos-Vougeot, Saint-Julien, Médoc, Ségur, Haut-Brion, Margaux, Château-Margaux, Mouton-Lafite, Lafite, Latour, Tavel, Roussillon, Château-Neuf-du-Pape, La Nerthe, Côte-Rôtie, Ermitage, Jurançon, Bougy, Versy, Verzenay, Porto.

Vins blancs.

Pouilly, Meursault, Montrachet, Château-Grillé, Côte-Rôtie, Ermitage, Saint-Péray, Jurançon, Rhin, Grave, Langon, Barsac, Sauterne, Carbonnieux.

TROISIÈME SERVICE.

Volnay mousseux, Nuits mousseux, Romanée mousseux, Aï mousseux, Aï non mousseux, Champagne rosé, Sillery.

Vins de liqueur.

Muscat-Frontignan, Muscat de Lunel, Muscat de Rivesaltes, Grenache, vin de paille, Malaga, Rota, Alicante, Pacaret sec et doux, Xérès sec et doux, Madère, Malvoisie de Madère, Chypre, Malvoisie de Chypre, Canaries, Sétuval, Syracuse, Lacryma-Christi, Constance, Cap rouge et blanc, Schiras, Carcavello, Paphos, Picole, Rancio, Samos, Sercial, Tokay.

Vins D'ORDINAIRE. Il est de la dernière importance pour un maître de maison de donner tous les soins possibles à se procurer d'excellent vin d'ordinaire. C'est par celui-là qu'on débute; les palais ont en ce moment là toute leur finesse; aucun aliment de haut goût ne les a encore excoriés. Il est donc essentiel de leur donner une idée favorable de la cave; c'est ce que beaucoup trop de gens ignorent. Ils prennent leur vin d'ordinaire au cabaret et se font fournir les vins fins par de prétendus amis; en sorte qu'empoisonnés par l'un et trompés par les autres, ils n'offrent à leurs convives que des boissons délétères qui arrêtent la digestion au lieu de la précipiter, et qui, loin de donner de l'appétit, le font perdre. Il est prouvé que les deux tiers des indigestions ont pour cause le mauvais vin qu'on a bu.

Les huîtres ne se mangent jamais qu'avec du vin blanc, ordinairement de Chablis; mais comment revenir ensuite à de médiocre vin d'ordinaire? Il faut donc passer aux vins fins et à la soupe; c'est ce qui fait qu'un dîner qui commence par des huîtres est toujours fort dispendieux. De plus, ce coquillage nourrit, empâte et dépose sur le palais une espèce de gluten qui lui enlève sa finesse et l'empêche d'apprécier la saveur des mets. Toutes ces considérations nous mènent à dire que les huîtres sont mieux placées au déjeuner qu'au dîner; accompagnées de viandes salées, terminées par du fromage et arrosées avec d'excellents vins, elles n'incommoderont jamais.

Vins D'ENTREMETS. C'est au moment de l'entremets qu'interviennent les vins fins. Ces vins doivent être choisis dans les meilleurs vignobles de France.

Il faut commencer par le vin rouge, et ordinairement par les vins de Bordeaux de cette couleur, tels que ceux de Langon, de Saint-Émilion, etc., ou par le vin de Cahors. A leur défaut, on commencera par celui de Bourgogne, plus fin et réellement meilleur que le bordeaux, trop souvent âpre quand il est jeune ou qu'il n'a pas traversé la mer. Les vignobles de Tonnerre, du Clos-Vougeot, de la Romanée et de Montrachet sont les plus estimés.

Les vrais gourmets, qui préfèrent les vins capiteux, parce que, lorsqu'ils sont vieux, ils sont plus généreux, plus salutaires et qu'il en faut moins pour produire une douce hilarité, boivent avec plus de plaisir le vin de Jurançon, celui de Grenache, de Picpouille et autres vins du Roussillon, et, à leur défaut, les vins de la côte du Rhône, tels que ceux de Saint-Gilles, de Tavel et de Condrieux.

Après avoir épuisé les vins rouges, on pourra passer aux vins blancs, et, pour les bordeaux, on aura le choix entre ceux de Grave, de Barzac, de Ségur, de Médoc; pour le bourgogne, ceux de Beaune et de Chablis, et pour la côte du Rhône, le vin de Saint-Perey et celui de l'Ermitage, le plus estimé, le plus cher et le plus difficile à trouver naturel.

Vins ARTIFICIELS. L'usage des boissons fermentées paraît être d'un si grand besoin pour l'homme, qu'il n'est guère de terre habitée sur le globe où il ne sache s'en préparer quelques-unes avec des substances tirées de son propre sol. Plaignons les peuples privés de ce bienfaisant et délicieux breuvage que l'on a appelé vin et, trop heureusement partagés sous ce rapport pour être égoïstes, faisons des vœux et des efforts pour que, les facilités de transport et l'industrie aidant, il vienne un jour où tous les peuples de la terre pourront enfin connaître ce précieux liquide et se ressentir de ses bons effets.

Parmi toutes les boissons qui servent à remplacer le vin, celles qui l'imitent le plus (ce qui ne veut pas dire beaucoup) sont, sans contredit, les boissons dans lesquelles on fait entrer une quantité plus ou moins grande de vin que l'on mélange avec d'autres substances. Mais tous les prétendus vins, fort agréables du reste pour la plupart, que l'on fait avec des substances qui ne sont pas du raisin, et dans lesquels il n'entre pas de vin, ne portent que très-improprement le nom de ce liquide, auquel ils ne ressemblent pas plus pour le goût que pour les propriétés. C'est ainsi que l'on fait les vins factices avec des fruits, tels que, ananas, oranges, citrons, pêches, brugnons, abricots prunes, cerises, fraises, framboises, mûres. Les raisins secs et d'autres fruits également secs, les bananes, les baies de sureau, etc., sont encore employés à faire du vin artificiel.

Toutes ces différentes sortes de vins factices sont en général sains et rafraîchissants; quelques-uns d'entre eux imitent même certains de nos vins véritables, mais aucun ne possède les qualités des vins de raisin.

Vins MÉDICAMENTEUX. On donne ce nom à des vins dans lesquels on a fait macérer une substance médicinale, ou bien encore dans lesquels on a ajouté de l'alcool tenant en dissolution ces mêmes substance, tels sont les vins de gentiane, de quinquina, d'opium, antiscorbutiques, etc. Ces différents vins se donnent, dans des cas déterminés, à des personnes dont la santé ou la constitution est plus ou moins altérée.

Vin DE NOÉ. Vin de dessert qui ne se vend qu'en bouteille; 3 fr. la bouteille.

Vin DU ROI RÉNÉ. Vin de dessert; ne se vend qu'en bouteilles; 4 fr. la bouteille.

Vinaigre. On nomme ainsi le produit de l'acétification des liqueurs vineuses. Il y a plusieurs espèces de vinaigre; le meilleur est celui du vin. L'acide acétique en est le principe acide. Le vinaigre est un condiment très-utile, mais dont on doit user modérément. Il est excitant et active la digestion. Il ne convient pas aux estomacs irritables ou délicats. — Voy. *Acide acétique.*

Le vinaigre est d'un usage journalier dans nos préparations culinaires. On en trouve partout et, néanmoins, rien n'est plus difficile que de s'en procurer de bonne qualité. Que de matières ne servent point à fabriquer des acides qu'on décore du nom de vinaigre? Que de falsifications insalubres et malfaisantes sont pratiquées pour leur donner de la force et du mordant! C'est surtout depuis que l'on a extrait du bois un acide moitié acétique et moitié vitriolique, qu'on a dû apporter une plus grande attention à cette fraude, qui fait rechercher avec plus de soin les vinaigres de table qui offrent tout à la fois propriétés salutaires, goût et odeur suaves, acidité moelleuse, et surtout limpidité parfaite, qualité essentielle qui annonce la bonne fabrication d'un vinaigre de vin.

Les vinaigres altérés, examinés attentivement à la lumière, ont un aspect trouble, louche ou opaque; la limpidité se retrouve, néanmoins, dans les vinaigres distillés; mais cette opération, en leur ôtant les trois quarts de leur force, en dénature le goût, d'une façon notable, et les rend légèrement amers.

Le vinaigre est l'un des premiers factotum de la cuisine, où sa présence est d'un secours indispensable et continuel. Il est absolument nécessaire pour faire blanchir la plupart des légumes et des volailles. Il entre dans les sauces blanches et dans la plupart des liaisons, et il n'est guère d'entrées que sa présence ne stimule. Il n'est pas même étranger au rôti, puisqu'il est l'assaisonnement obligé du cresson qu'on sert sous la volaille à la broche; enfin aucune salade n'existerait sans lui.

C'est avec lui que l'on confit les cornichons, les petits haricots, les petits melons verts, la criste marine, les bigarreaux, les aulx, les champignons et généralement tous les fruits et tous les légumes qui se servent en hors-d'œuvre.

Il neutralise le méphitisme et purifie l'atmosphère de tout lieu clos. Dans les cas pressants, il rappelle à la vie, et il n'y a guère de meilleur moyen de faire cesser une syncope que l'application de très-fort vinaigre.

Mêlé avec l'eau, il offre, sous le nom d'*oxycrat*, une boisson tout à fait salutaire, agréable et facile à préparer en tous lieux, en toutes saisons et à tous les instants du jour.

On en peut dire presque autant de l'*oxymel*, mélange de miel blanc et de vinaigre cuits ensemble, et l'un des plus agréables incisifs que nous offre la nature.

Le vinaigre subit des modifications infinies. On fait des vinaigres à l'estragon, à l'ail, à la rose, aux six simples, à la ciboulette, à l'anis, au muscat, au girofle, aux herbes fines, à la capucine, au céleri, à la ravigote, à la criste marine, aux truffes, au basilic, à la framboise, à la rocambolle, à la civette, à la sarriette, au gingembre, aux oignons, aux câpres, à la chicorée, etc., etc.

Quant aux vinaigres de toilette, la liste en est indéfinie.

Les vinaigres les plus renommés sont ceux d'Orléans, d'Angers et de Saumur.

Vinaigre ANGLAIS. L'absence de vigne, en Angleterre, a conduit à extraire l'acide acétique de substances qu'on pouvait facilement exploiter. On fabrique du vinaigre de bois et on en obtient aussi des résidus de la fabrication de l'ale, sorte de bière blanche mousseuse; cette espèce de vinaigre est désignée sous le nom de *Malt Vinegar*.

L'odeur et la saveur du vinaigre anglais diffèrent beaucoup du vinaigre de vin. — Voy. *Sauce anglaise*.

Vinaigre DE CHILI. Ce vinaigre n'est point originaire de l'Amérique du Sud. Il tire son appellation d'une espèce de poivre qu'on y met infuser. Il est extrêmement fort et sert pour les salades de toute espèce.

On l'emploie à froid avec poisson, volaille. 1 fr. 25 c. le flacon. — Voy. *Sauce anglaise*.

Virgouleuse. Poire d'automne qui ne se mange qu'au couteau, la cuisson ne lui réussissant pas; elle est excellente, rafraîchissante, et constitue un beau fruit de table.

Visites DE DIGESTION. Lorsqu'on a dîné et bien dîné dans une maison, l'usage veut que, dans les dix jours, on rende en personne ses devoirs à l'amphytrion, et c'est ce qu'on appelle une visite de digestion. L'usage est d'accord en cela avec la reconnaissance; un dîner est le seul bienfait que l'on puisse accepter sans rougir, même d'un supérieur ou d'un étranger, et c'est le seul aussi qui n'exige point une reconnaissance proportionnée à son étendue; l'inférieur en fortune ou en dignités ne doit presque jamais se permettre d'inviter son supérieur.

La visite de digestion a aussi une autre utilité, elle permet à l'amphytrion de renouveler l'invitation, s'il en a le désir.

Vitelotte. Nom vulgaire d'une variété de pomme de terre longue, rouge, excellente et qui a l'avantage de ne se pas déformer par la cuisson; ce qui fait qu'on l'emploie de préférence dans les ragoûts.

Vive (*Trachinus*). Genre de poissons osseux de l'ordre des acanthoptérygiens et de la famille des perches ou persèques.

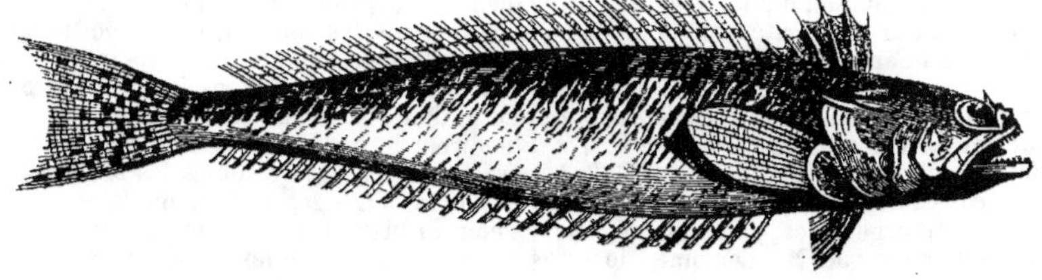

Ces poissons rouges, à grosse tête et de la longueur d'un hareng, sont fort redoutables à cause des épines de leur opercule et de celles de leur première nageoire, dont la piqûre est dangereuse ; ils vivent dans le sable ; leur chair est agréable, assez nourrissante et de facile digestion ; elle convient aux convalescents. Il y a plusieurs espèces de vives ; elles habitent les côtes de l'Océan et de la Méditerranée.

Vives A LA MAITRE D'HÔTEL. Incisez-les légèrement des deux côtés ; faites-les mariner dans de l'huile avec addition de sel et de persil ; faites-les cuire sur le gril, et masquez-les d'une sauce à la maître d'hôtel.

Vous pouvez, si vous l'aimez mieux, verser sur vos vives une sauce blanche aux câpres. — Voy. *Sauce.*

Vives A LA NORMANDE. Le poisson étant apprêté convenablement, coupez-lui la tête et la queue, piquez-le avec des filets d'anguille et d'anchois ; faites-le cuire avec vin blanc, beurre, carottes, oignons, persil, clous de girofle, thym, laurier et basilic. Lorsque le poisson est cuit, passez la sauce au tamis, liez-la avec du beurre manié de farine, et faites-la bien cuire ; puis versez-la sur vos vives dressées sur un plat, et acidulez cette sauce avec du jus de citron.

Les vives à la bordelaise se préparent de même, seulement on les masque avec une sauce italienne. — Voy. *ce mot.*

Voisinage A TABLE. Le voisinage à table doit être une des grandes préoccupations du maître de maison ; nous ne pouvons mieux en faire sentir l'importance qu'en racontant, avec le spirituel Grimod, la petite histoire suivante qui réunit dans un cadre agréable tout ce que comporte cette matière.

« Le vulgaire pense qu'il suffit d'être riche et libéral pour devenir un bon amphitryon ; mais ceux qui ont approfondi cette matière, et qui ont réfléchi sur toutes les qualités nécessaires pour mériter ce titre dans toute son étendue, se sont convaincus que le ciel fait cette grâce à fort peu de personnes, et qu'un bon amphitryon est presque aussi rare qu'un bon rôtisseur.

En effet, le meilleur, le mieux choisi, le mieux servi et le plus long des dîners, peut être encore un repas fort insipide, si l'on méconnaît l'art de bien assortir ses convives, et surtout de les placer convenablement à table.

J'ai acquis l'autre jour une preuve de plus de cette vérité. Je me trouvais chez M....., qui jouit de la réputation d'un très-bon maître de maison, et qui la mérite sous plus d'un rapport. Nous étions vingt-cinq personnes, et il y avait à dîner pour quarante. Douze entrées, six hors-d'œuvre, deux relevés, quatre rôtis, des entremets tant végétaux que sucrés, et le dessert à l'avenant ; les vins de M. Taillieur, les pâtisseries de M. Rouget, les colifichets de M. Georges, les glaces de M. Mazurier, les liqueurs de M. Lemoine, le café

sans ébullition du café des Etrangers s'y trouvaient en profusion. Le service était chaud et bien à point ; enfin les convives étaient tous gens de mérite, d'esprit et de réputation... et cependant je n'ai jamais fait de dîner dont les entr'actes m'aient paru plus longs et plus insipides. On en va bientôt voir la cause.

J'ai dit que nous étions vingt-cinq convives : pas un ne connaissait l'autre, ce qui d'abord n'est pas très-propre à faire naître la confiance ; mais comme rien n'est plus fait pour l'établir que la table, ce n'eût été qu'un léger inconvénient, si chacun avait été placé comme il aurait dû l'être.

Ces convives, quoique étrangers l'un à l'autre, étaient tous connus du maître de la maison ; c'était donc à lui de les bien assortir en les faisant asseoir ; mais, soit insouciance, soit distraction, soit ignorance, il n'en fit rien ; il laissa au hasard le soin de distribuer les places ; or, vous allez voir ce qui en résulta.

J'ai déjà dit que nous étions vingt-cinq. Dans ce nombre il se trouvait des banquiers, des fournisseurs, des militaires, des auteurs, des curés de campagne, des négociants, des artistes, des magistrats, des comédiens, des poëtes et des amateurs. Assurément il y avait là de quoi former une société fort agréable : tout dépendait du voisinage ; car l'on sait qu'à une table de vingt-cinq couverts la conversation ne peut être générale.

L'un des curés se trouva placé entre un poëte et un comédien, le fournisseur auprès d'un juge, les marchands à côté des auteurs, les artistes près des fournisseurs, les militaires à côté des banquiers, etc. ; en sorte que chacun ayant un voisin qui n'entendait pas sa langue, fut contraint de tenir la sienne captive, après avoir sondé la conversation avec lui. On n'entendit guère pendant tout le repas que des mots entrecoupés, et le bruit des assiettes et des couverts fut à peu près le seul entretien de ce repas mal assorti.

Le poëte voulut parler de sa tragédie tombée, au curé, qui l'entretint du succès de son dernier prône, et qui ne comprit rien à ce que le comédien voulut lui raconter de l'histoire des coulisses ; l'un des auteurs avait entamé une discussion grammaticale avec le marchand, qui ne lui répondit que par des plaintes sur la stagnation des sucres et des cafés. L'artiste faisait au fournisseur la description d'un tableau d'histoire qu'il méditait, tandis que celui-ci, regrettant le temps passé, se plaignait amèrement de la probité des ministres et du désintéressement des commis, ce qui ne lui laissait pas de l'eau claire à boire, tandis qu'auparavant il pêchait tout à son aise en eau trouble. Le militaire et l'amateur furent ceux qui s'entendirent le mieux, parce que ce dernier, qui avait une teinture de toutes les sciences, n'était point étranger à l'art militaire ; mais il s'ennuya bientôt de n'entendre parler que de bastions, de projectiles, d'ouvrages à cornes, de tir, de l'ordre profond et de l'ordre mince, et il envia le voisinage de l'artiste.

C'est ainsi que chacun mal placé perdit toute sa valeur, à peu près comme des zéros qui se trouveraient seuls côte à côte, au lieu d'être précédés d'un ou de plusieurs chiffres. Tous les convives sortirent de table assez mécontents les uns des autres, et par conséquent d'eux-mêmes, car l'on est d'autant plus content de soi, que son orgueil s'est trouvé satisfait. Je remarquai même que cet isolement qui aurait dû tourner au profit de l'appétit (car que faire en un repas où l'on ne peut causer, à moins que l'on n'y mange)? l'avait en quelque sorte paralysé, et qu'au grand regret de l'amphitryon, l'on mangea beaucoup moins que si l'on avait été mieux assorti.

Quelques jours après j'allai, suivant l'usage, lui rendre ma visite de digestion. La conversation tomba sur le dîner qu'ils nous avait donné, et il se plaignit de la réserve générale qui y avait régné, et de l'éloignement dans lequel les convives étaient respectivement demeurés. « Cela ne serait point arrivé, lui dis-je, si, suivant un usage que j'ai vu pratiquer avec succès dans quelques maisons, et qui devrait être adopté dans le plus grand nombre, vous aviez fait une distribution des places analogues à l'esprit de ceux qui devaient les occuper. Il fallait placer le poëte à côté du comédien, qui l'aurait plaint et consolé de sa chute, et qui l'eût intéressé par le tableau de l'intérieur de son théâtre. Le curé et le magistrat, hommes graves et sensés, se seraient fort bien trouvés à côté l'un de l'autre. Le banquier, le marchand et le fournisseur, rapprochés tous les trois, et, parlant une langue à peu près commune, se fussent entretenus de la bourse, du commerce, de leurs gains respectifs, et se seraient réciproquement éclairés. L'amateur, l'artiste et le militaire auraient été charmés de se trouver voisins; le premier aurait servi d'interprète aux deux autres, et tous trois auraient établi entre eux une conversation aussi agréable qu'instructive, que l'auteur, en s'y mêlant, aurait égayée par des bons mots et corroborée par des citations bien placées. Par ce moyen votre dîner aurait été aussi agréable qu'il a été bien servi; vos convives, satisfaits les uns des autres, l'eussent été de vous complétement, et leur reconnaissance eût été partagée entre l'excellente chère que vous leur avez fait faire et le soin que vous auriez pris de les bien assortir. En manquant à cette dernière attention, vous nous avez renvoyés tous fort bien repus, il est vrai, mais assez mal content de nos voisins : tout dépend donc de bien mettre chacun à sa place.

Mon amphitryon sentit la force de ces observations, me remercia et se promit bien d'en profiter. En effet, quelques jours après, il donna un second dîner aux mêmes personnes. Le nom de chaque convive écrit au milieu d'une jolie vignette placé sur son couvert, dé-termina l'ordre de la séance, et cet ordre combiné, d'après mes remarques, convint à tout le monde. Chacun fut enchanté de son voisin; la conversation devint intarissable, et, par une suite nécessaire, l'appétit redoubla, car rien n'en donne plus et ne fait mieux digérer, qu'une discussion très-animée; l'exercice de la parole étant le plus salutaire de tous ceux qu'on peut faire à table. On fit donc honneur à tous les plats, à tous les vins ; on bénit l'amphitryon qui savait si bien assortir son monde, et l'on se promit bien de ne jamais manquer à ses invitations.

C'est ainsi qu'au moyen d'une précaution si facile à prendre, qui lève tout embarras et qui coupe court à toutes les cérémonies, on peut, d'un assemblage de gens fort ordinaires, faire une réunion charmante. Cela ne demande qu'un esprit juste de la part de l'amphitryon, et une connaissance un peu approfondie de l'état et du caractère de ses convives. Alors le repas le plus nombreux ne dégénère jamais en cohue; personne ne trouve le temps long, parce que l'amour-propre de chacun est satisfait : au grand plaisir des bavards, des gourmands et des vrais amateurs, on prolonge le festin sans ennui ; et c'est alors que se vérifie ce proverbe si cher à tous les hommes de bonne société, qui dit qu'*on ne vieillit point à table.* »

Volaille. Epithète donnée à tous les oiseaux de basse-cour, tels que dindons, poulets, canards, pintades, pigeons, etc.

Vol-au-vent. Espèce de pâté chaud dont les parois et l'abaisse doivent être faites avec de la pâte feuilletée. *Entrée.* — Voy. *Pâté, Godiveau.*

Vol-au-vent A LA FINANCIÈRE. — Voy. *Pâté chaud à la financière.*

Volnay (Vin de). Bourgogne (Côte-d'Or). Rouge, 2e classe; se sert au 2e service.

Il contient 16 à 17 degrés d'alcool, et se vend les 228 litres 1844-46, 800 fr.; 1848-51, 400 fr.; 2 fr. 50 c. la bouteille (novembre 1854).

Vosne (Vin de). Bourgogne (Côte-d'Or). Rouge, 2e classe; se sert à l'entremets.

Il contient 15 à 16 degrés d'alcool.

Vougeot (Vin de). Haute-Bourgogne. Rouge, 2e service.

Il contient 16 à 17 degrés d'alcool.

Vouvray (Vin de). Touraine (Indre-et-Loire). Blanc, 2e classe ; se sert à l'entremets.

Il contient 12 à 13 degrés d'alcool.

Wakaka DES INDES. Poudre composée de cacao mondé, de sucre, de vanille, de cannelle et de rocou sec. Elle est aromatique et excitante.

On l'emploie dans les potages à la dose d'une cuillerée à bouche. Convient aux estomacs paresseux.

Warton, ERVALENTA. Cette composition est faite de lentilles décortiquées, mises en poudre; à son nom étranger on pourrait substituer celui de farine de lentilles, ce qui vaut un peu moins que les lentilles pulvérisées, attendu que les pellicules que la décortication enlève contiennent un principe rafraîchissant.

Watter-fish. Nom d'un court-bouillon hollandais qui sert principalement à la cuisson des perches.

Welch-rabbit. Rôties anglaises faites avec des tartines de mie de pain que l'on fait griller; puis on prend du fromage de Glocester, ou autre fromage anglais analogue, on le coupe en petits morceaux que l'on fait fondre dans un peu d'eau, et on l'assaisonne avec du poivre de Cayenne; on étend cette préparation sur les tartines; on les glace à la pelle rouge, puis on étend sur chacune d'elles, et cela très-légèrement, un peu de beurre frais et une très-petite quantité de moutarde anglaise. Ces rôties excitantes ne conviennent qu'en état de santé.

Wermouth. Nom donné à un mélange d'extrait d'absinthe et de vin de Tokaï, que l'on sert au commencement du repas dans le but d'exciter l'appétit. On peut prendre tout autre vin de Hongrie, tel que celui de Saint-Georges, ou de Ratterstoff ou autre, pour préparer ce stimulant breuvage. — Voy. *Absinthe.*

Le meilleur wermouth est celui de la maison Chavasse, de Chambéry; il coûte 2 fr. la bouteille.

Wiskey. Eau-de-vie de grains très-employée en Angleterre, en Ecosse et en Irlande.

Celle d'Ecosse a 54,32 p. 0/0 d'esprit.

Et celle d'Irlande 53,90　　—　　.

Wolxheim (Vin de). Alsace (Bas-Rhin). Muscat, 3ᵉ classe; 13 à 14 degrés d'alcool.

Wuy. L'addition que l'on fait, à l'amidon, de la couleur bleue pendant le blanchissage, s'obtient par la dissolution des boules de Prusse que la maison Wuy a le privilége de fournir à l'Europe entière.

Ce bleu, pour lequel M. Wuy seul a été breveté, est supérieur à tous ceux qui ont été répandus dans le commerce. Il a l'avantage de ne point changer à l'air, d'être soluble et de donner au linge l'éclat du neuf.

Xérés (Vin de), Espagne : dessert, rouge, 3ᵉ service après les potages; il contient 19 à 20 degrés d'alcool.

Xérés (Vin de), Espagne : blanc sec et un peu amer; il se vend de 3 fr. à 3 fr. 50 c. la bouteille (novembre 1854), et contient de 18 à 19 degrés d'alcool.

Xocoati. Boisson rafraîchissante que l'on fait au Mexique, et qui se prépare avec du maïs cuit et réduit en masse auquel on ajoute de l'eau; on expose le tout à l'air pendant une nuit, on presse ensuite et on obtient ainsi un liquide acidule que les Mexicains emploient fréquemment.

Xylopie (*Xylopia*). Genre de la famille des anonacées, tribu des xylopiées, qui se compose d'arbres et d'arbustes des régions tropicales de l'Amérique, dont l'écorce et les fruits ont une saveur aromatique, âcre et comme poivrée. Parmi les neuf à dix espèces dont est formé ce genre, le *xylopia grandiflora* est une des plus remarquables, et ses fruits sont employés comme médicaments, comme carminatifs et comme condiment; dans ce dernier cas, on les réduit en poudre et on s'en sert comme de poivre. Le *xylopia longifolia*, des bords de l'Orénoque, donne des fruits qui constituent un bon fébrifuge fort en usage dans ce pays.

Yemas. Nom d'un comestible agréable et nourrissant qui se fait avec des jaunes d'œufs confits à la façon de Valence de Saragosse.

Yeux de la reine de Hongrie. C'est le nom vulgaire d'une variété de nèfles.

Zabaïone. — Voy. *Sabayon.*

Zalaque (*Zalacca*). Genre de la famille des palmiers, tribu des lépidocarynées. Ce genre comprend deux espèces, le *zalacca Wallichiana* et le *zalacca Blumeana*, dont les fruits acidules sont fort agréables à manger et rafraîchissant.

Zée. *Faber* ou *Forgeron.* — Voy. *Dorée.*

Zuchetti. Mets italien dont les oronges et les petites courges font la base.

ARTICLES OMIS.

Darne. On donne ce nom à une tranche de poisson, tel que saumon, alose, esturgeon. —Voy. *ces mots.*

Pâtisserie. On donne ce nom à toutes sortes de préparations cuites au four et qui sont du ressort du pâtissier.

Les pâtisseries, en général, sont d'assez difficile digestion, et ne conviennent, à bien peu d'exceptions près, qu'en état de santé.

Sandre commun (*Lucioperca sandra*); *sander, sandel* ou *sandat* des Allemands; *schil* des Autrichiens; *nagmaul* des Bavarois; *gorirs*, des Suédois; *sulak* des Russes. Poisson osseux de l'ordre des acanthoptérygiens et de la famille des percoïdes.

Le sandre, renommé pour son goût exquis, devient au moins aussi grand que le brochet et croît aussi vite. On en voit de 30 à 40 centimètres de long, et du poids de 10 kilogrammes. Sa chair est très-agréable au goût, grasse et d'une blancheur remarquable quand elle est cuite; grillée, on la trouve moins bonne que bouillie. Elle prend le sel et devient alors plus ferme; on peut aussi la fumer, et l'on en exporte beaucoup de Silésie et de Prusse sous ces deux formes. Il y a même des personnes qui mangent cette chair crue, après l'avoir préparée avec de l'huile, du sel et du poivre.

Le sandre existe dans les fleuves et les lacs du nord et de l'est de l'Europe.